U0210004

主 编 简 介

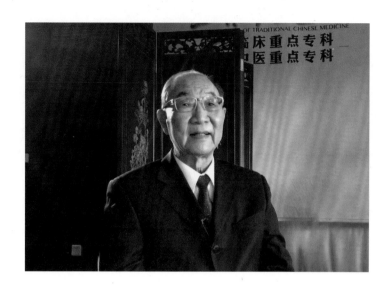

  郁仁存,祖籍浙江绍兴,首都医科大学附属北京中医医院肿瘤诊治中心名誉主任,中西医结合主任医师,教授,博士生导师,第二届"全国名中医",第一届"首都国医名师",第三、四、五批全国老中医药专家学术经验继承工作指导老师,从1992 年起享受国务院政府特殊津贴。曾任中国抗癌协会肿瘤传统医学专业委员会、中国中西医结合学会肿瘤专业委员会副主任委员,中国医师协会中西医结合分会肿瘤学科专家委员会荣誉主任委员,中国老年协会肿瘤专业委员会专家委员会顾问,香港保健协会高级医药顾问,新加坡同济医药研究所永久顾问及客座教授。《癌症进展》杂志副主编,《中国中西医结合杂志》《中国中西医结合外科杂志》《北京中医药》《癌症》等杂志编委。曾获中国抗癌协会特别贡献奖,中国中西医结合学会肿瘤专业委员会特殊贡献奖。

从事中医及中西医结合肿瘤临床、科研、教学工作数十年。在学术上提出了中医肿瘤发病和治疗的"内虚"学说、"平衡"学说以及"益气活血法",1983 年出版了我国第一部《中医肿瘤学》(全 2 册,科学出版社)专著,著有《郁仁存中西医结合肿瘤学》等多部著作,是我国著名的中医和中西医结合肿瘤专家,也是我国中医肿瘤学和中西医结合肿瘤学的奠基人和创始人。获各级科研奖项 20 余项,在国内外期刊发表论文 100 余篇,曾应邀赴多国进行讲学和交流,数十次派往国外为当地知名人士诊治,以其"学识渊博,中西汇通,经验丰富,疗效卓著"而享誉海内外。

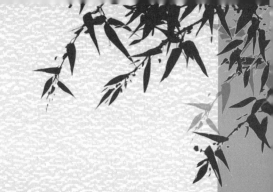

中医肿瘤学

第2版

郁仁存　主编

科学出版社

北京

内 容 简 介

本书系统整理总结了中医、中西医结合有关肿瘤防治的理论、实践经验和研究进展。包括总论、各论及肿瘤常用方药三部分，着重讨论肿瘤的病因、病理和中医辨证治疗法则的临床与实验研究，中西医结合提高肿瘤疗效的方法和途径，防止肿瘤复发与转移的可能性，以及患者的营养与饮食治疗、康复与摄生等；并讨论了 20 余种肿瘤的现代诊断要点及中医、中西医结合治疗方法；肿瘤常用方药主要介绍肿瘤常用方剂，其中包括著者的临床验方，对各种抗癌中草药除性味功用和主治应用外，还对其主要成分和现代药理研究进行了整理，以及对肿瘤患者常用食物进行介绍等。

本书可供临床各科中西医药研究人员、肿瘤专业研究人员及基层医务人员研究参考，肿瘤患者亦可从中获益。

图书在版编目（CIP）数据

中医肿瘤学 / 郁仁存主编. —2 版. —北京：科学出版社，2022.10
ISBN 978-7-03-073361-0

Ⅰ．①中… Ⅱ．①郁… Ⅲ．①中医学–肿瘤学 Ⅳ.①R273

中国版本图书馆 CIP 数据核字（2022）第 185786 号

责任编辑：鲍 燕 李 媛 / 责任校对：邹慧卿
责任印制：赵 博 / 封面设计：陈 敬

科 学 出 版 社 出版
北京东黄城根北街 16 号
邮政编码：100717
http://www.sciencep.com
北京中科印刷有限公司印刷
科学出版社发行 各地新华书店经销

*

1983 年 7 月第 一 版 开本：787×1092 1/16
2022 年 10 月第 二 版 印张：41 1/4 插页：1
2025 年 1 月第四次印刷 字数：1 056 000

定价：258.00 元
（如有印装质量问题，我社负责调换）

编 委 会

主 编　郁仁存

副主编　王笑民　杨国旺　张甘霖

编 委　（以姓氏笔画为序）

秘 书　王圆圆

序

　　郁仁存，中国著名中医、中西医结合肿瘤专家，全国名中医，首都国医名师，首都医科大学附属北京中医医院杏林名师，虽年近九旬，仍带领众弟子，反复斟酌，几易其稿，终于完成了《中医肿瘤学》第 2 版的修订，该书汲取当代肿瘤学之前沿，遵从中医学理论之根本，充分体现了习近平总书记"传承精华，守正创新"的重要指示。

　　《中医肿瘤学》第 1 版正式出版于 1983 年，是中国第一部中医肿瘤病学专著，对于中医肿瘤学科的形成、发展具有里程碑式的意义，可以说伴随着中医肿瘤病学一代代专科医师的成长，该书历经三十年有余，其学术观点仍然具有重大的意义。在肿瘤的病因方面，郁老提出了肿瘤发病的内虚学说和失衡理论。郁老认为"内虚"是肿瘤发生发展的关键因素，并在肿瘤"内虚"学说的指导下，在实践中建立了"健脾补肾法"重要法则，脾肾双补，资化源，养气血，益先天，脾肾功能正常，则脏腑气血阴阳调和平衡，清浊分流，积聚消弭，形成新的平衡状态。

　　郁老是国内最早提出"益气活血法"治疗肿瘤的中西医结合专家，并在该书第 1 版中进行了详尽的阐述，几十年来这一观点的确立、深入研究对全国中医药治疗肿瘤的学术发展起到重大的推动作用。

　　郁老在丰富的临床实践中对益气活血法治疗肿瘤的关键时机、药物、用量比例形成了自己独特的经验，如凡有气虚血瘀证及放化疗期间预防治疗均可应用益气活血法。原则上是选择经现代医学研究证明有提高细胞免疫功能及增强脏腑功能的益气药为君药，活血药也选择已证明对肿瘤细胞有抑制作用的、对免疫系统功能无明显抑制作用的活血化瘀药。益气药的用量应大于活血药，符合"气行则血行"的益气活血法的根本治则。如果没有有效抗肿瘤的治疗（化疗或生物靶向治疗）时，则要加上已证实有抗肿瘤作用的抗癌中药。

　　在肿瘤系统化治疗方面，郁老提出四项重要的原则即辨证与辨病，扶正与祛邪，整体与局部，近期治疗与长期调摄。并提出了"三结合"即中医药与手术相结合，手术前以中药扶正为主，益气养血，健脾补肾，增强体质，改善患者营养状况，有利于手术的进行；术后则配合中药促进机体机能的尽快康复。与放疗相结合时，针对放射线热毒之邪耗气伤阴，损伤脾胃功能，同时阴液亏耗、血行瘀滞，导致气虚血瘀证。治以益气养阴，生津润燥，调理脾胃，清热解毒，活血化瘀等，并根据不同部位和证候辨证施治。与化疗相结合时，郁老认为以健脾补肾方药效果最好，健脾养后天，补肾益先天，对骨髓造血功能、免疫功能有很大提高，并分别总结出针对红细胞下降、白细胞下降、血小板下降的经验方及有效组方。

以上这些系统的中医肿瘤理念在新修订的书中都有具体体现，并进行了科学详尽的论述，书中更是吸收了当代肿瘤治疗的先进理念和方法，如靶向治疗、免疫治疗等，对这些治疗过程中中医药的应用时机、方药都进行了深入的研究和总结。

古人有三不朽之事，为立德、立功、立言。名虽为三，而实为一理，济民之苍生。郁老良医处世，不计名利，一心为病患，此为立德；几十年起沉疴，救性命，虽耄耋之年仍出诊查房，此为立功；帅众弟子，精心修订，阐发蕴奥，完肿瘤之专著，此为立言。该书的出版问世必将对学术界产生深远的影响，郁老让我写序，惶恐之间完成，感谢郁老对我的信任。

首都医科大学
附属北京中医医院

2021 年 7 月于宽街

自 序

拙著《中医肿瘤学》自1983年出版后深受业界重视,为中医肿瘤学科的奠基和创新做出了贡献,本书曾获北京市中医管理局基础研究一等奖及国家中医药管理局中医药基础研究奖著作类三等奖,曾在1991年和1997年重印过两次,鉴于几十年来医学和科学的日新月异,中医肿瘤防治的理论研究与临床经验的积累,根据客观发展和科学的需要,我和我的团队决定将《中医肿瘤学》重新修订,撰写《中医肿瘤学》第2版,从理论上和临床经验总结上以及国内外医学研究的发展进步上作出修订,遵循"传承精华,守正创新"的原则,将中医肿瘤学科提高到新的阶段,为传承创新中医药这一瑰宝做出贡献。

在新的第2版《中医肿瘤学》中,"传承精华,守正创新",参考近几十年医学研究发展及中医药进展,删除部分内容,增添新的研究成果及临床经验,增加了部分章节如"中医肿瘤并发症的防治"、"中医药与微创治疗相结合"(海扶刀、氩氦刀、电灼、介入、热疗、粒子植入)、"肿瘤病人的中医护理经验"。并对常用中药做了很多新研究作用的补充,增加中药的安全性,收集中药毒副作用资料并指出其防治方法,增加了小儿肿瘤、软组织肿瘤、子宫内膜癌、黑色素瘤等章节,总的顺序和编目与上一版大致相同,使学者能得到新理论、新经验、新方法,同时各篇还列出参考文献供参考。

几十年来,团队发展壮大,有中医及中西医结合博士8名、硕士6名、主任医师9名、副主任医师2名、主治医师3名,在传承工作方面也培养了一批高级专业人才(教授、主任医师),在国内建立了四个传承工作站(北京中医医院、北京中医医院顺义医院、宁夏回族自治区中医院、江西宜春郁仁存中医医院),还成立了"北京郁仁存中医药研究中心",在传承工作中作出了贡献。

希望《中医肿瘤学》第2版的出版对中医肿瘤学科及业界同道起到研究参考作用,书内有关调摄预防和营养饮食的内容如果能对肿瘤患者的疗养也起到一些有益作用的话,那也就不负作者的一片心意。

由于编者水平有限,难免挂一漏万,谬误之处请予批评指正。

本书得以及早与读者见面,是科学出版社大力协助的结果,谨致以诚挚的谢意。

2021年5月

目　　录

第二篇　各　　论

第三篇　肿瘤常用方药

1

第一篇

总　论

第一章

中国医学历代文献中有关肿瘤的论述

第一节 概　说

中国医药学是一个伟大的宝库，是中国人民几千年来长期与自然界作斗争、与疾病作斗争求生存的经验总结，是我国古代医学家们的智慧结晶。它有着系统的理论知识与丰富的临床经验。在我国古代医学文献中记叙了大量对肿瘤的理论认识与治疗方药，其中有一些至今仍然指导着中医临床治疗并取得疗效。

一、萌芽期（远古～春秋）

早在殷周时代，古人对肿瘤就有所发现，殷墟甲骨文上已记有"瘤"的病名。两千多年前的《周礼》一书中云："疡医上工八人，掌肿疡、溃疡、金疡、折疡之祝药劀杀之齐。"说明当时已载有专治肿瘤一类疾病的医生，称为"疡医"，负责治疗"肿疡"。由此可见在当时，古人对肿瘤已有了认识，至今在日本和韩国仍将肿瘤称为"肿疡"。因所处年代较久远，目前发现的记载较少，但是这些书籍的记载，为学科的形成奠定了基础，学科发展处于萌芽阶段。

二、形成期（战国～汉代）

《黄帝内经》中就有瘤的分类记载，并提到瘤的起因是由于"营卫不通""寒气客于肠外与卫气相搏""邪气居其间""邪之所凑，其气必虚"，这些邪气在不同的部位，发为不同的肿瘤，如《灵枢·刺节真邪》言"筋溜""昔溜""肠溜""骨疽""肉疽"；以及记载了一些与肿瘤相关的病名，如《灵枢·水胀》言肠覃是指"寒气客于肠外……瘜肉乃生。其始生也，大如鸡卵，稍以益大，至其成，如怀子之状，久者离岁，按之则坚，推之则移"；另外还提出了肿瘤的形成有内、外两类致病因素，如《灵枢·九针》云："四时八风之客于经络之中，为瘤者也"，认为外邪侵袭可致肿瘤发生，《素问·异法方宜论》云："美其食……其病皆为痈疡"，指出是饮食不节能致肿瘤，《灵枢·百病始生》云："内伤于忧怒，则气上逆，气上逆则六输不通，温气不行，凝血蕴里而不散，津液涩渗，著而不去，而积皆成也"，指情志不畅易患肿瘤。

《难经》继承和发展了《内经》的理论，对"积""聚"的产生、症状进行了归纳，《难经·五十五难》云："积者，阴气也；聚者，阳气也。故阴沉而伏，阳浮而动。气之所积名曰积，气之所聚名曰聚。故积者，五脏所生；聚者，六腑所成也。积者阴气也，其始发有常处，其痛不离其部，上下有所终始，左右有所穷处。聚者阳气也，其始发无根本，上下无所留止，其痛无常处，谓之聚。"《难经·五十六难》描写了"五积"的临床表现，其中肝之积、肺之积、心之积、脾之积，与如今肝癌、肺癌、胃癌、胰腺癌、腹腔肿瘤等症状相似。

华佗在《中藏经》中提到"夫痈疽疮肿之所作也，皆五脏六腑蓄毒不流则生矣，非独因荣卫壅塞而发者也"，认为肿瘤的发病是由脏腑"蓄毒"所生，不单是由营卫之气的壅塞而引起。

东汉末年著名医家张仲景在《伤寒杂病论》中提出了许多类似肿瘤性疾病的诊治，包括活血化瘀、软坚散结、益气化痰等治则，其所创之方，如：桂枝茯苓丸、桃仁承气汤、大黄䗪虫丸、旋覆代赭汤等，至今仍广泛应用于肿瘤的治疗。

此阶段，中医经典著作的问世，更清晰深刻地解释了中医理论，人们对肿瘤的认识实现了从经验到理论的升华，提出了肿瘤的病因病机、治则治法等，中医肿瘤学初步形成。

三、发展期（魏晋～金元）

1. 魏晋至隋朝　晋代葛洪在《肘后备急方》中写道"凡癥坚之起，多以渐生，如有卒觉便牢大，自难治也，腹中癥有结积，便害饮食，转羸瘦"，说明了肿瘤的发生发展存在一定的过程，往往自我发觉时多属晚期，形成虚证，身体消瘦（同当今的恶病质），预后不良。

《晋书》中云："初，帝目有瘤疾，使医割之。"这是目前已有资料中对中医手术治疗肿瘤的最早记载。

隋代巢元方所著《诸病源候论》不但分门别类记叙了许多肿瘤疾病和所属的症状，还论述了这些病症的成因及病机，包括"癥瘕""积聚""食噎""反胃""瘿瘤""缓疽"等病症。

2. 唐宋时期　唐代著名的医家孙思邈对瘤进行了分类，即"骨瘤、脂瘤、石瘤、肉瘤、脓瘤、血瘤"，《千金要方》和《千金翼方》中记载了多首肿瘤相关方药，至今在临床常有应用。

唐代王焘辑录而成的《外台秘要》中认为治瘤当审坚软虚实为要，另外，还应辨病之深浅，并与其他痈脓疾病相鉴别，选择适宜的治疗措施，且收纳了生石灰煎治疗瘤赘、瘢痕、疣痣及痈疽恶肉等方。

公元1117年，宋代重校《圣济总录》更进一步阐述："瘤之为义，留滞而不去也。气血流行不失其常，则形体和平，无或余赘及郁结壅塞，则乘虚投隙，瘤所以生"，这里指出了肿瘤发生的内因是由于气血流行失常、郁结壅塞，形成了余赘所致。

宋代东轩居士《卫济宝书》（1171年）中第一次使用"嵒"字，并作了描述，但从其描述的情况来看，与恶性肿瘤并不完全相符，虽然用了"嵒"字，但很可能是痈疽的一种，而宋、元两代医学家论述乳癌时均用"岩"字。

宋人窦汉卿《疮疡经验全书》对乳癌描述说："捻之内如山岩，故名之，早治得生，迟则内溃肉烂见五脏而死。"

3. 金元时期　金元时期，四大学派的形成，进一步促进了肿瘤病因病机的发展。李东垣强调"内生脾胃，百病由生"。虽未言明治疗肿瘤，但对当今肿瘤的治疗仍有指导作用，即治疗肿瘤时，也强调胃气的重要性，其所创的补中益气汤等方剂仍广泛应用于临床。张元素云：

"壮人无积，虚人则有之。"

朱丹溪认为"阳常有余，阴常不足"，强调"养阴"；"凡人身上、中、下有块者多是痰"，强调"痰"在肿瘤发生发展中的作用。刘完素则主张"六气皆从火化"，应用寒凉药物治疗。张从正则认为"积之所生，乃邪气所致"，从另一个侧面阐述了肿瘤的病机，主张汗、吐、下三法治疗，以攻法祛邪。

另外，此时的医家已经明确地认识到肿瘤的发生与情志因素有关，如《儒门事亲》中有云："积之成之，或因暴怒喜悲思恐之气。"《丹溪心法》中记载："若不得于夫，不得于舅姑，忧怒郁闷昕夕积累，脾气消阻，肝气横逆，遂成隐核，如大棋子，不痛不痒，数十年后方为疮陷，名曰乳岩，以其疮形嵌凹似岩穴也，不可治矣。"

四、成熟期（明清至今）

直到明代才开始用"癌"字来统称乳癌及其他恶性肿瘤，"癌"字是从"嵒"即"岩"字演变而来，故可通用。明申斗垣《外科启玄》中有"论癌发"的记述，对癌的发生发展与预后有较详细的论述。

明代张介宾则进一步强调攻补之宜，《景岳全书》中记载"凡积聚之治，如经之云者，亦既尽矣。然欲总其要，不过四法，曰攻，曰消，曰散，曰补，四者而已""治积之要，在知攻补之宜，而攻补之宜，当于孰缓孰急中辨之"。李中梓在《医宗必读》中指出"正气与邪气势不两立……邪气日昌，正气日削。不攻去之，丧亡从及矣。然攻之太急，正气转伤，初中末之三法不可不讲也。初者病邪初起，正气尚强，邪气尚浅，则任受攻。中者受病渐久，邪气较深，正气较弱，任受且攻且补。末者病魔经久，邪气侵凌，正气消残，则任受补"，强调治疗应注重分期，不同分期采用不同治法。李时珍所著《本草纲目》，为中医治疗肿瘤提供了丰富的药物和方剂。

清代王清任在《医林改错》中提到肚腹结块之因，"必有形之血也"，为后世活血化瘀法提供了理论依据。张锡纯所著《医学衷中参西录》中详细说明了食管癌和贲门癌的病因病机，以及理法方药，强调"补中逐瘀"的治法。

明清以来，祖国医药学对癌症的认识日趋深入，对肿瘤的病因病理、辨证治疗等均有更多的论述，分类更细，名称亦更杂，同一癌症常有多种命名，而同一名称又包括癌瘤及非肿瘤性疾病在内。由于历史条件有限，不能像现代肿瘤学及肿瘤病理学那样分类确切清楚，了解全面，有时把恶性肿瘤与良性肿瘤、肿瘤与非肿瘤性疾病混杂一起，但是在数百年前，甚至上溯到一二十个世纪前，祖国医学文献有如此丰富而详细的有关肿瘤病、发病学、病理生理学、证候学及治疗学的记载是难能可贵的，在人类医学史上应占有光辉的一页。

中华人民共和国成立后，由于政府的支持和重视，中医学得到了发展，中医肿瘤学亦是，对于肿瘤的认识和防治有了更深入的研究。随着多所肿瘤专科医院及肿瘤科研机构的建立，肿瘤相关专业期刊的创办，中医肿瘤学的临床及科研工作逐步展开，并且取得了优异的成果。1983年，我国第一部《中医肿瘤学》专著，由科学出版社出版，该书系统总结了中医有关肿瘤防治的理论、实践经验和研究进展。着重讨论肿瘤的病因、病机和中医辨证治疗法则的临床与实验研究，中西医结合提高肿瘤疗效的方法和途径，中医药防止肿瘤复发与转移的可能性，以及肿瘤患者的营养与饮食治疗、康复与摄生等；并讨论了20种肿瘤的现代诊断要点及中医、中西医结合治疗方法。该书下册主要介绍肿瘤常用方剂、临床验方、各种抗癌中草药的性味功用主治等，此书对中医肿瘤学的发展作出了历史性贡献。中医治疗肿瘤的机制及中药药理作用得到论证，使得中医对肿瘤的认识逐步成熟。中医肿瘤学的形成与发展，经历了漫长的时期，相信经过一代代中医人的努力，中医肿瘤学一定会为人类做出更大的贡献。

第二节　肿　瘤　病　名

从浩瀚的中医文献中可以看到有关人体肿瘤的记述，包括在各种中医病名之中，有的描述与现代医学的某一种癌症极其相似，但缺乏系统的分类，亦无良性、恶性的具体划分，只能根据其具体证候的描述、病情发生发展的过程来分析，现代医学命名原则是根据组织发生来源与良性恶性而定。良性肿瘤一般以发生肿瘤的组织名称加上"瘤"字来命名，如脂肪组织发生的叫脂肪瘤，血管组织发生的叫血管瘤等。中医对良性肿瘤的命名常以形态或所谓疾病性质来命名，如脂肪瘤称脂瘤，海绵状血管瘤称血瘤，甲状腺瘤分别称为"气瘿""瘿瘤"等，良性乳腺增生或乳腺腺瘤称乳核等。一般情况下，中医对体表的良性肿瘤与恶性肿瘤的描述比较详细而且具体，可以区别开来，而对内脏或深部组织的良性肿瘤，则常以所出现的压迫症状为主证，与恶性肿瘤引起的证候相提并论，如噎膈（食道、贲门梗阻）、反胃（胃窦或幽门梗阻）就包括良性、恶性在内。

中医对恶性肿瘤的命名亦大多以肿瘤所出现的症状、体征为主加以命名，所以无法与现代肿瘤病名相对照，只能从文献描述的具体病情和病程来分析，其中对一些病的描述与某些肿瘤极其相似，举例如下：

1. 噎膈　又称食噎、膈证，历代文献中有关噎膈的记载很多。《灵枢·邪气脏腑病形》提到"膈中"及"下膈"之病名，"脾脉急甚为瘈疭，微急为膈中，食饮入而还出，后沃沫"。说的是饮食进入后又吐出，还吐涎沫，这很像食管癌、贲门癌的表现；又说："下膈者，食晬时乃出。"这种食物进入胃中经过一定时间后再吐出的症状，与幽门梗阻（包括晚期胃窦癌）相似，说明早在两千年前已有食管癌、胃癌的类似记叙。隋代巢元方将"噎"分为气、忧、食、劳、思五种。在食噎候中说："饮食入则噎塞不通……胸内痛不得喘息，食不下，是故噎也。"描述了食管的梗阻症状，加上胸内痛不得喘息，说明肿瘤晚期已侵至周围，压迫气管、支气管及神经而产生这些症状。元代医家朱丹溪明确把噎与膈做了区分。《局方发挥》中云："其槁在上，近咽之下，水饮可行，食物难入，亦不多，名之曰噎。其槁在下，与胃相近，食虽可入，难尽入胃，良久复出，名之曰膈。"噎者与食管癌的噎食症状相似，而膈症与贲门癌引起的病情相符。中医文献指出："得此症者，能少纳谷则不出一年死，全不纳谷，则不出半年而死"，提示预后差。明代赵养奎指出："噎膈者，饥欲得食，但噎塞迎逆于咽喉胸膈之间，在胃口之上，未曾入胃，即带痰涎而出"，这明确地说出了病变部位在咽喉与胃之间，即食管的部位，而中下段食管癌患者吐食后涌痰及分泌物的症状是很多见的。至清代医学家已明确指出：噎膈是由于食管中有形之物阻遏其间所致。

2. 胃反　又称翻胃、反胃，可能包括胃癌在内的胃部或幽门梗阻症状。汉《金匮要略》载："朝食暮吐，暮食朝吐，宿谷不化，名曰胃反，脉紧而涩，其病难治。"至清代太医吴谦在《医宗金鉴》中进一步指出："幽门干枯，则放出腐化之道路狭隘，故食入反出为翻胃也。"当然，这种情况也可能包括良性幽门梗阻（溃疡瘢痕）或幽门痉挛在内。

3. 癥瘕　泛指腹腔内肿物，包括胃、肠、肝、胆、胰、脾、盆腔与腹膜后之肿物。早在葛洪《肘后备急方》中就提出，坚硬的"癥"块多半是逐渐生成，等到有症状时已是很大，不能推动，也就难治了。隋代《诸病源候论》中说："癥者，由寒温失节，致脏腑之气虚弱，而食饮不消，聚结在内，染渐生长块段，盘牢不移动者是癥也。言其形状可征验也。若积引岁月，人皆柴瘦，腹转大，遂致死"，又说："其病不动者直名为癥，若病虽有结瘕而可推动者名为癥瘕，瘕者假也，谓虚假可动也"。以上说明癥是腹腔逐渐生长的肿块，长大坚硬而不能活动，病人腹大，不能纳食，消瘦，导致死亡；如果是包块能移动者叫瘕，如石瘕等，可能为腹、盆腔良性肿瘤。

4. 石瘕　《灵枢》中云："石瘕生于胞中，寒气客于子门，子门闭塞，气不得通，恶血当泻不泻，衃以留止，日以益大，状如怀子，月事不以时下，皆生于女子"，说明石瘕是子宫内硬块，逐渐长大，形如妊娠，月经不正常，这与子宫肌瘤甚为相似。

5. 肠覃　《灵枢》中云："其始生也，大如鸡卵，稍以益大，至其成，如怀子之状，久者离岁，按之则坚，推之则移，月事以时下，此其候也"，指肿物初起时如鸡蛋，渐渐长大，形似怀孕，经年之后，肿物按之硬，但推之能移动，月经按期来潮，这很像卵巢肿瘤。

6. 积聚　与癥瘕性质相同，《灵枢》载肠中积聚时说："皮肤薄而不泽，肉不坚而淖泽，如此则肠胃恶，恶则邪气留止，积聚乃伤。"所以腹内的种种肿瘤亦可以概括于此。汉代张仲景著《金匮要略》的"血病篇"中有关下血的描述，不少同肠癌的脓血便相仿。《难经》中说："气之所积名曰积，气之所聚名曰聚，故积者，五脏所生，聚者，六腑所成也。积者阴气也，其始发有常处，其痛不离其部，上下有所始终，左右有所穷处。聚者阳气也，其始发无根本，上下无所留止，其痛无常处。"由上述可见，"积"是固定不移的，而"聚"是聚散无形的。

7. 五积　古人认为"积者，生于五脏之阴气"。故积有心、肝、脾、肺、肾五种。

（1）脾之积名曰痞气，《难经》中记载："在胃脘覆大如盘，久不愈，令人四肢不收，发黄疸，饮食不为肌肤。"《医学入门》中说："脾积胃脘稍右，曰痞气，言阳气为湿所蓄也，令人黄疸倦怠，饮食不为肌肤。"明代戴思功在《证治要诀》一书中说："脾积在胃脘，大如覆杯，痞塞不通，背痛心疼，饥减饱见。"这都说明痞气的位置在肝区，有较大的肿块，并引起黄疸、乏力消瘦、食欲减退等，当属肝的肿物，包括肝癌、胆管癌在内。

（2）心之积叫伏梁，肿块的位置自心下至脐，即自剑突下到脐部之间的上腹部。症状有食物减少、呕血、消瘦、疼痛等，且预后不良。如《济生方》中载："伏梁之状起于脐下，其大如臂，上至心下，犹梁之横架于胸膈者，是为心积。其病腹热面赤，咽干心烦，甚则吐血，令人食少肌瘦。"看来可能包括胃癌，肝、胆、胰肿瘤在内。

（3）肺之积叫息贲。泛指肺部肿瘤，其中包括肺癌。《内经》谓："大骨枯槁，大肉陷下，胸中气满，喘息不便，内痛引肩项，身热脱肉破䐃""大肉已脱，九候虽调者，犹死"。宋代《圣济总录》说："肺积息贲，气胀满咳嗽，涕唾脓血。"《济生方》中亦说："息贲之状，在右胁下，大如覆杯，喘息奔溢是为肺积，诊其脉浮而毛，其色白，其病气逆背痛，少气喜忘，目瞑肤寒，皮中时痛，或如虱缘，或如针刺。"这些症状与晚期肺癌的临床表现和预后是相似的。

（4）肝之积又叫肝痈、肝胀、癖黄。《诸病源候论》载："肝积，脉弦而细，两胁下痛……身无膏泽，喜转筋，爪甲枯黑，春瘥秋剧，色青也""胁下满痛而身发黄，名为癖黄"。宋代《圣济总录》记："肝气壅盛，胁下结块，腹内引痛，大小便赤涩，饮食减少"，这与肝癌证候相似。

（5）肾之积如奔豚，据所述症状与肿瘤关系不大。

8. 崩漏带下 中医古代文献中称妇女病为带下，并早在战国时代就有专门的妇科医生，称"带下医"。月经不正常、不规则流血，多则为崩，少而不断是为漏下。唐代《千金要方》中云："妇人崩中漏下，赤白青黑，腐臭不可近，令人面黑无颜色，皮骨相连，月经失度，往来无常，小腹弦急，或苦绞痛；上至心，两胁胀痛，食不生肌肤，令人偏枯，气息乏心，腰背痛连胁，不能久立，每嗜卧困顿……阴中肿如有疮之状""所下之物，一曰状如膏，二曰如黑血，三曰如紫汁，四曰如赤肉，五曰如脓血"，这些描述提到不规则阴道流血，阴道分泌物颜色不同并有恶臭，再加上消瘦、贫血、腰背疼痛等是比较典型的宫颈癌的病症。

交肠：在一些古代医案中，描述了阴道膀胱瘘和阴道直肠瘘，称之为"交肠"，如元代朱丹溪提到一妇人忽然糟粕出前窍，溲尿出后窍，并预言三月后必死，结果证实了这一预测。明代孙一奎编《赤水玄珠》称："妇人小便中出大粪，名大小肠交也。"说明宫颈癌晚期，因癌瘤前后浸润、溃烂穿孔，使大便可自阴道、尿道排出，而尿液可流入阴道内排出。

9. 乳岩 又称乳癌、乳喦、乳发、妒乳、乳石痈。隋·巢元方著《诸病源候论》中记载："石痈者……其肿结确实，至牢有根，核皮相亲，不甚热，微痛……铆如石""石痈之候，微强不甚大，不赤，微痛热……但结核如石""乳中结聚成核，微强不甚大，硬若石状"，这些记载颇似乳腺癌，所谓"有根"是指患部浸润固定，无移动性；"核皮相亲"是指肿物与皮肤粘连。文中还提到："肿结皮强，如牛领之皮"，这与现代描写乳腺癌皮肤的橘皮样改变类似。至唐代，对乳腺湿疹样癌已有描述，称为"妒乳"。孙思邈说："妇人女子乳头生小浅热疮，搔之黄汁出，浸淫为长，百种治疗不瘥者，动经年月，名为妒乳。"宋代以后古代医学家对乳腺癌的记述更为详细，宋·陈自明著《妇人大全良方》中道："若初起内结小核，或如鳖棋子，不赤不痛，积之岁月渐大，巉岩崩破如熟石榴，或内溃深洞，此属肝脾郁怒，气血亏损，名曰乳岩。"宋·窦汉卿著《疮疡经验全书》中对乳岩的描述很生动，为："若未破可疗，已破难治，捻之内如山岩，故名之；早治得生，迟则内溃肉烂见五脏而死。"说明从实践中已知肿瘤要早期治疗。明·陈实功《外科正宗》中述："经络痞涩，聚结成核，初如豆大，渐若棋子，半年一年、二载三载，不疼不痒，渐渐而大，始生疼痛，痛则无解。日后肿如堆栗，或如覆碗，紫色气秽，……疼痛连心，出血作臭，其时五脏俱衰，四大不救，名曰乳岩，凡犯此者，百人百必死。"以上记叙可以看出，祖国医学对于乳腺肿瘤的认识相当深入。由于乳癌的肿块高低不平，坚硬如石，像山岩一样，古人称之为乳岩。古代文献中还记载有男性乳癌，如王洪绪著《外科全生集》中提到乳岩"男女皆有此症"，元·朱丹溪曾记叙一男性乳癌病例的晚期溃烂之状。

10. 失荣 又名石疽、恶核。此病名见于明代《外科正宗》，其中指出："其患多生于肩之上，初起微肿，皮色不变，日久渐大，坚硬如石，推之不移，按之不动，半载一年方生隐痛，气血渐衰，形容瘦削，破烂紫斑，渗流血水，或肿泛如莲，秽气熏蒸，昼夜不歇。平生疙瘩，愈久愈大，越溃越坚，犯此俱为不治。"清代《医宗金鉴》说："失荣证生于耳之前后及肩项，其证初起，状如痰核，推之不动，坚硬如石，皮色如常，日渐长大……日久难愈，形色渐衰，肌肉瘦削，愈溃愈硬，色现紫斑，瘤烂浸淫，浸流血水，疮口开大，胬肉高突，形似翻花瘤症。"说明失荣多发在颈部及锁骨上区，恶性程度高，很像恶性淋巴瘤或转移癌。清代《类证治裁》一书中记载："结核经年不红不疼，坚而难移，久而肿痛者为痰核，各生于颈、肘、腋等处。"

11. 上石疽　《医宗金鉴》中云："生于颈项两旁，形如桃李，皮色如常，坚硬如石……此症初小渐大，难消难溃，皮顽之症也。"此极像是颈部的淋巴结转移癌或恶性淋巴瘤。

12. 瘿瘤　瘿即甲状腺肿块，公元 1174 年宋代陈无择著《三因极一病证方论》中将瘿瘤分为五瘿六瘤，五瘿是："坚硬不可移者名曰石瘿，皮色不变者名曰肉瘿，筋脉露结者名曰筋瘿，赤脉交结者名曰血瘿，随忧愁消长者名曰气瘿。"这除包括地方性甲状腺肿及甲状腺功能亢进症以外，还包括甲状腺的良性和恶性肿瘤，其中石瘿坚硬不可移可能是甲状腺癌。六瘤即骨瘤、脂瘤、气瘤、肉瘤、脓瘤、血瘤，并指出五瘿六瘤都不可随便弄破，提出："按之推移得动者，可用取法去之。如推之不动者，不可取也。瘤无大小，不量可否而妄取之，必妨人命。"说明古时已比较明确地说到对"推之不动者"，即有固定、有周围浸润粘连等特点的恶性肿瘤不要随便割取，否则易成恶果。当然，在医学发展的今天，一些恶性肿瘤虽已有局部浸润、固定，要能手术切除者，仍要积极手术切除，这也说明随着医学科学的进步，过去不能医治的肿瘤，今日已能治疗，过去不能手术的，今天也能切除根治了。

13. 茧唇　茧唇即唇癌，宋《妇人大全良方》描写："肿起白皮，皱裂如蚕茧，名曰茧唇。"清《医宗金鉴》说茧唇是："初起如豆粒，渐长若蚕茧，坚硬疼痛，妨碍饮食……若溃后如翻花，时津血水者属逆。"《疡医大全》更指出它在形态上的多样性，如杨梅、如疙瘩、如灵芝、如菌。并指出唇癌与热食、烟熏火烤等慢性刺激对嘴唇作用有关。

14. 舌菌　舌菌即舌癌，清《医宗金鉴》舌疳中描述甚详："其症最恶，初如豆，次如菌，头大蒂小，又名舌菌。疼痛红烂无皮，朝轻暮重……若失于调治，以致焮肿，突如泛莲，或有状如鸡冠，舌本短缩，不能伸舒，妨碍饮食言语，时津臭涎……久之延及项颔，肿如结核，坚硬而痛，皮色如常，顶软一点，色黯木红，破后时津臭水，腐如烂棉，其证虽破，坚硬肿痛，仍前不退，此为绵溃，甚至透舌穿腮，汤水漏出……自古治法虽多，然此证百无一生，纵施药饵，不过苟延岁月而已。"所述为舌癌的临床表现和病程经过，并提到它的转移情况及不良预后。在古代条件下"百无一生"，但今天，如果病属早期，是有根治痊愈可能的，即使病非早期，经过中西医结合治疗，也能取得很好的疗效。

15. 翻花痔　又名锁肛痔，多数系肛管癌肿之类。历代多有记述，但以明清外科学家之论较为确切，尤其清初祁坤《外科大成》所载相当全面，"痔有三不医，为翻花痔，锁肛痔，脏痈痔也。虽强治之，恐未能全效""锁肛痔，肛门内外，如竹节锁紧，形如海蜇，里急后重，粪便细而且带扁，时流臭水，此无法治"。文字虽然简略，但对直肠癌、肛门癌的症状之记述却很清楚。

现将历代文献中有关病名简列如下，中医文献浩如烟海，可能挂一漏万，此处仅供参考。

相当于恶性肿瘤者：

（1）噎膈：相当于食管癌，食管下段贲门癌。

（2）反胃（胃反、翻胃）：相当于胃窦部癌。

（3）癥、积：腹内恶性肿瘤。

（4）脾积（痞气）：包括肝癌及肝脾肿大。

（5）肝积（肥气、癖黄、肝着）：相当于肝肿瘤。

（6）肺积（息贲）：与肺癌相似。

（7）心积（伏梁）：包括胃癌，肝、胆、胰腺肿瘤在内。

（8）失荣：相当于恶性淋巴瘤、腮腺癌、颈淋巴结转移癌。

（9）上石疽：相当于颈淋巴结转移癌、恶性淋巴瘤。

（10）乳岩（乳石痈）：即乳腺癌。

（11）妒乳：乳腺湿疹样癌。

（12）石瘿：甲状腺癌。

（13）肾岩：阴茎癌。

（14）茧唇：唇癌。

（15）舌菌：舌癌。

（16）喉百叶：喉癌。

（17）五色带下：包括宫颈癌及盆腔恶性肿瘤。

（18）骨疽：包括骨的恶性肿瘤及良性肿瘤。

（19）石瘕：相当于子宫肌瘤及盆腔、宫体、腹膜后的良恶性肿瘤。

（20）缓疽（肉色疽）：相当于软组织恶性肿瘤。

（21）石疔、黑疔、青疔、翻花疮：相当于体表的恶性肿瘤、黑色素瘤、癌性溃疡。

（22）肠覃：相当于卵巢囊肿或盆腔肿物。

（23）肉瘤：相当于软组织恶性肿瘤，《千金方》指出："肉瘤勿疗，疗之杀人，慎之又慎。"

相当于良性肿瘤者：

（1）痰包：舌下囊肿。

（2）痰核：脂肪瘤，慢性淋巴结炎及结核。

（3）脂瘤：脂肪瘤，皮脂腺囊肿。

（4）血瘤：血管瘤。

（5）气瘤：软组织肿瘤。

（6）筋瘤：软组织肿瘤。

（7）耳菌：外耳道乳头状瘤。

（8）骨瘤：骨的良性肿瘤。

（9）肉瘤：《外科正宗》载："肉瘤者软若绵，高似馒，皮色不变。"属良性肿瘤。

（10）疣、痣、息肉、赘生物：指良性肿物。

以上可以看出，有关肿瘤的记载中，祖国医学在许多肿瘤的诊断治疗方面有着极为丰富的叙述，对各种肿瘤的发病原因、病机、辨证论治、理法方药和预后方面也都有许多宝贵的论述，不再赘述。

　　祖国医学还非常重视早期发现、早期治疗，并正确估计恶性肿瘤的不良预后。公元 1687 年，明代李惺庵著《证治汇补》中说："吞酸，小疾也，然可暂不可久，或以疾小或忽之，此不知其噎膈、反胃之渐也。"说明胃癌应及早治疗慢性胃疾来预防，提高警惕。在治疗上，中医亦主张及早治疗，如《疮疡经验全书》中对乳岩治疗时指出："未破可疗，已破难治。"又说："早治得生，迟则内溃肉烂见五脏而死。"在古代医疗条件下，对恶性肿瘤的治疗，虽大多无效，但在实践中应用了许多方法和药物，提出"治疗得法"可延长生命（带疾终天）。我国劳动人民和医学家在与肿瘤作斗争方面，积累了极其宝贵的实践经验和理论知识，有待我们继承和发扬光大，并用现代科学方法来整理研究，推陈出新，在中西医结合治疗肿瘤中走出我们自己的道路来。

第二章

中医学关于肿瘤发病因素的认识

祖国医学把一切致病因素分为外因、内因两大类。对肿瘤的病因认识不单强调外因，而且更重视内因，特别是精神因素、先天不足及脏腑功能失调等在发病中的意义。同时认为肿瘤是外邪、七情、饮食不节、脏腑功能失调多种病因综合作用的结果。在人体恶性肿瘤的内外两方面发病因素中，祖国医学理论提出"邪之所凑，其气必虚"的见解，为进一步研究肿瘤的病因指出了方向。

第一节 外 因

现代医学对肿瘤病因学进行了很多研究。对化学、物理、病毒等外界环境致癌因素做了深入研究，认为 80%的肿瘤与外界环境中致癌因素有关。由于历史条件的限制，祖国医学无法提出这些确切的病因，但它强调的"六淫"外邪因素中也包含着这些病因。历代中医文献指出，癌瘤的发生与外邪侵袭有关，认为凡人体被外邪所侵，即能积久成病。《灵枢·九针论》说："四时八风之客于经络之中，为瘤病者也"，提出了外邪"八风"停留在经络之中而成瘤病；《灵枢·刺节真邪》载："虚邪之入于身也深，寒与热相搏，久留而内著……邪气居其间而不反，发为筋瘤……肠瘤……昔瘤，以手按之坚，骨疽……肉疽"，说明虚邪、寒、热等可以引致生瘤；《灵枢·百病始生》还说："积之所生，得寒乃生，厥乃成积也"；隋巢元方著《诸病源候论》提到："恶核者，肉里忽有核，累累如梅李、小如豆粒……此风邪挟毒所成。"（恶核肿候）这里提出了风邪及毒邪是外因。其他有关"阴中生息肉者是由胞络虚损，冷热不调，风邪客之，邪气乘于阴，搏于血气，变而生息肉也。"《灵枢·痈疽》"热气淳盛，下陷肌肤，筋髓枯，内连五脏，血气竭，当其痈下，筋骨良肉皆无余，故命曰疽。"金·刘完素总结病机认为"疮疡者，火之属"。《医宗金鉴》中认为唇癌（茧唇）由"脾胃积火"结聚而成。风邪为外邪致癌中常见的一种因素，《诸病源候论》所述较为具体，如"黑痣者，风邪搏于血气，变化所生也。""恶核……此风邪挟毒所成。""恶肉……由春冬被恶风所伤，风入肌肉，结瘀血积而生也。""翻花疮者，由风毒相搏所为。"风邪致病的机理不同，所致癌瘤的种类也就不同，体现了现代所认为的外界致癌因子及因素影响不同肿瘤的形成。风、寒、热毒、火等外邪，都是肿瘤的致病因素。我们认为，在当时的历史条件下，古代医学家能认识到人体癌瘤的发生与外界的致病因素有关这一点是很可贵的。

中医病因学说中的外因，传统说法是指外感六淫（风、寒、暑、湿、燥、火）之邪及流行的疫疠邪毒，这些外邪是与四时气候有关，也就是说与天时、大气、地理及周围环境有关，这些认识是很朴素的，也是唯物的。近年越来越多的流行病学调查发现，环境污染物浓度与人群肺癌的发病率和死亡率存在关联，污染物种类繁多且可通过多种途径作用于人体，其中颗粒物（PM）和气态物质主要通过呼吸道进入人体，是我国区域性空气污染的主要污染物。机体易受所处环境影响，因此不同地区的癌谱也有所差别。如河南、河北、山西等省部分地区的太行山脉一带是我国传统的食管癌高发区，辽东半岛、山东半岛、长江三角洲、太行山脉和甘肃等地是胃癌高发区，现代科学研究认为，造成这种高发区与当地的气候类型、地理环境、生活饮食习惯、饮食结构、疫苗接种率、经济水平、医疗资源等因素相关。

第二节 内 因

一、饮 食 因 素

1. 物理刺激 中医传统理论认为，一些慢性物理性刺激及饮食因素能促使肿瘤的发生，如《张氏医通》中写道"好热饮人，多患膈症"，《医碥》中有"酒客多噎膈，好热酒者尤多，以热伤津液，咽管干涩，食不得入也"。这说明已认识到长期饮酒、饮食过热，可使食管受损伤，而进一步癌变。明《外科正宗》指出：茧唇（唇癌）的产生与过食高热等有关；明《医学统旨》还提到："酒面炙煿，粘滑难化之物，滞于中宫，伤损脾胃，日久不治，渐成痞满吞酸，甚则为噎膈反胃。"这些见解说明，古人认为热饮嗜酒与肿瘤的诱发有关。国内外近年有报道，认为饮热茶能破坏人体食管的"黏膜屏障"，我国食管癌高发区的流行病学调查，也认为食管癌的发病与饮食习惯有关，如高热饮食、食物粗糙、质硬难化、吞咽过快等都能促使食管受到损伤，加上感染，助长食管炎症长期不愈，导致癌变。

2. 肥甘厚味 中医古代文献中还提到，"厚味过多""过餐五味"是肿瘤的致病因素之一。宋《济生方》指出"过餐五味，鱼腥乳酪，强食生冷果菜，停蓄胃脘……久则积结为癥瘕"，国外研究认为，男性肥胖者与直肠癌、膀胱癌的发病相关，女性肥胖者则与乳腺癌发病相关。近年认为其中高脂肪膳食是诱发直肠癌的因素之一，高脂肪食物使胆汁分泌增多，胆汁酸进入肠道，通过厌氧菌作用产生的脱氧胆酸等物质有致癌作用，大肠癌患者粪中胆汁酸高的占 70%，而非直肠癌患者胆汁酸高的只占 10%。说明古代医学家所观察到的饮食中肥甘厚味为病因之一是有道理的。

3. 饮食不节 饮食不能节制，一方面是说过饥过饱都能造成消化系统功能失调（脾胃损伤），《医说·食忌》中写道"饮食以时，饥饱得中，水谷变化，冲气和融"。另一方面，长期食用致癌物含量高的食品，容易诱导癌症发生。现代研究证明，强致癌作用的亚硝胺化合物，其前身亚硝酸盐与二级胺，以稳定的形式广泛存在于自然界中，亚硝胺在低、高等动物许多种属中，都有很强的致癌作用。植物与农作物中存在有亚硝酸盐及硝酸盐，在长期贮存的水果和蔬菜中，亚硝酸的浓度大大增加；二级胺也广泛存在于鱼类、肉类及谷类中，一些变质的食物和发霉不洁的食物都可能含有致癌物质。所以目前对于食入性化学致癌物质引发肿瘤的研究正在逐步深入，并在动物实验和流行病学调查中得到证实。

4. 饮食偏嗜　近年，人们发现营养对肿瘤的预防、治疗、改善、预后及生活质量有着重要的作用，现代研究表明，约有 1/3 的肿瘤发病与营养因素有关，如高脂饮食、某些微量元素的缺乏、低膳食纤维饮食等，可能与结直肠癌、胃癌、乳腺癌、前列腺癌等肿瘤患病率高具有一定的相关性。大量研究表明，恶性肿瘤病人营养不良的发生率高达 40%～80%，其中以食管癌、肺癌、胃癌、胰腺癌等病人的发生率最高。且肿瘤患者的营养状况对于化疗的效果有明显影响，由于营养不良，血浆蛋白低，机体对于化疗药物的吸收、分布、代谢均产生一定的障碍，不但导致病人对于抗肿瘤治疗的耐受性下降，免疫功能降低，而且导致感染发生率的增加，直接影响了肿瘤病人的预后及生活质量。

二、精 神 因 素

祖国医学指出，"邪之所凑，其气必虚"，提出了以"内虚"为根本原因的学说。所谓"内虚"，是指由于先天禀赋不足或后天失养引起脏腑虚亏，或由于外感六淫、内伤七情等引起的气血功能紊乱，脏腑功能失调，其中内伤七情的精神因素被认为在肿瘤发病及发展上有重要意义。中医认为，人的情志变化过度会导致人体生理发生变化而生疾病。中医把人的情志概括为七情（喜、怒、忧、思、悲、恐、惊），这是人体对外界环境的一种生理反应。七情太过（兴奋）或不及（抑制），能引起体内气血运行失常及脏腑功能失调，导致疾病。反之，脏腑、气血功能紊乱也能引起情志方面的变化。

七情致病，主要表现在气机方面的变化，如怒则气上、忧思则气结、悲则气消、恐则气下、惊则气乱、喜则气缓。

七情与五脏的关系是：暴怒伤肝，过喜伤心，忧思伤脾，过悲伤肺，大恐伤肾。所以精神情绪的过度兴奋和抑制，就会影响到全身的气血、脏腑的功能。古代医学家把一些肿瘤的发生与发展认为与精神因素情志不遂有关，如噎膈（食道梗阻）在《内经》中认为是"暴忧之病"。朱丹溪论乳癌时指出，乳癌是由于"忧恚郁闷，昕夕积累，脾气消阻，肝气横逆"所致，他更提到没有丈夫或失志于丈夫的女子较多，这比国外提到寡居者多要早几百年。李梃在论肉瘤时说："郁结伤脾，肌肉消薄与外邪相搏，而成肉瘤。"《医宗金鉴》谓失荣证由"忧思恚怒，气郁血逆，与火凝结而成"。均认为肿瘤发病与精神情绪有关，在七情所伤或其他因素引起脏腑亏虚、气血失调等内虚的情况下，致癌因素作为变化的条件，通过"内虚"导致发病，内外合邪，引起人体气滞血瘀、痰凝毒结，形成癌瘤。所以在治疗肿瘤时，应当坚持身心并治的原则，注意患者的精神健康。

三、脏 腑 虚 亏

脏腑即人体内脏的总称。脏腑的内容包括五脏（心、肝、脾、肺、肾）、六腑（胆、胃、小肠、大肠、膀胱、三焦）。五脏之外还有心包络，因此实际上是六脏六腑，但因心包络是心的外围，有保护心脏的作用，其病理变化大体与心一致，所以习惯上仍称为五脏。此外，还有脑、髓、骨、脉、女子胞（即子宫）、胆，称为奇恒之腑。胆即六腑之一，又属奇恒（即特殊的）之腑，这是从它的功能特点而单独提出来的。

五脏六腑、奇恒之腑是构成人体的三种不同的组织结构，也是一些生理活动的功能系统，它是以精、气血、津液等为其物质基础的。

五脏六腑的功能，虽然各有其不同的特点，但五脏和六腑的功能，又各有其共同之处，即五脏是贮藏精气的，六腑是主管消化、吸收、排泄的。脏是"藏"的意思，腑有"府舍"即有入有出的意思，奇恒之腑是因它形状同腑而功能同于脏。中医学说中，每一脏腑各有它的功能系统，代表了一系列作用，有的还包含了现代生理学中两个以上不同系统的生理功能在内，如：

"心"，不仅包括解剖学所指的心脏功能，而且还包含着大脑的中枢皮层活动功能在内。

"肝"，除主藏血、帮助脾胃消化吸收和输送营养、有耐受疲劳和抵御外邪的能力（疏泄条达）外，也包含有调节人的精神郁怒等表现在内，同时，经现代医学研究指出，它的功能与植物神经系统功能活动密切相关。

"肺"，中医认为，肺的功能是主气，司呼吸，为体内气体交换的通道。朝通百脉，辅助心脏维持血液的正常循环。还有主气的肃降，与脾肾共同完成调节水液代谢的作用（通调水道）。

"脾"，主要功能是帮助胃肠消化水谷饮食，吸收和输布营养精微，并认为是血液产生变化之源泉，脏腑肢体各部的营养物质也都来源于脾的运化，所以说脾胃为"后天之本"。

"肾"，是人体生命的根源，所以称之为"先天之本"。它的主要功能：一是有促进人体生长发育的作用，推动这一作用的动力叫做"命门"，又叫"肾阳"，或"元阳"，而这一动力的物质基础叫做"精"，又叫"肾阴"，或"元阴"，因此有"肾主命门火"和"肾藏精"（主发育生殖）的说法；二是主水液，即对体内水液代谢平衡起着主要作用。据现代医学研究，中医的"肾"的本质与机体内下丘脑-垂体-肾上腺皮质这一神经内分泌轴有密切关系，中医肾阳虚的表现与垂体-肾上腺皮质功能减退的临床症状相似，而应用温补肾阳的中药就能增强其功能。

在正常情况下，五脏之间的功能有互相促进、互相制约的关系，六腑之间有着承接合作的关系，脏与腑之间有着表与里的相合的关系，五脏与肢体五官之间有着所主与归属及外部器官（眼、耳、口、鼻、舌、前后阴）的开窍关系等，这样就构成了人体内外各部功能互相联系的整体。所以中医在临床辨证论治过程中，强调从整体出发。人体整体的健康状况和各脏腑功能，在肿瘤发病中有着重要的作用。传统文献中更重视人体整体机能的失调。在《诸病源候论》中"积聚者，由阴阳不和，府脏虚弱，受于风邪，搏于府脏之气所为也"；乳岩是由于乳腺的经络空虚，风寒之气客于肌肉，血气滞而不行，结聚而成，又叫做石痈。明·李梴《医学入门》言："郁结伤脾，肌肉消薄，外邪搏而为肿曰肉瘤。"明·张景岳《景岳全书》言："脾肾不足及虚弱失调之人，多有积聚之病。"明·徐春甫《古今医统大全》言："气血日亏，相火渐炽，几何不至于噎膈。"以上这些都说明脏腑虚亏，功能失调，引起气血紊乱，或者先天脏腑禀赋不足，都可以是产生肿瘤的内在因素。

中医传统理论还发现年龄在肿瘤发病中的重要意义，年龄愈大，癌的发病率愈高。明·申斗垣《外科启玄》明确指出癌发"四十岁以上，血气衰少，厚味过多所生，十全一二。"其他古代医家也多指出"年五十以上"或"五六十岁以后"为高发年龄。明·赵献可论噎膈"惟男子高年者有之"。张景岳指出："少年少见此症，而惟中衰耗伤者多有之"，说明年龄因素的意义。中医理论认为，年龄愈大，其"肾气"愈衰弱，肾藏精的功能愈减退，这时机体的脏腑生理功能容易失调，防御功能也减弱，容易受到致癌因素的侵袭。

四、肿瘤发病的"内虚"学说

以上介绍了中医关于肿瘤发病的内因、外因等因素，但中医认为作为外因的风寒外邪等致病因素，一定要在体内阴阳不和、气血亏虚和脏腑功能失调等内在虚损的基础上才能导致癌瘤的产生。《灵枢·百病始生》指出："风雨寒热，不得虚邪，不能独伤人……此必因虚邪之风，与其身形，两虚相得，乃客其形。"

从现代病因学的观点看，虽然已确定的致癌因素有多种，许多肿瘤的病因与外界环境因素有关，但它们对机体致癌的作用方式，最终必须引起机体的本身变化和反应。致病因子长期反复的作用，导致机体功能失调，出现细胞的异常增殖，由量变渐进到质变，产生癌症。而许多慢性疾病，癌前病变为局部器官和组织接受外因的作用提供了条件。癌变过程的最根本的原因还在于患病机体在癌变之前，由于各种原因（如先天性的免疫缺陷、遗传因素、后天性疾病、精神因素、年龄因素、创伤、感染等），引起体内的细胞调节控制系统失调（广义来说可以理解为中医的"阴阳不和"）。而这种细胞的自动调节控制作用，是维持人体各组织细胞正常新陈代谢的基本条件，即内环境的稳定。如果某些原因引起某一组织或部位的内环境失调，细胞加剧分裂，便是肿瘤产生的内因。以外因论为主的观点不能解释为什么在人群中外界环境条件大致相同，接触的致癌物质的作用也大致相同，但每年患癌症的人只是少数。另外在一些病例常见二重癌，甚至三重癌，这都说明发病的决定因素还是在于人的内在环境，即使外界存在着致癌因子，但如果机体各脏腑系统、组织细胞功能均正常，对外界致病因素的防御能力也正常，体内存在的免疫监视系统功能也正常，那么即使外界存在着致癌因子的条件，还是难于致癌发病的，正如中医所说的"正气内守，邪不可干"。这正是著者提出肿瘤病因学中的"内虚"学说的论点。

所谓"内虚"，是指由于先天禀赋不足，或后天失养引起脏腑虚亏，或由于外感六淫、内伤七情、饮食不节等因素引起气血功能紊乱，脏腑功能失调。先天禀赋不足，从现代医学角度来看，为先天性免疫功能缺陷或携带某种癌症遗传基因，如科学家发现 P53 基因与肿瘤发生密切相关，该基因功能正常时具有抑制细胞异常分裂的作用，当其出现变异而失常时，细胞可因缺少一种遏制因素而易发生癌变。"内虚"是疾病发生的关键，如果正气充实，外在致病因素就无法侵入体内导致疾病的发生，如果正气虚弱无法驱邪外出，邪气留于体内，影响脏腑经络气血津液等的正常功能，则使机体内环境发生改变，从而导致疾病的发生。

这一"内虚"学说指导我们在防癌、治癌方面的着眼点。例如，在防癌方面，除了防止和阻断外界致癌物质进入人体和长期作用外，更重要的是使人体的组织器官与功能调和（即保持中医所谓"阴阳平衡""阴平阳秘"），保持和提高机体的防御能力，防止慢性刺激，及时治疗慢性炎症或癌前病变，防止细胞癌变。对于身心不适、生理功能下降的亚健康人群，他们的身体虽然没有符合现代医学的临床诊断标准，但症状群提示机体内阴阳失衡，正气抗邪功能正在衰退，向"内虚"的状态过渡。且许多癌症病人在确诊前处于亚健康状况，对身体的不适习以为常，延误了肿瘤前期筛查和早期确诊。所以亚健康人群应当重视自己的身体情况，积极恢复健康状态。在这方面我国传统的保健方法如气功、太极拳具有一定的优势。在治疗方面，我们采取的原则是除消除癌灶（手术、放射治疗、化学治疗）外，还必须调整机体的内环境，才能取得更好的效果。在临床上，肿瘤复发的因素极为复杂，但仍然是由内因起决定性作用。如膀胱癌，术后很易复发，是因每次手术或电灼并不能改变其容易复发的内在环境，但术后以中药治疗，调理和改变整体及膀胱局部的内在条件，确实能使一些病例数年内不再复发。实践证明，中医药在调整人体机能、增强抗癌能力方面的作用是广泛而有效的。中医"内虚"学说在肿瘤发病中的意义，值得进一步探讨。

五、肿瘤发病的"癌毒"学说

肿瘤是全身性疾病。临床上一般认为肿瘤为全身属虚，局部属实的病变。其始于因虚致实，渐渐正虚邪实，而后因实致虚。其病因不清，病理复杂，变化多端。恶性肿瘤的基本病机在于"正虚"与"邪毒"两方面不断抗争。肿瘤的"邪毒"主要指"癌毒"。所谓"癌毒"，乃各种致病因素长期刺激，共同作用，产生的一类特殊毒邪。癌毒致病具有潜伏性，早期不易发现，在外界特定因素触发下，病情进展迅速，诱生痰湿、瘀血、热毒，耗气伤阴，耗损正气，发生各种复杂证候。"癌毒"特性中最主要的两个方面为阴邪伤正与沉伏善行（侵袭转移），在不同肿瘤及肿瘤的不同阶段有不同程度的体现。肿瘤为病，乃"正虚"与"癌毒"互相作用的结果。"正虚"是导致肿瘤的病理基础，"癌毒"是导致肿瘤的必要条件。如《医学汇编》所谓"正气虚则为岩"。正虚失于固摄，又使"癌毒"易于扩散，转移他脏；"癌毒"耗散正气，又可以加重正虚。双方力量对比常常处于动态变化中，疾病初期，正气的防癌、抗癌能力尚强于"癌毒"的致病力，扩散趋势受到一定程度的抑制，临床上无明显症状和体征；随着正气的耗散，正虚进一步加重，癌毒的致病力超过正气的抵抗力，疾病进展，出现肿瘤临床相关的症状和体征，出现侵袭转移；恶性肿瘤晚期，邪毒壅盛，正气大虚，往往出现"大实之羸状"；进而发展，则阳虚阴竭，阴阳离决而死亡。在疾病的变化过程中，每个患者的病情又不尽相同，所以上述病理机制并非单独存在，而是相互关联或复合作用。因此，临床辨病、辨证论治，必须依据中医理论，审证求因，抓住每个患者的不同病理特点，根据患者具体情况给予治疗，才能提高疗效。

第三章

发病机制与中医病理

肿瘤的发病机制至今仍未完全研究清楚。祖国医学古籍中论述癌瘤发生的病机及病理表现是很多的，历代均有所述，认识逐渐深入[1]。中医的病机常常是通过临床表现，根据辨证论治的原则，审证求因提出各种疾病的病理机制的，并相应地提出治疗法则。我们结合中医临床观察及中医理论，将肿瘤的发病机制及中医病理归纳为以下几方面论点。

一、气 血 失 调

中医认为，气是人体一切生命活动的动力，人体各种机能活动，均依赖于气的运行而维持。血的生成是由食物经过气的作用（消化、吸收）转化而成，全身各脏腑组织器官，都有赖血的濡养。气和血一阳一阴，互相化生，互相依存，关系十分密切，所以有"气为血帅，血为气母"之说。在病理上，气病可伤血，血病也可伤气，如气滞则血瘀，血虚则气少，因此气血以循环运行不息为常。据研究观察，恶性肿瘤患者绝大多数存在气血失调。在临床上不同的肿瘤、不同的病期，有偏于气、血、虚、实之分，以气虚血瘀为主。一般而言，初期结块多以气郁为主，而随病情发展，血瘀征象日渐明显，直至晚期耗气伤血。所以用药上也应有偏气偏血、偏补偏泻之差异。常见的气血失调有以下几种情况。

1. 气滞血瘀　气在正常情况下，升降出入，流畅无阻，循行全身各部。如因某些原因引起气的运行失调，可出现气郁、气滞、气聚，日久成疾。气为血帅，"气滞则血瘀""气塞不通、血壅不流"，气滞日久必有血瘀，气滞血瘀积久成块。历代文献指出，乳癌发病与肝脾两伤、气郁凝结有关，故乳腺肿瘤初期多从疏肝理气法为治[2-3]。血为气母，血液凝滞亦可导致气行不畅，故血瘀多伴气滞，凝滞久之则成肿块。清代王清任《医林改错》中就指出肚腹结块之因"必有形之血也。"说明腹内有形的包块肿物，多由血瘀所致，故活血化瘀法是治疗癌瘤的主要法则之一。不同的肿瘤与气血有着不同的关系，有的偏重于气的功能紊乱，有的则偏重于血瘀的形成，但根据我们的研究观察，恶性肿瘤病人绝大多数都有气血失调，其中具有血瘀证的更多。

2. 气郁痰结　气属阳，津液属阴，津液的生成、输布、排泄都依赖于气的升降出入，而津液又可载气，如气机运行失调，津液不能正常输布，随气而停，时间长后炼液成痰，津液停而使气郁更甚，久而气郁痰结。《杂病源流犀烛》云："往往由气成积，由积成痰，痰甚则气不得宣而愈郁。"《丹溪心法》曰："痰之为物，随气升降，无处不到。"故痰气互结，可全身流窜，结于皮下，形成皮下脂瘤，称为痰核，又称粉瘤。如《景岳全书》曰："盖此以腠理津沫，偶有所滞，聚而不散，则渐以成瘤，是亦粉刺之属，但有浅深耳，深者在皮里，则渐大成瘤也。"痰气凝滞于皮肤之间，可发于头面、耳后、背及臀部等多处，形呈圆形，状如果实位于皮里膜外，小如豆粒，大如柑橘；痰气互结，则质地柔软，界限明显，与皮相连，推之可动。

3. 气虚血瘀　《血证论·阴阳水火气血论》言："运血者，即是气。"血的运行离不开气的推动作用，气机调畅，气行则血行，若气虚则无力推动血的运行，将会产生血瘀的病变。常见胸胁刺痛、癥积肿块，以及经闭、痛经及血肿、瘀斑瘀点等。正如《素问·调经论》所言："血气不和，百病乃变化而生。"而不同的肿瘤、肿瘤的不同阶段与气血有着不同的关系，有的偏重于气虚，有的则偏重于血瘀的形成。因此在治疗上有所偏重。

4. 气血亏虚　肿瘤为慢性耗损性疾病，在病情发展及治疗过程中，易出现气血损耗，患者长期处于患病状态易使患者情绪失调[4]，忧虑太过，暗耗气血，且肿瘤病人多"内虚"，气血生化乏源。吴澄的《不居集》中云："百病皆能变虚损，非初起之时即变也，多因病后失调……缠绵日久，有以致之耳。"肿瘤患者接受手术及放化疗等治疗也会对患者造成气血的耗伤，临床常表现为乏力、气短、面色淡白或萎黄、眩晕失眠、自汗心悸、脉虚或细、舌淡。

二、痰结湿聚

痰是脏腑病理变化的产物，又是引起多种疾病的一个因素，清者为湿，薄者为饮，稠浊者即为痰，三者同出一源。脾主湿，脾气虚不能运化水谷则水聚于内，水湿不化津液不布，湿蕴于内，久成湿毒，湿毒泛滥，浸淫生疮，流汁流水，经久不愈；津液不化，脾虚不能为胃行其津液，津液就可凝聚为痰。此外，肾阴不足，阴虚生内热，热灼津液亦成痰，故古人有"痰为有形之火，火即无形之痰"的说法。另外，肾阳不足，水气上泛，亦能成痰，这些痰都是指内生之痰。这种痰主要由脾虚或肾亏所生，所以脾肾两虚在痰湿生成上有重要意义。元代朱丹溪首先提出肿瘤的发生与"痰"有关，他说："凡人身上中下有块者多是痰。"又称："痰之为物，随气升降，无处不到。"高锦庭也说："癌瘤者，非阴阳正气所结肿，乃五脏瘀血浊气痰滞而成。"古代医学家常将一些难以诊治的病称为"怪病"，提出"怪病皆属于痰"的学说，这里所指的痰都是指内生的痰，所以中医所说"痰"可分狭义和广义两种。狭义的痰，仅指咳嗽时吐出的痰涎；广义的痰，除由肺咳吐之痰外，还包括由于内生之痰湿，它无处不到，流注在体内其他脏腑或体表而形成各种各样的痰证，如痰扰于心（心悸不宁，或癫、狂、痫和中风等病），或痰核流注（如结核、瘰疬、皮下肿物等），临床上把在体表或皮下不痒不痛的、经久不消的肿物，均按痰核施治，多以消痰散结、化痰通络法来治疗；而对湿毒则以祛湿解毒法来治疗。现代研究证明，许多有化痰散结作用的中药均有抗肿瘤活性，如半夏、山慈菇、瓜蒌、前胡、马兜铃、杏仁等，而祛湿药中具有抗癌作用的则更多。

三、热毒内蕴、癌毒化火

热与火只是程度不同，热极可以化火，火虽属六淫之一，但在临床上，很少把它看作是一种外邪，实际上火是在体内产生的。外感诸邪伤及人体之后，都能化火化热，内伤七情和脏腑功能失调，也都能生热化火。火邪的特点是，火性炎上，最易伤津、动血、灼阴、耗气。中医一般将火分为虚火和实火两种。实火，有明显的火盛症状，阴伤的症状不明显，如高热、渴喜冷饮、面目红赤、便秘溲赤等；虚火则以阴伤为主，如午后低热、五心烦热、盗汗、咽干、舌尖嫩红等。

《内经》中有"诸痛痒疮皆属于心"的病机。心主火，故认为火是疮疡发生的根本，金元时期刘完素提出"疮疡者，火之属"，这种火叫"火毒"，火毒内蕴作为一种学说，疮、痒、疡、肿都与火毒有关。

热毒内蕴机体，血遇火热则凝，津液遇火则灼液成痰，气血痰浊壅阻经络脏腑，遂结成肿瘤。中医文献中认为许多肿瘤是由于情志不畅，郁而生火，郁火挟血瘀凝结而产生[5]。"癌毒"学说认为，癌毒诱生肿瘤，留着某处，阻碍经络气机运行，津液不能正常输布，留结为痰，日久化火，耗气伤阴，加重正虚。临床上我们看到癌瘤患者多见热郁火毒之证，如邪热嚣张，呈实热证候，表示肿瘤正在发展，属于病进之象。如系病久体虚，瘀毒内陷，病情由阳转阴，成为阴毒之邪，则形成阴疮恶疽，翻花溃烂，经久不愈，皮肉腐黑，流汁清稀。治实热阳证火毒之邪应投大剂清热解毒、滋阴降火之品；对阴毒之邪则需温补托里、扶正祛邪以调和气血，祛除阴毒之邪；对于癌毒，应抗癌解毒时加以化痰软坚、清热养阴，视癌毒所结部位及患者证候进行辨治。

四、脏 腑 失 调

历代中医文献指出，肿瘤发病与脏腑功能失调有关，邪之所凑，其气必虚。每一脏腑都有它的功能特点，具体如下：

心主血脉、藏神，心气推动和调控血液在脉道中运行，流注全身，且统帅全身生理活动和意识思维等精神活动。

肺主气司呼吸，为气体交换的场所，主一身之气的生成和运行；肺主行水，肺气的宣发肃降运动推动和调节全身水液的输布和排泄；肺朝百脉，将富有清气的血液通过百脉输送到全身；肺主治节，指肺气具有治理调节肺之呼吸及全身之气、血、水的作用。

肝主疏泄、主藏血，除主藏血、帮助脾胃消化吸收和输送营养、有耐受疲劳和抵御外邪的能力（疏泄条达）外，也包含有调节人的精神郁怒等表现在内。

脾为"后天之本"，主要功能是帮助胃肠消化水谷饮食，吸收和输布营养精微，并认为是血液产生变化之源泉。

肾为"先天之本"，主命门火、藏精，有促进人体生长发育的作用；主水液，对体内水液代谢平衡起着主要作用。

胆主决断，可贮藏和排泄胆汁；胃主受纳、腐熟水谷；小肠主受盛化物，泌别清浊；大肠主津，传化糟粕；膀胱贮存、排泄尿液；三焦通行诸气，运行水液。

脏腑功能失调，以脾肾虚损为主。中医认为脾为后天之本，肾为先天之本，脾肾虚损则正气虚弱，以致邪毒内生，引致癌瘤产生。近年来研究结果表明，恶性肿瘤患者大多均有脾虚气亏或肾虚等证，其细胞免疫功能及皮质醇均较正常人为低，通过中药健脾补肾，或重点以健脾益气，或重点以补肾固精，均能提高患病机体的细胞免疫功能和调整内分泌失调状态，使正气得以恢复，抗癌能力增强，有利于病体的康复。金元李东垣首创"脾胃论"，强调内伤病与脾胃虚损有关，提倡用温补脾胃法来治疗。晚期恶性肿瘤患者常因虚致病，又因病致虚，形成恶性循环[6]。由于病邪日久，耗精伤血，损及元气，面削形瘦，气血双亏；或肿瘤病人经手术、放射治疗、化学治疗之后，大伤气阴，正气不支，亦表现为气阴两伤。正衰则邪盛，机体抗癌能力的降低，往往使癌瘤进一步播散扩展，这是晚期癌瘤治疗中的一大问题，故采用扶正与祛邪相结合，调理脏腑功能，补气养血，调动和增强机体内在抗癌能力，是当前恶性肿瘤治疗学中发展起来的一种最常用的法则，有着重要的意义[7]。

由于各种肿瘤的病因不一，每个患者的"内虚"状况又不相同，所以在临床上症情复杂，变化多端。在疾病的发生发展过程中，每个患者的病情又不尽相同，即使是同一患者，在疾病的各个阶段，情况也在不断地变化，所以上述几种病理机制并不是孤立的或单纯的，常常是互相关联和复合在一起的。例如，一个患者一方面有正虚、脏腑功能失调或气虚血亏，同时又表现有热毒壅盛；有的有气虚合并血瘀；有的有气滞合并痰凝。大多数患者都表现虚实夹杂，故必须根据中医理论给以辨证，"审证求因"，抓住每个患者的证候特点，根据患者的具体情况给予治疗，才能提高疗效。

五、经络瘀阻

经络是人体组织结构的重要组成部分，它是沟通体表与体内，上部与下部，联络脏腑组织与气血运行的一个独特的系统。经络包括经脉和络脉两部分，经有路径的意思，是纵行的干线；络有网络的意思，是经脉的分支，如罗网维络，无处不至。在经脉之中又分正经十二条及奇经八条。正经与脏腑直接相通，统称十二经脉，它分别循行在体表的一定部位，又与一定的内脏密切联系，各条经脉之间，又通过络脉互相沟通，从而使机体的各个部分联系成一个整体。奇经八脉是督脉、任脉、冲脉、带脉、阴跷脉、阳跷脉、阴维脉、阳维脉等的总称。它的特点是不与脏腑直接相通，不受十二经脉循行次序的制约，而是"别道奇行"的经脉，所以叫奇经。奇经八脉中，只有任脉、督脉与正经联系，并各有它本身的腧穴，所以在针灸学里，常与十二经脉相提并论，合称十四经脉。

经络在生理上，具有运行营卫气血、沟通表里、抵御病邪、保卫机体的功能。奇经八脉也是气血运行的通道，当十二经脉（与脏腑相连的）运行的气血满盈时，就溢流到奇经八脉中贮存起来。当十二经脉气血不足之时，奇经八脉再把气血还流到十二经中，所以奇经八脉的主要作用是维系和调节十二经脉气血。由于奇经八脉也各有其循行路线，因此它们所涵蓄的气血，同样起着营养体内组织、濡养体外腠理的作用。奇经八脉运行障碍，也会产生不同的病变，如任脉不和的女子可导致带下病及癥瘕病等。在病理变化时，经络既可由于外在风寒、湿邪等的侵袭留止而受损，又可被痰、食、毒、血瘀、气滞等瘀阻而不通；若内脏的生理功能失常，也能导致经气郁滞或经气不足。前述肿瘤的病因与致病作用均能引起有关经络的病理变化，使病邪瘀毒在体表或体内蕴结，日久成积、成肿，形成肿瘤。而这些肿瘤病变又可以在经脉循行的路线上反映出来，同样，脏腑发病也可以影响到经脉，而在其所属经脉循行路线上发生异常变化，如肝病则两胁下痛引少腹就是因为两胁与少腹是肝经所循行的部位。近年有人从经络学说出发，探索各种癌瘤在经络上的特殊表现及反映，并探测体内肿瘤的部位。在治疗上除了应用穴位注射药物治疗以外，肿瘤的治疗还必须注意疏通经络。理气化滞、活血化瘀、化痰通络等法则都有疏通经络的作用。

参 考 文 献

[1] 罗鹏飞，林萍，周金意. 肺癌与大气污染关系的流行病学研究进展[J]. 中国肿瘤，2017，26（10）：792-797.

[2] 黄宏，沈敏鹤，黄建生，等. "病由心生"疾病观探讨[J]. 浙江中医药大学学报，2017，41（4）：278-281，288.

[3] 李梦琳. 基于恶性肿瘤病证的情志致病理论研究[D]. 北京：北京中医药大学，2019.

[4] 杨栋，张培彤. 情志因素对肿瘤发病及治疗的影响[J]. 辽宁中医杂志，2014，41（6）：1131-1133.

[5] 李皓月，杜松，李金霞，等. 情志致病与恶性肿瘤[J]. 中国中医基础医学杂志，2020，26（3）：312-314，320.

[6] 黎介寿. 肿瘤营养学的兴起及临床应用[J]. 肠外与肠内营养，2004，2（1）：1-2.

[7] 林举择，王昌俊. 调理亚健康与肿瘤防治策略的初步探讨[J]. 中国中西医结合杂志，2012，32（3）：412-414.

肿瘤的中医辨证

第一节 肿瘤的早期诊断

肿瘤的正确早期诊断,是临床提高疗效,提高患者生存率及生活质量的重要前提和基础。对于恶性肿瘤,能做到早期发现、早期诊断和早期治疗(三早)就能大大提高治愈率。目前我国就诊的恶性肿瘤患者中,早期病例约占19%,较日韩欧美等发达国家(50%~60%)有较大差距。近年来,经临床试验证实有效的恶性肿瘤筛查方法逐渐增多,为临床早期诊治提供了依据。以李兆申院士为首的专家团队2017年探索出有效筛查早期胃癌的路径,即问卷、胃功能检查、胃镜检查,极大提高了筛查效率。对肺癌高危人群实施低剂量螺旋CT检查是早期肺癌筛查的有效方法。2009年开始,卫生部和全国妇联开始在农村开展妇女"两癌"(即宫颈癌和乳腺癌)检查项目,取得一些成效。如每年对妇女作宫颈脱落细胞学检查、人乳头瘤病毒(HPV)检查,可以早期发现宫颈癌,而早期宫颈癌是能彻底根治的。乳腺癌高危人群定期进行乳腺B超、X线钼靶检查,可以提高乳腺癌的早期诊断率。有研究显示,对乙肝病毒感染者监测甲胎蛋白有可能降低肝癌死亡率。河南林州市多年来坚持食管拉网细胞学检查,发现食管癌早期者占70%,有的病变仅0.5cm左右。文献报道早期胃癌手术切除后五年生存率高达90.9%,如癌已侵及肌层,五年生存率即下降至 50%~70%,当癌侵及胃的浆膜层时,其五年生存率仅为8%~17%。

所谓早期诊断,临床上是指癌或肉瘤的发生、发展过程中,其病变尚局限于器官、组织的一小部分,并未侵犯周围器官组织,也未发生局部淋巴结或远处转移,患者在无明显症状时,能尽早应用各种检查方法做出正确诊断。由于诊断技术的不断进展,有许多癌症处于亚临床期就被诊断出来,给予规范、合理的处理和治疗,制定包括治疗方案、康复、社会心理、随访等一系列肿瘤全程管理策略,采取根治性手术切除、放化疗等西医治疗手段,配合中医药治疗改善肿瘤生长的微环境,通常能治愈或得到较好的远期疗效。但是,目前很多肿瘤尤其是消化道肿瘤不易早期发现,早期没有特异性的临床表现或体征,等到出现明显的症状和体征,发现往往已经是晚期,错过根治性治疗的最佳时期,生存率明显下降,临床治疗非常棘手和困难。所以对恶性肿瘤要做到早期诊断、早期治疗,应从以下三方面创造条件:

(1)普遍开展防癌宣传,使广大群众知道癌瘤的最初症状(所谓警告信号),早期就诊的必要性和早期治疗的重要性；并广泛开展癌症筛查。倡议个人定期进行防癌体检，在癌症风险评估的基础上，针对常见癌症进行身体检查，发现早期癌症或癌前病变，进行早期干预。

（2）医务人员应熟练掌握癌前病变和早期癌症的临床表现，由癌前病变转变为癌有一段相当长的时间，在此期间作出早期诊断、早期治疗，疗效就好。

（3）每个医生都要掌握肿瘤的早期诊断方法，包括一般性检查和特异性检查，尽早确诊或排除癌症。在日常临床工作中，有时患者就诊很早，但因医生不熟悉癌症早期症状或不懂得诊断的一些技术和方法，未作仔细检查，结果造成漏诊或误诊，以至延误了根治的良机，这不仅在中医临床中常见，在西医临床中也常发生。在中医学中，由于历史条件的限制，缺乏现代物理学、化学和生物化学、生物学等的检查方法，所以很难单凭中医四诊就作出早期诊断来，例如，有的把直肠癌患者当作痢疾或"肠风下血"，把胃癌的胃脘疼和食欲减少当成"胃脘疼""肝胃不和"等治疗很长时间，直到病情加重才检查出来，为时已晚。所以，要呼吁每个医生提高对癌症的警惕性，在出现症状或体征时应做详细的检查，特别是对于外表健康，仅有轻微症状的人，更须加以注意，定期进行体检和一些相关理化检查，一直到排除或确诊为止。目前的全身 PET 有助于提高临床的诊断率。

第二节 中医四诊在肿瘤临床上的应用

肿瘤的临床诊断，基本上和诊断身体其他疾病方法相类似，即包括病史询问，细心全面的体格检查和常规化验检查与特殊的检查（包括必要的生物化学、X 线、CT、MRI、内窥镜、细胞学、病理学、同位素、超声波、免疫学等检查项目）。根据中西医结合的观点，把中医望、闻、问、切四诊结合在一起，既注意上述各项资料，又根据中医四诊八纲辨证规律的要求，进行检查，然后综合分析，就既能明确诊断肿瘤的部位、病理类型、临床分期等情况，又能掌握肿瘤患者所反映出来的阴阳、表里、寒热、虚实的辨证类型及气血、脏腑功能失调的状况，即做到辨病与辨证相结合，以便进一步制订合理的中西医结合的治疗方案。例如，一例肺癌患者，通过询问病史、症状及体格检查，以及胸部 CT、痰细胞学、支气管镜检查等，确诊是右肺中心型肺癌，未分化小细胞型，纵隔淋巴结转移，这个疾病的诊断是明确的，但是这一诊断并未反映患者目前的机体病理生理状态和疾病的证型，结合中医四诊八纲辨证论治原则分析，就能进一步掌握患者是属于气阴两虚、毒热内蕴型，或者是属于痰湿内蕴，瘀毒内结型。这样就反映了患者的病理生理状况，如前一类型中，病人既有气虚、阴虚等"正虚"的一面，又有毒热邪实的另一面；而后一类型主要是素有脾虚，痰湿内生，凝聚瘀结而化毒，虚实的情况不同，治疗也就应该采取相应的中西医结合攻补兼施的方案，以取得更好的疗效。同时通过四诊评估人体正气机能和肿瘤邪气的正邪盛衰情况，根据具体情况进行局部和整体、扶正和祛邪治疗，合理安排个性化诊疗方案，提高临床疗效。

鉴于现代医学关于肿瘤临床诊断已有专著可供参阅，这里主要介绍肿瘤患者中医临床四诊方法，运用从外测内，见证断病，以常衡变的方法，将所见进行分析归纳，以此作为辨证、立法、用药的依据，这是中医辨证施治中最重要的一环。

一、问　诊

问诊是四诊中的重要组成部分，患者的发病经过、治疗情况及其主诉、自觉症状均通过问诊而得。真实的病史，对诊断有很大参考价值。问诊内容，除一般询问资料如年龄、籍贯、婚姻、职业、家族史、个人既往病史、女性经带胎产史及工作和生活环境、性格、嗜好与习惯等之外，主要询问患者的发病经过，主要症状特点和治疗过程及效果等。祖国医学在中医病因、病理的基础上，总结了与中医辨证有关的问诊的重点内容，即"十问"。十问的歌诀是："一问寒热二问汗，三问头身四问便，五问饮食六问胸，七聋八渴俱当辨，九问旧病十问因，再兼服药参机变，妇女尤问经带产，小儿当问麻疹斑。"现根据十问的主要内容，结合肿瘤学的特点，归纳分述如下：

（一）问寒热

这是中医辨别是表证还是里证，是邪实还是正虚的方法之一。

1. 恶寒　骤发恶寒，多兼发热，虽加衣被恶寒不减是为外感所致；若身体逐渐怕冷，不发热，手足发凉，得温或加衣被之后，怕冷即减，为阳气不足的现象，是为畏寒，属里虚寒证。有一分恶寒即有一分表证。

2. 发热　突然发热，且与怕风恶寒同时并见，用手扪之，手背热甚于手心者是外感所引起；高热不恶风寒反而恶热，欲去衣被，午后热甚是为里实热证，此多由肿瘤患者感染引起；午后发低热手足心热甚于手背，心中烦热，多由阴虚血亏所引起，病在肺与肝、肾者居多，但也有因湿热久留、内蕴结毒，引起状若阴虚的午后发热；夜间发热，天亮即退的，多为阴血亏虚所致；日晡潮热或夜间发热，或自觉身体某些局部发热，即王清任"每晚一热，兼皮肤热一时"的瘀血发热；"热"不仅包括体温升高，也包括体温正常而自觉全身、局部发热。

临床上大多数肿瘤患者的发热与感染有关，在感染控制之后，发热退净。但有些患者发热原因不明，较常见于恶性淋巴瘤、肝癌、肺癌、骨肉瘤、肠癌及肾癌，或晚期癌瘤患者由于癌瘤坏死分解产物被吸收引起发热，也常是患者一个主诉症状，问诊时必须弄清发热情况，发热时间、类型、持续及缓解情况、伴随症状，根据不同热型，予以辨证施治。

（二）问出汗

中医理论认为汗为心之液，能反映人体阴阳和表里两方面变化，是由人体内阳气蒸化津液而形成的，从皮肤腠理汗孔透发出体外，所以凡阳气亢盛或阳虚时卫气不固，腠理疏松，都可以引起汗出。夏天身热汗出是正常生理现象，汗出可以排热，发烧患者汗出后往往热度降低，但如汗出过多，津液耗伤，可以导致先亡阴、后亡阳，即机体的阳气随汗耗散而致虚脱了。"问汗"主要诊察患者是否出汗及部位、时间、多少等。

1. 有汗无汗　肿瘤患者发热时，必须询问有汗无汗。发热恶寒无汗是外受风寒的表实证，可用辛温解表发汗方法治疗；若发热恶寒有汗，汗出热又不退，多为表虚或热邪偏胜，不可再用发汗法，而需要用清热解肌作用的药物。

2. 自汗盗汗　在醒的时候稍一活动就出汗的叫做"自汗"，多属阳虚气虚，常见于肿瘤手术切除后气虚血亏的病例,或晚期肿瘤患者阳气不足时,这时使用益气固表的方法治疗较有效。睡着出汗,醒时即汗收不出的叫做"盗汗",多属阴虚,我们的经验这在晚期肿瘤患者特别是肝转移癌时常常见到,甚至可以认为是肝转移时的一个较特异的症状,当然还要参照其他症状、体征和化验而定。有时患者阴阳失调,兼有自汗或盗汗,须要加以分析辨别。现代医学认为,自汗或盗汗都是植物神经功能紊乱所致,而中医学却根据自汗与盗汗的不同,区别开阳虚与阴虚的不同,而且随之分别以不同的方药治疗而获效,这两种症状在中医辨证中是被重视的。

3. 头面汗出　只是头部出汗,按中医学说多属肺胃热蒸或湿热郁蒸的现象;若额头汗出不止而呼吸又急促困难的多属阳气欲脱的先兆,所谓头出冷汗是虚脱的先兆之一。

4. 手足心汗出　手心、足心出汗,多属脾胃湿热郁蒸引起,但高热或体质虚弱的也可出现手足汗出;若半身出汗,一般多为半身不遂的先兆,是气血偏虚的证候。胃癌术后患者手心汗出,往往是脾胃虚弱、阳气不足的黄芪建中汤证表现。

5. 药物发汗　有些发热不退的肿瘤患者,为了减轻痛苦和退热,常给予解热镇痛药物,如消炎痛等,服药后随即大汗,热也随之降下来,这是药物发汗,过一会儿体温又复升上去。如果多次出汗就将造成伤津的后果,所以不能一味地用药物发汗退热。

6. 冷汗　病极危重时,汗出如珠如油,不断沁出,随擦随出,这是人体阴阳快要离决,阳气即将亡失的恶候,又称"绝汗"。

（三）问头身

《景岳全书》中记载:"问其头可察上下,问其身可察表里。"头身的许多疾病表现是临床常见症状,根据证候的久暂、诱因、部位、表现、兼证和加重缓解因素,以及有无寒热等情况,可以辨别阴阳、表里、寒热、虚实。

1. 头部　头部是脑髓及五官诸窍的所在,许多病都可出现头部证候,肿瘤也常有头部症状。

（1）头痛:暂时头痛伴有发热恶寒的,多为外感时邪;如果头痛不发热,痛无休止,日益加重的,要警惕有无脑瘤或脑转移癌;如果头疼日久,时作时止,多见于内虚证,但暂痛也有虚证,久痛也有实证,不能拘泥。

在肿瘤放射治疗（简称放疗）、化学治疗（简称化疗）中,有的患者诉头痛时作,不伴寒热,这是虚证的表现,头痛按部位不同,其所属经络部位也不同。①后头部疼,痛连及项背的,属太阳经;②痛在前额连及眉棱骨疼痛的,属阳明经;③痛在两侧或太阳穴附近,或偏头痛的,属少阳经;④头痛沉重如裹,腹满自汗的,属太阴经;⑤头痛时作甚剧,连于脑齿,面及指甲发青,属少阴经;⑥痛在巅顶,牵及头角,自觉有气上冲,甚则作呕的,属厥阴经。

（2）眩晕:暴眩多半是实证;久眩多属虚证。一般眩晕可分为风、火、痰、虚四种类型。头目眩晕,视物不清,不能久立,伴有头身麻木的,多属肝风内动。眩晕而兼见头痛、面红、目赤、耳鸣等证的,多是肝火上攻。眩晕而头沉重,且患者形胖多痰的,多是痰湿内阻,清阳不升。眩晕久作,兼见面色㿠白、短气乏力等症的,多是气血两亏、肾气虚弱。

许多抗肿瘤化疗药物也有眩晕的副作用,辨证分别属于气血双亏或痰浊内阻、清阳不升,或虚火上炎。

2. 身躯 经络遍布全身，脏腑外主四肢百骸，故身躯疼痛多属经脉脏腑病变。周身疼痛，乏力少气或虚劳久病而全身疼痛的，是气血亏虚，不能营养肌肉筋骨所致，若四肢乏力疲倦，兼有食少、便溏的是脾气不足之候。肺癌患者有时四肢骨节肌肉疼痛，形如痛痹，多为血脉瘀滞；骨疼明显，痛有定处，按之明显者多为癌肿之骨转移，是属痰湿流注凝滞或者瘀毒内阻所致。乳腺癌患者应用内分泌治疗引起骨质疏松全身骨关节僵硬疼痛，多为肝肾精亏，经脉瘀滞。还有应用部分药物的副作用，如化疗药物紫杉醇、铂类等，治疗骨转移的磷酸盐类，治疗白细胞减少的重组人粒细胞刺激因子注射液，患者也会出现肢体、关节或腰椎疼痛，对症止痛可以缓解。

3. 胸胁部 胸部是心肺所在，宗气所聚之处，两胁是肝经所过。因此，胸阳不振、寒阻经脉能引起胸痹（心绞痛）；胸痛而咳吐脓血者为肺痈；胸中气满，喘息不便，内痛引肩项，身热脱形者为肺积（肺癌）；胸胁胀满痞闷者为肝郁气滞或痰饮内蓄。胸胁窜痛的多为气滞；胸胁刺痛的，多为血瘀；两胁疼痛的则有肝郁、痰饮等证，需加以辨别。

4. 脘腹部 上腹部为脾胃部位，下腹部为肝、肾、小肠、大肠、膀胱和女子胞宫的部位。故脘腹疼痛胀满的，多为脾胃失调，其中隐隐作痛，时作时止，喜按喜温的，属虚，属寒；若痛而拒按，痞满，喜冷，便秘，则属实，属热。腹中结硬块，其痛不离其部，推之不移的，属积，属癥；胁下结块，腹内引痛，大小便赤涩，饮食减少者为肝壅；胁下满痛而身发黄为癖黄（肝积）；小腹疼痛，硬满拒按为蓄血症（小便通利）或蓄水症（小便不利）；少腹痛而牵及睾丸的为肝经寒气所阻；少腹肿物，状如怀子，按之则坚，推之则移，月经按时下，多为"肠覃"（卵巢肿瘤）。少腹痛还有因阳气不足寒凝于内，或痰湿凝聚而成肿块，或瘀毒内结形成包块等，均应详察其伴有证候，加以鉴别。

5. 腰背部 腰为肾之府，腰痛绵绵、酸软无力、肢冷恶寒、大便溏泄、小便清长者属肾阳虚亏；若腰部酸痛，时觉虚火上炎，大便干燥、小便黄赤的是肾阴虚亏；腰痛如锥如刺，痛处不移，不能转侧，多为血瘀或瘀毒；背部定点作痛，痛位不移的，多是痰湿内阻或瘀血。这些在肿瘤患者均较常见，且常为癌肿骨转移的主要证候，往往在 X 线显示病灶前出现。

（四）问耳目

中医诊断中很重视耳及眼的症状表现，认为是全身病态的反应之一。根据中医理论，耳是肾开窍之处，为少阳经脉所经过及上部诸经脉的聚集处。《景岳全书》记载："耳虽少阳之经，而实为肾脏之官，又为宗脉之所聚，问之非惟可辨虚实，亦且可知死生。"目是肝开窍之处，五脏六腑的精气皆上注于目，所以问耳、目，可了解肝肾和各脏腑的病况。

耳鸣有时在肿瘤患者中可以见到，耳鸣是耳中有声如蝉鸣或潮水，或左或右，时发时止。凡起病突然，耳鸣声大，用手按耳时鸣声更大的，属实证；耳鸣渐渐出现，其声也细，用手按耳时鸣声减轻或停止的，属虚证。肿瘤患者老年人较多，由于肾虚精衰，因而常伴有耳聋，化疗亦有引起耳鸣的病例。乳腺癌患者焦虑、头胀、耳鸣，舌苔黄厚腻，往往因肝胆湿热所致。

眼视物不清，可因眼病日久，或因七情过伤，或它病（如糖尿病）伴发，总由肝肾精血亏耗，气血脉络不通所致，但也有因为脑内肿瘤，特别是蝶鞍部肿瘤压迫视神经逐渐出现视物不清，检查时要注意眼底病变及脑部肿瘤。

（五）问饮食与口味

询问饮食的多少，可了解病人脾胃功能的盛衰及肿瘤患者营养状况和疾病的程度。问口味的变化可推测脏腑的虚实。

1. 口渴和饮水情况　注意患者有无口渴、饮水多少、冷热喜好及其他症状。口渴欲饮多属热；口中乏味虽渴又不欲饮者属寒；常欲饮水，饮亦不多，属虚；口干欲饮，但仅漱口，不欲下咽的，是热有瘀；咽干而渴，欲饮但又不能多饮的，多为肾阴亏虚的表现。鼻咽、腮腺、口、舌部放疗后，常表现如此，这是由于放疗热伤津液，损及肾阴，养阴生津的中药能改善这一证候。如果口渴而舌红无苔，是肺胃阴伤，也要养肺胃之阴，予以养阴生津法治疗，同时加强气化和升提法，口渴才能减轻。

2. 口味　口味是口中自觉的味道。口发苦的，多是内里有火有热，晨起口苦，多为少阳肝胆郁火；口发甜的多为脾胃有湿热，或脾虚水饮上泛所致；口发咸的是肾经有热；口发酸的多是消化不良或肝胃不和；口中发淡，多属气虚；口黏腻感，多有湿浊内蕴。肿瘤患者在放疗、化疗中常出现味觉方面的改变，有的口苦，有的发甜，有的口中淡而无味、不思饮食，均是味觉感受器受到损伤，降低了敏感性引起，至于为什么有选择性不同的味觉，还有待深入研究。

3. 食欲　食欲不振、厌食是肿瘤患者最常见、最早期出现的症状之一。食量逐渐减少，常常是脾胃气虚，顽固性食欲不振是癌症患者病情发展的一个重要标志，如果治疗有效，肿瘤得到控制，食欲可能增加。但在抗肿瘤治疗期间，化疗药物或放射线都能伤及脾胃功能，使食欲下降，如果给以健脾胃中药可以防止厌食并提高食欲。

4. 吸烟及饮酒　许多研究证明，吸烟与癌症发病有关，特别是肺癌。了解吸烟史有助于调查癌症病因。饮酒亦与食管癌、肝癌等的发生有关，特别是喜欢长期饮热酒者，易损伤食管及胃黏膜，并引起肝脏损害。

（六）问二便

大便、小便的形色气味和频率，也是中医临床辨证要点之一，问诊时要仔细询问。主要询问二便次数、便量、性状、颜色、气味以及排便时间、排便时的感觉和有无伴随症状，这些方面的变化提示患者一身的寒热虚实演化。

1. 问大便

（1）便秘：大便秘结，数日不解，是由肠内津液不足或阳气虚衰、肠蠕动无力所引起。如便秘兼见口渴、潮热、腹部硬满而胀、舌苔黄燥的，是为热伤津液，需通腑泄热、通里攻下。老年人血燥津枯及妇女产后等引起的便秘是虚证。食管癌患者常见大便秘结，这是由津液枯涸，不能润下所致，所以食管癌患者常要给以增液润下及通便治疗，对改善症状有益。有时肿瘤患者大便并不干燥，但排便时感到困难，这是由中气不足引起。

（2）腹泻或便溏：大便溏泄，便时肛门部有灼热感，粪有腐臭气的，是胃肠有滞热，是实热证。大便溏软，黏腻不爽，甚至粘马桶，是胃肠湿热。便溏腹中隐痛，喜按喜暖，畏寒肢凉的，是虚寒证。腹痛即泄，是为"痛泻"。每天在天亮前即泻，日久不止的叫"鸡鸣泻"，中医认为这是肾虚的一个证候，用四神丸（肉豆蔻、补骨脂、五味子、吴茱萸）有显著疗效。大便先硬后溏的，不是真硬结，多见病人脾虚有湿。

（3）大便有脓有血，里急后重者是痢疾；如大便脓血，不伴有里急后重的要注意肠癌；如大便变细窄或沿其纵行有凹条沟形，或附有血液，要立即检查有无肠癌。大便色黑如柏油是上消化道出血；而大便见鲜血时应检查肛门、直肠和结肠有无痔核、息肉或癌瘤，鲜血往往是肠热证的表现。

2. 问小便

（1）小便过多：尿的次数和尿量均多，称小便过多。尿色淡而多是肾阳不足；喝得多，尿得多，是消渴病（糖尿病）。喝得不多但尿得多是为"下消"证，多由肾气虚弱引起。

（2）小便短少：尿的次数和尿量均少，称小便短少。尿色深而多为有热；如尿少水肿甚至形成腹水，则是由于阳气亏虚不能行气利水引起。

（3）小便频数：尿频但尿量不多，称小便频数。若尿黄赤，少腹急痛，尿道灼热疼痛的是下焦湿热（膀胱刺激症状）。尿频而清，尿时发坠，腹中凉，尿道不疼是下焦虚寒。

（4）小便癃闭：癃是小便点滴而出，排尿不利；闭是小便点滴不出，闭而不通，如尿毒症时的小便癃闭；盆腔肿瘤压迫膀胱、尿道，亦可使小便不通。癃闭中医辨证有下焦湿热与阳气虚弱的不同，因此治疗的方法也有所不同。

（5）小便尿血：凡血尿骤然发作，色红，尿道灼疼的，多为下焦有热；尿血频频，尿道不痛或微痛，腰膝酸软者，多因肾亏不能固摄所致。泌尿道的肿瘤常以无痛血尿为主，老年人无痛性血尿更须及早检查，以便早期发现肿瘤。

（七）问妇女经、带、胎、产

对妇女患者，一定要问她的月经情况、带下情况及胎产次数情况。

1. 问月经　主要问经期、经量、经色。周期提前，量多，色深红，质黏稠为血热；周期后错，量少，色淡红，质清稀为血虚。行经之前小腹疼痛，胀满拒按为气滞血瘀；经后少腹感到空虚而痛为虚寒。女性乳腺增生患者，常与月经不正常有关，且经前乳房胀痛，经后则缓解。如单侧乳腺肿块，与月经无明显关系者，要警惕乳腺癌的可能性。乳腺癌患者还要询问初潮时间、绝经时间、孕产情况、是否自己哺乳等。

2. 问带下　带是指女性阴道分泌物。带下多而稀，色白味腥，多属虚寒；带下黄黏稠、腐臭，多属湿热；带下色青而黏，多属肝经郁滞。宫颈癌患者常见花白带或五色带下，且腐臭为病灶合并感染所致。

3. 问胎产　除问胎产史外，肿瘤患者中恶性葡萄胎及子宫绒毛膜上皮癌属于胎产情况，宫颈癌多见于多产妇，乳腺癌则常见于胎产少、不哺乳的妇女。如果肿瘤患者妊娠则应及早终止妊娠，否则影响肿瘤治疗，对患者极为不利。门诊治疗中中青年女性肿瘤患者出现停经，应询问性生活史及避孕情况，进行早孕检查，排除妊娠。

（八）问小儿

小儿肿瘤多系先天性，如血管瘤等，有时发育不良与畸形可与婴幼儿的一些肿瘤并存。

总之，问诊是疾病诊断中的重要一环，除现病史、发病情况、诊断治疗经过、治疗效果及反应、家族史、既往史、生活习惯等外，现在病证的自我感受叙述和症状是中医辨证的重要基础，所以要熟练掌握问诊，才能做到正确的辨证。

四诊中除问诊外，还包括望诊、闻诊、切诊，现将与肿瘤辨证有关的内容简述如下。

二、望　诊

望诊就是通过视觉，去观察患者的精神、色泽、形态、舌苔、皮肤黏膜等变化的一种方法。中医理论认为，人体的内外是紧密联系的，"有诸内，必形于外"。体内发生病变，必然会反映到体表，使上述几方面发生异常的变化。

（一）一般观察

1. 望神　神是指精神。神首先看眼神，如果目光奕奕，神情爽朗是精力充沛的表现，是谓"有神"。如果目无光彩，神情呆钝或萎靡不振，谓之"失神"。神志淡漠，无欲，精神不振，可见于晚期病人和颅内肿瘤患者，也可见于有低血糖的一些肿瘤。神志恍惚，视物不清，精神疲怠，是阴血精气不足的表现；神昏谵语，是邪热内闭的表现；情绪沉郁，若有所思，是情志不遂的表现，也有的是悲观失望、缺乏信心的忧虑状态；如果病已至极晚期，循衣摸床，两手撮空，两目呆视，是神气将绝的先兆。

2. 望形态　即望形体、动态。借以了解患者身体强弱、发育营养状况、抗病能力的大小、病情的动态等。如发育不良与畸形，往往与小儿一些先天性肿瘤如神经母细胞瘤等并存，日后也易出现白血病等。营养不良及消瘦常见于癌症患者，进行性消瘦或体重下降，往往是癌瘤的一个信号。晚期肿瘤患者形肉大脱，大骨枯槁，大肉下陷。行走身摇是脏气衰竭的表现。皮肤憔悴，毛发枯折是肺气欲绝的现象。

四肢抽搐，骤发有力的多属痰热生风的颅内病变；抽搐续作，徐徐无力的，多属虚风内动。肿瘤晚期患者亦有手颤，多为气血两亏所致。脑肿瘤的半身不遂是风痰之邪瘀阻清窍，筋脉受阻所引起。

3. 望色　肝病面现青色，心病面现赤色，肺病面现白色，肾病面现黑色，脾病面现黄色。望色包括颜色与光泽，色泽是脏腑气血盛衰和病理变化的一种表现。色泽以润鲜光泽为宜，最忌枯涩晦暗，后者是病在里，或久病气血已伤的见证。晚期肿瘤患者，贫血消瘦呈恶病质，常色晦枯槁。但久病危重者，如面色突然呈鲜艳浮红，则为精气将竭之先兆，即所谓"回光返照"。

4. 望皮肤、黏膜　癌瘤常发生于表皮、黏膜。肉瘤则发生于皮下或黏膜下。贫血、脱水、水肿、皮肤枯燥常见于晚期肿瘤患者，肌肤甲错是内有干血瘀滞经脉，肌肤营养不良的表现。巩膜、皮肤黄疸见于肝、胆、胰腺的肿瘤。皮肤局部红肿、焮热疼痛是热毒炽盛、气血壅滞，将生外疡；局部漫肿色白、不红、不热、不疼、不痒的为疽；坚硬而根深的为石疽。黑疔、翻花疮、恶疽阴疮等都是皮肤上的恶性肿瘤。一些恶性淋巴瘤的皮肤病变则属于风毒、风燥或湿毒的范围。

5. 望齿龈　齿为骨之余，由肾所主，阳明胃经络于齿龈。如肾精枯涸，则齿枯动摇，这在口腔放疗后津涸伤肾时常见。牙龈红肿灼热而痛，多属胃肠实热；牙龈出血常为阴虚火旺，或脾虚不能统摄血液。牙龈腐烂、齿落口臭，多为湿热引起，称为"牙疳"。

6. 望鼻　鼻为肺之外窍，又属于脾经。因此肺气欲绝时鼻翼扇动，呼吸困难。鼻色苍白，多为气血亏虚，脾气不足；鼻色青黑，多是阴寒内结；鼻头红赤，多属脾经湿热蕴结；鼻咽癌患者的涕中带血或鼻衄，则应视为毒热蕴结、热伤络脉引起。

7. 望头发　中医认为，发为血之余。头发色黑而泽是精血充足的表现。老年人，精血渐衰，故头发逐渐变白而脱落。青壮年发白而脱落，则多为血分燥热或精血不足之象。肿瘤患者化疗（如环磷酰胺）时，伤精耗血，亦发生脱发现象。

（二）肿瘤特有的望诊表现

有的中医在自己的实践中观察到，消化与生殖系统癌瘤患者的下口唇，有时出现紫斑，沿下口唇唇白内侧的紫色斑，大如黄豆，小如绿豆、赤豆，呈不整齐的圆形或椭圆形，数目不等。有时出现在唇黏膜上，排列不整齐，颜色自淡紫至暗紫，随病情发展而加深。有时尚可见舌面前半部或舌边出现若干个不整齐的圆形紫斑，在消化系统、肝癌及女性生殖系统肿瘤患者中较常见。

有的中医还指出：在消化道肿瘤患者的眼部可观察到血管的变化，主要是眼球结膜充血、血管粗细不等，但较正常血管为粗，色略紫，上端密集，从密集处向下向两边分散，愈靠近眼球，血管愈细，在上端密集的血管稍下约 0.2～0.3cm 处有一横形血管似扎把状，一般不超过密集血管之处，以右眼为多见。有的报道，一些消化道肿瘤与女性生殖系统肿瘤患者的手指甲，可出现黑纹或紫纹，黑纹常于拇指甲和中指甲中间或略偏处出现。拇指甲指纹较深，中指甲略淡。其黑纹自指甲根部直贯指甲尖顶呈直线形，粗细不一，大多见于右手，双手者较少见。有时足趾甲亦有同样黑纹。黑纹的形成由淡紫逐渐变黑。紫纹与黑纹同样为直线形，或见于一指，或两指、三指同见，粗细不等，有的细如发丝，有的粗达 0.3cm。有的一个指甲仅见一条，有的一个指甲多达三条，拇指、食指两指甲紫纹多见于食管癌、胃癌出现症状的前二三年。食指、无名指指甲紫纹见于肝癌，三个指甲均出现紫纹的见于胃癌。上述这些指甲（趾甲）的黑纹、紫纹在临床上看到一些肿瘤患者确有存在，其黑纹与用化疗药物之后指甲根部出现的半圆形黑斑不同，我们也看到个别健康人亦有类似指甲黑纹而未患恶性肿瘤者，因此这一体征对恶性肿瘤的早期诊断意义尚待进一步验证，其规律性和产生机理也有待进一步探索。有人认为，身躯皮肤白斑（色素脱失呈小圆点状）与消化道肿瘤有关，但有的观察认为，与老年人群的发生率相当，并无诊断的特殊意义。

关于望舌作为肿瘤诊断的经验将在舌诊项下加以讨论。

三、舌　诊

舌诊是中医望诊的重要组成部分。分舌质与舌苔两个方面。舌质的变化主要反映脏腑气血的寒热、虚实；而舌苔主要是观察病邪的深浅和寒、热、湿、燥的变化，以及消化功能的病变，但舌质和舌苔不是截然分开的，应互相结合来观察。

舌为心之窍，但五脏都与舌有关，按部位来说，舌尖属心肺，舌中属脾胃，舌边属肝胆，舌根属肾。

（一）舌质

1. 舌色 正常的舌质颜色是淡红色，深浅适中，鲜泽红润。病态的舌色有下列几种：

（1）红舌：①舌色比正常色更红的是热证、实证。红而干是胃津已伤；红而干又无舌苔，是伤津更甚。平时嗜饮白酒的人往往色质干红。著者曾见一贲门癌患者，嗜酒多年，在贲门癌切除术后仍每日饮酒，约每三天饮一瓶（500mL）大曲酒，结果舌质干红如杨梅，上被褐苔，数年不退，结果在术后第七年，又因胃出血经胃镜检查证实为残胃癌（二重癌），再次作全胃切除术，术后约两年半终因肺心病加重，作气管切开以人工呼吸器及鼻饲管维持生命，但此时却发现舌质由暗红紫色逐渐转为深红，再变为淡红色，其上黑褐苔亦消失，这可能与戒酒及规律的鼻饲营养改变了消化道功能有关，后死于肺功能衰竭。②舌色比正常淡的是寒证、虚证。色淡红而无苔的，是气血素虚，如光而无苔，舌质淡红是气虚和阴虚的表现。③舌质鲜红是体内有热或阴虚生内热。鲜红无苔是阴虚火旺，舌红起刺是营分热盛。按部位说：舌尖红为心肺热盛；舌边红为肝胆热盛；舌心干红为胃热阴伤；舌光红嫩无苔（镜面舌）为津液大伤之象，这种舌在鼻咽癌、腮腺癌以及头颈部肿瘤行局部放疗时常见。在胃肠道手术后，有瘘管形成，大量消化液丢失时，亦可见到镜面舌，说明它与消化道消化液的分泌有关。如果舌红而紫，有紫色斑块或紫点，是血热兼瘀的表现。

（2）绛舌：深红而艳即为绛色，表示热在营血。舌绛而光，中心发干为心、胃被邪火燔灼，大伤津液；舌绛不润，干枯而萎为肾阴干涸。晚期肿瘤患者，邪热瘀毒入血分，常见绛舌，有时肝癌患者亦见此舌。舌绛而见紫斑，表示将出现瘀斑及皮下出血。

（3）紫舌：舌紫而肿大为酒毒攻心；紫而晦暗，多属瘀血蓄积，常见于肝癌；舌紫粗焦而干，多是热毒；紫而暗淡滑润，多是虚寒见证，曾见一例食管癌术后及一例鼻咽癌放疗后均见到舌上紫蓝瘀条瘀斑，经久不退。

（4）蓝舌：蓝舌是疾病危重证候，舌蓝有苔的，脏腑损伤未甚，若舌蓝无苔，则属气血大亏的病危征象。

2. 舌态

（1）胖大：舌胀大，舌胖而色淡多为脾、肾气虚；舌胖大青紫色暗者多有瘀毒。

（2）瘦小：舌体薄而瘦小，色淡红的是心、脾气血两亏；色嫩红的多为阴亏热盛；若色绛而干的是热极津涸，多见于肿瘤久病邪热耗阴之时。

（3）裂纹：舌红绛见裂纹多是血分热盛；舌绛光干而显裂纹的是阴液大伤；舌质淡红，体嫩而有裂纹的属气血两亏。

（4）齿痕：即舌边出现的齿印，不论舌体胖瘦或见何种舌色，凡有齿痕，皆属虚证。如舌体胖色淡有齿痕的是脾气不足；体瘦舌红有齿痕的属气血两虚。

（5）芒刺：舌体上有软刺是正常的。但如舌生芒刺，是邪热内结的现象，芒刺越大越多，热邪结实越重。多见于胃肠实热结滞等证。

（6）舌体强硬：如舌色红绛、高热神昏，是温病邪入心包，热毒壅盛；舌体抖颤，难言而色淡，是心脾气虚；如舌颤而质红，则是肝风内动；如舌卷兼见阴囊内缩，叫做"舌卷囊缩"，是肝经之气欲绝的先兆，是临危证候之一。

（二）舌苔

舌苔的生成是由三方面所致，一是由于胃气所生；二是由邪浊上升而生；三是由饮食积滞所成。舌苔主要是反映胃肠道消化功能的状态和邪浊深浅。正常舌苔是由胃气形成，其状薄白而清净，不干不湿，不满舌，是正常情况。

1. 苔形的变化　一般观察舌苔的厚薄，可知邪气的深浅；苔的润燥，可知津液的存亡；苔的腐腻，可知肠胃之湿浊。舌苔之偏全可以诊知病变所在：舌苔满布是邪气散漫；舌外边有苔内无苔是病邪不深，而胃气已伤；内有苔而外无苔是邪虽减轻，但胃肠仍有积滞；舌苔偏于一边是表示病在这一边，舌心无苔是阴虚、血虚或胃气伤所致。有的肿瘤患者，我们看到半边有苔，而且常在患侧。如果放疗后舌心光剥无苔，说明胃阴损伤。在胃肠道手术后，有瘘管形成，大量消化液丢失时，亦可见到镜面舌。

2. 苔色与疾病

（1）白苔：正常时，舌的中部和根部微白而薄，边尖淡红，光润鲜泽。主病白苔可由于干湿厚薄不同分为白薄滑苔（外感风寒）、白厚滑苔（寒痰内蓄）、白腻苔（湿浊内蕴）、白薄干苔（肺胃津伤）、白厚干苔（热伤津液，湿浊不化）。

（2）黄苔：表示有热。薄黄滑苔多见于外感化热入里，尚未伤津。黄腻苔是湿热互结于气分。黄厚腻苔是湿热较重的表现。黄薄干苔，表示里热津伤，多见于大便干燥，小便短赤。黄厚燥苔多是肠胃津伤燥结，如邪热已极则出现老黄燥裂之苔，这时就要急用下法。

（3）灰褐苔：多由白、黄苔转化而来，苔灰黑而干，舌质深红，多属邪热灼伤津液；灰滑苔，舌质淡，苔浅黑而滑润为阴寒过盛的表现。

（4）黑苔：多由灰苔或黄苔转化而来。黑苔干燥是津枯火盛；如黑苔燥裂，芒刺高起，津液干焦，是心肾精血将涸，病势危重，急需养阴生津润燥增液法；黑苔滑润而舌质暗淡，是为阳虚寒极或痰饮内伏；黑苔生刺，望之虽燥，但渴不多饮，舌边或有白苔，舌质淡润的，是为真寒假热的表现，治疗就应用温阳以驱寒。著者曾治一例鼻咽癌放疗后病人，舌苔黑滑而腻，因系放疗后引起，先按热伤阴津治疗，给以养阴生津润燥之剂，如生地、玄参、麦冬、石斛、沙参等药，黑苔如故；后辨证发现患者腹中觉凉，舌苔黑而腻，改用温阳法，投以附子、干姜之类，服药一周，黑苔退净，后另一医生又复用养阴生津法，黑苔又重新出现，再次改用温阳法之后，黑苔又退，症状亦改善，说明中医辨证论治的重要性。

（三）舌诊在肿瘤诊断治疗中的意义

1. 舌质与癌症的关系　上海第一医学院中医教研室观察了 1046 例癌症患者，与正常人500 例相比，正常淡红舌为 40.7%∶81.4%；青紫舌为 49.6%∶10.8%；红绛舌 7.3%∶7.4%；淡白舌为 2.4%∶0.4%，差别非常显著（$P < 0.001$），尤其青紫舌癌症患者为正常人的 3.9 倍。青紫舌中以肺癌为最多，占 60.6%（63/104 例），结肠癌最少，占 40.4%（21/52 例）。中国中西医结合学会肿瘤专业委员会中医诊断协作组对 4417 例癌症患者的舌象进行临床观察，发现癌症患者的舌质以淡青紫、青紫、红紫为主；胡凯文等观察 507 例癌症患者，结果显示各类肿瘤中，暗舌类（淡暗舌、暗红舌、紫暗舌）居多，所占比例为 77.7%。化疗组紫暗舌比例明显高于非化疗组。王冬等选择 106 例肺癌患者，观察发现Ⅰ期、Ⅱ期肺癌患者以淡红舌居多，Ⅲ期、

Ⅳ期肺癌患者则以青紫舌所占比率最高。结合临床，气血瘀滞是肿瘤的主要病理特征之一，带瘤、晚期癌症患者放化疗后舌质瘀象尤甚。舌质淡白以白血病最为突出，达13.6%（8/59例），远远超过正常人的0.4%（2/500例）。淡白舌可能与白血病合并贫血有关。正常舌形在各类肿瘤中比例平均为12.8%，表明即使是恶性肿瘤患者，也有一定比例表现为正常的舌象。

2. 舌苔与癌症的关系　癌症病人以腻苔与花剥苔为多见。腻苔以胃癌为最多，其次是结肠癌、恶性淋巴瘤、食管癌与白血病。花剥苔以鼻咽癌为最高，宫颈癌次之，可能与放疗伤阴有关。薄白苔在各类肿瘤中占有比例平均为23.2%；少或无苔以胃与食道癌为最高，占13.79%；白腻苔在各类肿瘤当中均较高（平均46.4%），尤其以肝癌（57.14%）、卵巢癌（56.25%）、肾癌（50.00%）较为突出；黄腻苔在乳腺癌（21.43%）、大肠癌（19.05%）以及肾癌（16.67%）中较多；剥脱兼腻苔在肺癌（15.38%）、胃与食道癌（13.79%）中较为明显，在其他肿瘤中不多见。

3. 舌体与癌症的关系　1046例癌症患者中，舌体正常者占44.5%，胖舌占30.2%，裂纹舌占13.7%，胖兼裂纹舌占11.7%。与正常人500例对照，正常者401例占80.2%，胖舌占16.2%，裂纹舌占3.6%，各组相比差异均极显著（$P<0.001$）。一些报道指出，齿痕舌在各类肿瘤中均占有一定比例（平均30%），而以卵巢癌（37.50%）、肝癌（35.90%）、胃与食道癌（34.48%）、肺癌（30.77%）中所占比例较大；裂纹舌在肺癌中较多（30.77%），其次为乳腺癌（21.43%）、胃与食道癌（20.69%）；胖及齿痕舌体多为气虚舌象。胖舌以白血病多见，裂纹舌则以胃癌居首位，约占40%～62.6%，可见胖舌、齿痕舌、裂纹舌在癌症中较为常见。

4. 舌脉与癌症的关系　舌下静脉正常表现为主干不充盈，小静脉不扩张，在1046例癌症患者中占50.3%；有49.7%的癌症患者舌脉粗张异常。陈泽霖等报道，5403例正常人中，舌脉饱满隆起者272例，只占6.35%，即使是40岁以上的正常人，舌脉粗张虽高达18.18%（100/550例），但亦远较癌症患者为低。韦氏研究120例癌症患者的舌象，舌脉饱满和怒张弯曲者占62.5%，而正常100例对照组只有5%。舌下脉络的异常病理改变，根据肿瘤发生的不同部位，可有不同的发生率。消化系统恶性肿瘤与肺癌最为多见，乳腺癌、颅内肿瘤、五官颌面部肿瘤等次之，妇科肿瘤再次之，而造血系统恶性肿瘤则相对少见。消化系统恶性肿瘤中，以原发性肝癌、胃癌、食管癌为著；肺癌随病情的加剧、病期的进展，舌下脉络异常出现的机会也越来越多。舌脉异常的程度，反映了机体内的血瘀程度。有研究提示，在血瘀证肿瘤病人中，舌脉异常的出现常可早于青紫舌而发生，并可随着青紫舌的出现而加重。从而提示舌脉异常的本质亦是血瘀证的存在。目前，临床上已将舌下脉络作为血瘀证的新指标而应用于血瘀证的诊断。

5. 舌诊在肿瘤防治中的应用

（1）用于粗筛：河南、河北、陕西、山西等地曾报道在食管癌普查中，应用舌诊作为粗筛有一定意义。除舌诊异常（舌暗红，暗紫或青紫斑、点、条带或苔厚腻）外，还结合可疑症状及家族史进行粗筛拉网。如河北省涉县，对30岁以上的98778人进行粗筛，阳性者15434人，经食管拉网细胞学涂片检查诊为食管癌者353人，其中舌诊阳性者311人，占88.1%，舌诊阴性而因症状可疑检出者42人，占11.9%。据陕西省商县报道，普查中257人食管癌舌象异常，阳性率达100%，而正常人无舌诊异常。青紫舌用于粗筛食道癌，近几年来在太行山食管癌高发区普查中，配合问诊（可疑症状与家族史）后初筛阳性率提高。总之，以舌诊为主结合其他检查指标，用作食管癌普查粗筛有一定意义，但仅依据舌诊则容易漏诊。

（2）用于辅助诊断：1962 年，童国瑔报道，原发性肝癌患者舌的两边缘呈紫色或青色，或条纹状，或不规则形状的斑块黑点，境界分明，易于辨认，称为"肝瘿线"，76 例中有此线者 59 例（77.69%）；但江苏启东县报道，肝癌肝瘿线符合率仅 39.3%（11/28 例），但指出，与肝炎、其他恶性肿瘤及其他疾患相比，符合率还是以肝癌较高，差异显著（$P<0.01$）。虽然"肝瘿线"目前尚不能作为肝癌诊断的特异体征，但有助于与肝硬化、慢性肝炎等鉴别辅助之用。

用胃镜配合舌象观察，发现花剥苔在胃癌中占 33.3%（6/18 例），慢性胃炎及胃溃疡占 5.96%（17/285 例）有极显著差异（$P<0.01$）。徐玉臣等观察 567 例胃病患者，光剥苔、裂纹舌以胃癌组最高，分别占 49.3%、62.6%。王长洪等对 10216 例胃病患者进行胃镜检查，明确诊断，同时在自然光线下进行舌诊观察，糜烂性胃炎以黄苔发生率最高，为 93.5%，胃溃疡及浅表性胃炎发生率分别为 72.98% 和 69.57%；萎缩性胃炎以薄苔或剥脱苔为主，占 84.1%；十二指肠溃疡多见正常舌象；胃癌以厚苔、暗红舌或紫舌多见，分别为 69.93% 及 71.17%。其他亦有类似报道，可见淡白舌、紫青舌、裂纹舌、花剥苔、焦黄苔对胃疾患的良、恶性鉴别有一定参考价值，对胃癌来说，花剥苔及裂纹舌更为重要。癌前病变者出现青紫舌、腻苔、花剥苔、裂纹舌时，应注意其恶变倾向。

（3）用于辨证分型：有人观察到，原发性肝癌单纯型及Ⅰ期患者中，舌正常者相对较多，随着疾病加重，舌质红瘀者渐多。Ⅰ期舌瘀者为 16.7%，Ⅱ期舌瘀者为 43.5%，差别显著。有人报道，食管癌的上、中、下段病变与舌苔分布于舌尖、舌中及舌根相对应，符合率很高。由于舌质和舌苔较能反映病人的虚损程度、癌毒病因、病变所在的脏腑及病情的轻重，所以病理舌象的表现是现阶段中医临床辨证分型中较为重要的客观标准，从而指导用药。如舌体瘦小者多为阴血亏虚之象，其中舌质瘦薄而偏红者多为阴虚而致虚火内扰；舌淡白而瘦小者多为气血不足；舌淡白而胖嫩或有齿痕者为阳气不足，水湿内停。大肠癌多见黄腻苔，提示大肠湿热是主要证型；肺癌肺阴虚者表现为苔少或有裂纹，舌质偏红或红；痰湿阻肺往往见舌淡胖苔白腻；肝癌肝胆湿热型可见舌红苔黄厚腻。所以在辨证分型方面，四诊合参，注重舌诊非常重要，尤其是病情复杂的患者，能反映疾病的本质，常常可舍脉或舍症而重视舌象。

舌质还能反映病期和病势。如早期胃癌病人的舌质可无明显变化或稍暗，中晚期则为青紫或淡白。食管癌病人在初期的舌象表现光滑润泽，舌色正常，中晚期则舌面变粗糙，无光泽，紫暗瘀斑。早期的鼻咽癌病人的舌色多呈淡红，治疗后复发、转移率均低，如舌色为青紫色，则提示疾病较重，复发与转移率均高。王冬等选择 106 例肺癌患者，其中Ⅰ期、Ⅱ期肺癌患者以淡红舌居多，Ⅲ期、Ⅳ期肺癌患者则以青紫舌所占比率最高。恶性肿瘤舌荣有神，舌面有苔，舌态正常，提示邪气未盛，正气未伤，胃气未败，预后较好；若见舌质枯晦，舌苔无根，舌态异常，则提示正气亏虚，胃气衰败，病情多凶险。

（4）用于指导治疗：化疗后舌红、花剥苔转为舌红绛、无苔为胃阴、肾阴亏虚，苦寒、辛温药物慎用，利水渗湿药物亦应少用。舌红苔厚腻者可有湿热内蕴，滋腻药如龟板、熟地、人参等应慎用。在有紫舌及青紫舌、瘀斑等癌症患者，以活血化瘀法治疗，紫舌可部分消失或减轻，微循环等血瘀表现亦明显改善。总之，中医认为，病的表现与舌的表现有关，如舌质娇嫩而薄或淡红，或微白，都可用补法；但若苔见黄腻，则是余邪未清，或湿热困脾，不可用补，应祛邪以扶正；这些治疗的原则均与辨舌有关，如系阴虚舌，则必须用养阴生津法治疗。

关于癌症患者舌象异常形成的原理，初步研究认为与血液黏滞度、微循环、舌细胞学、血高铁血红蛋白含量升高及舌的酸碱度有关。目前还有研究表明，病理性厚苔可能与表皮细胞生长因子（EGF）促使舌黏膜上皮细胞的 Fas 蛋白和 c-myc 蛋白表达增高有关。肺癌厚苔患者Bcl-2 凋亡抑制蛋白呈高表达。潘玲等发现有根舌苔的肿瘤患者细胞免疫指标 $CD4^+$、$CD4^+/CD8^+$ 以及 NK 细胞均高于无根舌苔患者，可见有根舌苔患者的细胞免疫功能明显强于无根舌苔患者。瘀血舌象的形成具有免疫学关联性。

四、闻　诊

闻诊包括听声音和嗅气味两方面，听声音是凭听觉以诊察病人的语言、呼吸、咳嗽等声音，嗅气味则是嗅病人和病室的气味以及病人的排泄物等来鉴别疾病。肿瘤患者的闻诊要注意以下内容：

1. 听声音

（1）声音嘶哑：病人突然感到声音嘶哑，伴有流涕、咽疼，多是外感风寒，肺气不宣；声嘶渐起，逐日加重，久病失音，多是肺脏亏损或纵隔淋巴结受肿瘤侵犯，压迫喉返神经引起声带麻痹，产生声音嘶哑是晚期肺癌的一个常见症状，说明病情在进展。

（2）呻吟：多是身有痛苦，肿瘤患者疼痛时异常痛苦，要予以高度同情，询问和检查原因，及时予以处理。

（3）嗳气：是气体自胃向上，出于喉间而发声，多属胸脘不畅，肺胃之气不降，原因是寒气在胃中或者胃气不和引起，贲门癌、胃癌患者术后胃气不降，常见嗳气，投以理气和胃降逆的中药如旋覆代赭汤之类，可以减轻此症。

（4）呃逆：有气上逆从咽喉出，发生一种不由自主的冲激声音，如呃呃声，称为呃逆，是胃气上逆引起，肿瘤患者久病发生呃逆常表现为长时间很顽固的呃逆，有时一连多日不能缓解，多属病的晚期，胃气将衰竭的表现；在晚期胃癌、肝癌等病变侵及横膈或刺激膈神经产生膈肌痉挛所致，有时亦见到脑瘤患者引起中枢性呃逆，尝有用活血化瘀法，膈下逐瘀汤加减控制了顽固性呃逆的验例。

（5）呕吐：有声有物的是"呕"，有物无声的是"吐"，有声无物的是"干呕"，三者声音不同。呕吐有寒、热、虚、实的不同。虚寒证的呕吐，吐势徐缓，声多微弱；实热证的呕吐，吐势较猛，声音粗壮，要结合四诊，判别呕吐原因，对症处理。肿瘤患者除食管癌、贲门癌或胃癌常见外，化疗或放疗亦常引起胃肠道反应；恶心呕吐，此时要配合中药以和胃降逆，可以减轻和防治这一副反应。

（6）咳嗽：咳嗽初起，声音重浊，痰白，鼻塞不通，多是外感风寒，是肿瘤患者抵抗力降低时常见的合并症。咳嗽是肺癌或肺转移癌的主要证候之一。如咳声不扬，痰稠色黄，咳痰难出，为痰热壅肺；咳有痰而声低，痰多容易咳出，是寒痰或痰饮。咳嗽无力，咳白沫痰，咳便气促的是肺虚病候；干咳无痰或少痰，低热盗汗为阴虚肺热；如咳嗽痰少带血，燥热口渴，为肺燥伤络，除肺病变外，肿瘤侵及气管，放射量过大出现放射性肺炎或肺纤维化时，均可出现刺激性咳嗽，以干咳为主。

（7）呼吸：病人呼吸的变化要及时注意辨证，呼吸短促而弱，吸气之后感到舒适，多属气虚证；呼吸气粗，呼气之后感到舒适，多属实证。呼多吸少，喘息急促，痰声漉漉，是为哮喘，多属气火上逆。若喘息短气，呼吸不续，声低息怯，是为虚喘，多因肺肾气虚所致。

（8）语音：患者语声低微，断续无力，不愿多说，多属虚证、寒证；若语声高浊有力，或烦躁多言的，多属实证、热证。患者神志昏迷，语无伦次，声音粗壮的，叫做"谵语"，为实热证；若神志不清，呢喃吃语，时断时续，语声低弱模糊的叫做"郑声"，为虚证表现，而且是肿瘤患者垂危的证候之一。

2. 嗅气味　肿瘤患者癌瘤溃烂，恶疮腐蚀发出恶臭气味。肝昏迷病人发出肝臭味；尿毒症时有尿味，口中腐秽酸臭是胃内有热，或宿食停滞；口中有水果酸味是消渴症（糖尿病酮症酸中毒）。此外，咳痰黄脓腐臭是肺痈（肺内化脓性病变）。

五、切　诊

中医对切诊有着丰富的实践经验，切诊是用手直接检查身体各部和脉象的一种诊断方法。它包括触诊和切脉两大部分，一般触诊检查方法和意义及脉诊的方法、诊断意义，已有中医诊断学方面专著，此处不再赘述，现只就肿瘤临床诊疗中体会到与切诊有关的做一简单介绍。

1. 脉诊在肿瘤患者辨证上的意义　癌症属于全身性疾病，它的病理变化必然反映到脉象上来，中医传统脉象有 28 种之多，但肿瘤临床病人常见的还是沉、细、弱、弦、浮、滑、数、涩、促、结（代）脉等。

（1）浮脉：轻取即得，按之稍减但不空虚，多主表证。浮而有力是表实证，多见于左手；如果阴亏于内，阳气浮越于外，或阳气虚损，也可出现浮而无力的脉，且多偏于右手，是为里虚证。肿瘤患者外感可出现浮脉。

（2）弦脉：端直而长如按琴弦，多见于气滞、疼痛、痰饮等证。肿瘤患者多有气滞疼痛或痰饮内蓄，故可见弦脉，如老年患者素有肝阳上亢高血压动脉硬化症，虽有肿瘤亦多见弦脉。乳腺癌患者肝郁气滞，往往见弦脉。

（3）滑脉：往来流利，如珠应指。多见于痰湿凝聚、蓄血、停食、湿热内蕴等证。肿瘤患者多有痰湿，脉常见滑脉。

（4）数脉：一呼一吸超过五至（每分钟 90 次以上），主要为热象表现，有力的为实热，无力的为虚热；弦数有力为病邪壅盛，细数无力是阴虚血亏。

（5）沉脉：轻取、中取都不及，重按始得，称沉脉，多主里证。有力为里实证，无力为里虚证。邪气郁结在里，气血阻滞或正气与邪气相搏于内，所以脉见沉而有力。若气血亏虚，阳气无力升举，则往往出现沉而无力的脉象。

（6）细脉：脉细如线，是气虚血少，诸虚劳损，以致血脉不充，故见细脉。在肿瘤患者术后多见。浮而细软的又叫濡脉，沉细无力的叫弱脉，都是虚损的表现。肿瘤患者术后或治疗后脉见沉细弱的是脉证相符，表示无邪盛复发之象。

（7）涩脉：与滑脉相反，往来艰涩而不流利，古人把它形容如轻刀刮竹，像病蚕食叶。涩而无力是血少精伤；涩而有力是气滞血瘀或痰湿内阻（癥积痞块）。

（8）促脉：脉数而时有一止，止后复来无定数。脉数是有热有火，内挟血瘀、气滞、痰食阻滞，故偶见间歇，常见于疮疡痈肿。如果促而无力，脉细则可能是虚脱之象，应予鉴别。

（9）结（代）脉：脉来缓慢而时有一止，止后复来而无定数为结脉。多见于气痰壅阻，气滞血瘀，癥积痞块，心脏衰弱。若脉来缓而时有一止，不能复还而有定数（即五至一止或三至一止，止有常数），叫做代脉，是脏气衰微心气不足的表现。

以上诸脉中，浮、弦、滑、数均属阳脉，是病有实邪的表现；沉、细、涩、促、结（代）等多属正虚表现，由于癌症是比较复杂的，脉象也往往是数种脉象并见，因而反映的是一个综合病证，如沉细弱脉说明病在里，有气虚血亏的正虚，但却无邪实见证，这对一个肿瘤患者来说是好的，说明病情稳定，但如肿瘤患者见到弦滑数或弦数脉时，则常常表示病邪猖獗，病情正在发展恶化。有时在一些手术后，根治性放疗后的患者，原发病灶已经切除或消失，邪毒已去，理应脉来平和或只显气血亏虚的沉细脉，但这时患者如有滑数、弦数、细数等脉时，或沉实躁动，就要高度警惕，是否有余邪未净，根据我们的经验，此时如果患者有低热、血沉快等现象时，即有肿瘤复发转移之可能，这时肿瘤可能已复发和转移至内脏。脏属阴，入脏之病，预后不佳，如果患者再度出现弦大滑数等诸阳脉时，是"阴病见阳脉"，脉与病情不符，所以是病势恶化之象征，这时预后是很差的，这一点是著者临证的深切体验。

2. 循经切穴诊断法　国内有的单位通过探测耳穴来诊断肝癌、胃癌、肺癌。主要根据肝癌等患者耳壳相应穴位电阻降低的原理，设计简易的肿瘤探测仪来进行探测。经探查可疑肝癌636例，发现与肝癌常用检查方法（放射性同位素肝扫描，超声波检查等）对照，诊断符合率为 70%。并发现肝癌患者有几个耳穴敏感点（正特异区，背特异区，左肝大区，右肝大区，肾上腺，皮质下，松肌点）。可疑胃癌的 25 例与胃镜对照，符合率为 46.4%，疑似肺癌的 110 例，与临床诊断符合率为 67.3%；在早期肝癌的定位研究中，把耳穴探测与超声波检查作双盲对照，然后经手术探查证实，60%～70%患者的肝癌部位与耳穴探测部位符合。研究表明，通过对大量病人进行耳部信息检查，发现耳郭穴位中，肿瘤特异区Ⅰ、肿瘤特异区Ⅱ、内分泌、肾上腺、皮质下等具有不同代表性质穴位信号，可以反映肿瘤的有无和性质。另外，曾有人报道循经取穴，发现肿瘤特异性敏感点，据此可以推测诊断哪个部位或脏器有肿瘤存在。这些方法均有待进一步验证和研究，因其简便易行，故可进一步探讨，有利于早期发现肿瘤。

第三节　肿瘤的八纲辨证

八纲，即表、里、寒、热、虚、实、阴、阳，是中医临床辨证论治的基础理论之一，对临床病理变化的本质和治疗有指导意义。肿瘤疾病的证候表现是极其复杂的，对疾病的全面了解要靠四诊所得资料加以合参，而执简驭繁地掌握疾病变化过程的要领，则需用八纲辨证。任何一个患者，任何一个病证，都可以用八纲辨证来加以归纳。疾病的类属，不属阴，便属阳；疾病部位的深浅，不属于表，便属于里；疾病的性质，不属于寒，便属于热；而从机体与病邪的斗争来说，不是正虚，便是邪实。同一种疾病，由于个人体质及各种致病因素的不同，初病、久病与证候表现的不同，则八纲辨证的结果也就不同，因而治疗方法也就不一样。所以说八纲是辨证的总纲，八纲辨证并不是孤立的阴阳、表里、寒热、虚实，而是相互联系不可分割的。

（一）阴阳

阴阳是八纲中的总纲，也是辨证的大纲。只有掌握了阴阳，才能推及表里、虚实和寒热的运用。中医通常把肿瘤列入外科范畴，古代外科文献中有关阴阳的论述很多。《仙传外科集验方》："发于阳者为痈，为热、为实；发于阴者为疽，为冷、为虚。"又说："阳中之阴，似热而非热，虽肿而实虚……阴中之阳，似冷而不冷，不肿而实……。"还说："阳中之阴，其人多肥，肉紧而内虚；阴中之阳，其人多瘦，肉缓而内实。"《素问·阴阳应象大论》说："善诊者，察色按脉，先别阴阳。"审明阴阳，乃为医道之纲领。中医认为毒邪"在脏在骨者多阴毒，在腑在肤者多阳毒"。"痈者热壅于外，阳毒之气也。其肿高，其色赤，其痛甚，其皮薄而泽，其脓易化，其口易敛，其来速者，其愈亦速。疽者结陷于内，阴毒之气也。其肿不高，其痛不甚，其色沉黑，或如牛领之皮，其来不骤，其愈最难，或全不知痛痒，甚有疮未形而精神先困，七恶迭见者，此其毒将发而内先败"。据以上所述，热、实、表为阳，寒、虚、里为阴。总括分为阴证与阳证两大类。

（1）阴证：精神委顿，语声低微，面色晦暗，目光无神，动作迟缓，身冷畏寒，近衣喜温，口不渴，尿清白，大便溏，苔白滑，舌质淡，脉沉细无力等。外证阴证为疽，毒结内陷，肿不高，色如常，痛不甚或全不知痛痒，形平塌，脓水清稀或臭败，神色委惫，病在脏在骨。预后其来不骤，其愈最难，有的疮毒未形成而精神先困，七恶渐次出现，成为不治的败症，这与恶性肿瘤描述极其相似，故恶性肿瘤应视为阴毒之证，因肿瘤初起漫肿，不红不痛，经久不消，消瘦神疲，均属阴证。

（2）阳证：精神兴奋，发热口渴，语声粗壮，面赤气粗，身热喜凉，便秘尿黄，甚则烦躁谵语，苔黄燥，舌质红，脉浮、滑、数而有力等，其外证则热壅于外，其肿高赤，痛甚，皮薄而泽，脓水稠黏，神清气朗，易化脓，口易收，其来速愈亦速。肿瘤一般来说是阴毒之证，如合并感染或肿瘤迅速恶化，则亦可出现阳证证候。人体内阴阳二者互为依存，平时反映体质强弱的情况，在病时，直接影响疾病发展变化的趋向。当疾病发展至严重阶段时，可引起亡阴、亡阳，直至阴阳离决而死亡。

（二）表里

（1）表证：表是指肌肤体表，里是指脏腑，它能辨别疾病所在部位和病情的深浅。表证一般是指感受外邪，病变较浅易于治愈的；里证是指邪毒深入脏腑，难以治疗；或因七情、饮食、劳倦所伤，病自内发而伤及脏腑的，也属里证。《外科正宗》记载："痈者壅也，毒胜于外，其发暴，而所患浮浅；疽者沮也，毒攻于内，其发缓，而所患深沉。"一般来说，表证是邪气有余，里证是正气不足，而且表里辨证还必须与虚实、寒热结合起来，具体分析它是表寒、表热、表虚、表实；以及里虚、里实、里寒、里热等，辨证论治。

（2）里证：肿瘤患者一般起病缓慢，均属里证，作为肿物侵犯各脏腑组织，是邪实存在，但久病耗气伤血等必然导致体内亏虚，形成里虚证，只是当癌症患者有感染时，有发热、恶寒时才认为有表证存在，而里证发热，不恶寒反恶热，发热多有定时，如午后发热等。癌症患者发热常表现为里热证。

（三）寒热

主要辨别疾病的性质。凡由寒邪引起，或由阳气不足所产生的机能衰退，阴气偏盛的症状，称为寒证；凡由热邪引起，或因其他病理变化（如湿郁化热、气郁化火、五志化火等），所产生的机能亢奋，阳气过盛的症状，称为热证。

（1）寒证：恶寒，手足冷，面色苍白，口不渴，喜热饮，小便清长，大便稀薄，苔白，脉迟。

（2）热证：发热，恶热，面赤烦躁，口渴喜冷饮，小便短赤，大便黄黏胶臭，肛门灼热或便秘，舌质红，苔黄，脉数。

肿瘤患者，邪毒郁滞，常表现为热证；寒痰凝结，常表现为寒证，晚期患者病情复杂，常常寒热夹杂，虚实相兼，须要详为辨别。

（四）虚实

主要辨清病邪的强弱与人体抗病能力的盛衰，因此虚实是八纲中的一个重点，特别是对肿瘤等慢性疾病关系极大。虚常指正气而言，实常指邪气存在。恶性肿瘤疾病过程的特点就是正虚邪实。

（1）虚证：即正气不足的见证，凡生理机能减退，久病耗损过多，少气懒言，食少自汗，乏力消瘦，精神萎靡不振，气短心悸，目视不正，手足冰冷，二便失禁，舌光无苔，舌质胖嫩色淡，脉细弱无力或疮口久不愈合，疮面色暗肉苍，脓水清稀等均属虚证。虚证还要结合四诊，具体辨别气虚、血虚及阴虚、阳虚、各脏腑虚损等。

（2）实证：即病邪过盛的见证，凡声高气粗，胸腹胀满拒按，大便干结，小便不利，高热，烦躁谵语，肢节疼痛，口苦咽干，苔厚，舌质坚敛，脉实有力等均属实证。肿瘤局部肿焮疼痛，积日不溃，或坚硬如石，亦为邪实。寒湿阻滞，气滞血瘀，顽痰癥积，肿瘤包块亦均为邪实的表现。

在肿瘤的辨证论治中，辨明虚实情况是治疗成败的关键。八纲辨证结合气血、脏腑、经络的辨证，使对癌症患者有全面的了解，针对邪实与正虚的情况，分别或结合使用攻邪和扶正的治疗措施，有关这方面经验将在其他章节中加以讨论。

（五）中西医结合治疗的患者证型变化规律

目前肿瘤的治疗注重中西医结合，多学科综合治疗，在辨证施治的基础上，要注意各种西医治疗手段对中医证型的影响，因为这些治疗也可以成为当前的致病因素，从而导致新发证型的出现，所以要辨证地认识肿瘤治疗的标本关系。从邪正的关系看，正为本，邪为标；从病因和症状看，病因为本，症状为标；从疾病的部位看，内脏为本，体表为标，从疾病发生的先后看，原发病为本，继发病为标。一般说来，治病必求于本。但在某些情况下，"标"影响患者生活质量时，应先治其标。

（1）手术后中医证型变化：肿瘤初起邪实正气不虚，证型以气滞、血瘀、湿热、热毒、痰浊等实邪为主，而手术损伤正气、形质，手术后一段时间往往出现正虚表现，尤以气虚、血虚、阴虚为主，特别是消化系统肿瘤术后，因禁食或下胃管，脾胃损伤明显，胃肠功能紊乱。如胃癌术前以肝胃不和、气滞血瘀、脾气亏虚为主，而术后则以脾胃虚弱、胃气上逆、胃阴亏耗、气血两虚为主；大肠癌术前多见湿热蕴结、瘀毒阻滞，而术后则以脾虚气滞、腑气不通、肝肾阴虚或气血两虚为主；乳腺癌术前以肝郁、血瘀、痰凝实证为多，术后则以脾胃虚弱、气阴两虚为主；肺癌患者术前除痰浊、血瘀、热毒外，也多有肺气亏虚，而术后往往在肺气亏虚的基础上，出现肺气不固自汗出、肺阴不足等表现，卫外不固招致风邪犯肺。均应审证用药。

（2）放疗后中医证型变化：中医认为放射线属热毒，放疗会导致气阴损伤，津伤液燥，同时影响血脉运行而出现血瘀证候，表现为口干咽燥，口渴，疲乏，干咳，以及热伤血络的便血、尿血，所以放疗后患者应以益气养阴，生津润燥，调理脾胃，解毒凉血，活血化瘀为主。

（3）化疗后中医证型变化：化疗药物因作用机制、部位、性质的不同，对不同脏腑功能的影响作用也不尽相同，出现各种化疗前没有的症状或证型变化，此时应以化疗继发的毒副反应为主，提高患者生活质量，保证化疗顺利完成。大体来讲，化疗后证型变化以脾胃不和、胃气上逆恶心呕吐；脾肾两虚免疫功能低下；肾精亏耗、肾不主骨生髓；气虚血瘀证加重为主。

（4）靶向治疗后中医证型变化：目前靶向治疗已经广泛用于各种肿瘤的治疗，部分靶向药物副作用较小，但仍有很多患者靶向治疗后出现腹泻、手足综合征、皮疹、血压升高等症状，从证型上出现变化。如脾虚湿盛，清阳不升所致腹泻；"药毒"内侵，风湿热毒蕴结皮肤所致皮疹；正气亏虚，阳虚寒凝痹阻经络，营卫不和的肢体麻木、疼痛等手足综合征。

总之，西医治疗手段在治疗过程中往往会引起机体气、血、阴、阳物质基础的变化，导致功能失调，出现中医证型转变，应该在临床中谨察病机，知犯何逆，随证治之。

第五章

肿瘤的中医药治疗

第一节 辨 证 原 则

肿瘤的中医药治疗和其他疾病一样，要按照中医四诊八纲理法方药进行辨证论治，同时结合肿瘤疾病发生发展规律特点，掌握不同肿瘤的诊治方法和途径。通过几十年来开展中医药和中西医结合防治肿瘤研究工作，我们也逐步形成肿瘤的诊治规范，根据我们临床治疗肿瘤的体会，认为首先要掌握以下辨证原则。

一、审证求因、谨守病机

按中医四诊八纲要求，首先要弄清肿瘤患者的八纲辨证，即辨清阴阳、表里、寒热及虚实的属性，然后根据肿瘤的病因、发病机制以及气血、脏腑、经络的失调表现，加以综合分析，作出证型的辨证，每个肿瘤患者的病理机制是不同的，在疾病的各阶段中其失调和病理表现也是不同的，所以，抓住其病理本质，通过审证来掌握病机和病因，这就是"治病必求其本"的意思。

二、辨证与辨病相结合

恶性肿瘤是一类疾病，根据现代医学研究，每一种癌症都有它的生物学特性，大致相同的发生、发展规律，有其形态学变化的共同基础及病理生理、生化改变的共同规律，这些就是辨病的基础。所以如果一个人患肺癌，首先要诊断清楚肺癌的部位在哪一肺叶，浸润和转移到了什么地方，它的细胞类型是哪一种（鳞状上皮细胞癌、腺癌、小细胞未分化癌、大细胞未分化癌等），分化的程度如何，这些都是属于疾病的诊断；有了这些还不够，还必须进一步结合中医的辨证分型，弄清患者是哪一个证型，才能更好地辨证施治，以取得更好的疗效。举例说，即使是肺部鳞状上皮细胞癌，但由于患者个体差异和病理不同，可以表现为不同的证型，如气阴两虚型、痰湿蕴结型等。另外，即使是同一个患者，在疾病整个过程中，随着疾病的发展或好转，其中医辨证类型也是随阶段而不同的，所以把辨证与辨病相结合起来，不但可以纵观全局，诊断清楚是哪种癌症，以掌握治疗与预后，另一方面也可以横观细貌，弄清患者表现为何种证型，体内的失调状态，体内气血、阴阳、脏腑、经络受损的变化，使医务工作者能了如指掌，进而就能更好地指导治疗了。

不论辨证或辨病，认识疾病与治疗疾病，应该是建立在整体观和运动观的基础上，"证"能反映疾病发展过程中某阶段病理的本质，但是疾病还具有动态变化的发展规律，所以我们不但要通过病因病机、体质、环境、社会心理准确辨证，还要认识疾病发展的特征、规律，知常达变，才能不断提高临床疗效。

三、掌握局部与整体的辩证关系

疾病过程中，局部与整体是对立统一的辩证关系，局部病灶的存在使对应脏腑器官组织受到损伤，并影响到了全身，产生了全身各系统的功能失调和形态变化；反之，全身整体状况的好坏又往往能左右治疗的成败及局部治疗的效果。所以对一个癌症患者，治疗前必须先弄清楚患者的全身机能状况，精神情绪，体质强弱，饮食好坏，各脏腑、气血的功能失调状态，作为整体情况衡量的内容；同时，也要详细掌握肿瘤局部情况，大小、种类，发展浸润情况和肿瘤的性质，以便考虑如何清除病灶，或有无可能清除病灶。当整体情况处于较好状况时，治疗则侧重于局部病变的攻伐，如宫颈癌、皮肤癌、乳腺癌等；而晚期患者全身衰弱，或者肿瘤已经很大，或者已广泛转移时，则必须侧重整体机能的维护，特别是调理脾胃，补气养血，以保"后天之本"，增强患者抗癌能力，以延长生命。

在肿瘤的治疗过程中，处理好局部与整体的对立统一辩证关系是非常重要的，肿瘤治疗是多学科综合治疗，若肿瘤病灶的发展造成脏器功能障碍和免疫功能下降，这时首先考虑清除局部病灶，如手术、放疗、化疗等，意在"邪去正安""祛邪以扶正"，先清除局部病灶，减轻肿瘤负荷，同时也减轻了肿瘤对机体的损害，病体得以逐渐恢复，这时再从整体上进行调理，也可事半功倍，所以，局部和整体的治疗密不可分，是相互影响的。如果在治疗中，只顾采用放疗、化疗、γ刀、光子刀等杀伤手段攻伐肿瘤，却不顾病人整体久病亏虚，不胜攻伐，往往适得其反。所以我们要站在整体发展的高度上，分清主次，一定要处理好局部与整体的辩证关系，才会取得好的疗效。

四、辨标本缓急

病有标、本之分。治疗疾病原发过程，消除内外致病因素调整已经失调了的气血、脏腑功能，控制和消除肿瘤病变，都属于治其根本。针对恶性肿瘤的各种并发症和疾病过程中出现的一些急迫症状，有些甚至威胁着患者的生命，这些证候都属于标症，如出血、感染、呕吐、疼痛、腹胀、腹泻、脱水、胸腹腔积液、发热、咳嗽等，需要及时治疗或对症处理，即是治标。中医诊治原则是要求"治病必求其本"，所以首先要对病本进行治疗，但恶性肿瘤患者常出现标、本错综复杂的情况，治疗时常要标、本兼顾，可是，实际上，病本不除，标症也难治，如癌症胸膜转移时产生胸水，胸水压迫致呼吸困难急促，不能平卧，这时，治疗胸水，减轻压迫症状是当务之急，但如果不以控制胸膜转移病灶为着眼点，单纯抽水放液是不能控制的，标症治疗也难收效，所以唯有在标症急迫之时，当"急则治标"以解决当务之急，待标症缓解，再继以治根图本。

第二节　论治原则

中医治疗肿瘤，有它的特点，在治疗原则和方法上，经过多年的实践经验，初步体会到要遵循以下几条原则。

一、异病同治与同病异治

恶性肿瘤疾病种类繁多，症情复杂，全身从上到下、由内而外，除爪、发外无一处不长肿瘤。虽然这些是不同的疾病，但有的有相同的病因、病机。例如，无论肺癌或肝癌，都可以有气滞血瘀、毒热蕴结等病理变化，这就要用相同的方法治疗；又如，不同的癌症，在其发展过程中，出现了同一性质的病理状态、变化阶段，如出现气阴两虚证型，也都可用益气养阴法治疗，这就是异病同治；如表现为痰湿蕴结的肺癌和恶性淋巴瘤，两者是不同性质的疾病，但因它们都是由痰湿引起，中医就都可以用化痰利湿法来治疗；又如，许多癌症患者都可见到舌上瘀斑，痞块肿物等，中医认为是血瘀证，就都可以用活血化瘀法来治疗。各种肿瘤患者，如为毒热内结引起，则清热解毒法就成为这些不同肿瘤的共同治则之一。

相同的疾病，由于病因及病机不同而用不同方法治疗；同是一种肿瘤，甚至是同一个患者，在不同阶段，反映出的疾病的性质不同，出现不同的证型，也要用不同的方法治疗，这就是同病异治。例如，肺癌患者，有的是表现为气亏阴虚型，有的是痰湿蕴结型，其治疗法则就不同。食管癌上段患者多有火热；中段患者多为气痰互阻；下段患者常为痰湿蕴结。在治疗中也应作不同的处理，中医临床辨证论治的特点就反映在这里。在肿瘤治疗中，不论化疗或放疗都应根据不同的证型，摸索其治疗规律，不能千篇一律，这一点是应充分引起注意的。

二、虚实补泻治则

中医认为，"虚则补之""实则泻之"，这是总的治疗原则。当某脏腑虚弱时，一方面可直接补益该脏，另一方面，还可以从整体出发，补益与其关系密切的脏腑，这种治疗方法中医称为"虚则补其母"。例如，肺气虚用健脾益气法治疗，也称之为"培土（脾）生金（肺）法"。有时通过与其有生克关系的脏腑进行治疗，如肝气郁结必将影响脾胃功能，造成所谓肝脾（胃）不和，这时就要用疏理肝气的治疗方法来调和脾胃功能或者增强脾胃功能，反过来抑制肝气的亢盛，这后者被喻为"扶土抑木"，亦即古人所说"治肝先治脾"的说法。所以，肿瘤患者的治疗应进一步了解脏腑之间的相互促进、相互制约的关系，切实掌握虚实补泻的原则。肿瘤患者虚实兼杂，有时就要补泻兼施，攻补同治。中医治疗是在整体观念指导下，不能局限在一脏一腑，头疼医头，脚疼医脚，只见树木不见森林。

三、保"后天之本"与固"先天之本"

脾胃主水谷运化，精微营养物质的化生，后天气血的生成都仰赖于脾胃功能的正常，所以，"后天之本"是极其重要的。我们在临床上观察到，肿瘤患者随着疾病的发展，肿瘤毒素的作用或抗肿瘤治疗（手术、放疗、化疗及中草药）都能使脾胃受到损伤，产生食欲不振、纳少、恶心、呕吐、腹泻、腹胀等。后天气血生化之源不充，加上肿瘤的消耗又严重，故常易引起恶病质。脾胃功能减退也给进一步中医药治疗带来困难，脾虚湿邪困脾，运化无权，不但饮食精微难以吸收，补益药物滋腻碍胃更无法奏效，如果一再给予苦寒或攻伐的抗癌中草药，脾胃极易受损。笔者治疗一名化疗后骨髓抑制患者，乏力虚弱而舌苔厚腻，应用三仁汤后血象恢复正常，正是醒脾助脾健运的功效。放疗、化疗对脾胃功能的损害是很明显的，我们的研究表明，中医健脾益气法治疗能增强消化道腺体的内、外分泌功能，增强小肠吸收功能，改善营养状况和精神、体力，增强和提高患者的细胞免疫功能，所以，要使患者保持较好的脾胃消化吸收功能，改善一般状况，提高机体抗病能力，就要千方百计地保持好脾胃功能，即保住"后天之本"。

中医认为，"肾"是先天之本，是藏元阴元阳所在，它的特点是藏而不泻，它管理着全身各器官的功能，是人体生命的源泉。老年人之所以患癌症较多，其原因之一就是肾气逐渐减弱，肾气亏损，各脏腑功能、气血阴阳就容易失调，引起疾病或病情的进一步恶化。一些研究表明，补肾可以增强肿瘤患者的细胞免疫功能和免疫监视作用，提高和调节内分泌功能，特别是垂体肾上腺皮质功能及性腺内分泌功能等，所以，固"先天之本"亦是肿瘤的重要治疗原则。肿瘤患者经过放疗、化疗后，常常出现气阴两伤，治疗时宜用健脾益气、滋补肝肾之法，也就是保后天之本与补先天之本相结合，通过这种治疗就能增强患者精神、体质和抗癌能力，耐受足量的放疗和化疗，以达到较好的效果。

四、治疗方法上的三个结合

1. 内治与外治相结合　恶性肿瘤是全身性疾病，治疗应从整体着手，毒邪内侵，邪热内结，以及气血、脏腑、阴阳失调等方面，都要给予内治才能到达病变部位，起扶正或祛邪的作用。一些肿瘤生长在体表肌肤或者与外界相通的部位，如子宫颈、阴道、直肠肛门、舌齿龈、口腔等部位的癌症，都可以直接应用外治法，即在局部病灶部位予以各种外治以消除肿物。实践证明，恶性肿瘤的中医治疗中，凡能内治与外治结合进行者，疗效均较好，如中医治疗宫颈癌，则以局部外用药为主（如制癌粉等），配合内服汤药，取得一定疗效（详见各论宫颈癌）。皮肤癌亦以外用药皮癌净、五虎丹为主而取得效果。中医在外治法方面有着丰富的经验，历代在肿瘤治疗上也创立了一些外治法，所以我们采取内治与外治相结合的原则，取得了一定效果，有时局部外治法起了主要治疗作用。从另一个角度看，也可以把作用于局部的一些治疗方法，如手术切除、局部放射治疗等看成是外治法，它们与内治法结合就能取得更好的疗效。中医常用的外治法包括敷贴、掺药、洗渍、浴泡、含漱、栓塞、填疮、结扎、挂线、插钉、熏烟、吹喉、点眼、滴耳、嗜鼻、蒸熨、热罨、药物灸、隔药灸等，我们应该不断研究消除肿瘤的外治法，丰富中医肿瘤治疗的手段和方法。

2. 传统辨证论治与单、偏、验方治疗相结合　中医辨证论治是传统的治疗方法，治疗肿瘤也不例外，但是在民间还流传着不少行之有效的治疗肿瘤的单方、偏方、验方及单味中草药，这些方药在解决某些证候及解除某一特定的病症方面有一定的效果，所以我们也要重视寻找治病的针对性方药。一些方药简便易行，就地取材，符合简便有效的原则，但是，单、偏、验方和单味中草药有它的局限性，它们不可能对所有肿瘤均有效，也不能要求它们对每一个肿瘤患者都治愈。因此，不能单靠一方一药把肿瘤治愈，还要与辨证论治的其他方药相结合治疗。另外，就单、偏、验方和单味中草药本身来说，它们也都分别具有不同的性、味和功能主治；也要根据患者的不同辨证，即寒、热、虚、实等证型加以选用，不能一味地用偏、单、验方。例如，含有硫黄、汞、砒等金属的许多偏方，都是大辛大热的药，如果患者毒热邪盛，一派热象，再加上用大热药，犹如火上加油，必然招致不良后果。又如，患者脾胃已受损，而一些单方草药又是大苦大寒的药，一用之下，脾胃更伤，后患无穷。所以必须要把辨证论治原则与单、偏、验方的运用有机地结合起来，才能达到互相补充、取长补短的目的。

3. 中医药治疗与西医药治疗相结合　在辨证诊断中我们讨论了辨病与辨证相结合。在治疗上，则要把中医药治疗肿瘤与西医药治疗肿瘤的方法结合起来，发挥中西医治疗方法和手段的各自长处，取长补短。如肿瘤手术切除后的中医药康复治疗；放疗时的中医药治疗；化疗时的中医药治疗；以及这些抗肿瘤治疗告一段落后，用中医药维持治疗等。通过中西医结合治疗常使患者术后恢复较快，放疗、化疗的毒副反应减轻，并可延长生存期。中医特别重视整体机能的调整，十分强调人体自身的防御抗癌能力，中医的扶正培本法及其他治疗能增强机体免疫机能，改变机体的内在环境和条件，从而使癌症得到控制，所以许多患者得以带瘤生存。中医扶正抗癌药物消除肿瘤包块的作用较小，存在着针对性差的缺点，而利用现代医学中手术切除、放疗和有效化疗等手段，能消除癌症病灶，控制肿瘤的发展，甚至取得了根治性效果。而这些有效手段在杀伤癌细胞的同时，也损伤增生活跃的器官和组织，产生一系列毒副反应，影响生活质量。这时根据中医辨证治疗，一方面能减轻毒副反应，改善症状，提高生活质量，另一方面能增强治疗效果，控制瘤体稳定。所以把中西医攻补手段有效地结合起来，就能提高疗效，取得较现有中西医单独治疗更好的疗效。中西医结合既不是简单的拼凑，更不是各自取代，而必须是中医西医互相渗透，融会贯通，扬长避短，取各自精华，在理论上，在医疗实践和科学实验中不断提高，不断发展，逐步形成一个新的现代化的学科。大量实践证明，这是我国医学发展的重要途径之一。

五、扶正治疗与祛邪治疗的关系

扶正，就是使用扶助正气的药物和治疗方法，并配合适当的营养和功能锻炼（如气功、太极拳等），增强体质，提高机体的抵抗力，以达到战胜疾病、恢复健康的目的。这种扶正治疗适用于以正虚为主的肿瘤患者。祛邪，就是使用攻逐毒邪的药物和治疗方法，或运用针灸等各种治疗方法，祛除病邪，控制癌症，以达到邪去正复的目的，适用于以邪盛为主的病证。在癌症发生发展过程中，由于正与邪之间的相互消长，不断变化，因此在治疗中，应把"扶正"与"祛邪"辩证地结合起来，根据病情的具体表现，或以扶正为主，或以祛邪为主，或先攻（祛邪）后补（扶正），或先补后攻，或攻补兼施，随机应变，才能收到较好的效果。

通过长期的肿瘤临床实践，我们对"扶正"与"祛邪"这两个法则的概念和认识也逐步地深化了。现在，有些人单纯认为中医药治疗肿瘤的作用就是"扶正"，"扶正"就是只用补法，这种看法是不够全面的。扶持正气不仅是"补"其虚弱不足，还应包括对失去正常活动的生理机能的调整，即脏腑、气血、阴阳的调理。李杲说："温之、和之、调之、养之，皆补也。"（《内外伤辨惑论》）还有人说："去其所害，气血自生。"（《医学启蒙汇编》）这说明去其所害也就包含着气血自生的意思，并非单纯靠补。同样，"祛邪"的方式方法，也因邪的不同性质而异。中医主张对外邪要"直攻其邪""折其毒势"。（《千金方·伤寒方上·伤寒例第一》）但对于由病邪引起的病理损害及失调，则主张予以调理，"调之使和"，即使之恢复正常生理功能状态，修复病理损害。这种调理既有消除病理损害的"祛邪"的一面，又有恢复正常生理功能的"扶正"的一面。这是中医治疗肿瘤的特点。

祖国医学认为"邪能伤正"，又认为"正能胜邪"。但在实际治疗中，有两种不同的观点和做法，一种主张优先祛邪，认为祛邪才能安正，邪去正气自然恢复，如金元四大家之一张子和《儒门事亲》就指出："若先论攻其邪，邪去则元气自复也。"他认为，补虚扶正要有一个过程，缓不济急，故主张先攻其邪，邪去则正复。但也有人主张，癌症患者正气日衰，不能胜任攻伐，应以扶正为主，所谓"养正积自除"（《景岳全书》），即主张扶正以祛邪。在古籍文献中，对晚期肿瘤及气血衰败患者大多主张补益气血，调理阴阳脏腑以减轻痛苦，延以时日。著者认为，应认识扶正与祛邪两者的辩证关系，根据客观实际病情的虚实而定攻补，既看到祛除病邪的积极意义，如手术切除、放疗、化疗对某些癌症的有效作用和积极意义，又看到扶持正气也是祛邪的重要保证。要更好地接受祛邪的各种治疗，就必须要依靠人体正气，并为祛邪治疗创造条件。营养状况好、身体抵抗力强、后天脾胃消化功能好的患者，手术后的恢复将更快、更好、耐受放疗、化疗的能力更大，能接受更大的剂量，这就为祛邪抗癌治疗提供了条件。反过来，要维护好正气，不再受病邪的破坏和损伤，不单纯只是扶持正气以抗病邪，还必须积极地祛除病邪。我们多年来实践的体会，在癌症患者的治疗过程中，消灭癌肿（祛邪）治疗病本，消除病的根源是最重要的，也是最积极的治疗原则，这时祛邪法对机体来说，在某种意义上也可看作是一种"补法"，祛邪亦即扶正。我们看到食管癌患者由于放疗控制了病灶，患者情况一天天好起来，正气一天天增强，客观检查患者的细胞免疫功能也有明显上升，这就是"邪去正复"的表现。我们也看到许多用中药使癌症和病情得以控制的或者治愈的患者，大都是采取以祛邪抗癌为主的治疗方法。单纯补虚扶正是难以消除肿瘤的，片面地强调扶正，有时候会贻误战机；我们在临床实践体会到，有的患者已属晚期，消瘦衰竭，但该患者的肿瘤性质是属于对放疗、化疗敏感的病例，这时如果要等待患者体质恢复一些之后再用药是不可能的，愈等愈失去治疗机会，因为在病情发展的情况下，消耗和破坏总是占主要地位的，所以这时要小心谨慎，但又要胆大细心地给予有效的抗肿瘤治疗，常常能取得一定效果。我们也看到这样的病例，单用扶正的健脾益气（如补中益气汤）药长时间服用，不但细胞免疫功能不提高，有的反而下降，后来改用扶正与祛邪（结合抗癌中草药）相结合治疗，数月后细胞免疫指标（巨噬细胞的吞噬功能）明显上升。

在肿瘤的治疗中，祛邪抗癌虽然是消除肿瘤的主要手段，但是，不顾病情，有时一味攻邪，反伤正气，造成病情急剧发展的恶果。故我们以"扶正与祛邪"相结合来指导肿瘤的治疗，应按不同患者的不同情况而区别对待，如病属早期，正气尚未大衰，治则重在祛邪。"当其邪气初客，所积未见，则先消之而后和之"。（《医学心悟》）如果患者正气受损，则在祛邪同时兼以扶正；如果病已属晚期，正气不支，已不任攻伐，特别是又无敏感特效制剂，则当以扶正为主，少佐以祛邪抗癌。应当指出，患者经手术或放疗后，肿瘤已经消除或控制，机体亦受到一定程度的损伤，故治疗上当以扶正调理为主。但我们常看到，除早期病变手术能彻底切除者外，中晚期病变在治疗后往往余邪未尽，易于复发和转移，故仍以扶正与祛邪相结合治疗为宜。肿瘤患者在放疗、化疗时最好还应配合中、西医扶正调理措施，这些措施不仅可以尽量减轻放疗、化疗的毒副反应，而且也可以加强机体的抗病力，提高机体免疫功能，并且与放疗、化疗结合，还有增强治疗效果的作用。实践证明，中医药在这方面确实有着良好的作用。

第三节　辨证步骤和内容

辨证施治的过程，除了要根据四诊八纲的资料，按照前面所叙述的辨证原则和论治原则来分析判别之外，还要按以下几方面来掌握具体的辨证论治，制定全面的肿瘤治疗方案。

一、辨　病　位

肿瘤病灶生长的部位与脏腑经络有关，除本脏本腑本经外，常常还可能波及其他脏腑经络引起失调，除各内脏癌症属所生脏腑外，根据中医理论，某些部位与某些脏腑经络相关，如我们把乳癌归属肝胃二经，因为肝经与足阳明胃经均与乳腺相连；子宫癌属冲任二脉；口腔癌属心脾二经病变；舌为心之苗，舌癌亦常为心火过盛所致；眼部肿瘤属肝；耳前后颈部肿瘤属肝胆；阴茎癌属肾；脑瘤亦归属于肾。著者曾治疗一例小儿脑干占位性病变，已神昏、失语、失明及抽搐，病情危重，按中医"脑为髓海"，肾主骨生髓，故从肝肾治以镇肝息风，滋肾开窍为法，获得意外治疗效果，患儿基本完全恢复，随访五年，发育正常。对于血液病的骨髓病变亦常归之于肾，这些都是根据中医理论，脏腑经络及各组织器官等的相属关系、表里关系等来辨别疾病部位，以指导治疗。

二、辨　病　机

中医对某些疾病的发病机制，包括病因辨认的含义在内，如"诸痛痒疮，皆属于心"，因此在辨证分析肿瘤病机时，要把常见的肿瘤病因痰、湿、邪毒、积食、七情所伤等分清，同时还应分析病属气、属血，在何脏何腑，结合证候分类，脉证合参，从而掌握肿瘤的发病机制和疾病的变化过程，中医临床理法方药中的"理"，就指的是病理机制，只有辨清了病机，才可能有相应的治疗法则，然后才能根据理法来立方遣药，辨证施治。例如，根据临床证候分析，认为某人是因痰湿凝聚所致肿瘤，治疗则应该用化痰散结，利湿健脾等方法；如系邪毒蕴结，则应解毒散结；如系积食，则需化滞消积。所以辨病机是辨证的主要内容之一。

三、辨　病　性

根据临床证候及舌、脉变化，可进一步分析肿瘤的良、恶性质，病的好转与恶化，以及病期的早晚、疾病的属性等。

疾病的寒、热、虚、实及阴、阳的属性在八纲辨证中已作讨论，对每个肿瘤患者来说，这些疾病的属性是应当首先判明的，此处不再赘述。

肿瘤的良性与恶性，现代医学根据病理形态学的检查可以确定，中医则根据病程、局部表现及预后好坏、治疗效果来判断。恶性肿瘤大都起病缓慢，在体表恶性肿瘤往往根脚散漫，无痛无痒，肿物坚硬，长成难消，久则溃烂翻花，终成疮陷，不能收口，属于阴疽恶疮；如瘤形高肿，红热焮痛，伴有热象，可以由阴转阳，多为合并感染所致，久则流脓流汁，恶臭熏天。良性肿瘤大多形整光滑，生长很缓慢，不溃不散，易于辨识。

根据患者全身情况和局部肿瘤的变化，邪、正斗争状况，恶性肿瘤患者的临床发展过程，大致可分为三期：

（1）初期：起居饮食如常，无明显自觉症状，肿块或显或不显，亦无转移，舌脉大多正常，此时形体尚实，邪亦初起，治以攻毒祛邪为主，慎勿伤正。

（2）中期：肿瘤已发展到一定阶段和程度，肿块增大，耗精伤气，饮食日少。全身乏力，形体日见瘦弱，已显正虚邪盛之象，邪正相持，须攻补兼施治之。

（3）晚期：肿瘤已发展到后期，远处或多处转移，积块坚满如石，面黄肌瘦，削骨而立，显出恶病质，此时正气大衰，如一味攻邪，反而伤正，故多以扶正调理为主，减轻痛苦，积极调动患者的主观能动作用，以顽强意志与疾病作斗争，同时大力补虚扶正，增强患者的抗癌能力，以冀控制病情发展。

四、辨善恶以断预后

中医通常根据临床经验将一些证候作为判断预后的指标，如有五善七恶之说，认为五善中见三善则预后较好，七恶中见到二恶则预后不良。当然，这不是绝对的，而是在一定的历史条件下所作的粗略的判断，在现代化医疗的今天，有一些恶候也是可以治好的。

1. 善证　①精神爽健，舌色鲜明，无口渴烦躁现象，睡眠正常；②身体轻便，情绪安定，无恼怒惊恐，指甲红润；③唇口滋润，饮食知味，脓色稠黄无臭味，大便通畅；④语言清晰，呼吸正常，无痰喘咳嗽，皮肤润泽；⑤不发热，口舌不干燥，小便清长，夜能熟寐。这些都是病在腑、在肤的轻症，病微而邪毒尚浅，治疗及护理适当，饮食得法，预后多佳。

2. 恶证　一般所谓七恶的证候，多是由于患者的元气虚弱，或溃后脓血淋漓，以致气血大虚；或因用大量寒凉攻伐之剂，使气血失调，脾胃受伤而致虚，邪则乘虚而入。仅就各家所述，结合著者临床经验，将恶性肿瘤的恶证表现归纳如下：①神志恍惚，烦躁不安，言语不清，目视不正，双眼上吊；②皮肤枯槁，短气鼻扇，痰多气喘，不能平卧，声音嘶哑；③日见瘦削，饮食不下，呕吐呃逆，顽固厌食；④肿瘤坚硬，痞积日大，或溃后疮形紫黑下陷，脓液清稀而臭或脓血淋漓，臭不可近；⑤全身浮肿，或面颈浮肿，或青筋暴露，或腹大如鼓；⑥面色苍白，或黧黑无华，舌卷阴囊上缩；⑦呕血，便血，咯血，皮下出血，冷汗如油，四肢厥逆，或高热不退。

第四节 肿瘤的中医治疗方法

一、辨 证 施 治

辨证施治是中医临床认识疾病与治疗疾病的主要方法，是掌握疾病病理与生理变化规律，从而立方遣药进行治疗的一个过程。辨证施治强调治病必求其本。通过审证求因，抓住疾病过程中病理失调的本质，加以调理和治疗，常能收到很好的疗效，如果辨证正确，相应的理法方药就可以起到作用，在治疗肿瘤过程中，虽然各种癌瘤的病因、病理和特性不一样，但在某一种疾病的不同阶段中，可以出现不同的证型，许多不同种类的肿瘤，在某一时期能出现相同的证候，如肺癌可以出现气阴两虚证候，而在放疗、化疗后也可以出现气虚与阴虚的证候，其治疗方法大同小异。肿瘤包括各种不同的种类，其细胞类型、生物学特性、癌瘤发生发展的规律都不相同，所以只能根据不同病因、病机和体质情况，进行辨证施治。

现将中医关于肿瘤的常见证型的辨证施治简要归纳如下：

1. 气滞 外感六淫、内伤七情以及痰饮、湿浊、宿食、瘀毒等原因均可导致人体的气的运行失常，引起气滞、气郁、气逆等病证，因部位不同而异，肿瘤患者常见的气滞有：

（1）肝气郁滞：肝喜条达，肝气以疏为顺，如情志不遂，郁怒忧思都可引起肝气郁滞，产生易怒，易激动，两胁胀痛，少腹气痛，乳房作痛结块，脉弦等症状。治以疏肝解郁，方以逍遥散加减；常用药为柴胡、香附、郁金、当归、青陈皮、橘叶、夏枯草、八月札、川楝子等，适用于乳癌初起、肝癌早期和其他肿瘤患者有上述症状者。

（2）肺气壅滞：当外感风寒，遏于肺脏，或肺气失于宣降，壅滞于内，或因痰涎壅盛，阻塞气道，均可引起肺气壅滞。症见喘咳上气，胸闷发憋，气短气促，呼吸不畅，脉细涩或滑弦，常见于肺癌或肺转移癌，或合并有肺气肿、支气管及肺部感染的其他肿瘤患者，治宜宣通肺气，或肃肺降气，常用药物有苏子、苏叶、麻黄、桔梗、射干、牛蒡子、旋覆花、葶苈子等。

（3）胃气不降：胃气以降为顺，如胃气不降而上逆，则产生嗳气、恶心、呕吐、呃逆、反胃、胃脘作胀、不思饮食等症，常见于食管癌、胃癌、贲门癌、肝癌等患者，亦可见于放疗、化疗后的副反应以及其他恶性肿瘤引起的胃肠道证候，治宜理气宽中，和胃降逆，常用降气汤；旋覆花、代赭石、枳壳、木香、半夏、厚朴、佛手、香橼皮、绿萼梅、沉香、柿蒂、黄荆子、檀香、刀豆、甘松、娑罗子等。

（4）腑气不通：腑气以通为顺，由饮食积滞，肠道受压，部分梗阻及胃肠功能紊乱引起，胃肠腑气不通则出现腹胀、腹痛、肠型包块，大便秘结，甚则呕吐，腹中绞痛，脉来弦紧或弦数，治宜通腑化滞，通里攻下，常用承气汤加减，常用药物有莱菔子、山楂、枳实、槟榔、大腹皮、厚朴、大黄、芒硝、火麻仁、郁李仁、番泻叶等。

2. 血瘀 血行脉中，循环不已。血行障碍则形成瘀血。过劳、跌仆损伤、寒热失调、气滞、气虚等病因都可产生血瘀。临证常见胸胁刺痛、癥积肿块，以及经闭、痛经及血肿，瘀斑瘀点等。肿瘤患者常有下列几种血瘀表现：

（1）气滞血瘀：气为血帅，血随气行，气滞日久必致血瘀，血瘀亦多伴气滞，气血凝滞不散，积瘀而成肿块，所以可以把肿瘤肿块的形成认为是血瘀表现，特别是合并有疼痛的肿块，疼痛大多有固定部位，可扪及肿物包块，舌质暗红，有瘀点瘀斑等症，故治疗常用理气活血法。常用药物有枳壳、枳实、乌药、木香、降香、八月札、川芎、赤芍、当归、丹参、桃仁、红花、三棱、莪术、泽兰、鸡血藤、红藤、牛膝、王不留行、白屈菜、土鳖虫、干漆、急性子、水红花子、刘寄奴、益母草、马鞭草、苏木、虎杖等。还有乳香、没药、石见穿、穿山甲，喜树、五灵脂、毛冬青等。

（2）气虚血瘀：气滞可致血瘀，气为血帅，气虚不能帅血而行亦可致血瘀，这在肿瘤患者更为多见。正气不足是肿瘤发生的内在的根本原因，而肿瘤在形成过程中，消耗了大量机体组织赖以荣养的气、血、津液，从而引起正气的进一步损伤；而现代肿瘤治疗中的手术损伤气血、放疗耗灼津气、化疗损伤脾胃肝肾之气，这些也是导致肿瘤病人气虚的重要原因；久病、多病、精神情志损耗也加重气虚。呈现疲乏无力，食纳减退，腿软，舌淡胖有齿痕，苔薄白脉细涩无力。瘀血是机体血流不畅、血液瘀滞而最终成为"留而不去"的病理产物，也是机体久病入络的病理产物；作为有形之物，肿瘤压迫、阻滞脉络，使气血运行不畅，加重了血瘀症状，同时肚腹结块疼痛，有定处，刺痛，肌肤甲错，唇舌爪甲紫暗或见瘀点、瘀斑等，治宜益气活血，常用补气药物选择经现代科学研究证明有提高细胞免疫功能及调理脏腑功能的益气药为君药，如生黄芪、白术、茯苓、薏苡仁、山药、枸杞子、女贞子、山萸肉等，生黄芪"其补气之功最优，故推为补药之长"；活血药则选择已证明对肿瘤细胞有抑制作用的而对免疫系统功能无明显抑制的活血化瘀药，如丹参、赤芍、鸡血藤、苏木、红花、益母草、泽兰、平地木、虎杖根、石见穿、乳香、没药、郁金、三七等。益气药的用量应大于活血药，这样才符合"气行则血行"益气活血的根本宗旨。这时因有气虚，故破气伤气行气药少用或不用，破血攻坚药亦少用，以免进一步耗气伤血。

北京市中医医院肿瘤科在 20 世纪 80 年代即最早提出气虚血瘀证在肿瘤患者中普遍存在，我们观察的 85 例癌症患者，47.1%的癌症患者存在气虚血瘀证，肺癌患者出现血瘀证的比例高于其他类型的恶性肿瘤，占 60.2%。晚期癌症病人血瘀证的出现机会明显高于非晚期病人。Ⅲ、Ⅳ期病人气虚血瘀证的比例明显高于Ⅰ、Ⅱ期病人。张青等观察中晚期肿瘤（Ⅲ～Ⅳ期或术后出现转移）患者共 340 例，其气虚血瘀证占 53.2%。放疗、化疗可加重肿瘤患者气虚血瘀证表现，接受化疗患者气虚血瘀证比例由化疗前的 38%上升到 72%。通过进一步研究，发现免疫功能低下以及血液高凝状态是癌症气虚血瘀证的主要病理基础和本质，它与肿瘤发生、发展、复发、耐药及转移存在密切联系。气虚血瘀两者相互作用而形成一个恶性循环，则气虚是其本，血瘀为其标，二者互为因果，构成本虚标实，虚实夹杂的病理特点。这也可能是肿瘤病人病情进展、治疗困难的重要原因之一。因此需要采取合理有效的方法去纠正这种病理状态，最有针对性、最有可能获得疗效的便是益气活血法，北京市中医医院肿瘤科研制固本抑瘤系列方在临床中取得较好疗效。

（3）血瘀经络：经络是内连脏腑、外达四肢百骸、肌肤筋肉的重要组织，许多肿瘤患者血不循经，溢于经络，形成皮下瘀斑、瘀点，皮下肿物青紫肿痛，面色黧黑，口唇有黑斑块，爪甲有暗黑色素沉着，在化疗输液后，沿静脉血管有色素沉着，或有血栓性静脉炎，此为血瘀经络，治宜通经活络、祛瘀活血。常用药物有归尾、赤芍、桃仁、红花、水蛭、虻虫、鸡血藤、刘寄奴、鬼箭羽、乳香、没药、牛膝、桂枝、三棱、莪术、延胡索、丝瓜络、川芎、玄参等。

（4）血瘀癥积：血瘀于内，形成癥积肿块，胸腹部肿物癥积均有瘀血或死血。《古今医统大全》描述食管癌时曾说："凡食下有碍，觉屈曲而下，微作痛，此必有死血。"《医林改错》指出："肚腹结块，必有形之血。"这些都与血瘀有关。治宜破血祛瘀，攻癥消积，常用药物有三棱、莪术、桃仁、红花、水红花子、皂刺、穿山甲、水蛭、虻虫、鬼箭羽、喜树、乳香、没药、土鳖虫、蜣螂、斑蝥、鼠妇、苏木、急性子、石见穿、郁金、毛冬青根、干漆、五灵脂等。

3. 痰凝　痰和饮都是脏腑病理变化的产物，但同时也是引起多种疾病的一个因素，稠浊的即为痰，稀薄的即为饮。二者同出一源，都由脾虚不能健运所致，且与肺、肾二脏有密切关系。广义上，痰除由肺咳吐有形之痰外，还包括由于痰流注在体内其他脏器或体表而形成各种各样的痰证，如体内肿块、体表结节（痰核）、多痰、水肿、体腔积液等，应判断为痰证。肿瘤形成与痰有关，因而在肿瘤临床上见到许多的痰证表现和证型。

（1）痰气互阻：痰犯于肺可见咳嗽，气喘，喉中痰鸣，胸部痞闷，脉弦滑，舌淡红，苔白润，为痰与气互阻气道，常见于晚期肺癌痰湿型患者，引起气阻痰结，呼吸困难。治以降气化痰之法，药物如苏子、莱菔子、白芥子、旋覆花、陈皮、枳壳、厚朴、葶苈子、牛蒡子、瓜蒌、冬瓜仁、杏仁、桔梗、南星、半夏等。在食管癌亦可见到痰气互阻，咳吐痰涎黏沫，胸闷发堵，噎塞不通，饮食不顺。治以化痰降气通道消噎之品，可改善症状。除上述诸药外，常加用丝瓜络、威灵仙、急性子、木鳖子等。

（2）痰热蕴肺：痰与火结化为热痰蕴结于肺，发为肺痈，常见于肺癌合并肺部感染。表现为咳吐黄痰，黏稠有块，面赤烦热，口干唇燥，舌苔黄，脉洪滑而数，如热盛发烧，痰火内扰，可以导致神昏谵语。治宜清热解毒，止嗽化痰。药用桑白皮、瓜蒌、黄芩、鱼腥草、金荞麦、鸭跖草、栀子、浙贝母、天竺黄、胆南星、礞石、橘红、青黛、牡丹皮、知母、生石膏，天花粉、人工牛黄、猪胆汁、竹沥水、千金苇茎汤等。

（3）寒痰痼癖：痰证表现为寒性者，痰白而稀如水，畏寒背冷，气喘遇寒加重，或肢凉，或痰白成块，或阴疽久不愈合，舌苔白润，脉沉迟，多为阳气不足、寒痰凝结所致，有些肿瘤包块亦常归之为顽痰。治宜温化寒痰。药用生南星、生半夏、生附子、独角莲、紫菀、皂角刺、威灵仙、山慈菇、核桃仁、白芥子、款冬花等，寒饮伏肺可用小青龙汤，阳虚寒凝腹部包块或阴疽可用阳和汤温化寒痰。

（4）痰瘀交凝：痰瘀成核，流注皮里膜外，形成皮肤及皮下肿块，表现为瘿瘤、瘰疬、恶核、失荣、石疽等。治宜化痰祛瘀，软坚散结。药用夏枯草、生牡蛎、海藻、昆布、土贝母、瓦楞子、半夏、桔梗、白芥子、天南星、黄药子等。

（5）痰滞经络：肿瘤患者见关节腰膝痛，肢麻或阴疽、痰核、漫肿不疼或皮肤脂肪瘤等，脉沉细滑，舌淡薄白苔稍腻。治宜利气豁痰，通络散结。药用白芥子、白附子、莱菔子、陈皮、枳实、丝瓜络、路路通、威灵仙、半夏、天南星、地龙等。

（6）痰浊阻窍：痰浊随气上逆，蒙蔽清窍，症见头痛有定处，头沉，呕恶吐痰涎，胸膈满闷气短，甚则出现神志不清，见于脑瘤或脑转移瘤，脉弦滑，舌暗红，苔白腻或白。治宜涤痰化浊，通络开窍。常用药有白术、苍术、半夏、菖蒲、远志、僵蚕、全蝎、天麻、佩兰、天南星、川芎、白芷、威灵仙、郁金、瓜蒌、魔芋等。

4. 湿聚 湿为一种重浊、腻滞的病邪，湿病容易缠绵反复，湿浊内蕴是肿瘤患者常见证候，其表现也是多样的。

（1）湿毒浸淫：湿毒流注于肌肤，则浸淫溃烂生疮，经久不愈，渐渐浸润蔓延，流汁流水，脉滑舌苔白腻。治宜燥湿解毒。药用苍术、半夏、厚朴、白鲜皮、萹蓄、赤小豆、薏苡仁、防己、土茯苓等。

（2）湿邪内蕴：无形的湿邪在体内可出现从寒化或从热化。如脾阳素虚易从寒化，胃热的则易从热化；过用寒凉药，易从寒化，过用温燥药，易从热化；如湿邪流注关节，郁而化热，可见四肢关节肿痛沉重，或见红肿，或午后发热，心烦，渴不欲饮，小便黄赤而少，如湿热熏蒸还可能出现黄疸。湿邪由于蕴结部位不同，临床表现也不一样。湿阻上焦，多见头胀头重，胸脘痞闷，口淡乏味而黏，有时口有甜味，不思饮食，或渴不欲饮，苔白腻；若湿阻中焦，则常见腹胀饱满，胁疼，饮食不化，嗳气，四肢乏力，大便稀溏，小便涩少，或黄疸，苔白厚腻；若湿注下焦，则见足肿，小便淋浊疼痛，大便溏泄及妇女白带多等症。这些湿证常见于肺癌、肝癌、胆囊癌、胃肠癌或其他癌症有肺、腹腔、盆腔转移灶之时，舌苔黄白而厚腻，脉滑数，治则应以清热利湿为主，如茵陈、藿香、佩兰、薏苡仁、金钱草、木通、滑石、车前草、防己、白术、茯苓、萹蓄、瞿麦等。湿重于热可用三仁汤、藿朴夏苓汤，湿热并重可用甘露消毒丹，热重于湿可用连朴饮。上焦湿热常用藿香、白芷、苏叶、香薷、淡豆豉、青蒿等，中焦湿热常用苍术、半夏、白蔻仁、厚朴、草果、大腹皮等，下焦湿热常用滑石、通草、茯苓、泽泻、车前子、猪苓、薏苡仁等。

（3）水湿内聚：水湿不化，停聚体内则形成有形之水胸水、腹水，脉沉滑，舌淡苔白；溢于皮肤则发为水肿；凌于心肺则气短而喘，咳吐痰涎。治宜逐水祛湿。药用白术、茯苓、猪苓、车前子、泽泻、冬瓜皮、冬葵子、木通、竹叶、三白草、防己、甘遂、大戟、芫花、商陆、二丑、千金子等。

（4）痰湿阻络：水湿不化，与热灼液为痰，痰凝湿聚，阻于经络，留于脏腑则瘀积成肿物，常见于良性肿瘤患者或恶性肿瘤患者有皮下肿物、皮下转移病变，或软组织肿瘤。除局部有肿物外，症见胸闷膈满，咳吐痰涎，口不渴，舌淡胖，白厚腻苔或白腻苔，脉滑或细滑。治宜涤痰祛湿、通络散结。常用药有天南星、半夏、苍术、白术、茯苓、白芥子、莱菔子、瓜蒌、土贝母、蜈蚣、黄药子、山慈菇、丝瓜络、路路通、八月札、车前草、商陆及外用独角莲等。

5. 癌毒 《外证医案汇编》曰："正气虚则为岩。"《中藏经》曰："夫痈疡疮肿之所作也，皆五脏六腑蓄毒之不流则生矣。"《金匮要略心典》曰："毒者，邪气蕴蓄不解之谓。"近年来众多医家认识到癌毒是肿瘤发生、发展的关键病机，从而提出癌毒病机理论，但是对于癌毒的形成、特性、病理机制观点不一，特阐述我们的一些认识。我们认为癌毒由内而生，外来邪毒可以是致病因素或诱因，但本身不是癌毒。癌毒形成与机体的正气密不可分，患者的气血阴阳虚弱、脏腑功能失调是癌毒发生、发展的必要条件。癌毒是在"内虚"基础上，内外各种致癌因素共同作用下，导致体内痰、瘀、火、寒凝、湿聚等病理产物偏盛蓄积发生"质"的变异的特异性致病毒邪，是癌肿从无到有，从微到著形成的原动力。

癌毒的外在表现是多样的，其性沉伏、善行走窜，发病猛烈，易败坏脏腑形质，耗伤正气，变证多端。癌毒与正气的力量对比常常处于动态变化，没有癌毒就不会形成癌肿，疾病初起，正气不虚，癌毒蓄积而毒势受正气抑制可无明显症状体征。逐渐蓄积耗伐正气，癌毒的致病力超过正气的抵抗力，癌毒亢盛而侵袭进展，与其他病邪如痰、瘀、湿、寒胶结痼滞，癌毒因邪而异质，连横病邪之性；病邪因癌毒而炽盛嚣张，淫溢阻滞脏腑经络，导致肿瘤的顽固难愈，但往往尚未损及多脏。若能经手术、化疗、放疗等积极治疗，肿瘤形质祛除或缩小，而癌毒尚存，也即"余毒"，沉伏体内，蓄积毒力，暗耗气血，正虚毒聚而复发进展。若无有效治疗手段，耗散正气损及多脏，邪正双方力量此消彼长，形成恶性循环，逐渐进入晚期，最终导致元气败脱，阴阳离决。从癌毒发病看，也具有中医"伏邪"的性质。"邪之所凑，其气必虚""至虚之处便是客邪之处"，所以说机体正气与癌毒的力量对比决定肿瘤病势的进退。

癌毒的阴阳属性不能一概而论，而随机体从化，表现为阳毒和阴毒，取决于患者体质、毒力大小、滋生条件、病损部位、兼夹它邪等。且阴阳属性并不是一成不变，可以相互转化，不同阶段、病期，也会变化。阳毒者多以邪气亢盛及阳热症状为特点；阴毒者多以邪气缠绵蕴结不解及阴寒症状为特征。有时阴阳两类特性又常交互并见，既有隐伏缠绵暗耗等属阴的一面，又有暴戾杂合多变等属阳的一面，使癌毒更加难治。癌毒是肿瘤发生发展、转移的重要致病因素，所以我们在辨证施治的同时一定要兼重解毒、祛毒，北京中医医院肿瘤科几十年来临证温阳化毒、清热解毒、以毒攻毒、扶正祛毒等治法，取得一定效果。

（1）寒凝毒聚：素体阳气亏虚，阴寒凝滞经络，痰、瘀、毒积聚，肿块坚硬如石，或漫肿不红，伴有畏寒肢冷，面色苍白，得温痛减，舌淡胖苔白，脉沉细弱等全身虚寒之象，治宜温阳化毒、散寒通滞。药用附子、肉桂、炮姜、半夏、天南星、白芥子、白附子、雄黄、川椒等；化疗骨髓抑制应加入温肾、血肉有情之品，阳中求阴，如鹿角胶、熟地、山萸肉、补骨脂、淫羊藿、菟丝子等；阴寒凝滞，不通则痛，病位在上，如脑瘤阴浊上逆，可用细辛、桂枝、吴茱萸、薤白等通阳止痛；病位在中，可用延胡索、干姜、高良姜、丁香、小茴香散寒止痛；病位在下，可用黑附片、乌药、淫羊藿、肉桂、乳香、没药、延胡索等温补肾阳、行气止痛；关节疼痛则用细辛、桂枝、威灵仙、土茯苓温阳散寒、除痹止痛。但温阳药性味多辛热，易伤阴液，注意"温而勿燥"，可佐少许熟地、白芍、黄精、女贞子护阴。

（2）毒热蕴结：有些肿瘤患者的病情在发展，癌组织不断坏死，瘀毒蕴结于内，郁而化热，成为毒热蕴结，或阴毒化热。患者不一定体温升高，但临证表现有包块肿物增大，局部焮热红肿，口干口苦，舌红苔白，脉细滑或稍数。治则以清热解毒，化瘀散结为主。可用药物较多，凡有清热解毒作用兼有抗癌作用者均可选用，同时伍用活血化瘀及软坚散结之药。常用清热解毒药有栀子、黄芩、黄柏、黄连、大黄、鸭跖草、大青叶、玄参、金银花、连翘、蒲公英、紫花地丁、四季青、白蔹、八角莲、鱼腥草、野荞麦根、败酱草、垂盆草、马兰根、土茯苓、夏枯草、射干、山豆根、马勃、金果榄、白头翁、马齿苋、穿心莲、山慈菇、漏芦、七叶一枝花、半枝莲、白英、龙葵、蛇莓、白花蛇舌草、凤尾草、猪殃殃、天葵子、肿节风、藤梨根、苦参、白鲜皮、白薇等。

（3）脏腑热毒：癌毒蕴结脏腑，受热毒所伤，由于不同的情况，表现为不同的脏腑热毒，如胃热、肺热、肠热、心火、肝胆郁热、膀胱蓄热等证。根据辨证予以不同证治，分别用清热解毒，养阴解毒，清肺热，清胃热，泻心火，清肝胆热，清利膀胱湿热，清肠热等法，常能收到一定效果。如心火盛，口糜舌疮或心移热于小肠，小便热淋涩痛等症时，以导赤散（生地黄、木通、竹叶、甘草梢）清心泻热；肝胆实热时，口苦烦躁，胁痛目赤，以龙胆泻肝汤（龙胆草、黄芩、栀子、泽泻、木通、车前草、当归、柴胡、甘草、生地黄）泻肝胆实火，清肝胆湿热；胃有积热，牙肿疼痛，口气热臭，口干舌燥，舌红苔黄，脉滑大数，以清胃散（黄连、生地、丹皮、当归、升麻）清胃降火；大肠热毒伤于血分，出现湿热痢，以白头翁汤（白头翁、黄柏、黄连、秦皮）解毒凉血；膀胱湿热用八正散（车前子、木通、瞿麦、萹蓄、滑石、甘草梢、栀子、大黄、灯心草）清利湿热，通淋解毒。如肿瘤余邪未尽，阴虚内热，低烧不解者，可用青蒿鳖甲汤以养阴清热。

（4）热入营阴：临床表现高热，烦躁，身上皮肤发斑发疹，甚者有时合并神志昏迷，或惊厥抽搐，舌质红绛，舌苔焦黄，脉细数。治宜清热凉血，即在大剂清热解毒药的同时，予以凉血化瘀之品，如生地黄、牡丹皮、赤芍、玄参、牛黄、紫草、大青叶、青黛、白茅根等。肿瘤晚期感染诱发弥散性血管内凝血（DIC），或上腔静脉压迫综合征，瘤栓瘀热入血动血，可用此法。毒热内蕴，久则伤阴耗液，引起邪热伤阴，证见低热不退，午后潮热或心烦不寐，盗汗，消瘦或者口干口渴，舌红少苔，甚则光红无苔，是胃肺肾之阴大伤所致，脉沉细而数。治宜养阴解毒，此型常在肺癌时见到，或者在头颈部、食管、肺部放疗后见到。

（5）邪毒壅盛：癌肿进展快（肿物增大或转移），原有的痰凝、湿聚、血瘀等证加重，机体功能严重受损，病情反复，逐渐加重，毒陷邪深，非攻不克，常用一些有毒之品，性峻力猛，即所谓以毒攻毒。蜈蚣、全蝎、守宫、斑蝥、蟾蜍、附子、水蛭、半夏、天南星、白附子、山豆根、甘遂、木鳖子、土鳖虫、独角莲、蜂房、马钱子、砒霜、雄黄等都是对人体有一定毒性的中药，它们常被应用于癌症的治疗实践之中。但临证时切不可一味只强调以毒攻毒，仍应以中医整体观、辨证论治为原则。应用时需注意适应证及有效剂量，中病即止，不可久服，配合扶正药物以免伤正，尤其要顾护脾胃，配合健脾和胃之品（如焦三仙、鸡内金、砂仁），定期监测心肝肾功能等指标。

（6）虚毒积聚：正气亏虚更易变生癌毒，肿瘤患者往往虚实夹杂，全身正气虚，"至虚之处便是客邪之处"，局部应该是至虚至实，所以癌毒结聚，扶正益气托毒外出也是解毒之法，大剂量应用生黄芪、补中益气汤、黄芪建中汤、附子理中汤等往往有功倍之效。

另外，肿瘤患者尤其要注重二便，通利二便使毒邪从大、小便排出。尤其是脑瘤、肺癌、消化道肿瘤，六腑以通为顺，需要通利大便以解毒。

6. 正虚　"精气夺则虚"，肿瘤临床表现多为正虚邪实，如果邪毒不盛而且久病以亏损为主时，则主要表现为正气的虚亏，即阴阳、气血及脏腑功能的虚损和失调，五脏之中尤其是与脾肾两脏关系更为密切。重视补益脾肾，先后天之本不败，则能促进各脏虚损的恢复。在其病变过程中，往往首先导致某一脏的气、血、阴、阳某一方面的亏损。一脏受病，可以累及他脏：气虚不能生血，血虚无以生气；气虚者，久则阳亦渐衰；血虚者，久则阴亦不足；阳损日久，累及于阴；阴虚日久，累及于阳。以致病势日渐发展，而病情趋于复杂，形成气血阴阳皆虚的证候。《杂病源流犀烛》说："五脏虽分，而五脏所藏无非精气，其所以致损者有四，曰气虚、曰血虚、曰阳虚、曰阴虚。"辨证应以气、血、阴、阴为纲，五脏虚候为目。这些虚损在各脏腑反映了不同的证型，按其证候及辨证用药，列表如下（表1-5-1）：

表 1-5-1 脏腑、气血、阴阳虚证辨证论治表

项目分类	共同证候	辨证分型	分型证候	立法	方药
阴虚证	症状：头晕目眩，心烦，咽干，耳鸣，腰膝酸软，形体消瘦，五心烦热，颧红盗汗等阴津不足，蓄热内生之症 舌象：舌红少津 脉象：细数	肺阴虚	咳呛无痰，潮热咽干伴咯血，咽痒，声哑	滋肺阴	沙参，麦冬，天冬，百合，阿胶，石斛，花粉，黄精，山药，川贝，玉竹；选方沙参麦冬汤
		心阴虚	心血虚症状兼有舌干尖红或口舌生疮	养心阴	柏子仁，生地黄，二冬，丹参，玄参，当归，白芍，首乌藤，浮小麦；选方天王补心丹
		肝阴虚	头痛，眩晕，耳鸣，目干畏光，视物不明，急躁易怒，或肢体麻木，兼有肝血虚的症状	补肝阴	山萸肉，生熟地黄，枸杞子，女贞子，杜仲，阿胶，鳖甲，白芍，乌梅，沙苑子，当归，何首乌；选方补肝汤
		肾阴虚	腰痛肢酸，腿软，耳鸣耳聋，发脱齿摇，梦寐遗精，眩晕，口干，咽痛，颧红	滋肾阴	熟地，龟板，阿胶，女贞子，玄参，天冬，黄精，枸杞子，紫河车，山萸肉，牛膝，首乌，桑寄生，旱莲草；选方左归丸
		脾阴虚	口干唇燥，不思饮食，便燥，干呕呃逆	养脾阴	山药，黄精，白芍，甘草，蜂蜜，大枣，火麻仁；选方益胃汤
阳虚证	症状：乏力气短，倦卧嗜睡，畏寒肢冷，口淡不渴，自汗，溲清便溏等气虚重症伴里寒诸症 舌象：舌质淡胖，有齿痕 脉象：细弱	心阳虚	心悸，自汗，神倦嗜卧，心胸憋闷疼痛，形寒肢冷，面色苍白	助心阳	益心气药加桂枝，肉桂，附子，薤白；选方保元汤
		脾阳虚	面色萎黄，食少，形寒，神倦乏力，少气懒言，大便溏泻，肠鸣腹中冷痛，口泛清水，白带清稀而多	温脾阳	党参，干姜，附子，苍术，吴茱萸，肉豆蔻，半夏，白豆蔻，草豆蔻，益智仁；选方附子理中丸
		肾阳虚	腰背酸痛，遗精，阳痿，多尿或不禁，面色苍白，畏寒肢冷，下利清谷或五更泄泻	温肾阳	鹿茸，仙茅，淫羊藿，补骨脂，巴戟天，肉苁蓉，狗脊，续断，附子，肉桂，杜仲，山萸肉，菟丝子，鹿角胶；选方右归丸
气虚证	症状：气短，动则益甚，声低息弱，自汗，肢体倦怠，面色㿠白，食欲不振等脏腑功能减退诸症 舌象：舌质淡，苔薄白，中裂纹 脉象：虚大无力	肺气虚	短气自汗，声音低怯，时寒时热，平素易于感冒，面白，喘咳，痰多清稀	补肺气	人参，黄芪，党参，沙参，甘草，五味子，百合，刺五加；选方补肺汤
		脾气虚	饮食减少，食后胃脘不舒，倦怠乏力，大便溏薄，面色萎黄，内脏下垂，失血过多	补脾气	人参，黄芪，党参，白术，扁豆，甘草，升麻，葛根，莲子，薏苡仁；选方五味异功散、参苓白术散
		心气虚	心悸，气短，劳则尤甚，神疲体倦，自汗，脉结代或细弱，心前区满闷或痛	补心气	人参，黄芪，党参，茯神，五味子，远志，炒枣仁，炙甘草；选方七福饮、柏子养心丸
		肝气虚	疲乏无力，不能耐劳，胆怯，头身麻木	补肝气	人参，黄芪，首乌，白术，党参，吴茱萸，酸枣仁，五味子，淫羊藿，当归，熟地黄；选方滑伯仁补肝散
		肾气虚	神疲乏力，腰膝酸软，小便频数而清，白带清稀，或二便失禁	固肾气	人参，山药，菟丝子，枸杞子，山萸肉，金樱子，桑螵蛸，五味子，益智仁，分心木；选方大补元煎

续表

项目 分类		共同证候	辨证 分型	分型证候	立法	方药
血虚证	症状：	头晕眼花，心悸失眠， 手足麻木，面色苍白，唇 甲淡白，毛发枯落	心血虚	心悸怔忡，健忘，失眠，多梦， 面色不华，脉细或结代	养心血	人参，黄芪，茯苓，五味子，甘草，柏 子仁，酸枣仁，远志；选方养心汤
	舌象：	舌质淡	肝血虚	头晕目眩，胁痛，肢体麻木震颤， 筋脉拘急，妇女月经不调甚则闭 经，目眶暗，视力差，脉细弱	柔肝血	当归，白芍，何首乌，枸杞子，熟地 黄，牛膝，鸡血藤，大枣，木瓜， 丹参，阿胶；选方四物汤、补肝汤
	脉象：	沉细				

注：引自《中医内科学》，加以增补。

二、单方、偏方、验方

在中医书籍中及民间广泛流传着许多治疗肿瘤的单方、偏方、验方，这些方药大多有它的临床实践基础，但还缺乏系统的整理研究和观察验证。近年来，各地收集了不少治疗肿瘤的单方、偏方、验方，通过临床检验，有的没有看到疗效，有的确实看到有一定治疗效果。祖国医学中这一部分宝贵遗产还需要继续努力发掘，加以整理，去伪存真，去粗取精，重复疗效，找出其中一些有效方药来丰富临床肿瘤治疗学。例如流传于民间治疗皮肤癌有效的农吉利，经过临床观察证实治疗皮肤癌及宫颈癌有效，进一步实验研究，找出了主要有效成分是野百合碱（又叫农吉利甲素），在动物移植性肿瘤实验中，看到有一定的抑瘤作用。又如民间广泛流传的斑蝥蒸鸡蛋治疗瘰疬和恶性肿瘤有效，据此，经动物实验研究，证实斑蝥提取物对移植性动物肿瘤有一定作用，其主要有效成分是斑蝥素和斑蝥酸钠，临床证实它对肝癌、食管癌、乳腺癌均有一定疗效。这就吸收了单方、验方中有效的方药，整理研究提高和发展它，使成为肿瘤治疗学中新的方法和药物。

民间流传下来的许多治疗肿瘤和恶疮的偏方、验方，经过一些地区的实践，发现有一些确有不同程度的疗效，现举数例如下：

（1）守宫酒：将活守宫六条泡入白酒一斤中，七日后饮用，少量多次饮酒，每次 10mL，对于食管癌晚期患者饮水不入的有开管通膈的作用。

（2）醋制硇砂：有的地区用紫硇砂 15g 研细，加醋一斤，熬至糊状，每服 0.3～0.6g，日服 1～2 次，对食管癌梗阻，有化腐蚀疮、化痰下气、破结祛瘀作用，著者曾用此方治疗晚期食管贲门癌有梗阻者，有的能取得暂时缓解，剂量稍大时有呕吐反应，能损伤黏膜，不能长期应用。溃疡型病变不宜用此方，以防穿孔。动物实验发现紫硇砂对小鼠肉瘤 S180，大鼠瓦克癌肉瘤及腹水癌有抑制作用。

（3）野生核桃树枝煮鸡蛋：野生核桃树枝 40g，煮鸡蛋 4 枚，吃蛋喝汤，每日一次或分服，可连服一二个月；但需注意有个别病例服药过量中毒者，适用于治疗各种肿瘤或软组织肉瘤。

（4）藤梨根（猕猴桃根）：浙江地区曾试用藤梨根二两半（约 75～80g），加水 1 升（1000mL），用文火煮三小时以上，每日一次，每日量分服，10～15 天为一个疗程，休息数日后再服，共四个疗程，据称对胃肠系统肿瘤有效。

（5）蟾蜍酒：活蟾蜍三只，黄酒一斤，共蒸一小时，滤去蟾蜍取酒，置于冷处，口服每日三次，每次 10mL；或以活蟾蜍一只洗净破肚去内脏，布泡水煮烂，去渣服汤，晚间睡前服，每晚一次，每次一只，治疗各种癌症。另外有关蟾蜍制剂，各地应用方法较多，做成各种制剂临床观察，看到有增进食欲、止痛、消除水肿的作用，对肿瘤也有抑制作用。蟾蜍及蟾蜍制剂均有毒性，需注意掌握用量，以免中毒。

以上仅就单味药及复方所制的酒液、汤液或散剂等效验方略举一二。各地单方、偏方、验方还很多，有待整理发掘，验证提高。此外，在古籍中也有许多验方值得进一步研究它对肿瘤的疗效。兹列举数则如下：

（1）小金丹（外科全生集方）：白胶香、炙草乌、五灵脂、地龙、木鳖子各 45g，乳香、没药、当归各 22g，麝香 9g，墨炭 4g，以糯米粉糊为丸，有化痰祛湿、去瘀通络之效。主治一切痰核流注，贴骨阴疽等症。虚证不可谬然投治，以免攻伐太过。

（2）西黄丸（外科全生集方）：牛黄 3g，麝香 9g，乳香、没药各 60g，黄米饭 60g，捣烂为丸，陈酒送下 8g。久服必损胃气，有虚火者不宜用，主治乳癌、瘰疬、痰核流注等。作者曾以本方为基础加减，即按北京市中成药规范所载西黄丸第一方的用药比例，将丸药改为散剂，胶囊装服，把黄米面省去，将乳香、没药的用量比例减去一半，减下来的药量用一些其他具有扶正或抗癌作用的中草药按比例加上，称为加味西黄散。如将上方中乳香、没药各减 30g，减去黄米饭 60g，共 120g，即可外加山豆根 30g、山慈菇 30g、三七 30g、虫草 30g，共研细末，胶囊装服，每服 8g，一日二次。以加强扶正抗癌作用，一般反映尚好。

（3）巴豆五物丸（存心堂集验方）：巴豆 60g，去皮心熬勿黑，研磨如脂状，杏仁 30g，去皮尖，研磨如脂状，千金子 30g，去壳，取色白者研如泥。桔梗 60g、商陆 30g，先捣桔梗、商陆为细末，将巴豆、杏仁、续随子合匀，又捣二千杵，蜜和丸如绿豆大，即巴豆五物丸。密器中贮之，莫令泻气，空腹服二丸，日二次白汤下，重者服三丸，长服服一丸。治癥瘕积聚，痞结大坚，心腹痛，留饮痰癖，大腹水胀，妇女血结月闭、下恶物。

（4）神仙追毒方（医学纲目方）：五倍子捶破洗焙 90g，山慈菇去皮净焙 30g，麝香 6g 研入，千金子去壳研去油取霜 30g，山豆根 30g，朱砂、雄黄各 30g，全蝎 30g，红芽大戟去芦洗净焙干 45g，上药为细末，以糯米饮为丸，分四十丸，每服一丸，生姜薄荷汁井花水研服。此方能解毒治痈疽发背及疗鱼脐疮及治诸风痛疥赤肿瘤等。

古方及单方、验方很多，各地均有收录，今后应择要进行研究，以便找到更多有效药物。

三、外　治　法

祖国医学对于痈疽疮疡的外治法方面，积累了丰富的经验，创立了许多有效的治疗方法和方药，对一些肿瘤除用手术割治法切除外，还有许多针对局部和全身的外治方法。近年来，通过各地实践，应用外治法治疗体表肿瘤、皮肤癌、宫颈癌、乳腺癌、软组织恶性肿瘤如滑膜肉瘤等均取得了一定效果。常用外治法如下：

1. 敷贴法　"敷者，化也，散也，乃化散其毒，不令壅滞也。然疮之缓急，毒之冷热，则用药亦有寒热之异，妙在疮之所宜。"

除阳证外，似肿非肿，似痛非痛，似赤非赤，脉洪数无力的肿物，外用冲和膏以行气活血，散瘀软坚，如系阴疽，不肿不痛，皮色不变或色暗不痛，或坚硬不溃，脉虽洪大，按之软弱无力的，当以阳和解凝膏，初起能消，已溃可敛。

民间亦有以单味药外敷者，如用鲜商陆根捣烂外敷，治愈滑膜肉瘤。亦有用独角莲去皮捣成糊状，外敷于肿瘤部位，每日一换（干独角莲研细末，醋调敷亦可），治疗各种肿瘤。独角莲外敷，局部皮肤可有反应，充血甚至起疱，宜慎用。此外，还可应用一些膏药外贴，如消化膏、灭毒膏等，大多可有温化寒凝，拔毒开结，软坚行瘀之功。如果肿瘤局部感染，局部焮红肿痛时可贴敷清热解毒、消肿止痛的化毒散膏、芙蓉膏、黄连膏等。化疗引起静脉炎可贴敷化毒散膏、定痛膏、芙蓉膏。各地还有不少敷贴方药在临床试用。

肿瘤术后引起的肠粘连，甚或肠梗阻，应用中药热炒外敷，可缓解疼痛，促进排气排便，利于肠道通畅。

2. 祛腐法　体表肿物，可用药予以枯蚀，使之祛腐生新，谓之祛腐法。一些带有腐蚀作用的方法属之。如早期宫颈癌的中药药物锥切法，用"三品"饼、杆置于宫颈及颈管中，使宫颈组织受药物作用而产生凝固性坏死而剥脱，此法治疗早期宫颈癌，即原位癌或早期浸润癌，均获近期治愈，远期疗效亦佳。

北京中医医院用制癌粉副号、子宫丸粉、黑倍膏等宫颈局部敷用，兼服汤药，共治疗 62 例宫颈癌，五年治愈者 33 例，最长的已观察 20 年。此外，有人报道用白砒大枣粉治体表癌；用五虎丹（水银、白矾、青矾、牙硝、食盐炼成）治疗体表恶性肿瘤；用皮癌净（红砒、指甲、头发等）治疗皮肤癌等，均有较好的疗效，这些药物多属祛腐法。

3. 系瘤法　宋窦汉卿的《窦太师外科全书》中说："用芫花根洗净，带湿不犯铁器，须于木石器中捣取汁，用线一条浸半日或一宿。将线系瘤经宿则落。如未落，再换一线。不过三次，自落。用龙骨、诃子、赤石脂，各等分为末，敷疮口即合。如无根，用芫花泡水，浸线系鼠奶痔。根据法用之，无一不效。"又金元时《儒门事亲》载："治头面生瘤子，蜘蛛丝勒瘤子根，三二日自然退落。"清《验方新编》载："舌上生菌，此恶症也，初起如豆，渐大如菌，疼痛，红烂无皮，朝轻暮重……取蜘蛛丝搓作线一条，打圈套在菌根上，其丝自渐收紧，收至极痛，忍耐片时，菌落出血，用百草霜敷或蒲黄末敷，俱效。再用六味地黄汤加槐花三钱煎服，并治重舌甚效。"

4. 枯瘤法　金元张子和《儒门事亲》载枯瘤方："砒、硇砂、雄黄、黄丹、粉霜、轻粉以上各药 3g，斑蝥二十个生用，朱砂 3g、乳香 9g、没药 3g，同研为末，粥糊为丸，捏作棋子样，曝干，先灸破瘤顶三炷为则，上以疮药，饼盖上用黄药末，以水调贴之数日，自然干枯落下。"

中国人民解放军总医院应用枯瘤液注射法，通过膀胱镜治疗膀胱癌，收到瘤枯脱落的效果，是枯瘤法的近代应用。

5. 熏法、引流法治疗窦道、瘘管　肿瘤术后引起的吻合口瘘或窦道，治疗十分棘手，北京中医医院外科应用回阳生肌、解毒除湿敛疮的中药研成粗末，草纸卷成药卷点燃烟熏创口，如还阳熏药卷、三方熏药卷；或做成药捻插入窦道，有助于祛腐排脓，生肌敛疮，促进瘘口或窦道愈合。窦道、瘘管流脓清稀的，用京红粉药捻、回阳生肌药捻，流脓稠厚，夹杂坏死组织，用甲字提毒捻；渐浅近愈，分泌物减少，用甘乳药捻，临床疗效较好。

四、针灸治疗

针灸疗法是祖国医学特有的非药物治疗方法，广泛应用于各种疾病。它通过刺激人体体表的穴位、经络来激发人体经络系统的调整作用，以调节脏腑功能活动和气血盛衰，从而达到治疗疾病的目的。现存最早的针灸学专著《针灸甲乙经》中，也记述有用针灸方法治疗某些与肿瘤相类似的病症，如：饮食不下，膈塞不通，邪在胃脘，在上脘则抑而下之（即刺上脘穴），在下脘则散而去之（即刺下脘穴）。肿瘤"坚顽之积聚"在"肠胃之处、募原之间，非药物所能猝及""宜薄贴以攻其外，针法以攻其内，艾灸以消散固结"，可以"佐药物之所不适"。由此可见，针灸治疗肿瘤有一定优势。临床主要应用于恶性肿瘤治疗及相关并发症治疗。

1. 针刺法　针刺直接治疗肿瘤的记载不多，但近来有用针刺配合中草药治疗晚期恶性肿瘤的报道，特别是在动物实验中初步看到，针刺可能有助于抑制肿瘤。付鸣治疗 36 例膀胱癌患者，对照组接受经尿道电切，治疗组加用针灸治疗，针刺中极、膀胱俞等穴位，两组患者随访期间复发率，治疗组 15.3%，比对照组 46.15%要低，组间差异有统计学意义。根据针刺治疗许多疾病的作用和针刺麻醉的作用，可以期待针刺疗法成为肿瘤中医治疗的方法之一，特别是从调整机体功能失调及抑制癌性疼痛方面，能起到有效作用。也有报道用针刺治疗提升白细胞。湖北医学院用针刺及耳针进行治疗，对 30 例滴水不入的食管癌患者进行了临床及 X 线观察，除 2 例外，28 例取得了刺后短期即能进食的效果，手法是进针得气后大幅度捻转后退针。北京中医医院肿瘤科观察化疗期间配合"老十针"防治化疗引起的恶心呕吐等消化道反应，针灸配合耳穴压豆治疗乳腺癌焦虑抑郁状态、失眠，针刺配合中药治疗消化道肿瘤术后胃瘫，均取得较好疗效。针刺治疗在减轻肿瘤患者手术、放疗和化疗的不良反应，缓解癌性疼痛，改善肿瘤患者的临床症状方面确有简便廉验的优势，需要进一步挖掘和探讨。

电针疗法：选择体表淋巴结（不是转移灶），用银针自中心穿过，于针两端通上 0.6 伏、20～30 毫安的交流电，加温至 56 摄氏度左右，留针 15 分钟，将体表能摸到的淋巴结轮流刺激，一般每日一次，7～10 日为一个疗程，间隔 7～10 日后再进行第二个疗程，据认为对胃肠系统肿瘤有效，但对肝、血液系统无效，可配合姑息手术的晚期病人应用，因观察病例少，故有待进一步研究。

2. 灸治法　中医对于阴疽和阴证肿块用灸治，有开结破坚之效。《内经》中有"陷者灸之"之说，《外科十法》说："隔蒜艾灸，胜于刀针。"灸时要使病灶部位不痛灸至痛，痛灸至不痛。一般认为阴证初起塌陷不起，便可用艾多灸，《医宗金鉴》说："开结拔毒，非灸不可。"张景岳亦主张："大结大滞者，最不易散，必欲散之，非借火力不能速也。"灸疗对未溃者有拔引瘀毒之邪的作用，凡属阴证，大都坚肿不痛，所以艾灸至痛，是使阴凝散开，多用于阴疽及瘰疬等症。临床上此法应用尚不广泛，肿瘤之属于阴毒之邪者可以试用，特别是瘢痕灸值得研究。隔蒜艾灸亦是古籍中常用之法。灸法选穴一是要整体兼顾、辨证施治，取远部穴和经验穴，二是肿块邻近部位或肿块局部取穴为主。北京中医医院肿瘤科观察灸法和中药复方固本抑瘤Ⅲ号联合应用对化疗的辅助作用，发现灸法治疗能防止化疗引起的淋巴细胞数下降，防止化疗引起的 T 淋巴细胞亚群指标下降，能双向调节化疗患者部分凝血机制异常。同时观察对近期疗效和生活质量的影响，发现各组带瘤患者的有效率[完全缓解（CR）+部分缓解（PR）+疾病稳定（SD）]，化疗加固本抑瘤Ⅲ号加灸法组明显高于单纯化疗及化疗加固本抑瘤Ⅲ号组，并且在生活质量综合评分、卡氏评分、食欲、睡眠、疼痛等方面有明显改善，差异显著，舌下静脉瘀血的舌象评分下降有显著差异，能改善化疗患者的气虚血瘀状态。著者认为，不仅期待着用灸法治疗可以减轻肿瘤患者症状，如消胀、排尿治癃闭以及止痛化瘀作用等，改善生活质量，而且还寄希望于灸法治疗肿瘤，这方面有待我们摸索和总结经验。

五、气功、导引疗法

气功是中华民族文化遗产中一项宝贵的遗产，已有数千年历史。在养生治病、保健防老等方面，积累了丰富的经验。它是一种"动、静"结合，动中有静（意守）和静中有动（运气）的一种独特的锻炼方法。几千年来，在民间广为流传，成为防病治病的疗法之一。

气功是一种通过练功者发挥主观能动作用，对身心（形体和精神）进行自我锻炼的方法，有病治病，无病强身。气功锻炼也是调动人体自身潜能的一种有效方法。

气功对人体的影响是整体性的，通过特定的功法锻炼，它能增强体质，调整体内各系统各器官功能。近年来，国内外学者对气功的初步研究表明，气功训练可使人处于一种"松弛反应"状态，它使交感神经系统的活动性减弱，使血浆多巴胺下降，肾素活动性减弱，血管紧张程度缓解；气功训练使人在大脑功能提高的同时，基础代谢降低；气功训练还能使中枢介质及内分泌发生变化，使人体衰老过程变慢，免疫系统功能强化，所以有延年益寿、预防疾病的作用。至于气功训练时其他的生物物理和生物化学的变化，还有待进一步研究。

近年来，一些癌症患者也学练气功，并收到一些效果，表现在改善消化系统、呼吸系统、心血管系统和神经系统的功能，收到增进食欲、增强体质、精神情绪好转的效果，这有利于癌症患者病情的稳定和康复。中医对肿瘤的看法，认为在防治癌症方面，除了要消除外界致癌因素外，还要强调避免精神因素的刺激，并且要把失去平衡的内环境调整过来。癌症疾病的过程就是病邪与正气斗争的过程，治癌的原则是扶正祛邪。在综合治疗中，西医的手术、放疗、化疗是驱邪的手段，中医药既能解毒攻邪，又有扶正作用。而气功治疗，通过实践，体会到它的作用主要是扶正。归纳一下有以下几点：①疏通气血，激发经气的流通。肿瘤的病机之一是气滞血瘀，而气功锻炼以意领气，导引内气运行于经脉中，气行则血行，所以起到疏通经络、调和气血的作用；②调节脏腑功能。气功训练能对肺、肝、脾、心、肾的功能进行调节，因此可以使呼吸、循环、消化及神经内分泌系统的功能得到纠正或改善，使失去调控的各脏腑功能得到恢复；③练气功时，意守丹田，排除杂念，可以增强癌症患者信心，治疗精神创伤，减少焦虑状态，使精神和心理上得到治疗，调动战胜疾病的主观能动作用；④增强癌症患者的抵抗力。观察表明，有些患者练气功之后，免疫功能状态有增强，对血液中白细胞也有调节作用，偏低的可以升高至正常，偏高的可降低至正常范围。所以气功在癌症综合治疗中，可以发挥一定的积极作用。但要注意的是，要掌握好适应证的选择，通过观察，我们认为对手术后得到根治，体质有待康复的癌症患者，或经过手术、放疗、化疗之后以及中医药治疗过程中病情得到控制的患者，气功疗效较好。此外，运动量及功法要因人而异，因病而异，因病情轻重而辨证施治。较晚期的癌症患者或带癌病情未能控制的患者，练气功要慎重，有的晚期肝癌患者因练气功不当，引起大出血而造成不幸。有关气功对癌症患者的作用及其适应证，和哪一种气功功法对哪种肿瘤有益，还需要进一步观察研究，整理提高。

八段锦是从北宋起便开始流传的一种导引术，是我国古代的呼吸运动（导）与肢体运动（引）相结合的一种养生术，强调三调合一，即调身、调息、调心的合一，具有行气活血、协调五脏六腑之功能。八段锦的第一节，"双手托天理三焦"中理三焦就是治理三焦，该姿势重点在于调理胸腔、腹腔，锻炼五脏六腑。第二节，"左右开弓似射雕"中左右开弓的动作，有利于宣泄胸气，消除胸闷，并能疏肝理气。第三节，"调理脾胃需单举"中两手的左右升降对拉动作，符合"脾主升清、胃主降浊"的原理。并通过牵拉腹腔对胃肝胆起到很好的按摩作用，有助于人体的消化吸收。第四节，"五劳七伤往后瞧"可以调整大脑与脏腑的调节能力，增强人体的免疫功能和促进自身的良性调整，有利于缓解和消除亚健康状态。第五节，"摇头摆尾去心火"上身前俯，尾闾摆动可以使肾水得以上升、心火下降。第六节，"两手攀足顾肾腰"通过躯体的前屈后伸和双手按摩腰背下肢动作，使人体的督脉和膀胱经得到充分的拉伸，对生殖系统、泌尿系统以及腰背部的肌肉都有良好的刺激作用。第七节，"攒拳怒目增气力"通过马步冲拳、怒目瞪眼等动作，可刺激肝系统经脉，使肝气充盈、肝气疏泄、强筋壮骨。第八节，"背后七颠百病消"的提踵颠足、收腹提肛动作，内可以按摩五脏六腑，外可以舒缓筋骨，有助于全身脏腑经络气血的通畅和人体阴阳的平衡。所以八段锦适合各种肿瘤术后康复锻炼，调整器官功能，调畅气血，平衡阴阳，长期坚持可提升体能及机体免疫力。也有报道八段锦能改善化疗期间癌因性疲乏。

导引术中的五禽戏是东汉名医华佗模仿虎、鹿、熊、猿、鸟五种动物，并结合中医学理论编创而成。虎戏，经常练习能使人强筋健骨，精力旺盛，可以增强人体肝胆的疏泄功能。鹿戏，经常练习能增强体力，益肾固腰。猿戏，经常练习能使头脑灵活，增强记忆力，可以悦心情、畅心志，改善心悸、心慌、失眠、多梦、盗汗、四肢发冷等症状。熊戏，经常练习能增进消化，促进睡眠，增强脾的运化功能，使不思饮食、腹痛、腹胀、便秘、腹泻等症状得以改善。鸟戏，经常练习能调和呼吸，疏通经络，增强肺的呼吸功能，有效缓解鼻塞、流涕、胸闷气短等症状。有报道大肠癌围手术期进行五禽戏锻炼能减少手术并发症，促进术后康复。乳腺癌术后功法练习可以减轻焦虑抑郁等负性情绪。所以五禽戏对于患者术后身心康复都是大有益处的。

第六章

中医药治疗肿瘤主要法则的临床和实验研究

近年来，在中医和中西医结合治疗肿瘤的过程中，对一些主要治疗法则进行了许多临床和实验研究，对阐明中医药的作用原理有一定意义，也为肿瘤的中西医结合研究工作和用现代科学方法研究中医的理法方药，开拓了新的途径。

第一节 扶正培本法

一、理论依据

祖国医学认为，肿瘤的形成、生长过程是一个机体内邪、正斗争消长的过程。肿瘤的形成是正气先虚，然后客邪留滞，引起一系列病变的结果。人的正气应当能维持机体的正常生理功能，并有抵御外邪的能力。正气虚弱则卫外无能，易受邪气（外界致癌因子）内侵，也就是在人体内部环境稳定性及机体内外相对平衡性遭到破坏的时候，致癌因子就能起到作用而导致肿瘤形成，并使肿瘤得以浸润、扩散和转移。中医理论认为："邪之所凑，其气必虚""正气存内，邪不可干"。所以肿瘤的形成被认为是"正气不足，而后邪气踞之"所致。另一方面，我们看到在肿瘤形成之后，耗气伤血，日久因病致虚，更导致正气亏虚。而肿瘤在体内能否控制、恶化、扩散及转移，也决定于邪气与正气斗争的结果。临床和实验研究表明，补虚扶正能预防肿瘤的发生和发展。所以扶持正气、固本培元是肿瘤的根本治法之一。

扶正培本法实际上并不单纯是应用补益强壮的方药，而是应该把调节人体阴阳平衡，气血、脏腑、经络功能平衡稳定，以及增强机体抗癌能力的方法都包含在内。因而中医的"补之、调之、和之、益之"等法都属于扶正范畴。总的原则是："形不足者，温之以气；精不足者，补之以味。""损其肺者，益其气；损其心者，和其营卫；损其脾者，调其饮食，适其寒温；损其肝者，缓其中；损其肾者，益其精"。另外，诸如饮食调理、针灸、气功等均有扶正作用。所以对扶正培本法应全面分析，根据辨证分析病情虚实而定。近年来，通过临床研究和实验研究，确实证明了扶正培本法有多方面的作用，是祖国医学宝贵遗产，值得大力整理发掘并进行深入研究。

二、临床及实验研究

肿瘤细胞的生长增殖、浸润及迁移，都取决于邪气与正气的斗争。微观来说，肿瘤细胞为邪，正常细胞为正；宏观来看，人体正常组织为正的处所，肿瘤局部组织为邪的处所，运用扶正培本法，能够提升自身正气对邪气的进攻和防御能力。进攻方面，能够抑制肿瘤细胞增殖，促进肿瘤细胞凋亡，抑制肿瘤血管、淋巴管生成，从而抑制肿瘤的发生发展；防御方面，能够提高机体的免疫功能，抑制肿瘤细胞对局部微环境的侵袭，从而抑制肿瘤细胞的迁移[1]；另外还可以协同其他治疗方法，促进疗效，如增加自身对治疗的敏感性和适应性，减轻毒副反应，促进身体机能恢复。因此，中医扶正培本法能够从多方位治疗肿瘤，抑制肿瘤的生长、进展，预防复发转移，延长生存期。

在临床中也观察到，很多坚持服用培本扶正中药的肿瘤患者都能够保持长期平稳的生存状态，一些无法通过手术治疗的患者得以带瘤生存。北京中医医院对固本抑瘤Ⅱ号方治疗小鼠子宫颈癌 14 号进行实验研究，治疗组分为单纯中药、中药加化疗、单纯化疗治疗，抑瘤率分别为 37.8%、54.6%、48.1%，与对照组比较均有显著性差异，表明中医益气活血法具有一定抑瘤作用[2]。有研究采用非干预性临床研究的方法研究中药对结直肠癌术后复发转移的影响，结果显示，除年龄、放疗、分化程度、TNM 分期外，中药治疗也是结直肠癌术后复发转移的独立影响因素；接受扶正、祛邪、扶正祛邪 3 种中药治疗的结直肠癌术后复发转移的风险分别是对照组（不接受中药治疗）的 0.509 倍、0.596 倍、0.544 倍，与对照组比较均有统计学意义（$P<0.05$），说明这三种治疗是保护性的影响因素，均能有效降低结直肠癌的术后复发转移；扶正治疗的 10 年无瘤生存率和中位生存期显著长于后两者，提示扶正治疗在结直肠癌术后复发转移的远期预防上可能存在一定优势[3]。也有临床研究表明，中医扶正为主的辨证治疗在晚期非小细胞肺癌一线化疗方案病灶达到控制后，可以有效延缓疾病进展时间[4]。

1. 抑制肿瘤细胞增殖　肿瘤细胞的恶性增殖受到多种蛋白、细胞因子及其受体、基因的复杂调控，扶正培本治疗可通过对肿瘤细胞增殖的调控抑制肿瘤的发展。

相关研究证明，参芪扶正注射液联合顺铂能协同抑制 PANC-1 细胞的增殖，并诱导其凋亡，其作用机制与上调 Caspase-9、Fas 及下调 Survivin 因子的表达有关[5]。金钗石斛多糖对 Sarcoma180 肿瘤细胞和 HL-60 白血病细胞均有显著的抑制其生长的作用[6]。黄芪多糖（APS）可显著抑制人红白血病 K562 细胞增殖，其作用机制与下调细胞周期蛋白 B（Cyclin B）和细胞周期蛋白 E（Cyclin E）以及上调细胞周期依赖性激酶抑制因子（p21）的表达有关[7]。

2. 诱导肿瘤细胞凋亡　诱导细胞凋亡是药物发挥抗肿瘤作用的重要机制之一。目前研究提示，许多扶正中药的作用机制与调控细胞凋亡有关。

山茱萸提取物对肺癌细胞有明显的抑制作用，其作用机制与诱导肿瘤细胞的凋亡和干扰细胞周期分布有关[8]。该研究选用 Lewis 肺癌 C57BL 小鼠给予山萸肉提取物治疗，实验组小鼠体内瘤的质量、肺转移灶数均显著降低，小鼠血清中癌胚抗原含量明显降低（$P<0.05$）；山茱萸提取物对 Lewis 肺癌细胞处理 48 小时后，细胞周期阻滞在 G0/G1 期（$P<0.01$）；实验组 Bcl-2 蛋白表达显著降低，Bax 及 p53 蛋白表达显著升高（$P<0.05$，$P<0.01$）。经典的补肾方剂六味地黄汤也能影响瘤体细胞周期，诱导肝癌细胞凋亡[9]。

调节细胞信号转导通路，可能诱导细胞凋亡。研究发现，黄芪多糖可能通过抑制 ERK1/2 信号通路，下调 ERK1/2 蛋白的表达量，抑制其磷酸化，诱导肝癌 HepG2 细胞发生凋亡[10]。

一些中药能够诱导肿瘤细胞发生自噬。一项关于诱导肝癌 HepG2 细胞凋亡及自噬作用的研究发现，扶正抑瘤汤（红芪、当归、莪术、蟇回头）高、中、低剂量组抑瘤率分别是

49.9%、21.6%、8.2%，5-FU 组抑瘤率为 74.2%，均能抑制肿瘤生长，其中以高剂量组和 5-FU 组效果最佳；透射电镜检测自噬体形成情况，扶正抑瘤组和 5-FU 组均可见到大量自噬小体，随着药物浓度降低自噬小体减少，之间呈正相关，其中以高剂量组效果最佳，对照组未发现自噬小体；与对照组比较，扶正抑瘤组和 5-FU 组均可使自噬相关蛋白 Beclin 1、Bnip3 及 LC3 表达上调，且与药物的浓度呈相关性，其中以扶正抑瘤高剂量组效果最佳。说明扶正抑瘤汤可通过诱导肿瘤细胞发生自噬性死亡的方式抑制细胞增殖，诱导细胞凋亡[11]。

3. 抑制肿瘤血管系统　促新生血管形成因子与抑制因子之间的失衡，导致肿瘤新生血管形成。肿瘤新生血管具有不稳定的结构与功能，提供肿瘤生长的营养所需，同时形成有利于肿瘤侵袭与转移的微环境。抑制肿瘤血管生成和使新生血管正常化是抗血管生成治疗的重要方向[12]。

研究表明，扶正培本治疗可通过抑制促血管生成因子、抑制血管外基质降解等途径有效抑制肿瘤血管生成[13]。参七汤可显著下调肺癌小鼠肺组织 MMP-9 表达[14]。人参皂苷 Rg3 使裸鼠胰腺癌皮下移植瘤拟态、正常血管生成均减少，VE-Cadherin、Eph A2、MMP-2、MMP-9 mRNA 和蛋白表达水平均降低（$P<0.05$）[15]。扶正解毒方能够选择性抑制肿瘤血管生成，扶正解毒方能够抑制肿瘤血管内皮细胞增殖（$P<0.05$），而对正常血管内皮细胞增殖没有明显影响，贝伐单抗对肿瘤血管内皮细胞及正常血管内皮细胞增殖均有抑制作用（$P<0.01$），扶正解毒方能降低瘤组织 VEGF 表达及肿瘤血管内皮细胞 VEGFR-2 表达，认为其作用机制与调控 VEGF/VEGFR-2 信号传导有关[16]。

4. 调节机体免疫功能　肿瘤细胞具有免疫逃逸的特性，调节免疫系统的功能正常对于机体监视、限制肿瘤具有重要作用。肿瘤患者的免疫功能，特别是细胞性免疫功能，一般是低下的，给予中医扶正补虚治疗后，细胞和体液免疫指标常有明显改善。根据临床实践及实验研究，一些补气药如党参、黄芪、白术、灵芝等，可以不同程度地促进单核巨噬系统的吞噬作用，党参、黄芪、地黄、旱莲草、五味子、菟丝子等能促进人体淋巴细胞转化；助阳药（肉桂、仙茅、菟丝子、锁阳、黄精等）能使抗体形成提前；养阴药（鳖甲、玄参、天冬、沙参、麦冬等）能使抗体存在时间延长。

机体免疫功能抑制是导致肿瘤进展及治疗失败的重要原因，扶正培本治疗可以通过多种方式调节和增强机体免疫功能，从而达到防止肿瘤进展的目的。细胞免疫方面，扶正培本治疗可以促进 T 细胞及 B 细胞增殖，提高 NK 细胞毒活性，以及提高巨噬细胞吞噬能力；体液免疫方面，经过扶正补虚治疗后抗体 IgG、IgA、IgM 及补体 C3、CH50 等能够明显升高。研究表明，扶正中药肺瘤平膏能够调节 DC 抗原递呈功能，提高机体的抗肿瘤免疫监视功能[17]。扶正合剂防治药物性骨髓毒性的疗效确切，治疗组的淋巴细胞转化率、补体 C3、CH50、免疫球蛋白（IgG、IgA、IgM）均上升（$P<0.01$），对照组均下降[18]。黄精具有补气养阴、健脾益肾的功效，一项关于多花黄精粗多糖（PSP）抗肿瘤作用的研究发现，体外实验中 PSP 对肿瘤细胞具有增殖抑制作用，但只在质量浓度较高时才表现中度敏感，认为其直接杀伤作用较小；而体内实验则表现出明显的抑制作用和显著的生存期延长作用，同时显著增加小鼠的胸腺指数和脾指数，故认为其以提高机体免疫功能为主来控制和杀灭肿瘤细胞[19]。总的来说，在临床中病人出现免疫机能低下或亢进，可通过扶正培本等方法来维持机体免疫功能的平衡状态。

5. 抑制细胞外基质降解　细胞外基质（ECM）是肿瘤生长的局部微环境，肿瘤细胞通过产生蛋白分解酶对基质进行降解，从而创造一个利于高增殖、低分化、凋亡抑制以及侵袭、转移的局部状态。

研究表明，扶正培本治疗可通过下调细胞外基质相关蛋白的表达、降低肿瘤细胞外基质降解酶的含量，以降低肿瘤细胞的运动力和侵袭力，抑制浸润和转移，其中，基质金属蛋白酶（MMP）是降解 ECM 和基底膜的关键[20]。人参皂苷可纠正微环境细胞外基质中 MMP-9 与基质金属蛋白酶抑制因子 1（TIMP-1）的表达失衡，抑制肿瘤的侵袭和转移[21]；益气养肺方通过降低血清 MMP-9 水平，能够提高实体瘤体疗效[22]；健脾补肾方具有抑制小鼠肠癌原位移植瘤模型肺转移的作用，并与下调 MMP-2 蛋白的表达密切有关[23]。

6. 协同其他治疗方法

Ⅰ　增效减毒

化疗、放疗和靶向治疗等抗肿瘤治疗在杀灭瘤细胞同时，常引起机体一系列副反应，如化疗常见的消化道反应、骨髓抑制（白细胞和血小板降低）、肝肾功能损害、免疫功能抑制等；放疗导致的放射性肠炎、放射性肺炎、皮肤损伤等。有临床研究发现，化疗后患者出现气虚证的比例明显增加[24]，说明抗肿瘤治疗导致了患者气血阴阳的受损和失调。

《黄帝内经》提出："大毒治病，十去其六……无使过之，伤其正也。不尽，行复如法。"祛邪之法常有伤正的弊端，一方面使人体机能发生紊乱，另一方面，正气不能助药克邪，治疗效果受到影响。因而在治疗时须时时关注患者的正气盛衰，遵从祛邪与扶正相结合的治疗法则。中医药扶正培本治疗对增效增敏、减轻耐药性、改善和防治毒副反应、稳定机体内环境的平衡有良好的作用。

一些临床研究发现，人参、黄芪等以补气血、益脾肾为主的药物能够明显降低化疗毒副反应的发生率，有助于患者顺利完成疗程[25-26]；放射性肺炎可采用养阴润肺清热为主的中药治疗，疗效明确[27]；益气养阴解毒法（如金复康口服液）与靶向治疗具有协同作用，并能改善靶向治疗的获得性耐药，可能与下调 P-EGFR 的表达有关[28]；扶正益肾药如菟丝子、枸杞子、金樱子、覆盆子、淫羊藿等对性激素有调节作用，可用于减轻乳腺癌、前列腺癌等内分泌治疗的副反应[29]；固本抑瘤Ⅱ号方与环磷酰胺（CTX）、5-FU 合用，在一定剂量范围内能显示显著增效作用，如使单用 CTX 的抑瘤率由 15.9% 提高为联合用药的 37.6%[30]。

许多扶正培本方药能够促进造血生长因子表达，改善骨髓造血微环境，延缓骨髓造血干细胞的衰老，促进血干细胞的增殖，从而使骨髓造血功能恢复正常[31]。其中如鹿茸、紫河车、阿胶、鸡血藤、党参、黄芪、枸杞子、女贞子、地黄、当归、何首乌、白术、龙眼、锁阳、补骨脂、巴戟天，可刺激骨髓，增加红细胞和血红蛋白；人参、丹参、鸡血藤、山萸肉增加白细胞；当归、白芍、地黄、龙眼、三七、山萸肉、女贞子、红枣、肉苁蓉、狗脊能升高血小板，所以健脾补肾药物如人参、黄芪、熟地黄、山萸肉、女贞子、枸杞子、鹿角胶、阿胶、紫河车、何首乌等都有恢复骨髓造血功能作用，这些药也经常用来治疗再生障碍性贫血。

临床研究表明，健脾益肾补血法具有显著的提升白细胞、中性粒细胞、红细胞、血红蛋白及血小板总数的作用，能够改善肺癌化疗患者骨髓造血功能，提高患者的化疗依从性和生存质量[32]。

临床观察升血汤（北京中医医院协定处方：生黄芪、太子参、鸡血藤、白术、茯苓、枸杞子、女贞子、菟丝子）配合化疗治疗中晚期胃癌，全部化疗过程顺利完成，化疗后体重明显增加，毒副反应轻微；拆分升血汤为健脾方和补肾方进行研究，其动物实验表明，全方、健脾方、补肾方平均生存期分别为 40.74 天、34.09 天、31.75 天，均能延长荷瘤动物生存期，但以升血汤全方时间最长，效果最好，既照顾后天之本又培补先天之本[33]。

红景天熟地合剂可明显提高骨髓粒–巨噬系祖细胞（CFU-GM）集落形成及集落刺激因子（CSF）等细胞因子的合成，调控造血系统，增加外周血白细胞数量[34]。另外，针灸、艾灸扶正穴（足三里、肾俞、脾俞、胃俞、膈俞、关元和大椎等）对改善和预防骨髓抑制也有显著作用[35]。此外，扶正治疗能提高内分泌功能，提高和改善机体的物质代谢，对失调的生理功能具有"双向调节作用"的"天平效应"。

Ⅱ　促进机能恢复，改善营养状态

恶性肿瘤是消耗性疾病，手术、放化疗等抗肿瘤治疗对身体损伤较大，全身机能的恢复是疾病向愈的基础。"有胃气则生"，扶正培本药、健脾益气药可以调节消化道功能，增加胃肠酶和胃泌素的分泌，增强小肠吸收功能，促进 RNA 及蛋白质的合成，进而改善患者的营养状况，促进全身机能恢复。

实验研究表明，四君子汤能提高正常动物胃蛋白酶活性，增加脾虚动物胃主细胞内酶原颗粒的含量，增强脾虚动物胃肠蠕动功能，升高脾虚动物血清 D-木糖，促进脾虚动物肠上皮细胞微绒毛生长[36]；中国中医科学院中药研究所发现党参、白术、黄芪能增强荷瘤动物的体力；补中益气汤能增加血清中白蛋白/球蛋白比值，延长动物游泳时间，改善荷瘤动物的蛋白代谢；人参及其提取物能促进荷瘤宿主的代谢，促进蛋白质、脂肪的合成，而不利于癌细胞的代谢。

研究扶正活血饮Ⅱ号方（黄芪、太子参、白术、灵芝、大贝、莪术等）对胃癌根治术后患者胃肠功能的影响，观察组术后第 2 天开始鼻饲直至拔除鼻饲管改为口服，观察组的首次排便时间、肠鸣音正常时间、肛门排气时间均明显短于对照组（$P<0.05$），术后经治疗 3 个月、6 个月后观察组患者躯体、角色、感情、认知、社会 5 个方面的生活质量调查表（QLQ-C30）功能的评分均明显高于对照组，说明扶正活血治疗在改善胃肠功能、营养状态及提高生活质量方面的效果显著优于单纯的西医常规处理[37]。

总之，扶正培本是治疗肿瘤的一个重要法则，它的作用绝不限于上述这几个方面，随着研究工作的不断深入，必将有更多的作用被阐明。在临床上，我们看到许多恶性肿瘤患者虽然表现以虚为主，但常常是虚中夹实，所以扶正补虚只是治疗的一个方面，从广义来说，扶正还应包括"祛邪以安正"的涵义在内，在切实掌握邪、正斗争的关系上，尽量做到扶正而不留邪，祛邪而不伤正，现在以中医药扶正培本法配合手术、放疗、化疗、免疫治疗等抗肿瘤治疗，减轻了毒副反应，就更体现了中西医结合上的"祛邪而不伤正"的优越性。可以说，扶正培本法的应用是贯穿肿瘤治疗始终的，正确运用扶正培本法，对于提高患者抗肿瘤的能力，增强患者的免疫功能，改善患者的体质和营养状态，减轻和防止抗肿瘤治疗的毒副作用，控制肿瘤的发展，延长生存期和提高生存质量等方面，均能起到积极的作用。从上述多方面的作用来看，现代医学的一般支持疗法、输液输血、营养补充和强壮疗法是无法与之比拟的，而两者相结合则相得益彰，效果更好。

参 考 文 献

[1] 李枋霏，李杰. 扶正培本法治疗恶性肿瘤作用机制的研究进展[J]. 肿瘤防治研究，2014，41（6）：674-679.

[2] 张青，郁仁存，薛克勋，等. 固本抑瘤Ⅱ号对小鼠子宫颈癌 14 号抑瘤作用的实验研究[J]. 中国中西医结合杂志，1998，18（S1）：265-266，396.

[3] 侯风刚，石齐，王伟炳，等. 不同中医治则对结直肠癌术后复发转移的影响[J]. 世界华人消化杂志，2014，22（13）：1890-1896.

[4] 胡慧菁，刘苓霜，沈丽萍，等. 扶正为主辨治晚期非小细胞肺癌的疗效研究[J]. 成都中医药大学学报，2014，37（2）：76-79，85.

[5] 刘恒，吴倩，薛瑞. 参芪扶正注射液联合顺铂对人胰腺癌 PANC-1 细胞增殖及凋亡的影响[J]. 中医药导报，2017，23（8）：31-34.

[6] 安凤娟，何宇新. 金钗石斛多糖的研究进展[J]. 安徽农业科学，2014，42（13）：3857-3862.

[7] 李超，钱新华，千新来，等. 黄芪多糖对人红白血病 K562 细胞凋亡的影响[J]. 郑州大学学报（医学版），2014，49（5）：641-644.

[8] 贾羲，苏成福，董诚明. 山茱萸提取物抗肿瘤作用及机制探讨[J]. 中国实验方剂学杂志，2016，22（20）：117-119.

[9] 任怡. 六味地黄汤对小鼠原发性肝癌模型的作用机制研究[J]. 湖南中医杂志，2013，29（2）：124-126.

[10] 王宏艳. ERK1/2 在黄芪多糖促进 Hep G2 细胞凋亡中的作用. 中国实验方剂学杂志，2012，18（7）：235-238.

[11] 张武德，程卫东，鲍英存，等. 扶正抑瘤汤对肝癌 Hu-7 细胞诱导凋亡及自噬的作用[J]. 中国老年学杂志，2015，35（21）：6036-6039.

[12] 熊露，田少霞. 扶正培本治则方药调节肿瘤微环境免疫与血管正常化的思路研究[J]. 中国中西医结合杂志，2010，30（2）：201-204.

[13] 初海姣，韩增祥，梁芳. 中药复方抗肿瘤血管生成研究简况[J]. 实用中医内科杂志，2018，32（4）：74-77.

[14] 王志宽，陈利平，焦顺昌. 参七汤对小鼠肺癌组织基质金属蛋白酶 9 表达影响[J]. 中华保健医学杂志，2009，11（2）：105-107.

[15] 郭敬强，林胜璋. 人参皂苷 Rg3 对胰腺癌 SW-1990 细胞皮下移植瘤血管生成拟态影响的研究[J]. 浙江医学，2016，38（16）：1322-1325.

[16] 刘浩，方素萍，赵志正，等. 扶正解毒方选择性抑制肿瘤血管生成及调控 VEGF/VEGFR-2 信号通路的实验研究[J]. 中国中医药科技，2015，22（6）：626-628.

[17] 郑红刚，朴炳奎，林洪生，等. 中药复方肺瘤平膏对树突状细胞功能影响的拆方研究[J]. 北京中医药大学学报，2007，30（8）：525-528，549，插1.

[18] 骆丽娟. 扶正合剂防治药物性骨髓毒性的疗效观察[J]. 辽宁中医杂志，2001，44（1）：27-28.

[19] 叶红翠，张小平，余红. 多花黄精粗多糖抗肿瘤活性研究[J]. 中国实验方剂学杂志，2008，14（6）：34-36.

[20] 马仰仰，李仁廷，马一鸣，等. 扶正固本法干预恶性肿瘤微环境重要因素的研究进展[J]. 世界最新医学信息文摘，2018，18（98）：63-64，66.

[21] 杜卫东，屠巍巍，孙传. 人参皂苷 Rg3 对 HT-29 细胞株 MMP-9 和 TIMP-1 表达的影响[J]. 中国中西医结合外科杂志，2012，18（2）：154-157.

[22] 曹桂山，王玉强，乔钦增. 中药益气养肺方联合化疗对晚期非小细胞肺癌患者血清基质金属蛋白酶-9 影响的研究[J]. 山西医药杂志（下半月刊），2013，42（3）：330-332.

[23] 石晓静，包益洁，胡送娇，等. 健脾补肾方对小鼠肠癌原位移植瘤肺转移及 MMP-2 蛋白表达的影响[J]. 上海中医药大学学报，2015，29（1）：49-52.

[24] 李丛煌，刘瑞，郑洪刚，等. 晚期非小细胞肺癌中医证候分布及动态演变规律临床研究[J]. 中医学报，2015，30（8）：1085-1087.

[25] 郝腾腾，谢雁鸣，廖星，等. 参芪扶正注射液联合一线化疗治疗非小细胞肺癌的系统评价及 Meta 分析[J]. 中国中药杂志，2015，40（20）：4094-4107.

[26] 张代钊，于尔辛，余桂清，等. 中医药对肿瘤放化疗的增敏减毒作用[J]. 中国中西医结合杂志，1992，12（3）：135-138.

[27] 杨双，李一琼. 恶性肿瘤放疗后副作用的中西医结合护理探讨[J]. 中国医学创新，2012，9（7）：60-61.

[28] 孙玺媛，姜梅，张伟，等. 金复康口服液对非小细胞人肺腺癌吉非替尼获得性耐药的影响[J]. 中药材，2014，37（7）：1254-1258.

[29] 王旺胜，尤建良，薛青. 益肾沉潜方治疗乳腺癌内分泌治疗他莫昔芬副作用疗效观察[J]. 山西中医，2017，33（7）：23-25.

[30] 谢冰芬，潘启超，刘宗潮，等. 固本抑瘤Ⅱ号方对抗癌药物的增效作用[J]. 癌症，1996，15（3）：181-183.

[31] 苗贤媛，王晓稼. 中药防治恶性肿瘤化疗所致骨髓抑制的机制与疗效[J]. 中国药物经济学，2019，14（6）：119-122.

[32] 范先基，冯献斌，宁雪坚，等. 健脾益肾补血法改善肺癌化疗患者骨髓造血功能的观察与分析[J]. 中医药导报，2011，17（10）：22-24.

[33] 饶燮卿，郁仁存，胡玉芳，等. 升血汤配合化疗治疗中、晚期胃癌的临床观察及实验研究[J]. 中西医结合杂志，1987，7（12）：

715-717，707.

[34] 罗晶，李欣，林卓. 红景天与熟地配伍对骨髓抑制小鼠骨髓功能的影响[J]. 中国中西医结合杂志，2010，30（11）：1190-1192.

[35] 徐红达，贾英杰，陈军，等. 艾灸治化疗所致骨髓抑制的现状及经穴分析[J]. 肿瘤，2014，34（6）：564-568.

[36] 彭成，雷载权. 四君子汤对消化、运动、吸收作用的实验研究[J]. 中药药理与临床，1995，11（5）：6-8.

[37] 任明丽，周群燕. 扶正活血饮Ⅱ号方对胃癌术后患者胃肠功能、生活质量及机体免疫功能的影响[J]. 陕西中医，2017，38（12）：1676-1678.

第二节　活血化瘀法

一、理　论　依　据

瘀血是祖国医学中特有的病理病因之一，它可见于多种疾病。瘀血的治疗法则为活血化瘀，这是祖国医学中一个极为宝贵的重要理论和实践经验。早在两千多年前的《内经》中就有"恶血"的记载，并提出了"血实者决之"的治疗原则，汉代伟大的临床学家张仲景在其经典著作《金匮要略》《伤寒论》中就提出了"瘀血""干血""蓄血"等病名，并论述了活血化瘀的脉证和理法方药。之后，历代医家对瘀血学说和活血化瘀法不断有所发展，到清代王清任，通过大量的实践，总结了前人的经验，对"瘀血"有了进一步的认识，把活血化瘀法的临床运用更向前发展了一步，著有《医林改错》一书，创立了许多有效方药，其中三个逐瘀方治三十八种疾病，体现了异病同治精神。清代唐容川著《血证论》，把血证做了系统的理论阐述，使瘀血学说及活血化瘀治疗逐步发展成为一个较完整的学说和治疗法则，特别是阐明了瘀血与出血，祛瘀与生新等的辨证关系。近年来，在中西医结合研究方面，关于活血化瘀，作了大量临床与基础理论研究，临床上对一些过去难以治疗的病症包括肿瘤在内，用活血化瘀法治疗取得了一定的疗效。

瘀血是肿瘤的病理病因之一，历代医家也多指出，癥积、石瘕、痞癖、噎膈以及肚腹结块等与瘀血有关。在病因上，许多病因可导致瘀血，气滞可以形成血瘀；气虚也能引起血瘀；外邪入侵，伤脉伤络，血溢络外，停留经脉、脏腑组织之间形成瘀血，瘀血凝聚形成肿块。肿瘤患者在临床上与瘀血有关的症状和体征是：①体内或体表肿块经久不消，坚硬如石或凹凸不平；②唇舌青紫或舌体、舌边及舌下有青紫斑点或静脉粗张；③皮肤暗黑、有斑块、粗糙，肌肤甲错；④局部疼痛，痛有定处，日轻夜重；⑤脉涩滞等。有以上症状之一者可认为是有血瘀之证。

对瘀血的治疗主要应用活血化瘀的方药，通过活血化瘀，疏通经络，破瘀散结，祛瘀生新等治疗，能达到止痛祛瘀、消除肿块，恢复正常气血运行的作用。活血化瘀法不但能消瘤散结治疗肿块，而且对由瘀血引起的发热、瘀血阻络引起的出血、血瘀经络所致的疼痛等症，分别结合清热活血、活血止血、化瘀止痛诸法治疗，能收到一定效果。临床上对肿瘤患者施用活血化瘀法，可以起到多方面的治疗作用。

二、临床及实验研究

1. 抗肿瘤作用　临床研究，主要包括以下几方面：①增效：血府逐瘀汤配合放化疗治疗肺癌、肝癌、大肠癌患者 42 例，近期临床疗效完全缓解 1 例（2.38%），部分缓解 10 例（23.81%），无变化 24 例（57.14%），恶化 7 例（16.67%），总稳定率为 83.33%。近期生活质量改善 27 例（64.29%），稳定 8 例（19.04%），降低 7 例（16.67%）。认为中西医联合治疗对提高恶性肿瘤患者的近期疗效和生活质量具有较好的辅助作用[1]。②抑瘤：有用鳖甲煎丸、四物汤、少腹逐瘀汤分别治疗肝癌、肺癌、直肠癌患者共 36 例，在接受活血化瘀中药治疗后，患者临床病症均有减轻，肿瘤蔓延、生长速度明显下降，总有效率为 88.36%[2]。③抗复发转移：有益气养阴活血化瘀中药（党参、茯苓、炒白术、天花粉、天冬、生山药、莪术、三棱、炒鳖甲、鸡内金、水蛭、蜈蚣、全虫、当归、赤芍加减）联合化疗治疗肺癌、胃肠癌、前列腺癌、肝癌、卵巢子宫癌共 20 例，患者 3 年生存率（70%）和 5 年复发转移率（30%）明显优于单纯放化疗（50%，50%），表明采用益气养阴活血化瘀中药可有效防治恶性肿瘤复发[3]。

　　基础研究，主要包括以下几方面：①抑制肿瘤细胞增殖，诱导肿瘤细胞凋亡：赤芍总苷可以抑制 K562 肿瘤细胞的生长，随着浓度增大和作用时间的延长，对肿瘤细胞的抑制作用增强。同时，还可以阻滞 K562 细胞 DNA 的合成，使细胞 G0/G1 期比例增加，S 期降低，G1 细胞增殖停滞，抑制细胞的分裂增殖，诱导其凋亡[4]。②抑瘤转移：黄芪莪术配伍可以通过在肿瘤细胞诱导血小板聚集（TCIPA）环节中降低血浆组织因子含量、降低血小板活化程度进而抑制 Lewis 荷瘤小鼠肿瘤转移[5]。③抑制新生血管形成：红花中的羟基红花黄色素 A 能通过降低人胃腺癌 BGC-823 细胞移植瘤组织中血管内皮生长因子（VEGF）蛋白表达，减弱含激酶插入区受体（KDR）蛋白磷酸化及基因表达，从而抑制内皮细胞活化阻碍肿瘤血管新生[6]。④增强免疫功能：川芎嗪可提高乳腺癌人乳腺癌细胞系荷瘤裸鼠血清白细胞介素 4、肿瘤坏死因子含量及脾脏 NK 细胞杀伤活性，通过增强乳腺癌荷瘤裸鼠的免疫功能，达到抑制肿瘤生长的目的[7]。⑤逆转耐药、化疗增敏：丹参脂溶性成分和水溶性成分通过抑制 P-糖蛋白（P-gp）的表达、促进细胞的凋亡、抑制转移与侵袭等多种机制，在耐药肿瘤细胞系中发挥不同程度的逆转耐药和增敏作用，能明显增强顺铂、多柔比星、5-FU、三氧化二砷、紫杉醇等传统化疗药物的敏感性[8]。

　　据文献报道，初步实验提示具有抗癌作用的活血化瘀中草药有全虫、土鳖虫、水蛭、虻虫、川芎、红花、丹参、赤芍、三棱、莪术、川楝子、乌药、归尾、大黄、降香、五灵脂、蛇莓、鸡血藤、柘树、喜树、紫树等。

　　2. 抗凝与纤维蛋白溶解作用　应用抗凝剂及纤维蛋白溶解剂来破坏瘤栓周围的血小板、纤维蛋白等血栓组织，对治疗恶性肿瘤及其转移灶有一定意义。研究表明，某些中草药具有抗凝及纤维蛋白溶解作用，如毛冬青、昆布具有抗凝作用，丹参、虎杖、夜交藤、茶叶和鸡血藤具有抗凝和纤维蛋白溶解作用，并提出活血相似于抗凝，化瘀相似于纤维蛋白溶解作用。活血药对血小板的黏附聚集有抑制作用，对血小板内的环核腺苷 cAMP 含量亦有所提高，如复方冠心 II 号（赤芍、丹参、降香、川芎、红花）可使血小板内 cAMP 的含量提高，还能促进人体血液内纤维蛋白溶解酶系统的活性。川芎对聚集的血小板有解聚作用，上海华山医院观察到芎龙汤[川芎、地龙、葛根、党参、炙蜜根（棉花根）]能降低恶性肿瘤患者的血液黏稠度，改善恶性肿瘤患者的"高凝状态"，有一定抗凝及纤维蛋白溶解作用。有人证实，降低血小板凝聚可减少肿瘤的转移，降低纤维蛋白原的含量，增加纤维蛋白的溶解，增加血流量，改善血液循环及机体血液"高凝状态"，使肿瘤细胞处于抗癌药物及机体免疫活性细胞的抑制之下，借以提高抗肿瘤效果。所以，某些活血药的作用是既能抑制癌细胞，又能增强免疫功能。这就与目前化疗药物的既抑制杀灭癌细胞，同时也抑制机体的免疫力的作用有重要区别，如果活血药配合行气、补虚扶正的中药，疗效当能更好。中药中具有抗凝作用的还有水蛭，它含有肝素，而肝素具有多种作用。由上述研究提示，探索某些活血化瘀药物，对抗癌和防止癌细胞转移和扩散的可能性是有意义的。但是，值得注意的是，有的实验研究出现了相反的结果，如丹参中的隐丹参酮和二氢丹参酮 I 可以通过下调 P-gp 基因和蛋白的表达，增强阿霉素和伊立替康在 P-gp 过表达 SW620/Ad300 结肠癌细胞中的细胞毒性[9-10]，但高剂量川芎、丹参可通过调控 Twist 和 VEGF-A 蛋白的表达对 Lewis 肺癌小鼠肿瘤侵袭转移具有促进作用[11]。这是今后研究活血化瘀药物时还应进一步探讨的问题。此外，某些活血化瘀药能抑制患者细胞免疫，故在患者免疫机能减弱时，使用抗凝剂溶解血栓及瘤栓，使瘤栓中细胞释放入血流中，耗竭体内免疫力，反而加速了血行播散，这也是值得注意的。

3. 抗炎和抗感染作用　网络药理学研究发现炎症反应与血栓形成的关系十分密切，基于 IPA 分析丹参、川芎和红花的活性成分抗血栓作用机制，得到 25 个单体和 29 个血栓相关分子的作用网络关系。29 个分子中有 23 个分子与炎症反应有关，关系最密切的炎症分子为 NOS2、PTGS2、IL-6、TNF 和 IL-1β[12]，因此活血药与抗感染之间的关系需要重视，这些活血药常常不是单纯的抑菌作用，而是在调节机体反应性的基础上直接或间接达到抗感染的目的，如中药丹参、川芎、紫珠草、茜草、大蓟、丹皮等，对金黄、大肠、绿脓、痢疾、伤寒等杆菌有抑制作用；曾有人报道，活血化瘀复方有增加肠管血流量，加速肠蠕动、增强吸收等功能，能减轻炎性水肿，减轻慢性炎症以及炎症时的血管通透性，认为是在调节机体反应的基础上直接或间接达到抗感染的目的。一些活血化瘀药对类风湿性关节炎的红肿热痛有较强的抗炎作用；一些活血凉血药如丹皮、地榆、赤芍、川芎、紫草、马鞭草、虎杖等，均有抗病毒作用。由于晚期肿瘤患者常易合并感染，将有消炎、抗感染作用的活血药配合其他抗感染药物使用，有利于病情的控制和癌灶的消除，效果更好。

4. 对血液循环的调节作用　中医认为，气滞血瘀的疾病大都有血液循环的障碍，在冠心病、脑血栓、硬皮病、血栓闭塞性脉管炎都表现有微循环障碍，用活血化瘀药后，可使末梢循环改善，局部血流量增加，血液速度加快，血管痉挛解除，血细胞聚集减轻，进而使组织缺血所致营养失调、代谢障碍得到调整，循环得到改善。不同的活血药具有不同的生理作用，如当归、红花具有降低毛细血管通透性的作用，而乳香、血竭、五灵脂有增加毛细血管通透性作用，川芎和红花的两种提取物有减少血管阻力、增加血流量的作用，川芎对聚集的血小板还有解聚作用。活血药还能在不同程度上改善血液流变学的一些变化。血液流变学是主要研究血液的流动和变态的科学，也是微循环研究的一部分。许多瘀血症状的患者都有血液流变学方面的改变，恶性肿瘤患者中有瘀血症状的患者也有这方面的改变，如血液黏稠度增高，红细胞和血小板电泳速度减慢，红细胞表面电荷下降或消失，而导致血液变稠，呈"高凝状态"和瘀血。如用活血药丹参等治疗后，血液流变学指标也有改善，这些都是属于改善循环的效果。因此，活血化瘀药有可能提高肿瘤局部的血运及血内含氧量，从而调整和提高肿瘤组织对放射线或化疗药物的敏感性。有报道川芎和红花制成的川红注射液能使鼻咽癌肿瘤区血流量增加，血运改善，对鼻咽癌的放疗可发挥增敏作用[13]。丹参能使实验性微循环障碍的家兔血流加速，毛细血管网交点增加，血液流态改善；丹参、川芎、蒲黄同喜树碱合用，比单纯用喜树碱抗癌活性大大增强；丹参、郁金、鸡血藤配合喜树碱治疗小鼠白血病 L615，比单纯用喜树碱者，在白血病细胞浸润程度、脾重、存活时间延长方面，均有明显改善。说明有增强放疗、化疗效果的作用。

5. 调整结缔组织代谢 临床上治疗一些增生性结缔组织病症，取得了满意的效果。血液研究所做了大鼠琼脂肉芽肿的模型，用超微结构观察，发现治疗后成纤维细胞的数量显著减少，形态趋向成熟化，成纤维细胞分泌胶原的功能减退或受到抑制，并通过生物化学实验测定羟脯氨酸，再计算其胶原含量，以及利用同位素 ^{14}C 标记氨基酸注入动物体内，观察结缔组织胶原代谢的方法来测定，其结果与电镜观察一致。临床和实验表明，活血化瘀药物可以减轻放射性肺炎及纤维化，减轻放射性皮肤及软组织损伤引起的正常组织纤维化，使血管闭塞好转及减轻。所以，设想活血化瘀药合并放射治疗，有望预防或减少放射治疗的并发症、后遗症，提高放射治疗的效果。

6. 调节机体免疫作用的影响 活血化瘀中药可以预防新生儿 ABO 型溶血病的再次发生，并在部分孕妇中测定免疫性抗体消失，用动物实验小鼠测定有明显抑制免疫抗体的作用。在一些自身免疫性疾病如硬皮病、类风湿性关节炎患者中用活血化瘀中药治疗，也可取得良好的治疗效果。在活血药莪术瘤苗主动免疫实验中，存活动物胸腺不萎缩，脾脏明显增大，且淋巴样组织明显增生，说明莪术可能通过免疫反应作用于癌细胞。用喜树碱治疗恶性肿瘤患者，其皮肤迟发型超敏反应增强，说明它能增强宿主免疫机能。有人研究当归、桃仁有抑制嗜同种细胞型抗体的作用，相当于每公斤体重 5～10mg 硫唑嘌呤（依木兰）的抑制效果。这两种药物还具有抑制抗体产生和细胞形成的作用。在细胞免疫功能方面，有些活血化瘀药物有促进和提高作用。川芎、当归、红花、丹参、王不留行等具有一定程度的促 T 细胞转化的能力。桃红四物汤能改善荷瘤小鼠的单核巨噬系统的吞噬活性。活血化瘀方剂"异妊祛瘀汤"（三棱、莪术、赤芍、川芎、桃仁、橘核、荔枝核、丹参）具有免疫促进作用，可以增强家兔巨噬细胞吞噬活性，并通过提高血清调理素的活力，从而增强吞噬细胞的吞噬力。但是，我们提出，因为同样属活血化瘀药物，有的则有明显的免疫抑制作用。所以活血化瘀药物对机体免疫机能的影响很复杂。总之，我们的体会，肿瘤患者细胞免疫功能好时，应用活血抗凝剂效果才好，或者在应用活血化瘀药的同时予以益气健脾补肾等能提高机体免疫功能的中药，这就是我们提出肿瘤临床运用"益气活血法"的根据之一。

活血化瘀法在肿瘤临床上的应用，应根据中医理论及辨证施治，我们的经验是"有是证，用是药"的原则，有血瘀证或有一些血瘀证的客观指标异常（如血液流变学异常，舌及甲皱微循环的改变，结缔组织纤维化改变等）时就可以应用。没有血瘀证的患者如任意滥用，特别是破血攻瘀之剂，可伤正气，对患者极为不利。活血化瘀法对肿瘤的作用原理之一，可能就在于改变肿瘤宿主的部分病理生理变化，并通过改善血液循环，增强机体的细胞免疫能力而调动机体内外的抗癌能力。关于这一治疗法则在肿瘤治疗中的作用，目前看法还不一致，其意义尚待从临床和实验两方面进行深入的研究，相信这将会给肿瘤治疗学带来新的课题和内容。

参 考 文 献

[1] 马若谷，李晓红. 活血化瘀法治疗恶性肿瘤 42 例[J]. 转化医学电子杂志，2015，2（2）：39，41.

[2] 臧国栋. 活血化瘀药治疗恶性肿瘤 36 例[J]. 中国中医药现代远程教育，2014，12（19）：47-48.

[3] 万亚娟，孙建强. 益气养阴活血化瘀中药治疗恶性肿瘤 20 例[J]. 河南中医，2014，34（11）：2176-2177.

[4] 许惠玉，陈志伟，周丽，等. 赤芍总苷非受体依赖途径诱导 K562 肿瘤细胞凋亡及相关基因变化的实验研究[J]. 中国中药杂志，2010，35（24）：3377-3381.

[5] 徐冉，王毓国，窦永起. 基于抑制 TCIPA 研究黄芪莪术配伍抗肿瘤转移机制[J]. 世界中西医结合杂志，2019，14（3）：352-355.

[6] 奚胜艳，张前，刘朝阳，等. 红花组分 HSYA 对人胃腺癌 BGC-823 移植瘤裸鼠 VEGF 蛋白、KDR 与缺氧诱导因子表达的影响[J]. 中华中医药杂志，2012，27（1）：85-90.

[7] 汪悦，柳朝阳，荣光影，等. 川芎嗪对乳腺癌移植瘤小鼠的免疫学效应研究[J]. 黑龙江医药科学，2017，40（1）：31-33.

[8] 金忠明，洪伟鹏，黄民，等. 丹参在逆转肿瘤耐药及化疗增敏中的研究进展[J]. 中国药理学通报，2018，34（7）：889-891.

[9] Hu Tao，To Kenneth K W，Wang Lin，et al. Reversal of P-glycoprotein（P-gp）mediated multidrug resistance in colon cancer cells by cryptotanshinone and dihydrotanshinone of Salvia miltiorrhiza.[J]. Phytomedicine，2014，21（11）：1264-1272.

[10] Guo Piaoting，Wang Songpo，Liang Wei，et al. Salvianolic acid B reverses multidrug resistance in HCT-8/VCR human colorectal cancer cells by increasing ROS levels.[J]. Mol Med Rep，2017，15（2）：724-730.

[11] 孙满强，胡凯文，杨新阶，等. 高剂量丹参、川芎对 Lewis 肺癌小鼠肿瘤的影响及机制研究[J]. 世界中西医结合杂志，2018，13（10）：1333-1335，1360.

[12] 吕明，王泰一，田晓轩，等. 网络药理学分析揭示的常用活血化瘀中药抗炎-抗血栓作用[J]. 药学学报，2015，50（9）：1135-1141.

[13] 曹兆振，肖健云，章正，等. 川红注射液对鼻咽癌放疗增敏 40 例初步观察[J]. 癌症，1984，3（4）：298-299.

第三节　清热解毒法

一、理 论 依 据

　　热毒是恶性肿瘤的主要病因病理之一。中医认为，热为温之渐，火为热之极，火热之邪内蕴，客于血肉，壅聚不散，腐蚀血肉，皆可酿成痈脓，或发为肿瘤。《医宗金鉴》云："痈疽原是火毒生，经络阻隔气血凝。"恶性肿瘤患者常有邪热瘀毒蕴结体内，临床上表现为邪热壅盛，中、晚期患者在病情不断发展时，常见有发热、疼痛、肿块增大、局部灼热疼痛、口干便秘、黄苔、舌质红绛、脉数等热性证候，即有毒热内蕴或邪热瘀毒表现，应以清热解毒药治疗。炎症和感染往往是促使肿瘤发展和病情恶化的因素之一，清热解毒药能控制和消除肿瘤周围的炎症和感染，能减轻症状，在恶性肿瘤某一阶段起到一定程度的控制肿瘤发展的作用；同时大量筛选出的有效抗肿瘤中草药大多属于清热解毒药的范围，所以清热解毒法是恶性肿瘤最常用的治疗法则之一。

　　在中医辨证施治中，根据疾病不同的性质，清热解毒也常与其他治疗法则和药物相结合，如热邪炽盛、耗损津液时，清热解毒药分别与养阴生津药及滋阴凉血药合并应用；如热盛迫血妄行时，则应与凉血止血药一起应用。另外，根据毒热蕴结的不同部位和不同表现，可以把作用于不同部位的清热解毒药分别应用，如黄芩清上焦肺热，黄连清胃肠热，黄柏清下焦热，山栀子清三焦热，龙胆草泻肝胆之积热，大黄泻肠胃之腑热等。同时，清热法又常与利湿法，解毒法又常与化瘀散结法等同时使用。所以，根据病情，辨证地应用清热解毒药，使之在治疗肿瘤中发挥较好的效果。

二、临床及实验研究

近年来，中医药抗肿瘤治疗最常用的是清热解毒类的中草药，大凡用于解毒攻邪的多属于这类药物，在大量的中草药筛选中，有抗肿瘤活性物质的也以清热解毒类中药为多，所以许多地方报道的有效验方中，均以清热解毒药为主。龙蛇羊泉汤是郁老师最常应用的清热解毒验方，是临床常用的抗癌方剂，由白英、龙葵、蛇莓、土茯苓组成。现代药理研究发现，其主要组成药物白英、龙葵及蛇莓有较强的抗肿瘤作用[1-3]。抗癌乙丸（山豆根、草河车、夏枯草、白鲜皮、败酱草、黄药子），清瘤片（草河车、肿节风、山豆根、半枝莲、白花蛇舌草等），在临床上均有一定疗效。

在实验研究中，大部分清热解毒药对肿瘤有抑制作用，具有抗肿瘤活性物质。或通过抑制癌细胞分裂或者直接杀伤癌细胞，或是通过提高机体的免疫防御机能产生抗肿瘤的作用。

1. 抑制肿瘤细胞增殖 肿瘤细胞的恶性增殖是肿瘤发生发展的重要因素，具有清热解毒作用的中药通过抑制肿瘤细胞的增殖起到防止肿瘤复发转移的作用。

研究发现，具有清热解毒作用的金荞麦，其抑瘤活性成分槲皮素通过干扰细胞有丝分裂，抑制肺癌细胞生长；下调 G1 期周期蛋白 D1 表达，使肝癌细胞停滞在 G1 期；干扰 DNA 复制，使白血病细胞阻滞在 S 期；上调 p21，阻滞视网膜细胞在 G1 期，影响肿瘤细胞增殖[4-7]。夏枯草中齐墩果酸可显著抑制肺腺癌 SPC-A-1 细胞的生长[8]，也可显著抑制甲状腺乳头状癌细胞的增殖[9]等。

2. 诱导肿瘤细胞凋亡 细胞凋亡是指细胞的自觉性的程序性死亡，它是由遗传物质所控制的。而绝大部分抗癌药品都是从诱导癌细胞进行凋亡的角度来起作用从而达到遏制肿瘤细胞增殖的效果[10]。

有研究发现[10]经过流式细胞仪检测，被冬凌草甲素所处置过的白血病 HL-60 细胞展现出细胞凋亡过程中所独有的亚 G1 峰，即该时期的 DNA 含量小于 2N，并且凋亡比例与冬凌草甲素浓度成正比，说明冬凌草甲素对诱导癌细胞凋亡有显著的成效。败酱草中皂苷类成分，可诱导肿瘤细胞凋亡，提高免疫功能，发挥抗肿瘤作用[11]等。

3. 抑制肿瘤细胞侵袭与转移 肿瘤细胞的侵袭和转移决定着肿瘤患者预后情况，许多清热解毒的中草药通过抑制肿瘤细胞侵袭与转移，达到控制肿瘤复发与转移的作用，改善预后。

现代药理研究表明，山慈菇—蜂房药对 MDA-MB-231 细胞的体外生长和侵袭能力有明显的抑制作用，其抑制 MDA-MB-231 细胞侵袭能力分子机制可能是通过下调 MDA-MB-231 细胞 MMP-9 mRNA 表达，上调 TIMP-1 mRNA 的表达[12]，王祥军等[13]早已证实了 MMP-9 mRNA 的表达下调会抑制乳腺癌侵袭、转移。虎杖中的虎杖苷可通过调控 ART/NF-κB 信号通路活性、肿瘤相关基因表达，抑制肺癌细胞增殖和侵袭[14]。

4. 逆转肿瘤耐药性 化疗作为当前消除肿瘤细胞最重要的手段之一，导致其失败的最主要原因便是肿瘤的多药耐药性。而中药单体成分因其多靶点、高效、低毒、特异性强等逆转肿瘤耐药性的特点，现被广大研究者所关注。

有研究报道，当用特定剂量的冬凌草甲素处理人体的白血病 K562 细胞后，该细胞对于多种化疗药物的耐药蛋白 P170 的合成量显著下降，并且添加了冬凌草甲素的具有耐药性的细胞当中的柔红霉素的含量显著提升[15]，由此可见，冬凌草甲素能够使肿瘤细胞的耐药性发生逆转，使其对化疗药物的敏感性提升以达到抗肿瘤的效果。小檗碱可通过增加肺腺癌细胞的缝隙连接，逆转肿瘤细胞耐药性，从而明显增强顺铂的细胞毒性和抗肿瘤作用[16]。

5. 调节机体免疫功能　肿瘤细胞具有免疫逃逸的特性，提高患者机体免疫功能对于机体监视、限制肿瘤具有重要作用。

湖南省中医药研究所报道[17]，具有清热解毒作用的臭牡丹，对七种动物瘤谱[Walker 氏癌肉瘤 256 瘤株（W256）、小鼠淋巴肉瘤 I 号南水型 L 及腹水转移皮下型（L 皮下型）、小鼠网织细胞肉瘤腹水型（ARS）及 ARS 的皮下型、艾氏腹水癌转移体（EAS-ESC）、阡瘤（HSC）及子宫颈癌 14 号（U14）、S180 肉瘤]等的抑制率为 33.9%～57.8%（$P<0.05$），其作用优于龙葵及小蓟。另外，他们还以血清总补体及溶血素测定、中性粒细胞吞噬百分率及巨噬细胞吞噬百分率等检查，发现臭牡丹对大白鼠免疫功能有不同程度的促进作用，尤其在促进巨噬细胞吞噬功能方面作用更为显著，这说明清热解毒药既具有一定的抑瘤作用，而且又没有抗癌化学药物所具有的抑制免疫功能的副作用。

6. 抗炎与抗氧化　炎症和感染往往是促使肿瘤发展和病情恶化的因素之一，清热解毒药能控制和消除肿瘤周围的炎症和感染，减轻症状，在恶性肿瘤某一阶段起到一定程度的控制肿瘤发展的作用。体内自由基可破坏抑制肿瘤生长的基因，当机体内氧化应激水平升高时则可诱导肿瘤的发生，某些清热解毒药通过清除自由基达到抗肿瘤的作用。

有研究发现金荞麦中的芦丁可下调 COX-2 表达，从而减轻肿瘤相关炎症[18]；橙皮苷可以清除机体自由基，从而保护抑制肿瘤生长的基因[19]；儿茶素通过抑制促炎因子产生，在小胶质细胞中表现出抗炎作用[20]。

7. 对放化疗增效减毒　放化疗作为肿瘤治疗的主要手段之一，其产生的毒副作用是多方面的，包括免疫功能降低、骨髓抑制、肝功能损害和皮肤损伤等，严重影响患者生活质量的同时，常常影响疗效，甚至使治疗难以继续[21]。清热解毒药物可以对放化疗起到减毒增效的作用。

马齿苋甜菜红素与化疗药物环磷酰胺（CTX）合用，治疗效果优于单用 CTX 组，一方面马齿苋甜菜红素可增强 CTX 抑制肿瘤生长的作用，另一方面可缓解其所导致的免疫抑制、骨髓抑制及肝功能损害，具有增效减毒作用[22]。有医者在临床运用四妙勇安汤加减治疗乳腺癌术后上肢淋巴水肿、鼻咽癌放疗后口腔黏膜反应以及肺癌化疗后皮疹，临床疗效较为显著[23]。

总之，清热解毒是治疗肿瘤的一个重要法则，清热解毒类的中草药虽然是属于攻邪药的范围，但它与单纯攻邪药不完全一样，其疗效原理可能是多方面的，其中一些作用机理甚至应属于扶正的范畴，这也符合中医理论所认为的"祛邪以扶正"，即清热解毒法具有双重作用。临床运用过程中应当明确辨别热邪所在的部位、病势发展的不同阶段以及肿瘤患者的不同兼证，辨证选用不同的清热解毒药，如程钟龄《医学心悟》中所言："热者寒之，是也，然有当清不清误人者，有不当清而清误人者，有当清而清之不分内伤外感以误人者，有当清而清之不量其人不量其症以误人者，是不可不察也。"只有在辨证准确的情况下应用清热解毒药才能在肿瘤治疗中起到更好的作用。同时也要结合辨病，如郁老师对腺癌、鳞癌、肉瘤及不同病位肿瘤选择清热解毒药亦有所不同，以增强针对性，提高疗效。

参　考　文　献

[1] Xiao ZM，Wang AM，Wang XY，et al. A study on the in-hibitory effect of Solanum lyratum Thunb extract on Lewis lung carcinoma lines[J]. Afr J Tradit Complement AltemMed，2013，10（6）：444.

[2] 赵文秀，马骏，王志晓. 龙葵中抗肿瘤活性成分及其作用研究进展[J]. 中兽医中医药杂志，2019，38（3）：23-25.

[3] 段泾云，刘小平，李秦. 蛇莓抗肿瘤作用研究[J]. 中药药理与临床，1998，14（3）：28.

[4] Zhu XY，Ma PJ，Peng D，et al. Quercetin suppresses lung cancer growth by targeting Aurora B kinase[J]. Cancer Med，2016，5（11）：3156-3165.

[5] Zhou J，Li L，Fang L，et al. Quercetin reduces cyclin D1 activity and induces G1 phase arrest in HepG2 cells[J]. Oncol Lett，2016，12（1）：516-522.

[6] Srivastava S，Somasagara RR，Hegde M，et al. Quercetin, a natural flavonoid interacts with DNA，arrests cell cycle and causes tumor regression by activating mitochondrial pathway of apoptosis[J]. Sci Rep，2016，6（1）：24049-24062.

[7] Liu H，Zhou M. Antitumor effect of Quercetin on Y79 retinoblastoma cells via activation of JNK and p38 MAPK pathways[J]. BMC Complement Altern Med，2017，17（1）：531-538.

[8] Feng L，Au-Yeung W，Xu YH，et al. Oleanolic Acid From Prunella Vulgaris L.induces SPC-A-1 cell line apoptosisvia regulation of Bax，Bad and Bcl-2 expression[J]. Asian Pac J Cancer Prev，2011，12（2）：403-408.

[9] 殷德涛，雷梦园，许建辉，等. 夏枯草对甲状腺乳头状癌细胞抑制作用及卷曲螺旋结构域蛋白 67 基因的影响[J]. 中华实验外科杂志，2015，32（3）：492-494.

[10] 栾剑，董慧婷，郭海勇. 冬凌草甲素抗癌活性的研究进展[J]. 安徽农学通报，2018，24（20）：41-44.

[11] 陈金鸾，王翠竹，李平亚，等. 败酱属植物化学成分及药理作用研究进展[J]. 特产研究，2014，36（3）：59-62.

[12] 刘琦，程旭锋，张新峰，等. 山慈菇-蜂房药对抑制人乳腺癌 MDA-MB-231 细胞体外侵袭转移的机理研究[J]. 中药新药与临床药理，2014，25（4）：389-392.

[13] 王祥军，吴新勇，何长青，等.CD147 和 MMP-9 在乳腺癌中的表达及其与微血管生成的相关性研究[J]. 现代肿瘤医学，2010，18（7）：1318-1321.

[14] 孙蓓，叶因涛. 虎杖苷对肺癌 A549 细胞增殖和侵袭的抑制作用及机制探讨[J]. 天津医药，2019，47（3）：255-259.

[15] 郭娟娟，潘长林，冯长伟，等. 冬凌草甲素诱导多药耐药细胞系的建立及其耐药性的研究[J]. 安徽中医学院报，2000，19（3）：34.

[16] 蒋国君，李利，吴小祥，等. 黄连素在 A549 细胞中对顺铂抗肿瘤作用的影响及其机制[J]. 中国肺癌杂志，2015，19（8）：481-486.

[17] 郁仁存. 中医肿瘤学[M]. 北京：科学出版社，1983：136-139.

[18] Elsayed HE，Ebrahim HY，Mohyeldin MM，et al. Rutin as a novel c-met inhibitory lead for the control of triple negative breast malignancies[J]. Nutr Cancer，2017，69（8）：1256-1271.

[19] Roohbakhsh A，Parhiz H，Soltani F，et al. Molecular mechanisms behind the biological effects of hesperidin and hesperetin for the prevention of cancer and cardiovascular diseases[J]. Life Sci，2015，124（3）：64-74.

[20] Syed Hussein SS，Kamarudin MN，Kadir HA.（+）-Catechin attenuates NF-κB activation through regulation of Akt，MAPK，and AMPK signaling pathways in LPS-Induced BV-2 microglial cells[J]. Am J Chin Med，2015，43（5）：927-952.

[21] REN M P，LIU M H，LI R，et al. Antitumor activity of astragalus polysaccharides[J]. Chin J New Drugs，2010，19（3）：221-224.

[22] 杨桂芹，王长泉. 马齿苋甜菜红素抗肿瘤实验研究[J]. 时珍国医国药，2010，21（2）：388-390.

[23] 卢伟，沈政洁，程海波. 四妙勇安汤加减在恶性肿瘤中的应用举隅[J]. 中华中医药杂志，2017，32（4）：1601-1603.

第四节　软坚散结法

一、理　论　依　据

软坚散结法的定义为：具有行气活血、软坚散结等作用，适用于气血瘀滞等所致瘿瘤、肿块、癥积等病的治疗。

其实在古代就应用了软坚散结法。如汉·张仲景用鳖甲煎丸治疗癥瘕。晋·葛洪善用海藻治疗瘿瘤。清·陈士铎在其《石室秘录》中列有治疗肿瘤的方剂，如海藻散结丸、破结散、神效开结散、通气散结丸等。这皆是以软坚散结为治。他认为这种毒性瘤体"痞硬之坚，如强攻其坚，必伤中气，必须采取以软化之法，这样才能使坚之性可缓、坚之形可化、坚之气可溃、坚之血可清"。如果不用软坚之法，会使"有形之物、盘踞其中，无形之气必耗于外"。[1]

坚者硬而牢固。肿瘤形成后，聚结成块，坚硬如石，如石瘿、石疽、石瘕等。内经中早已指出"坚者削之……结者散之""客者除之"，所以对肿瘤的治疗，多用软坚散结法。凡能使肿块软化、消散的药物称软坚散结药，根据中医药理论及经验，一般认为味咸之中药能够软化坚块，如硇砂之咸，硼砂的甘咸苦，牡蛎的咸涩，鳖甲的咸平，龟板的甘咸，土鳖虫的咸寒，瓦楞子的甘咸，昆布、海藻的苦咸，海螵蛸的咸涩，海浮石、青黛、地龙的咸寒，五倍子的酸咸等都有软坚作用。至于散结则常通过治疗产生聚结的病因而达到散结的目的，如清热散结药治热结；解毒散结药治毒结；化痰散结药治痰结；理气散结药治气结；化瘀散结药治血结；消导散结药治食结等。本法药物现已普遍使用于肿瘤临床，与其他疗法相结合，可增强消瘤除块的效果。

二、临床及实验研究

1. 临床研究　本法在临床上虽然应用很多，但常合并其他治疗肿瘤法则和方药应用。以药物作用来说，具有软坚散结作用的一些中草药，有的经过筛选也有抗肿瘤作用，如僵蚕对S180 肉瘤有抑制作用，并在体外可抑制人体肝癌细胞的呼吸。牡蛎及海藻提取物对肿瘤细胞有抑制作用，夏枯草对 S180 肉瘤、U14 有抑制作用；浙贝母及其制剂抑制 P-gp 的外排活性，进而逆转肿瘤细胞的多药耐药性[2]；昆布中提取的硫酸多糖·褐藻多糖，通过调动和增强免疫细胞的活性达到抑制肿瘤生长与免疫调节的作用；龙葵碱能使肿瘤细胞蛋白质合成受阻，从而抑制肿瘤细胞的生长[3]。体外实验证明，土鳖对抑制人肝癌、胃癌、急性淋巴细胞性白血病细胞有效，用细胞平板法亦有效。

软坚散结法在临床辨证运用的过程中也形成了若干具体治法治则，如血瘀者，当活血化瘀、软坚散结，多适用于因瘀血阻滞所致的结块类疾病，所检索文献中多选用三棱、莪术、丹参、红花等；气滞者，当疏肝理气、软坚散结，多适用于因气机郁滞所致的结块类疾病，文中多选青皮、荔枝核、橘核等；痰凝者，多适用于痰湿结聚所致的结块类疾病，因于痰热者则清热化痰，因于寒凝者则温化寒痰，因于痰湿者则燥湿化痰，文中多选用浙贝母、半夏、瓜蒌、皂角刺、白芥子、海藻等；热盛者，当清热解毒、软坚散结，多适用于因热毒内盛所致的结块，文中多选夏枯草、连翘、玄参等；食滞者，当消食导滞、软坚散结，多适用于饮食积滞所致的结块类，文中多选鸡内金、焦三仙等；正虚者，当补虚、软坚散结，多适用于气血阴阳亏虚所致的结块类疾病，偏于气虚的可配伍黄芪、白术、党参等，偏于血虚可配伍当归、白芍、熟地黄等，偏于阴虚可配伍鳖甲、麦冬、沙参等，偏于阳虚者可配伍鹿角霜、淫羊藿等[4]。

软坚汤为名医施今墨老先生的经验方，其主要由瓦楞子、海浮石、白芍、柴胡等组成，功效是软坚散结、消积化癥，可用于治疗乳腺增生结节、甲状腺结节、肝脏良恶性肿瘤等，即对肝经循行部位的肿块、癥瘕有较好的治疗作用，具有广泛的临床应用范围[5]。赵宏波等[6]总结肾癌发展的不同阶段具有各自的特点，在肾癌不同时期、不同阶段辨证治疗，肾癌基本病机多与脾肾两虚、痰瘀互结、积聚成毒有关，治疗总以健脾益肾、祛瘀解毒、软坚散结为法。有关 Meta 分析[7]结果显示，与单纯化疗药相比，软坚散结方药联合化疗药可提高非小细胞肺癌（NSCLC）患者的临床疗效，改善患者的生活质量，延长 NSCLC 患者无进展生存期，降低化疗药物不良反应。

2. 实验研究　陈国勤等[8]采用随机对照试验，改良莪桃汤干预 32 只裸鼠，模型组、改良莪桃汤（黄芪、浙贝母、莪术、桃仁、补骨脂、赤芍、郁金、青天葵、丹参等药物组成）低、中、高剂量，8 只/组，连续灌胃 28 天，免疫组化 SP 法检测血管内皮生长因子（VEGF）、血小板凝集素-1（TSP-1）、B 淋巴细胞瘤-2 基因（Bcl-2）、P53 基因表达，改良莪桃汤各组 VEGF 阳性表达率明显降低（$P<0.05$），低、中剂量组与对照组有显著差异（$P<0.05$），表明改良莪桃汤可通过诱导肿瘤细胞凋亡及抑制肿瘤血管生成，发挥抗肿瘤作用。陈达理[9]随机对照，药物干预 44 只模型小鼠，鳖甲煎丸（高、低剂量）组、阴性对照组及环磷酰胺组，11 只/组，HE 染色法观测肿瘤组织 VEGF 影响，给药 15 天后处死，鳖甲煎丸高剂量组和鳖甲煎丸低剂量组均显著弱于阴性对照组（$P<0.01$），与环磷酰胺组比较有显著性差异（分别为 $P<0.01$，$P<0.05$），表明具有软坚散结作用的鳖甲煎丸可显著抑制肿瘤细胞分泌 VEGF，从而抑制肿瘤血管生成。杨红等[10]采用随机对照试验，探讨乌三颗粒对小鼠 S180 肉瘤 VEGF、碱性成纤维细胞生长因子（bFGF）表达影响，对照组（5-FU）、乌三颗粒大、中、小剂量组，8 只/组，灌胃，隔日一次，LDP 法观测 VEGF、bFGF 表达，乌三颗粒大、中、小剂量组明显低于对照组（$P<0.01$），表明乌三颗粒能明显下调 VEGF、bFGF 的表达。郑国静等[11]随机对照，消痰散结方（生半夏，生南星等）对裸鼠人胃癌血管生成影响，对照组、中药组（消痰散结方 0.2mL 灌胃，1 次/天）、联合组（5-FU 溶液 0.2mL 腹腔注射，1 次/周），10 只/组，给药 6 周，Envision 法染色 CD34，计数微血管密度（MVD），中药组和联合组明显低于对照组（$P<0.05$），结论消痰散结方能抗肿瘤血管生成。相关研究[12]表明软坚散结方对人胃癌细胞（SGC-7901）有直接的抑制作用；对 SGC-7901 细胞 EMT（上皮间质转化）有抑制作用。

活血散结药水蛭味咸苦平，有毒，临床治癥瘕积块，其注射液可抑制精原细胞分裂，体外用伊红法对瘤细胞亦有作用；对小鼠肝癌生长亦有一定抑制作用。夏枯草提取物在体内外均能抑制小鼠 T 细胞淋巴瘤 EL-4 细胞的生长，并诱导肿瘤细胞凋亡[13]。猫爪草提取物不仅对小鼠 S180、S37、Ec 等癌株有抑制作用，还证实猫爪草皂苷及多糖体外均有抗肿瘤作用[14]。守宫是壁虎科动物无蹼壁虎或其他几种壁虎去除内脏的全体，鲜壁虎冻干粉可以抑制 H22 小鼠肿瘤生长，抑制肿瘤细胞凋亡及血管生成[15]。辛亮等[16]进一步从守宫中分离得到守宫硫酸糖肽，可诱导肝癌细胞分化，抑制肝癌细胞增殖，并可调节肿瘤免疫。张明智等[17]研究结果表明，夏枯草提取物对于初治惰性淋巴瘤，单用夏枯草治疗近期有效率为 10.53%；改良 CHOP 方案（环磷酰胺+多柔比星+长春新碱+泼尼松）化疗组近期有效率为 52.63%；夏枯草与改良 CHOP 方案联合治疗组近期有效率为 75%。任意两组比较近期有效率的差异有统计学意义。

总之，软坚散结方药多与其他攻邪药合用，可增强治疗肿瘤效果。

参 考 文 献

[1] 张琪琛，许雯. 王玉生以软坚散结法治疗癌瘤[J]. 中医临床研究，2017，9（3）：113-114，118.

[2] 刘韦鋆, 邹富胜, 李东华. 浙贝母抑制耐药肿瘤 P 糖蛋白的活性组分研究[J]. 中国中西医结合外科杂志, 2015, 21（4）: 379-382.

[3] 季玉彬, 王宏亮. 龙葵碱对荷瘤小鼠肿瘤细胞 DNA 和 RNA 的影响[J]. 中草药, 2005, 36（8）: 1200.

[4] 张立双, 张伯礼, 张俊华, 等. 软坚散结法临床应用规律研究[J]. 中华中医药杂志, 2018, 33（5）: 1897-1901.

[5] 张明霞, 王泽民, 李艳娜. 软坚汤的临床应用举隅[J]. 中国中医药现代远程教育, 2019, 17（14）: 87-88.

[6] 赵宏波, 刘浩. 肾癌中医辨治思路探析[J]. 江苏中医药, 2018, 50（2）: 42-45.

[7] 张立双, 杨丰文, 李雪梅, 等. 软坚散结法治疗非小细胞肺癌的疗效及安全性的 Meta 分析[J]. 天津中医药, 2019, 36（1）: 40-45.

[8] 顾莹莹, 程嘉骧, 陈国勤, 等. 改良菝桃汤抗 BALB/C 裸鼠人肺腺癌机理的研究[J]. 中国误诊学杂志, 2003, 3（9）: 1291-1293.

[9] 陈达理. 鳖甲煎丸抗肿瘤血管生成的实验研究[J]. 浙江中医杂志, 2004, 39（12）: 536-537.

[10] 石锦萍, 杨红, 周毅, 等. 乌三颗粒对肿瘤新生血管形成的干预作用及机制研究[J]. 中药药理与临床, 2003, 19（1）: 22-24.

[11] 郑国静, 于有德, 石健. 消痰散结方对裸鼠人胃癌血管生成的影响[J]. 世界华人消化杂志, 2007, 15（9）: 936.

[12] 张贵彪, 朱元章, 朱国福. 软坚散结颗粒对人胃腺癌 SGC-7901 细胞 EMT 的抑制作用及相关机制[J]. 中国实验方剂学杂志, 2017, 23（18）: 112-117.

[13] 陈长英, 伍钢, 张明智. 夏枯草提取物体内外对小鼠 T 淋巴瘤 EL-4 细胞生长的影响[J]. 郑州大学学报（医学版）, 2009, 44（2）: 380-383.

[14] 王爱武, 王梅, 袁久荣, 等. 猫爪草提取物体外抗肿瘤的研究[J]. 天然产物研究与开发, 2004, 16（6）: 529-531.

[15] Song P, Wang XM, Xie S. Experimental study on mechanisms of lyophilized powder of fresh Gekko Chineses in inhabiting H22Hepatocarcinoma angiogenesis[J]. Chin J Integr Tradit WestMed（中国中西医结合杂志）, 2006, 26（1）: 58-62.

[16] 辛亮, 吴雄志, 谢广茹. 守宫硫酸多糖对肝癌 SMMC-7721 细胞分化和增殖的影响[J]. 天津医药, 2011, 39（12）: 1123-1126.

[17] 张明智, 孙振昌, 付晓瑞, 等. 夏枯草提取物对 Raji 细胞增殖抑制的蛋白质组学研究[J]. 中华肿瘤防治杂志, 2009, 16（4）: 288-291.

第五节　化痰祛湿法

一、理　论　依　据

　　痰、湿两者均系人体内的病理产物, 又作为病理病因之一, 作用于人体。中医认为, 许多肿瘤是痰凝湿聚所致, 在临床表现方面也出现许多痰症及湿症, 因此, 化痰法与祛湿法在肿瘤的中医治疗中占有一定重要性, 通过化痰祛湿法, 不但可以减轻症状, 有些肿瘤亦能得到控制, 合理地运用化痰和祛湿法, 将能提高肿瘤治疗效果。

　　肿瘤患者常有肺脾气虚、肝肾不足等证, 脾为生痰之源, 肺为贮痰之器, 肾为生痰之根, 脾气虚运化失司, 肺气虚不能输布, 肾阳虚蒸腾无力, 聚而生湿, 停而为痰。有形之痰湿停聚, 阻遏气机, 闭塞脉络, 又可与气、瘀、热、寒相凝, 为"癥瘕""积聚",《疡科心得集》所谓"癌瘤者, 非阴阳正气所结肿, 乃五脏瘀血浊气痰滞而成"是也。

　　痰浊黏滞易积聚, 同时又流注善迁移, 聚则成实体肿瘤, 散则侵袭各处。朱丹溪曰:"痰之为物, 随气升降, 无处不到。"痰浊上逆, 蒙蔽清窍, 常见于脑瘤或脑转移瘤; 痰气交结, 阻于气道, 常见于肺癌; 痰阻气郁, 结于乳房, 常见于乳腺癌; 湿蕴中焦, 痞塞成块, 常见于胃癌; 湿与热合, 注于下焦, 常见于膀胱癌。

　　湿邪缠绵难愈, 正合肿瘤之为病迁延日久。湿与脾土同气相引, 常能碍胃滞脾, 脾胃为人之仓廪、后天之本, 为湿邪所滞, 运化失司, 精微不入, 再兼邪气伤正, 外不能补, 内有所伤, 故患者日渐消瘦, 这又进一步加重了正气的虚衰, 更难抗邪, 肿瘤便愈发生长, 如此形成恶性循环。

化痰祛湿法应辨因辨病辨证使用，痰湿与热结则有清热化痰祛湿，与寒结则有温化寒痰水湿，可健脾化之，可淡渗利之，不过仍需注意，攻邪不应伤正，注意固护正气，不可一味强攻。

二、临床及实验研究

1. 实验研究　从现代药理角度看，部分化痰祛湿药具有抗肿瘤功效。白芥子挥发油能够抑制荷瘤小鼠肝癌 H22 细胞的生长，其作用机理可能与上调 Bax、下调 Bcl-2 的表达，诱导细胞凋亡有关[1]。瓜蒌皮醚相极性成分能显著抑制结肠癌 HCT-116 细胞和乳腺癌 MCF-7 细胞增殖，其中两种成分发挥抗癌细胞增殖作用的机制是诱导细胞凋亡[2]。天南星水提取物能够调控 Bcl-2、PI3K、Akt 的表达，从而促进胃癌模型大鼠癌组织细胞凋亡，抑制癌组织细胞增殖[3]，天南星总黄酮可能通过诱导肺癌 A549 细胞凋亡，抑制体外培养肺癌 A549 细胞的增殖[4]，天南星多糖可提高 S180 荷瘤小鼠血清中 TNF-α 和 IL-2 水平，考虑天南星多糖的抗肿瘤机制可能与增强机体免疫力相关[5]。猪苓可通过抑制 AQP1 和 AQP3 表达抑制膀胱癌发生发展[6]，猪苓多糖能将 T24 细胞阻滞在 S 期，从而抑制人膀胱癌 T24 细胞的增殖[7]，猪苓多糖可显著增强膀胱癌大鼠腹腔巨噬细胞的吞噬功能，提高其表面免疫相关分子的表达[8]。薏苡仁多糖、薏苡仁水煎液及薏苡仁挥发油对免疫器官都有一定的保护作用，并且能明显抑制 A549 和 MCF 细胞的增殖[9]，薏苡仁多糖能够有效地诱发 A549 癌细胞凋亡[10]。茯苓多糖能显著抑制人宫颈癌 HeLa 细胞增殖，在一定程度上抑制 HeLa 细胞的迁移，并诱导其凋亡，其促凋亡机制可能与下调 p-ERK1/2 表达，抑制 ERK 信号通路磷酸化有关[11]。

2. 临床研究　临床研究表明，许多具有化痰祛湿功效的复方能够抑制肿瘤的增殖和迁移。肺金生方能改善中晚期及康复期肺癌患者的症状[12]，并能通过调控 MMP-2/TIMP-2 平衡抑制肺癌侵袭转移[13]。消痰散结方、燥湿消痰散结方能够下调小鼠肿瘤组织中 TNF-α、ICAM-1、VEGF 蛋白表达，降低小鼠肿瘤组织中 IL-8 蛋白含量，抑制湿邪干预 S180 荷瘤小鼠肿瘤的生长[14]。阳和化岩汤能够部分阻断或延缓乳腺癌变的进展，并在一定程度上抑制 COX-2、P53、Ki67、PI3K、VEGF-C、VEGFR-3 的表达[15-17]。神效瓜蒌散能够作用于 ER，在体外抑制乳腺癌细胞 SKBR-3 的增殖和迁移[18]。

痰湿不仅是肿瘤的发生发展中的重要病理因素，在诸多肿瘤并发症中也扮演了重要角色。痰湿阻络，不通则痛，也可闭阻经脉，气血不通，不荣则痛，发为癌痛；痰郁化火，痰火交结，扰动心神，可致焦虑失眠；湿邪碍脾，水饮不化，停滞胸胁，发为胸水，积聚脘腹，发为腹水。

温胆汤配合吗啡类药物治疗痰湿中阻型重度癌痛,能够减轻吗啡类药物带来的副作用如恶心呕吐，尽管温胆汤对疼痛缓解率影响不大[19]。黄连温胆汤加减联合阿普唑仑治疗恶性肿瘤焦虑胆郁痰扰型失眠患者较单纯阿普唑仑疗效更佳，相比之下，联用更能提高睡眠有效率，改善中医证候量表评分[20]。葶苈泽漆汤联合顺铂胸腔灌注化疗治疗肺癌合并恶性胸腔积液比单纯化疗取得了更好的疗效，并且能减轻化疗消化道反应[21]。

参 考 文 献

[1] 吴圣曦，吴国欣，何珊，等. 白芥子挥发油对小鼠肝癌 H_(22)移植性肿瘤的抑制作用及其机制研究[J]. 中草药，2013，44(21)：

3024-3029.

[2] 程倩, 嵇乐乐, 韩雪娇, 等. 瓜蒌皮抗肿瘤活性成分的初步研究[J]. 淮阴工学院学报, 2017, 26（5）: 36-40.

[3] 李凤, 孔建飞. 天南星水提取物对胃癌大鼠细胞中 PKM2、mTOR 基因表达的影响[J]. 现代食品科技, 2019, 35（12）: 41-46.

[4] 黄维琳, 梁枫, 汪荣斌, 等. 天南星总黄酮对肺癌 A549 细胞增殖及凋亡作用的影响[J]. 齐齐哈尔医学院学报, 2017, 38（12）: 1382-1383.

[5] 姜爽, 李建睿, 苑广信, 等. 天南星多糖对荷瘤小鼠的抗肿瘤活性[J]. 中国老年学杂志, 2014, 34（18）: 5183-5184.

[6] 秦桂芳, 张国伟, 贝佳涛, 等. 利水渗湿中药猪苓调节膀胱癌大鼠 AQP1 和 AQP3 作用及意义[J]. 中华中医药杂志, 2014, 29（9）: 2985-2987.

[7] 黄建华. 猪苓多糖抗膀胱癌的作用机制研究[D]. 广州: 广州中医药大学, 2002.

[8] 曾星, 李彩霞, 黄羽, 等. 猪苓及猪苓多糖对膀胱癌模型大鼠腹腔巨噬细胞吞噬和表面免疫相关分子表达的影响[J]. 中国免疫学杂志, 2011, 27（5）: 414-418.

[9] 任莹. 薏苡仁及其拆分组分抑制肿瘤生长的作用研究[D]. 济南: 山东中医药大学, 2017.

[10] 卢相义. 薏苡多糖的提取、纯化及诱导 A549 细胞凋亡的研究[D]. 天津: 天津科技大学, 2013.

[11] 唐恩红, 蔡旺. 茯苓多糖对人宫颈癌 HeLa 细胞增殖、迁移、促凋亡的影响及其机制[J]. 肿瘤防治研究, 2019, 46（8）: 707-713.

[12] 陈滨海, 张雅丽, 庞德湘, 等. 肺金生方治疗气虚痰毒型康复期非小细胞肺癌[J]. 中医学报, 2019, 34（1）: 168-171.

[13] 陈滨海, 庞德湘, 张雅丽, 等. 肺金生方通过调控 MMP-2/TIMP-2 平衡抗肺癌侵袭转移研究[J]. 中华中医药学刊, 2015, 33（12）: 2900-2902.

[14] 陈天池. 燥湿消痰散结方对湿邪干预 S_（180）荷瘤小鼠肿瘤生长的抑制作用及机理的实验研究[D]. 上海: 第二军医大学, 2007.

[15] 赵静. 阳和化岩汤干预乳腺癌癌前病变 COX-2、P53 的临床及实验研究[D]. 济南: 山东中医药大学, 2014.

[16] 郑雪连. 阳和化岩汤干预乳腺癌癌前病变 Ki67、PI3K 的临床及实验研究[D]. 济南: 山东中医药大学, 2014.

[17] 吴雪珊. 阳和化岩汤干预乳腺癌癌前病变 VEGF-C、VEGFR-3 的临床及实验研究[D]. 济南: 山东中医药大学, 2014.

[18] 付精精, 吴雄志. 网络药理学探究神效瓜蒌散治疗乳腺癌作用机制[J]. 天津医科大学学报, 2019, 25（4）: 316-319.

[19] 张立平, 马建文, 孙薇, 等. 温胆汤协同治疗痰湿中阻型重度癌痛的临床观察[J]. 新疆中医药, 2009, 27（6）: 6-8.

[20] 丁井永, 任秦有, 郑瑾. 黄连温胆汤加减对中度焦虑失眠肿瘤患者胆郁痰扰型效果观察[J]. 北京中医药, 2019, 38（4）: 384-387.

[21] 阳柳, 范先基, 宁雪坚, 等. 葶苈泽漆汤治疗肺癌恶性胸腔积液临床研究[J]. 河北中医, 2018, 40（11）: 1675-1678, 1713.

第六节　以毒攻毒法

一、理　论　依　据

以毒攻毒是中医治疗的常用方法之一，是指在治疗因毒邪导致的疾病时，可适当应用有毒药物依靠其毒性攻伐毒邪进行治疗。合理应用以毒攻毒的治疗方法可以有效减轻癌毒对人体的损伤，但若应用不当反而会导致有毒药物对患者造成损伤。针对于癌毒易伤正气，性质沉伏，易走窜流注等特点，在使用以毒攻毒的方法进行治疗时，不仅要选择合适的有毒药物，同时也要考虑治疗的策略，患者的体质等因素，综合判断使用有毒药物的种类、剂量和时机。

中医使用以毒攻毒的治疗方法已经有几千年的历史。金元四大家之一的张子和作为攻邪派的代表人物，善用攻邪法治疗各种疑难病症。张子和在《儒门事亲》中写道："夫病之一物，非人身素有之也，或自外而入，或由内而生，皆邪气也。邪气加诸身，速攻之可也，速去之可也。"认为无论是外感还是内生的邪气，速速祛除后正气可自安，疾病也将得以治愈，故在治疗中应以攻邪为主。但同为金元四大家的朱丹溪却对于攻邪有着不同的看法。朱丹溪在《格致余论》中记载其师罗太无治病"至于一方之中，自有攻补兼用者，亦有先攻后补者，有先补后攻者。又大悟古方治今病，焉能吻合？随时取中，其此之谓乎"。认为"阴易乏，阳易亢，攻击宜详审，正气须保护，以《局方》为戒"。从先贤的观点中可以得出，在考虑应用攻邪之法，尤其是以毒攻毒的治疗方法时，正气是否充足，能否耐受有毒药物的攻伐，在攻伐之后能否自行恢复是治疗的关键所在。

《医学汇编》记载"正气虚则为岩"，可知正气虚弱是癌毒发生、亢盛和流窜的原因；而癌毒不同于一般的毒邪，又易伤及正气[1-2]。所以根据肿瘤"因虚致病，因病致虚"的特点，在治疗时切不可乱用有毒药物伤及人体正气。在应用有毒药物攻伐时，可先固护正气，待正气充足，机体可以耐受有毒药物攻伐时再进行以毒攻毒。但临床上情况复杂，肿瘤患者常表现为虚实夹杂，存在着大量虚不受补的患者，而且应用补益药物不当也可能会使癌毒更加亢盛，难以进行补益以达到正气充足的情况；癌毒沉伏非毒药难以攻之，只使用常规的无毒药物难以取得很好的疗效，这就使得治疗陷入了两难的境地。解决这一问题需要对有毒药物的性质、用量和使用时机有很精准的把握。在合适的时机应用合适剂量的药物治疗，并同时配合其他治疗方法共同作用，可以取得更好的疗效[3]。

在临床治疗时，选择合适的有毒药物是治疗的第一步。针对于癌毒体阴而用阳，既有隐伏缠绵暗耗正气的阴寒属性，又有暴戾杂合多变流窜的阳热属性，在选择药物时既可以选择辛热药物取开结拔毒之效，又可以选择寒凉药物取清热解毒之功。在肿瘤急性进展期，转移扩散期，表现以阳热性质为主时，可选用寒凉毒药以制癌毒火热性质；而在肿瘤平稳期，与正气相持期，表现以阴寒性质为主时，可选用辛热毒药以散癌毒聚集。在治疗的前期，患者正气较为充足时，可使用毒性峻猛的药物以速驱邪；而在疾病后期患者正气虚弱，或已经接受大量治疗后邪气已弱，则可选用毒性轻微的药物以缓图之。针对于癌毒走窜的特性，可选用善走能散的药物剔邪搜络，防止癌毒转移。针对癌毒沉伏而又易于痰瘀互结的特性，可选用辛温散结的药物配合化痰活血药共同作用以祛除癌毒。除了以上的原则之外，现代药理学的研究也帮助中医更好地认识各种有毒药物的药理作用，可以针对性地选择更有疗效的药物治疗各类肿瘤。

在选择合适的有毒药物之后，应用的剂量是决定药物是否能起效的关键因素。应用有毒药物有一定的危险性，原因是治疗剂量和中毒剂量相近。医者在面对此类药物时往往有所顾忌，难以有效应用。而一些患者由于疾病后期较为痛苦，恨病吃药，听信"偏方"等，试服一些有毒药物，缺乏正确指导，服用过量，造成了不良的后果，令人痛心。解决这些问题的关键在于鉴别以毒攻毒法与有毒药物的不良反应。通常而言，如果某种药物在大剂量应用时存在不良反应，则临床上就会将其划分为有毒药物，如马兜铃在应用3～9g时通常无不良反应，但剂量过大，应用30～45g左右时则会出现心律不齐、肾衰等严重不良反应。要明确此类药物并非以毒攻毒所使用的药物，以毒攻毒法是要应用有毒药物的毒性进行治疗，而此类药物是本身存在毒副反应，治疗作用也不由其毒性体现。除此之外还存在另一问题，即以毒攻毒法应用的有毒药物治疗剂量和中毒剂量相近，且在不同患者应用过程中可表现为不同的剂量。因此必须谨慎掌握有毒药物的使用剂量，使用时可从小量开始，逐渐加量至治疗疾病所需要的药量；在癌毒衰其大半后要适可而止，减量使用或换用小毒无毒药物以扶正祛邪，逐步消灭残余癌毒。正如《素问·五常政大论》所言："大毒治病，十去其六；常毒治病，十去其七；小毒治病，十去其八，无毒治病，十去其九。"初期癌毒亢盛不得已而使用以毒攻毒之法，后期邪去正气恢复时为了防止癌毒复发，少量应用有毒药物或应用有小毒的药物巩固疗效可达周全。

现代肿瘤治疗是一个长期的过程，并不求一时将癌毒消灭，而是以缓图之，带瘤生存。在长期的治疗中不断改善患者的体质，不光要彻底消灭癌毒，还要消灭产生癌毒的致病因素，改变产生癌毒的环境，从而达到治病求本，取得更好的治疗效果。在长期治疗的过程中，不同阶段使用以毒攻毒法要有不同的治疗思路，不能不加思考千篇一律。除了前文已经详细叙述过的疾病前后期用药思路外，如何将以毒攻毒法与现代医学治疗手段相结合也是临床上面对的问题。现代医学治疗时使用的化疗、靶向药物在中医看来都是有毒药物，应用其治疗是名副其实的以毒攻毒法。所以在已经应用这些药物时，可以先暂停使用中医中药以毒攻毒，而先保护患者的正气，使患者可以耐受药物治疗，取得更好的疗效；或者应用一些小毒药物治疗放疗、靶向药物造成的不良反应，减轻患者的痛苦，增强患者对这些药物的耐受力。手术、放疗等手段对正气的损伤也极大，故而在患者准备接受或正在接受这类治疗时不应使用过于峻猛的药物攻伐。现代医学的治疗告一段落后，可以使用有毒药物进行善后，由于癌毒沉伏，易于复发和流窜，切勿认为已经大功告成，在此时放弃以毒攻毒，应当一鼓作气彻底清除癌毒，同时改善患者体质，消除肿瘤生长的环境，达到更好的疗效。对于疾病终末期的患者，由于其正气极度虚衰，癌毒异常亢盛，机体已经无力承受毒性过强的药物的摧残，可使用一些合适的小毒药物，以改善患者肿瘤造成的并发症，减轻患者的痛苦，延长患者的生存时间。切不可因见到癌毒亢盛，在此时大兴攻伐之术，很可能会增加患者的痛苦。

在应用有毒药物治疗的过程中，有时仅依靠中医望闻问切的方法难以判别药物是否应用过量，是否已经对机体造成了损伤。若患者出现了黄疸、水肿等肝肾功能已被严重损害的表现时才采取补救措施，往往为时已晚。现代医学为临床工作提供了许多便利的检查手段，应用以毒攻毒法时，要密切监控患者的各项指标，若发现异常要立即停药并采取相应治疗措施。在使用有毒药物时也应注意，可根据治未病的思想，提前应用其他药物防止严重不良反应的发生，也可配伍合适的药物减轻毒性，相辅相成达到更好的治疗效果。

二、临床及实验研究

目前用于治疗癌症的以毒攻毒中药分为动物药、植物药、矿物药三大类别。治疗癌症比较常用的有如下有毒中药：动物药有全蝎、蜈蚣、斑蝥、壁虎、蟾蜍、蟾皮、蟾酥、露蜂房、蜂毒、蜣螂、水蛭、地鳖虫、红娘子、芫菁、白花蛇、蛇毒、蜘蛛等。植物药有生半夏、生南星、禹白附、乌头、鸦胆子、巴豆、藤黄、常山、芫花、甘遂、红大戟、蓖麻、马钱子、钩吻、喜树、威灵仙、鬼臼、重楼、毛茛、木鳖子、商陆、狼毒、雷公藤、长春花、山豆根、急性子、肿节风、泽漆、龙葵、仙茅、藤梨根等。矿物药有雄黄、硇砂、砒霜、砒石等。虽然药物种类繁多，但是许多药物毒性较强，难以获取或常用于外用药之中，内科应用经验较少，所以并未进行系统全面的临床研究。

1. 动物药的临床及实验研究　临床中最常用的动物类药物为斑蝥、蟾酥、蜈蚣和全蝎等，这些药物有较为全面系统的临床研究，疗效确切且已经制作成各类中成药，易于使用，适合广泛应用于肿瘤治疗中。

斑蝥为鞘翅目芫菁科昆虫，历来本草书中均认为辛寒有毒，具有攻毒蚀疮、破血散结等功效。民间用斑蝥蒸鸡蛋，以治疗瘰疬及各种肿瘤，临床上则可以通过斑蝥胶囊等中成药较为方便且安全地使用斑蝥制剂。斑蝥的主要有效成分为斑蝥素，同时其含有的斑蝥素衍生物如去甲斑蝥素、斑蝥酸钠、去甲斑蝥酸钠、甲基斑蝥胺等则可以辅助斑蝥素从不同方面协调作用以达到抗肿瘤的作用。作用机制包括诱导细胞凋亡、调节细胞周期、提高人体免疫、抗肿瘤细胞增殖以及转移等[4]。有研究表明，斑蝥素能够显著抑制人肺癌 A549 细胞增殖并诱导其凋亡，斑蝥素作用于 A549 细胞后，能够于光镜、电镜下观察到明显的凋亡细胞，24、48 和 72 小时的凋亡率分别为 7.2%、9.7%和 27.7%。同时使得抑制细胞凋亡的 Bcl-2 蛋白及 Survivin 蛋白表达水平下降，而促进细胞凋亡的 Bax 蛋白表达水平升高[5]。去甲斑蝥素对人卵巢癌 SKOV3 细胞具有细胞毒作用，能够直接抑制肿瘤细胞的生长，并呈现时间和剂量依赖性，同时能够诱导肿瘤细胞凋亡、阻滞 G2/M 期细胞周期（可能是通过介导活性氧分子的产生来实现）[6]。斑蝥酸钠能够有效降低 H22 荷瘤小鼠皮下移植瘤 Ki-67 增殖指数，升高瘤组织细胞凋亡指数，且能促进凋亡相关因子 Caspase-3 的表达，证明了其具有良好的抗肿瘤活性[7]。由于斑蝥素毒性剧烈，直接口服对于消化道、泌尿系统、循环系统等均有毒副反应，因而限制了其临床使用。目前临床主要应用其衍生物。斑蝥素衍生物的出现，实现了斑蝥这一传统药物的减毒增效，提高了用药安全性，扩大了其临床应用范围。但其作用机制仍须不断明确，未来的研究方向仍在于不断改进斑蝥素衍生物制备技术，降低其毒副作用，提高临床疗效。

蟾蜍和蟾酥治疗无名肿毒及恶性肿瘤流传已久。蟾酥为蟾蜍科动物中华大蟾蜍或黑眶蟾蜍的皮肤腺及耳后腺分泌的干燥分泌物，能解毒止痛，开窍醒神，《医学入门》言其："主痈疽疔肿瘰疬，一切恶疮顽癣。"此外，历代本草著作中均指明其具有毒性，如《本草经疏》言："味辛气寒，毒在眉棱皮汁中……辛寒能散热解毒，其性急速，以毒攻毒，则毒易解，毒解，则肌肉和，诸证去矣。"一项网络药理学研究表明，蟾酥对肿瘤的治疗作用具有多成分、多靶点、多途径的特点，调节炎症通路和干预炎症发生发展可能是其抗癌的主要药效基础[8]。蟾酥提取物沙蟾毒精，其抗肿瘤机制可能在于促进肿瘤细胞凋亡、抑制肿瘤侵袭和转移、抑制肿瘤血管生产等方面，但超过一定剂量后的心脏抑制作用也限制了其临床广泛应用[9]。蟾蜍灵作用于黑色素瘤 B16 细胞后，可在荧光显微镜下明显观察到细胞凋亡现象，也可引起 B16 细胞 G0/G1 期阻滞，抑制其增殖[10]。山东一项纳入 75 例非小细胞肺癌患者的临床研究表明，蟾酥注射液联合靶向药物治疗，肿瘤患者 KPS 评分、CD3、CD4 水平以及不良反应发生率均优于单纯靶向药物治疗组[11]。2.50mg/kg 蟾酥脂质微球注射液对人肝癌 HepG2、人食管癌 EC9706、人结肠癌 HCT-8 和人胃癌 BGC 803 裸鼠移植瘤模型的肿瘤抑制率分别为 74.07%、70.38%、52.42%、47.42%，且肿瘤体积及质量与对照组比较均有显著减少。而且脂质微球作为一种新型药物载体，减轻蟾酥毒性和刺激性的同时也增加了其肝脾靶向性，虽然目前临床尚有待推广，但也为蟾酥制剂的改良提供了新思路[12-13]。由我国自行研制的华蟾素是一种广谱抗癌药物，与化疗药物合用能够显著减轻其不良反应、提高治疗效果，还可增强肿瘤患者的免疫功能，并有一定的镇痛作用，适合在临床治疗中广泛使用。

蜈蚣和全蝎是临床治疗肿瘤常用的药对，蜈蚣与全蝎均味辛，有毒，皆归经于肝，都有息风止痉、解毒散结、通络止痛三大功效，适用于中晚期肿瘤邪毒内聚、气滞血瘀之证，尤其适用于晚期肿瘤疼痛明显的患者。蜈蚣剔邪搜络解毒之力强于全蝎，但其毒性亦较强不宜大量使用，二药常相须为用，以相互协同而增加疗效。一项蜈蚣全蝎水煎剂对于小鼠 Lewis 肺癌及免疫器官影响的研究证明，全蝎 1600mg/kg、800mg/kg 水煎剂和蜈蚣 1200mg/kg 水煎剂 20mL

抑瘤作用明显，抑瘤率分别为 36.5%、29% 和 27.5%。但同时也表现出一定的免疫系统毒性，1600mg/kg、800mg/kg 的全蝎水煎液会提升小鼠的脾脏指数和胸腺指数，提示免疫系统受到了损伤。这项实验表明使用全蝎和蜈蚣进行以毒攻毒法时，提高剂量可以加强药物的疗效，但是同样也会提升药物的毒性，对人体造成损伤[14]。根据小鼠每日给药剂量参考文献方法换算，800mg/kg 的全蝎水煎液和 600mg/kg 的蜈蚣水煎液相当于成年人一天 4g 和 3g 的常规用量，说明即使在常规用量下，久服这两种药物也可能对人体造成一定的损害，应中病即止[15]。全蝎和蜈蚣是常用的中药饮片，可水煎服，也可打粉冲服以提高利用率，使用方便且疗效确切，有大量临床用药经验和研究，适合广泛使用。

2. 矿物药的临床及实验研究　临床中最常用的矿物类药物为砒霜、雄黄、硝石和矾石等，这些药物毒性较强，治疗剂量和中毒剂量相近，不同患者耐受程度不同，入水煎剂存在一定的困难和危险，所以在临床治疗时较难应用，但药效较强，对于肿瘤有比较好的疗效，适宜在癌毒较重时使用。

砒石及其升华物砒霜（化学式 As_2O_3），能劫痰截疟，杀虫，蚀恶肉。现代研究证明其具有一定的细胞毒作用，As_2O_3 中的砷离子能与体内酶蛋白分子结构中的巯基和羟基结合，使酶失去活性，干扰细胞的正常代谢，影响 DNA 的合成与修复，从而使肿瘤细胞死亡，并抑制其过度增殖。早在 20 世纪 70 年代，哈尔滨医科大学附属第一医院的张亭栋团队就曾发表临床研究，以自创的"癌灵注射液"[组成包括亚砷酸（As_2O_3）、轻粉（氯化低汞）、注射用氯化钠、注射用水]治疗 6 例白血病患者，用法用量为每日肌内注射 1 或 2 次，每次 1～2 支，或加入 5%～10% 葡萄糖 500mL 静脉滴注，以 10 天为 1 个疗程。研究观察到患者治疗后外周血白细胞总数及幼稚粒细胞均有不同程度下降[16]。其后上海瑞金医院的陈竺团队采用三氧化二砷治疗全反式维甲酸耐药的急性早幼粒白血病（APL）患者，发现其同时具有诱导白血病分化和凋亡的双重药理学机制，在低浓度（<0.5μmol/L）时可诱导肿瘤细胞分化，在高浓度（≥0.5μmol/L）时能够诱导肿瘤细胞凋亡，为砷剂作为治疗急性早幼粒白血病的有效药物提供了分子细胞药理学和临床药效学的证据[17]。美国国家综合癌症网络（NCCN）指南 2006 年开始推荐三氧化二砷用于治疗标准诱导失败的 APL，2007 年又再次将其作为不能耐受化疗的 APL 首选用药之一。2016 和 2018 年，砷剂先后获得了欧洲药品管理局（EMA）和美国食品药品监督管理局（FDA）的批准，成为 APL 治疗的一线疗法。Lengfelder 等总结了 15 年中近 14 个以三氧化二砷治疗复发 APL 的临床研究资料，认为单用三氧化二砷诱导复发 APL 患者获得二次缓解率（CR2）达 86%，而 2 年生存率可达到 50%～81%[18]。

雄黄，主要化学成分为二硫化二砷（As_2S_2），是我国传统矿物类中药，性温，味辛，有毒；可解毒杀虫、燥湿祛痰、截疟[19]。《神农本草经》载："主寒热，鼠瘘恶疮，疽痔死肌，杀百虫毒。"刘奎等的研究表明雄黄可抑制骨髓增殖性肿瘤 HEL 细胞增殖，抑制作用呈时间、剂量依赖性，其作用机制可能在于下调 Janus 激酶 2（JAK2）mRNA 表达，干预 JAK/STAT 信号通路，从而抑制细胞过度增殖。也有实验使用不同浓度的雄黄处理乳腺癌 MCF-7 细胞，发现随着给药浓度的增大、给药时间的延长，对肿瘤细胞的抑制率明显增高，而且使用荧光染色观察到给药浓度达到 80μg/mL 以上时，可见到明显的细胞凋亡现象，其机制可能在于雄黄将肿瘤细胞的细胞周期阻滞于 G2/M 期、从而抑制其增殖[20]。中国中医科学院西苑医院将古方青黄散主要用于治疗恶性血液系统疾病，青黄散由青黛、雄黄两药组成，青黛味咸、性寒，可消肿散瘀、凉血解毒，雄黄性味辛温，可解百毒消积聚，化腹中瘀血，两药合用共奏解毒祛瘀功效[21]。刘锋等使用青黄散治疗 31 例骨髓增生异常综合征（MDS）患者，以 3 个月为一个疗程，与全反式维甲酸组对照，治疗组总缓解率与总有效率分别为 9.7%和 74.1%（23/31 例），优于对照组的总缓解率 0 和总有效率 46.7%（14/30 例）[22]。

硝石矾石散是张仲景《金匮要略》中的名方，原文记载："黄家日晡所发热，而反恶寒，此为女劳得之；膀胱急，少腹满，身尽黄，额上黑，足下热，因作黑疸，其腹胀如水状，大便必黑，时溏，此女劳之病，非水也。腹满者难治。硝石矾石散主之。"由于两药均为金石类，恐服之损伤脾胃，故应与大麦粥同服。平消片，化裁于硝石矾石散，由白矾、硝石、郁金、仙鹤草、五灵脂、制干漆、麸炒枳壳、马钱子粉等组成，具有活血化瘀、散结消肿、解毒止痛等功效。主要用于乳腺癌、乳腺增生等乳腺疾病，以及各种恶性肿瘤的辅助治疗。王娟等使用平消胶囊提取物体外作用于 10 种不同的肿瘤细胞株：人肺腺癌细胞株（A549），人肠癌细胞株（HCT116），人肠癌细胞株（Colo205），人乳腺癌细胞株（MDA-MB-231），人白血病细胞株（CCRF-CEM），人肺癌细胞株（95-D），人肝癌细胞株（QGY7703），人胰腺癌细胞株（PANC-1），人甲状腺癌细胞株（SW579），人喉癌细胞株（Hep2），72 小时后各细胞株增殖均有不同程度的抑制，其半抑制浓度（IC50）值在 400～900μg/mL 之间，其中以对人乳腺癌细胞 MDA-MB-231 和人甲状腺癌细胞 SW579 的抑制效果最为显著。动物实验证实，平消胶囊对人乳腺癌 MDA-MB-231、人甲状腺癌 SW579 移植瘤小鼠肿瘤细胞的最大抑瘤率分别可达 59.00%、53.13%，其机制可能在于平消胶囊的有效成分能诱导肿瘤细胞坏死和凋亡，且这种作用具有时效关系和量效关系[23]。杨沁惠的临床研究纳入 84 例乳腺癌患者，对治疗组 42 例患者在常规化疗方案基础上使用平消胶囊治疗，结果显示治疗组的有效率为 71.43%（30/42），高于对照组的 57.14%（24/42），此外，治疗组患者的骨髓抑制也得到明显减轻，治疗 2、3 周后白细胞数就已经恢复到正常水平[24]。

3. 植物药的临床及实验研究　　植物类药物是临床中最常用的以毒攻毒药物。植物药毒性较低，药效显著，价格低廉，易于使用，可以在疾病的各个阶段使用，既可以直接治疗肿瘤，也可以用来治疗肿瘤相关的并发症。许多化疗药物也是从植物中提取而来，研究较为深入，为治疗肿瘤提供了更丰富的方式，值得进一步研究和探索。

藤黄性凉，具有峻下消肿、抗癌解毒的功效，常于痈疽、肿毒和跌打肿痛等，一般以外用为主，少量内服可作为峻下剂。《本草纲目拾遗》中记载："性酸、涩，有毒……治痈疽，止血化毒，敛金疮，亦能杀虫。治刀斧木石伤及汤火伤，竹木刺入肉及一切诸伤。"藤黄有一定的毒性，服用过多或久服易出现中毒症状，李时珍在《本草纲目》中记载："今画家所用藤黄，皆经煎炼成者，舐之麻人，乃树脂也。"可见在古代中医对藤黄的毒性已有认识。有文献报道藤黄的主要成分藤黄酸（GA）及其类似成分有很强的抗肿瘤能力，具体作用机制有抑制端粒酶、抑制恶性肿瘤的侵袭与转移、抑制血管生成、重新激活抑癌基因和蛋白表达或抑制抗凋亡通路、调节肿瘤细胞生长周期从而诱导程序性细胞凋亡、抑制肿瘤诱发的炎症反应以及免疫激活。一项研究证明藤黄酸对卵巢癌 SKOV3 细胞有明显的抑制作用，应用藤黄酸发现可以使 S 期细胞数明显减少，说明 GA 可诱导 SKOV3 细胞周期阻滞。其作用机制可能为调控凋亡相关的基因，包括 Bax、Bcl-2、Survivin、p53 和 Caspase-3 等，激活 p38、JNK 等信号通路，从而抑制 NF-κB 信号通路及其下游的靶点。同时还发现藤黄酸可以与一些化疗药物协同作用，增敏化疗药物以提高疗效，其机制包括活性氧系统和切除修复交叉补充等。目前针对藤黄酸的研究仍在进行，部分机制尚未研究明确，藤黄酸的毒性也使得在临床应用时要谨慎[25-26]。现阶段还有一些研究使用诸如缓释片剂、冻干粉、纳米粒、脂质体、环糊精包合物和微囊等多种新型给药制剂，以帮助减轻毒副反应，增强疗效[27]。

　　鸦胆子味苦，性寒，有小毒，具有清热解毒，截疟止痢，腐蚀赘疣的功效。《本草纲目拾遗》中记载"鸦胆子……生食令人吐，作霜，捶去油，入药佳"。其提取物鸦胆子油乳具有抗癌谱广、毒性低、效果好等诸多优点，已广泛用于多癌种的研究及治疗。在食管癌的治疗方面，有研究表明在食管癌同步放化疗的过程中联合运用鸦胆子油乳注射液，可减轻放化疗的毒副反应，提高患者的生存质量[28]。中成药鸦胆子油乳注射液，是一种由精制鸦胆子油制成的中成药，具有抗癌的功效，用于肺癌、肺癌脑转移及消化道肿瘤。一项纳入 64 例局部晚期乳腺癌患者的随机对照研究表明，鸦胆子油乳联合 TAC 方案（多西他赛+多柔比星+环磷酰胺）新辅助化疗，有效率 59.37%，控制率 93.75%，显著高于只应用 TAC 方案新辅助化疗对照组的 34.37% 及 87.50%。这一差异的产生可能与鸦胆子油能够调节乳腺癌病灶内癌基因的表达有关，观察组化疗后乳腺癌病灶中 PCNA、Ki-67 表达的下降及 PTEN、Caspase-3 表达的上升较对照组更为显著[29]。一项纳入 80 例晚期结直肠癌患者的研究，对比了鸦胆子油软胶囊联合 SOX 方案（奥沙利铂+替吉奥）与单纯 SOX 方案治疗的临床疗效，3 个疗程后，治疗组客观缓解率、疾病控制率、体力状况（KPS）评分和生活质量（QOL）评分升高均显著优于对照组，能够提高患者生活质量，降低肿瘤标志物水平，安全性较高，值得在临床上推广应用[30]。此外，有研究表明，鸦胆子油乳还能够抑制膀胱癌细胞的生长、增殖、迁移和侵袭，诱导膀胱癌细胞凋亡，在膀胱癌基础研究和临床治疗方面有很好的应用前景。但由于鸦胆子油具有非特异性分布、治疗指数低、系统生物利用度差等缺点，其临床应用受到一定的限制，需要进行更多的临床前研究[31]。

参 考 文 献

[1] 王笑民，张青. 基于"癌毒"的肿瘤发生发展规律探讨[J]. 中华中医药杂志，2011，26（7）：1533-1536.

[2] 李琦玮，于明薇，王笑民. 癌毒理论研究现状[J]. 中医杂志，2015，56（4）：347-350，354.

[3] 郭建辉. 周仲瑛教授"癌毒学说"新论[J]. 湖南中医药大学学报，2010，30（11）：6-8.

[4] 周杰，吴敬波. 斑蝥素及其衍生物抗肿瘤研究近况[J]. 西南军医，2014，16（3）：271-274.

[5] 张卫东，赵惠儒，阎影，等. 斑蝥素诱导人肺癌 A549 细胞凋亡及其分子机制的研究[J]. 中华肿瘤杂志，2005（6）：330-334.

[6] 董秀，冯晓丹，王英，等. 去甲斑蝥素诱导活性氧的产生介导 SKOV3 细胞凋亡和 G_2/M 期周期阻滞[J]. 中华中医药学刊，2019，37（8）：1995-1999，2065-2066.

[7] 梁枫，黄维琳，黄文斌，等. 斑蝥酸钠对 H_（22）荷瘤小鼠皮下移植瘤细胞增殖、细胞凋亡及 caspase-3 表达的影响[J]. 包头医学院学报，2018，34（11）：81-83，89.

[8] 庄振杰，温晓雯，陈俞安，等. 蟾酥抗癌分子机制的网络药理学研究[J]. 中药新药与临床药理，2019，30（10）：1233-1240.

[9] 阚钧，周瑞生，侯雪楠，等. 沙蟾毒精抗肿瘤作用研究进展[J]. 山东医药，2019，59（24）：98-101.

[10] 扎拉嘎胡，刘英富，兰晓霞，等. 蟾蜍灵对 B16 细胞增殖及凋亡的影响[J]. 肿瘤防治研究，2014，41（10）：1078-1081.

[11] 马方启，张立，王红. 蟾酥注射液联合靶向药物治疗非小细胞肺癌的临床疗效[J]. 大医生，2018，3（7）：76-77.

[12] 曲功霖，王春燕，李宁，等. 蟾酥脂质微球注射液对四种荷瘤裸鼠肿瘤生长的抑制作用[J]. 现代肿瘤医学，2017，25（14）：2187-2194.

[13] 许凉凉，伊辛，戎堃，等. 微球载体材料研究概况及其在中药领域中的展望[J]. 中国实验方剂学杂志，2014，20（10）：239-242.

[14] 李永浩，卢冬彦，叶小卫，等. 全蝎、蜈蚣水煎剂抗小鼠 Lewis 肺癌及其对免疫器官的影响[J]. 中药新药与临床药理，2015，

26（3）：311-314.

[15] 王晓雪，周则卫. 中药以毒攻毒抗肿瘤作用研究进展[J]. 医药导报，2008，27（11）：1364-1366.

[16] 张亭栋，张鹏飞，王守仁，等. "癌灵注射液"治疗6例白血病初步临床观察[J]. 黑龙江医药，1973（3）：66-67.

[17] 杨小娜，郭建美，姚海英，等. 中医药治疗白血病的研究进展[J]. 现代中西医结合杂志，2016，25（10）：1134-1137.

[18] Lengfelder E，Hofmann WK，Nowak D. Impact of arsenic trioxide in the treatment of acute promyelocytic[J]. Leukemia，2012，26（3）：433-442.

[19] 中国药典[S]. 2015年版. 一部. 336.

[20] 刘奎，张兰红，徐瑞荣. 雄黄干预骨髓增殖性肿瘤HEL细胞的研究[J]. 中华中医药杂志，2019，34（11）：5450-5453.

[21] 熊晓妹，明小芳，桂春，等. 雄黄对人乳腺癌细胞MCF-7增殖及凋亡的影响[J]. 中国药师，2019，22（8）：1392-1396.

[22] 赵攀，邓中阳，王明镜，等. 骨髓增生异常综合征的中医辨证论治[J]. 世界中医药，2017，12（10）：2339-2342，2346.

[23] 王娟，岳正刚，董明芝，等. 平消胶囊的抗肿瘤作用及其机制研究[J]. 中华中医药杂志，2017，32（10）：4658-4663.

[24] 杨沁惠. 平消胶囊治疗乳腺癌临床疗效研究[J]. 甘肃科技，2017，33（1）：99-94.

[25] 杨靖，丁黎，柳文媛，等. 藤黄化学生物学研究进展[J]. 中国中药杂志，2013，38（1）：19-25.

[26] 郑赵情，张莉，沈凯凯，等. 藤黄的研究进展[J]. 世界中医药，2016，11（7）：1180-1188.

[27] 白皎皎，陈新棉，曾代文，等. 藤黄酸抗肿瘤作用机制及其纳米制剂的研究进展[J]. 华西药学杂志，2018，33（6）：546-549.

[28] 俞强. 鸦胆子油乳注射液联合放疗治疗食管癌的临床疗效观察[J]. 糖尿病天地，2018，15（10）：54-55.

[29] 谷田露，毛琳. 鸦胆子油乳联合新辅助化疗治疗局部晚期乳腺癌患者的疗效及对病灶癌基因表达的影响[J]. 中国药物经济学，2020，15（11）：44-47.

[30] 黄建伟，罗晓勇，武阳. 鸦胆子油软胶囊联合SOX方案治疗晚期结直肠癌的临床研究[J]. 现代药物与临床，2020，35（4）：760-764.

[31] 宋莉平，王宇. 鸦胆子油乳抗膀胱癌的分子机制及治疗的研究进展[J]. 现代肿瘤医学，2020，28（10）：1761-1765.

第七节　温通解凝法

一、理 论 依 据

寒凝气滞痰结是肿瘤致病因素之一，"阳化气，阴成形"，阳气失于输布，阴寒凝聚于内，最易形成阴证。《素问·举痛论》中曰："寒气客于小肠膜原之间，络血之中，血泣不得注于大经，血气稽留不得行，故宿昔而成积矣。""积之始生，得寒乃生，厥乃成积也。"说明寒凝气血而成积。明代张景岳也认为："阳动而散，故化气；阴静而凝，故成形。"

寒凝气滞的病因主要是阳气虚衰，无以推动气血运行，巢元方《诸病源候论》有言："积聚者，由阴阳不和，脏腑虚弱，受于风邪，搏于脏腑之气所为也……瘦病者，皆由久寒积冷，饮食不消所致也……虚劳之人，脾胃气弱，不能克消水谷，复为寒冷所乘，故结成此病也。"阳气来源有二，一是心阳，心属于阳中之阳，有阳者生，无阳者死；二是脾肾之阳，先天之肾阳温养后天脾胃之阳，后天脾胃之阳供养先天之肾阳，相辅相成。阳虚的原因有多方面：现代人长期生活方式不健康，如经常熬夜、喜用空调、善饮冷饮等，常常年过四十，阳气自半，心脾肾阳不断受损，先天后天阳气均不足，全身阳气俱虚；肿瘤治疗用药其性多苦寒，易伤及脾胃之阳，同时形成寒凝，阻滞气血运行。

临床上寒凝气滞痰结所致肿瘤的表现：初期一般皮色如常，无焮红、肿痛，生长缓慢，溃后久不愈合，类似于"阴疽""石疽""痰核"等局部表现，属于中医阴证。其病因为阳气虚衰，治以温阳扶正，又此类结节性质沉着、胶固难化，单纯温阳难以散结，需用温通解凝法治疗以温经通络、散寒解凝，用药除黄芪、人参、补骨脂、鹿角胶等补虚扶正药有温补作用外，附子、干姜、桂枝、生南星等温经散寒药亦常用，川芎、当归等理血活血药亦有温通作用。良性肿块无热象属寒凝者常用阳和汤以温散寒凝治之。

二、临床及实验研究

1. 临床研究　①增效：为观察阳和汤对晚期胃癌"阳虚证"患者化疗的增效作用，选取120例表现为"阳虚证"的晚期胃癌患者随机分为两组，观察组的有效率和疾病控制率分别为45%、85%，明显优于对照组26.7%，68.3%（$P<0.05$）。说明阳和汤能够显著提高晚期胃癌阳虚证患者化疗的近期疗效和生活质量[1]。②抑瘤：有研究探讨晚期乳腺癌患者姑息化疗应用加减阳和化岩汤的临床效果。选取接受姑息化疗的晚期乳腺癌患者80例，随机分为对照组与观察组。观察组治疗的临床获益率较高（$P<0.05$）。发现晚期乳腺癌患者姑息化疗中应用阳和化岩汤加减治疗临床效果显著，利于改善患者免疫功能，降低血清肿瘤标志物水平，减轻化疗不良反应[2]。③抗复发转移：温阳补肾汤联合穴位刺激辅助治疗前列腺癌骨转移患者54例，随机分为两组，发现温阳补肾汤联合穴位刺激辅助治疗前列腺癌骨转移，可明显缓解骨转移造成的疼痛，提升近期疗效及生活质量，同时可延缓前列腺癌骨转移进展，并取得了较好的远期疗效[3]。

2. 实验研究　①抗肿瘤增殖：乌头的主要成分乌头碱可以诱导人肝癌细胞株HepG2、人宫颈癌细胞株Hela、人肺癌细胞株A549细胞、人乳腺癌细胞株MCF-7、人肠癌细胞株SW480、人胰腺癌细胞miapaca-2和1-1的凋亡，进而抑制肿瘤的增殖[4]。②抑制肿瘤转移：王爱红等研究发现人参皂苷Rg3可有效抑制H22肝癌细胞的侵袭和转移，并与顺铂有一定的协调作用[5]。③抑制新生血管形成：ZANG W等研究发现黄芪可以通过增加CD34的表达，减少HIF1a的表达，促进肝癌血管内皮细胞的正常化[6]。④增强免疫作用：川芎嗪对小鼠乳腺实体瘤有一定抑制作用，联合化疗药可促使裸鼠抑瘤率及脾脏指数升高，使IL-4及TNF-α表达水平升高，且与顺铂联用时NK细胞活性显著提升，说明川芎嗪可能通过提高小鼠免疫功能从而达到抑制肿瘤生长的效果[7]。⑤逆转耐药、化疗增敏：ZHANG J等研究发现在非小细胞肺癌治疗中，益气祛痰汤可以降低耐药性，提高与吉非替尼相关的抗癌效果[8]。

温通解凝法是治疗肿瘤的重要方法，诸多古今文献及临床实践证明温通解凝法治疗肿瘤切实可行，今后可积极开展温通解凝法抗肿瘤的相关研究，进一步完善其理论，以更好地为临床治疗提供指导。临床对于肿瘤的治疗应根据中医理论来辨证施治，没有阳虚寒凝证的患者如任意滥用，特别是大辛大温之剂，可伤正气，对患者极为不利。此外，应灵活运用各类中医治法，不可拘泥于单一疗法，可将中医理气活血、清热解毒等诸法融合其中，扬长补短，以求更好的疗效。

参 考 文 献

[1] 田同德，杨峰，岳立云，等. 阳和汤对晚期胃癌阳虚证患者的化疗增效及其对肿瘤炎症因子，Treg，MDSCs水平的影响[J]. 中国实验方剂学杂志，2016，22（22）：160-164.

[2] 王平. 晚期乳腺癌患者姑息化疗应用加减阳和化岩汤的临床效果[J]. 中国药物经济学，2019，14（9）：107-109，112.

[3] 刘德果，陈其华，李博. 温阳补肾汤加减联合穴位刺激辅助治疗前列腺癌骨转移临床研究[J]. 新中医，2021，53（4）：137-142.

[4] Ji B L，Xia L P，Zhou F X，et al. Aconitine inducescell apoptosis in human pancreatic cancer via NF-κBsignaling pathway[J]. Eur Rev Med Pharmacol Sci，2016，20（23）：4955-4964.

[5] 王爱红，赵菊梅，杜娟，等. 人参皂苷 Rg3 联合顺铂抑制小鼠肝细胞癌转移及微血管生成的机制研究[J]. 中国比较医学杂志，2019，29（12）：82-87.

[6] ZANG W，BIAN H，HUANG X，et al. Traditional Chinese Medicine（TCM）Astragalus Membranaceus and Curcuma Wenyujin Promote Vascular Normalization in Tumor-derived Endothelial Cells of Human Hepatocellular Carcinoma[J]. Anticancer Res，2019，39（6）：2739-2747.

[7] 汪悦，柳朝阳，荣光影，等. 川芎嗪对乳腺癌移植瘤小鼠的免疫学效应研究[J]. 黑龙江医药科学，2017，40（1）：31-33.

[8] ZHANG J，SUN L，CUI J，et al. Yiqi Chutan Tang Reduces Gefitinib-Induced Drug Resistance in Non-Small-Cell Lung Cancer by Targeting Apoptosis and Autophagy[J]. Cytometry Part A，2020，97（1）：70-77.

第七章

中西医结合提高肿瘤治疗效果的方法和合理途径

目前，我国许多地区和单位都在探索中西医结合防治各种恶性肿瘤的途径和方法。从整体观点出发，运用中医和西医理论及其治疗手段和方法，取长补短，分工合作，有主有从，相辅相成，使各种恶性肿瘤的治疗效果逐步提高。实践证明，以同一型、同一期患者的疗效对比，中西医结合的治疗效果比单纯西医方法或单纯中医方法的疗效均好。

要评价中医药在中西医结合的综合治疗中的作用和地位，就要通过大量临床和实验研究来证实中医药的作用和特点。正由于中医药与现代医学在肿瘤治疗上各有所长，互存其短，在某些方面来说，中医药正好补西医治疗方法之不足，或者减少其毒副反应；或者增强其疗效；或者一治局部，一治全身；或者一以祛邪为主，一以扶正为主，相互结合，充分发挥各种治疗手段的长处。下面讨论中医药与其他各种治疗方法结合运用的体会。

第一节　手术与中医药相结合

及时手术目前仍是恶性肿瘤的主要治疗手段，对早期癌症，常可以达到根治的目的。各种恶性肿瘤的特点不一，其手术的适应证和范围也各不相同，所以对肿瘤手术的要求也很具体。但手术本身常常给患者带来损伤，耗气伤血，使脏腑、经络、阴阳失调，故手术前和手术后均需要从全身调理，以减少手术的创伤。

目前，手术与中医药相结合有两种方式，即手术前中药治疗和手术后中药治疗。

一、手术前中药治疗

按其目的不同又分为以下两种治疗方法：

1. 手术前的中医药调理　手术前予以中药及针灸扶正调理，以增加手术的切除率及改善患者一般营养状况，有利于手术的进行。这种手术前给药大多使用补气养血的药物，或者健脾益气、滋补肝肾的药物，如四君子汤、保元汤、八珍汤、十全大补汤，六味地黄汤等，或者结合中医辨证施治加以调理，此外，还可配合针灸以扶正，许多等待手术的肿瘤患者都可接受这样的治疗，以改善患者的一般状态。

有研究[1]探讨术前针刺配合新辅助化疗治疗Ⅲ期超低位直肠癌的临床效果。选取Ⅲ期超低位直肠癌患者 41 例，随机分为对照组 20 例（同步放化疗）和观察组 21 例（针刺配合新辅助化疗）。观察组化疗选用 FOLFOX6 方案（奥沙利铂 85mg/m²+亚叶酸钙 400mg/m²+5-FU 2.4～3g/m²），每个化疗周期的化疗前 1 天与第 2 天火针针刺腰阳关、八髎，毫针针刺长强。对照组化疗方案同观察组，放疗在第 1 周期、化疗第 4 天采用三野常规放射治疗，DT46Gy/23f/2Gy。两组患者术后评估疗效，两组有效率差异无显著性（$P>0.05$）；观察组在保肛、保护膀胱功能方面优于对照组，差异有显著性（$P<0.05$）；观察组腹泻、白细胞减少、粒细胞减少、急性放射损伤发生率低于对照组，差异有显著性（$P<0.05$）。说明针刺配合新辅助化疗在Ⅲ期超低位直肠癌中降期率、保肛率等有较好疗效，1 年未见局部复发，且手术并发症少。

2. 手术前的中医药治疗观察 为了观察某些中药复方对肿瘤的治疗作用，一些单位作了短期的手术前后治疗用药效果对比，通过治疗后实体瘤大小的变化来观察该药的作用。如有研究[2]为观察莲龙消积方联合榄香烯介入治疗对中晚期原发性肝癌（PHC）患者的疗效，随机将 55 例 PHC 患者分为治疗组 25 例，对照组 30 例，对照组行常规经导管肝动脉化疗栓塞术（TACE），治疗组在对照组基础上运用榄香烯进行灌注或栓塞治疗，并在治疗前后持续口服莲龙消积方。观察两组治疗前及治疗后 1 个月的实体瘤大小、血常规[白细胞（WBC）、血红蛋白（HGB）、中性粒细胞%（NE%）、血小板（PLT）]、甲胎蛋白（AFP）、肝肾功能[白蛋白（ALB）、谷丙转氨酶（ALT）、天冬氨酸转氨酶（AST）、尿素氮（BUN）、肌酐（Cr）]、肝脏储备功能（Child-Pugh 积分）、中医临床证候积分及症状、体力状况（KPS）评分，并对数据进行统计学分析。结果实体瘤疗效、AFP 值下降率比较差异无统计学意义（$P>0.05$）；肝功能指标对照组治疗后 ALB 显著减少，ALT 显著降低，比较差异有统计学意义（$P<0.05$）；中医证候积分比较，两组中医证候积分治疗后均显著下降，治疗组中医证候改善率为 68%，对照组改善率为 33.33%，两组改善率比较差异有统计学意义（$P<0.05$）；临床症状改善情况，治疗组前后比较差异有统计学意义（$P<0.05$），对照组比较差异无统计学意义（$P>0.05$）；治疗组 KPS 评分治疗后显著上升，比较差异有统计学意义（$P<0.05$），对照组治疗前后比较差异无统计学意义（$P>0.05$），治疗组 KPS 前后差值显著高于对照组，比较差异有统计学意义（$P<0.05$）；安全性分析，治疗组 WBC、NE%、HGB 治疗前后比较差异无统计学意义（$P>0.05$），PLT 比较差异有统计学意义（$P<0.05$），对照组 WBC、HGB、PLT 治疗前后比较差异有统计学意义（$P<0.05$），两组 BUN、Cr 治疗前后比较差异均无统计学意义（$P>0.05$）。得出结论，莲龙消积方联合榄香烯介入治疗在实体瘤疗效、AFP 改善程度方面与单纯介入疗效相似，在恢复肝功能、缩短术后肝功能损害的时间、改善患者临床症状及体力状况方面较有优势，并且有较好的安全性。

有研究[3]为观察鸦胆子油乳注射液联合碘油栓塞介入治疗中晚期原发性肝癌的临床疗效及毒副作用，将 196 例中晚期原发性肝癌患者按照随机分组原则分为治疗组和对照组，治疗组采用经肝动脉灌注鸦胆子油乳注射液联合碘油栓塞治疗，对照组采用经肝动脉灌注吉西他滨、顺铂注射液联合碘油栓塞治疗。比较两组患者的实体瘤疗效、中医证候积分、生活质量评分及不良反应发生情况，发现瘤体总有效率和疾病控制率治疗组分别为 17.35%（17/98）和 74.49%（73/98），对照组分别为 16.33%（16/98）和 74.49%（73/98），组间比较，差异无统计学意义（$P>0.05$），说明两组瘤体疗效相当；治疗组治疗后中医临床证候积分、生活质量评分及不良反应分度情况均明显优于对照组，差异均有统计学意义（$P<0.01$ 或 $P<0.05$）。得出结论：鸦胆子油乳注射液联合碘油介入栓塞治疗原发性肝癌，临床实体瘤疗效与介入化疗栓

塞相当，但前者不良反应轻、安全可靠，且在改善患者临床症状、生活质量等方面明显优于传统化疗药物，值得临床推广应用。

鉴于手术前用药观察时间不可能更长，应尽早手术，一般都在术前 10～15 天左右，所以中药的扶正或抑瘤作用不可能显示得十分充分，但也还是可以看出，术前使用中药或中药复方治疗，可得到两方面成效：一是使实体瘤缩小，即有抑制癌细胞及杀死癌细胞的作用；二是增强宿主的免疫力，减轻不良反应。这些作用都是有利于癌症患者手术前控制病情及术后恢复的。

二、手术后中药治疗

肿瘤患者手术后的中医药治疗，是目前最常用的综合治疗措施之一。手术切除对肿瘤患者是一种有效的治疗手段，但是也给患者带来了一定的损耗。中医认为，手术都耗气伤血，手术后表现为气血双亏或气阴两伤；或营卫失和或脾胃失调，如果产生了手术后并发症，则可能出现更为复杂的证候，这时，消极地等待它自然恢复和积极地采取一些促使组织修复、调整机体功能的治疗措施，将给患者带来不同的后果。通过大量实践体会到，肿瘤患者在手术后积极地配合中医药治疗，对于机体的康复，并为手术后进行必要的放疗、化疗做好条件上的准备是很有益的。根据不同情况，对肿瘤患者手术后的中药治疗，大致有以下几种情况。

1. 调理脾胃　肿瘤患者经手术之后，由于麻醉、出血及手术创伤，特别是消化道手术后加以禁食及胃肠减压等，使胃肠产生功能紊乱、食欲差、进食少、腹胀气、大便秘结等，这时必须首先解决患者的脾胃功能。如单纯表现为脾虚气亏、脾胃不和，可以六君子汤（党参、白术、茯苓、陈皮、半夏、甘草）加减，佐以理气之品，一般能增强食欲和精神体力；如果手术后腹胀明显，便秘数日不解，口干舌苔黄厚而干，就应予以理气化滞，通腑泄热之类药物，常能一举而显效。如果患者手术后体虚明显，则应予以补气养血、开胃助消化的药物，如人参、黄芪、党参、甘草、当归、丹参、麦稻芽、山楂、鸡内金、茯苓、陈皮等。王瑾等[4]研究四君子汤联合肠内营养支持对胃癌术后生长激素、肿瘤标志物及免疫功能的影响，选择胃癌术后患者 100 例，将其分为两组，观察组在术后使用四君子汤联合肠内营养支持治疗，对照组则使用单一肠内营养支持，均治疗 7 天，观察术前及术后 1、10 天两组患者的生长激素水平、营养状态、肿瘤标志物以及免疫功能的变化。发现采用四君子汤联合肠内营养支持治疗胃癌手术后患者，能有效提高其生长激素水平，改善患者的营养状况及免疫功能，降低肿瘤标志物水平。

2. 益气固表　手术后绝大多数患者都会由于营卫失调产生出虚汗，动则汗出更多等表虚不固的表现，治疗以益气固表为主。汗为心之液，所以心气亦虚，治疗还要兼以益气敛汗，方药常用玉屏风散（生黄芪、防风、白术）加太子参、五味子、杭白芍、浮小麦、煅龙骨、牡蛎、麦冬、山楂等，服药后数日可汗出减少，食欲增加、体质明显恢复。汪东杰等[5]为探究黄芪注射液对乳腺癌患者辅助化疗后胃肠道不良反应和营养状态的影响，将化疗后乳腺癌患者 83 例按随机数字表法分为两组，对照组 41 例在化疗的基础上予以安慰剂进行辅助治疗，观察组 42 例在化疗的基础上予以黄芪注射液进行辅助治疗。对比两组患者治疗后胃肠道不良反应、毒性反应和生活质量以及治疗前后的营养状态的变化情况，发现黄芪注射液对乳腺癌患者辅助化疗后，可以有效减少患者胃肠道不良反应和毒性反应，维持患者的营养状态，提高生活质量。在手术后，我们主张只要能进饮食即可予以中药调理。

3. 养阴生津　如果患者在手术后出现胃阴大伤，津液亏虚，致使口干舌燥，舌光红无苔，大便干，食欲极差，伴有恶心等症，这在胃肠道手术后，特别是有瘘管形成，大量消化液丢失时多见，这时必须予以大量养阴生津中药以救阴液，常能转逆为安。李健[6]为观察滋阴清热法联合 TP 方案（紫杉醇+顺铂）治疗中晚期食管癌的临床疗效，选取阴虚内热型中晚期食管鳞癌患者 80 例，随机分为治疗组和对照组，治疗组采取滋阴清热法联合 TP 方案化疗，对照组单独使用 TP 方案化疗，发现滋阴清热法联合 TP 方案具有稳定瘤体大小，降低肿瘤标志物的作用，可提高患者卡氏评分，缓解患者的临床症状，提高生活质量，还可以减轻化疗引起的骨髓抑制及胃肠道反应。

4. 活血化瘀　患者术后或因气虚或因瘀阻而致血瘀，产生伤口疼痛、低热等症，这时除益气滋阴以补正，还须活血化瘀解毒以祛邪。陈光伟[7]教授在临床中运用扶正法治疗肿瘤根治术后肠麻痹，不仅重视肿瘤患者久病伤正致虚的基础情况，同时综合因手术创伤对气血造成的不利影响，认为脾虚气滞血瘀为肿瘤术后肠麻痹的基本病机，以扶正法为主，理气活血、利水消肿为辅，术后给予患者中药肠痹方制水煎液口服，包括：党参、炒白术、茯苓、灵芝、合欢皮、大腹皮、莪术共 7 味药。经长期的临床实践后发现，术后肠痹方有效改善了患者肠麻痹相关症状如腹胀、腹痛、便秘等，并提高了患者生存质量。

5. 手术后长期中药调理　各种恶性肿瘤，如系早期病变，限于黏膜及黏膜下层，周围淋巴结及组织未见转移，经过根治手术之后，一般不作放疗或化疗，而仅以单纯中药治疗，长期观察。此时，中药治疗应以扶正与祛邪相结合。扶正根据脏腑特性不同分别掌握辨证，如肺癌阴虚型以养阴润肺为主，痰湿型以化痰散结为主；消化道癌多以健脾和胃为主；乳腺癌多以疏肝理气为主，祛邪则根据辨病即细胞类型不同而予以清热解毒、活血化瘀、软坚散结、化痰祛湿等方药。两者结合，目的是既提高患者抵抗疾病的能力，又在一定程度上控制残余癌细胞活动，以防止复发和转移，提高五年生存率。手术后因各种原因无法接受其他治疗者，亦应以中药长期维持治疗，如杨萍[8]单纯应用加味补中益气汤治疗乳腺癌癌因性疲乏，发现加味补中益气汤能够有效降低乳腺癌癌因性疲乏患者的 Piper 疲乏量表评分，改善乳腺癌癌因性疲乏患者的睡眠情况、患者体力状况评分。

如果，病情已非早期，虽然已作根治性手术，但周围淋巴结已转移，手术后根据不同情况需要作放射或化学治疗时，则先以中药配合放疗、化疗（具体方法见下两节），待放疗、化疗结束之后或化疗间歇期则仍以中药扶正祛邪为主，控制病情发展，争取收到更好效果。

参 考 文 献

[1] 黄金昶，姜欣，王利娜，等. Ⅲ期超低位直肠癌术前针刺配合新辅助化疗临床观察[J]. 中国临床医生杂志，2020，48（8）：1006-1008.

[2] 林志杰. 莲龙消积方联合榄香烯介入治疗中晚期原发性肝癌临床疗效评价[D]. 北京：北京中医药大学，2015.

[3] 李欣依，王其美，邓湘生，等. 经肝动脉灌注鸦胆子油乳注射液联合碘油栓塞治疗中晚期原发性肝癌的临床研究[J]. 湖南中医杂志，2020，36（8）：5-7，17.

[4] 王瑾，陈烨文，徐珊，等. 四君子汤联合肠内营养支持对胃癌术后生长激素、肿瘤标志物及免疫功能的影响[J]. 中药材，2017，40（4）：967-969.

[5] 汪东杰，汪丽艳，黄炜. 黄芪注射液对乳腺癌患者辅助化疗后胃肠道不良反应及营养状态的影响[J]. 新中医，2019，51（10）：

128-131.

[6] 李健. 滋阴清热法联合 TP 方案治疗中晚期食管癌的临床疗效观察[D]. 哈尔滨：黑龙江中医药大学，2018.

[7] 黄越秀，陈光伟，张家埔，等. 陈光伟教授治疗肿瘤根治术后肠麻痹经验[J]. 陕西中医，2020, 41（11）：1654-1656.

[8] 杨萍. 加味补中益气汤治疗乳腺癌癌因性疲乏的临床研究[D]. 乌鲁木齐：新疆医科大学，2019.

第二节　放射治疗与中医药相结合

　　放射治疗（简称放疗）是某些肿瘤治疗的主要手段，如鼻咽癌、上段食管癌、纵隔淋巴瘤、喉癌、小细胞肺癌、宫颈癌等一些癌症的术前放疗和手术后放疗都收到较好的效果。在恶性肿瘤患者中，有 70%需要在治疗的不同阶段进行放疗，其中 70%为根治性放疗，而在接受根治性放疗的患者中，最终的治愈率大约为 70%[1]。然而放疗对于肿瘤的抑制和杀灭更多地体现在局部，对于全身而言，放疗还会导致一系列的副反应和后遗症。在放疗的同时应用中医药，可以从全身与局部进行治疗，两者相得益彰，实践证明能取得更好的效果。

　　放疗与中医药结合的方法和目的有几种：一是增强对放射线的敏感性，增强局部效果；二是防止和减轻放疗的毒副反应和后遗症；三是放疗后巩固疗效，防止复发和转移，提高远期生存率。

一、中医药的放疗增敏作用

　　由于正常组织对放疗的耐受剂量有限,在放射治疗的实际临床应用中存在肿瘤对放射线的敏感性较低、对放疗抵抗等问题[2]，因此衍生出了"放疗增敏剂"的概念。一些小分子物质如硝基化合物尼莫唑、氟化物 5-FU、卡培他滨，大分子物质如 miRNA、siRNA、寡核苷酸链、蛋白质、多肽等，以及一些金属和化学纳米材料等均被证实具有放疗增敏作用。

　　中药及中药提取物也有放疗增敏作用。湖南医学院第一附属医院[3]报道了川红注射液对鼻咽癌放疗增敏作用。鼻咽癌原发病灶消失所需放射剂量较对照组小，组间有显著差异。徐祖敏等[4]关注到清热类中药苦参活性成分苦参碱的抗肿瘤活性，设置苦参碱组、放疗组、苦参碱联合放疗组和空白对照组，选择人非小细胞肺癌 H1299、A549 细胞进行实验，结果显示，与单纯放疗组相比，苦参碱联合放疗能够显著抑制肿瘤细胞的增殖，两种细胞的放射增敏比（SER值）均大于 1（H1299 细胞 SER 值=1.22，A549 细胞 SER 值=2.02），表明苦参碱具有放疗增敏作用。其机制可能在于苦参碱能增加 NSCLC 细胞 DNA 双链断裂、促使其凋亡，从而增强放射治疗对肿瘤细胞的杀伤作用。毛佳蕾等[5]的体外研究探讨了蛇床子素的放疗增敏作用，在证实单用蛇床子素对胃低分化腺癌 BGC-823 细胞具有剂量依赖性的抑制作用的基础上，将 15μg/mL 的蛇床子素与放疗联用，该组 BGC-823 细胞平均致死剂量（Do）、准阈剂量（Dq）及外推数（N）较单独放疗组减小、存活曲线左移、存活分数明显降低，SER=1.64，表明一定剂量的蛇床子素可在更小剂量的放射治疗中使得更多的肿瘤细胞坏死和凋亡,肿瘤细胞对放疗的敏感性提高。此外，尚有姜黄素、南蛇藤醇、青蒿酯、穿心莲内酯、薏苡仁酯、紫杉醇等中药单药提取物被用于放射增敏的研究[6]，增敏机制大致包括：诱导肿瘤细胞凋亡，抑制细胞周期，促进氧化还原反应，增强射线引起的 DNA 损伤或抑制修复，诱导细胞自噬等。中草药复方制剂或中草药混合性提取物等在此方面的应用则由于成分更为复杂而报道相对较少。

二、防治放疗副反应和合并症、后遗症

放射治疗由于技术和装置的不断改进如采用调强适形放疗、超分割放疗等，对机体的损伤相对来说有所减少。但是放射治疗对肿瘤细胞及正常组织细胞同时产生生物效应和破坏作用，产生全身和局部反应。全身反应与剂量大小、照射部位和射野大小有关。反应主要表现为乏力、食欲缺乏、恶心或呕吐、腹泻（腹部照射）、血象下降、骨髓抑制等；局部反应则为局部组织水肿、坏死及纤维化，局部皮肤黏膜的红斑、干反应、湿反应，如果造成溃疡大多会成为永久性损伤。放疗还可产生远期毒性，如放射性肺炎、放疗相关软组织肉瘤等。

（一）放疗局部反应的中医药治疗

身体各部组织对放射线的耐受量各不相同，且与放射线剂量、放射面积、放射线的种类及该局部组织的生理、病理状况不同有关。正常组织局部放射反应可恢复，但过量放疗造成放射性损伤就不可恢复了。

1. 皮肤　放疗反应可以表现为红斑、干反应、湿反应。在放射治疗数日后，皮肤开始发红，以后逐渐变为暗棕紫色，毛发易于脱落。剂量加大时，皮肤可能出现干性表皮落屑，有的则出现湿性表面脱落、破损，甚至成为久不愈合的溃疡，并伴有疼痛。红斑期及干性反应期可以完全恢复不留痕迹，湿性反应愈合后可见皮肤萎缩及毛细血管扩张。如为溃疡则极难愈合，面积大时，往往需要切除植皮修补。防治放射性皮肤反应，除了在放射治疗中及放疗结束后要保持局部清洁、干燥外，禁用任何有刺激性的药物和过多的物理（冷、热、紫外线、摩擦创伤等）、化学（碘酒、硫磺、水杨酸、金属盐等）刺激。反应未成湿性以前，可用 5%莪术油软膏外涂以保护皮肤，湿性反应可用蛋清冰片或蛋黄油、甘草油等外涂，或用鱼肝油、氯霉素、氢化可的松等调配的油剂外用，防止继发性感染。放射性损伤皮肤溃疡，小面积的可用黑降丹（又称血余蛋黄油，由蛋黄油、血余炭两药组成）外用，效果较好，此制剂为北京中医医院肿瘤科遵古方研制的治疗放射性皮肤、黏膜损伤特别是溃疡的中医外用药，经临床和实验研究，效果明显，已在临床应用多年。放射性溃疡久不愈合者亦可用紫色疽疮膏外用。

2. 黏膜　口腔、鼻腔及整个消化道黏膜，泌尿生殖系统的黏膜在放射线直接作用下都可产生充血、水肿、糜烂，上被伪膜，严重时形成溃疡、出血。所以在放射线治疗时，要保持口腔卫生，进食后用软毛牙刷刷牙，口腔溃疡可用含漱液（苦参、五倍子、金银花、玄参煎水，加入冰片少许）漱口后，涂用溃疡膏或黑降丹，每日一次。阴道出现溃疡时，在阴道冲洗后，可外敷以黑倍膏（黑降丹加用五倍子、苦参、冰片）或磺胺粉等。广州军区广州总医院报道[7]了针对宫颈癌局部放疗性损伤的中药阴道冲洗治疗方法，冲洗剂由苦参20g，丹参18g，黄柏12g，黄连12g，红藤18g，败酱草18g，白花蛇舌草18g，紫花地丁18g，蒲公英15g，白鲜皮15g，桃仁15g，红花15g，当归15g，赤芍15g组成，取800～1000mL 的药液，将温度控制在38～41℃，每日进行冲洗，连续治疗12 周，以阴道清洁度和阴道黏膜损伤程度为观察指标，并计算12 周后宫腔积脓积液、阴道粘连、阴道炎等并发症的发生率，结果显示，与 0.9%氯化钠注射液组和高锰酸钾组相比，三组患者阴道清洁度无明显差异，但第6 周时中药组的阴道黏

膜损伤改善程度优于其余两组，且中药组并发症的发生率也低于其余两组（P＜0.05）。

3. 消化道反应　当依据部位不同辨证施治。食管癌放疗时引起下咽困难、疼痛、口干、便干者可予养阴清热药（沙参、石斛、麦冬、生地黄、玄参、苏梗、生甘草、黄芩等），并可口服白及粉。

胃、十二指肠：放射相关的胃、十二指肠黏膜损伤、溃疡被定义为[8]：新发生于放射区域的黏膜损伤，或放射治疗后原有的胃、十二指肠疾病加重，以及在放射性炎症基础上发生的溃疡。具有如下情况之一称之为放射性胃、十二指肠并发症：①放疗后内镜检查可见胃、十二指肠黏膜破损、放射性溃疡直径＞3mm，破损深度明显可见；②照射区域因黏膜损伤，出现自发的、活动性出血，需要内镜下止血治疗；③放疗后行内镜检查或X线片、CT发现的放射相关的胃肠穿孔。胃肠黏膜对放射的耐受剂量在45～55Gy，照射30Gy/2～3周即可出现胃黏膜水肿，40～50Gy/4～5周可能出现溃疡，需要安胃止吐治疗（竹茹、旋覆花、代赭石、玉竹、石斛、橘皮等）。全小肠照射超过30Gy/3～4周时，往往引起小肠吸收不良证候群，可用中药健脾补气及输液补充维生素及营养。范丽华[9]的研究纳入了60例放射性胃炎的患者，对比口服中药（麦冬12g、南沙参12g、天花粉15g、玉竹1g、石斛12g、太子参2g、淡竹叶9g、橘皮9g、竹茹9g等加减）与常规治疗（胃复安、吗丁啉、氢氧化铝凝胶等保胃药）的临床疗效，中药组的患者更能耐受放疗引起的消化道不良反应，中药对放射性胃炎疗效良好。陈晓等[10]通过建立放射性十二指肠炎的小鼠模型，使用六君子汤合左金丸进行干预，结果显示，相较于西药常规治疗组（法莫替丁胶囊＋铝镁加混悬液），中药组的小鼠脾、肠系膜淋巴结中炎性因子的降低较为明显，且镜下观察肠黏膜损伤的修复情况，两组差异也具有统计学意义（P＜0.05）。

结肠、直肠：耐受量在40～50Gy/4～5周。主要反应为大便次数增多，超过剂量时可发生溃疡及大出血，必要时手术切除。放射性直肠炎中医认为系热毒蕴蓄下焦，伤及肠络，治以清热凉血、敛阴止泻，药用生地榆、槐花、仙鹤草、马齿苋、败酱草、白头翁、椿根皮、乌梅、秦皮。可配合针八髎。放射性直肠炎后遗症还可局部应用黑降丹灌肠治疗。北京中医医院的院内制剂血余蛋黄油，除广泛应用于皮肤黏膜损伤外，近年来发现对放射性肠炎也有较好的疗效。如一例女性宫颈癌患者，根治性放疗[放疗剂量累计为50Gy（腔内）＋45Gy（腔外）]3月后出现反复腹泻、腹痛、便血等肠道症状，肠镜可见到直肠溃疡、结肠黏膜充血，多方治疗无效，来院后使用血余蛋黄油灌肠治疗，每次30分钟，每日一次，治疗7天时腹痛等症状已有明显改善、便血减少，至11天时便血已止，诸症皆消。我院针对血余蛋黄油的一项临床研究中[11]，纳入放疗后6～15个月出现慢性放射性直肠炎患者25例，使用血余蛋黄油40mL与生理盐水10mL混合后制成灌肠液，每日一次，连续治疗30天，疗程结束后根据患者的症状变化情况进行评效，最终显效5例，有效17例，无效3例，总有效率为88.0%，体现出了其良好的临床应用价值。

4. 放射性膀胱炎　宫颈癌盆腔照射时，可产生放射性膀胱炎，主要表现为血尿及膀胱刺激征，中医辨证属热毒伤阴、蕴热下注膀胱，损及脉络而见血尿。治当清热解毒，利尿通淋，凉血止血。药用生地黄、白茅根、大蓟、小蓟、仙鹤草、木通、旱莲草、瞿麦、萹蓄、槐花炭等。局部也可用黑降丹作膀胱灌注以消炎止血。

5. 放射性肺炎　肺门区反应大于照射周边肺野。急性放射性肺炎常见于肺癌、食管癌、乳腺癌、纵隔肿瘤等的放射治疗，主要症状为发热、咳嗽、气短，射野过大、剂量过快过大时，可伴有呼吸困难及缺氧，需抢救、吸氧、静脉点滴肾上腺皮质激素和抗生素。中医认为，放射性肺炎系由于射线之燥热灼伤肺阴，故治疗以养阴清肺为法，药用沙参、天冬、麦冬、花粉、玄参、杏仁、橘皮、前胡、牡丹皮、杭白芍、女贞子、百部、黑芝麻、金荞麦、金银花、黄芩、生石膏等。肺部足量放射后数月可产生放射性纤维化，患者逐渐出现气短、干咳等症状，继发感染则发热、咳吐黄痰等，需积极治疗。放射性肺纤维化重在预防，即在剂量及射野方面注意掌握，同时应用养阴润肺及活血化瘀中药减轻疾病程度。放疗导致的肺部损伤主要涉及的细胞因子包括白细胞介素 1（IL-1）、白细胞介素 4（IL-4）、白细胞介素 6（IL-6）、白细胞介素 17（IL-17）、肿瘤坏死因子（TNF-α）等。其中 TNF-α 具有启动体内细胞因子调节网络的作用，在启动和维持放射性肺炎的发生和发展过程中扮演重要角色。有研究表明当归及其提取物当归多糖具有降低 TNF-α 的作用，并能防止和改善肺组织纤维化发生和进展[12]。亓润智等[13]将沙参桔梗汤（北沙参、桔梗、地骨皮、麦冬、百合等组成）用于经 6mV、20Gy 放射线照射建模的小鼠，观察到中药高剂量组（3.25g/mL）小鼠肺组织细胞变性、肺泡腔内渗出、炎症细胞浸润、肺泡间隔增宽等损伤表现较对照组明显减轻，为中药治疗放射性肺损伤提供了组织病理学依据。重庆市巴南区第二人民医院[14]使用的水蛭黄芪汤即以活血化瘀、补益肺脾肾之气阴立法，药物组成包括水蛭、丹参、人参、黄芪、枸杞、补骨脂、生地、桔梗，将其用于治疗局部晚期非小细胞肺癌患者，同步放疗，以 4 周为一个疗程，连续 2 个疗程后，使用中药组患者的放射性肺炎发生率为 15.7%（8/51），而对照组为 38.0%（19/50），体现了中药对放射性肺炎的防治作用。

6. 脑、脊神经　全脑照射或脑局部照射均可使颅压升高，需要进行降压处理。脑、脊神经放疗剂量过大，可引起脑坏死和脊髓坏死，临床表现为截瘫或颅神经麻痹，往往不能恢复。中医认为脑为髓之海，所以这种后遗症主要治疗法则是补肾填髓，佐以活血通络。药用生地黄、熟地黄、山茱萸、女贞子、枸杞子、肉苁蓉、补骨脂、淫羊藿、仙茅、桑寄生、络石藤、鸡血藤、川芎、葛根、丹参、牛膝等。

（二）放疗全身反应的中医药治疗

局部放疗导致的全身反应，主要由治疗部位、放射野的大小和每次照射剂量等决定，一般常规剂量照射头颈及四肢放疗反应不大，胸部常规放疗反应也不大，上腹部放疗反应大于下腹部，大面积照射如全腹、全肺、纵隔、恶性淋巴瘤的全淋巴结和次全淋巴结照射全身反应较大。全身反应主要表现为：

1. 消化道反应　食欲减退、恶心、呕吐、消化不良、腹泻、疲乏无力等。治疗可予健脾和胃、益气养阴之品。药用生黄芪、北沙参、白术、茯苓、橘皮、竹茹、旋覆花、代赭石、鸡内金、山药、山楂、麦稻芽等。并可针刺内关、曲池、中脘、足三里等穴位，平补平泻手法。腹泻可针下脘、足三里。

2. 血象下降　一般在放疗后第 2 周开始出现外周血细胞数下降，治疗可选益气补血，滋补肝肾中药。保护血象和骨髓造血功能是中药配合放疗的主要目的之一。典型代表方药为升血汤，药用生地黄、生黄芪、菟丝子、鸡血藤、女贞子、枸杞子、当归、茯苓、白术，贫血可加阿胶、党参、鹿角胶，白细胞减少可加紫河车，血小板减少可加杠板归、肿节风、石韦、大枣。

此外，单味药升麻、茜草、花生衣、山茱萸等均有升高血象、血小板的作用。针刺治疗可以针大椎、曲池、三阴交、绝骨等穴位，有一定作用。

中医认为，放射线造成的反应是由于放射线作为一种热毒之邪可以伤阴耗气，损阴灼津，损伤脾胃运化功能，影响气血生化之源，气虚则无力推动血行，也会导致血瘀。许多患者经放疗后可出现舌质瘀暗、肌肤干枯、色素沉着等血瘀之象。放疗后的患者，常合并感染、发热，出现毒热症状，这是瘀毒化热之象。防治这些毒副反应要根据中医理论临床辨证来立法处方。根据放射线引起的上述病机变化，当以益气养阴、生津润燥、调理脾胃、滋补肝肾、清热解毒、活血化瘀等法则来治疗，并根据不同部位和证候辨证论治。李云等[15]对 51 例宫颈癌患者在全盆腔放射线照射的基础上使用血府逐瘀颗粒，观察治疗过程中患者出现恶心、呕吐、腹泻等症状，发现相较于单独放疗组，联合治疗组的不良反应发生率低于放疗组（$P<0.05$），体现了中药在降低放疗不良反应方面的作用。

头颈部肿瘤放疗时，常出现咽痛、鼻咽部分泌物增多、牙痛、进食困难、口干舌燥等症状；舌象多见舌质红绛，光剥无苔或苔黄厚腻；治疗上视舌苔表现而有所不同，如舌光红无苔、裂纹、口舌干燥疼痛者为热伤肺胃之阴，应予大剂养阴益气之剂，药用北沙参、麦冬、石斛、玉竹、天花粉、鸡血藤、女贞子、五味子、忍冬藤、桔梗、生甘草、生地黄、玄参，必要时可加用西洋参。此外，也可通过针灸治疗改善上述症状。成都中医药大学[16]报道了一例鼻咽癌放疗后出现吞咽困难、饮食水呛咳的针刺联合康复训练病例，针刺主穴取百会、下关、颊车、廉泉、天突、内关、足三里、太溪；配穴取听宫、人迎、印堂、外金津、外玉液、三阴交、合谷，同时以下关—颊车一组、足三里—太溪一组加电针疏密波治疗，配合张口、舌肌、刺激唾液分泌、发音等康复训练，以 5 天为一疗程，间隔休息 2 天，5 个疗程后患者吞咽、呛咳、发声等均有明显改善。

三、放疗后中医药巩固疗效

放射治疗分为根治性和姑息性治疗。放疗结束后，仍需要继续巩固疗效以及预防肿瘤复发转移，中医药在这方面可以起到一定的作用。根据中医辨证论治原则，仍以扶正祛邪为主。有时由于肿瘤未能手术切除，虽已作根治放疗亦难免有残存癌细胞，所以在扶正调理、增强抵抗力的同时，还要适当的给予抗肿瘤中草药。在一些未做手术而仅放疗的鼻咽癌、喉癌、上中段食管癌、肺癌、恶性淋巴瘤等，在放疗后应长期服用中药以巩固疗效。中药常以健脾益气、滋补肝肾以扶正，解毒清热、软坚活血以祛邪为法，能够取得较好的远期效果。如早年 20 世纪 60 年代初，当时仍用深部 X 线放射治疗宫颈癌，现已有更先进放疗装置。北京中医医院报道，中药加深部 X 线治疗宫颈癌 144 例，大部分病例（88.1%）为 Ⅱ 期、Ⅲ 期宫颈癌，以中药内服及局部外敷，加以常规深部 X 线治疗，结果 144 例中健存 117 例，五年相对生存率为 88.2%，五年治愈率为 81.2%，其中 Ⅱ 期、Ⅲ 期五年治愈率分别为 81.2% 及 75%，均较同类放疗报道为高。144 例患者在放疗过程中反应较轻，其肠道和膀胱后遗症发生率分别仅为 6.2% 及 0.69%，亦较不用中药者为轻。观察表明，放疗前曾内服中药及宫颈局部外用药者，远期疗效较放疗前未用中药者要好。这说明充分利用内服及外敷中药，调整了机体的功能，提高了细胞免疫功能，用放疗控制局部病灶，两者有机结合，可提高治疗效果，又可减轻放疗的反应及后遗症，体现了中西医结合治疗肿瘤的优越性。又如，一例食管中上段癌患者，56 岁，自觉进食发噎三个月，1976 年 5 月经 X 线及食管镜检查，诊断为食管中上段鳞状上皮癌，病变长约 7~8cm，进食及饮水均感困难，同年放疗，总量为 7000cGy。放疗开始后即服用中药，放疗过程顺利，副反应不大，后继服中药，坚持数年如一日，治疗以扶正祛邪法则，每年复查均未见复发。一般状况也较佳，恢复工作已多年，十余年后因他疾而故。长期所服汤药为生黄芪、沙参、太子参、白术、茯苓、生薏苡仁、山豆根、草河车、龙葵、白英、半枝莲、白花蛇舌草等。一项 meta 分析[17]纳入了 10 个 RCT 研究共计 680 例患者，干预措施为苦参注射液联合放疗，结果提示苦参注射液对缓解疼痛、控制骨转移灶、提高 1 年生存率、改善 KPS 评分、减少不良反应等方面均优于单纯放疗组，体现了使用中药制剂在提高放疗效果、改善患者生存质量方面的优势。

参 考 文 献

[1] 李涛，郎锦义. 放射肿瘤学的进展与未来[J]. 肿瘤预防与治疗，2019，32（1）：1-6.

[2] 陶银平，赵国平. 放射增敏剂在肿瘤治疗中的应用[J]. 中华放射医学与防护杂志，2019（9）：715-720.

[3] 曹兆振，肖健云，章正，等. 川红注射液对鼻咽癌放疗增敏 40 例初步观察[J]. 癌症，1984（4）：298-299.

[4] 徐祖敏，杨俊，邓于红，等. 苦参碱对非小细胞肺癌的放射增敏作用[J]. 广东医科大学学报，2020，38（5）：547-552.

[5] 毛佳蕾，杨华，陆琼，等. 蛇床子素对胃 BGC-823 细胞的体外放疗增敏作用的实验研究[J]. 现代肿瘤医学，2020，28（3）：379-382.

[6] 李国峰，白勇，杜鹏强. 中药在肿瘤放射增敏中的研究进展[J]. 中成药，2014，36（7）：1502-1505.

[7] 周雯，高文强，关婷，等. 中药冲洗剂预防宫颈癌放疗放射性损伤的临床观察[J]. 中医药导报，2019，25（23）：67-69.

[8] 郭小陪，魏华琳，张夏璐，等. 放射性胃、十二指肠损伤的研究进展[J]. 世界华人消化杂志，2015，23（34）：5472-5478.

[9] 范丽华. 口服中药治疗放射性胃炎 30 例疗效观察[J]. 基层医学论坛，2011，15（28）：945-946.

[10] 陈晓，万芝清，韩根成，等. 六君子汤合左金丸治疗小鼠急性放射性十二指肠炎的疗效及机制研究[J]. 中国中药杂志，2014，39（2）：278-284.

[11] 唐武军，王笑民，杨国旺，等. 血余蛋黄油灌肠治疗慢性放射性直肠炎[J]. 中国实验方剂学杂志，2010，16（12）：228-229.

[12] 李青峰，李文婷，李沐涵，等. 中医药干预放射性肺损伤的机制研究进展[J]. 南京中医药大学学报，2020，36（6）：915-920.

[13] 亓润智，杨玉莹，刘剑刚，等. 沙参桔梗汤对急性放射性肺损伤模型大鼠肺组织的病理改变及肺泡炎半定量分析[J]. 中华中医药杂志，2020，35（2）：616-619.

[14] 倪燕侠，包中会，蒋义，等. 中药水蛭黄芪汤防治局晚期非小细胞肺癌患者放射性肺炎的临床研究[J]. 检验医学与临床，2021，18（1）：38-40.

[15] 李云，尹国武. 血府逐瘀颗粒配合放疗对宫颈癌的疗效及对肿瘤标志物的影响[J]. 实用癌症杂志，2019，34（2）：318-320.

[16] 杨璇，邱玲，郑旭. 电针联合康复训练治疗鼻咽癌放疗后噎膈举隅[J]. 实用中医内科杂志，2016，30（6）：94-95.

[17] 沈凤飞，黄宏，郭凯波，等. 复方苦参注射液联合放疗治疗恶性肿瘤骨转移 Meta 分析[J]. 浙江中西医结合杂志，2019，29（5）：423-427，434.

第三节　化学治疗与中医药相结合

化疗在肿瘤治疗中占有重要地位，数种恶性肿瘤在一定条件下可用化疗治愈，术前新辅助化疗和术后辅助化疗能够提高手术疗效和远期收益。在疗效显著的同时，化疗药物的毒副反应如骨髓抑制、胃肠道反应等也给患者带来很大的负担，甚则不能耐受，导致治疗被迫中止。

中医对化疗药物的性味归经等属性尚未形成统一认识，但中医药联合化疗已被证实能够起到减毒增效、抗耐药等作用，提高了疗效和患者的治疗耐受度，对患者生活质量的改善也有很大帮助。

一、中医对化疗药的认识

化疗药多属细胞毒性药物，能够作用于 DNA 化学结构，影响核酸合成，影响 DNA 转录以及作用于微管蛋白合成。细胞的生长增殖属阳，一部分化疗药物表现出抑制增殖的阴寒属性，使用后能够对肿瘤患者的火热毒邪起到抑制作用，其毒副反应也呈阴寒之象。李娜等[1]认为，顺铂性寒凉，味苦咸，归肺脾肾经，顺铂化疗后能改善痰热证候，增加气虚痰湿证、阳虚痰湿证，使患者出现乏力、畏寒、嗜睡、骨髓抑制等阳虚症状，故顺铂性寒凉；顺铂能促进肿瘤细胞凋亡从而排出人体，易出现呕吐、腹泻等消化道反应，符合"苦能涌泄"，顺铂为金属类药物，其活性成分与咸味药相似，故味咸；金属五行属肺，顺铂是非小细胞肺癌的一线用药，可以理解为顺铂是肺经的"引经药"，其消化道副反应和骨髓抑制是药力在脾肾经的表现。同为细胞毒药物的 5- 氟尿嘧啶（5-FU）的药性似乎截然不同，其不良反应有口腔溃疡、腹痛腹泻、骨髓抑制等，严重者或有便血，局部注射可能引起静脉炎、皮肤红斑、皮肤破溃等症状[2]，从这个角度看，5-FU 药性偏热。

以药物的偏性去纠正疾病的偏性正是中医治病的特点，中药中的附子、半夏、细辛等药或多或少都有毒性，但在安全剂量内、药物适当配伍下，它们发挥的治疗作用远大于毒副反应。化疗药也有性味归经，且不同化疗药的属性不尽相同，目前我们对化疗药的性味归经知之甚少，若能了解各种化疗药的中医属性，便能够运用中医理论指导化疗药的使用，如寒热相反的两药配伍使用或能减少毒副作用、某一归经的药物能实现引经的作用、配合中药内服也能更有针对性，实现"中为之体，西为之用"的中西医融合，而不是简单的中西医结合。在中医深厚成熟的理论指导下使用化疗药，或许能取得更好的疗效而毒副作用更小。

二、中药与化疗的相互作用

（一）增效

1. 祛邪以助药力　化疗和中药治疗分别对肿瘤有治疗效果，联合使用时能起到协同作用。中成药艾迪注射液具有清热解毒、解瘀散结的功效，常用于结直肠癌的治疗，与 FOLFIRI 方案（伊立替康+亚叶酸钙+5-FU）联用治疗直肠癌的疗效较单纯化疗有显著改善[3]。解雯珊[4]研究发现，对比单纯化疗，温胆汤联合化疗治疗痰湿凝结型晚期胃癌的有效率更高（77.41%/90.91%），温胆汤化痰祛湿能对痰湿凝结型胃癌的证候有所改善，化疗对胃癌细胞有直接杀伤作用，二者联用增效显著。卵巢癌属中医癥瘕病，血瘀证在卵巢癌中较为常见，运用化瘀消癥之桂枝茯苓胶囊加地龙联合化疗能够改善血瘀型卵巢癌术后患者的中医症状，症状改善程度较单纯化疗更加显著[5]。

2. 扶正以培根本　肿瘤的发生是以正气内虚为根本而兼癌毒侵袭[6]，正气虚弱则无法鼓邪外出，对化疗药的反应和耐受度也会降低，扶正固本能助正气祛邪，也能提高化疗的疗效。

胃癌患者术后常见脾胃虚寒证，以附子理中汤温中散寒联合化疗能提高患者的免疫水平，从而起到增效的作用[7]。扶正生髓汤对卵巢癌术后患者有扶正固本、益气生髓之效，联合化疗患者半年生存率显著高于单纯化疗组，并且能改善患者免疫抑制状态，提高生活质量[8]。肺脾气虚型晚期非小细胞肺癌患者在使用补中益气汤联合化疗后，临床症状比接受单纯化疗的患者改善更加显著，生活质量有所提高[9]。

扶正与祛邪不能截然分开，邪气亢盛时只知扶正无济于事，正气虚衰时一味攻邪徒伤正气，许多方剂兼具扶正祛邪之功，压制病邪才能让正气得以复苏，正气恢复亦能更有利地祛邪，中药对化疗的增效作用同时体现在祛邪和扶正两方面。

（二）减毒

1. 骨髓抑制　骨髓抑制是化疗常见的毒副反应，骨髓为肾所主，是血细胞和免疫细胞发生的场所，是气血生化以及免疫功能的根源，骨髓抑制的主要病机是脾肾不足、气血两虚[10]。多篇文献报道以补肾健脾为治法改善化疗后骨髓抑制是卓有成效的，用方有加味三仙汤[11]、归芍升白汤[12]、八珍汤[13]等。在临床应用方面，姚杨等[14]提倡分期辨治胃癌化疗导致的骨髓抑制，化疗前以健脾为主，化疗期间健脾补肾，化疗后期填精益髓，体现了未病先防、已病防变的治疗思想，值得我们借鉴。

2. 消化道反应　肿瘤患者接受化疗后常出现恶心、呕吐、腹泻等消化道反应，这对患者的生活质量有很大的影响。化疗引起的消化道反应属中医"痞满""呕吐""泄泻"等范畴，化疗药损伤脾胃，致脾胃运化失司、升降失调而出现相应症状[15]，治宜健脾和胃，恢复升降，方用四君子汤类（四君子汤、六君子汤、香砂六君子汤等）、参苓白术散、附子理中汤、半夏泻心汤、小半夏汤、温胆汤等[16]。此外，中医外治法如中药敷脐[17]、穴位按摩[18]、耳穴压丸[19]等对化疗后消化道症状也有一定的改善。

3. 心肝肾功能损害　化疗药可能会对心、肝、肾等脏器造成功能损害，导致中毒性心肌炎、肝炎、肾损伤等。治疗化疗引起的中毒性心肌炎应以宁心安神、益气活血为法，药用沙参、太子参、麦冬、菖蒲、柏子仁等；中毒性肝炎可予清热利湿、疏肝利胆之品，如茵陈、姜黄、柴胡、五味子、丹参等；肾损伤治以清热利湿、解毒通淋，常用萆薢、车前草、茯苓、白茅根、益智仁等。

不同化疗药对机体产生的毒副反应不同，同一种化疗药的毒副反应也存在个体差异性，临床需结合患者实际情况，审因辨证施治，方能达到最好的减毒效果。

（三）抗耐药

肿瘤细胞能通过药物靶标的突变或过表达，使药物失活及减少细胞内药物含量等方式获得耐药性，而肿瘤耐药性能够在很大程度上影响化疗疗效，目前西医对化疗耐药性的对策并不多，主要有应用 MDR 调节剂，提高化疗剂量，应用解救化疗方案及生物治疗等。中药肉苁蓉能促进人骨肉瘤 MG-63 细胞凋亡、下调 MRP1 及 P53 蛋白的表达，从而实现逆转人骨肉瘤 MG-63 细胞对甲氨蝶呤（MTX）的耐药性[20]；中药提取物人参皂苷 Rh2 联合 5-FU 能提高结直肠癌耐药细胞 HCT15/5-FU 的化疗敏感性，其机制与下调耐药蛋白 ATP7A 和 ATP7B 的表达，上调凋亡相关蛋白 P53/Caspase3 的表达相关[21]；杨林[22]以乳腺癌阿霉素耐药株

MCF-7/ADR 为模型，在体内、外实验中联合使用参麦注射液和化疗药物阿霉素，结果表明参麦注射液对乳腺癌阿霉素耐药性具有逆转作用。

化疗与中医药都是抗肿瘤的重要手段，二者联合有减毒增效之功，探讨化疗药的中医属性，研究中药与化疗药的相互作用，能让我们在运用这两种抗癌利器时更加得心应手，让中医药在抗癌舞台上发挥更大的作用，使患者能临床受益。

参 考 文 献

[1] 李娜，王圆圆，张青. 基于"性味归经"理论的顺铂临床性能初探[J]. 中医杂志，2015，56（21）：1822-1825.

[2] 刘碧原，谢鸣. 中药与氟尿嘧啶联用治疗消化系统肿瘤的增效减毒作用[J]. 中国药师，2017，20（7）：1224-1228.

[3] 李伍祥. 艾迪注射液联合 FOLFIRI 方案治疗晚期结直肠癌的疗效及安全性 Meta 分析[D]. 南宁：广西中医药大学，2019.

[4] 解雯珊. 温胆汤联合化疗治疗痰湿凝结型晚期胃癌的临床观察[D]. 太原：山西中医药大学，2019.

[5] 赵磊. 桂枝茯苓胶囊加地龙联合化疗对血瘀型卵巢癌血液流变学的影响[D]. 哈尔滨：黑龙江中医药大学，2016.

[6] 王圆圆，李娜，张青. 癌毒的阴阳属性浅议[J]. 中医杂志，2014，55（15）：1271-1274.

[7] 穆雷霞，王磊. 附子理中汤对脾胃虚寒型胃癌术后患者化疗的增效减毒作用[J]. 西部中医药，2019，32（10）：50-52.

[8] 张静，高冬冬. 扶正生髓汤对卵巢癌术后化疗减毒增效作用及机制研究[J]. 中华中医药学刊，2019，37（9）：2242-2245.

[9] 徐国品. 补中益气汤改善脾肺气虚型晚期非小细胞肺癌患者生活质量的临床研究[D]. 合肥：安徽中医药大学，2019.

[10] 靳祎祎，林久茂. 中医药对肿瘤化疗药物增效减毒作用的研究进展[J]. 福建中医药，2019，50（1）：85-88.

[11] 张超一. 加味三仙汤对宫颈癌化疗后脾肾阳虚型骨髓抑制临床研究[D]. 昆明：云南中医学院，2018.

[12] 杨丽兵. 归芍升白汤治疗乳腺癌术后化疗骨髓抑制（气血亏虚型）的随机对照试验[D]. 乌鲁木齐：新疆医科大学，2020.

[13] 许崇艳，马志强，牛占恩. 八珍汤对急性白血病化疗后骨髓抑制的疗效观察及部分机制探析[J]. 世界中医药，2019，14（8）：2077-2082.

[14] 姚杨，贾英杰，邓仁芬，等. 浅谈胃癌化疗导致骨髓抑制的中医分期辨治[J]. 中医肿瘤学杂志，2020，2（5）：45-49.

[15] 叶小卫. 健脾补血方减轻肺癌化疗后消化道及骨髓毒副反应的临床观察及机制[D]. 广州：广州中医药大学，2017.

[16] 张萍，汪龙德，刘俊宏，等. 恶性肿瘤化疗后消化道反应的中西医发生机制及治疗进展[J]. 医学综述，2021，27（23）：4640-4644.

[17] 黄秋华. 中药外治化疗相关消化道反应临床观察[J]. 光明中医，2020，35（17）：2765-2766.

[18] 杨思源，郭丽敏，贾媛，等. 中药穴位敷贴结合穴位按摩对肿瘤患者化疗后消化道反应的 Meta 分析[J]. 临床与病理杂志，2019，39（8）：1773-1782.

[19] 杨瑞. 耳穴压贴联合昂丹司琼治疗乳腺癌化疗后恶心呕吐的临床观察[D]. 太原：山西省中医药研究院，2018.

[20] 丁聚贤. 肉苁蓉对化疗耐药骨肉瘤（MG-63）细胞的逆转作用及机制研究[D]. 兰州：甘肃中医药大学，2020.

[21] 王娇娇. 人参皂苷 Rh2 对结直肠癌细胞 HCT15/5-FU 耐药敏感性影响的实验研究[D]. 西安：陕西中医药大学，2020.

[22] 杨林. 参麦注射液逆转乳腺癌阿霉素耐药性及机制[D]. 杭州：浙江工业大学，2019.

第四节　生物免疫治疗与中医药相结合

随着科技的发展，免疫治疗作为抗肿瘤治疗的新思路和新手段在临床上被逐步推广，尤其是 PD-1/PD-L1 等免疫检查点抑制剂已经开始广泛参与到肿瘤的治疗中。免疫治疗药物较小的毒副作用、显著的疗效使得其成为目前最为热门的研究方向，并已逐渐成为继手术、放疗和化疗之后的"第四大"肿瘤治疗方法。

免疫检查点抑制剂在临床上往往与多种抗肿瘤疗法联合应用，但仍存在不少患者对治疗无应答或治疗后耐药复发，或毒副反应大到无法完成治疗，依从性及生活质量明显下降。针对目前应用免疫治疗存在的问题，思考中医药对 PD-1/PD-L1 抑制剂疗程中的患者的干预作用，或许可有效减轻免疫治疗产生的毒副反应,有助于患者顺利完成免疫治疗过程,并且可能存在增强免疫疗效的作用。

中医学对于免疫的认识在《黄帝内经》中有明确的论述,"阴平阳秘"被认为是人体免疫功能最好的状态,而肿瘤形成的原因,可以概括为"积之成者,正气不足,而邪气踞之"。所以在治疗时,会着眼于调节人体的阴阳平衡,往往采取扶正和驱邪相结合的方式,治疗注重整体性、多系统、多靶点,旨在改善机体内环境,防止肿瘤转移、复发。

同样,免疫治疗方法的出现,也是现代医学治疗肿瘤的思路,从重点杀伤肿瘤细胞,向重塑肿瘤微环境、改善肿瘤免疫抑制转变。关于肿瘤免疫机制的研究,2002 年 Schreiber 和 Dunn 提出的"免疫编辑"学说阐述了免疫系统和肿瘤细胞之间的相互作用与复杂关系,指出免疫系统不仅具有抗肿瘤效应,同时又具有促进肿瘤发生发展的作用,这是对免疫系统在恶性肿瘤发生发展中的作用的新认识。

免疫编辑学说认为,免疫系统在肿瘤形成过程中,经历了免疫消除、免疫均衡、免疫逃逸三个阶段,与患者的肿瘤发生早期、肿瘤平衡期、临床肿瘤期三个阶段一一对应,其中集体的免疫耐受及肿瘤细胞的免疫逃逸是临床肿瘤形成的关键环节。

类比于正常的免疫清除期,免疫系统通过对肿瘤细胞进行特异性和非特异性杀伤从而达到免疫清除的目的。在多种免疫效应细胞及因子的作用下,若免疫监视与清除功能完全,则可扼杀肿瘤细胞于早期,免疫编辑的过程就此终止。

如果在肿瘤发生的早期,免疫监视不能完全清除肿瘤,免疫系统将赋予肿瘤以新的免疫遗传学特性。人体免疫系统很难完全识别肿瘤细胞,高免疫原性的肿瘤细胞不断被清除,而低免疫原性的肿瘤细胞则会被忽略,结果使得弱免疫原性、高恶性程度的肿瘤表型逐渐出现,并在体内留存生长,这一过程称为"免疫重塑",免疫编辑进入均衡时期。此过程中机体免疫系统与肿瘤细胞保持势均力敌的状态,可高达数年甚至数十年之久,临床可表现为患者体内存在微小瘤灶,或带瘤生存,病程较长。

临床肿瘤期,肿瘤瘤体不断增大,病情向恶化或危重发展,即进入免疫逃逸期。免疫逃逸是指免疫选择压力促使新的肿瘤细胞变异体逃脱机体免疫系统的监视与清除,跨过免疫均衡阶段的抑制作用,不断增殖,从而形成临床可以检测到的恶性肿瘤。免疫逃逸期机体免疫系统免疫耐受已形成,不仅降低了对肿瘤细胞的控制清除能力,也为肿瘤细胞免疫逃逸提供了条件,临床可见患者肿瘤进一步生长,甚至发生浸润转移。

基于免疫治疗思路与扶正祛邪理论的高度一致性,我们可以从中医理论的角度认识免疫治疗药物。

以 PD-1/PD-L1 抑制剂为例,它通过抑制 PD-1/PD-L1 受体的功能,激发机体免疫功能,从而破坏肿瘤的免疫逃逸过程,达到对抗肿瘤的功效。而恶性肿瘤发病的病机为阳气亏虚,正气不足,导致局部阴寒凝结,血行瘀滞,进而癌毒积聚,发为癌肿。

因此,由"益火之源,以消阴翳",可推知 PD-1/PD-L1 抑制剂具有温通血脉,补益正气的作用,性味当属甘温。

应用免疫治疗的癌症中晚期患者,往往存在"久病入络",而"辛者,能行能散",又言"病在脉络,为之辛香以开通",可知其也具有五味中"辛"的属性,其气升浮。

综上所述,PD-1/PD-L1 抑制剂温散之力较强,因此易耗伤阴液,出现血虚风燥,表现出皮疹、疲乏、口干、发热等不良反应，在中药治疗时可以酌加疏风散热、益气养阴类中药；PD-1/PD-L1 抑制剂性质升发，易助气上逆，引热上行，引起恶心、呕吐等气机上逆的症状，可酌加降气之品以调畅气机。在免疫治疗与中药联合应用时，可以根据免疫治疗药物的特性，配伍中药的使用，以更好地平衡阴阳，达到二者协同增效的目的。

此外，有多个研究发现，肠道菌群的多样性和免疫治疗的疗效相关。前期已有研究表明，中医药可以恢复疾病状态下肠道微生物的稳态，这些发现提示中医药可以通过多途径调整机体内环境，从而发挥增加免疫治疗疗效的作用。黄芪多糖、榄香烯、复方苦参注射液、西黄胶囊、扶正贞芪颗粒、扶正消瘤汤、沙参麦冬汤等均被证实有增加患者外周血 T 细胞亚群数量的作用，提高机体免疫力。

尽管 PD-1/PD-L1 抑制剂目前已在众多临床试验中被证实是一种广谱、有效、作用持久且相对安全的抗肿瘤治疗方式，但由于其对免疫检查点 PD-1/PD-L1 的作用是非特异性的，所以在增强机体对肿瘤细胞免疫反应的同时，也会导致全身免疫系统的稳态被破坏，引发一系列与免疫治疗相关的特殊炎症反应，被称为免疫相关不良反应（irAEs），例如免疫性肠炎、免疫性肺炎等。其他不良反应主要包括乏力、食欲减退、皮肤瘙痒、皮疹、腹泻、恶心、甲减、甲亢、垂体炎及肾上腺功能紊乱等。还会出现一些罕见不良反应，例如肌炎、肌无力、横纹肌溶解、多发性硬化、银屑病、苔藓样皮炎、自身免疫性心肌炎、结节病、胰腺炎等。

部分临床试验报道由抗 PD-1/PD-L1 抗体引起的免疫相关不良反应将随时间依次出现，呈现出一种典型的时间分布模式：最先出现的是皮肤相关不良反应（3 周后），主要为皮肤瘙痒及丘疹；随后将出现胃肠道不良反应，如腹泻和肠炎（5～10 周）；最后出现内分泌疾病和肝脏相关不良反应（9～12 周）。

在整个治疗过程中，肿瘤患者不可避免地会出现与免疫相关或无关的感染性疾病。而临床回顾性研究发现，抗生素的应用会对免疫治疗的疗效产生明显影响。且与免疫相关的炎症，形成机制复杂，对症治疗时症状难以控制。此时应用清热解毒功效的中药治疗，可避免服用抗生素，并快速改善患者的炎性指标和临床症状，从而避免感染症状持续加重，中断抗肿瘤治疗。

根据前文的分析，针对免疫治疗过程中出现的乏力、食欲减退、腹泻等症状，可采用清虚热、健脾肾的方式进行治疗，加用党参、黄芪、黄精等，或可选用参苓白术散、补中益气汤、沙参麦冬汤等方剂。

免疫治疗药物的皮肤毒性所导致的临床症状多样，可见到瘙痒、皮疹、湿疹、脱发、白癜风、银屑病和黏膜扁平苔藓等。这些皮肤不良事件绝大多数是自限性的，且皮肤毒性反应的发生与免疫抑制剂的剂量无相关性，症状表现一般较轻，一般辨证为风热证或血虚风燥，应用金银花、鸡血藤、地肤子、白鲜皮等，也可选用消风散加四物汤等养血消风。

同时，由于疾病和生活上的痛苦和压力，肿瘤病人常伴有明显的情志不畅，在辨证治疗时兼用疏肝理气，健脾和胃，可取得更好的疗效，如逍遥丸、柴胡疏肝散、痛泻要方等方剂。

第五节　靶向治疗与中医药相结合

抗肿瘤靶向药物是以过度表达的细胞分子为靶点，通过抑制肿瘤细胞的过度增殖、浸润和远处转移达到抗肿瘤的作用，其具有良好的特异性，且对正常细胞损伤轻微[1]。近年来，随着精准治疗概念的提出，驱动基因越来越多地被发现，靶向治疗正逐渐成为某些晚期肿瘤患者的常用选择方案，如肺癌、结直肠癌、胃癌等，都取得了较好的疗效。

靶向药物目前主要分为四大类[2]：一是分子靶向药物，其靶标是肿瘤细胞的信号传导分子，如西妥昔单抗、伊马替尼、尼罗替尼等。二是血管靶向药物，其主要针对血管内皮生长因子受体（vascular endothelial growth factor receptor，VEGFR）信号通路（如贝伐单抗），或直接抑制受体酪氨酸激酶区（如舒尼替尼、索拉菲尼）。三是细胞靶向药物，瘤体内细胞遗传和表观遗传有差异的亚克隆细胞群是肿瘤精准治疗的细胞靶标，代表药物有帕博西尼、硼替佐米等。四是免疫靶向药物，通过靶向 T 细胞的调节通路增强抗肿瘤免疫，现已成为打击肿瘤的新式武器，也为我们理解肿瘤微环境中的人类免疫反应提供了新思路[3]，代表药物有派姆单抗、纳武单抗、伊匹木单抗等。

近年来随着靶向制剂的广泛应用，其不良反应及耐药性等一系列问题也随之而来。研究表明，在使用靶向药物的同时应用中医药，一方面可增强靶向药物的局部效果，减轻耐药性；另一方面，可缓解靶向治疗后的毒副反应，提高生活质量。

一、中医药对靶向药物的增效作用

在临床上，一些中药与靶向药物合并应用，有增强后者药物疗效的作用。如甘草，作为"药中国老"，甘草经常被作为使药入方。其中，甘草酸和甘草次酸是从甘草中提取出的主要活性物质。近年来的研究结果表明，肝细胞膜上有丰富的甘草次酸和甘草酸受体，因此甘草酸及甘草次酸能够作为肝靶向制剂的"靶头"，若将载体经甘草酸与甘草次酸修饰，则能够使其更好地在肝部聚集，提高对肝脏的靶向性[4]。Zhu 等[5]将甘草次酸修饰 D-α-生育酚聚乙二醇 1000 琥珀酸酯用于制备依托泊苷的胶束制剂（ETO-TGAPMs），结果表明，与对照组相比，ETO-TGAPMs 被肝癌 HepG2 细胞摄取的更多，体内肝肿瘤部位依托泊苷的浓度更高，表明甘草次酸修饰的胶束能够显著提高肝靶向效果，起到增效减毒的疗效。有研究[6]分析了 40 例晚期肺腺癌患者，分为肺炎宁方联合靶向药物组及单药靶向治疗（吉非替尼或厄洛替尼）组，中药联合靶向药物组中位疾病进展时间（TTP）为 12 个月，明显优于单药靶向治疗组的 9.5 个月（$P<0.05$）。

二、中医药逆转靶向药物的耐药性

靶向药物不可避免的耐药性成为其临床使用的重大障碍。中医药联合靶药物可逆转其耐药性。β-榄香烯是中药莪术的有效抗肿瘤成分，且安全性较好。孙燕等[7-8]选取 β-榄香烯作为逆转吉非替尼肺腺癌细胞 PC9/R 的获得性耐药的突破口，通过相关体外研究，得出了 β-榄香烯能够干预获得性耐药相关蛋白 P-糖蛋白（P-gp）、Survivin 蛋白的表达程度，抑制相关蛋白的表达，提高了耐药细胞对酪氨酸激酶抑制剂（EGFR-TKIs）的敏感度。金复康口服液是刘嘉湘研制的中药复方新药，临床疗效明确，且得到了较为广泛的应用[9]。孙玺媛等[10-11]研究证实金复康口服液含药血清可下调人肺腺癌细胞株（PC9/R）p-EGFR 的表达及增强凋亡蛋白 Caspase-3

活性实现对吉非替尼耐药的逆转。

三、中医药对靶向治疗毒副反应的防治作用

1. 全身症状　有些靶向药物可引起头晕、疲乏无力、精神萎靡、食欲不振、口干津少等全身不适症状。中医对靶向药物引起的相关症状的认识：靶向药物乃攻伐之品，苦寒伤及脾胃，脾胃受损导致气血生化无源，宗气生成不足，而致乏力、头晕；脾主为胃行其津液，脾胃受损，津液运行受阻，聚而为痰，导致经络运行不畅，故见口干、纳差等症状，中药通过益气健脾、升清降浊之法，使患者全身症状减轻。

2. 皮肤毒性　表皮生长因子受体抑制剂（EGFRIs）在抑制肿瘤细胞内表皮生长因子受体（EGFR）激活的同时，也能与表达在表皮基底层中分化增生的角质细胞及毛囊外层中的EGFR相结合，阻断正常信号传导通路，干扰角质细胞的增殖、分化与迁移，破坏皮肤屏障结构，进而使细胞因子CCL2、CCL5等表达增加，促使大量巨噬细胞、嗜中性粒细胞等募集，导致炎症浸润，诱发皮肤炎症反应，产生皮肤毒性[12]。中医认为，该病总由机体禀赋不足，癌毒内蕴，复感药物毒邪，使风、湿、热毒外达肌肤而致，治疗总以清热解毒，兼以疏风、化湿、凉血透疹为法，药物常用金银花、黄芩、苦参、紫草、白鲜皮、地肤子、赤芍、生地黄、牡丹皮、牛蒡子、蝉蜕、当归、薏苡仁、车前子、甘草等，并可配合耳穴：肺、肾上腺、内分泌、神门、交感、肿瘤区等穴位，有很好效果。

3. 腹泻　部分学者认为此类腹泻的发生与肠道黏膜细胞中EGFR的表达有关[13]。中医认为，靶向药物极易损伤脾胃，而致脾胃功能不足、肠道失司，故临床使用中患者多出现腹痛、腹泻等症状。目前西医没有有效的预防措施，而中医治疗多以温肾健脾止泻为主，如常用方剂健脾丸、参苓白术散、四君子汤等。有研究采用参一胶囊联合吉非替尼治疗晚期非小细胞肺癌患者100例，中西医结合治疗组1~4级腹泻发生率为8.16%，明显低于西药治疗组的47.92%（$P<0.01$）；且无进展生存期（PFS）、生活质量改善均明显优于西药治疗组（$P<0.05$）[14]。此外参苓白术颗粒及解毒消痈中药灌肠联合EGFR-TKIs治疗晚期非小细胞肺癌均可明显降低腹泻发生率，改善生活质量评分[15-16]。

4. 周围神经病变　可逆性蛋白酶体抑制剂硼替佐米导致的周围神经病变主要以神经性疼痛、手套–袜子感、远端感觉及运动障碍为主，并且会长期存在，严重影响患者的日常生活，甚至危及生命。中医治疗常用活血通络法，有研究[17]采用外洗方联合甲钴胺治疗硼替佐米导致的周围神经病变，总有效率为95%，神经性疼痛评分明显低于甲钴胺治疗组（$P<0.05$）。此外，采用马钱子胶囊及茅莓汤口服治疗硼替佐米导致的周围神经病变，也取得了良好的疗效[18-19]。

5. 心、肺功能损害

（1）心脏毒性：曲妥珠单抗作为人类表皮生长因子受体-2（human epidermal growth factor receptor-2，HER-2）阳性乳腺癌患者的一线靶向治疗药物，对心肌有毒性，主要表现为左室收缩功能减低，甚至心力衰竭。有研究发现心脉隆注射液针对蒽环类药物、曲妥珠单抗序贯治疗导致的心脏毒性具有明显改善患者临床症状、预防心肌损伤的作用[20]，可明显降低血清肌钙蛋白Ⅰ和心型游离脂肪酸结合蛋白含量，可明显降低血液黏度，降低血清心血管损伤相关细胞因子白细胞介素-6和肿瘤坏死因子α（TNF-α）水平[21]。

（2）间质性肺炎：由于靶向药物极易损伤津液，而致肺阴亏虚，津液代谢障碍，故临床上多见干咳、低热症状。中医治法多采用滋养肺阴，正与药物性间质性肺炎综合征为一种耐热肺损伤相一致，临床常用药物如麦冬、生地黄、玄参、贝母、桑椹、金荞麦、鱼腥草等，常用方剂如清燥救肺汤、麦门冬汤等。相关研究[13]将间质性肺炎分为早、中、晚三期，早期多实证，以痰热闭肺为主，多采用清热化痰、宣肺平喘之法；中期肺热郁结聚集，且迁延日久，肺气郁结而致血行不畅，津液不布，故多采用清润化痰、逐瘀通络之法。此外，可少佐清热解毒之品。

参 考 文 献

[1] GOTWALS P，CAMERON S，CIPOLLETTA D，et al. Prospects for combining targeted and conventional cancer therapy with immunotherapy[J]. Nat Rev Cancer，2017，17（5）：286-301.

[2] 张百红，岳红云. 抗肿瘤靶向药物的分类[J]. 现代肿瘤医学，2017，25（2）：299-303.

[3] Sharma P，Allison JP.The future of immune checkpoint therapy [J].Science，2015，348（6230）：56-61.

[4] 乔宏志，张蕾，孙娟，等. 中药功效物质与靶向治疗策略[J]. 南京中医药大学学报，2018，34（1）：25-29.

[5] ZHU X，TSEND-AYUSH A，YUANZ，et al. Glycrrhetinic acid-modified TPGS polymeric micelles for hepatocellular carcinoma-targeted therapy[J]. Int J Pharm，2017，529（1/2）：451-464.

[6] 康小红，王立芳，王中奇，等. 肺岩宁方延缓 TKIs 靶向治疗晚期肺腺癌耐药的临床观察[J]. 新中医，2012，44（9）：52-54.

[7] 孙燕. β-榄香烯逆转吉非替尼耐药的作用及机制研究[D]. 杭州：浙江中医药大学，2014.

[8] 郜飞宇，张爱琴，孙燕. 榄香烯对肺腺癌 PC9/ZD 细胞株吉非替尼耐药的逆转作用[J]. 中华中医药学刊，2014，32（1）：131-133.

[9] 许征国，孙建立. 中医药联合 EGFR-TKIs 治疗晚期非小细胞肺癌及逆转获得性耐药研究进展[J]. 亚太传统医药，2018，9（14）：55-58.

[10] 孙玺媛，姜梅，张忠太，等. 金复康口服液对人肺腺癌耐吉非替尼 PC-9R 细胞凋亡的影响[J]. 辽宁中医杂志，2014，41（10）：2229-2232.

[11] 孙玺媛，姜梅，张伟，等. 金复康口服液对非小细胞人肺腺癌吉非替尼获得性耐药的影响[J]. 中药材，2014，37（7）：1254-1258.

[12] 童莹慧，方罗，丁海樱，等. 表皮生长因子受体抑制剂相关性皮肤毒性的研究进展[J]. 中国现代应用药学，2018，35（2）：295-298.

[13] 赵俊涛，姜天奇，张洪亮. 肺癌靶向药物毒副反应的中医药治疗现状[J]. 世界最新医学信息文摘，2019，19（91）：184-185.

[14] 刘浩，侯炜，王辉，等. 参一胶囊联合吉非替尼治疗晚期非小细胞肺癌 50 例临床研究[J]. 中医杂志，2012，53（11）：933-935，966.

[15] 张琇文，邵怿，张欣欣，等. 参参白术颗粒联合吉非替尼/厄罗替尼治疗脾气虚型晚期非小细胞肺癌临床研究[J]. 新中医，2014，46（1）：127-129.

[16] 张超，童佳兵，王彬，等. 解毒消痈中药灌肠联合靶向药物治疗老年晚期非小胞肺癌的临床观察[J]. 陕西中医，2015，36（8）：1017-1019.

[17] 柯燕，莫敏敏，陈楚楚，等. 经验外洗方治疗多发性骨髓瘤化疗后周围神经病变 20 例[J]. 陕西中医药大学学报，2016（1）：56-58.

[18] 陈楚楚，胡致平，戴铁颖. 马钱子胶囊治疗硼替佐米引起周围神经病变的临床研究[J]. 黑龙江中医药，2015（6）：20-21.

[19] 许晓峰，张学进，杨国良，等. 茅莓汤联合维生素 B12 治疗万珂引起多发性骨髓瘤周围神经病变的临床研究[J]. 中国中医药科技，2012（1）：13-14.

[20] 姚铁柱，徐志宏，马景涛，等. 心脉隆注射液对曲妥珠单抗和蒽环类药物序贯化疗乳腺癌患者致心脏毒性气虚血瘀证的保护作用[J]. 中国实验方剂学杂志，2016，22（6）：154-158.

[21] 邓博，贾立群，邓超，等. 中医药防治分子靶向治疗药物相关不良反应的研究进展[J]. 2018，36（7）：1580-1583.

第六节　综合治疗的合理安排

肿瘤的临床治疗是很复杂的，虽然手术、放疗、化疗、生物疗法和中医药治疗各自都能治愈一些患者，但是这些治疗方法都有其一定的局限性和不足之处，每种治疗方法亦有其长处。因此，如何合理地使用现有各种治疗方法和手段，扬长避短，以争取获得更好的疗效，是当前医学界的重要探索途径之一。特别是中医药与现代医学相结合，更能发挥两者之长，取得更好的效果，前述各节均已讨论。下面根据临床经验及中西医理论，就综合治疗中的合理安排原则进行讨论。

一、综合治疗的目的

（1）总的目的非常明确，就是通过中西医各种有效治疗手段和方法的综合措施，来提高疗效，减少复发和转移，提高五年生存率和远期治愈率。

（2）近期目的是通过中西医结合取长补短，一是增加治疗效果，二是减少一些治疗方法的毒副反应和后遗症。

（3）提高肿瘤患者的生存质量，在康复的过程中，机体能得到整体的调节和功能恢复。

（4）积极地加强和维护患者的自身抗癌能力，以便更好地消灭肿瘤。

二、综合治疗的合理安排

所谓合理就是要有计划有根据地妥善安排，选取最优方案，充分发挥中西医综合治疗的最大效果。制定合理的综合治疗方案时，必须首先学好运用辩证唯物主义的观点和方法，掌握中西医各种治疗方法的理论与经验，了解患者病期早晚、病理类型、患病部位，以及患者的精神状态、免疫状态等，还有患者的营养状态，家庭和外界环境的变化等。仔细地分析局部与整体的关系，找出每个患者在疾病发展过程中各个阶段的主要矛盾加以解决，并不断在实践中调整方案，处理新出现的问题。因此，必须由医生来很好地权衡利弊，做到安排合理。

肿瘤的发病率逐年上升，控制其发生根本在于预防，根据中医"治未病"思想，大致可将肿瘤治疗分为几个阶段：未病先防、已病早治、既病防变、瘥后防复。不同阶段，预示着肿瘤不同的发展变化趋势，即"正气"与"邪毒"的相对强弱盛衰，与现代肿瘤病学的三级预防大致相对应。医生可于各阶段综合使用中西医结合的治疗方法，提高患者的生存率及生存质量，减少复发和转移及治疗的毒副反应和后遗症。

1. 未病先防　"未病先防"与肿瘤一级预防相联系，即病因学预防。现代医学主要通过控制危险因素（包括吸烟、膳食不合理、病毒及职业危害等）、使用疫苗、高发人群实行"三早"（早发现、早诊断、早治疗）等预防措施，预防肿瘤发生发展；中医可通过行为干预，如导引术等，调节机体整体环境以抵抗邪毒。对于癌前病变，则应采取一系列措施，抑制甚至逆转其发展，如切除肠息肉可降低大肠癌发病率，治疗慢性萎缩性胃炎可降低胃癌发病率，期间可同时进行中医药治疗，治宜祛邪为主，扶正为辅，调节机体微环境，防止复发[1]。中医在肿瘤预防方面有着极大优势，在未来肿瘤预防可能发挥重要作用，但仍需开展临床综合研究进行系统评价。

2. 既病防变　"已病早治"及"既病防变"与肿瘤二级预防相联系，即发病学预防。中医认为，机体因受多种致病因素侵犯，正气亏虚，脏腑功能失调，气机瘀滞，痰瘀酿毒久羁而成有形之肿块，也就形成了肿瘤。恶性肿瘤早期以邪实为主，正虚不显；中期正虚渐甚，癌块增大、变硬，侵袭范围增大；晚期正衰邪盛，气血津液耗损。治疗过程中，应综合抗癌与扶正的治疗方法。抗癌祛邪的手段很多，既有如手术、放疗、射频等局部治疗，还有如化疗、靶向、抗癌中草药等全身治疗。临床上，针对癌灶采取局部和全身治疗杀灭癌细胞，都是要达到抗癌目的。但这些措施常易损伤正气，降低抵抗力，所以要和扶正治疗如免疫疗法、中医药扶正、针灸气功及支持疗法相结合，实行分工合作，你攻我补，或我攻你补，或攻补兼施，这样就有利于达到治疗目的，而又不过分损伤机体。合理安排长远计划与眼前治疗，一个病例从诊断确立之日起就应该由有关学科的专业医生研究治疗计划。

首先考虑能否手术治疗。如果适应手术切除，则进行手术治疗。如果不能手术，是否可以通过新辅助治疗，使肿瘤缩小，而后转化治疗。手术前是否配合术前照射、术中照射，术前、术中是否进行放化疗等都要事先考虑安排。有些病例病灶是否有转移一时很难判定，除了作探查术外，应仔细在术前排除转移的可能性，不轻易行探查术，因为手术本身给患者带来了很大损伤，免疫力亦下降；如果病灶可以切除（即使是姑息性切除），那么手术还是可行的。

手术情况一般分成根治术、姑息性切除（包括短路）及探查术，手术后首先应根据病理报告及临床病理分期，病理细胞类型、分化程度，血管和淋巴管内有无瘤栓，间质和细胞反应，手术后的全身状况和细胞免疫状况而合理选择治疗方法。如病属早期，病理细胞分化较好，周围淋巴结未见转移或瘤栓，间质反应和组织细胞反应较明显，而全身情况和细胞免疫功能尚好者，手术后一般可不作放疗和化疗，此时使用中医中药的治疗可能会有比较好的效果。如果上述情况仅细胞免疫功能低下者，可予免疫治疗与中医药扶正治疗相结合。如病变已非早期，周围淋巴结有转移，或周围组织已有浸润，而肿瘤又属于对放疗、化疗敏感者，手术后可作放疗、化疗。如肺癌、胃癌、肠癌、乳腺癌、卵巢癌手术后化疗有提高生存率的作用。但如果对放疗、化疗均不敏感的肿瘤，则以中医药和免疫治疗为主。如疾病已属晚期，无法做根治术或已失去手术切除可能，这时就不要盲目地草率地手术，要考虑综合治疗。如一般情况尚好，病理组织属于化疗或放疗部分有效的，可以作化疗或放疗，单配合中医药及支持疗法，就可以延长生存期。如一项关于中药治疗对青年晚期结直肠癌腹膜转移预后影响的研究，分为中西医综合组和西医组，纳入病例 53 名，结果中西医综合组中位生存期为 33.37 个月，显著高于西医组中位生存期（20.35 个月）[2]。

有些患者病情已较晚，体质又较差，而肿瘤还在发展或手术前已有淋巴结转移，按理应该进行化疗或放疗，但身体状况又不允许，这时通过辨证，口服适合的中药，可以延缓患者的生存期。如针对晚期非小细胞肺癌，有研究表明单纯中药治疗可明显改善患者健康状况、食欲丧失、恶心呕吐症状，而中药加化疗治疗组患者躯体、认知、情绪、社会功能均较前症状明显加重，治疗前后患者生存质量中药组总体高于中西医结合组，且在抑制肿瘤细胞数目方面的作用并不小于中西医结合疗法[3]。

在综合治疗过程中要充分考虑到机体本身抗病能力的提高和维护，对机体免疫功能的过度打击，如超根治术、超大剂量照射和冲击化疗等，都可能引来不良后果。即使是属早期，手术后不必要的化疗、放疗也可引起不良后果，并且不一定都是有效的。如早期乳腺癌治愈率很高，但如作根治术后加用足量化疗和放疗，治愈率反而明显下降。放化疗也是有适应证的，不是见到肿瘤就想去手术、放疗、化疗，有需要才是好方法，如结直肠癌的治疗：Ⅰ期结直肠癌，一般建议行根治性手术，不推荐行放化疗；Ⅱ～Ⅲ期结直肠癌可配合手术行放化疗，还可根据复发危险度分层进行新辅助化疗；晚期病人若一般状况或器官状况很差，推荐最佳支持治疗，包括疼痛管理、营养支持和精神心理干预，若上述治疗均不适用，可选择介入治疗、瘤体内注射、物理治疗或者中医中药治疗[4]。

3. 瘥后防复 该阶段与肿瘤三级预防相联系，即康复预防。肿瘤具有易转移、易复发的特性，肿瘤患者经过手术及放化疗后，病情可暂时稳定，但仍有复发的风险，即便是一些早期肿瘤术后亦可能复发，如早期胃癌术后十年复发率可达 30%～40%，早期食管癌术后五年复发率亦可达到 50%，因此在肿瘤治疗过程中防止癌细胞扩散、病灶转移极为重要，做好"瘥后防复"的工作，有助于降低复发、转移率，提高生活质量，延长生存时间。此阶段的病机特点是正气未复，癌毒残留，癌毒具有缠绵难愈、易于流窜的特性，常常容易复发转移，故中医治疗应培元固本、恢复正气，佐以祛除余邪，同时避风寒、畅情志、慎起居，调节生活方式，从整体调治，平衡阴阳，达到"阴平阳秘，精神乃至"。西医认为早期肿瘤术后可能残留有微小病灶和肿瘤细胞，或有的肿瘤细胞处在休眠期，在合适的条件下被唤醒后继续增长，进而复发，故常于既定手术或化疗后，继续应用化疗药物或靶向药物以维持治疗，以有效延缓复发、延长无进展生存期和总生存期，并定期体检、复查。有研究为分析消化道肿瘤患者中医体质辨识调养的临床疗效，选取消化道肿瘤根治性切除术后的 120 例患者为研究对象，60 例采用传统的内科治疗模式，60 例在对照组的基础上加用中医体质辨识调养，结果显示中医体质辨识调养组体质量恢复水平、胃肠道恢复情况、免疫学检查结果均优于对照组，说明中医体质辨识调养可促进消化道肿瘤术后患者机体功能的恢复，改善生活质量，具有临床推广价值[5]。

总之，中西医结合的综合治疗要有计划有目的地进行，并且要根据患者的具体情况及具体条件而制定不同治疗方案，不能强求一成不变。我们数十年经验提出中医药要参与肿瘤中西医结合治疗的全过程，而在一些不具备手术、放疗、化疗的偏远地区，中医药也就成为唯一的治疗方法了，充分发挥中草药就地取材的特点就更为重要。在有条件的地区和单位，就要发挥各种治疗手段和方法的长处，协同治疗，争取较好的疗效。

参 考 文 献

[1] 刘瑞，庞博，侯炜，等. 中医"治未病"思想在肿瘤研究中的实践及思考[J]. 北京中医药，2018，37（12）：1146-1148，151.

[2] 孟丹，江联萍，朱莹杰. 以健脾为主的中药治疗对青年晚期结直肠癌腹膜转移预后的影响[J]. 中华中医药杂志，2019，34（12）：5885-5888.

[3] 赵元辰. 晚期非小细胞肺癌患者血循环肿瘤细胞与生存质量的相关性研究[D]. 北京：北京中医药大学，2013.

[4] 中国结直肠癌诊疗规范（2020 年版）[J]. 中国实用外科杂志，2020，40（6）：601-625.

[5] 秦瞻. 消化道肿瘤患者中医体质辨识调养的临床疗效分析[J]. 光明中医，2017，32（23）：3368-3370.

中医肿瘤并发症的防治

第一节 癌 性 疼 痛

一、概 述

癌性疼痛或称晚期癌痛是造成晚期癌症患者痛苦的主要原因之一。据世界卫生组织统计，目前全世界每年新发癌症病例约有 700 多万，其中 30%～50%伴有不同程度的疼痛。患者身心均处于痛苦之中。中医将癌症所致的疼痛称之为癌瘤痛，是指癌瘤侵犯经络或瘤块阻滞经络气血所致机体某部位的疼痛。癌瘤痛的病机不外乎虚实两个方面，即实证的"不通则痛"和虚证的"不荣则痛"。

二、病 因 病 机

遇到癌性疼痛患者，应尽可能找到引起疼痛的原因，确认癌痛的发生机制可为制定镇痛方案提供依据。在临床上，引起癌痛的主要原因有：肿瘤所致的疼痛，占 65%～85%；抗肿瘤治疗所致的疼痛，占 8%～25%；与肿瘤及其治疗无关的疼痛，占 3%～10%。

癌痛的原因复杂多样，大致可分为以下三类：①肿瘤相关性疼痛：因为肿瘤直接侵犯、压迫局部组织，或者肿瘤转移累及骨、软组织等所致。②抗肿瘤治疗相关性疼痛：常见于手术、创伤性操作、放射治疗、其他物理治疗以及药物治疗等抗肿瘤治疗所致。③非肿瘤因素性疼痛：由于患者的其他合并症、并发症以及社会心理因素等非肿瘤因素所致的疼痛。

中医认为，"不通""不荣"是癌瘤痛产生的基本病机，二者既有区别，又有联系[1]。对痛症的认识最早见于《内经》，如"寒气入经而稽迟，泣而不行，客于脉外则血少，客于脉中则气不通，故卒然而痛……"。"不通则痛"是由于外邪侵犯机体，正邪交争于脏腑经络，首先为经络气血壅滞、郁结，影响机体的功能，使气机升降失常，气滞血瘀，瘀阻脉络，凝聚成块，不通则痛。其常由气滞、血瘀、寒凝、湿阻、痰饮、热毒等引起。

在《内经》"痛则不通"的理论指导下，《伤寒论》以六经为纲，深入分析了各种痛症的病理机制及其治疗方法，如三阳表、热、实、郁之痛症，便用汗、清、下、和解法，三阴虚寒或虚实兼夹之症，用温阳宣通之法，这些对临床都有较大的指导意义。"不荣则痛"则是因为肿瘤日久，邪伤正气，脏腑受损，经络失养，气血不足，不荣则痛。又因癌症患者正虚邪实，虚中夹实，故其痛在临床上又常以虚实相间出现。

另外，"诸痛疮痒，皆属于心"，强调五脏特别是心在痛症中的决定因素，痛觉发生在脏腑经络功能的代偿活动中，在心"神"调节下达到新的协调平衡，否则发生痛觉。

三、临 床 评 估

应该对癌症患者进行疼痛筛查，在此基础上进行详尽的癌痛评估。癌痛评估是合理、有效进行止痛治疗的前提，应当遵循"常规、量化、全面、动态"的原则。

1. 常规评估原则 癌痛常规评估是指医护人员主动询问癌症患者有无疼痛，常规性评估疼痛病情，并且及时进行相应的病历记录。

2. 量化评估原则 癌痛量化评估是指采用疼痛程度评估量表等量化标准来评估患者疼痛的主观感受程度，需要患者的密切配合。通常使用数字分级法（NRS）、面部表情疼痛评分量表法及主诉疼痛程度分级法（VRS）三种方法。

（1）数字分级法（NRS）：使用疼痛程度数字评估量表对患者疼痛程度进行评估。将疼痛程度用数字 0~10 依次表示，0 表示无疼痛，10 表示能够想象的最剧烈疼痛。按照疼痛对应的数字，将疼痛程度分为：轻度疼痛（1~3），中度疼痛（4~6），重度疼痛（7~10）。

（2）面部表情疼痛评分量表法：由医护人员根据患者疼痛时的面部表情状态，进行疼痛评估，适用于自己表达困难的患者，如儿童、老年人、存在语言文化差异或其他交流障碍的患者。

（3）主诉疼痛程度分级法（VRS）：主要是根据患者对疼痛的主诉，可将疼痛程度分为轻度、中度、重度三类。①轻度疼痛：有疼痛，但可忍受，生活正常，睡眠未受到干扰。②中度疼痛：疼痛明显，不能忍受，要求服用镇痛药物，睡眠受到干扰。③重度疼痛：疼痛剧烈，不能忍受，需用镇痛药物，睡眠受到严重干扰，可伴有植物神经功能紊乱或被动体位。

3. 全面评估原则 癌痛全面评估是指对癌症患者的疼痛及相关病情进行全面评估，包括疼痛病因和类型（躯体性、内脏性或神经病理性），疼痛发作情况（疼痛的部位、性质、程度、加重或减轻的因素），止痛治疗情况，重要器官功能情况，心理精神情况，家庭及社会支持情况以及既往史（如精神病史，药物滥用史）等，在治疗过程中，应实施及时、动态评估。

4. 动态评估原则 癌痛动态评估是指持续性、动态地监测、评估癌痛患者的疼痛症状及变化情况，包括疼痛病因、部位、性质、程度变化情况，暴发性疼痛发作情况，疼痛减轻和加重因素，止痛治疗的效果以及不良反应等。

四、治 疗

治疗原则：癌痛应当采用综合治疗的原则，根据患者的病情和身体状况，应用恰当的止痛治疗手段，及早、持续、有效地消除疼痛，预防和控制药物的不良反应，降低疼痛和有关治疗带来的心理负担，提高患者生活质量。治疗方法：包括病因治疗、药物治疗和非药物治疗。

（一）病因治疗

即针对引起癌痛的病因进行治疗。癌痛的主要病因是癌症本身和（或）并发症等引起；需要给予针对性的抗癌治疗，包括手术治疗、放射治疗、化学治疗、分子靶向治疗、免疫治疗及中医药治疗等，有可能减轻或解除癌性疼痛。它主要用于由于肿瘤原因引起的疼痛，可达到控制、治愈肿瘤，长期止痛效果。但此方法不适合大部分晚期患者，因为晚期患者大多曾接受过多程的抗肿瘤治疗，卡氏评分较低，正气虚弱，难以接受积极的抗肿瘤治疗。

（1）放射治疗：放疗对癌症压迫或浸润神经引起的疼痛缓解率达 70%～85%。若原发病灶对放疗敏感，则效果更佳。特别对局限的骨转移，局部放疗既可抑制肿瘤甚至杀灭肿瘤，又可使疼痛大大减轻，有其独特的治疗作用。放疗止痛的适应范围主要是转移性骨肿瘤、脊椎转移、肿瘤对脊髓神经根的压迫，脑瘤、肺癌侵犯臂丛神经，胃、胰腺癌侵犯后腹膜等。

（2）外科手术治疗：手术治疗在癌痛的治疗中占重要位置，由于肿瘤压迫、刺激所致的梗阻性疼痛，外科手术是必须而有效的治疗方法。

（3）化学治疗：化疗主要适用于多发性骨转移病人。尤其对淋巴瘤、小细胞肺癌、白血病等化疗敏感的肿瘤引起的压迫或浸润神经组织引起的疼痛能够迅速显效。

（4）介入注射：众多研究表明，介入或注射法治疗癌痛已取得明显疗效。北京中医医院肿瘤科院内制剂固本抑瘤Ⅱ号方口服配合化学药物动脉灌注缓解晚期胰腺癌的疼痛有效率为 61.2%，有的患者在化疗后 1～2 小时疼痛就明显缓解，大部分患者通过口服中药治疗减少了止痛药的使用，甚至有部分患者停止使用止痛药，从而提高了患者的生存信心和生活质量。从腹股沟动脉插管至肝动脉，用莪术油 1～3mL 加碘油灌注治疗原发性肝癌 19 例，同时辨证口服中药。结果肿瘤缩小率为 76%，AFP 降低有效率 55.6%，与化疗栓塞相似。

（5）放射性同位素治疗：随着核医学的发展，亲骨性放射性核素越来越多地用于骨转移癌的止痛治疗。目前临床上广泛使用的是钐-153-乙二胺四甲基膦酸（^{153}Sm-EDTMP）治疗骨转移，尤其是早期多发性骨转移引起的疼痛，并能抑制肿瘤的发展，且副作用较小。

（6）细胞镇痛、基因治疗：细胞镇痛治疗是将体外培养的自体细胞或细胞株植入体内，通过这些类似于"生物微泵"的细胞，持续分泌镇痛物质而缓解疼痛或提高痛阈。而在疼痛研究中，基因治疗主要有两个方面，即通过上调抗痛基因表达或下调疼痛基因表达，特异性地干预疼痛的生物行为，达到治疗目的。

（二）药物治疗

基本原则：根据世界卫生组织（WHO）《癌痛三阶梯止痛治疗指南》进行改良，癌痛药物止痛治疗的五项基本原则如下[2]：

（1）口服给药：口服方便，也是最常用的给药途径；还可以根据患者的具体情况选用其他给药途径，包括静脉、皮下、直肠和经皮给药等。

（2）按阶梯用药：指应当根据患者疼痛程度，有针对性地选用不同性质、作用强度的镇痛药物。①轻度疼痛：可选用非甾体类抗炎药物（NSAID）。②中度疼痛：可选用弱阿片类药物或低剂量的强阿片类药物，并可联合应用 NSAID 以及辅助镇痛药物（镇静剂、抗惊厥类药物和抗抑郁类药物等）。③重度疼痛：首选强阿片类药，并可合用 NSAID 以及辅助镇痛药物（镇静剂、抗惊厥类药物和抗抑郁类药物等）。

（3）按时用药：指按规定时间间隔规律性给予止痛药。按时给药有助于维持稳定、有效的血药浓度。目前，缓释药物的使用日益广泛，建议以速释阿片类药物进行剂量滴定，以缓释阿片药物作为基础用药的止痛方法；出现暴发痛时，可给予速释阿片类药物对症处理。

（4）个体化给药：指按照患者病情和癌痛缓解药物剂量，制定个体化用药方案。由于患者个体差异明显，在使用阿片类药物时，并无标准的用药剂量，应当根据患者的病情，使用足够剂量的药物，尽可能使疼痛得到缓解。同时，还应鉴别疼痛是否由神经病理性因素引起，考虑联合用药的可能。

（5）注意具体细节：对使用止痛药的患者要加强监护，密切观察其疼痛缓解程度和机体反应情况，注意药物联合应用时的相互作用，并且及时采取必要措施尽可能地减少药物的不良反应，以提高患者的生活质量。

（6）药物选择与使用方法：应当根据癌症患者疼痛的性质、程度、正在接受的治疗和伴随疾病等情况，合理地选择止痛药物和辅助镇痛药物，个体化调整用药剂量、给药频率，积极防治不良反应，以期获得最佳止痛效果，减少不良反应。①NSAID 和对乙酰氨基酚是癌痛治疗的常用药物。不同 NSAID 有相似的作用机制，具有止痛和抗炎作用，常用于缓解轻度疼痛，或与阿片类药物联合用于缓解中、重度疼痛。②阿片类药物是中、重度癌痛治疗的首选药物。对于慢性癌痛治疗，推荐选择阿片受体激动剂类药物。③辅助镇痛用药即能够辅助性增强阿片类药物的止痛效果，或直接产生一定的镇痛作用；包括抗惊厥类药物、抗抑郁类药物、皮质激素、N-甲基-D-天冬氨酸受体拮抗剂和局部麻醉药等。辅助镇痛药常用于辅助治疗神经病理性疼痛、骨痛和内脏痛。常用于神经病理性疼痛的辅助药物：抗惊厥类药物用于神经损伤所致的撕裂痛、放电样疼痛及烧灼痛；三环类抗抑郁药用于中枢性或外周神经损伤所致的麻木样痛、灼痛，该类药物也可以改善心情、改善睡眠。

（7）难治性疼痛的治疗策略：经规范的药物镇痛后，一些患者仍感疼痛，此时最常见的原因为镇痛药物剂量不足，增加镇痛药物剂量可改善镇痛效果，反复调整治疗方案后仍不能稳定控制的疼痛为难治性疼痛，应考虑以下原因：①神经病理性疼痛；②暴发痛；③对阿片类药物产生心理依赖；④心理疾病的躯体化。

（三）中医药治疗

癌痛的发病机制及临床表现纷繁复杂，临床上通过望闻问切，首先辨明虚实，分清气血阴阳，治疗时要标本兼顾。中医认为癌痛与气滞、血瘀、痰湿、癌毒等病因密不可分，根据病人不同的临床表现，通过"治病求本"及审证求因，可扩大治疗癌痛的思路。有针对"不通则痛"的活血化瘀、温经散寒、祛风除湿、理气化痰等治法；有针对"不荣则痛"的养血柔肝、益气养血、填精助阳、甘缓和中等治法，都是根据病因病理而设，虽然这类中药本身不含镇痛成分，但却能收到止痛的效果。

1. 中医药辨证治疗

（1）辨明虚实：实痛的基本病机是"不通则痛"，以实邪为基本特征，与西医实体瘤的出现，肿物的基本病理改变相似，中医则归为气滞、血瘀、痰凝、湿聚等，显示了瘀塞不通与癌性疼痛的因果关系。明朝王肯堂《证治准绳》中有与癌痛相似的描写："肝之积曰肥气……令人呕逆，或两肋痛……肺之积名曰息贲……气逆背痛……脾之积名曰痞气……痞塞不通，背痛心疼……肾之积名曰奔豚……小腹急，腰痛。"预防不通则痛的方法在于尽早应用通利之法，通过痛随利减，达到预防及减轻癌痛的目的。例如有的肺癌患者虽然尚未发生胸痛，但是已出现面色晦暗，舌暗脉涩等症状，应及早应用活血、化瘀、行气、通络等中药，预防胸痛的本质在于防止瘀滞的发生。再如素有肝气郁结的肝癌、乳腺癌患者在无明显疼痛发生时应酌用小柴胡汤，和解少阳、和胃降逆，以防止胸胁痛及胃脘痛的发生。中医肿瘤常用的化瘀类中药方较多，如逐瘀汤、复元活血汤等。

虚痛的本质是"不荣则痛"，是指气血、阴阳亏虚，脏腑经络失于濡养而产生的疼痛。如《素问·举痛论》："阴气竭……故卒然而痛。"《质疑录》："为头痛，为胁肋痛，为少腹痛，为疝痛诸证，凡此皆肝血不荣也。"肿瘤疾病多有正虚的一面，古人有"正气不足，而后邪气踞之"的说法，肿瘤因虚致痛的论述在《疡科心得集》也有记载："失营者由肝阳久郁，恼怒不发，营亏络枯，经道阻滞，如树木之失于荣华，枝枯皮焦，故名也。生于耳前后及项间……如虚疾疠瘤之状，按之石硬无情……斯肢痛甚彻心……体怯者，及肢而毙。"这种描写颇似头颈部的原发或转移的恶性肿瘤。对于虚痛的防治，动物实验中也得到了证实。例如有人制造狗的胃癌模型，化疗组动物消瘦，食欲不佳，烦躁不安，上腹部处于紧缩状态，触及腹部有逃避挣扎现象；而服用健脾益气为主的中药组，则很少发生类似症状，提示健脾益气中药能增加抗痛的能力。临床用于预防虚痛，每见于气血阴阳不足者，如乏力，消瘦，舌淡脉弱者，应先投以补益之剂，如补气、养血、温阳、益阴等，使不荣之症得以控制，例如以养血为主的当归芍药汤，治腹痛，治胁痛，治妇科常见疼痛，且临床研究证实本方能直接抑制子宫平滑肌的收缩而止痛。灵活运用补益之剂，不但能及时治疗肿瘤引起的虚损，扶正而祛邪，而且对预防因虚损引起的癌性疼痛具有实际意义。

（2）分清气血阴阳，重在调气和血：癌痛病因虽多，主要与气血失调有关，其不外乎气虚、气滞、血瘀、血虚、痰凝、毒结或兼而有之，相互影响，故不可忽视调气、治血等治疗方法；当然，癌痛的治疗也与祛除痰、寒、毒有关。

气滞：特点是胀痛、窜痛、痛无定处，脉多见弦象，治宜行气导滞，常用柴胡疏肝散、五磨子饮、大柴胡汤等。或用理气止痛法治疗（见下述）。

血瘀：特点是刺痛、拒按、痛处固定，舌暗或有瘀点、瘀斑，治宜活血通络止痛。常用失笑散、桃红四物汤、膈下逐瘀汤、血府逐瘀汤、活络效灵丹、丹参饮等。或用活血止痛法及活络止痛法治疗。

痰湿：特点是痛而重着，常见胸脘痞满，腹胀身困，头晕嗜睡，舌苔腻，治宜化痰渗湿止痛，常用导痰汤、消瘰丸、平胃散、半夏白术天麻汤等。或用化痰止痛法及祛湿止痛法治疗。

寒凝：癌症有时表现为至阴之毒，寒湿或寒痰凝聚，特点是痛有定处，得温则减，或肢凉畏冷，治宜温里散寒止痛。常用阳和汤、附子理中丸、金匮肾气丸等。或用温阳止痛法治疗。

热毒：特点是锐痛、痛处不移，多伴有发热、口渴、出血等，治宜清热解毒止痛，常用五味消毒饮、黄连解毒汤、清瘟败毒饮。或用清热止痛法治疗。

晚期的癌痛病人常常表现为虚象，也有的病人表现为虚中夹实，或实中夹虚，此时患者的特点是隐痛、痛而绵绵，多伴有气、血、阴、阳虚弱的不同表现，此时可根据其脏腑、气血、阴阳的情况，选用适当的方药。如八珍汤、归脾汤、参苓白术散、附子理中汤等。气虚常用黄芪、党参（或人参、西洋参）、白术、茯苓、山药、炙甘草；血虚常用当归、川芎、白芍、熟地黄、阿胶；阴虚常用沙参、麦冬、天冬、枸杞子、女贞子、制何首乌；阳虚常用淫羊藿、骨碎补、补骨脂、肉苁蓉、冬虫夏草。

根据中医辨证施治理论及北京中医医院肿瘤科的经验，常用中医止痛法有以下几类。理气止痛法：药如木香、檀香、丁香、枳壳、青皮、沉香、厚朴等；散结止痛法：夏枯草、乌药、马钱子、钩藤、全蝎、守宫、蜈蚣、蟾蜍、麝香、铁树叶等；活血止痛法：三七、三棱、莪术、乳香、没药、苏木、延胡索、桃仁、红花、楤木、柘木、土鳖虫、雪上一枝蒿、鬼箭羽、五灵脂等；化痰止痛法：生半夏、生南星、猫爪草、瓜蒌、前胡、僵蚕等；通络止痛法：鸡血藤、丝瓜络、土茯苓、威灵仙、留行子、马钱子、蜈蚣、麝香等；益气止痛法：生黄芪、刺五加、人参、党参、太子参等；补血止痛法：当归、杭芍、丹参、紫河车、枸杞子、大枣等；温阳止痛法：乌头、附子、桂枝、肉桂、细辛、麝香、干姜、徐长卿等；清热止痛法：半枝莲、白花蛇舌草、龙葵、白英、重楼、凤尾草、羊蹄根、肿节风、苦参、拳参、虎杖、天葵子、石上柏、大黄、冬凌草、蛇莓、苦豆子等。以上各法运用应根据疼痛病因病机的不同，辨证施治，遣方用药均应按理、法、方、药的规律结合现代中药药理研究而选择，由于证型较复杂，虚实相兼，故可数法兼用，此外，一些中药有毒性，选用宜慎，用药精当，常有卓效。

（3）把握标本同治：疼痛是临床常见症状，可见于多种疾病中，属标；其病因反映了病痛的本质，为本。辨证求因，选择相应的药物治其本，并实现标本兼治。据外邪致痛、气滞疼痛、血瘀疼痛、虚性疼痛等类型，辨证选用针对性的止痛药。根据急则治标的原则：疼痛如升为主要矛盾，务以止痛为主，暂且应用强有力的止痛药物，以图急则治其标。《素问·举痛论》曰："寒气客于五脏，厥逆上泄，阴气竭，阳气未入，故卒然痛死不知人，气复反则生矣。"

（4）根据部位选药：人体是一个有机的整体，各个部位总是与一定的经络、脏腑相联系，故临床上当疼痛固定在某一部位时，可在辨证论治同时，根据疼痛部位与所属脏腑、经络的关系，选择适合于病情并能作用于特定部位的止痛药，使药力直达病所，增强疗效。如白芷、藁本治头痛；姜黄治肩臂痛；延胡索治胸腹痛；巴戟天、川断治腰腿痛等。

另外，在辨证论治的基础上，根据现代药理研究，随证加减。如清热解毒类中药可通过有效地抑制、消除癌毒对末梢神经的刺激而达到止痛效果，如重楼、败酱草、冬凌草、入地金牛（两面针）、白屈菜等；活血化瘀类中药可明显地改善血液流变学状况，减弱化学致痛物质对感觉神经末梢的影响而发挥镇痛作用，如川芎、赤芍、苏木、乳香、没药、自然铜、三棱、莪术等；镇静安神类中药对消除患者的紧张情绪，改善睡眠状况是有益的，因而镇静安神类中药也有止痛效果，如菖蒲、炒枣仁、朱砂、琥珀、灵芝、龙齿等；酌加软坚散结，抗癌抑瘤之品，如白花蛇舌草、半枝莲、龙葵、菝葜、猫爪草、八月札、鱼腥草、山慈菇、重楼、干蟾皮、莪术等。

2. 中药外用　外治法是中医学重要组成部分，中药经皮肤吸收[3]，就近作用于局部，药力直达病所，避免了口服经消化道吸收所致的多环节灭活作用及内服带来的不良反应，止痛作用迅速有效。外治法治疗癌痛，不仅能缓解疼痛，缩小肿瘤，且具有祛邪不伤正的优点。疼痛是晚期恶性肿瘤常见的并发症，因西药止痛存在着恶心、便秘等明显的副作用，中药外治法因可有效规避上述副作用而在癌痛领域得以广泛应用[3]。

（1）敷贴法：敷贴法是临床使用最多的方法，一般是将药物制成传统的黑膏药，熬成浓浸膏，制成水煎液或将药物研成细粉，加适量的基质，用米酒、醋、松节油、鸡蛋清、蜂蜜、猪胆汁或水调和成膏或糊外敷。药物组方多以活血化瘀、温经散寒、行气止痛类中药为主，酌加抗癌药，并辅以芳香开窍、辛温走窜的引经药制成。其中虫类药、剧毒药、鲜活动物药占有一定比重，如蟾酥、雄黄、冰片、麝香、乳香、没药、川乌、草乌、马钱子、地龙、蜈蚣、全蝎、土鳖虫等常用于治疗癌痛的处方中。敷贴方法可分以下几类：

痛处外敷：直接将药物敷于疼痛部位，有效成分穿透皮肤、黏膜，经透皮吸收而起效。由于药物直接作用于痛处，因而对癌痛可收到立竿见影的止痛效果，且止痛持续时间长、疗效确切。

穴位外敷：穴位外治疗法具有疏通经脉、调和气血、平衡阴阳、通络止痛的作用，因而广泛用于各种癌症引起的疼痛的临床治疗。其一方面有药物的直接作用，另一方面借助经络的传导作用，使药物能发挥全身治疗作用，提高痛阈，调节神经、体液系统功能，从而增强中药的止痛效果。根据经验，常选用的中药有乳香、没药、延胡索、川乌、三棱、莪术、血竭、麝香等。敷药部位的选择：以痛点为一部位，另外原发性肝癌及肝转移癌选择期门、肝俞、胆俞为主穴，足三里及脐周全息穴为配穴；肺癌选择肺俞、云门为主穴，全息穴、大肠俞为配穴；骨转移癌、骨肉瘤及多发性骨髓瘤根据疼痛部位不同进行选穴；胰头癌选胰俞、中脘为主穴，足三里及合谷穴为配穴。

专病疼痛外敷：疼痛是肝癌晚期患者、癌性胸膜炎患者最痛苦的症状之一，多因癌肿无限制生长，侵犯胸膜、神经、骨膜或脏器包膜被牵拉所致，中药外敷针对患者临床表现特点和病种不同，辨证辨病施药，不仅可缓解癌痛还能控制肿瘤发展，常能收到意想不到的效果。对于肺癌疼痛，用阿魏、五倍子、木鳖子、大黄、冰片按3∶1∶2∶4∶6混合研末，加基质及氮酮制成消膏外贴治疗；对癌性胸膜炎疼痛用外敷方（延胡索40g，血竭、乳香、没药、桃仁、红花各20g，薏苡仁60g，冰片5g）局部外敷取得明显疗效；朱玉明等以稀蜂蜜水将山慈菇、冰片、朱砂、雄黄、红大戟、千金子霜、麝香、五倍子等调成糊状，制成玉枢丹敷贴于肝区肿块或疼痛明显处，有较好的疗效，起效时间1～1.5小时，显效时间1～6小时，总缓解时间5～20小时。昆布、海藻、灵芝、郁金、香附、白芥子、鳖甲各200g，大戟、甘遂各150g，马钱子100g，蜈蚣100条，全蝎120g，蟾酥80g，鲜桃树叶10kg，用水煎浓缩法制成癌痛膏，上撒少量麝香，涂于白布上敷贴肝区，治疗肝癌疼痛，据报道有明显的效果。

（2）涂擦法：涂擦法是将药物制成膜剂或用适当的溶剂浸泡，取药液涂抹患处治疗癌痛的方法。本法制剂简单，使用方便，且止痛作用迅速，一日内可反复用药多次，止痛效果良好，患者乐于接受。

李佩文等采用延胡索、丹参、乌药、重楼、土鳖虫、血竭、冰片的75%乙醇浸泡液涂抹痛处，平均止痛缓解率为79.2%，平均缓解时间为6.42小时。强瑞耀等取朱砂、乳香、没药各15g、冰片30g，用米酒浸泡的药液连续涂抹痛处至疼痛减轻或缓解为止，适应于各种癌痛。李园等选用延胡索、乌药、土鳖虫、丹参、红花、血竭、冰片等药物制成祛痛喷雾酊治疗癌痛54例，总有效率79.63%，优于强痛定对照组有效率为72.73%；在止痛起效时间、持续时间以及对不同程度的癌痛缓解率均优于对照组（$P<0.01$）；动物实验结果表明，该方止痛机理可能

与初级传入神经末梢在脊髓内释放的 P 物质减少有关。

（3）穴位离子导入法：此法结合现代电子技术，通过外部施加的电磁作用，增强药物的透皮量，因而药物作用发挥更充分，止痛效果更佳。选穴：胸痛取内关、膻中、阿是穴；腰腿痛取环跳、肾俞、阳陵泉、昆仑等穴；肩背痛取天宗、肩、阿是穴等；内脏痛取相应脏腑的俞、募、原穴；血瘀明显配血海、膈俞；痰凝配丰隆；气滞配行间或太冲。

3. 针刺研究　包括了体针、耳针、电针、激光、磁疗等多种以针灸经穴理论为指导的方法，虽手段不同，然异曲同工，其控制癌痛无成瘾性，应用方便，对身体无损害，不失为一种良好的镇痛方法。相关研究发现[4]：针刺治疗癌痛的类型分布多集中在癌痛的原发病方面，排在前 3 位的原发病分别为肝癌、胃癌、肺癌。总体穴位应用频次由高到低依次为足三里、内关、三阴交、合谷、阿是穴等。肝癌癌痛应用穴位出现频次由高到低依次为足三里、三阴交、肝俞、期门、太冲等；最常见且关联度较高的配穴有"足三里—三阴交""三阴交—期门"及"三阴交—期门—章门"等。胃癌癌痛应用穴位出现频次由高到低依次为足三里、中脘、三阴交、内关、合谷等；最常见且关联度较高的配穴有"足三里—中脘""足三里—三阴交""足三里—内关"等。肺癌癌痛应用穴位出现频次由高到低依次为内关、肺俞、孔最、阿是穴、合谷等。

（四）心理治疗

目的是减少癌性疼痛患者的心理障碍，增强患者的治疗信心。癌性疼痛的顽固持续存在，使之比其他任何症状更易引起病人的心理和精神障碍，抑郁、焦虑等不良情绪能明显地加重疼痛的感知和体验，所以，在控制癌痛中引入心理和精神治疗，颇受人们的欢迎和重视。它适用于意识清醒、精神正常，有适当体力的轻、中度癌痛病人，通过宣传教育，医生、患者、家属间的交流，让患者获得有关知识，在此基础上，着重引导病人正确看待身体感觉和现实问题，纠正错误认识，改善或重建对现实问题的看法和认识，改变身体对疼痛的反应，最终使病人产生癌痛已被控制了的感觉。这些方法包括催眠术、转移注意力、放松训练、生物反馈调节、精神治疗及认识行为治疗。通过这些方法可提高患者应对疼痛的能力，并改善患者的痛觉。

（五）疼痛的护理

因癌症患者精神上承受着巨大压力，疼痛刺激带来的痛苦又增添了恐惧和绝望。对于疼痛患者要了解心理活动及实际病情，运用语言或非语言的交流方式，同情关心患者，视其病情允许，鼓励患者参加富有情趣的文化娱乐活动，如：看电视、读报、讲故事、做气功、健身操、下棋等，给患者精神上的安慰，使其保持稳定开朗的情绪，积极配合治疗。

五、患 者 教 育

癌痛治疗过程中，患者及其家属的理解和配合至关重要，应当有针对性地开展止痛知识宣传教育。重点宣教以下内容：鼓励患者主动向医护人员如实描述疼痛的情况；说明止痛治疗是肿瘤综合治疗的重要部分，忍痛对患者有害无益；多数癌痛可以通过药物治疗有效控制，患者应当在医师指导下进行止痛治疗，按要求规律服药，不宜自行调整止痛方案和药物（种类、用法和剂量等）；吗啡及其同类药物是癌痛治疗的常用药物，在癌痛治疗时应用吗啡类药物引起"成瘾"的现象极为罕见；应当确保药物妥善放置，保证安全；止痛治疗时，要密切观察，记录疗效和药物的不良反应，及时与医务人员沟通交流，调整治疗目标及治疗措施；应当定期复诊或遵嘱随访。

中医、西医及中西结合治疗癌痛，尤其对中晚期癌痛患者起到了解除或减轻痛苦，延长生存时间的作用，尤其是中西医结合治疗癌痛疗效显著。然而，现在的中医药治疗癌痛的研究大多局限于单纯的疗效观察，且疗效标准不统一，缺乏前瞻性。今后研究应设对照组观察，制定统一的疗效判断标准，加强对疼痛的辨证分型研究，引进现代新技术、新方法，借鉴现代医学的疼痛疗效评估、症状评估、生活质量标准，更客观地评价中医药治疗癌性疼痛的作用。加强药物制剂及其作用机理的基础研究，以进一步提高止痛效果。

参 考 文 献

[1] 癌症疼痛诊疗规范（2018 年版）[J]. 临床肿瘤学杂志，2018，23（10）：937-944.

[2] 于世英，杜光，黄红兵. 临床药物治疗学. 肿瘤[M]. 人民卫生出版社. 2016：492-496.

[3] 贾立群，娄彦妮. 癌性疼痛中医外治诊疗规范专家共识意见[J]. 北京中医药，2014，33（4）：305-307.

[4] 陈爱文，李亚娟，马文，等. 基于中医传承辅助平台的针刺治疗癌痛选穴规律数据挖掘研究[J]. 上海中医药杂志，2017，51（6）：16-20.

第二节　恶性肠梗阻

一、概　　述

恶性肠梗阻（malignant bowel obstruction，MBO）是指原发性或转移性恶性肿瘤造成的肠道梗阻。恶性肠梗阻是晚期癌症患者的常见并发症。晚期肿瘤及终末期癌症的恶性肠梗阻难以通过常规手术治疗解除梗阻，更难以完全去除病因。对于无法接受常规手术治疗或手术难以获益的恶性肠梗阻，患者不仅要承受呕吐、腹痛、腹胀、无法进食等病痛的折磨，而且还要接受病情恶化等坏消息的精神打击。晚期及终末期癌症合并恶性肠梗阻的患者需要采用合理的姑息治疗措施，以有效缓解症状，改善生活质量。

二、病　因　病　机

1. 恶性肠梗阻的发病情况　晚期肿瘤并发肠梗阻的发生率与肿瘤的种类密切相关，其总体发生率为 5%～43%，并发恶性肠梗阻的常见原发肿瘤有卵巢癌（5.5%～51%）、结直肠癌（10%～28%）和胃癌（30%～40%）。发生小肠梗阻较大肠梗阻更为常见（61%和33%），超过20%的患者大肠和小肠同时受累。卵巢癌并发恶性肠梗阻占癌性小肠梗阻的50%，占癌性大肠梗阻的37%[1]。

2. 恶性肠梗阻的病因病机　恶性肠梗阻的病因复杂，西医大致分为癌性和非癌性两大类，明确病因对恶性肠梗阻的治疗有重要意义。

（1）癌性病因：癌性肠梗阻是恶性肠梗阻的主要原因，癌性播散转移常引起小肠梗阻，原发肿瘤侵犯常引起结肠梗阻。合并炎性水肿、便秘、治疗相关性纤维化、恶病质、电解质紊乱、肠道菌群失调等病变可能使癌性肠梗阻病情进一步复杂及恶化。

（2）非癌性病因：手术、放疗等治疗因素可引起肠粘连、肠道狭窄及腹内疝，从而引起恶性肠梗阻。年老体弱的癌症患者，或使用导致严重便秘的药物如阿片类镇痛药可能发生粪便嵌顿而导致肠梗阻。

（3）中医病因病机：中医认为恶性肠梗阻病因病机复杂，《医学衷中参西录》中对肠结腹痛病因有"饮食停于肠中，结而不下作疼"之说。最根本原因就是由于肿块阻塞或压迫肠道，而肿块之形成则归于正虚与邪实两方面。本病病位在肠，与脾胃关系密切，脾虚则不能升清，胃功能失调则不能降浊，故而湿浊壅滞，邪毒内侵，与痰湿、血瘀互结，壅塞于肠道，形成肿块，继而阻碍中焦气血运行，使脾气更虚，胃失和降，最终造成肠腑不通。因此，肿瘤性梗阻与脾虚、痰湿、血瘀、外邪四者关系最为密切。非癌性病因引起的肠梗阻多由于部分恶性肿瘤患者经过手术及放化疗的治疗后，正气被伤、气血耗损，气机失调，使精、血、津液运行失常，形成痰饮、瘀血、水结、湿毒等病理产物停于肠腑，进而引起肠梗阻。

关于恶性肠梗阻，历代中医文献并无相应的病名，但能找到与肠梗阻相类似的记载，可供参考。如《灵枢·胀论》"大肠胀者，肠鸣而痛濯濯"，《灵枢·四时气》曰："腹中常鸣，气上冲胸，喘不能久立，邪在大肠。"与现代肠梗阻腹痛、腹胀、肠鸣音亢进的临床表现相符合，并且指出病位在大肠。张仲景在《伤寒杂病论》对其病因、证治作了详细记载："阳明病，谵语，有潮热，反不能食者，胃中必有燥屎五六枚也；若能食者，但硬尔，宜大承气汤下之。"《医贯》载："关者下不得出也，格者上不得入也"，与梗阻之不能进食，大便闭塞不通相似。故恶性肠梗阻属于中医"关格""便秘""反胃""呕吐""腹痛"等范畴。

3. 恶性肠梗阻的病理类型

（1）机械性肠梗阻：是恶性肠梗阻最常见的病理类型。机械性肠梗阻包括肠腔外、肠腔内和肠壁内占位性肠梗阻。

（2）功能性肠梗阻：又称动力性肠梗阻，是由于肿瘤浸润肠系膜、肠道肌肉、腹腔及肠道神经丛，导致肠运动障碍所致的肠梗阻。造成癌症患者功能性肠梗阻的另一个原因是细胞毒性化疗药物的神经毒性所致的麻痹性肠梗阻，例如长春瑞滨化疗引起的麻痹性肠梗阻。

4. 恶性肠梗阻的病理生理变化 恶性肠梗阻发生后，肠道局部和全身出现一系列病理生理变化。肠道内液体分泌—吸收平衡破坏是肠梗阻病理生理恶性循环过程中最重要的病理生理环节。消化道分泌消化酶、胃肠液、电解质等促进营养物质吸收。正常情况下，人体消化腺每天分泌入肠腔的液体总量约8000mL。一旦发生肠梗阻，肠腔内液体将积聚在梗阻部位及上段，导致梗阻近段的肠腔扩张。积聚的胃液、胰液、胆道分泌物进一步刺激肠液分泌增多，肠腔进一步扩张，肠壁变薄，肠道对水、电解质吸收的能力下降；与此同时，肠壁的表面积增大，肠腔内的液体分泌量加剧增加，最终形成"分泌—扩张—分泌"的恶性循环[2]。肠道梗阻发生后，肠道持续不协调蠕动无法推动肠内容物通过肠腔，但却不断加重肠梗阻近端肠道的扩张。梗阻肠道"分泌—扩张—分泌"的恶性循环导致肠道"扩张—分泌—运动"，引发了腹痛、恶心、呕吐、腹胀等一系列恶性肠梗阻的临床症状。

三、诊　　断

1. 临床表现　肿瘤所致的恶性肠梗阻大多缓慢发病，常表现为不全性肠梗阻。常见症状包括恶心、呕吐、腹痛、腹胀、排便排气消失等。初始症状通常表现为间歇性出现的可自发缓解的腹痛、恶心、呕吐和腹胀，症状发作时通常仍有排便或排气；症状随病情进展而逐渐恶化为持续性。临床症状表现及其严重程度与肠梗阻部位及程度相关[3]。

2. 影像学

（1）X 线腹部平片：是诊断肠梗阻的常用检查方法。肠梗阻的 X 线腹部平片征象为肠曲胀气扩大、肠内液气平面。大多数恶性肠梗阻可以通过 X 线腹部平片，并结合临床表现来诊断并确定梗阻部位。

（2）腹部 CT：腹部 CT 可评估肠梗阻部位及程度，还可评估肿瘤病变范围，为决定进一步治疗方案如抗肿瘤治疗、手术治疗、支架治疗或药物姑息治疗等提供依据，同时还可用于术后随访。

（3）胃肠造影：X 线胃肠造影有助于确定梗阻的位置和范围以及伴随的胃肠运动异常。口服造影和灌肠造影分别用于诊断上段小肠梗阻和结直肠梗阻。对于需要行胃肠造影的患者，推荐使用水溶性碘对比剂。对于多发部位梗阻的患者，不推荐进行胃肠道造影检查。

3. 诊断要点　根据患者的病史、临床表现和腹部影像学检查诊断恶性肠梗阻。诊断要点包括：恶性肿瘤病史；间歇性腹痛、腹胀、恶心、呕吐等症状，伴或不伴肛门排气或排便减少或消失；腹部查体可见肠型、腹部压痛、肠鸣音亢进或消失；腹部 CT 或 X 线腹部平片可见肠腔明显扩张和气液平面。

四、治　　疗

（一）治疗原则

治疗目标为缓解恶性肠梗阻症状，改善生活质量。治疗原则为个体化姑息治疗[4]。根据患者疾病的阶段、预后、进一步接受抗肿瘤治疗的可能性、全身状况以及意愿制订治疗方案。

（二）治疗方法

1. 手术治疗　手术是恶性肠梗阻的重要治疗方法，但手术治疗仅选择性地用于部分晚期癌症患者的恶性肠梗阻。手术治疗适用于机械性梗阻和（或）肿瘤局限、单一部位梗阻，并且有可能用于对进一步化疗及抗肿瘤治疗获益的患者。对于晚期癌症的肠梗阻，应严格掌握手术指征。

2. 药物治疗　治疗目标为争取在不使用减压装置或在使用胃肠减压装置的同时，控制恶心、呕吐、腹痛和腹胀等症状[5]。

（1）镇痛药：①阿片类镇痛药：是缓解恶性肠梗阻中、重度疼痛的有效药物，可根据病情选择吗啡、芬太尼、羟考酮、美沙酮等强阿片类镇痛药，此外，对于未明确病因的肠梗阻患者，应注意使用阿片类药可能影响病情观察和手术决策；②抗胆碱类药：抗胆碱类药物用于缓解恶性肠梗阻所致的肠痉挛性腹部疼痛。

（2）止吐药：止吐药物分为六大类。①多巴胺受体阻断药，如甲氧氯普胺（胃复安，灭吐灵）；②糖皮质激素，如地塞米松；③5-HT$_3$受体拮抗剂，如昂丹司琼、格拉司琼、多拉司琼、托烷司琼、帕洛诺司琼；④NK-1受体拮抗剂，如阿瑞匹坦；⑤精神类药物，如氟哌啶醇、奥氮、劳拉西泮、阿普唑仑；⑥吩噻嗪类，如氯丙嗪、苯海拉明、异丙嗪。

（3）激素类药物：地塞米松常用于镇痛或止吐的辅助治疗。但由于用糖皮质类激素有致不良反应的风险，因此使用激素治疗恶性肠梗阻时需要权衡其利弊风险，不建议长期使用。

（4）抗分泌药：恶性肠梗阻的基础用药是抗分泌药，对于无法手术根治的恶性肠梗阻，抗分泌药更是必不可少的基础用药。抗分泌药分为抗胆碱类药和生长抑素类似物两大类，作为恶性肠梗阻的基础用药，尤其是需要长期用药者，生长抑素类似物是首选的基础抗分泌药。

3. 中医药治疗　本病病位在肠，中医认为肠为六腑，六腑主传化，"以通为用，以降为顺"，故治以"通法"。因该病非单一因素所致，临床证候复杂，故需选用多种"通法"相结合，辨证施治[6]。

（1）中药内服：因肠梗阻患者往往呕吐、腹胀较严重，常需采取禁食、胃肠减压等治疗措施，故临床报道中药汤剂口服或胃管注入相对较少。对于不全性肠梗阻的患者，可以少量频繁给药，此外如患者已置入胃肠减压管，可通过胃肠减压管给药，药物注入前需使用负压吸引器将胃内容物引出，药物注入后需关闭减压管一定时间。内服中药一般以大承气汤为基础。一系列药理研究得出结论，大承气汤可增加胃肠道蠕动，减轻肠壁水肿及瘀血，并具有一定抗菌作用。给予相应的中药内服治疗，可在一定程度上缓解症状，提高生活质量。中药内服应根据证候分型，瘀毒热结证，治则为化瘀解毒通腑，方剂为核桃承气汤加减（大黄、芒硝、桃仁、枳实、厚朴、木香、槟榔、丹皮、丹参、蒲公英）；气机阻滞证，治则为行气通腑，方剂为小承气汤加味（大黄、枳实、厚朴、木香、槟榔、乌药）；阴津亏损证，治则为滋阴补液，方剂为增液承气汤加减（大黄、芒硝、生地、玄参、麦冬、枳实、火麻仁）；寒结肠腑证，治则为温里通腑，方剂为大黄附子细辛汤加味（大黄、附子、细辛、肉苁蓉、枳实、乌药）。

（2）中药灌肠或滴肛：中药灌肠或滴肛改变了中药给药途径，不仅克服了患者因梗阻而呕吐严重、不能口服进药的问题，而且还可以避免苦寒药对胃的负面影响，并可以使药物直达病所，对下消化道肿瘤、妇科肿瘤、肠梗阻等均可起到局部治疗作用。中药灌肠还可以使肠腔容积增大，通过神经反射刺激肠蠕动增强。故在治疗恶性肠梗阻的过程中疗效显著。

目前临床上以泻下通腑和解毒消肿为两大重要法则[7]。泻下通腑常以承气汤为基础加减。相关文献报道：大承气汤能刺激胃肠蠕动，增加胃肠道分泌，可以排出胃肠积滞及肠内异常代谢产物、细菌和毒素等；药物本身有抗菌作用，如果与理气药配伍，又能降低肠管紧张度，增加胃肠道内容物的推进作用；与活血化瘀药配伍，可以改善血液循环，解除血运障碍；与清热药合用，使抗菌消炎作用增强；故可治急症，顿挫病势。大承气汤能荡涤肠胃积滞，解除患者"痞满燥实"之苦，对肠梗阻患者最为适用。大承气汤加味灌肠治疗肠梗阻确实效果明显，但临床上应注意：①严格掌握临床适应证、禁忌证。②根据患者的体质、病情的轻重调整药物的用法，合理选择口服或灌肠治疗。③在治疗急腹症时，如疗效不佳，并有手术指征时，应及时中转手术治疗。④解毒消肿治法，常用药物包括白花蛇舌草、半枝莲、半边莲、白英、败酱草、红藤、藤梨根、苦参、土茯苓、山慈菇、夏枯草、蒲公英等，具有一定的疗效。

（3）针灸、电针及穴位注射治疗：针灸疗法源于中医，是体现中医精髓的特色疗法之一，它以体内经络学说为依据，通过针刺或电刺激等方式刺激人体穴位，从而疏通经络、行气活血。针灸的优势是经非消化道途径治疗且副作用少，可有效减轻患者的恶心、呕吐、腹痛、腹胀等症状，可以作为治疗恶性肠梗阻的重要辅助手段[8]。常取穴合谷、足三里、上下巨虚、天枢、气海、中脘针灸治疗。电针法是在刺激腧穴"得气"后，在针上通以接近人体的生物电的微量电流以防治疾病的一种疗法。电针的选穴与毫针刺法的选穴方式大致相同，但须选取两个以上穴位，一般以取用同侧肢体1～3对穴位（即是用1～3对导线）为宜，不可过多，过多则会刺激太强，患者不宜接受。穴位注射是将中医经络的优势与西医药物直达患处的优势相结合，提高疗效。其中药物注射双侧足三里穴，可在穴位上产生持久的刺激效果，发挥针刺和药物注射的双重效果[9]。

4. 其他治疗

（1）补液：补液适用于存在脱水症状的恶性肠梗阻患者。恶性肠梗阻患者的口干、口渴症状有时可能与静脉或口服补液量无关[10]。口腔护理和反复吸吮冰块、液体或涂唇膏等措施，可能减轻口干、口渴症状。补液量必须注意权衡补液疗效和补液可能导致的不良反应。

（2）全胃肠外营养（TPN）：全胃肠外营养的主要目的是维持或恢复患者的营养，纠正或预防与营养不良相关的症状。全胃肠外营养在恶性肠梗阻治疗中的作用存在争议，不应作为恶性肠梗阻患者的常规治疗，仅选择性用于某些恶性肠梗阻患者（肿瘤生长缓慢、可能因为饥饿而非肿瘤扩散而死亡者）。

（3）自张性金属支架：自张性金属支架可选择性用于十二指肠或直肠梗阻的患者，禁用于多部位肠梗阻和腹腔病变广泛的患者。该治疗费用高，在恶性肠梗阻的应用价值中存在较大争议，因此应根据患者个体情况谨慎选用。

（4）鼻胃管引流（NGT）：鼻胃管引流仅推荐用于需要暂时性减少胃潴留的恶性肠梗阻的患者。长期使用鼻胃管引流仅限于药物治疗不能缓解症状而又不适于行胃造瘘手术的患者。鼻胃管引流可产生明显不适感，引起鼻咽部刺激、鼻软骨腐蚀、出血或换管或自发性脱出等并发症。

（5）胃造瘘：胃造瘘适用于药物治疗无法缓解呕吐症状的恶性肠梗阻患者，慎用于既往多次腹部手术、肿瘤广泛转移、合并感染、门脉高压、大量腹水及出血风险的患者。

恶性肠梗阻为晚期肿瘤患者的常见合并症[11]。临床实践中应以个体化治疗为原则，根据患者疾病的阶段、预后，综合考虑患者进一步接受抗肿瘤治疗的可能性，评估患者全身状况以及患者的意愿制订合理的治疗方案，进一步改善患者症状、提高患者生活质量。

参 考 文 献

[1] 孙洪雨，张武，郑维锷，等. 中西医结合治疗晚期肿瘤恶性肠梗阻96例[J]. 福建中医药，2013，44（3）：32-33.

[2] 杨士民，周振理，陈鄢津. 中西医结合三阶段治疗急性粘连性小肠梗阻临床观察[J]. 中国中西医结合杂志，2010，30（12）：1329-1331.

[3] 于世英，王杰军，王金万，等. 晚期癌症患者合并肠梗阻治疗的专家共识[J]. 中华肿瘤杂志，2007，29（8）：637-640.

[4] 周总光，尹源，于永扬，等. 癌性肠梗阻个体化治疗策略[J]. 中国实用外科杂志，2014，34（1）：41-43，51.

[5] 于世英，杜光，黄红兵. 临床药物治疗学. 肿瘤[M]. 人民卫生出版社，2016：526-528.

[6] 刘艳，蒋霆辉，陈越. 中医药在恶性肠梗阻治疗策略选择中的联合作用[J]. 辽宁中医药大学学报，2014，16（8）：246-248.

[7] 修俊清，左明焕. 第三届国际中医、中西医结合肿瘤学术交流大会暨第十二届全国中西医结合肿瘤学术大会论文汇编[C]. 北京：中国中西医结合学会肿瘤专业委员会，2010：4.

[8] 王慧明，谭晶，周广申. 针刺治疗癌性不全肠梗阻[J]. 针灸临床杂志，2010，26（9）：26.

[9] 宇明慧，吴飞雪，许晓洲. 中药灌肠加双侧足三里穴位注射治疗恶性肠梗阻临床研究[J]. 安徽中医学院学报，2013，32（3）：50-52.

[10] 王晓，李兆星，范焕芳，等. 恶性肠梗阻的中西医治疗进展[J]. 中国老年学杂志，2020，40（5）.

[11] 彭健. 中药治疗恶性肠梗阻的系统评价及 meta 分析[D]. 北京：北京中医药大学，2018.

第三节　化疗后呕吐

一、概　　述

化疗后呕吐（chemotherapy-included nausea and vomiting，CINV）是肿瘤化疗常见的副作用，发生率为 65%～85%。

二、病因和发病机制

1. 病因病理

（1）中枢性机制：①化疗药物直接刺激呕吐中枢并不发生呕吐，而来自化学感受区（CTZ）或脊髓内外的传入冲动可反射性地引起呕吐反射。因此，化疗所致呕吐不是直接影响呕吐中枢，而是由呕吐中枢以外的部位活动诱发，进而传入呕吐中枢所致。②CTZ 与呕吐中枢有着密切的神经联系，并且该部位在组织结构上是血脑屏障的薄弱环节，化疗药物可能通过该薄弱点作用于 CTZ 的 $5-TH_3$ 受体上，反射性地引起呕吐。

（2）胃肠道机制：来自胃肠道的迷走传入神经纤维经孤束核与呕吐中枢发生密切联系，而迷走神经的传入兴奋多因胃肠道细胞受到某些化学性物质的刺激而发生，其中 5-HT 等物质的刺激最为重要。

2. 中医病因病机　本病属中医学"呕吐"范畴。本病多属本虚标实，邪正的虚实是疾病重点[1]。化疗药物作为一种外邪，易损伤脾胃，导致脾胃运化失职而发生呕吐。可分为邪实为主，正虚为主，虚实并重。实证多见于初次化疗患者或年轻患者手术后，正气尚强，药邪初犯胃腑；虚证多见于多次化疗、久病或年老患者手术后，本身正气亏虚，脾胃虚弱，复加药邪为害。虚实夹杂证多见于化疗期间，患者多卧床，内外湿邪合而困脾，致脾胃运化失职，饮食停滞，水谷不化。由此可见，化疗导致的恶心呕吐病位主要在脾胃，病性为本虚标实。

三、诊断及鉴别诊断

1. 诊断　分型：CINV 按照发生时间分为急性、延迟性、预期性、暴发性及难治性 5 种。

①急性 CINV 在化疗后数分钟至数小时内发生，常在 24 小时内缓解。急性 CINV 的高峰通常持续 5～6 小时。②延迟性 CINV 发生在化疗 24 小时后，常发生于接受顺铂、环磷酰胺和蒽环类药物治疗的患者。③预期性 CINV 发生于曾接受化疗的患者，在下一次化疗前即出现恶心呕吐，其发生常与既往化疗不愉快的体验相关。④暴发性 CINV 是指在预防性处理之后仍然出现的呕吐，并且需要给予止吐药物"解救治疗"的恶心呕吐反应。⑤难治性 CINV 是指在既往的化疗周期中使用预防性和（或）解救性止吐治疗失败，而在后续化疗周期中仍然出现的呕吐。

2. 鉴别诊断

（1）潜在的脑转移：伴慢性头痛，头痛部位较为固定，呕吐多与饮食无关，呈喷射性，伴有视力减退。

（2）急性肾功能衰竭：伴有大汗、心动过速、烦躁、腹痛、腹泻。

（3）消化道梗阻：有慢性胃病史，呕吐于进食数小时内发生，呕吐物较多，检查上腹部饱满，有振水音，或呕吐物有胆汁。

（4）其他药物：询问病史，在服用某些药物后，如磺胺药、雌激素、洋地黄等后出现恶心呕吐，停药后呕吐停止。

（5）代谢紊乱及神经内分泌系统疾患：如高钙血症、低钾血症等。

四、治　疗

1. 一般治疗

（1）预防为主。在肿瘤相关治疗开始前，应充分评估呕吐发生风险，制定个体化的呕吐防治方案。

（2）良好的生活习惯。例如少吃多餐，选择健康有益的食物，控制食量，不吃冰冷或过热的食物等。

（3）应注意可能导致或者加重肿瘤患者恶心呕吐的其他影响因素。部分或者完全性肠梗阻，前庭功能障碍，脑转移，电解质紊乱（如高钙血症、低钠血症），高血糖，与阿片类药物联合使用，肿瘤或者化疗（如长春新碱），或者其他因素如糖尿病引起的胃轻瘫，心理因素（焦虑、预期性恶心呕吐）等。

2. 西医治疗

（1）以预防性呕吐药物为主。高度催吐性化疗方案所致恶心和呕吐推荐在化疗前采用三药方案，包括单剂量 5-HT$_3$ 受体拮抗剂、地塞米松和 NK-1 受体拮抗剂。中度催吐性化疗方案所致恶心和呕吐推荐第 1 天采用 5-HT$_3$ 受体拮抗剂联合地塞米松，第 2 和第 3 天继续使用地塞米松。低度催吐性化疗方案所致恶心和呕吐建议使用单一止吐药物例如地塞米松、5-HT$_3$ 受体拮抗剂或多巴胺受体拮抗剂（如甲氧氯普胺）预防。

（2）解救性止吐治疗。解救性治疗的基本原则是酌情给予不同类型的止吐药，如考虑在治疗方案中加入劳拉西泮和阿普唑仑。考虑在治疗方案中加入奥氮平或者采用甲氧氯普胺替代5-HT$_3$ 受体拮抗剂或者在治疗方案中加入一种多巴胺拮抗剂。保证足够的液体供应，维持水电解质平衡，纠正酸碱失衡。除 5-HT$_3$ 受体拮抗剂外，可选择其他药物辅助治疗：包括劳拉西泮、屈大麻酚、大麻隆、氟哌啶醇、奥氮平、东莨菪碱、丙氯拉嗪和异丙嗪等[2]。

3. 中医药治疗

（1）中药内服：化疗过程中中医治疗呕吐的原则为健脾和胃，降逆止呕[3]。

邪实犯胃，痰浊内阻型多见于化疗过程中出现的急性呕吐，症见心下痞硬，噫气不除，反胃呕逆，吐涎沫，舌淡、苔白滑、脉弦而虚。治宜降逆化痰，益气和胃。以旋覆代赭汤为主方治疗。

痰湿内阻，水饮上逆型化疗前后均可见到，呕吐多为清水痰涎，水入即吐，口渴不欲饮，脘闷不适，头眩心悸，食少便溏，舌苔白滑腻，脉滑。治宜温化痰饮，和胃降逆。用苓桂术甘汤合小半夏加茯苓汤变化治疗。

肝气不疏，胃失和降型以女性患者多见，多见于先期呕吐，症见胸胁烦闷，嗳气频繁，每因情志不舒时加剧，苔薄白，脉沉弦。治宜疏肝理气，降逆止呕。以半夏厚朴汤为主方治疗。

胃气虚寒型多见于年老体弱，多次化疗的患者，或平素脘腹恶寒喜暖，或者是消化道肿瘤手术后者，可以是急性呕吐，也可以是延迟性呕吐，症见呃逆不止，胸脘痞闷，口不渴，舌淡苔白，脉沉迟。治宜温中益气、降逆止呃。以丁香柿蒂汤为主方治疗。

胃虚有热型多见于多次化疗的患者出现的延迟性呕吐，症见呃逆或干呕，舌红嫩，脉虚数。治宜降逆止呃，益气清热。用橘皮竹茹汤加减。

胃阴不足型多见于多次化疗或化疗过程中出现呕吐，可以是急性呕吐，也可以是延迟性呕吐，或发热而伤津的患者，症见时作干呕，口燥咽干，似饥而不欲饮食，大便干结，舌红少津，脉细数。治宜滋养胃阴，降逆止呕。以麦门冬汤为主方加减。

（2）针灸治疗：以针灸和穴位贴敷为主。针刺内关穴、足三里穴可达到健脾和胃、降逆止吐、理气行滞之效。

五、预后及展望

化疗引起的恶心和呕吐可明显影响患者的生活质量，并导致预后不良，但过度采取预防性止吐措施，特别是对轻微和低致吐风险的预防，可能使患者暴露于止吐药物的潜在不良反应并增加经济负担。加强治疗前宣教和治疗过程中的观察，与患者和家属充分沟通，特别是在出现不良反应后给予患者及时的心理疏导和对症处理是管理止吐药物不良反应的重要环节。止吐药物不良反应多数轻微且可控，如症状严重，除加强对症处理外，下一周期化疗时需对预防性止吐药物进行调整。

参 考 文 献

[1] 毛咏旻，王一红，谢腾，等. 中西医防治顺铂引起化疗后恶心呕吐反应的研究进展[J]. 中华全科医学，2017，15（2）：321-324.

[2] 温善禄，李斌和，王丽辉，等. 化疗诱发恶心呕吐的机制及护理[J]. 国外医学. 护理学分册，1998（4）：165-167.

[3] 刘建军，吴淑霞，冯海英，等. 化疗所致呕吐患者中医证型分布规律研究[J]. 四川中医，2016，34（1）：97-99.

第四节　术后胃瘫综合征

一、概　　述

术后胃瘫综合征（postsurgical gastroparesis syndrome，PGS）是以胃排空障碍为主要表现的胃动力紊乱综合征，是一种非机械性的梗阻，多见于上腹部手术（尤其是胃和胰腺切除术）后。

二、病因与发病机制

1. 病因病理

（1）手术方式：临床观察发现，PGS 的发生与胃部手术方式和次数有关。近端胃切除时，迷走神经被切断，位于胃大弯中上 1/3 的胃蠕动的"起搏点"被切除，使胃的正常蠕动和排空受到抑制；远端胃切除时，切除了分泌胃泌素、胃动素等兴奋性激素的部位，残胃排空功能减退；胃肠道重建使胃的正常生理解剖结构破坏，可诱发 PGS；手术时间过长，脏器暴露过久，胃壁组织挫伤，吻合技术欠佳，缝合线反应等均可引起胃壁及腹膜炎症、水肿、粘连等，从而影响其动力。

（2）Cajal 间质细胞：Cajal 间质细胞（interstital cell of Cajal，ICC）作为胃电活动的起搏细胞和介导神经肌肉运动的神经细胞，起着调控胃肠动力的作用，在 PGS 患者中，发现 ICC 数量减少和结构萎缩、信号传导功能下降有关。部分学者认为行胃切除术同时切除胃大弯侧的胃电位起搏点可能也与 PGS 有关。

（3）植物神经系统：也有学者提出 PGS 发生与术后激活抑制性交感神经反射系统，使胃肠交感神经活动增强有关[2]。

2. 中医病因病机　中医认为胃瘫属于"痞满""呕吐""胃反"范畴。胃瘫病位在胃，肝主疏泄，主舒展、升发功能；与胃主降浊相反，脾主运化升清；胃、肝和脾三者各司其职，分工协调，能促使胃内容物顺利排出，故 PGS 与肝脾密切相关。胃大部切除术后脾胃受损、脾失促运、胃失和降，加之脉络损伤、气滞血瘀、中焦受阻、腑气不通，以致出现腹部胀满、食欲不振、恶心呕吐、腹痛、便秘等症状。

三、诊断与鉴别诊断

1. 诊断　慢性 PGS 的诊断主要包括三个方面：病史、明确的胃排空延迟、无机械性梗阻。①经一项或多项检查提示无胃流出道机械性梗阻，但有胃潴留；②胃引流量每天在 800mL 以上，并持续 10d 以上；③无明显水电解质紊乱、酸碱失衡；④无引起胃瘫的基础疾病，如糖尿病、甲状腺功能减退等；⑤无应用影响平滑肌收缩药物史[1-3]。

2. 鉴别诊断　胃瘫属于动力性梗阻，需要与机械性胃排空障碍进行鉴别。机械性胃排空障碍常呈持续性，多逐渐加重不能自行缓解，需手术解除梗阻。钡餐检查时 X 线下见胃或残胃收缩和蠕动功能较好，而钡剂不能通过吻合口，则机械性胃排空障碍可能性大。

四、治　疗

1. 西医治疗

①禁食、持续胃肠减压，温生理盐水洗胃，以消除胃黏膜及吻合口水肿及胃痉挛。②可用甲氧氯普胺、多潘立酮、莫沙必利、小剂量红霉素等促胃动力药物。③加强营养支持，维持水、电解质及酸碱平衡，纠正低蛋白血症，保证足够的热量、维生素及微量元素。④通过微量泵持续运用迷走神经兴奋剂，可用于治疗术后胃瘫。

2. 中医药治疗　以调理脾胃气机为根本。治疗原则是"六腑以通为用"[4]。

（1）内治法：①补益脾胃，调理气机：以香砂六君子为代表，又有木香顺气汤、四君子汤等；②和胃降逆，开结除痞：各类泻心汤加减；③攻下通腑：选用承气汤类。内服中药往往会加重患者胃肠负担，尤其是不能进食的胃瘫患者难以接受。因此很多医家采用了中医外治的方法进行治疗。

（2）外治法：①中药灌肠：以化瘀行气、降逆消导为治疗原则。②穴位贴敷：中药外敷治疗胃瘫时多选胃之募穴中脘及上脘、下脘、神阙等穴，外敷时常选用一些辛辣、芳香、气味较浓的窜透性药物[5]；③穴位注射：穴位注射联合电针治疗，双侧足三里或上巨虚各注入新斯的明0.2mg；④电针：足三里（双侧）、中脘、气海、上巨虚（双侧）、三阴交进行电针治疗，并温针灸气海、足三里或中脘，疗效显著；⑤针刺治疗：治疗肠胃的"老十针"验方（上脘、中脘、下脘、气海、内关、足三里、天枢），"手足十二针"（曲池、内关、合谷、阳陵泉、足三里、三阴交）。

五、转归及展望

术后胃瘫是功能性疾患，恢复时间可能很长，有时可达10周。因此治疗过程中耐心是相当重要的。用手术方法治疗胃瘫须谨慎。因为若无器质性疾患，再次手术会延长胃瘫恢复的时间。在诊断明确的前提下采用中医药治疗，应改变传统的治疗模式，如全身辨证用药及口服或胃管注入药物等，注重辨证与辨病相结合、局部（胃脘）与全身分别辨证、用药治疗，同时注意肿瘤患者与普通外科患者术后胃瘫综合征的区别；治疗方法选用外治法，即所谓内病外治，使药物直接吸收不经过胃肠道，较口服或经胃管注入更适合术后胃瘫等胃肠功能紊乱的患者，具有作用直接、疗效好等优势，值得推广[5-6]。

参 考 文 献

[1] 秦新裕，刘凤林. 术后胃瘫的诊断与治疗[J]. 中华消化杂志，2005，25（7）：441-442.

[2] 秦新裕，刘凤林. 术后胃瘫综合征的发病机制和治疗[J]. 诊断学理论与实践，2006，5（1）：13-15.

[3] 廖有祥，汤恢焕，刘庆武，等. 胃癌手术后胃瘫综合征的多因素分析[J]. 中国普通外科杂志，2008，17（4）：318-321.

[4] 侯连泽，阮永威，石玉龙，等. 中西医结合治疗胃大部切除术后胃轻瘫[J]. 中国中西医结合外科杂志，2002，8（1）：15-16.

[5] 左明焕，孙韬，周琴，等. 肿瘤术后胃瘫综合征中医治疗策略[J]. 中华中医药杂志，2013，28（8）：2225-2227.

[6] 姜敏，莫苑君，左明焕，等. 消化系统肿瘤术后胃瘫的中医药治疗[J]. 北京中医药大学学报（中医临床版），2011，18（6）：40-42.

第五节 恶性胸腹腔积液

一、胸腔积液

（一）概述

恶性胸腔积液又称癌性胸膜炎，系恶性肿瘤的胸膜转移或胸膜原发恶性肿瘤所致的胸腔积液。恶性胸腔积液是晚期恶性肿瘤的常见并发症，据统计资料表明，成人胸腔积液38%～52%为恶性胸腔积液。肺癌是恶性胸腔积液的主要原因，占24%～42%，尤其是肺腺癌多见[1]，其他引起恶性胸腔积液的常见恶性肿瘤还有乳腺癌、恶性淋巴瘤、恶性胸膜间皮瘤、卵巢癌及肉瘤等[2]，胸膜原发恶性肿瘤主要为恶性胸膜间皮瘤。大量的恶性胸腔积液常压迫心、肺、纵隔等，导致呼吸循环障碍，如不及时处理可危及病人生命。

（二）病因和发病机制

1. 胸膜腔液体生理循环 正常人的胸膜腔即壁层胸膜与脏层胸膜间的潜在间隙，含微量（3～15mL）的液体，在呼吸运动时起润滑作用。研究表明，正常情况下，胸膜腔积液不断由胸腔壁层毛细血管滤出进入胸膜腔，再经由壁层胸膜上淋巴孔和毛细血管重吸收进入体循环，每天有约500～1000mL液体形成和吸收，胸水的产生与吸收经常处于动态平衡。当出入胸膜腔液体失去平衡，入量超过吸收量就会产生胸腔积液[3]。

2. 病因和病理 恶性胸腔积液的形成主要与以下五种因素有关。①肿瘤侵犯胸膜或炎症因素导致胸壁毛细血管通透性增加。②由于纵隔淋巴结转移或胸膜淋巴管阻塞引起胸内淋巴系统回流障碍。③心衰、上腔静脉压迫等因素使静脉压增高。④晚期肿瘤常合并低蛋白血症，血浆胶体渗透压降低，使得胸膜腔漏出液增多。⑤肿瘤引起的肺不张使胸腔内负压增加。

3. 中医病因病机 恶性胸腔积液在祖国医学中属于"饮证"之中"悬饮"范畴。张仲景的《金匮要略·痰饮咳嗽病脉证并治》中描述："饮后水流在胁下，咳唾引痛，谓之悬饮。"其发病之因，或由于感受外界秽毒浊气，损伤脏腑；或正气虚弱，脏腑功能失调，致气血水液运行不利；或情志所伤，肝失疏泄，气机不利，气血痰浊壅滞，发生癌瘤。在病机上主要责之于肺脾肾三脏气化功能失调。如肺失于宣降，通调涩滞；脾失健运，转输无权；肾失蒸化，升清降浊失调；加之三焦不利，气道闭塞，水液代谢失常，停聚胸胁而成悬饮。恶性胸腔积液的病理性质多属标实本虚、虚实夹杂。标实为痰浊、水饮、瘀血和气滞，痰有寒化与热化之分；本虚为肺、脾、肾气虚，后期则气虚及阳，或阴阳两虚。

（三）临床表现

1. 症状 少量胸水患者可无明显不适，气短、咳嗽、胸闷乃至喘憋等呼吸困难表现是恶性胸腔积液患者最常见症状，见于50%以上的患者，每于平卧或健侧卧位时加重。值得注意的是，患者呼吸困难的严重程度与胸水增长速度成正相关，而与胸水的数量关系不大，即使存在大量胸水，但若形成过程缓慢或时间持久，患者机体能充分代偿加以适应，其症状可不明显。

胸痛也是恶性胸水的常见症状，多由于胸壁受侵所致，常表现为钝痛。

2. 体征　表现为呼吸急促，胸廓扩张受限；肋间隙饱满，若同时伴有肺不张，亦可表现为胸廓塌陷。触诊在积液平面以上语颤增强，平面以下语颤降低。叩诊一般呈浊音，听诊呼吸音减弱或消失。单侧大量胸水常有纵隔移位、气管偏移。绝大多数血性胸腔积液为恶性。

（四）诊断与鉴别诊断

根据患者有呼吸困难和（或）胸痛等表现，结合病史以及胸部影像学检查，一般不难作出胸水的诊断。临床尚需进一步完善各项理化检查，尤其在缺乏原发病证据的情况下更需如此，尽可能明确胸水的性质，指导治疗。常用胸水相关检查如下：

1. 胸水常规、生化和肿瘤标志物检测　恶性胸水多为渗出液，胸水蛋白含量高，李瓦德试验呈阳性；此外 pH 常＜7.30，比重＞1.016。常用的鉴别胸水性质的生化指标有腺苷脱氨酶（ADA）与淀粉酶（AMY），前者在结核性胸水中显著高于肿瘤和其他良性胸水，后者在恶性胸水中常显著升高。

胸水肿瘤标志物的检测在临床也较为常用，对鉴别诊断和评估治疗效果有辅助价值。癌胚抗原（CEA）是分子量 20 万的糖蛋白，易在胸水局部积聚而不易血液循环。诊断标准一般为＞10ng/mL[4]。对肺癌的恶性胸水诊断价值最大，尤其是腺癌，有报道当胸水癌胚抗原＞20ng/mL 时，对于腺癌胸水具有 92% 的特异性，如＞55ng/mL 时，则诊断的特异性可高达98%。癌抗原 19-9（CA19-9）在胰腺癌、胆管癌时其血清值增高，有时在肺癌或其他腺癌时也可增高。有报道 CA19-9 对恶性胸水的阳性率虽低（36%），但其特异性较高（96%）。目前许多学者通过对胸水中多项肿瘤标志物的联合检测来鉴别良恶性胸水，以提高癌性胸水诊断的阳性率。如肖氏测定癌性胸水组中 CEA、神经元特异性烯醇化酶（NSE）、铁蛋白（SF）和癌抗原 125（CA125）四项肿瘤标志物均值数、阳性率均显著高于结核性胸水组。四种指标联检对癌性胸水的诊断阳性率可达 96.7%[5]。

2. 细胞学检查　胸水的脱落细胞学检查为恶性积液主要的确诊方法，简单实用，阳性率为38%～85.7%。胸水细胞学检查可提示肿瘤细胞类型，但对肿瘤的原发部位难以鉴别。胸水癌细胞阳性率受多种因素影响，如胸液量多，多次穿刺离心沉淀后的细胞阳性率高。另外，与肿瘤的原发部位、病理类型也有关，腺癌的检出率高于鳞癌。

3. 胸膜活检和胸腔镜检查　当多次胸水细胞学检查阴性时可考虑行胸膜活检，一般经胸水细胞学检查和胸膜活检，80%以上的胸水可以明确诊断。对于经细胞学和胸膜活检等方法仍不能明确诊断的患者，应考虑做胸腔镜检查。它有下列优点：①能在直视下精确的选择病变部位摘取组织；②所取组织较大，必要时可以行免疫组化检查，特别有助于恶性胸膜间皮瘤的诊断；③同时可做胸膜下肺活检，明确原发病变；④同时可做胸膜固定术；⑤创伤小，术后恢复快。

4. 影像学检查

（1）X 线胸片正侧位像：是最基本的检查，可显示胸水量的多少。积液量较少时尚可看出肺内及胸膜肿块影。

（2）CT：此项检查由于在横断面上避免了胸腔结构之重叠，且低密度的肺组织和高密度的胸壁之间有鲜明的对比，故对胸膜病变的诊断具有较高的临床价值。它不但能识别普通 X

线平片所无法显示的极少量或局限性胸水，而且还可以根据不同密度的胸水 CT 值，判断胸水的性质（如普通渗出液、血性胸水、脓液等）。

（3）B 超：超声指导下的胸膜活检是定位和确诊的最理想方法，尤其适用于少量胸水及局限性病灶者。B 超还能为胸水穿刺准确定位，减少气胸等并发症的发生率。

（五）治疗

恶性胸腔积液一经确诊，即应开始治疗。治疗前应充分评估患者身体状况、肿瘤病理类型、侵犯范围、胸水数量以及对机体的影响，采取全身与局部治疗相结合。对于大多数已有明显症状的胸水患者，应首先考虑胸腔穿刺放液引流及胸腔内药物治疗，以控制胸水增长，缓解压迫，改善症状，提高生活质量。而对于淋巴瘤、小细胞肺癌、乳腺癌等化疗敏感肿瘤，采用全身治疗即有可能控制胸水。因此恶性胸腔积液的治疗原则可以归纳为：控制原发灶；排出胸腔积液；促进胸膜粘连。

1. 全身治疗　恶性胸腔积液全身化疗，化疗药物分布在胸腔的浓度很低，无法消灭胸水中的大量癌细胞，但是恶性胸腔积液仅是恶性肿瘤的局部表现，必须控制全身的恶性肿瘤，才能控制住胸腔积液，因此胸腔积液的全身治疗是十分重要的，特别是小细胞肺癌、恶性淋巴瘤和乳腺癌引起的恶性胸水，要在局部积极治疗的基础上进行有计划的全身治疗。如乳腺癌胸水局部用药 27% 有效，如加上全身化疗，有效率可达 45%～75%。

2. 中医药治疗　根据其临床症状应属中医的"悬饮"范畴。该病定位在肺、脾、肾三脏，肺主通调水道，脾主运化水湿，肾主气化。其本属脾肾气（阳）虚，不能运化水湿精微，其标为饮停胸胁，肺气不行，宣降失司，总属阳虚阴盛，本虚标实之症。因此悬饮之病，"温药和之"乃是总的治疗原则，其中包括益气、健脾、温肾等法，重在扶正，乃属正治之法，至于宣肺、利水、攻逐等法意在攻邪乃属治标之法。待水饮渐平，仍以扶正为主。其临床辨证分型如下：

Ⅰ　饮停胸胁证

主症　悬饮早期，胸闷，气短，干咳，时有胸胁疼痛，呼吸或转侧时加重，活动后气短或喘憋，舌淡红，苔白微腻，脉弦滑。

治法　宣肺化痰，行气利水。

方药　椒目瓜蒌汤加减。椒目 50 粒，全瓜蒌 15g，桑白皮 15g，葶苈子 15g，橘红 3g，姜半夏 10g，茯苓 10g，苏子 10g，枳壳 10g，生姜 3g，肉桂 3g，猪苓 15g，汉防己 12g，龙葵 20g。

Ⅱ　痰饮壅盛证

主症　悬饮中期，胸胁胀满疼痛，以胁下部位为主，咳嗽加重，动则喘憋，不能平卧，口唇青紫，舌暗苔腻，脉弦滑而数。

治法　攻逐痰饮。

方药　十枣汤或葶苈大枣泻肺汤加减。甘遂、大戟、芫花各等分研末装胶囊，加十个大枣煎汤送服，体壮者每次 2 粒，体弱者每次 1 粒，每日 2 次。或用葶苈子 15g，大枣 6 枚，苏子 10g，炒莱菔子 10g，桑白皮 15g，地骨皮 10g，泽泻 12g，车前草 15g，龙葵 15g，半夏 10g，茯苓 15g。

Ⅲ　气阴两虚证

主症　胸闷喘憋，呛咳时作，痰少质黏，口燥咽干，或午后潮热，五心烦热。或伴胸胁闷痛，形体消瘦，舌质红，少苔，脉细数。

治法　益气养阴，清热利水。

方药　泻白散和沙参麦冬汤加减。沙参 20g，麦冬 12g，桑白皮 15g，地骨皮 15g，葶苈子 15g，知母 10g，百合 10g，瓜蒌 20g，半枝莲 15g，浙贝母 10g，前胡 15g，冬瓜仁 12g。

Ⅳ　脾肾阳虚证

主症　悬饮晚期，患者卧床不起，胸闷，动则喘憋，畏寒怕冷，呕吐清水痰涎，小便不利，大便溏，舌淡苔白腻，脉细弱。

治法　温补脾肾。

方药　苓桂术甘汤加真武汤加减。制附子 10g，白术 15g，茯苓 15g，白芍 10g，生姜 6g，肉桂 3g，生甘草 10g，龙葵 15g，猪苓 15g，泽泻 15g，汉防己 15g，生黄芪 40g，人参 6g。

3. 局部治疗

Ⅰ　排出胸腔积液

（1）胸腔穿刺抽液术：能缓解症状，一般第一次治疗放液量在 700～1000mL，1～2 日后再予抽液。但此法有一定的缺陷，有效率低，易复发；反复多次抽液会导致蛋白质大量丢失，还可导致脓胸、气胸、支气管胸膜瘘、包裹性积液等并发症。

（2）胸腔闭式引流法：是目前推荐的首选方法，引流通畅，可连续缓慢间歇排放；胸腔置药方便；简便安全，无明显副作用及严重并发症。

Ⅱ　化学性胸膜固定术

（1）抗癌药物胸腔注射法：常用药物有氮芥、博莱霉素（BLM）、5-FU、顺铂（DDP）、阿霉素（ADM）、丝裂霉素（MMC）等。氮芥是通过发疱效应，引起纤维素性浆膜炎来达到治疗目的。顺铂是常用的细胞周期非特异性广谱抗肿瘤药物，其有效率可高达 92% 以上。阿霉素具有强力的抗癌作用，较高的胸腔内浓度且半衰期长，另外还是强力浆膜硬化剂。

（2）硬化剂胸腔内注射：常用药物为四环素，副作用主要为疼痛，可在注射前向胸腔内注入利多卡因。

（3）生物制剂和免疫调节剂：小棒状杆菌（CP）是最为广泛应用的一种，有效率约 84%，大多数病人需注射 3 次，可促使出血性胸水变成浆液性胸水。

（4）中药制剂：文献报道胸腔内注入榄香烯乳，300～400mg/次，有效率为 93.8%，其毒副作用主要为胸痛、发热、食欲不振、白细胞升高等。该药除对肿瘤细胞有直接杀伤作用外，还可使胸膜腔肥厚、粘连，从而抑制胸水的产生。

Ⅲ　局部放射治疗

一般常用中等剂量全野照射，然后加大剂量局限照射可见的肿块，此法对小细胞肺癌及恶性淋巴瘤引起的胸水疗效较好。

4. 胸膜剥离术　对胸腔积液是一种有效的治疗手段，有效率 100%，但损伤大，手术死亡率高（可达 10% 左右），因此临床上采用较少。

北京中医医院肿瘤科近年来常规采用持续胸腔引流加序贯腔内用药治疗恶性胸水，取得良好效果。具体方法为：B 超检查确定穿刺点，应用 16G 中心静脉导管 Seldinger 方法穿刺置管，一般导管置入深度为胸壁厚度+6～8cm。放入导管后接无菌引流袋，一般第一天引流量不超过 1000mL，若无明显不良反应，从第二天起可以持续引流。胸水基本放净后（约需 2～3 天），胸腔内注入细胞毒类化疗药物，常用顺铂（60～100mg），同时胸腔内注入地塞米松10mg（预防过早粘连），然后夹闭导管，嘱患者变换体位。48 小时后放开导管继续引流，5～7 天可以再重复给药一次。如果胸水引流量<200mL/d，可以胸腔内注入胸膜粘连剂，常用药物为博来霉素（45～60mg/次），夹闭导管 48 小时后继续引流，若胸水引流量<50mL/d，则可拔除引流管。如应用细胞毒类药物后胸水即已控制，也可不必使用胸膜粘连剂。此种治疗方法特点在于在充分引流胸水基础上，给予细胞毒类药物，能够提高胸腔内药物浓度；同时给予地塞米松是避免胸水控制不良时，腔内给药可能导致的胸水粘连、包裹，增加后续治疗难度。若经过前期治疗，胸水基本排净，增长速度明显放缓，此时宜给予粘连硬化剂，促进胸膜粘连以及胸膜腔闭合。应用该法治疗恶性胸水，初治病例有效率能够达到 85%，复治病例为 43%。

二、腹 腔 积 液

腹腔积液在妇科肿瘤、消化道肿瘤、肺癌和肝癌多见，以血性腹腔积液为主，其发生机制与胸腔积液基本相同。

（一）临床表现及诊断

恶性腹腔积液的临床表现为食欲减退、乏力、消瘦、腹胀、腹痛、呼吸短促。查体可有腹部膨隆、腹围增大、腹部移动性浊音阳性和波动感、下肢水肿，亦可触及腹部肿块、腹部压痛及反跳痛。腹部 B 型超声易检出腹腔积液，并能显示腹水量的多少。CT 除易检出腹水外，还有助于查找原发病灶，明确是否有增大的腹膜后淋巴结，有无腹腔及盆腔肿块，以及肝、脾等腹部脏器的情况。

腹腔诊断性穿刺有助于恶性腹腔积液与其他原因导致的腹水相鉴别，包括充血性心力衰竭、肝硬化、结核、腹膜炎及化疗和放疗的并发症等。诊断性腹腔穿刺抽取的积液应做以下检查，包括外观、颜色、细胞计数、蛋白定量、腹水细胞学检查等。恶性腹腔积液多为血性，腹水常规检查为渗出液，镜检可见大量红细胞，细胞学检查约在 60%的恶性腹腔积液中检出恶性细胞。如配合腹膜活检，可有半数恶性腹腔积液得到诊断。对于确定恶性腹腔积液诊断有帮助的一些项目也不断应用于临床。细胞遗传学可发现染色体异常和多倍体。此外，一些必要的肿瘤标记物检查，如 CEA、CA125、CA19-9、人绒毛膜促性腺激素（β-HCG）及乳酸脱氢酶（LDH），有助于恶性腹腔积液的诊断。CEA>12μg/L，提示恶性腹腔积液可能性较大。腹水CEA 高于血浆，特别是渗出液常提示腹膜受侵犯。同时检测 CEA 和 β-HCG 可使恶性腹腔积液检出率达到 69%，如综合细胞学检查、CEA 及 β-HCG 检测则可使恶性腹水检出率进一步上升为 76%。腹水中纤维结合素>5g/L 而无感染或胰腺疾病，约 79%的病例为恶性肿瘤。同时检查腹水和血清的 GOT 活力，如腹水中高于血清，有辅助意义。还可在 B 型超声引导下做经皮壁层腹膜肿物穿刺活检术，可进一步提高诊断率。结核性腹腔积液亦可为血性及蛋白含量增高，有时与癌性腹腔积液不易鉴别。近来，测定腹腔积液中的腺苷脱氨酶水平有助于结核性腹腔积液的诊断。找到原发肿瘤或在直肠和阴道内诊检查时发现盆底有不能活动的结节亦有助诊断。因此，对于恶性腹腔积液的诊断，不能单靠腹腔积液中检测到恶性肿瘤细胞，还应结合患者的临床表现等综合考虑。

（二）西医治疗

1. 全身治疗　恶性腹腔积液的全身治疗，首先对可以治疗的肿瘤考虑全身化疗，药物的选择可根据肿瘤的病理性质而决定，主要适用于对化疗效果较好的卵巢癌、淋巴瘤、乳腺癌引起的腹腔积液。

尽管恶性腹腔积液与肝硬化腹水的发病机制各异，但留钠滞液机理大体相似，因此治疗之初患者应卧床休息，限制盐与水的入量，给予利尿剂，这些均有助于减少腹水。但利尿剂过度使用可引起脱水和低血压，还可引起低血钾及电解质紊乱，应权衡利弊，谨慎使用。应当将保钾利尿剂与排钾利尿剂联合应用，口服或肌注或静注。注意化验监测防止电解质紊乱。

恶性腹腔积液的治疗还应包括支持疗法，因并发恶性腹腔积液的病人大多呈低营养状态或癌性恶液质。病人卧床休息以减少消耗，饮食宜高蛋白、高热量、富含维生素而易消化吸收，静脉输注白蛋白、脂肪乳、维生素等营养支持。但有急性肝损害、肾功能不全者慎用脂肪乳。

2. 腹腔穿刺引流　腹腔穿刺放液对腹腔积液病人有诊断及治疗的双重意义。如腹水过多影响了呼吸，放腹水能减少腹内压力，获暂时缓解之效。但体弱的患者迅速大量地放液（＞1L）可导致低血压和休克。故在放液过程中，应密切观察患者血压及脉搏。如心率增快及伴有口干感，则应停止放液以免引起血压下降。若频频放液可导致低蛋白血症及电解质紊乱。每次放液量在2000mL以内为宜。穿刺放液术后用腹带加压包扎，以防血压下降。反复腹腔穿刺会增加感染及肠损伤的机会，临床应根据具体病情，尽量减少腹穿次数，较好的方法是行腹腔穿刺置管术，埋置细管引流腹水，也有利于腔内给药。

3. 腔内治疗　如全身治疗无效，可采用局部治疗方法。腹腔内灌注药物已成为治疗恶性腹腔积液的主要方法，且有一定的治疗效果。可以用来腔内治疗的药物也越来越多，根据不同的疾病和病情可酌情选用。

腹腔内化疗，将化疗药注入腹膜腔，在肿瘤部位提高药物浓度，增强对肿瘤细胞的杀伤能力，而不增加甚至减少对体循环的毒副作用。化疗药物的选择原则上根据原发灶的病理类型，选用疗效高，副作用小，对腹膜刺激性小，不易产生肠粘连的化学药物。目前较常用的抗肿瘤药物有：5-FU、BLM、DDP、卡铂（CBP）、噻替哌（TSPA）、依托泊苷（VP-16）等，其他如氮芥、阿糖胞苷（Ara-C）、甲氨蝶呤（MTX）、MMC及ADM也有使用。用于治疗恶性胸腔积液的抗癌药物及生物制剂，也可以用于恶性腹腔积液的治疗，剂量应比治疗恶性胸腔积液相应提高。

（三）中医治疗

恶性腹腔积液属中医"臌胀"的范围。臌胀乃难治之证，因其形成非旦夕之乱，多由于各种致病因素长期作用于机体，导致肝、脾、肾同时受累，气、血、水循环受阻而成顽疾。具体分型治疗如下：

I　气滞湿阻证

主症　肿瘤病人出现腹部膨大如鼓，皮色苍黄，胁下胀满或痛，饮食减少，四肢沉重，小溲短少，甚则腹大青筋暴露，下肢略肿，舌苔白腻，脉弦缓。

治法　疏肝理气，祛湿除胀。

方药　轻症用《景岳全书》柴胡疏肝散、《和剂局方》平胃散加减，柴胡、陈皮、白芍、枳壳、川芎、香附、苍术、厚朴、甘草，加薏苡仁、莪术等。中症用《兰室秘藏》枳实消痞丸加减，枳实、黄连、厚朴、半夏、麦芽、人参、白术、茯苓、甘草、半枝莲、龙葵等。重症用《丹台玉案》利气丹加减，沉香、木香、黑丑、延胡索、槟榔、枳壳、莪术、乌药、大黄、黄连、山楂、白花蛇舌草等。

II　脾虚水困证

主症　肿瘤病人出现脘腹胀满，腹大而坚，面色萎黄，四肢瘦削，神疲乏力，少气懒言，小便短少，大便溏薄，舌质淡，舌胖边有齿痕，苔白腻，脉沉缓无力。

治法　补脾益气，祛湿利水。

方药　轻症用参苓白术散加减，人参、茯苓、白术、山药、白扁豆、砂仁、桔梗、莲子肉、薏苡仁、龙葵、白花蛇舌草等。中症用《鲁府禁方》太和丸加减，人参、茯苓、半夏、枳壳、陈皮、黄连、当归、川芎、香附、白芍、神曲、麦芽、山楂、木香、厚朴、莱菔子、砂仁、甘草、半枝莲、龙葵等。重症用《丹台玉案》扶脾逐水丸加减，茯苓、白术、山药、葶苈子、川椒目、巴戟天、黄连、五味子、海金沙、泽泻、莪术、大腹皮等。

III　脾肾阳虚证

主症　肿瘤病人见腹大胀满，青筋暴露，畏寒肢冷，腰膝酸软，小便不利，大便溏薄，下肢浮肿，面色晦暗，舌质淡胖，苔白滑，脉沉细无力。

治法　温补脾肾，通阳利水。

方药　轻症用《丹台玉案》实脾饮加减，槟榔、白术、干姜、附子、草果、木香、茯苓、厚朴、苍术、龙葵、半枝莲等。中症用附子理中丸、五苓散、真武汤加减，附子、干姜、人参、白术、甘草、桂枝、茯苓、猪苓、泽泻、莪术、白花蛇舌草等。重症用回阳救急汤加减，附子、干姜、肉桂、人参、白术、茯苓、陈皮、甘草、五味子、半夏、生姜、麝香、薏苡仁等。

IV　肝肾阴虚证

主症　肿瘤病人见腹部胀大，甚则青筋暴露，形体消瘦，面色萎黄或黧黑，唇紫色暗，五心烦热，口燥咽干，头晕目眩，尿少便溏，甚者可兼有齿鼻衄血，吐血便血，神昏等症状。舌质红绛，苔剥少津或舌质紫暗，舌有瘀斑，脉弦细。

治法　滋养肝肾，凉血化瘀，利水消胀。

方药　轻症用一贯煎、猪苓汤加减，北沙参、麦冬、当归、生地、川楝子、枸杞子、猪苓、茯苓、泽泻、阿胶、滑石、白花蛇舌草、水红花子、车前子等。中症用大补阴丸、犀角地黄汤加减，黄柏、知母、熟地、龟板、犀角（水牛角代）、生地、丹皮、芍药、龙葵、半枝莲等。重症见神昏谵语，急选用紫雪丹或安宫牛黄丸以清营解毒，凉血开窍；若气微欲脱，汗出肢厥，脉微欲绝者，应急以独参汤浓煎以固元救脱，待患者神苏窍开或厥止回阳之后，辨证选方用药治之。

参 考 文 献

[1] 陈振东，孙燕，王肇炎. 实用肿瘤并发症诊断治疗学[M]. 合肥：安徽科学技术出版社，1997：144，145.

[2] 张宗岐. 临床肿瘤综合治疗大全[M]. 北京：奥林匹克出版社，1995：552.

[3] 陈灏珠. 实用内科学（下册）[M]. 北京：人民卫生出版社，2003：1647.

[4] 胡华成，过中方. 肺结节病免疫学研究近况[J]. 国外医学. 呼吸系统分册，1985（2）：66.

[5] 肖创清，蒋立，周光华，等. 胸水多项肿瘤标志物检测的临床价值[J]. 放射免疫学杂志，2005，18（2）：141.

第六节 上腔静脉综合征

一、概 述

上腔静脉综合征是肿瘤临床常见急症，是由于各种原因引起上腔静脉阻塞或压迫，导致上腔静脉回流障碍，引起的急性或亚急性呼吸困难和面颈部、上肢水肿以及胸前部瘀血和静脉曲张的临床综合征。85%～97%的上腔静脉综合征由肿瘤压迫引起，其主要危害是导致缺氧和颅内压增高。

二、病 理 生 理

1. 上腔静脉的解剖 上腔静脉位于右前上纵隔，由左右头臂静脉汇合而成，它收集双侧头臂静脉血和奇静脉血汇入右心房。头臂静脉由同侧锁骨下静脉和颈内静脉汇合而成；奇静脉主要收集半奇静脉、肋间静脉、食管静脉、支气管静脉的血流，当上腔静脉发生梗阻后，势必会引起这些重要静脉的梗阻。上腔静脉长 6～8cm，宽 0.5～2cm，为薄壁、低压的大静脉，位于中纵隔内，四周有相对坚硬而固定的胸骨、胸腺、气管、右主支气管、主动脉、肺动脉及纵隔内淋巴结等。

2. 病因及病理

（1）恶性肿瘤：绝大多数上腔静脉综合征由恶性肿瘤引起，据统计，引起上腔静脉综合征的疾病依次为肺癌（78%）、恶性淋巴瘤（12%）、恶性胸腺瘤（5%）、其他肿瘤（6%）。

肿瘤生长，浸润、压迫、包绕，使腔静脉血管变细，引起血液回流受阻。此外由于上腔静脉的长期受压，往往伴有静脉内血栓或瘤栓的形成以及侧支循环的建立。

（2）非肿瘤因素：①炎性病变：包括急慢性纵隔炎，如结核性、化脓性、梅毒性纵隔炎，淋巴结结核等。②创伤因素：如心脏手术、心导管检查、安置起搏器、中心静脉插管等。③上腔静脉内血栓形成。

在炎症急性期，由于局部充血水肿，可以压迫上腔静脉；在炎症或创伤愈合期，局部可能形成瘢痕挛缩，导致上腔静脉受牵拉或挤压。此外，经上腔静脉进行某些检查或治疗，有可能损伤血管内膜，形成血栓，从而引起静脉回流障碍。

三、诊断及鉴别诊断

上腔静脉综合征的病情严重程度取决于原发病，及上腔静脉阻塞的部位、速度、范围和侧支循环建立的状况[1]。当发生急性梗阻时，主要表现颈内静脉压的急剧升高，可发生颈内静脉回流障碍性脑水肿，病人多有严重头痛、头晕、嗜睡、甚至死亡。当发生慢性梗阻后，颈内静脉高压的症状相对较轻，主要表现侧支循环的开通，如胸腹壁静脉通路，奇静脉通路，乳内静脉通路等。

上腔静脉综合征据梗阻部位不同，一般分为两种类型：

奇静脉入口以上阻塞：上半身静脉血可由颈外浅静脉和锁骨下静脉经侧支进入奇静脉和半奇静脉。然后在梗阻下方进入上腔静脉、右房。此型病情一般相对较轻。

奇静脉入口以下阻塞：上半身静脉血主要通过侧支进入奇静脉、半奇静脉、腰静脉，然后进入下腔静脉。此型病情较重。

1. 诊断

（1）症状：①呼吸困难：因静脉回流受阻，血管瘀血，胸部的组织肿胀导致气管的压迫和呼吸道的阻塞，表现为胸闷、憋气，咳嗽，甚至喘促。如果咽部软组织水肿，往往会有进食困难，预示病情严重。②头晕、面颈部膨胀感：因头颈部瘀血所致，多见于疾病早期。随着病情加重，颅内压增高，可出现头痛、呕吐，甚至晕厥。

（2）体征：①水肿：主要为头颈部水肿、上肢和胸部肿胀，一般为非可凹性水肿，平卧或上半身前倾时加重，坐位或立位时减轻，病情严重时可出现胸水或心包积液。②侧支循环建立：主要表现为静脉曲张。当梗阻部位在奇静脉入口以上时，血流方向正常，可见颈静脉怒张及上胸部表浅静脉曲张。若梗阻部位在奇静脉开口以下，血流方向向下，可见胸腹壁静脉曲张。③神经系统体征：持续而严重的上腔静脉压迫可导致颅内压升高，脑水肿的发生，出现球结膜水肿，视神经乳头水肿，意识障碍等。④其他：呼吸困难严重者可有紫绀，出现声音嘶哑往往提示喉返神经受侵。

（3）辅助检查：上腔静脉综合征因其典型表现，诊断一般并不困难，但原发病的诊断、阻塞部位的确定，有时却不易判断，常常需要借助影像学、病理学等检查方法。

①胸片、胸部 CT（增强扫描）或 MRI 等：可见（右）上纵隔增宽，肺门（右）肿物，胸腔积液，心影扩大等。胸部 CT 可见上腔静脉管腔狭窄或阻塞，纵隔淋巴结肿大，肺部肿物，上腔静脉（和气管）受压、移位等，并能了解血管和肿瘤关系。②血管超声检查：应用彩色多普勒超声检查，能实时显示上腔静脉的形态学及血流动力学改变，而且还具有操作简便、无创、可重复性好等优点。③上腔静脉造影：能够了解上腔静脉沿途狭窄部位和程度，了解静脉有无血栓、栓塞、受压。提供特殊方法治疗（如介入治疗）的准确性。

（4）病理学检查：多数情况下，应在治疗前进行积极的病理学检查，包括 CT 或超声引导下穿刺活检、支气管镜活检、痰细胞学检查、肿大淋巴结活检等。通过病理学检查，可进一步明确原发病诊断，确定组织的病理类型。但是需要注意的是，若患者病情极其危重，难以完成检查时，可考虑先行局部放疗，待患者病情缓解后再行病理学检查。

2. 鉴别诊断　上腔静脉综合征的患者往往同时存在呼吸困难和水肿，有时容易与心衰特别是右心衰混淆，而心衰又是晚期恶性肿瘤病人常见并发症，主要从以下两点加以鉴别。①水肿特点：上腔静脉综合征主要表现为头颈及上半身非可凹性肿胀，而心衰以身体低垂部位尤其是下肢可凹性水肿为主。②静脉曲张：右心衰时可出现颈静脉怒张，但极少有胸腹壁静脉曲张，而典型的上腔静脉综合征往往两者并见。值得注意的是，上腔静脉综合征与心衰有时同时或先后出现，前者亦能诱发心衰，此时结合病史和影像学检查有助于鉴别。

四、治　疗

1. 一般处理

（1）卧床，抬高头部及吸氧，减少心输出量和降低静脉压。

（2）适当限制钠盐摄入，必要时可加用利尿药，以减轻液体潴留，改善水肿。

（3）大剂量皮质激素（一般3~7天）：能暂时缓解呼吸困难，减轻水肿。

（4）通过下肢小静脉输液，避免上肢输液，以防止加重上肢水肿。

（5）抗凝及溶栓治疗：存在上腔静脉梗阻的病人，容易形成上腔静脉血栓，从而加重回流障碍，若无禁忌证，应常规给予抗凝治疗。若经血管造影证实存在上腔静脉内血栓且为急性期，应同时进行溶栓治疗，溶栓过程中密切监测患者的凝血功能，使部分凝血活酶时间保持在正常对照值的1.5~2倍。

2. 放射治疗　对于恶性肿瘤所致上腔静脉综合征，放疗是最主要和最有效的手段，一般并用激素，以迅速缓解病情，激素还能减轻放疗副作用。照射野应包括肿瘤和邻近淋巴结区域。据统计，约有70%肺癌和95%的恶性淋巴瘤合并的上腔静脉综合征可通过放疗获得缓解。

3. 化学治疗　化疗也是恶性肿瘤所致上腔静脉综合征的主要治疗方法，尤其适用于对化疗敏感的小细胞肺癌、恶性淋巴瘤、生殖细胞瘤以及病变范围广泛、需要照射范围过大的病例。多选用细胞周期非特异性药物给予冲击化疗，同时加用大剂量激素。

放、化疗是治疗上腔静脉综合征的有效方法，尤其当肿瘤对射线或化疗药物敏感时，约80%的患者可通过放、化疗有效地缓解症状。放、化疗的缺点在于：症状缓解所需时间较长，一般在1~2周左右，且治疗终止后，复发率较高。而对于复发的病例，再次放、化疗效果不佳。此外，放、化疗常伴有一些严重的副反应，许多患者因无法耐受放、化疗的副反应而失去治疗机会。

4. 介入治疗　近年来，随着放射介入学的迅速发展，经皮血管内介入治疗在上腔静脉综合征的治疗中逐步得到推广。与传统的治疗方法相比，介入技术具有创伤小、恢复快、疗效确切等特点，一般24小时后水肿可明显缓解，1周左右症状基本消失。

目前临床常用的介入治疗技术包括球囊扩张术和腔内支架成形术，以后者最为常用，其适应证为：①上腔静脉阻塞发展快，静脉回流障碍明显者，特别是伴有呼吸困难或颅内高压者。②对放化疗不敏感，或正规治疗后肿瘤复发致上腔静脉综合征，阻塞症状明显者。

5. 手术治疗　包括血管旁路移植术、上腔静脉部分切除重建术和全上腔静脉切除人造血管重建术。仅在放疗和（或）化疗未获满意疗效后方可考虑。

6. 中医治疗 根据上腔静脉综合征患者的临床表现，应当属于中医"饮证""喘证""水肿"等病症范畴。

病机认识：正常的水液代谢，是由脾、胃、肺、肾、三焦、膀胱等脏腑共同作用而完成。其病机有虚实之分，虚证多由于肺脾肾三脏气虚，肺脾肾三脏通调水道，肺失通调，脾失传输，肾失开阖，水液不能正常代谢，清代医家陈修园说"凡五脏有偏虚处而饮留之"，指出了脏气虚衰是停饮的内在条件。实证多由于外邪内侵或由于脏腑功能失调，产生痰浊、瘀血等病理产物，有形之邪阻遏气机，痹阻血脉，水津不布，聚而成饮，停于上焦。其中，瘀血在本病发生中起重要作用，如《金匮要略·水气病脉证并治》指出："血不利则为水。"本虚标实、因虚致实是其发病的根本原因。

辨证论治：本病在治疗时应辨明虚实、标本、缓急。常见的证型有痰浊阻肺证、肺阴虚损证和气虚血瘀证[2]，临床常以温阳利水、益气活血、宣肺化痰为法治疗，基本方中有生黄芪、西洋参、制附子、桂枝、桑白皮、葶苈子、大枣、前胡、橘红、浙贝母、桃仁、红花、赤芍、泽泻等。

临床上多应用中医药与西医的介入治疗、放疗、化疗相配合，标本兼顾，攻补兼施，常能取得良效[3-4]。

五、预后及展望

上腔静脉综合征属急症，大部分患者经放、化疗等治疗后症状缓解，但其预后欠佳。上腔静脉综合征的预后取决于原发肿瘤的性质、治疗效果以及侧支循环建立情况等。

参 考 文 献

[1] 鞠进，王连华. 上腔静脉综合征的诊治现状[J]. 实用心脑肺血管病杂志，1998，6（3）：29-31.

[2] 林彤彦，潘玉真，殷东风. 恶性肿瘤所致上腔静脉综合征的中医证候研究[J]. 湖北中医杂志，2013，35（5）：3-5.

[3] 刘秀芳，赵增虎，张海，等. 中药联合放疗治疗肺癌合并上腔静脉压迫综合征疗效观察[J]. 中国中医急症，2007，16（10）：1187，1190.

[4] 冯宇，李绍旦，张印，等. 中药配合放、化疗治疗癌性上腔静脉综合征 33 例[J]. 西部中医药，2012，25（2）：84-87.

第七节 化疗后骨髓抑制

化疗后骨髓抑制是指因化疗引起骨髓抑制，骨髓中的血细胞前体的活性下降。绝大多数抗肿瘤化疗药物可引起不同程度的血液学毒性。主要表现为外周血中白细胞数下降，特别以粒细胞下降为主，有的药物使血小板下降较明显，如吉西他宾、丝裂霉素等。随着剂量的提高，红细胞、白细胞、血小板三系都可受影响，甚至发生骨髓明显抑制，呈再生障碍性贫血。血细胞的减少有两种可能，一种是由于骨髓抑制引起，一种是由于末梢血细胞的破坏加剧，或血池贮备的释放受到抑制。前者影响程度较深，恢复较慢，后者影响较少，恢复亦较容易。由于粒细胞和血小板的半衰期短，而红细胞的半衰期较长（120 天）。故红细胞系干细胞的减少情况不容易在外周循环池中表现出来。由于化疗为近现代治疗方法，古书中并无化疗后骨髓抑制相关病因记载，从病因上应归为药毒伤正，而因其表现分别与中医的血虚、虚劳、虚损等病名相关，相应治疗方法与方药亦与这些病症的辨证相关[1]。

一、肿瘤化疗相关贫血

（一）概述

肿瘤化疗相关贫血（chemotherapy-related anemia，CRA）主要是指肿瘤患者在疾病进展和治疗过程中发生的贫血，特征表现为外周血中单位容积内红细胞数减少、血红蛋白浓度降低或红细胞压积（hematocrit，HCT）降低至正常水平以下。30%～90%肿瘤患者合并贫血，其发生率及严重程度与患者的年龄、肿瘤类型、分期、病程、治疗方案、药物剂量及化疗期间是否发生感染等因素有关。CRA会导致患者出现多脏器缺血缺氧性改变和免疫力降低，加剧疾病进展影响预后，严重影响患者生存质量[2]。

（二）疾病机理

1. 病因病理 化疗药物可通过阻断红系前体细胞的合成直接影响骨髓造血，细胞毒性药物的骨髓抑制效应可能会在重复治疗周期的过程中蓄积，导致贫血的发生率和严重程度随着化疗周期增多而增高和加重。出血、溶血、机体营养吸收障碍、遗传性疾病、肾功能不全、内分泌紊乱及患者长期接受多种治疗等均为肿瘤化疗相关贫血发生的主要原因。恶性肿瘤本身也能通过多种途径导致或加重贫血。如肿瘤直接侵犯骨髓产生细胞因子导致铁吸收障碍，肿瘤侵犯血管或器官导致慢性失血等。多数情况CRA属于低增生，正细胞性贫血，血清铁和转铁蛋白饱和度降低，而血清铁蛋白正常或升高。

2. 中医病因病机 肿瘤化疗相关贫血属于中医"血虚""虚劳""血枯"等范畴，最早在《素问》中提出"血枯"，《灵枢》中描述："血脱者，色白，夭然不泽，其脉空虚此其候也。"张仲景在《金匮要略》中首次提出"虚劳"病名。血液亏虚，脏腑经络、四肢百骸失于濡养，则容易出现头晕眼花、耳鸣、心悸少寐、四肢发麻、唇爪无华、疲倦、乏力、呼吸急促、食欲不振、消化不良、面色皮肤黏膜苍白或萎黄，舌淡、脉细弱等症状，疲劳感是最突出的表现，通过休息难以缓解[3]。

中医学认为，肾为先天之本，脾为后天之本，正气不足，则脏腑气血阴阳失调，卫外不固，外来之邪与内生病理产物相搏结，产生积聚。随着进一步发展，癌毒日盛，久病伤及脾肾，因病致虚，形成恶性循环。疾病发展过程中表现为癌毒耗伤气血，导致气血亏虚，另一方面，癌毒易导致气血运行受阻，气滞血瘀，瘀血内生，瘀血停滞不去则影响新血生成，从而导致恶性循环。癌症是在正虚的状态下，由痰毒瘀血结聚而成，进行化疗后，更伤正气，损及各脏气血：损及脾胃，不能受纳水谷，气血不得以化生；损及肾精，精血同源，化生血无力；损及心，则见心悸，心主血脉，气血鼓动无力……肿瘤化疗患者多有气血亏虚、瘀血内生的表现，日久导致贫血，加之药毒攻伐，贫血更甚[3]。

（三）临床评估

1. 肿瘤化疗相关贫血的分度（表 1-8-1）

表 1-8-1　肿瘤化疗相关贫血的分度

肿瘤化疗相关贫血的分度	0	1	2	3	4
血红蛋白（g/L）	≥110	109～95	94～80	79～65	<65

2. 肿瘤化疗相关贫血的评估　有两种常见方法来评价贫血：形态学法和动力学法。完整的评价应综合应用上述两种方法。

形态学法通过平均红细胞体积或平均红细胞大小描述贫血的特征。将贫血分类如下。①小细胞性（<80fL）：最常见原因为缺铁，其他病因包括珠蛋白生成障碍性贫血、慢性病性贫血和铁粒幼细胞性贫血。②大细胞性（>100fL）：最常见原因为药物和酒精，两者均为非巨幼细胞贫血类型。骨髓增生异常综合征也可导致轻微的巨红细胞症。巨幼细胞贫血中见到的巨红细胞症最常见的原因为叶酸摄入不足或内因子缺乏导致的吸收不充分，造成维生素 B_{12} 缺乏。巨红细胞症伴有大出血或溶血后网织红细胞计数的增高。③正常细胞性（80～100fL）：可能原因包括出血、溶血、骨髓功能衰竭、慢性炎症性贫血或肾功能不全。关键的随访检查有网织红细胞（未成熟红细胞）计数。

动力学法的关注点为贫血的潜在机制，对红细胞的生成、破坏和丢失进行区分。最基础的红细胞指标为网织红细胞指数（reticulocyte index，RI）。该指数通过校正网织红细胞计数，修正由所测定的 HCT 确定的贫血程度。网织红细胞计数反映为红细胞的总数目中网织红细胞的数目。RI 则基于网织红细胞计数计算得到，为骨髓红细胞生成能力指标。RI 正常范围为 1～2，其升高可提示溶血性或失血性贫血，降低提示骨髓增生低下或红细胞系成熟障碍。RI=网织红细胞计数（%）×（观察到的 HCT/预期的 HCT），预期的 HCT=45%[2]。

（四）治疗[2]

治疗方法主要包括输血治疗、促红细胞生成治疗和补充铁剂等，列表如下（表 1-8-2）。

表 1-8-2　肿瘤化疗相关贫血的治疗方法

主要治疗方法	适应证	常用药物	用法用量	优势	不良反应或风险
输血治疗	严重贫血、急性出血或合并心脏病、慢性肺疾病、脑血管病	浓缩红细胞	在不伴随同时失血的情况下，每输注 1 单位浓缩红细胞（CRBC）约可提升 10g/L 血红蛋白水平	迅速升高血红蛋白浓度	过敏反应、溶血反应
促红细胞生成治疗	肾性贫血、肿瘤化疗相关贫血	促红细胞生成药，如重组人红细胞生成素注射液	150U/kg 或 10kU 每周 3 次，或 36kU 每周一次，皮下注射，1 个疗程 4～6 周，1 疗程后血红蛋白上升小于 10g/L 剂量加倍。	改善贫血症状和降低肿瘤化疗患者对输注 CRBC 的需要	血栓性事件增加、肿瘤进展时间缩短的风险。诱发功能性缺铁

续表

主要治疗方法	适应证	常用药物	用法用量	优势	不良反应或风险
补充铁剂	缺铁性贫血、肿瘤或化疗引起的肾衰竭患者中，持续使用促红细胞生成素（EPO）引起的功能性缺铁	口服铁剂：硫酸亚铁、富马酸亚铁、葡萄糖酸亚铁、琥珀酸亚铁和乳酸亚铁	口服，具体药物使用详见说明书	用药方便，相对静脉给药安全性高	胃肠道刺激症状和过敏等
		肠道外给药：蔗糖铁、葡萄糖酸亚铁	蔗糖铁：200mg，静脉输注持续60分钟，每2~3周重复给药一次；或200mg，静脉输注持续2~5分钟，每1~4周重复给药一次；不推荐个体剂量超过300mg；全程剂量=1g。	完全被人体吸收、起效快，无胃肠道刺激症状	肝功能异常、感染几率增加等
			葡萄糖酸亚铁：125mg，静脉输注持续60分钟，每周重复给药一次，共8次；不推荐个体剂量超过125mg；全程剂量=1g		

（五）中医治疗

1. 汤药治疗　化疗相关贫血为中医"血虚""虚劳""血枯"等范畴，治疗当根据导致血虚的具体情况辨证用药，因化疗损害正气导致血虚，临床中观察以补益脾肾为主要治法，在临床中收到了较好效果。化疗配合中药治疗，可以减轻血液学毒副反应，提高化疗疗效，如有情况允许，化疗期应配合中药，以减轻化疗毒副反应，保护骨髓，促进骨髓造血功能的恢复和重建。根据数十年的临床实践及药物筛选结果，目前以健脾补肾方药为基础处方的效果较好，动物实验亦证明一些补肾养阴药如女贞子、山萸肉、石斛、麦冬、枸杞子、淫羊藿等，也可减轻化疗药物的毒副作用，如减轻环磷酰胺引起的血象下降作用。根据血细胞不同成分的减少，中药选用上亦稍有侧重。

脾肾两虚证

主症　乏力气短，腰膝酸软，头晕眼花，纳差便溏，舌淡苔薄白，脉沉细。

治法　健脾补肾

方药　十全大补汤。亦可自行组方，常用黄芪、党参、当归、龙眼肉、大枣、生熟地，阿胶、龟板胶、鹿角胶、紫河车、枸杞子、人参等。

2. 代茶饮　患者可选择人参枸杞大枣汤代茶饮，即人参10g，枸杞子12g，大枣7枚，煎水代茶饮，每日1剂，必要时可再加紫河车3g分冲，效果更好。

3. 针灸治疗　患者可选用艾灸关元、气海、命门、膈俞等穴位补益气血。

4. 穴位贴敷　选用升血贴，贴于神阙，每日一次，每次4~6小时。升血贴组成成分：生黄芪、炒白术、鸡血藤、枸杞子、菟丝子等。

二、中性粒细胞减少症

（一）概述

骨髓抑制是化疗药物最常见毒副反应，当机体接受化疗药物后，以粒细胞为主的白细胞数量会呈进行性下降，并伴随有不同程度的红细胞、血小板减少和（或）血红蛋白数值下降。中性粒细胞减少是化疗药物最常见血液学毒性，其降低的程度和持续时间与化疗药物的类型、剂量、联合用药以及患者本身的因素相关。严重的中性粒细胞下降一方面会增加侵袭性感染的发生风险。中性粒细胞减少患者的感染通常进展迅速，由于在这种情况下患者不能产生强有力的炎症反应，可能仅表现为发热等非特异性表现，但严重者可导致脓毒综合征、感染性休克、甚至死亡等严重并发症，导致住院时间的延长、广谱抗生素的应用和治疗费用的增加。另一方面严重的中性粒细胞减少合并发热、感染常常会导致化学药物的减量或化疗延迟，最终影响抗肿瘤疗效。

（二）疾病机理

1. 病因病理 骨髓是人体主要的造血器官，包含造血细胞与造血微环境两部分。造血细胞包括造血干细胞（hematopoietic stem cell，HSC）、祖细胞以及各系前体细胞等。HSC 是骨髓内自卵黄囊间叶全能细胞分化而来的最原始造血细胞，其有高度自我更新及自我复制的能力，并可进一步分化成各系造血祖细胞（hematopoietic progenitor cell，HPC）。HSC 是成人各类血细胞起源之处，各种造血细胞发育与成熟的过程即是造血过程。原始粒细胞是目前最早可识别的中性粒细胞，随后其进一步逐渐发育成早幼粒、中幼粒和晚幼粒细胞，最终分化为成熟中性粒细胞，并释放至外周血液中。从原始粒细胞发育分化至成熟中性粒细胞约需要 7～14 天。一般情况下，未受损骨髓可以每天产生（6×10^8）～（4×10^9）个成熟中性粒细胞。骨髓中成熟中性粒细胞的储备量约有 2.5×10^{12} 个，为外周血成熟中性粒细胞总数目的 12～20 倍。当中性粒细胞释放至循环血后其半衰期约为 8～12 小时。生理情况下 HSC 能保护造血系统，免于不同原因所致的耗竭，与 HPC 相比 HSC 对各类细胞毒药物有着更强的抵御能力。而 HPC 自我更新能力有限，一般情况下其分化和增生速度可满足正常的造血以及各种造血危机（如失血、溶血或感染）时对血细胞再生的需求。化疗引起的骨髓抑制可分为急性骨髓抑制与潜在骨髓损伤两类。化疗致 HPC 发生耗竭时，即出现急性骨髓抑制，此时 HSC 启动自我更新并增殖分化成 HPC 从而维持造血系统稳态。然而，当化学药物引起 HSC 自我更新能力障碍时，将会继发潜在骨髓损伤。现有的多数化学药物如烷化剂类、蒽环类、嘧啶类似物、亚硝脲类、丝裂霉素 C、甲氨蝶呤等对骨髓细胞具有骨髓毒性作用，常引发 HPC 耗竭而致急性骨髓抑制。中性粒细胞最低值与使用药物种类和剂量相关。高剂量或密集方案化疗时，若得不到多能干细胞快速补给，外周血中性粒细胞的绝对值将呈现低于正常范围的长时间低谷。一般情况当使用细胞周期特异性的药物（如氟尿嘧啶、紫杉醇、吉西他滨等）后 7～14d，外周血中性粒细胞数目会出现低谷；用药后 14～21d，中性粒细胞数量逐渐恢复。而在使用细胞周期非特异性药物（如环磷酰胺、多柔比星等）时，中性粒细胞减少通常在用药后 10～14d 出现，至用药后 21～24d，中性粒细胞计数逐渐恢复正常值以上[4]。

2. 中医病因病机 化疗后白细胞减少症的中医发病机制不同于其他因素导致的白细胞减少症，关键病因是"药毒"（化疗药物），其发生与进展是一个动态病机变化过程，并与人体气血阴阳、脏腑功能状态密切相关。基于病机特点大致可分为以下 4 个不同阶段。第一阶段为"药毒"损伤气血（直接杀伤循环的白细胞），累及心脾；第二阶段为"药毒"损伤阴血（骨髓损伤），累及肝肾；第三阶段为"药毒"损伤精血（骨髓抑制），累及脾肾；第四阶段为蓄积"药毒"瘀阻骨髓，精髓空虚，新血生化无源[5]。

（三）临床评估

1. 白细胞及粒细胞减少的分度（表 1-8-3）

表 1-8-3　白细胞及粒细胞减少的分度

白细胞及粒细胞减少的分度	0	1	2	3	4
白细胞（10^9/L）	≥4.0	3.0～3.9	2.0～2.9	1.0～1.9	<1.0
粒细胞（10^9/L）	≥2.0	1.5～1.9	1.0～1.4	0.5～0.9	<0.5

不同年龄儿童低于与此相同年龄儿童正常值低限，可诊断为化疗后白细胞减少症与中性粒细胞减少症。

2. 白细胞及粒细胞减少的评估　除使用骨髓抑制性化疗药物外，患者本身的因素亦是影响发热性中性粒细胞减少（FN）发生风险的重要因素。特别是接受中危化疗方案者，患者相关因素对 FN 总风险的评估，是否需要预防性使用粒细胞集落刺激因子（G-CSF）起到了非常关键的作用。即使是接受低危方案化疗的患者，同样也需要对患者的临床因素进行全面详尽的评估，以准确地判定患者总体 FN 的发生风险。患者因素主要包括：①年龄＞65 岁且接受全量化疗；②既往接受过化疗或放疗；③持续中性粒细胞减少症；④肿瘤侵犯骨髓；⑤近期手术和（或）开放性创伤；⑥全身体能状况较差，合并其他疾病，如肝（血清胆红素超过正常值 2 倍）、肾（肌酐清除率≤50mL/min）、心、肺、内分泌等基础疾病；⑦营养状况差；⑧慢性免疫抑制状态，如 HIV 感染，器官移植和移植后的长期免疫抑制等。目前还没有关于 FN 风险评估的统一模型，因此针对具体患者应该根据其具体情况进行个体化独立的临床判断。

（四）治疗原则

1. 中性粒细胞减少症的一级预防　所谓一级预防是指首次使用具有骨髓抑制的化疗药物24 小时后预防性使用 G-CSF 治疗。以下情况应考虑一级预防：①接受 FN 高危化疗方案的患者推荐预防性使用 G-CSF。多个随机对照研究和荟萃分析的结果显示 G-CSF 一级预防可显著降低成人患者广谱抗生素治疗、感染和住院治疗的比率，但是否能改善生存目前尚不明确。②接受FN 中危化疗方案患者，如果伴有上述一个及以上患者风险因素，推荐一级预防。③根治性和辅助性化疗，为保障化疗剂量，减少因 FN 导致的化疗药物减量而影响疗效。④接受辅助和根治性剂量密集方案化疗患者，如高危乳腺癌接受双周 AC-T 方案、尿路上皮癌接受新辅助剂量密集 MVAC 方案等。以下情况不推荐 G-CSF 一级预防：①接受 FN 中危化疗方案患者，不伴有患者风险因素者。②接受 FN 低危化疗方案患者。③接受姑息性化疗患者粒细胞集落刺激因子预防治疗的价值仍不明确，需要医生与患者间进行相关风险–效益的讨论。通常如因患者因素导致 FN 风险增加可考虑预防性使用粒细胞集落刺激因子；如与化疗方案相关，推荐更换其他骨髓毒性更小的方案或降低药物的剂量，而非 G-CSF 预防[4]。

2. 中性粒细胞减少症的二级预防　二级预防是指第二周期和后续周期化疗前对患者进行风险评估，如果既往化疗周期中在未预防性使用 G-CSF 的情况下发生过 FN 或剂量限制性中性粒细胞减少性事件（剂量限制性中性粒细胞减少性事件是指中性粒细胞计数最低值或治疗当日计数影响原化疗计划），下次化疗后应预防性使用 G-CSF。有报道显示前次化疗后发生 FN 的患者，后续化疗过程中再次发生 FN 的比率达 50%～60%，二级预防使用 G-CSF 约可降低一半 FN 的风险。二级预防的使用目的还包括促进前一程化疗导致粒细胞下降的恢复，从而保障下一程化疗的周期和剂量。需要说明的是若前一程化疗后发生严重的粒细胞下降或 FN 的患者，应考虑降低化疗药物的剂量，对可治愈性肿瘤则需慎重减量。对于预防性使用过 G-CSF 后仍发生 FN 的患者推荐降低化疗剂量或者改变化疗方案。如果既往化疗周期中患者未发生过 FN 或剂量限制性中性粒细胞减少性事件，则下一周期化疗之前需继续评估，本周期不推荐预防性使用 G-CSF。预防性使用可选择普通短效剂型 G-CSF 多次注射，或者半衰期更长的聚乙二醇化重组人粒细胞刺激因子注射液单次注射。多项随机对照的临床研究和 Meta 分析的结果证实长效剂型 G-CSF 至少达到与短效剂量相似的疗效，且应用更加方便[4]。

3. 常用药物

（1）重组人粒细胞集落刺激因子：①短效剂型 G-CSF：每日剂量为 5μg/kg（按四舍五入原则计算至最接近的药瓶剂量），1 次/天，化疗后次日即开始使用或最长至化疗后 3～4 天内开始每天使用，持续用药，直至中性粒细胞计数从最低点恢复至正常或接近正常水平。②聚乙二醇化重组人粒细胞刺激因子注射液：单次剂量成人 6mg，儿童 100μg/kg（最大剂量为 6mg），每周期化疗 24 小时后使用，推荐与下一周期化疗间隔时间至少为 12 天。基于已有临床证据，聚乙二醇化重组人粒细胞刺激因子注射液可用于 3 周或 2 周化疗方案后中性粒细胞下降的预防，每周化疗方案不推荐使用。使用长效 G-CSF 预防通常无需检测血常规。

特别说明：同步放化疗患者不推荐预防性使用 G-CSF；粒细胞-巨噬细胞集落刺激因子（沙格司亭）不推荐用于 FN 的预防[4]。

（2）芪胶升白胶囊（国药准字 Z20025027）[5]：①药物组成：大枣、阿胶、血人参（苗药）、淫羊藿、苦参、黄芪、当归。②功能主治：补血，益气，用于气血亏损所引起的头昏眼花、气短乏力、自汗盗汗，以及白细胞减少症见上述症状者。③用法用量：口服，一次 4 粒，1 日 3 次，或遵医嘱。④不良反应与禁忌证：尚不明确，孕妇慎服。

（3）生血宝合剂（国药准字 Z20050770）[5]：①药物组成：制何首乌、女贞子、桑椹、墨旱莲、白芍、黄芪、狗脊。②功能主治：养肝肾，益气血，用于恶性肿瘤放化疗所致的白细胞减少，以及神疲乏力、腰膝酸软、头晕耳鸣、心悸、气短、失眠、咽干、纳差等。③用法用量：口服，一次 15mL，1 日 3 次，用时摇匀。④不良反应与禁忌证：尚不明确。

（五）中医治疗

1. 中药汤剂　汤剂在改善化疗后白细胞减少临床症状，如癌性疲乏、心悸等方面具有一定优势，可选择应用。当化疗伴有严重胃肠道不良反应时，不建议首先使用汤剂。汤剂治疗应遵照辨证施治原则，基于中医病因病机、临床表现以及是否伴感染进行。经过多年实践发现，肿瘤患者化疗血象的下降乃毒物（化疗药物）进入人体，伤害人体的正气，脾肾亏虚，加之癌症患者正气本已大虚，两虚相得，乃致本症。治疗当以扶正补虚为主。具体采用脾肾双补的方法，白细胞减少常表现为中医的气虚证，气虚则血亏，气虚则血瘀，可引起很多变化，故治疗以补气为主。可选用加味升血方，即：生黄芪、太子参、鸡血藤、女贞子、枸杞子、山萸肉、淫羊藿、紫河车、鹿角胶、焦三仙、鸡内金、砂仁、茯苓、白术、菟丝子、补骨脂。亦可根据患者具体情况辨证用药。

Ⅰ 心脾两虚证

主症 面色萎黄，疲倦乏力，心悸气短，失眠多梦，头目眩晕，食欲不振，腹胀便溏。舌质淡嫩，脉细弱。

治法 健脾养心，补益气血。

方药 归脾汤为主，随症加减。白术、人参、黄芪、当归、甘草、茯苓、远志、酸枣仁、木香等。

Ⅱ 肝肾阴虚证

主症 头晕目眩，耳鸣健忘，失眠多梦，咽干口燥，腰膝酸软，五心烦热，颧红盗汗。舌红少苔，脉细数。

治法 滋补肝肾，滋养阴血。

方药 左归丸为主，随症加减。熟地、山药、枸杞、山萸肉、川牛膝、菟丝子、鹿角胶、龟板胶等。

Ⅲ 脾肾阳虚证

主症 面色㿠白，畏寒肢冷，腰膝酸软，泄泻，腹胀，或小便不利。舌淡胖，苔白滑，脉沉细。

治法 温补脾肾，助阳益髓。

方药 右归丸为主，随症加减。熟地、山药、山茱萸、枸杞、鹿角胶、菟丝子、杜仲、当归、肉桂、制附子等。

2. 针灸治疗 针灸预防化疗后白细胞减少症具有简、便、廉特点，但要在中医理论指导下实施，选取膈俞、膏肓俞、足三里、血海、三阴交、大椎、脾俞、肾俞、悬钟等穴位。每次至少选择 3 个穴位，其中，血海、三阴交、悬钟直刺 1 寸，施以捻转平补平泻手法各 1 分钟，留针 30 分钟，隔 10 分钟捻针一次。下肢穴位左右隔日交替施术。每日一次，10 次 1 个疗程，也可依据临床需要，延长治疗时间[5]。

督脉或膀胱经隔药灸、隔姜灸、温针灸在既往报道中均显示出了较好的升白作用。

3. 穴位贴敷 化疗后白细胞减少症的穴位贴敷也选用升血贴，贴于神阙，每日一次，每次 4～6 小时。升血贴组成成分：生黄芪、炒白术、鸡血藤、枸杞子、菟丝子等。

三、肿瘤化疗相关性血小板减少症

（一）概述

肿瘤化疗相关性血小板减少症（chemotherapy-induced thrombocytopenia，CIT）是指抗肿瘤化疗药物对骨髓巨核细胞产生抑制作用，导致外周血中血小板计数低于 100×10^9/L。CIT 为最常见的化疗相关性血液学毒性之一，可增加出血风险、延长住院时间、增加医疗费用，严重时可导致死亡。CIT可导致化疗剂量强度降低、时间推迟，甚至治疗终止，从而影响抗肿瘤效果，对患者的长期生存产生不利影响。

关于CIT的流行病学资料多来自国外，国内尚缺乏大样本数据。根据其定义及纳入标准，文献报道的CIT发生率差距较大，并且与化疗药物种类、是否为联合治疗及肿瘤类型有关。

（二）疾病机理

1. 病因病理　CIT的发生机制主要包括血小板生成减少、血小板破坏增加以及血小板分布异常。①血小板生成减少：化疗药物可对血小板生成的各个环节产生影响，包括抑制造血干细胞和巨核系祖细胞增殖，使巨核细胞产生减少，抑制巨核细胞生成和释放血小板的功能等，最终导致血小板减少。②血小板破坏增加：化疗药物可导致药源性的免疫性血小板减少症。既往报道反复应用奥沙利铂可诱导并维持免疫反应，从而导致免疫性血小板减少症。患者血液中可检测到血小板抗体，导致血小板破坏增加。临床表现为突发的、孤立的血小板减少，多于奥沙利铂累积剂量＞850mg/m^{2}后发生。③血小板分布异常：化疗药物导致肝窦损伤，肝窦内皮细胞受损并脱落，肝窦阻塞，进而引起门静脉高压和脾功能亢进，血小板在脾内滞留及其破坏增加，引起外周血中血小板计数下降。此类情况多表现为血小板计数持续下降，患者可合并脾大和门静脉高压等并发症[6]。

2. 容易导致CIT的药物　导致CIT的常见化疗方案包括含吉西他滨、铂类、蒽环类和紫杉类药物的化疗方案。含吉西他滨的化疗方案导致CIT的发生率高达36.9%，其中3～4级CIT占11.2%。多药联合方案中，GP（吉西他滨+顺铂）、EP（依托泊苷+顺铂）、DCF（多西他赛+顺铂+5-FU）、FEC（5-FU+表柔比星+顺铂）、FOLFOX（奥沙利铂+5-FU）等方案导致CIT的风险较高。

除化疗药物导致的CIT，分子靶向药物导致的血小板减少也应被关注，如阿帕替尼、伊马替尼、舒尼替尼、利妥昔单抗和西妥昔单抗等，即使不与化疗药物联用，也会导致一定程度的血小板减少，其处理原则不同于化疗药物所致的CIT[6]。

3. 中医病因病机　中医治疗血小板减少从多重血小板功能方面分析，血小板具有凝血功能，对应于中医理论的防止出血的"统血""摄血"功能，与五脏之肝、脾关系最为密切。明·章潢《图书编》："肝者，凝血之本。"《济阴纲目》："血生于脾土，故云脾统血。"化疗后血小板减少所引起的出血，往往属于化疗药物戕伐正气，损及脾气出现的脾不统血，正邪交争出现的血热妄行，往往通过对应的补脾摄血、凉血平肝来治疗[7]。

（三）临床评估

1. 血小板减少症分度[6]（表1-8-4）

表1-8-4　血小板减少症分度

血小板减少症分度	0	1	2	3	4
血小板（10^9/L）	≥100	75～99	50～74	25～49	<25

2. 修订的 WHO 出血分级标准[6]（表 1-8-5）

表 1-8-5　WHO 出血分级标准

等级	出血症状
1 级	稀疏、散在分布的皮肤瘀点、瘀斑
	鼻出血或口咽出血持续时间＜30 分钟
2 级	消化道、呼吸道、肌肉骨骼或软组织出血，未引起血流动力学紊乱在 24 小时内不需要输注红细胞
	鼻衄或口咽出血持续时间＞30 分钟
	有症状的口腔黏膜血疱
	弥散分布的皮肤瘀点、瘀斑
	血尿
	侵入性操作或手术部位异常渗血
	非月经期的阴道出血
	浆膜腔出血
	视网膜出血，不伴视野缺损
3 级	需要输注红细胞的出血（尤其是发生在 24 小时内），但未出现血流动力学紊乱
	严重的浆膜腔出血
	CT 发现的无症状性颅内出血
4 级	视网膜出血伴视野缺损
	有症状的非致命性脑出血
	有血流动力学紊乱（低血压，收缩压或舒张压降低＞30mmHg）的出血
	任何原因引起的致命性出血

（四）治疗

1. 西医治疗[6]

Ⅰ　CIT 的一级预防

CIT 的一级预防是指针对血小板减少的病因进行预防。临床试验结果提示，对于足量使用可导致血小板减少的、剂量限制性毒性的化疗药物（如大剂量阿糖胞苷），预期在第一次化疗结束后有可能出现 3 级及以上血小板减少的患者，在血小板减少前应用重组人血小板生成素（rhTPO）等药物，可降低血小板计数下降程度，缩短 4 级血小板减少持续时间。但 CIT 一级预防的适用人群、时机及最佳给药方式尚未明确。

Ⅱ　CIT 的二级预防

针对血小板减少的二级预防又称为临床前期预防。即针对上一个化疗周期发生过 3 级及以上严重血小板减少的患者，为保证后续化疗顺利进行，可在本周期化疗后预防性使用血小板生长因子的临床干预措施。二级预防的目标是保证化疗按时足量进行，避免化疗药物减量或延迟。

二级预防的适合人群：上一个化疗周期发生过 3 级及以上血小板减少患者，以及上一个化疗周期发生 2 级血小板减少但同时伴有以下任意一项出血高风险因素的患者为二级预防的推荐人群。一般认为 CIT 出血的高风险因素包括：①既往有出血史，如消化道溃疡出血、脑出血等，现阶段有手术切口未愈、肿瘤性溃疡等；②化疗前血小板计数＜75×10⁹/L；③接受含铂类、吉西他滨、阿糖胞苷以及蒽环类等可能导致严重骨髓抑制的药物治疗；④肿瘤细胞浸润骨髓所致的血小板减少；⑤美国东部肿瘤协助组（Eastern Cooperative Oncology Group，ECOG）

体能状态评分≥2分；⑥既往接受过放疗，特别是长骨、扁骨（如骨盆、胸骨等）接受过放疗；⑦合并使用其他可能导致血小板减少的药物，如肝素、抗生素等。

二级预防的方法：如果患者既往化疗后发生3~4级血小板减少、本周期化疗结束后有血小板计数下降趋势，在出血高风险因素，推荐化疗后6~24小时开始预防性应用促血小板生成药物。如果患者无出血高风险因素，推荐在血小板计数<75×10⁹/L时开始使用促血小板生成药物，至血小板计数≥100×10⁹/L时停药。促血小板生成药物可使用rhTPO 300U/kg，皮下注射，每日或隔日一次，或重组人白细胞介素-11（rhIL-11）、rhIL-11衍生物[rhIL-11（Ⅰ）]，推荐剂量均为25~50μg/kg，皮下注射，每日一次；疗程均为连续7~10d；但是在下一个周期化疗开始前2d和化疗中不得应用rhIL-11。已知血小板最低值出现时间的患者，可在血小板计数最低值出现的前10~14d皮下注射升血小板药物，剂量及用法同上。对于接受吉西他滨联合铂类方案（GP或GC）且在上一个疗程后出现≥3级血小板计数下降者，可在本疗程化疗第2、4、6、9天皮下注射rhTPO，300U/（kg·d）。

Ⅲ　CIT 主要治疗措施（流程见图 1-8-1）

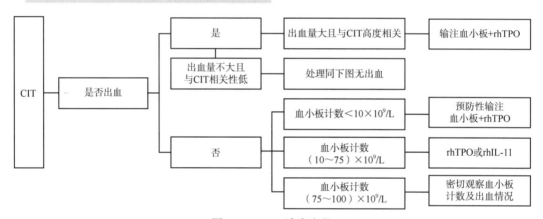

图 1-8-1　CIT 治疗流程

（1）输注血小板：输注血小板为治疗重度血小板减少症最快、最有效的治疗方法，能够有效降低大出血的发生风险和死亡率。有WHO出血分级2级及以上出血症状者推荐输注血小板，对于有WHO出血分级0~1级且血小板计数达到预防性输注指征的患者，也可输注血小板。对于成人白血病和多数实体瘤患者，当血小板计数≤10×10⁹/L时，需预防性输注血小板，特别是患有白血病、恶性黑色素瘤、膀胱癌、妇科肿瘤和结直肠肿瘤等高出血风险的肿瘤。对于某些有活动性出血的实体瘤，尤其是存在坏死性成分时，即使血小板计数>10×10⁹/L，也可给予预防性血小板输注。在进行颅脑手术时，要求血小板计数≥100×10⁹/L；如凝血功能正常，专家组推荐血小板计数为（40~50）×10⁹/L时，可实施侵入性操作或手术。对于骨穿活检和导管拔除术，建议血小板计数≥20×10⁹/L时方可实施。需要注意的是，输注的血小板消耗迅速，维持期短。输注血制品还可能增加血液传播感染性疾病的风险，如艾滋病、乙型肝炎及丙型肝炎等。输注血小板还可能发生一些并发症，如产生血小板抗体造成无效输注或输注后免疫反应。如发生无效输注，则需明确是否存在发热感染、DIC等非同种免疫因素，并检测是否存在血小板抗体。由于CIT常需要多次输注血小板，因此无效输注及输注后免疫反应并不少见。

（2）促血小板生长因子的应用：rhIL-11、rhIL-11（Ⅰ）和 rhTPO 为目前国家食品药品监督管理总局批准的促血小板生长因子药物,临床应用此类药物应根据药品使用说明书和相关文献进行全程监测并及时处理不良反应,以保证临床用药的安全性。

rhTPO：rhTPO 可以减轻肺癌、乳腺癌和卵巢癌等实体肿瘤和淋巴瘤患者接受化疗后血小板计数下降的程度,并缩短血小板减少的持续时间,减少血小板输注次数。对于不符合血小板输注指征的 CIT 患者,应在血小板计数<75×10^9/L 时应用,用药剂量为 300U/（kg·d）,1 次/d,连续用药。使用过程中监测血常规,一般 2 次/周,特殊患者可根据情况隔日一次,当血小板计数≥100×10^9/L 或血小板计数较用药前升高 50×10^9/L 时,应及时停药。当化疗过程中同时发生白细胞严重减少或出现贫血时,rhTPO 可与重组人粒细胞集落刺激因子或重组人红细胞生成素联合应用。

rhIL-11：白介素-11（interleukin-11，IL-11）由人类骨髓基质细胞（成纤维细胞）和间质细胞分泌产生,可以使外周血的血小板数量增多,同时使网织红细胞和白细胞数量增加。rhIL-11 可以降低 CIT 严重程度,缩短 CIT 病程,减少血小板输注。对于不符合血小板输注指征的实体瘤 CIT 患者,应在血小板计数为（25~75）×10^9/L 时应用 rhIL-11。当化疗后同时发生白细胞严重减少或贫血时,rhIL-11 可与重组人粒细胞集落刺激因子或重组人红细胞生成素联合应用。使用 rhIL-11 的推荐剂量为 25~50μg/kg,皮下注射,1 次/d,连用 7~10d,至血小板计数≥100×10^9/L 或血小板计数较用药前升高 50×10^9/L 以上时停药。rhIL-11（Ⅰ）的推荐剂量和用法同 rhIL-11。

血小板生成素受体激动剂：如罗米司亭和艾曲波帕,罗米司亭和艾曲波帕已获批的适应证为成人慢性免疫性血小板减少性紫癜。国外小样本研究报道显示其对于化疗所致血小板减少也有治疗作用。虽然报道文献有限,该药尚未被批准为 CIT 适应证,但鉴于化疗所致血小板减少症治疗的困难及出血风险的严重性,大部分专家认为对 IL-11 和（或）血小板生成素（thrombopoietin，TPO）反应不佳的患者可以考虑使用。

Ⅳ 特殊类型血小板减少症的治疗

（1）免疫性血小板减少症：可参照成人免疫性血小板减少症的治疗原则,以减少血小板破坏和促进血小板生成为主。常规一线治疗方案包括糖皮质激素、静脉注射丙种球蛋白；二线治疗方案包括促血小板生成药物（包括 rhTPO 和 TPO 受体激动剂）、利妥昔单抗、脾切除术及其他免疫抑制药物。停止化疗后血小板计数可逐渐恢复,但急性期可能需要输血。需要注意的是,确诊奥沙利铂相关性免疫性血小板减少症的患者不应继续使用奥沙利铂。

（2）血小板分布异常引起的血小板减少症：奥沙利铂等化疗药物可引起肝窦损伤,导致门静脉高压和脾功能亢进。此类血小板计数恢复缓慢,通常在治疗停止后 2~3 年才可能恢复正常。当需要快速恢复血小板时,可以尝试脾栓塞治疗。

（3）化疗联合放疗引起的血小板减少症：CIT 化疗联合放疗（包括同步放化疗）可以提高恶性肿瘤患者的生存率,但会增加血液学毒性反应,可能造成血小板数量急剧减少。有研究显示,实体瘤患者同步放化疗后血小板开始下降时间较早,下降至最低值的时间较单纯化疗有所提前,且血小板计数下降程度更明显。实体瘤患者同步放化疗后血小板计数下降至≤50×10^9/L 时开始使用 rhTPO,血小板计数恢复所需时间较单纯化疗后恢复时间长。对于化疗联合放疗引起的血小板减少症应予以密切关注，并应尽早干预以避免严重的 CIT 发生。可参照本共识，使用 rhTPO 或 rhIL-11 进行治疗。

使用具有心脏毒性化疗药物的患者：rhTPO 和 rhIL-11 的比较分析显示，rhTPO 的不良反应更少，症状一般较轻微，且不会诱发心脏问题。因此，对于使用具有心脏毒性化疗药物的患者，特别是合并心血管基础疾病者，使用 rhTPO 可能具有更好的安全性。

2. 中医综合治疗方案

Ⅰ 中药汤剂

化疗后血小板减少，一般表现为气阴两虚或血亏，甚至气不摄血，血虚而热，血热妄行等，引起出血诸症，治疗常用女贞子、山萸肉、生地、大枣、紫河车、生黄芪、龟板胶、鹿角胶、鳖甲胶、鸡血藤，花生衣等。此外，石韦、抽葫芦、商陆根、茜草根、杠板归、升麻等也有升血小板作用。在应用中药防治骨髓抑制时，要辨证施治。

气阴两虚证

主症　多见口干欲饮，乏力气短，舌淡少苔，脉细弱。

治法　益气养阴。

方药　左归丸合补中益气汤加减。熟地、山药、枸杞、山萸肉、川牛膝、菟丝子、鹿角胶、龟板胶、人参、白术、黄芪、当归、甘草、陈皮、升麻、柴胡等。

血虚发热证

主症　周身斑疹隐隐，或口腔出血、尿血便血，夜热早凉，五心烦热，多见舌红少津，舌红而瘦，脉细数。

治法　凉血止血，养血和血。

方药　犀角地黄汤加减。犀角（用水牛角代）、生地、丹皮、赤芍、紫草、玄参、黄芩、生甘草等。

肝气郁结证

主症　多见口苦咽干，胁肋胀满，舌红，脉弦滑。

治法　疏肝理气，健脾养血。

方药　加味逍遥散加减。柴胡、当归、白芍、白术、茯苓、生姜、薄荷、丹皮、栀子等。

中气不足证

主症　乏力气短，头部困重，多见舌淡苔白，脉细弱。

治法　益气健脾，止血摄血。

方药　补中益气汤加减。人参、白术、黄芪、当归、甘草、陈皮、升麻、柴胡等。

Ⅱ 针灸治疗

刺血拔罐：肝俞、脾俞、膀胱经阳性点或皮下结节处。有文献报道刺血拔罐对化疗后血小板减少存在较好疗效[8]。

Ⅲ 穴位贴敷

在肿瘤化疗相关性血小板减少症的治疗中仍可选用升血贴，贴于神阙，每日一次，每次4～6小时。升血贴组成成分：生黄芪、炒白术、鸡血藤、枸杞子、菟丝子等。

（五）预后及展望

化疗后骨髓抑制为目前抗肿瘤治疗中常见的化疗副反应，大部分患者在经过适当的治疗后可以恢复，但临床医师应避免出现更加严重的副反应，谨慎选择化疗方案及剂量。当患者出现化疗相关反应时，应密切监测患者病情，运用恰当的中西医治疗方案及时干预，以保障患者治疗的综合效果。

患者在出现化疗后骨髓抑制时，治疗方案的选用亦当参考患者的基础疾病，以选择更加适合患者的个体治疗方案。可较早采用中医汤剂等治疗以降低并发症风险，对于反复出现化疗后骨髓抑制的患者在化疗间期亦应注意调补，调整体质，并提防病情逐渐加重的风险。

参 考 文 献

[1] Musani AI，Haas AR，Seijo L，et al. Outpatient management of malignant pleural effusions with small-bore，tunneled pleural catheters[J]. Respiration. 2004 Nov-Dec;71（6）：559-566.

[2] 史艳侠，邢镨元，张俊，等. 中国肿瘤化疗相关贫血诊治专家共识（2019 年版）[J]. 中国肿瘤临床，2019，46（17）：869-875.

[3] 周玲. 化疗相关性贫血的中医药防治思路探讨[J]. 中医药管理杂志，2016，24（9）：169-170.

[4] 史艳侠，邢镨元，张俊，等. 肿瘤化疗导致的中性粒细胞减少诊治专家共识（2019 年版）[J]. 中国肿瘤临床，2019，46（17）：876-882.

[5] 田劭丹，董青，祁烁，等. 化疗后白细胞减少症中医药防治与评估专家共识[J]. 现代中医临床，2018，25（3）：1-6.

[6] 徐瑞华，石远凯，冯继锋，等. 中国肿瘤化疗相关性血小板减少症专家诊疗共识（2019 年版）[J]. 中国医学前沿杂志（电子版），2020，12（1）：51-58.

[7] 徐林，姜欣，万宇翔，等. 黄金昶教授中医外治法治疗化疗后骨髓抑制的临床经验[J]. 中国临床医生杂志，2019，47（11）：1372-1374.

[8] 李波，梁博文，赵丽萍，等. 针灸治疗化疗后骨髓抑制临床及实验研究进展[J]. 针灸临床杂志，2017，33（11）：84-88.

第八节 放射性肺炎

一、基 本 概 念

放射性肺炎是正常肺组织因受到辐射而引起的炎症反应，是肺癌、食管癌等胸部肿瘤放射治疗引起的常见且较为严重的副反应。

一般认为，有症状的放射性肺炎的发生率为 5%～15%。其与放射野的大小、部位、照射总剂量及放射线的类型和应用方法均密切相关，还与原有肺组织的情况和个人易感性不同等因素有关：①受照射的肺容量与发病率成正比，剂量相同时受照射肺容积越大者发生率越高；②受照剂量＜15Gy 时，一般很少发生放射性肺炎。而总剂量达 60Gy 以上者，则几乎都会有不同程度的放射性肺炎发生；③照射相同的总剂量时，若分割次数越少、总疗程越短者放射性肺炎发病率越高；④肺上叶比肺下叶部位病变、纵隔部位比胸廓边缘组织部位病变放疗后较易发病，且发生的程度亦较重；⑤一般认为，^{60}CO 的 γ 射线较深部 X 线对肺脏损伤相对较小，若使用高能 β 射线放疗，则肺损伤更小；⑥肺部原有慢性炎症、阻塞性肺气肿、肺不张或转移癌者对放射线敏感，故其发病率也相对较高；⑦老年、体弱和儿童患者对放射线耐受性较差，因而也易发生放射性肺炎；⑧吸烟或放疗前使用化疗药等也易促使放射性肺炎的发生。

二、病 理 机 理

1. 发病机制

（1）细胞损伤学说：放射性肺炎是放射线对肺泡细胞直接损伤的结果。Ⅱ型肺泡上皮细胞是放射性肺损伤的主要靶细胞。肺内Ⅱ型肺泡上皮细胞、毛细血管内皮细胞和支气管上皮细胞代谢旺盛，对放射线的敏感性较高，故其放射性损伤症状也出现较早[1]。

（2）细胞因子学说：目前有学者认为引起放射性肺损伤的细胞因子主要包括肿瘤坏死因子-α（TNF-α）、白细胞介素-6（IL-6）、转化生长因子-β1（TGF-β1）。在发生放射性肺损伤时，肺泡的巨噬细胞可合成释放 TGF-β1 使正常的成纤维细胞的表型发生转化，因此成纤维细胞不断的分裂、增殖、分化及成熟，进而合成大量胶原蛋白，致使肺间质的胶原蛋白成分异常增多，从而促进了肺纤维化的发生。TGF-β1 也可通过刺激肺损伤区的单核巨细胞和炎症细胞释放 TNF-α、IL-6 等细胞因子从而加速肺的放射性损伤，TGF-β1 已成为公认的预测放射性肺炎的细胞因子[1]。

（3）免疫机制：T辅助细胞 17（Th17）及调节性 T 细胞（Treg）作为一个 T 细胞亚群，其在炎症性疾病及机体的防御反应中发挥着重要的作用[2-3]。研究表明肺成纤维细胞增殖和纤维化取决于 Th17 细胞的活化，而成纤维细胞又可刺激 Th17 细胞增殖并分泌释放 IL-17 等炎性因子，它们彼此的相互促进作用加速了肺的损伤。因此，Th17 细胞在放射性肺炎的发生、发展过程中发挥着重要的调节作用，且 Th17/Treg 比值可以较早预测放射性肺炎的发生，具有重要的临床意义[1]。

（4）基因学说：单核苷酸多态性（SNPs）是确定遗传位置的单碱基可遗传变异。有研究证明，炎症相关基因、DNA 修复相关基因、应激反应相关基因和血管生成相关基因的 SNPs 可作为预测放射性肺炎发生的生物标志物[4]。

2. 病理生理　肺脏照射 20～30Gy/3～4W 后，所照射的肺组织呈现急性渗出性炎性改变，照射 40Gy 后即会产生永久性损伤。动物实验显示，随着照射剂量的增加，肺毛细血管的通透性改变逐渐明显，内皮细胞的损伤要早于肺泡 E 型细胞的变化，此被认为可能是引起放射性肺炎的主要机制。另外，肺内吞噬细胞释放的自由基也是放射性肺炎病变发生发展的一个重要因素。血管通透性升高导致血管内皮细胞及液体成分的渗出，造成肺间质水肿和炎性细胞的浸润，这是放射性肺炎产生的病理学基础。

组织病理学上，放射性肺炎病理改变可分为三期，即早、中、晚期，各期之间可互相重叠。早期改变包括肺泡腔内嗜酸性物质渗出增加，肺泡内淋巴细胞和单核细胞浸润，偶尔亦有巨噬细胞浸润，间质中度水肿。亦可见间质和肺泡腔内出血及局灶性的支气管和细支气管脱屑，小斑片状肺不张和伴有局灶性肺气肿。中期改变发生在放疗后 3 个月左右，肺泡腔充血水肿进一步加重，并可见到泡沫样细胞。单核细胞在间质和血管周围聚积增加，肺气肿在不张区域内持续存在。晚期（或称不可逆期）患者的肺组织的改变包括肺结构的完全消失和胶原纤维大量沉积，肺纤维化广泛形成。超微结构下观察到肺泡 H 型上皮细胞内板层体释放大量的表面活性物质，毛细血管内皮细胞脱落和空泡化，尚可使血管内腔血栓形成。上述病理生理改变的结果使肺顺应性减低，肺血管内膜增厚、玻璃样变和硬化，管腔狭窄或阻塞导致肺循环阻力增高和高压，引起限制性通气功能障碍，通气/血流比例降低和弥散功能下降，并发慢性支气管炎及肺气肿者，则有阻塞性通气功能障碍和残气增多等变化。

三、临 床 表 现

放射性肺炎的早期表现较轻微，多数于放射治疗 6 周后才出现临床症状。典型病例可表现为急性起病，高热、刺激性咳嗽并可伴有少量黏痰，可有胸痛气急或发绀等症状，重症者可并发急性呼吸窘迫综合征或急性肺心病，个别病例还可出现胸腔积液或自发性气胸。急性期症状约在 2～3 个月内消退，但患者易发生呼吸道感染，每次感染持续时间较长者易加重肺部病变，然后逐渐表现为慢性肺纤维化、慢性肺心病及呼吸衰竭等。

四、诊断与鉴别

1. 诊断

（1）存在明确的放疗史。

（2）存在干咳、气短、胸痛及发热等临床症状。

（3）实验室和器械检查。①X 线检查：胸片检查是放射性肺炎常用而简便的检查手段之一，放射性肺损伤在 X 线表现上可分为渗出期、中间（过渡）期和纤维化期。渗出期表现为照射肺野上出现弥漫性模糊阴影，边缘不整齐，酷似支气管肺炎或肺水肿样征象，病变的范围与胸廓表面照射野一致。纤维化期的胸片显示病变呈条索状或团块状收缩或局限性肺不张，纵隔胸膜和心包可有粘连，纵隔向患侧移位，膈肌升高，一侧胸廓收缩，肺容积缩小。中间期的表现介乎上述二者之间，但往往存在不同程度的渗出和纤维化。②CT：目前 CT 越来越多地应用于放射性肺炎的诊断。有学者回顾性研究了放射性肺炎的 CT 表现，将其分为 4 型：Ⅰ型为均匀同质性的密度增加，发生于放疗后 7 周～4.25 个月；Ⅱ型为块状实变，发生于放疗后 25 天～1.3 年；Ⅲ型为分散性实变，发生于放疗后 11 周～10.8 年；Ⅳ型为固体性实变，发生于放疗后 5.8 个月～13.8 年。其中Ⅰ型和Ⅱ型系早期渗出性病变，具有可逆性。比较 X 线胸片，CT 不但敏感性高，而且其图像表现较 X 线胸片为早。此外，CT 还可作为放射性肺炎治疗的判断指标，能较准确显示放射损伤的治疗后恢复情况。③呼吸功能测定：随着肺炎及肺纤维化的形成和发展，会引起限制性通气功能障碍，肺功能出现相应的改变。患者可出现肺顺应性减低，局部通气和灌注功能降低，肺活量下降，肺残气量增加。并发慢性支气管炎及肺气肿者，则有阻塞性功能障碍和残气增多等变化。一般认为，放疗后 1 年，肺功能损伤仍未恢复者，提示并发有肺局部或全肺功能受损。

2. 鉴别诊断

（1）肺部转移性肿瘤：病变阴影常超出或远离放射野范围（特别是肺底部），呈浸润型、结节肿块型或弥漫型。症状常见于放疗后 4 个月以上，呈持续进展，它处可出现转移灶。若将放射性肺炎误作肺转移性肿瘤，继续放射治疗，可造成死亡，不可不慎。放射性肺炎的部位一般与放射野相符，经足量放射引起的肺纤维化，使肺和纵隔组织形成团块，但无肿瘤复发证据，也无其他器官的转移。

（2）浸润型肺结核：与肺部放射野及放疗时间无关，病变密度不均匀，常位于两肺上部，抗结核治疗可使病灶吸收好转。

（3）非感染性肺部炎症：肺炎病变范围受肺叶肺段限制，多伴有体温升高和白细胞增高，给予有效的广谱抗生素治疗，病变可有明显或完全吸收。而在放射性肺炎，使用大剂量肾上腺皮质激素 4～6 日后胸部 X 线片才见有逐渐吸收的表现。

五、预防与治疗

1. 肾上腺皮质激素治疗　肾上腺皮质激素仍是目前治疗放射性肺炎最常用而有效的药物，尤其于早期使用更为有效。其能减轻实质细胞的损害程度和微血管的改变，减轻肺泡内水肿，从而能改善症状。一般使用泼尼松，每日用量为 60～100mg，分次口服，以后逐渐减量，直至每日量 10～15mg，全程约 3～6 周。必要时静脉用药。地塞米松雾化吸入可减少全身副作用，疗效亦较好。

2. 控制感染　观察表明，放疗前中性粒细胞数增高者放射性肺炎的发生率较高。因而，对合并有感染而白细胞升高者，应先控制感染，使白细胞下降至正常后再放疗为佳。此外，肺部发生放射性损伤后，亦容易并发感染，应注意给予广谱抗生素治疗。

3. 非甾体抗炎药　吲哚美辛、阿司匹林等非激素类消炎药物可有效地减少血管内皮细胞损伤，从而减轻放射性肺炎的临床症状。另外，非激素类药物还可抑制前列腺素和白三烯的产生，后者在减轻放射性肺损伤过程中亦起到辅助作用。

4. 阻止肺纤维化形成　D-青霉素胶是一种螯合剂，在体内能阻止盐溶性的胶原向不溶性胶原的成熟过程，对肺组织有显著的亲和作用。对放疗后的肺纤维化患者的主观症状、X 线改变和肺功能均有改善作用。β-氨基丙酰氮亦是一种胶原成熟抑制剂，实验结果表明对防止放射性肺纤维化有良好作用，放射期间采用能明显推迟放射性肺炎的发生，并能延长生存期。

5. 放射线防护剂　据报道，辅酶 Q10 和盐酸草苄酰嗪是两种有效的放射线防护剂。同时口服辅酶 Q10（90mg/d）和盐酸草苄酰嗪（4mg/d）能减轻放射性肺炎的发生，推测其作用机制可能是通过某一途径减轻了血管内皮细胞膜的功能障碍。

放射性肺炎患者亦可出现肺泡腔内毛细血管栓塞、肺血管通透性增加等病理改变。故可视情况适当给予抗凝剂和抗组胺药物。晚期患者出现肺心病和呼吸衰竭时，可采取相应的处理措施。

六、中 医 治 疗

1. 病因病机　从临床表现上看，本病以肺阴亏损而致的干咳、气短、胸痛为主要表现，中医学认为放射线为热毒之邪，侵袭人体最易伤阴；肺为娇脏，不耐寒热，喜润恶燥[5]。肺气上逆而致咳嗽气急；津液不能上呈而见口干咽燥；瘀血内生，络脉不通而致胸痛。治疗当实则泻之、虚则补之。放射线热毒直袭肺脏，热毒内蕴，故见高热、咳嗽等症；热毒伤阴耗气，肺阴亏耗，故见咳嗽迁延不愈；火热迫血外行，故见咳血；肺阴日渐亏耗，最终可发为肺痿[6]。

2. 汤药治疗

Ⅰ　热毒壅盛证

主症　放射性肺炎早期出现，壮热，汗出热不退，胸满胁痛，气逆而喘，心烦，咽干口渴，小便黄赤，大便干结，舌红苔黄燥，脉弦数或滑数。

治法　清热解毒。

方药　清营汤加减。

Ⅱ　痰瘀互结证

主症　放射性肺炎中期出现，发热，咳嗽痰多，痰黏厚或黄稠不易咳出，胸痛有定处，如锥如刺，口干不欲饮，气急或气喘，口唇紫暗，舌暗或有瘀斑、瘀点，舌下络脉紫暗迂曲，苔薄或黄腻，脉滑数或涩。

治法　活血化瘀，清热化痰。

方药　清金化痰汤加减。

Ⅲ　肺燥津亏证

主症　放射性肺炎早中晚期常重叠出现，患者干咳，气短，胸痛，少痰，低热，疲倦，心烦失眠，口干，咽燥，大便秘结，小便黄，舌红，苔薄黄，脉弦数。

治法　润肺养津。

方药　清燥救肺汤或百合固金汤加减。

七、预　　后

轻度急性放射性肺炎有可能自行消散，重症病例可并发呼吸衰竭、肺动脉高压、肺源性心脏病或右心衰竭。

参 考 文 献

[1] 刘佳，崔珍. 放射性肺损伤研究进展[J]. 中华全科医学，2019，17（11）：1893-1897

[2] 王燕，王洁，时亚伟，等. Th17/Treg 比值对放射性肺炎的预测价值[J]. 江苏医药，2015，41（17）：2039-2041.

[3] CHANG S H. T helper 17（Th17）cells and interleukin-17（IL-17）in cancer[J]. Arch pharm res，2019，42（7）：549-559.

[4] Cheng-Xian Guo，Jing Wang，Li-Hua Huang，et al. Impact of single-nucleotide polymorphisms on radiation pneumonitis incancer patients（Review）[J]. Molecular and Clinical Oncology，2016，4（1）：3-10.

[5] 龙麟，刘鹏，张叶熙，等. 芦连菊治疗放射性肺炎经验探析[J]. 中国中医基础医学杂志，2019，25（8）：1045-1046，1051.

[6] 王皓，韩冬. 自拟清肺疏肝汤治疗乳腺癌术后放射性肺炎的临床研究[J]. 中医药导报，2019，25（24）：22-25.

第九节　放射性肠炎

一、基 本 概 念

放射性肠炎（radiation enteritis，RE）是因腹部、盆腔恶性肿瘤放疗引起的肠道并发症。

RE 呈现长期、间歇性加重的便血、里急后重等症状；严重时可以出现肠道穿孔、梗阻。在腹部或盆腔肿瘤放疗期间，有 50%～70% 的病人出现急性胃肠道症状，尤其是腹泻，常在放疗停止 6 周后才能缓解。病情迁延不愈超过 3 个月者诊断为慢性放射性肠炎，其发生率为 5%～15%，其中有 2%～17% 的病人需要外科治疗[1-2]。

二、病理机理

正常情况下，肠表面上皮是由肠隐窝的未分化细胞增殖池补充，这些细胞每 24 小时完成分裂一次，迁移至表面，经 3～5 天脱落。这种分裂快、细胞周期短的上皮对放射线尤为敏感。放射线使肠表面上皮的再生受损、毛细血管渗出，影响黏膜的屏障功能，使其直接暴露于细菌的作用之下；正常的吸收功能亦受影响，易导致水样腹泻。同时放射线能对血管造成损伤，使局部血液处于高凝状态，造成微血管的内皮细胞肿胀、渗透性增加、炎性细胞黏附及迁出、微血栓形成。近年来研究发现放射性肠炎的发病主要与肠道黏膜干细胞凋亡、血管内皮损伤有关[3]。

（1）肠道黏膜干细胞凋亡机制：机体中抑癌基因 p53 主要参与维护细胞基因稳定、调控细胞周期、促进细胞凋亡等过程。研究发现 p53 在 RE 的病理生理机制中扮演着重要的角色。辐射可直接损伤双链脱氧核糖核酸（dsDNA），也可以通过损伤线粒体氧化呼吸链产生大量的氧自由基损伤 dsDNA。损伤的 dsDNA 引起 p53 基因大量表达，p53 通过激活半胱氨酸蛋白酶（Caspase）家族诱导肠道黏膜干细胞凋亡。

（2）血管内皮损伤机制：放射治疗引起的微血管内皮损伤及血栓形成导致细胞缺氧，在此机制中内皮细胞纤溶酶原激活物抑制剂 1 型（plasminogen activator inhibitor-type，PAI-1）的表达上调起到关键作用。

值得注意的是，在放疗中如因任何原因导致腹部及盆腔内的小肠固定状态，均易致小肠放射性损伤。另外，高血压、糖尿病、动脉粥样硬化与慢性放射性直肠炎的发病率升高有关，这些危险因素的重要性尚未完全引起重视。

三、临床表现

放射性肠炎根据起病时间及病程变化情况，可分为急性放射性直肠炎（acute radiation proctitis，ARP）和慢性放射性直肠炎（chronic radiation proctitis，CRP），通常以 3 个月为急慢性分界。超过 75% 的接受盆腔放疗的患者会发生 ARP，5%～20% 的患者会发展为 CRP。

1. ARP　多发生在放疗期间，尤以腔内放疗后多见，短期内直肠黏膜充血水肿，肠痉挛和肠蠕动增加等；临床表现包括但不限于便血、便急、便频、腹泻、黏液粪便、里急后重和肛门疼痛，症状多样且缺乏特异性。急性症状多数在 3 个月内恢复，呈现一过性和自愈性的特点。需要注意，盆腔外照射数天或数周后出现的腹泻，常是回肠功能障碍所致，而非直肠病变引起。

2. CRP　常在一年内或数年后发生，主要症状为腹泻，每日 3～4 次，有的多达 20 次，黏液样便，腹痛，里急后重，反复便血，有时便秘，病情时好时坏；迁延较久者可导致严重贫血，全身衰竭；少数病例因直肠狭窄，排便困难出现梗阻症状，严重者形成直肠阴道瘘。如行直肠镜检查可见直肠充血水肿，弥漫性黏膜糜烂、渗出、毛细血管扩张，或肠壁溃疡、出血。肛诊可发现直肠壁纤维化所致的增厚增硬，或环形狭窄。

四、诊断与鉴别

1. 诊断

（1）有盆腔肿瘤放疗或宫颈癌腔内放疗史。

（2）上述急慢性放射性直肠炎的症状与体征。

（3）直肠镜及病理学检查证实的病理改变。

2. 分级

（1）我国学者根据病变程度将放射性直肠炎分为三度。①轻度：有症状，直肠镜检查可见直肠壁黏膜充血、水肿。临床检查肠壁无明显增厚及溃疡；②中度：肠壁有明显增厚或溃疡；③重度：肠管有明显狭窄、肠梗阻、肠穿孔，需要手术治疗或直肠阴道瘘修补。

（2）国际上肿瘤放射治疗协作组（RTOG）根据病变程度将放射性肠炎分为四级。①轻度腹泻、轻度痉挛、轻度直肠分泌物增多或出血。②中度腹泻和肠绞痛，大便>5 次/日，大量直肠黏液或间断出血。③梗阻或出血，需手术。④出现坏死、穿孔、瘘。

3. 鉴别诊断

（1）肠道肿瘤：肿瘤的复发或肠内转移可出现消瘦、营养不良、腹痛、腹泻、血便、黏液便、梗阻、腹块等类似放射性肠炎的表现。临床上容易误诊，应根据临床其他资料，包括远地转移灶、肿瘤特征以及内镜、影像学、肿瘤标志物等检查加以鉴别。另外，活组织病理检查是肿瘤确诊手段。

（2）肠结核：肠结核也多见有体弱、消瘦、腹痛、腹泻、便秘、腹块等表现。但本病多见于 20～30 岁病人，常伴较明显的结核中毒症状。粪便多不含黏液或脓血，可伴有血沉增快，肺部 X 线检查可发现结核病灶，X 线钡餐或钡灌肠无特异性，但肠内镜检查及病理检查有重要的鉴别价值。

（3）局限性肠炎：局限性肠炎（Crohn 病）是一种慢性非特异性炎症性疾病。可有慢性的脐周腹痛、腹泻、营养吸收不良、肿块、梗阻等表现，但本病多发生于青年，粪便多稀烂而无脓血。X 线钡餐检查也可见肠腔狭窄、肠管僵直、黏膜皱裂消失等表现，但病灶多较广泛，与放射治疗区域不相对应。内镜检查可帮助鉴别。

（4）溃疡性结肠炎：溃疡性结肠炎是一种非特异性肠疾病。多发生于 20～40 岁，起病缓慢，病程为持续性，或间歇出现缓解期。主要症状是腹泻及里急后重，常有脓血和黏液便，时有大量血便，同时可伴有营养不良、狭窄、梗阻、穿孔、瘘管等表现，鉴别较难。本病最常累及直肠及乙状结肠，与放射区域无相对应关系，可并发肠息肉。X 线钡灌肠和纤维结肠镜检查可帮助鉴别。

五、预防与治疗

（一）预防

1. 放射线量 直肠受过量放射是放射性直肠炎的主要原因。了解正常组织的耐受量十分必要，如小肠受到 45Gy，可有 1%～5%发生溃疡、穿孔、纤维化及梗阻，60Gy 以上升至 25%～50%；而直肠受到 50Gy 时，严重并发症很少，60Gy 以上时明显增加。

2. 放疗计划因人制宜 放疗计划应根据每个病例具体情况，并结合各单位条件做到个体化，宫颈癌的放疗要注意腔内与体外照射恰当结合，不断改进放射技术。每个病人的子宫位置差异甚大，在治疗中或操作时，宫腔、穹窿放射源容器发生移位，特别是向阴道后壁倾倒，能使直肠受到大量照射。因此，放射源容器的位置力求准确、充分固定，对于后位子宫，在宫腔导管插入时，可利用宫腔导管的机械力量，通过适当的调整位置、填塞及支架的固定，使子宫位置前移，可减少直肠受量，使直肠最高受量在容许量范围内。

3. 放疗前个人体质 放疗前应排除产生并发症的一些易发因素（如盆腔炎、贫血等），加强病人的全身支持治疗，改善病人全身情况，纠正营养障碍，积极治疗其他伴发症。放疗中及治疗结束后应坚持阴道冲洗，穹窿部有溃疡、坏死，或宫腔积液，应局部细心地抗感染治疗，注意引流。

（二）西医治疗

1. 急性 及时识别及正确治疗早期急性放射性直肠炎，可以避免病情迁延成为慢性难治性的晚发性直肠炎。对急性直肠炎采取积极的治疗措施：

（1）停止放疗，进无渣饮食，应用保护黏膜药物，可服用乳酸杆菌制剂，如乳酶生、丽珠肠乐、整肠生。

（2）有腹痛、黏液便以及里急后重症状者，可以选用诺氟沙星、小檗碱、新霉素。如果腹泻次数增多，可以配合应用洛哌丁胺（易蒙停），或复方樟脑酊加颠茄合剂。

（3）较重及晚发性直肠炎的治疗除上述急性直肠炎治疗药物外，可加用维生素 C、维生素 E、维生素 A；有便秘、大便干结、便血者，可予槐角丸、云南白药；严重出血所致的贫血，应予以少量多次输血及全身支持治疗。

（4）局部治疗：灌肠合剂保留灌肠疗法。

2. 慢性 慢性放射性肠炎的治疗较为复杂，一般认为应尽量避免手术治疗。如出现肠梗阻、穿孔、出血不止及瘘管者，则为手术的主要指征。

（三）中医治疗

1. 病因病机 本病在传统医学中并不存在，但其疾病的表现与古代中医中的泄泻、痢疾相似[4]。《证治汇补·痢疾》曰："滞下者，谓气食滞于下焦，肠澼者，谓湿热积于肠中，即今之痢疾也。故曰无积不成痢，痢乃湿、热、食积三者。"本病病机基础为癌瘤患者素体正气不足、元气亏损；在目前中医理论中，放射线可被认为"火、热"之邪；患者外感火、热，内部正气不足，故而本病的病机可以总结为"本虚标实、热毒内蕴"。

2. 治疗方法

Ⅰ　内治法

本病病机为"本虚标实、热毒内蕴"，治以清热解毒、涩肠止泻为主，根据患者具体证型不同，辅以其他的药物治疗。

湿热内蕴证

主症　患者表现为恶心，呕吐，腹泻，排出黏液或血样便，里急后重。舌红苔黄厚，脉滑。

治法　清利湿热，活血化瘀。

方药　葛根芩连汤加减[5]。

脾胃虚弱证

主症　患者食欲不振，胸脘痞闷，腹胀，肠鸣腹泻。舌淡苔薄白，脉细弱。

治法　补脾益胃。

方药　参苓白术散加减[6]。

脾肾虚寒证

主症　泻下赤白清稀或白色黏冻，无腥臭，甚则滑脱不禁，大便溏泻，肠鸣腹痛下利清谷，五更泄泻，腹部隐痛喜按喜温，肛门坠胀，或虚坐努责，便后更甚，食少神疲，形寒肢冷，腰膝酸软。舌淡苔薄白，脉沉细而弱。

治法　温补脾肾。

方药　真人养脏汤合桃花汤加减[7]。

Ⅱ　外治法

中医外治法对放射性肠炎也有其显著的优势，外治法包括保留灌肠、热熨、耳穴压豆、中药熏洗等。中药血余蛋黄油具有很好消肿生肌，促进黏膜愈合的作用，亦可用于保留灌肠[8]。取血余蛋黄油 30mL，加温水至 100mL，保留灌肠，每日一次。

参 考 文 献

[1] 刘松涛，刘玉龙. 放射性肠损伤研究现状[J]. 辐射防护通讯，2016，36（5）：2-5.

[2] 黄子健，李纪强，周洁灵，等. 放射性肠炎的诊疗进展[J]. 中国肿瘤临床，2019，46（21）：1121-1125.

[3] 吴振东，倪楚燕，于涛，等. 放射性肠炎的发病机制及治疗进展[J]. 岭南急诊医学杂志，2019，24（6）：596-597.

[4] 唐幸梓子，方灿途，孟金成，等. 放射性肠炎的中医治疗研究进展[J]. 广州中医药大学学报，2019，36（3）：443-446.

[5] 高昂，方明治. 方明治教授治疗放射性肠炎的经验[J]. 中国中医急症，2018，27（3）：528-529，536.

[6] 刘亚杰，聂桓，张玉佩，等. 参苓白术散加减治疗放疗后肠炎疗效 Meta 分析[J]. 亚太传统医药，2019，15（5）：167-171.

[7] 董森，胡永琴. 真人养脏汤合桃花汤治疗脾肾虚寒型放射性肠炎 16 例[J]. 广西中医药，2017，40（2）：55-56.

[8] 念家云，赵文硕，许金，等. 血余蛋黄油保留灌肠治疗慢性放射性肠炎病例报告[J]. 中医药导报，2019，25（22）：121-123

第十节　放射性皮炎

一、基 本 概 念

放射性皮肤黏膜损害亦称放射性皮炎，是由于放射线（主要是 β 和 γ 射线及 X 线）照射引起的皮肤黏膜炎症性损害。本病主要见于接受放射治疗的患者及从事放射工作而防护不严者。急性放射性皮炎往往由于一次或多次大剂量放射线照射引起，但敏感者小剂量也可以发病[1]。

二、病 理 机 理

射线产生的自由基和活性氧可损伤基底层细胞，阻止基底层细胞不断分裂增殖及表层迁移、角化，从而引发放射性皮肤损伤。

三、临 床 表 现

1. 急性放射性皮肤损伤　急性放射性皮肤损伤按其病理改变和临床表现可分为以下四度：Ⅰ度丘疹或脱毛反应；Ⅱ度红斑反应；Ⅲ度水疱反应；Ⅳ度坏死及溃疡形成。

（1）Ⅰ度损伤：主要反应在生发层，毛囊萎缩，毛乳头水肿，表现为照射区轻度灼热、瘙痒，出现毛囊角化性丘疹，毛发松动脱落，恢复后皮肤干燥、脱屑、轻度色素沉着。

（2）Ⅱ度损伤：放疗皮肤剂量达到 2000cGy 时，出现红斑反应，主要变化是真皮的毛细血管充血、扩张、通透性增强，表现为皮肤红斑和水肿，局部瘙痒、疼痛、烧灼感，皮损恢复后，病灶区皮肤干燥脱屑，色素沉着持续较久。

（3）Ⅲ度损伤：皮肤剂量达 4000cGy 时，出现水疱反应，主要变化发生在真皮和皮下血管，真皮小动脉的皮细胞及平滑肌肿胀并有空泡形成。可发生小动脉内膜炎。有些形成水疱，糜烂面，有渗出液。表现为照射区皮肤奇痒、烧灼感并疼痛。皮肤受损范围大者有时可伴全身中毒症状，体温升高，白细胞升高。这种损伤愈合后可遗留瘢痕和色素沉着、新生皮肤弹性差，组织脆弱，易受损伤和再次破溃。

（4）Ⅳ度损伤：皮肤剂量大于 7500cGy 时，出现溃疡及坏死反应。不仅表皮受损而且累及真皮，在坏死、溃疡边缘肌纤维肿胀、血管内膜增厚闭塞及血栓形成，肌肉筋膜及深部组织坏死。晚期骨组织疏松或坏死。创面缺乏肉芽组织，边缘整齐，易合并感染。可伴有高烧等中毒症状，有时可诱发脓毒败血症。

2. 晚期放射性皮肤损伤　放疗后几个月或几年后出现的皮肤损伤称为晚期放射性损伤。可有以下表现。

（1）花斑样皮肤：系由于放射野内皮肤出现不均匀性色素脱落或沉着，部分毛细血管扩张或萎缩，致使皮肤呈花纹状改变。

（2）皮肤纤维化：大多发生于放疗后 1 年。系由于放疗后造成的成纤维细胞丢失，胶原产生重吸收不平衡，因此发生纤维化改变。皮肤及组织纤维化的后果视部位而定，肢体全部或大部分皮肤、皮肤下组织纤维化，影响肢体末端循环和肢体运动功能，或造成肢体末端长期疼痛；颈部可影响头颈活动，关节部位则可以影响活动。四肢的皮肤较大面积纤维化若发生在儿童，可使患肢发育受阻致残。

（3）皮肤水肿：放疗损伤局部淋巴管，导致淋巴管闭塞或狭窄，引起淋巴管回流障碍。如颈部放疗，可引起面颈部水肿，呈现单、双侧弥漫性肿胀；盆腔或腹股沟区放疗可引起下肢水肿；腋窝区域放疗引起同侧的上肢水肿等。放疗后 3～4 个月水肿最为明显。6～8 个月由于毛细淋巴管的再生和侧支循环的形成，淋巴回流可以恢复正常。肿胀可以逐步消退。

（4）放射性溃疡：放疗后由于皮肤逐渐发生纤维化，局部血液循环差，对细菌、病毒的抵抗力下降，微小的皮肤损伤即可造成感染，继而形成较大的溃疡，有的深达肌层甚至骨髓。

（5）瘢痕形成：放射性溃疡愈合后可形成瘢痕。瘢痕挛缩后发生在头面部可造成畸形，发生在四肢可引起肢体功能障碍。

（6）脱发：放射可引起毛囊扩张引发脱发，若剂量不大，大多数脱发可以在 2～3 个月再生。大剂量照射可以使毛囊萎缩，尤其是局部瘢痕形成，可造成永久性脱发。

四、预防和治疗

1. 预防

（1）正确掌握时间、剂量，选择适当的放射源。

（2）避免射线重叠及"热点"。

（3）放射范围应适当。

（4）肢体放疗不可照射全周，应留出一定宽的区域在放射野以外。

（5）再程放疗应格外慎重。

（6）注意保护放射野内皮肤。不在放射野内贴胶布或胶膏，保护局部皮肤清洁、干燥，但禁止使用肥皂直接擦洗，亦不得使用其他刺激性化学品，如腐蚀性洗发剂、染发剂以及重金属化学品（红汞）等接触放射野内皮肤。避免对放射野的机械性刺激，如不随便抓搓，不穿硬领、硬质衣服，不用剃刀剃放射野皮肤。放射野容易受摩擦的部位如腋窝、会阴、胸部、腹股沟等处，应注意减少摩擦。另外还应避免强烈的日光直接暴晒，避免强风、过热、过冷等刺激。

（7）合理的饮食。放疗期间及结束后一段时间，应多吃富含维生素 A 的蔬菜，多食牛奶、鱼肝油、鸡蛋和其他高蛋白质饮食。

2. 治疗　治疗应视不同皮肤反应而定。

（1）干性脱皮伴明显瘙痒时，严禁使用具有刺激性及腐蚀性的药物进行局部治疗，对于红肿、痛痒而无渗出的患者，可以采用 1% 冰片滑石粉或炉甘石洗剂涂患处。有渗出的患者可以采用 1% 的新洁尔灭清洗照射野，以保持局部的干净。

（2）湿性脱皮样反应的患者，应暂停放疗。对于形成水疱的患者，应该保持水疱的完整性，防止破溃感染。也可以应用四环素、可的松软膏等外涂患处。

（3）溃疡坏死先抗感染治疗并外涂上述药物，若溃疡经久不愈且较深，可考虑手术治疗。其原则是彻底清创，广泛切除溃疡及其周围变性和纤维化组织，然后用血液循环丰富的皮瓣、肌皮瓣和大网膜移植修复。有报道用该手术方法治疗皮肤放射性溃疡 185 例。总治愈率达 94.1%。另外，长久不愈的皮肤溃疡也可试用高压氧疗。

五、中医病机

中医学中将放射线认定为热毒，放射性皮炎是由于外有热毒入侵，积于皮肤，发为溃疡，热毒外发则见红色皮疹。《医宗金鉴》记载："痈疽原是火毒生，经络阻隔气血凝。"热毒积聚日久，阻滞气血，经脉瘀滞，瘀热互结，不通则痛，故见皮肤红肿热痛。热邪伤阴，局部皮肤失于濡养，故见皮肤角化。

六、中医治疗

放射性皮炎中医治疗多以外治为主。临床上有各类外用膏剂、油剂对证治疗。国家名老中医李佩文教授自拟清热解毒、止痛敛疮的溃疡油，主要药物有生黄芪、当归、红花、紫草、大黄、炉甘石等，与植物油同熬，使用时用无菌棉签蘸取少许溃疡油，均匀涂抹于患处（超出 1cm 范围，厚约 2mm），并加盖无菌纱布，每次 1 小时，早晚各一次[2]；复方紫草油为甘草、黄柏、黄芩、黄连、紫草各 60g，研粉与冰片 10g 研粉，放一灭菌容器内，用芝麻油浸泡 1 周后搅匀使用[3]；对于难以愈合的溃疡可使用血余蛋黄油外敷治疗，血余蛋黄油有明显的消肿生肌的作用，用于各种难治性皮肤溃疡效果良好。

参 考 文 献

[1] 范明明，陈光伟. 放射性皮炎研究进展[J]. 山西医药杂志，2014，43（19）：2283-2285.

[2] 刘猛，贾立群. 李佩文教授中医外治肿瘤并发症的临证经验初探[J]. 中国中西医结合杂志，2014，34（11）：1390-1391.

[3] 逯敏，徐凯，郭明. 复方紫草油治疗 Ⅱ-Ⅲ度放射性皮炎 32 例[J]. 陕西中医，2008（5）：569-570.

第十一节　术后淋巴水肿

一、概　述

淋巴水肿是由于淋巴循环障碍及富含蛋白质的组织间液持续集聚引起，常发生于小腿、上臂、生殖器和面部等处，有时可并发残肢。淋巴水肿在临床中分为原发性及继发性，其中原发性淋巴水肿主要以遗传病因为主，继发性淋巴水肿主要由于肿瘤放化疗、手术创伤、感染、淋巴管堵塞等病因所致。术后淋巴水肿属于继发性淋巴水肿，主要与手术创伤、放射治疗后的损伤、愈合不良、功能锻炼不佳等因素相关。

在淋巴水肿早期，皮肤柔软，用手指按压时可呈现明显的凹陷性压窝，抬高患处或卧床休息后肿胀可以消失或者减轻。病久则皮肤增厚，指压时凹陷性压窝不明显，休息或抬高患处都不能使肿胀消减。同时可伴肿胀感、沉胀感、麻木刺痛，同时频发组织纤维化合并脂肪沉积，使患肢增粗、组织变硬、表皮过度角化，长期可造成关节功能障碍，行动不便。目前临床主要以乳腺癌相关性淋巴水肿尤为常见，有相关文献报道乳腺癌术后淋巴水肿的发病率可达到 25%～50%[1]。

二、病因与发病机制

1. 生理状态　淋巴系统是一个通过将富含蛋白质的液体、大分子物质和免疫细胞运送回体内来维持体液平衡的管道系统，此外，其功能还涉及调节免疫细胞的转运，参与抗原呈递与免疫，参与脂肪吸收。

2. 病因病理

（1）手术原因：手术切断了大量淋巴管，淋巴液主要依靠代偿机制进行引流。在此基础上如果再出现损害代偿机制或增加淋巴负荷的因素则较容易发生淋巴水肿。

（2）放疗原因：部分患者术后进行局部放疗，对局部组织造成损伤，加重局部水肿。

（3）伤后愈合情况：伤口愈合不良，局部的感染、坏死及溃疡会导致长时间水肿不退，局部可形成较多瘢痕组织，少数可形成象皮肿。

（4）其他原因等。

淋巴作为细胞间隙内部的组织液，主要经过淋巴管回流至静脉。淋巴系统先天性发育不良或其他原因产生闭塞破坏，导致所属远端淋巴回流出现障碍，组织间隙回流淋巴液出现异常增加。原发性淋巴水肿主要以真皮网状层和皮下组织病变为主要原因，组织间隙中有较多淋巴液，真皮乳头部分胶原纤维呈现透明变性，血管周围产生不同程度淋巴细胞浸润。继发性淋巴水肿早期存在炎症细胞浸润，晚期出现组织纤维化。乳腺癌术后淋巴水肿为术后肿瘤淋巴结转移，阻断上臂淋巴回流，使组织间隙聚集大量富含有蛋白质的淋巴液。如果处于代偿机制作用下，此时淋巴液能够引流，这些机制包括已储存的其他淋巴管和交通支。若失代偿，淋巴液不能够引流代偿或增加淋巴负荷，则极易产生淋巴水肿。

3. 中医病因病机　手术损伤淋巴回流通道，局部水肿及淋巴管堵塞，出现肢体水肿的情况，为手术损伤经络脉道，阻碍气血周行，致气、血、津、液流通不畅。血不利则为水，则见水肿，日久则化生痰、瘀，痰瘀互结则见肢体肿胀，皮肤增厚，故而按之无凹陷[2]。早期治疗当以利水为主，兼以活血通络以改善术后血瘀；晚期治疗当以活血化痰为主。根据上肢下肢及经络选择不同的药物。

三、诊断与分级

国际淋巴学会淋巴水肿分期标准将淋巴水肿分成 4 个阶段[3]。

0 期：潜伏期或亚临床阶段。在此阶段，患者患侧肢体的体积并没有发生异常，也没有明显的临床症状出现。但由于手术或放化疗，乳腺癌患者的淋巴系统功能已经受到损伤，此阶段可以持续数月甚至数年。使用生物电阻抗分析设备可以提前发现水肿迹象，为治疗淋巴水肿争取宝贵时间。

1 期：肢体可见较明显的肿胀，若抬高肢体，肿胀可以暂时消退。由于富含蛋白质的淋巴液在结缔组织中积聚，可见凹陷性水肿。及时治疗往往可以控制淋巴水肿的进展。可以通过测量细胞外水或皮下水的量来定量淋巴水肿，用生物阻抗谱法（BIS）可以测定机体总水量与细胞外液的比值，肿胀发生于淋巴水肿的第二阶段。

2 期：上抬肢体时肿胀不会消退，组织开始纤维化，导致肢体变硬；随着脂肪和纤维堆积，水肿可凹性逐渐消失。该期最大的特点就是肢体组织的变化，此时需要进行强化综合消肿治疗才有可能延缓症状。肢体肿胀可以通过排水法（容积法或反容积法）、测压法或圆周带法来测量。

3 期：该阶段最典型特征是淋巴滞留性象皮肿，此时脂肪沉积和组织纤维化更加严重，按压不会出现凹陷，皮肤由于营养异常出现色素沉着，皮肤上可能会出现疣状增生，感染愈加频发。在该阶段，强化物理消肿治疗虽也可以缓解症状，但是很难恢复到发病前的形态，有时会选择手术以减小严重肿大的肢体。由于积累脂肪组织和纤维化改变淋巴水肿的稠度，皮肤和皮下组织的阻力可以用压力测量法。

四、治　疗

1. 物理疗法　抬高患肢，功能锻炼，向心性按摩[4]，压力泵治疗，微波理疗，皮肤护理[5]，运动锻炼[1, 6, 7]。

2. 西医药疗法

（1）利尿剂：在临床中利尿剂虽然可以短时间内达到消肿效果，但是若患者长期服用可能会引发低血压、电解质紊乱等不良反应，服用利尿剂后引起淋巴液浓缩。

（2）苯吡喃酮类及香豆素类药物：临床主要以苯吡喃酮类及香豆素类治疗，能够促进患者体内的巨噬细胞对蛋白质分解，同时有效改善患者的肢体水肿。有临床研究报道发现，对淋巴水肿患者行苯吡喃酮类药物治疗 6 个月后，50%患者的水肿明显缓解。

（3）β-七叶皂苷钠：七叶皂苷钠是从中药娑罗子中提取的三萜皂苷钠盐，它含多酯键三萜皂苷，有抗渗出、消肿胀、扩张动脉、增加静脉张力、改善微循环、稳定血管内皮细胞和消除自由基的作用。具体的药理机制是通过增加肾上腺皮质类固醇化合物的分泌，发挥类激素样的抗炎作用，用药后可使血浆促肾上腺皮质激素（ATCH）和氢化可的松的水平升高；促进前列腺素 F2α 的分泌，拮抗前列腺素 F1、缓激肽及五羟色胺等炎性介质造成的毛细血管及淋巴管通透性的增加；促进淋巴回流，降低水肿液的胶体渗透压。

3. 手术疗法

（1）减少负荷手术，切除病变组织；

（2）改善淋巴引流术，如淋巴结移植术[1]。

4. 中医药疗法

（1）中药汤剂：水湿、痰、瘀为淋巴水肿核心病机，治疗上应结合肿瘤患者的正虚、癌毒组方治疗。有文献报道黄芪桂枝五物汤合当归芍药散、萆薢消肿丸等均有一定防治水肿功能。利湿通络方[8]、淋巴方等可治疗慢性淋巴水肿以缩小患肢周径、减少丹毒发作。①气滞水停证：对应 0～1 期。治以理气活血，健脾利湿。可在治疗肿瘤主方基础上配以健脾利湿、活血、理气药物。②痰瘀互结证：对应 2～3 期。治以活血化痰。可在兼顾肿瘤治疗的基础上配合活血化痰药物。③湿热流注证：对应在水肿基础上合并感染。可以清热利湿为主，急着治标，可选用清热燥湿，通腹泻热等治法及药物。常选用健脾利湿中药（白术、山药、生薏苡仁、茯苓、茯苓皮、土茯苓、猪苓等）、活血通络中药（当归、益母草、威灵仙、重楼、苏木、桃仁、土鳖虫、丝瓜络、海风藤、络石藤、路路通等）、清热燥湿中药（苦参、黄柏、虎杖等）、化痰散结中药（露蜂房、水蛭等）、引经中药（桂枝、桑枝、伸筋草、穿山龙、牛膝等）配合治疗肿瘤。

（2）中医外治：中药熏洗治疗、贴敷治疗[9]、针灸治疗[10]。梅花针针灸、雷火灸、艾灸、手法、扎绑等结合穴位的中医疗法，也被证实可活血通络，为淋巴水肿的辅助疗法。

五、转归及展望

淋巴水肿为多种病因导致的淋巴循环障碍，为慢性进展性疾病，目前该病治愈率较低。早期发现和治疗可较好控制病情进展，提高生活质量，对于早期轻度淋巴水肿通常以非手术保守治疗为主，对于晚期重度淋巴水肿患者则需要采用手术治疗，根据患者个体情况不同选择最为适用的治疗方法，以此来提高患者的远期生活质量。

参 考 文 献

[1] 刘凤. 淋巴水肿的治疗进展[J]. 中国社区医师, 2020, 36（1）: 5-6.

[2] 陈国栋, 刘政, 陈晓静, 等. 从"去菀陈莝"论治下肢淋巴水肿[J]. 光明中医, 2020, 35（1）: 17-19.

[3] 王鹤玮, 贾杰. 乳腺癌术后上肢淋巴水肿的检查与评估研究进展[J]. 中国康复理论与实践, 2017, 23（9）: 1001-1006.

[4] 王春英, 马铖. 徒手淋巴引流预防乳腺癌患者术后淋巴水肿的效果分析[J]. 临床医药文献电子杂志, 2019, 6（A0）: 36.

[5] 赵权萍. 乳腺癌术后淋巴水肿患者综合消肿治疗的那些事儿[J]. 中华乳腺病杂志（电子版）, 2019, 13（6）: 367.

[6] 杨东静. 等速肌力训练对乳腺癌术后上肢淋巴水肿病人上肢功能影响探讨[J]. 医学理论与实践, 2020, 33（3）: 497-498.

[7] 张佳佳, 季诚. 宫颈癌术后下肢淋巴水肿功能锻炼的研究进展[J]. 南京医科大学学报（自然科学版）, 2019, 39（11）: 1692-1695.

[8] 佟蕾, 王文君, 王志华. 益气活血利水通络法治疗乳腺癌术后上肢淋巴水肿疗效观察[J]. 实用中医药杂志, 2018, 34（7）: 759-760.

[9] 范洪桥, 刘丽芳, 周亮, 等. 谭新华治疗乳腺癌术后上肢淋巴水肿经验[J]. 中国中医药信息杂志, 2020, 27（2）: 126-128.

[10] 牛少辉, 曹刚, 陈芸静, 等. 微针刺络外引流联合加压包扎治疗乳腺癌术后淋巴水肿1例[J]. 亚太传统医药, 2019, 15（11）: 124-126.

第十二节　内分泌治疗相关不良反应

一、概　　述

内分泌治疗（Endocrine therapy，ET）是一种通过改变性激素依赖型恶性肿瘤生长所必需的内分泌微环境，从而控制肿瘤进展的重要治疗手段，目前主要应用于雌激素受体（Estrogen receptor，ER）和（或）孕激素受体（Progesterone receptor，PR）阳性的浸润性乳腺癌及中晚期前列腺癌的临床治疗。然而，当ET药物系统性消耗或拮抗体内性激素去势水平后，患者将出现类围绝经期综合征（烘热、多汗、抑郁烦躁、阴道出血等）或雄激素缺乏综合征（疲乏、多汗、乳腺发育、性功能障碍等）、骨质疏松、肌骨关节疼痛、代谢紊乱等系列症状，甚至增加子宫内膜癌和血栓事件的发生风险，上述临床表现统称为ET相关不良反应。

ET相关不良反应使肿瘤患者生活质量下降、经济负担加重[1]，是导致治疗中断的重要原因[2]。因此，对于预期可能出现 ET 相关不良反应的患者群体，给予科学监测、规范管理、个体化干预，是提高 ET 安全性及临床获益的必要措施。

二、病 因 病 机

（一）ET 药物种类、作用机制及不良反应

1. 抑制性激素合成

（1）芳香化酶抑制剂（Aromatase inhibitors，AIs）：适用于绝经后或激素水平达到绝经后状态乳腺癌患者。此类药物抑制芳香化酶活性，阻断了外周组织中的睾酮和雄烯二酮转化为雌激素的重要途径[3]。代表药物有阿那曲唑、来曲唑、依西美坦。主要不良反应[4-5]有肌肉和骨关节疼痛、骨质疏松、骨折、烘热、厌食、阴道出血、脱发等。

（2）细胞色素酶（CYP17A1）选择性抑制剂：适用于转移性激素敏感性前列腺癌和去势抵抗性前列腺癌（Castration-resistant prostate cancer，CRPC）[6-7]。此类药物能抑制在雄激素合成途径中起关键催化作用的 CYP17A1 活性，从而降低睾酮水平。代表药物有阿比特龙。主要不良反应[8]有疲乏、潮热、水肿、高血压、低钾血症、脱发、肝功能异常，并存在诱发心脏疾病的风险。

2. 拮抗性激素受体

（1）雌激素受体拮抗剂：适用于绝经前后乳腺癌患者。此类药物与雌二醇竞争细胞膜表面的 ER，通过抑制雌激素作用，进而阻滞细胞周期，控制肿瘤细胞增殖。代表药物：他莫昔芬（Tamoxifen，TAM）、托瑞米芬（Toremifene，TOR）、氟维司群（Fulvestrant，FVT）。主要不良反应[9-10]有潮热多汗、阴道出血、阴道异常分泌物、血栓栓塞、子宫内膜癌等。

（2）雄激素受体（Androgen receptor，AR）拮抗剂：适用于转移性激素敏感性前列腺癌和非转移性 CRPC[11]。此类药物阻断二氢睾酮与 AR 结合，通过降低肿瘤微环境中的雄激素水平，进而诱导细胞凋亡，控制肿瘤增殖。代表药物有恩杂鲁胺、比卡鲁胺。主要不良反应有疲乏、眩晕、厌食、尿路感染、高血压等[12]。

3. 促性腺激素释放激素类似物　适用于乳腺癌、前列腺癌[13-14]。此类药物作用于性腺轴上游，可与下丘脑分泌的促性腺激素释放激素（Gonadotropin-releasing hormone，GnRH）竞争脑垂体表面的 GnRH 受体，抑制垂体分泌促性腺激素，降低性激素水平。代表药物有戈舍瑞林、亮丙瑞林。主要不良反应有男性可见乳房发育、性欲下降、睾丸萎缩等，女性可见阴道不规则出血、阴道分泌物异常、乳房萎缩等，均可见潮红多汗、恶心呕吐、肝功能异常、抑郁烦躁、皮疹等。

4. 孕激素类药物　可作为乳腺癌[15-16]、前列腺癌[17-18]复发后或一线治疗失败后的药物选择。此类药物利用孕激素的负反馈作用和拮抗雌激素作用，降低性激素水平。代表药物有甲地孕酮、甲羟孕酮。主要不良反应有阴道不规则出血、子宫糜烂、恶心呕吐、水肿、皮疹、血栓栓塞、肝功能异常等，长期服用还可导致库欣综合征。

（二）ET 相关不良反应的发病机制

ET 药物通过抑制性激素合成、拮抗性激素受体、干扰性腺轴等多种途径发挥抗肿瘤作用

的同时，也使患者体内的性激素水平骤然下降，性腺轴对靶器官的生理调节功能紊乱，进而导致性腺功能衰退和植物神经系统紊乱，出现围绝经期综合征或雄激素缺乏综合征[19]。雌激素剥夺使成骨细胞活性降低、疼痛敏感程度增加、软骨代谢及骨侵蚀加速、自身炎症反应增强，出现肌骨关节症状[20]。此外，低雄激素血症可诱发糖尿病、高脂血症、心血管疾病、血栓事件等[21]。雌激素剥夺后存在类似的糖脂代谢紊乱、凝血功能异常症状[22-23]，潜在关系及发病机制尚未明确。

（三）ET相关不良反应的中医病因病机

ET相关不良反应无独立中医病名，按临床表现属于"绝经前后诸证""阳痿""虚劳""骨痿""百合病""脏躁""郁证""心悸""不寐"范畴。《素问·上古天真论》有云："（女子）五七，阳明脉衰，面始焦，发始堕；六七，三阳脉衰于上，面皆焦，发始白；七七，任脉虚，太冲脉衰少，天癸竭，地道不通，故形坏而无子也……（丈夫）五八，肾气衰，发堕齿槁；六八，阳气衰竭于上，面焦，发鬓颁白；七八，肝气衰，筋不能动；八八，天癸竭，精少，肾脏衰，形体皆极，则齿发去。"根据《黄帝内经》对于生命节律的阐述可知，肾气虚衰、天癸将竭，男子气血阴阳失调，女子"肾-天癸-冲任-胞宫轴"失调。故肾阴阳俱虚，脏腑功能失调，气血亏虚为主要病机。《金匮要略》百合病狐惑阴阳毒病、妇人杂病篇下有云："百合病者，百脉一宗，悉致其病也。意欲食，复不能食，常默然，欲卧不能卧，欲行不能行；饮食或有美时，或有不用闻食臭时；如寒无寒，如热无热，口苦，小便赤；诸药不能治，得药则剧吐利。如有神灵者，而身形如和，其脉微微……妇人脏躁，喜悲伤欲哭，象如神灵所作，数欠伸，甘麦大枣汤主之。"根据条文所述证候及方药可知"精血亏于下，虚火扰于上"为次要病机。此外，肿瘤患者所固有的痰饮、瘀血、癌毒等病理产物相互裹挟，加之情志异常，使本病呈现复杂多变、缠绵胶着的态势。

三、诊断与鉴别诊断

（一）诊断

ET相关不良反应的诊断无参考标准，目前以药物临床试验所报道的服用ET药物后出现的不良事件作为诊断依据。并推荐同步完成相关辅助检查，使用临床症状评价量表，协助病情评估和ET方案的合理化选择。

1. 临床表现　患者服用ET药物后出现以下症状群或疾病相关症状体征：①类围绝经期综合征：潮热出汗、睡眠障碍、闭经、阴道不规则出血、阴道分泌物异常（阴道干涩、白带增多）、烘热多汗、抑郁烦躁、疲乏、心悸、眩晕、皮肤感觉异常等；②雄激素缺乏综合征：疲乏、睡眠障碍、潮热多汗、心悸、记忆力下降、抑郁烦躁、性功能减退、脱发等；③肌肉骨骼关节不良反应：肌骨关节疼痛、骨质疏松、骨折等；④代谢综合征及凝血功能异常表现：出现高脂血症、脂肪肝、糖尿病、心脑血管疾病、子宫内膜癌、血栓栓塞等疾病的症状体征；⑤其他：消化道不良反应如恶心呕吐、食欲减退，皮疹，低钾血症、水肿等。

2. 辅助检查　ET相关不良反应管理过程中推荐进行的辅助检查包括：①性激素检测：男

女性患者均应监测 E_2、P、LH、FSH、PRL、T 水平；②ET 疗效评价相关检测：肿瘤标志物如 CA15-3、CEA、CA125、CA199、PSA 等，CT、MRI、骨显像、PET-CT 等；③针对特异性症状的检测：凝血功能、心电图、腹部 B 超、血管彩超、骨密度检测等；④安全性检测：血常规、尿常规、生化系列（肝功能、血糖、血脂、K^+、Na^+）等。

3. 临床症状评价量表

（1）Kupperman 症状积分：适用于女性患者。症状条目共 13 项，分别为潮热汗出、感觉异常、抑郁多疑、情绪激动、性欲淡漠、失眠、泌尿系统感染、骨骼肌肉痛、疲倦乏力、心悸、皮肤蚁行感、头痛和眩晕。症状评分共 4 级，按轻重程度依次为 0 分、1 分、2 分、3 分。每个症状条目均有相应的加权系数。总分=每项所得分×该项加权系数。

（2）伊斯坦布尔 Bosphorus 心理学系评分表：适用于男性患者，多为国内研究所采用。症状群共 4 组，分别为：①体能症状：乏力、食欲减退、睡眠障碍、骨关节痛；②血管舒缩症状：潮热、出汗、心悸；③精神心理症状：记忆力减退、精力不集中、无缘故的恐慌、烦躁易怒、对从前有兴趣的事情失去兴趣；④性功能减退症状：对性生活失去兴趣、对有性感的事情无动于衷、夜间自发性勃起消失、性交时不能勃起和性交时不能成功。症状评分共 4 级，分别为多数时间有（3 分）、半数时间有（2 分）、少数时间有（1 分）、没有（0 分）。

（3）中老年男子雄激素缺乏（ADAM）问卷[24]：适用于男性患者，多为国外研究所采用。问卷共包含 10 个问题，问题涉及身高、性欲、生活乐趣、工作能力等方面，患者需要回答是或否，最终判定为阳性或阴性问卷。

（4）肌骨关节症状评价[25]：①WOMAC 评分量表：从疼痛、僵硬、进行日常活动的难度评价髋膝关节的结构和功能；②简明疼痛评估量表（BPI）：用于评估疼痛的严重程度。

（5）总体健康状态评价：Karnofsky 功能状态评分标准、ECOG 评分标准等。

（二）鉴别诊断

1. 更年期综合征　ET 相关不良反应包括类围绝经期综合征和雄激素缺乏综合征，其症状体征、激素检测水平均与男（女）性更年期综合征相似。鉴别要点在于患者有无 ET 药物的治疗史。在 ET 相关不良反应的治疗过程中，禁止使用更年期综合征的激素替代疗法缓解症状。

2. 恶性肿瘤进展　ET 导致的"骨关节疼痛、骨折"与"骨转移、病理性骨折"经骨密度检测、骨显像可鉴别，阴道不规则出血与妇科恶性肿瘤经肿瘤标志物检测、诊断性刮宫及病理活检可鉴别，男性乳房发育与男性乳腺恶性肿瘤经肿瘤标志物检测、乳腺专科查体、乳腺 X 线和 MRI、乳腺穿刺活检可鉴别。ET 全程应监测肿瘤变化。

四、治　疗

1. 西医治疗

（1）药物干预：激素替代疗法因存在促进恶性肿瘤进展的风险，已禁用于 ET 相关不良反应的治疗。目前西医药物干预措施以对症治疗为主。

类围绝经期综合征和雄激素缺乏综合征：①调节植物神经功能：口服谷维素、维生素；

②镇静：苯二氮䓬类、巴比妥类药物等，如地西泮；③抗抑郁：丙咪嗪、阿米替林等。

肌骨关节症状：①镇痛：非甾体抗炎药，如对乙酰氨基酚，严重者可联合应用可待因加强镇痛效果，伴有抑郁症的复杂慢性疼痛患者可联合应用度洛西汀；②改善骨密度：口服维生素D3；③改善关节症状：口服氨基葡萄糖联合软骨素，严重者可尝试短期低剂量口服泼尼松龙5mg/d×7 天。

如果出现高脂血症、糖尿病、高血压、脂肪肝、心血管疾病、血栓性疾病等较为严重的ET 相关不良反应，应针对合并疾病进行专科治疗，必要时应考虑暂停服用 ET 药物。

（2）非药物干预：根据国外一项横断面研究结果，未与医生进行 ET 相关不良反应讨论的患者，在接受 ET 后报告不良事件的倾向约为充分沟通者的 8.27 倍[26]。加强医患沟通，尤其是针对 ET 可能导致的心血管疾病等严重不良事件进行解释说明，有助于提高患者的依从性和风险意识，减少 ET 相关不良反应的发生[27]。此外，加强健康宣教与心理疏导，引导患者养成良好的生活习惯，进行瑜伽等体育运动，对 ET 相关不良反应的控制起辅助作用。

2. 中医治疗　中医内治法以调和气血阴阳、补肾疏肝为法。偏于肾阳虚者多以二仙汤为基本方，偏于肾阴虚者多以六味地黄丸为基本方，疏肝解郁多用逍遥散、丹栀逍遥散或柴胡疏肝散加减。在此基础上，伴阴虚火旺者辅以滋阴降火，多加用百合地黄汤、二至丸或白薇、丹皮等药物；伴心神不宁者辅以养心安神，偏于心阳亏虚者多加用参桂龙牡汤，伴心血亏虚者多加用甘麦大枣汤；伴营卫失和者辅以益气固表，调和营卫，多加用玉屏风散；伴脾虚湿蕴者辅以健脾利湿，多加用四君子汤；伴心肾不交者可服用天王补心丹或交泰丸；伴骨痛骨痿者可服用益肾坚骨丸（熟地黄、山茱萸、菟丝子、香附、川芎、延胡索、茯苓、络石藤等）。

中医外治法中，针灸治疗对于改善关节功能疗效显著[28]，同时在缓解潮热多汗、恶心纳差、疼痛等方面具有一定优势；推拿治疗如腹摩法、腰摩法对缓解肌肉症状有辅助作用；耳穴压丸取神门、交感、心、肝、脾、肾、皮质下、内分泌等部位可帮助改善类更年期症状。

参 考 文 献

[1] Anuj Shaha, Ruchit Shaha, Nehemiah Kebedea, et al. Real-world incidence and burden of adverse events among non-metastatic prostate cancer patients treated with secondary hormonal therapies following androgen deprivation therapy[J]. Journal of Medical Economics, 2020, 23（4）: 330-346.

[2] Yolanda Eraso. Oncologists' perspectives on adherence/nonadherence to adjuvant endocrine therapy and management strategies in women with breast cancer[J]. Patient Preference and Adherence, 2019（13）: 1311-1323.

[3] WR Miller, RA Hawkins, APM Forrest. Significance of aromatase activity in human breast cancer[J]. Cancer Research, 1982, 42（8 Suppl）: 3365-3368.

[4] Mouridsen H, Keshaviah A, Coates AS, et al. Cardiovascular adverse events during adjuvant endocrine therapy for early breast cancer using letrozole or tamoxifen: safety analysis of BIG 1-98 trial[J]. J Clin Oncol, 2007, 25（36）: 5715-5722.

[5] Paul E Goss, James N Ingle, Silvana Martino, et al. Randomized trial of letrozole following tamoxifen as extended adjuvant therapy in receptor-positive breast cancer: updated findings from NCIC CTG MA.17[J]. Journal of the National Cancer Institute, 2005, 97（17）: 1262-1271.

[6] Fizazi K, Tran N, Fein L, et al. Abiraterone plus prednisone in metastatic, castration-sensitive prostate cancer[J]. N Engl J Med, 2017, 377（4）: 352-360.

[7] Fizazi K, Tran N, Fein L, et al. Abiraterone acetate plus prednisone in patients with newly diagnosed high-risk metastatic castration-sensitive prostate cancer（LATITUDE）: final overall survival analysis of a randomised, double-blind, phase 3 trial[J]. Lancet Oncol, 2019, 20（5）: 686-700.

[8] McKay RR, Werner L, Jacobus SJ, et al. A phase 2 trial of abiraterone acetate without glucocorticoids for men with metastatic castration-resistant prostate cancer[J]. Cancer, 2019, 125（4）: 524-532.

[9] M Baum, A U Buzdar, J Cuzick, et al. Anastrozole alone or in combination with tamoxifen versus tamoxifen alone for adjuvant treatment of postmenopausal women with early breast cancer: first results of the ATAC randomised trial[J]. The Lancet, 2002, 395（9324）: 2131-2139.

[10] Olivia Pagani, Meredith M. Regan, Barbara A. Walley, et al. Adjuvant exemestane with ovarian suppression in premenopausal breast cancer[J]. N Engl J Med, 2014, 371（2）: 107-118.

[11] Hussain M, Fizazi K, Saad F, et al. Enzalutamide in men with nonmetastatic, castration-resistant prostate cancer[J]. N Engl J Med, 2018, 378（26）: 2465-2474.

[12] Roviello G, Generali D, et al. Is the fatigue an adverse event of the second generation of hormonal therapy? Data from a literature-based meta-analysis[J]Med Oncol, 2018, 35（3）: 29.

[13] Manni A, Santen R, Harvey H, et al.Treatment of breast cancer with gonadotropin-releasing hormone[J]Endocr Rev, 1986, 7（1）: 89-94.

[14] Santen RJ, Warner B. Evaluation of synthetic agonist analogue of gonadotropin-releasing hormone（leuprolide）on testicular androgen production in patients with carcinoma of prostate[J]. Urology, 1985, 25（2Suppl）: 53-57.

[15] 牛李敏, 律慧敏, 张梦玮, 等. 甲羟孕酮单药治疗激素受体阳性转移性乳腺癌 102 例[J]. 实用医学杂志, 2018, 34（7）: 1174-1178.

[16] 戴智财, 王佳玉, 樊英, 等. 依托泊苷胶囊联合孕酮治疗多程化疗和内分泌治疗耐药的晚期乳腺癌疗效及毒性分析[J]. 临床药物治疗杂志, 2018, 16（7）: 23-33.

[17] 沈志勇, 王玲, 程惠华, 等. 甲羟孕酮治疗去势抵抗型前列腺癌的疗效观察[J]. 现代肿瘤医学, 2017, 25（2）: 246-248.

[18] 刘建仁, 骆华春, 廖绍光, 等. 多西他赛联合醋酸甲羟孕酮片治疗转移性去势抵抗性前列腺癌的临床疗效观察[J]. 现代肿瘤医学, 2019, 27（15）: 2708-2712.

[19] Rui-li Li, Jin-ying Fu, Ying-ying Deng, et al. Review of acupuncture treatment for perimenopausal syndrome[J]. Journal of Acupuncture and Tuina Science, 2015, 13（2）: 129-133.

[20] 彭楠, 于明薇, 王笑民. 芳香化酶抑制剂相关骨关节症状的研究进展[J]. 中国肿瘤临床, 2015, 42（21）: 1067-1070.

[21] 王南雄, 吕军, 胡卫列, 等. 阿司匹林预防前列腺癌内分泌治疗后心血管疾病的效果及安全性[J]. 广东医学, 2014, 35（7）: 1105-1107.

[22] Taskaynatan H, Alacacioglu A, Kucukzeybek Y, et al. Is Monitoring Mean Platelet Volume Necessary in Breast Cancer Patients?[J]. Open Med（Wars）, 2018（13）: 450-455.

[23] Chou YH, Huang JY, Kornelius E, et al. Major Adverse Cardiovascular Events after Treatment in Early-stage Breast Cancer Patients Receiving Hormone Therapy[J] Sci Rep, 2020, 10（1）: 1408.

[24] 周善杰. 我国中老年男性生殖健康评估体系的建立与现状研究[D]. 北京: 中国协和医科大学, 2009.

[25] Peng Nan, Yu Mingwei, Wang Xiaomin, et al. Effects of the Chinese medicine Yi Shen Jian Gu granules on aromatase inhibitor-associated musculoskeletal symptoms: A randomized, controlled clinical trial[J]. Breast, 2018, 37（1）: 18-27.

[26] Lin JJ, Chao J, Bickell NA, et al. Patient-provider communication and hormonal therapy side effects in breast cancer survivors[J]. Women Health, 2017, 57（8）: 976-989.

[27] Merseburger A, Bro Falkenberg A, Kornilova OJ. New study suggests patients with advanced prostate cancer on androgen deprivation therapy need more dialogue with health care provider, especially around cardiovascular risk[J]. World J Urol, 2019, 37（6）: 1085-1093.

[28] Pan Y, Yang K, Shi X, et al. Clinical benefits of acupuncture for the reduction of hormone therapy-related side effects in breast cancer patients: a systematic review[J]. Integr Cancer Ther, 2018, 17（3）: 602-618.

中医药与微创治疗相结合

随着全球肿瘤患者日益增多，2018年全球有1810万癌症新发病例和960万癌症死亡病例，其中我国新增病例数380.4万例、死亡病例数229.6万例，这给临床诊断和治疗提出了更高的要求。

我国古代即有微创技术治疗肿瘤的论述，早在《灵枢·官针》中就记载："淬刺者，刺燔针则取痹也。"《伤寒论》中也论述了火针的适应证和不宜用火针医治的病候。《千金翼方》有"处疖痈疽，针惟令极热"的论述。凡用火针，太深则伤经络，太浅则不能去病，要在消息得中。文中提到的火针就是用火烧红的针尖迅速刺入瘤内，以治疗疾病的一种方法。现代射频消融、微波消融技术可认为是古代火针的一种延续。

介入放射学在国外始于60年代，主要包括血管性介入技术和非血管性介入技术。1980年数字减影血管造影技术（DSA）应用于临床，我国也于80年代初引进DSA，并大量用于开展介入放射学技术。随着DSA的引入，介入放射学迅速发展，具有微创、高效、安全、并发症少、恢复快、可重复性强及不破坏原解剖结构等优点，既可用于诊断又可用于治疗，并有了较为系统的理论和操作技术，被称之为继内科、外科后的第三学科，已广泛应用于人体各个部位和器官，是以技术操作为基础，以临床为中心，不断创新的专业。

在影像设备引导下的各种微创介入治疗已成为恶性肿瘤的重要治疗手段之一，是目前恶性肿瘤诊治过程中不可缺少的重要组成部分，具有微创、可重复、定位准确、疗效高、见效快、并发症较少、多种技术联合应用和简便易行等优点，可有效地提高恶性肿瘤的及时诊断率、治疗率，减轻恶性肿瘤患者的痛苦，降低死亡率，延长患者生存时间，甚至对部分早期恶性肿瘤的治疗效果可达到外科切除的效果。

第一节 恶性肿瘤血管内介入治疗

一、经导管动脉内灌注化疗技术（transcatheter arterial infusion，TAI）

1. 适应证与禁忌证 适应证：失去手术机会、手术后复发或术后预防性动脉内灌注化疗的各部位恶性肿瘤。禁忌证：严重心肺功能不全者，肝功能严重障碍者，大量腹水者，全身情况衰竭者，白细胞和血小板显著减少者，严重感染者。

2. 介入常用化疗药物 铂类（顺铂、卡铂、奥沙利铂、奈达铂等），吉西他滨（健择、泽

菲)，氟尿嘧啶，亚叶酸钙，阿霉素、表阿霉素，紫杉醇，环磷酰胺，多西他赛，伊立替康，依托泊苷（VP-16）等，一般使用2～4种。

3. 适于介入治疗的肿瘤类型　肝癌、肺癌、胰腺癌、胃癌、妇科肿瘤、乳腺癌、肾癌、膀胱癌、前列腺癌、颌面部肿瘤、软组织肉瘤等许多原发恶性肿瘤及转移性肿瘤均可以采用微创介入治疗，一些良性肿瘤也可以采用微创介入治疗。

4. 身体状态评估　通过评估确定患者是否能够承受介入治疗。常用评分工具有：KPS评分，美国东部肿瘤协作组体能状况评分（ECOG PS）。

5. 介入操作技术　多数采用Seldinger技术穿刺股动脉，少部分根据患者病情及身体和动脉情况穿刺桡动脉、颈动脉、腘动脉等，留置动脉鞘，根据肿瘤部位及血管走形情况沿动脉鞘送入4F或5F的造影导管，如"猪尾"导管、眼镜蛇导管、西蒙导管、肝动脉导管、胃左动脉导管或多功能导管等，在DSA监测下行肿瘤所在脏器的动脉造影，了解相关脏器及肿瘤血供情况，目前导管插管技术可使导管到达人体任何一根动脉内，若动脉直径较细，可通过造影导管内再插入2～3F的微导管以到达肿瘤所在动脉，造影剂注射速率根据所在动脉不同，可用2～15mL/s，总量6～30mL。肿瘤及其相应脏器的血管造影检查，目的是了解肿瘤血管的特点，以及有无动静脉瘘、动静脉畸形以及破裂出血等，确定介入治疗方案，血管造影检查还可评价肿瘤治疗后的去血管程度及新生血管等，以制定后续的治疗计划。

6. 肿瘤的动脉造影表现　DSA造影主要表现为肿瘤供血动脉及其分支动脉明显增粗、增多，走行迂曲，分布不规则，僵直或中断，粗细不匀，排列紊乱，动脉的弧形推移，分支动脉血管增多、紊乱，实质期可见团块状或结节状肿瘤染色，边缘不规则，有毛刺样血管改变，部分可有造影剂呈湖样或池样聚集（开始出现于动脉期，消失较慢，在动脉内造影剂排空后仍可见到），多发病灶可显示多个大小不等的团块状肿瘤染色灶，多支血管供血时单支动脉造影肿瘤染色范围与肿瘤的影像学表现，如CT或磁共振，显示的肿瘤大小、形态不符，只有部分染色或不染色。此时要积极寻找其他可能的供血动脉，如变异的供血动脉或侧支动脉、动脉吻合支。

7. 注意事项　人体动脉解剖变异较多并且许多肿瘤有侧支供血动脉，部分肿瘤动脉经常与其他脏器供血动脉共干；如肋间动脉，灌注高浓度的化疗药可引起胸痛，甚至肋间动脉炎，若有脊髓动脉发自共干的肋间动脉，灌注化疗，尤其是栓塞治疗易引起脊髓损伤，导致截瘫，需特别注意。预防措施为造影若发现有肋间动脉时要仔细分辨有无脊髓发出，注药时除要避开脊髓动脉分支，还应缓慢注药，注药期间应密切观察患者下肢活动情况，如不能避开，可使用微导管精确插入支气管动脉进行灌注化疗和栓塞，还有一般食管中段供血动脉较支气管动脉位置靠下向纵隔走行，应仔细观察防止发生食管损伤。

8. 灌注化疗方法　方法一：经导管动脉内灌注化疗技术（TAI），根据造影、肿瘤影像学表现，确认肿瘤供血动脉，进行针对肿瘤的灌注化疗。将化疗药物根据配液要求用0.9%氯化钠注射液或5%葡萄糖注射液稀释后缓慢推注，将化疗药通过导管在几分钟至十几分钟内注入肿瘤，并且用药量为静脉全身给药量的1/2～2/3，可有效地减轻药物的毒副反应，提高治疗效果。此方法多与化疗栓塞联合使用。

方法二：动脉内持续灌注化疗，多用于肝癌，尤其是转移性肝癌，联合全身化疗可使有效率提高到92%。近年来，以奥沙利铂为主的肝动脉灌注化疗（hepatic arterial infusion chemotherapy，HAIC）方案成为肝癌研究领域的热点，HAIC 在中国多使用氟尿嘧啶、亚叶酸钙及奥沙利铂（FOLFOX 方案），一般需要持续给药 48 小时。也有采用低剂量顺铂联合氟尿嘧啶（FP 方案）持续给药长达 5 天，临床上常采用经股动脉留管泵入的方式，部分学者采用皮下置入动脉泵的方式给药，但需注意长期导管留置在肝动脉易导致肝动脉闭塞，留置导管失去作用。治疗完毕后拔除导管和动脉鞘，局部压迫 6～8 分钟，加压包扎，平卧 8～24 小时，同时水化 2～3 天。

9. 经动脉灌注化学治疗的理论基础　局部动脉灌注化学治疗与全身静脉化学治疗相比，具有如下优点：①局部肿瘤组织浓度明显提高，进入肿瘤组织的药物浓度可以高达 8～48 倍，高浓度抗癌药物不仅能阻止肿瘤细胞 DNA 合成，而且细胞毒效应能够进一步杀伤癌细胞，化疗药物浓度每增加 1 倍，杀灭肿瘤细胞数量即增加 10 倍，且呈对数关系递增。②全身体循环浓度明显降低。约 2/3 以上的药量在靶器官内，仅不到 1/3 的药量在全身其他部位。③全身不良反应明显降低。④疗效明显提高，甚至全身用药效果欠佳的化学治疗药也可能取得较好的疗效。

二、经导管动脉内栓塞技术
（transcatheter arterial embolization，TAE）

TAE 是运用栓塞材料将肿瘤供血血管部分或完全阻塞，从而使肿瘤细胞缺血、坏死缩小，达到治疗的目的，主要用于不适合给予化疗药物的实体肿瘤的介入治疗，在患者一般情况较差无法耐受化疗药物或者合并巨大的动静脉瘘的姑息性治疗以及肿瘤大出血的止血治疗中均发挥着重要的作用。也可用于肿瘤的外科术前栓塞，以达到原来无法外科切除的恶性肿瘤降期，缩小至能满足手术要求；血供特别丰富的恶性肿瘤，外科手术风险大或无法手术，栓塞肿瘤供血动脉可明显减少术中出血，减少手术时间，利于患者恢复。

临床上常用的栓塞材料有碘化油、明胶海绵颗粒或明胶海绵条、普通弹簧圈或微弹簧圈、聚乙烯醇颗粒、载药或不载药栓塞微球或氰基丙烯酸正丁酯等。碘化油为最常用栓塞材料，有黏性且不溶于水，经肝动脉注入后选择性进入血供丰富的肿瘤微血管、血管床，可引起血管短暂性血流阻滞、血栓形成，导致肿瘤细胞缺血坏死，而且肿瘤细胞中缺乏 Kupffer 细胞，不能移除碘化油，碘化油会停留在肿瘤中数月甚至数年，且能被 CT 检查监测，故可用于鉴定肿瘤和监测治疗效果，注意支气管动脉、子宫动脉、卵巢动脉尽量不使用液体栓塞剂如碘化油，易引起脊髓、坐骨神经等损伤。

对于部分肿瘤导致的大出血，如果出血动脉与其他重要脏器的动脉无法避开，根据情况用可收缩血管的药物灌注治疗止血，也可使用微导管留置或美兰注射的方法等标注引导外科手术治疗。

三、经导管动脉内化疗栓塞技术
（transcatheter arterial chemoembolization，TACE）

TACE 是最常用的恶性肿瘤介入治疗方法，也是肝癌介入治疗最常用的方法，效果较单纯灌注化疗和单纯栓塞更好。TACE可联合灌注化疗使用或仅给予化疗栓塞。

TACE最常用方法为将化疗药物与碘化油混合成混悬液，经肿瘤供血动脉缓慢注入，可使化疗药物高度集中于肿瘤之内，浓度可高出一般周围静脉给药的10～100倍，并阻断肿瘤供血血流，延长药物与肿瘤接触的时间，使药物在肿瘤内停留数星期、数月甚至数年之久。

近年来，载药微球作为一种新型栓塞材料受到医师的广泛关注和应用，也在一些恶性肿瘤的治疗中取得了很好的治疗效果，载药微球可负载阿霉素、表阿霉素和伊立替康等多种化疗药物，近年来逐渐应用于肝癌TACE术中，常用的载药微球包括DC-Beads、HepaSphere、LCbead、Tandem以及国产的CalliSphere等。载药微球经肿瘤供血动脉注射到达病灶靶器官时栓塞病灶微小动脉，引起肿瘤血供中断，吸附于微球内的抗肿瘤药物缓慢释放，起到类似药泵的作用，延长化疗药物作用于病灶器官的时间，使药物的效果达到最大化。

还有一种放射性栓塞材料^{90}Y也逐渐应用于临床，属于动脉内放疗栓塞术，^{90}Y是一种纯β辐射的短半衰期放射性物质，用载药微球负载做动脉内栓塞治疗，由于肿瘤内部血流是周围肝实质血流的数倍，因此相对于外照射而言，放疗栓塞术增加了局部病灶的放射剂量，同时又减少了放射性肝炎等并发症的发生。

对于肿瘤供血动脉较粗、肿瘤血供明显且手推造影剂无反流者可直接栓塞治疗，如造影剂有明显反流或肿瘤供血动脉与其他重要脏器供血动脉共干或无法避开时，应使用同轴微导管栓塞治疗，在肿瘤被碘化油或载药微球栓塞至供血动脉基本闭塞后，常用明胶海绵颗粒（300～1000μm）和（或）聚乙烯醇颗粒（PVA，300～1000μm）再栓塞供血动脉主干以彻底封堵肿瘤供血动脉，减少碘化油或载药微球的流失，达到更好的治疗效果。

TACE可多次应用，且疗效明显优于单次应用。治疗间隔时间一般为3～4周，疗程为4～6周期。治疗间隔主要由疗效及体质恢复状况决定。治疗原则是延长生存期和提高生存质量并重，也可带瘤生存。

四、TAI、TAE、TACE的介入术后反应与处理

（1）定时观察穿刺点有无出血，穿刺侧肢体血运情况、有无血栓形成；发现出血及时重新压迫，血运不佳者应适当松解穿刺点的加压包扎，血栓形成者要溶栓治疗，并防止血栓进入肺动脉引起肺栓塞。

（2）介入后每日补液3～5日，补液量为每日1000～1500mL，并根据不同情况给予保肝、止酸、止血、止呕吐等药物。对怀疑感染者给予抗菌治疗。

（3）栓塞后综合征是术后最常见的反应，包括恶心、呕吐、发热、腹痛、肝功能损害、黄疸、腹水、麻痹性肠梗阻、非靶器官栓塞等。上述反应多为一过性，对症处理即可。其中发热多为肿瘤坏死吸收热，常可至37～39℃，多为2～14日，极少数可持续1个月，吲哚美辛（消炎痛）处理多能奏效，必要时可短期使用地塞米松5mg静脉滴注。

五、TAI、TAE、TACE的常见并发症及处理

（1）穿刺点血肿或假性动脉瘤形成，较小者可自行恢复，较大者可给予凝血酶注射或支架

植入治疗。

（2）胆囊炎、胃肠道黏膜糜烂溃疡、脾栓塞、肝肾功能衰竭等给予对症处理。

（3）食管胃底静脉曲张破裂出血可行胃镜下止血治疗或经颈静脉肝内门腔静脉分流术（TIPS）治疗。

（4）肝脓肿者可穿刺引流。

（5）脊髓损伤为介入治疗中最严重并发症，在术中或术后2～4小时胸髓平面以下发生感觉和运动障碍，如尿潴留、截瘫。轻度损伤者可在一周内逐渐恢复正常，严重损伤者多难以康复，一旦发生脊髓损伤，立即由支气管动脉撤管，给予地塞米松、扩容剂、脱水剂及神经营养药物。预防方法为选用非离子性造影剂，并加以稀释，超选择插管避开脊髓动脉方可注药，化疗药物应充分稀释并缓慢注射。

需注意不论TAI、TAE、TACE虽然可降低化疗药物的毒副作用，但都仍有与全身化疗相似的缺陷，例如，容易损伤机体正常组织，致患者免疫力降低，化疗药物的毒性反应以及多次化疗后肿瘤细胞对化疗药产生的耐药性。且介入治疗属于阶段性治疗，难以持久抑制恶性肿瘤的增殖，需要与其他治疗联合应用。

第二节　恶性肿瘤非血管介入治疗

恶性肿瘤非血管介入治疗包括热消融（thermal ablation，TA）、不依赖热杀伤效应的冷冻消融（cryoablation，CRA）、化学消融、近距离放射治疗（^{125}I放射性粒子植入）、不可逆电穿孔（irreversible electroporation，IRE）消融技术（纳米刀治疗）、高强度聚焦超声系统（high intensity focused ultrasound，HIFU）；TA包括射频消融、微波消融、激光消融，CRA包括氩氦刀、康博刀。

局部消融治疗是一种低侵袭性的方法，为恶性肿瘤综合治疗的一种重要手段，取得了令人满意的临床效果。依据消融的原理可分为温度消融和化学消融两类。温度消融原理是利用电、光、声等能源导入肿瘤组织内制造热场或冷场，从而原位灭活肿瘤细胞，化学消融原理是通过化学物质产生的细胞毒性而使细胞质脱水、细胞蛋白变性和血管血栓形成，进而使肿瘤细胞坏死，主要有经皮无水乙醇注射（percutaneous ethanol injection，PEI）。尽管方法不尽相同，但结果均能达到局部组织的完全坏死。

^{125}I放射性粒子植入治疗技术属于放射治疗学的近距离放射治疗范畴，是通过超声、CT引导定位技术、治疗计划系统（TPS），将带有放射线的微粒植入到肿瘤的组织间，或瘤床、淋巴的引流区域，从而达到治疗恶性肿瘤的目的。^{125}I粒子通过持续释放γ射线，连续照射肿瘤细胞，作用于增殖周期内肿瘤细胞的DNA分子链，使肿瘤细胞DNA合成受到影响，导致其丧失增殖的能力。

IRE消融技术是通过释放1500～3000V的直流（25～50A）高压电脉冲，作用于肿瘤的细胞膜磷脂双分子层，导致细胞膜形成多个纳米级的不可逆孔道，破坏细胞内外平衡，从而促使细胞凋亡，体内吞噬细胞将细胞碎片吞噬掉，同时激活机体免疫反应，从而发挥控制肿瘤的作用。纳米刀治疗还能够通过超声、CT和MRI等进行影像导航和监控。在影像设备的辅助下，可以对纳米刀探针的定位、标靶区域的消融过程以及最终消融区的大小进行实时监控，影像中还能清楚显示未消融的残余肿瘤细胞，及消融区周围组织的变化，从而确保消融效果。

HIFU 是目前唯一的非侵入性消融技术，其原理较为简单，利用超声波具有可聚焦性和可穿透性。在体外将超声波聚焦到体内的肿瘤组织，在聚焦点产生高强度超声，从而杀伤肿瘤组织。对浅表性肿瘤的疗效较好，可用于治疗外周型肺癌。目前，HIFU 技术的应用领域还比较狭窄，距全面临床应用尚有一定距离，还需要从设备研发、技术操作和应用策略等方面寻求突破以及创新。

适应证：不能耐受或不愿接受常规手术切除的Ⅰ、Ⅱ、Ⅲa 期实体肿瘤患者；身体状况可以承受局部减瘤及消融治疗的Ⅲb、Ⅳ 期实体肿瘤患者；原发癌已较好控制或较为局限的转移性实体肿瘤；可以通过非血管介入治疗缓解局部症状的原发性及转移性肺部肿瘤；目标病灶直径≥2cm，单个器官肿瘤病灶数目＜5 个。

禁忌证：弥漫型癌肿；全身广泛转移伴大量胸、腹水者；肿块定位引导穿刺困难，消融治疗术后可导致严重并发症患者；心肺肝肾等重要脏器不能承受消融手术者，包括心功能Ⅲ级及以上，肝、肾功能异常，主要生化指标超过正常值 2.5 倍以上者；凝血功能障碍（凝血酶原时间＞18s，凝血酶原活动度＜40%，抗凝血治疗在消融治疗前至少停药 7 天）；有严重的出血倾向，血小板计数＜50×10⁹/L；PS 评分≥3 分，有严重贫血、感染、脱水及营养代谢紊乱，无法在短期内纠正或改善者；术中体位不能配合治疗的患者。

一、TA 与 CRA

1. TA（射频消融、微波消融、激光消融）　是指在医学影像导向下或经腔镜、开腹、经皮将消融电极深入肿瘤组织中，利用高频电流的物理原理，在治疗区域内转化为热能，破坏肿瘤以达到根治目的，并可缓解肿瘤引起的顽固性疼痛等症状，提高生活质量，延长生存时间。其特点是微创、疗效确切、副作用小等。已广泛运用于多种实体肿瘤的治疗中。

热消融已成为不适合外科手术的早期亚临床恶性肿瘤患者的一线治疗手段，由于其对组织无选择性，当肿瘤毗邻胆管、尿道、神经等重要组织时则为手术禁忌；当毗邻大血管时，因产生的热沉效应可导致肿瘤不能完全消融。

微波消融相当于射频消融，具有消融时间短、范围大等优点，而且受到血流灌注的影响小，更加适合治疗大血管附近的肿瘤。对于早期恶性肿瘤的治疗，有可能使局部肿瘤组织完全坏死，达到完全治愈的效果。

恶性肿瘤消融治疗大多数可在影像引导下经皮完成，经腹腔镜局部消融适用于肿瘤位于肝包膜下，或者邻近胆囊和胃肠，外生性肿瘤等，开腹消融适用于上述两种方法难于实行或手术探查发现肿瘤无法切除者。

2. CRA　20 世纪 90 年代，随着影像技术以及新的冷冻设备的发展，现代冷冻治疗学逐步建立。氩氦冷冻系统液（氩氦刀）和氮冷冻系统（康博刀）代表了冷冻治疗两个重要发展阶段。经皮冷冻消融通常在 CT 或 B 超引导下进行，镇静加局部麻醉即可。

（1）应用氩氦冷冻消融术，将一只或多只中空超导探针经皮穿刺入肿瘤内部，在计算机的控制下使氩气流过探针，其能够生成低至-140℃的温度，再开通氦气在 60 秒钟升温至 20～45℃，将冰球急速解冻，通过这种骤冷骤热的过程循环逆转，使肿瘤细胞得到彻底摧毁，达到杀伤肿瘤细胞的作用。可用于不适合行外科手术、不能耐受化疗及放疗的恶性肿瘤患者，是一种效果确切、风险较低的微创治疗手段，可使肿瘤缩小显著，且患者不良反应轻微。氩氦刀对癌变细胞实行物理粉碎损毁，无焦化、凝固反应，而损毁的癌变细胞表面抗原可刺激人体免疫反应，是名副其实的"绿色疗法"。

（2）低温复式肿瘤微创治疗设备（又名"康博刀""冷热刀"），引入了方便获取的液氮与乙醇作为主要载热工质，实现了深低温冷冻和高强度加热的复合式治疗模式及技术解决方案，治疗系统最低温度可达-196℃，最高温度可达 80℃以上，20 分钟冰火交融杀灭肿瘤。为我国中科院理化所自主研发的高低温复式肿瘤微创治疗设备，适用于 80%以上的癌症。

（3）冷冻治疗的病种包括前列腺、肝、肺、肾、乳腺、子宫、卵巢、骨、皮肤以及各种软组织的恶性肿瘤。

3. 具体操作方法　尽量在影像技术引导下进行操作，以保证治疗的安全性、准确性和有效性。消融范围应力求包括 0.5cm 以上的癌旁组织，以获得"安全边缘"，彻底杀灭肿瘤。对边界不清晰、形状不规则的浸润型癌或转移癌，在邻近肝组织及结构条件许可下建议扩大瘤周安全范围达 1cm 或以上。操作步骤如下：

（1）尽量选择仰卧位。连接好电极和主机之间的射频线和电极板，术前需常规预先将电极贴膜贴至双侧大腿无毛发部位。

（2）皮肤常规消毒，铺无菌洞巾，2%利多卡因局部麻醉应达肝包膜。事先估计射频消融可能引起中重度疼痛时，强烈建议在静脉麻醉下进行，以确保射频消融平稳进行。

（3）在影像引导和监控下施行，可反复多次治疗多发病灶；治疗中密切观察患者的情况，及时发现可能存在的并发症。

（4）在消融过程中，进行生命体征的监测；一般一个治疗过程 8～12 分钟，较大病灶需维持 24 分钟甚至更长；到预定时间机器会自动停止消融；消融完成后，拔针时进行针道消融，防止术后出血和肿瘤沿针道种植；根据情况决定是否消融其他位置。

（5）肿瘤消融治疗过程中应严密观察有无内脏出血、气胸、胃肠穿孔等并发症的发生。

4. 并发症及处理

（1）局部渗血：手术结束拔针后给予穿刺部位充分压迫止血，如果出现少量局部渗血可以适量应用止血消炎药物，如果出现严重渗血内科治疗不能控制时，则应外科处理。

（2）消融后综合征：主要症状为发热（38.5℃以下）、乏力、全身不适、恶心、呕吐等，一般持续 3～5 天，其发生与冷冻范围大小有关，冷冻范围小者术后并发症发生率低；冷冻范围大者，术后并发症发生率相对较高。应用解热镇痛药物可以减轻或控制发热。如果出现持续高热，应该注意是否合并感染。术后要根据痰液、血液或脓液培养的结果调整抗生素。如果发生肺部或胸、腹腔脓肿可以置管引流并冲洗。另外，放疗后患者易发生间质性肺炎，在此基础上行消融术者更易继发感染，要引起充分的注意。

（3）疼痛：常在手术后 1～3 天发生，一般为轻度疼痛，可自然缓解，如果疼痛严重，可适量给予非甾体类镇痛药或吗啡类药物，治疗后可缓解。

（4）咯血：肺部肿瘤消融术后可发生咯血，一般在 1 周内停止。出血的发生率在 3%～8%，但是大咯血的发生率极低。咯血的原因可能与多次穿刺损伤肺组织有关，故术中应提高穿刺的准确性，减少穿刺次数。术后可常规预防性给予 2～3 天止血药物，有出血倾向（如血液低凝）患者尤其应注意观察。常规内科治疗无效时可考虑支气管动脉栓塞止血。

（5）胸腔积液：肺肿瘤较大且靠近肺表面者，冷冻后可出现不同程度的胸腔渗液，渗液较少者多无明显不适，在复查胸片或 CT 时发现，可自行吸收，无须处理。当有大量积液时可出现胸闷气急，经 B 超、胸片定位后，可行胸腔引流术。需要穿刺或置管引流的胸腔积液发生率为 1%～7%。

（6）气胸：经皮穿刺冷冻治疗气胸的发生率并不高，且大部分气胸很容易治疗，或者是自限性的，不需要治疗即可自行愈合，需要胸腔闭式引流的不超过 10%。当患侧肺部压缩小于30%，患者无明显胸闷、气急感，可不予引流而自行吸收。如果气胸肺压缩大于30%并且有明显胸闷、气急感，应立即行胸腔抽气或闭式引流。另外，要注意迟发性气胸的发生，一般认为消融 72 小时后发生的气胸称为迟发性气胸。

（7）皮下气肿：肺部消融术中或术后咳嗽较剧烈时，可发生皮下气肿，可见皮肤隆起，触诊皮下有捻雪感，CT 示皮下有游离气体。一般可自行吸收，气体量较多时，可用手赶压气体，从刀口处排出。

（8）皮肤冻伤：很少出现，见于肿瘤贴近胸壁的病人，术中可给予温水保护皮肤。

（9）腹腔出血：腹部肿瘤消融的患者，如术后出现持续加重的腹痛，甚至循环衰竭的表现，要考虑腹腔出血的可能，及时进行腹部 B 超、立卧位腹平片或 CT 检查。少量出血给予内科止血治疗，出血量较大时可考虑介入栓塞止血并及时请外科会诊。

二、近距离放射治疗（^{125}I 放射性粒子植入）

是将放射性物质植入身体内的一种近距离、低剂量、持续性放射治疗的方式。目前国际上批准的可用于肿瘤局部治疗的放射性物质为 ^{125}I 粒子等。

适应证和禁忌证与消融治疗类似，更适于肿瘤直径较大的患者，或与其他非手术治疗联用，效果良好。

^{125}I 粒子植入术是在影像设备引导下将带有放射性的 ^{125}I 粒子植入到肿瘤的组织间、瘤床或淋巴的引流区域，从而达到治疗的目的。已逐渐用于治疗肝癌、肺癌、前列腺癌、头颈部恶性肿瘤及颅内恶性肿瘤等实体恶性肿瘤，其疗效尚可。

三、IRE 消融技术（纳米刀治疗）

是一种新型非热消融技术，由美国 AngioDynamics 公司研发，2018 年由北京名赫医疗科技有限公司引入国内，基本原理为改变细胞跨膜电势，基于电极产生高压直流电微秒脉冲，在细胞膜上形成不可逆的孔隙，通过破坏肿瘤细胞膜的完整性，改变细胞内环境稳态，诱导肿瘤细胞死亡，不产生热沉效应，能够保护肿瘤周围的重要结构，并且能够刺激机体免疫应答。现已应用于肝脏、胰腺、肾脏、前列腺等部位实体肿瘤的治疗。目前 IRE 主要用在邻近重要空腔脏器、脉管系统及神经系统肿瘤消融。

四、HIFU

HIFU 不能作为恶性肿瘤的单独治疗模式，可以作为其他介入治疗的补充，或作为姑息治疗手段。

HIFU 是利用超声波束具有方向性、可聚焦性及穿透性等物理特性，将体外高强度的超声波通过聚焦换能器聚焦于体内的病变组织，导致靶组织蛋白质变性发生不可逆的凝固性坏死，而靶区以外组织极少或无明显损伤，从而达到无创治疗的目的。目前已应用于肝癌、乳腺癌、胰腺癌、前列腺癌、肾癌等恶性肿瘤的治疗。但不适用于含气空腔脏器及中枢系统的肿瘤。

常见的并发症有暂时性发热、局部疼痛及皮肤灼伤，目前 HIFU 的定位匹配、无损测温、实时监控成像及评价技术还需进一步解决和标准化。

已应用于腹盆腔良恶性肿瘤如子宫肌瘤、胰腺癌、腹膜后肿瘤、乳腺良恶性肿瘤、骨肿瘤、软组织肿瘤、肝脏恶性肿瘤、肾脏恶性肿瘤、前列腺癌的治疗。

第三节　恶性肿瘤伴随疾病和合并症的介入治疗

静脉采血：某些内分泌肿瘤，如肾上腺瘤、嗜铬细胞瘤、垂体瘤、胰岛素瘤等，由于肿瘤分泌的激素等物质在外周血的浓度极低，且不能确切反映其定位，可通过介入方法选择插管至腔静脉、肾静脉、肾上腺静脉、岩上窦、横窦、肝静脉等血管，根据临床检验需要，分别采取相应部位器官的静脉血液进行生化检验，以明确肿瘤性质及部位，为临床治疗提供依据。对隐匿性胰岛素瘤常需要经相关动脉钙刺激静脉采血检查，以提高检出率。

经皮穿肝胆管引流术（PTCD）：引流梗阻上方扩张胆管内的胆汁，以缓解黄疸，包括胆管内支架置放；经皮胆道支架植入术通过在胆道梗阻部位放置支架实现胆汁内引流从而缓解黄疸症状，现已广泛应用于恶性梗阻性黄疸的治疗。

经颈静脉肝内门体静脉分流术（TIPS）或经皮穿肝门静脉栓塞术（PTVE）：目的为减轻门静脉压力、治疗静脉曲张破裂出血，TIPS 通过在肝静脉和门静脉之间植入金属支架形成肝内门体分流通道，是一种公认的能够有效降低门脉高压的治疗方法。其适应证包括食管胃底静脉曲张破裂出血、门静脉高压性胃病、顽固性腹水、肝性胸水和布加综合征等。

部分脾动脉栓塞治疗门静脉高压导致的脾功能亢进。

放置金属支架缓解因上腔静脉瘤栓或压迫所致的上腔静脉阻塞。上腔静脉血管内支架植入术具有即时缓解、操作简单、创伤小及并发症少等特点，已成为上腔静脉压迫综合征的重要治疗方法。

下腔静脉滤器：恶性肿瘤患者深静脉血栓形成率高，肺栓塞风险大，下腔静脉滤器在一定程度上可以避免短期内肺动脉栓塞的发生。下腔静脉滤器包括临时性滤器和永久性滤器两类，现在以临时性滤器为主，临时性滤器也可长期放置。

气管狭窄或闭塞时气道支架植入可即时缓解呼吸困难，尤其是郑大一附院介入科韩新巍教授牵头发明的气道分叉支架，有效解决了小气道狭窄或闭塞；而覆膜支架解决了气道瘘。

消化道狭窄或闭塞内支架植入：食管癌、胃癌、结肠癌患者会引起不同程度的消化道狭窄和闭塞，患者无法进食或排便，支架植入可即刻缓解患者进食、排便问题。在支架上编织放射性粒子是目前研究热点，还可起到部分治疗作用。

经皮穿刺椎体成形术：经皮穿刺椎体成形术是在 CT 引导下经皮穿刺椎体病灶，注射适量骨水泥，增加病损椎体的强度和稳定性，防止椎体进一步塌陷或破坏，同时消除或缓解疼痛，该技术有效缓解疼痛的机制包括通过骨水泥聚合热效应毁损痛觉神经末梢，阻断肿瘤血供、热损伤肿瘤组织等。

神经毁损阻滞术：癌性疼痛是晚期肿瘤患者最常见且最难处理的症状之一，严重影响患者的生活质量。神经毁损阻滞术是在影像设备的引导下，经皮穿刺后注射神经阻滞剂或神经毁损药物以及用射频消融等方法，对神经节进行破坏，达到治疗各种神经病理性疼痛的目的。

第四节　中医药在微创介入治疗前后的作用

首都医科大学附属北京中医医院肿瘤科的研究课题"大柴胡汤合六君子汤对于原发性肝癌经肝动脉化疗及栓塞术（TACE）后出现栓塞后综合征的防治效果"，结果显示治疗组恶心呕吐、腹痛、发热及肝功损害的发生率及程度较对照组轻，治疗后生活质量评分较对照组高。故应用中药大柴胡汤合六君子汤加减可以改善肝癌患者 TACE 所导致的栓塞后综合征，减轻治疗副反应。2018 年结题的"中医调肝理脾法防治原发性肝癌经动脉化疗栓塞术后综合征的疗效评价"，得出结论通过中医调肝理脾法可明显缓解肝癌栓塞后综合征。

在传统医学的认识中，肝癌属于"脾积""积聚""痞气"等范畴。病机在于脾胃虚弱，加之化疗药物及栓塞剂可看作为一种外邪，介入治疗后，外邪作用于机体，阻塞中焦，导致气机不畅，肝失疏泄，痰湿毒邪郁而化热，熏蒸胆道，从而出现发热。根据多年临床观察发现 TACE 术后患者普遍存在肝郁脾虚、湿毒内蕴证，治疗上采用疏肝健脾，清热祛湿解毒法，并根据患者实际病情（辨证治疗），分别结合活血、扶正、益气、利胆等治法。

有研究认为，中医药可以参与恶性肿瘤发病的全程治疗。中医药对于手术后的器官功能康复、放化疗的增效及减毒以及免疫功能的恢复已被国内绝大多数患者接受。

首都医科大学附属北京中医医院肿瘤科介入治疗前后常用的方药如下：

肝郁脾虚证

治法　疏肝健脾。

方药　逍遥散加味。柴胡 12g，当归 12g，白芍 15g，白术 10g，茯苓 10g，郁金 10g，香附 10g，八月札 15g，炙甘草 10g。胸闷胁胀甚者可加陈皮 10g，半夏 10g，川芎 10g，赤芍 10g；食欲不佳者可加用焦三仙 30g。

气血瘀滞证

治法　疏肝理气，活血化瘀。

方药　柴胡疏肝散合桃红四物汤。柴胡 10g，白芍 10g，郁金 10g，生地 10g，延胡索 15g，红花 10g，桃仁 10g，川芎 10g，当归 12g，白屈菜 15g，八月札 15g，龙葵 20g。胁痛如刺，固定不移甚者加用降香 10g，赤芍 15g，三棱 15g，莪术 15g，丹参 30g；大便不畅者加用大黄、

枳实、厚朴各 10g；腹部胀满者加用大腹皮、黄芪、枳壳、陈皮各 12g。

湿热瘀结证

治法　清热利湿，解毒破结。

方药　茵陈蒿汤合膈下逐瘀汤加减。小叶金钱草 30g，虎杖 15g，茵陈 30g，姜黄 15g，大黄 10g，栀子 10g，厚朴 10g，大腹皮 15g，延胡索 15g，半枝莲 30g，白英 30g，归尾 15g，赤芍 15g，五灵脂 10g，丹皮 10g，川芎 10g，龙葵 20g，白花蛇舌草 30g。肚腹胀满，喘息气短，腹水脚肿者加猪苓、车前子（包煎）各 15g，商陆 10g；恶心、呕吐者加竹茹、姜半夏、陈皮各 10g，代赭石 20g；呕血、便血者加白茅根、侧柏炭、大小蓟各 10g，羊蹄根 20g，合用云南白药或三七粉每次 1～2g，每日 2 次。发热甚者合用牛黄清热散每次 3g，每日 1～2 次。

毒邪蕴结证

治法　解毒散结。

方药　犀角地黄汤加减。银柴胡 10g，丹皮 10g，生地 10g，赤芍 10g，天花粉 10g，鳖甲 10g，旱莲草 15g，水牛角 30g，金银花 30g，茜草根 30g，徐长卿 30g，蜈蚣 2 条，土鳖虫 10g，蜂房 8g，半枝莲 15g，半边莲 15g，白花蛇舌草 30g。吐血、便血者加仙鹤草 15g，蒲黄炭 10g，槐花炭 20g，三七粉 3g（冲服）；气随血脱急用独参汤；神志异常者加鲜石菖蒲、郁金各 15g；神昏谵语、痉厥抽搐者可急用安宫牛黄丸、至宝丹等药。

脾虚湿困证

治法　健脾益气，利湿解毒。

方药　四君子汤合五皮饮加减。生黄芪 30g，党参 15g，白术 15g，茯苓皮 30g，香附 10g，枳壳 10g，陈皮 10g，大腹皮 10g，冬瓜皮 30g，泽泻 10g，薏苡仁 30g，龙葵 30g，桃仁 10g，莪术 10g，半枝莲 15g，甘草 10g 等。脾肾阳虚，水气内停，可合用真武汤；中阳不足，可合用苓桂术甘汤。

肝肾阴虚证

治法　滋养肝肾，化瘀清热。

方药　一贯煎加减。生地 20g，白芍 15g，当归 12g，川芎 10g，川楝子 8g，女贞子 15g，旱莲草 30g，龟板 20g，鳖甲 20g，枸杞子 15g，山萸肉 15g，沙参 30g，丹皮 10g，半边莲 30g，生黄芪 20g，茯苓 20g。黄疸者加茵陈 30g，生栀子 10g，泽泻 15g，车前子（包）15g，大腹皮 15g；胁痛者加芍药 20g，延胡索 30g。

首都医科大学附属北京中医医院肿瘤科对于微创介入治疗后出现的一些不适症状，常采用以下治疗方药：

肝区疼痛者，可用柴胡、川楝子、麦冬、延胡索、白芍、炙甘草、枸杞子等。疼痛剧烈，按照三级止痛治疗；或辨证加用降香、延胡索、郁金、苏木、白屈菜、川楝子、徐长卿、云南白药等。

腹部胀满者，其属气阴两虚、气化不利之证，可用利水理气、清热养阴药物治疗，如猪苓、茯苓、泽泻、阿胶、滑石、木香、枳壳、大腹皮、川芎等；如腹胀以气为主者，加用木香、厚朴、青皮、陈皮、大腹皮、莱菔子、枳壳、枳实、焦槟榔等；如以腹水为主者，可加用利水药物，如泽泻、茯苓、猪苓、车前子、半边莲、玉米须、商陆、二丑等。

发热者，低热多属阴虚火旺，可加青蒿、地骨皮、白薇、银柴胡、丹皮、生地、鳖甲等滋阴清热。高热，热在气分，可加生石膏、滑石、寒水石；热在营血，则加水牛角、羚羊角；也可用清开灵、双黄连注射剂、牛黄清热散等。

栓塞后综合征者，以大柴胡汤合六君子汤加减：柴胡10g，黄芩10g，枳实10g，茵陈15g，白芍15g，姜半夏10g，茯苓15g，生白术15g，太子参15g，砂仁10g，木香10g，生甘草10g。

首都医科大学附属北京中医医院肿瘤科的特色外治方法，对微创介入术后的症状有很好的治疗效果，常采用以下外治法：

穴位贴敷治疗：将穴位处皮肤洗净，把中药膏2g摊在磁疗贴上，立即贴附在穴位上，6～8小时揭去，每日一次。

降逆止吐贴，化疗期间在神阙、双足三里贴敷中药"降逆止吐膏"，防治化疗引起的呕吐。行气通腑贴，化疗期间在神阙、双涌泉贴敷中药"行气通腑膏"，改善腹胀便秘症状。腹水贴，合并腹腔积液患者在神阙穴贴敷中药"腹水膏"。止痛贴，合并癌性疼痛患者在神阙穴、期门穴贴敷中药"止痛膏"。

从恶性肿瘤治疗理念、治疗模式上分析，中西医融合治疗正在成为晚期肿瘤治疗的最佳选择。所有微创介入治疗都应是局部治疗和祛邪治疗，根据我们中西结合四大原则中的"局部治疗与整体治疗相结合""祛邪治疗与扶正治疗相结合"的原则，在介入治疗前后均应以整体扶正治疗的原则进行辨证施治，减少副反应，增强治疗效果以利健康。

第五节　总　　结

肿瘤的微创介入治疗数十年取得的成就充分证明：微创治疗是目前肿瘤非手术治疗中效果最好的，同时也应是首选的疗法。鉴于肿瘤的高复发、多中心等特殊性，需应用多种方法综合治疗，重要的是患者的生存期长短及生存质量好坏。"带瘤生存"也是肿瘤患者的一种生存模式。

恶性肿瘤的治疗应把握个体化治疗的原则，要根据患者的预期寿命、治疗耐受性、期望的生活质量、患者的愿望、肿瘤的异质性等确定；成本与效果并重的原则，注重成本效果原则、成本效用原则、成本效益原则；中西医并重的原则，中医药的最大长处是在协助肿瘤患者的康复上，中医的辨证施治对减少化疗和放疗的副作用均有较好的治疗作用，这对巩固和加强肿瘤的治疗效果，延长患者的生命和保证生存质量相当重要。

第十章

老年肿瘤患者的特点和治疗

随着科学技术及医学诊疗水平的提高，人类预期寿命延长，人口老龄化已成为全球发展趋势。国际上将老年人定义为 65 周岁以上[1]，而我国国家统计局和中华医学会老年医学分会均将老年人定义为 60 周岁以上[2]。在 2005～2011 年间，我国老年人群的肿瘤发病率是年轻人群的 8.47 倍，相关死亡率为 13.96 倍[3]。目前老年肿瘤患者的治疗已成为肿瘤研究的重要内容。

一、老年肿瘤患者的特点[4]

（一）西医方面[4]

（1）合并疾病多。老年患者因为年龄因素，在患有肿瘤的同时可能伴有多种慢性疾病的存在，例如心脑血管疾病（高血压、冠状动脉粥样硬化性心脏病等）、消化系统疾病（慢性萎缩性胃炎、肠炎等）、肾脏相关疾病（慢性肾病综合征、慢性肾炎等）、内分泌相关疾病（糖尿病、痛风等）。因为这些基础疾病的存在，使得患者在接受治疗的过程中可能产生副作用进一步损伤相关脏器，影响患者存活时间。

（2）恶病质多见，易于感染。多种因素的出现可导致老年患者饮食量减少，营养获取量不够，加以肿瘤的慢性消耗，身体素质逐步降低，常出现营养不良的现象，如体重下降、肌肉萎缩。由于营养条件较差，老年人体质虚弱，容易合并脏器的感染，如上呼吸道感染、肺部感染、泌尿系统感染。

（3）惰性发展。部分肿瘤（如前列腺癌、乳腺癌）随着年龄的增加，其生物学行为呈惰性状态，具有较低的增殖和侵袭能力，进展相对缓慢，不易在短时间内发生改变及远处转移，影响患者预期寿命。

（4）发病隐匿，容易误诊。由于年纪增大，神经细胞大量衰老、凋亡，老年人对身体各器官的感觉迟钝，容易忽视肿瘤的不典型症状和体征，从而延误病情。同时其他慢性病的存在使得肿瘤表现出的症状不典型，难以从症状、体征及辅助检查中与其他疾病鉴别，增加临床诊断肿瘤的难度，容易产生误诊。

（5）良性疾病容易恶变。老年人由于免疫功能的下降，当患有某些良性疾病（如一些溃疡病、口腔及外阴道黏膜白斑症、囊性乳腺增生症、重度萎缩性胃炎及肠上皮化生等）时，容易在致癌因素的介导下诱变为癌症,因此及早地介入该良性疾病的治疗对于预防肿瘤的发生有重要的意义。

（6）解毒、排泄功能减低。由于各个器官功能的下降，尤其是肝、肾功能的下降，口服入血的药物不能尽快地通过肝脏或者肾脏代谢，排出体外，血中药物含量不断积累，一方面导致其他脏器的二次损伤，出现多种不良反应，另一方面血药浓度持续处于高水平状态，容易使靶细胞对药物耐受，产生抵抗，以致降低药物疗效。

（二）中医方面[5]

（1）生理特点：随着年龄增长，人类逐渐走向衰老，伴随着精气逐渐亏少，脏腑功能逐步衰弱，在外表现为发白齿枯、视物不清、言语不利、转摇不灵、行动不便等。在《灵枢·天年》中亦有佐证，"五十岁，肝气始衰，肝叶始薄，胆汁始减，目始不明；六十岁，心气始衰，若忧悲，血气懈惰，故好卧；七十岁，脾气虚，皮肤枯；八十岁，肺气衰，魄离，故言善误；九十岁，肾气焦，四脏经脉空虚；百岁，五脏皆虚，神气皆去，形骸独居而终矣"。

（2）病理特点："邪之所凑，其气必虚"，郁老认为因先天禀赋不足或后天失养引起脏腑亏虚，即"内虚"是肿瘤发生发展的根本原因，其根本在于阴阳失衡。老年人的脏腑功能逐步衰退，气血阴阳均不足，但仍保持相对平衡从而维持亚健康的状态，当其他因素打破这一脆弱的平衡，则导致老年人易于患病，难以速愈[6]。而老年肿瘤的发生，一方面外邪侵袭机体，正虚邪进，缠绵不去，留于体内，影响气机升降而致气郁；另一方面脏腑功能减退，以脾肾二脏为主，水液代谢异常，内聚成湿、成痰；痰湿、气滞使得血行不畅，因而致瘀。痰浊、血瘀久而不去，相互交结，可形成肿瘤，阻滞经络，耗伤气血，使得脏腑功能失调日益加重，正气日趋不足，形成恶性循环。因此该类疾病病理演变为正气不足所致病理产物蓄积，相互凝结，其总病机为虚实夹杂，本虚标实。

二、老年肿瘤患者的治疗

（一）非中医药治疗[6]

（1）手术治疗：随着医疗技术水平的提高，年龄并非是老年肿瘤患者手术的绝对禁忌证，通过科学评估手术风险，可根据肿块性质、大小、位置、患者整体状态等因素，正确地估计手术危险性，选择适当手术方式，术前做好充分的准备，尽量纠正各种器官的功能障碍，就能够为顺利手术创造条件，延长患者存活时间，提高生活质量。但手术切除只是局部控制，为了控制复发、转移仍需配合其他疗法，定期复查。

（2）化疗：由于化疗药物的剂量范围较窄，在杀伤肿瘤细胞的同时，易伤害正常组织，加之老年肿瘤患者较年轻患者合并疾病较多、药代动力学较差、易出现并发症，因此除了要根据患者自身特点选择药物、给药方式、用量，加强患者教育，不能因某些不适反应随意终止治疗，还应积极给予营养支持治疗和处理并发症。

（3）放疗：放疗是指通过电离辐射作用于局部来治疗肿瘤的方法。与治疗中青年患者不同的是，老年患者的器官相对较衰老，对放射线照射造成的损伤的修复能力相对较差，尤其是被照射的器官处于亚健康状态时，对放射线的耐受更差。所以在设计放射治疗时尽量控制放射范围，避免正常组织损伤。另外放疗的毒副作用较大，对于老年患者来说，要积极摄入易消化、易吸收、高蛋白食物以维持全身营养，增强抵抗力，并配合中药或者其他疗法，减轻化疗毒副反应。

（4）靶向治疗：肿瘤靶向治疗具有较好的安全性和一定的有效性，损伤性小，耐受性好，是老年肿瘤患者一个较好的治疗选择。

（5）生物免疫治疗：肿瘤的生物治疗是指应用现代生物技术及其产品（小分子化合物、多肽、多糖、蛋白质、细胞、组织、基因）直接或间接地介导抑瘤或杀瘤的治疗方法，具有高效低毒的特点，亦是老年肿瘤患者治疗的选择。

（二）中医药治疗

中医药在治疗老年肿瘤方面，除外通过望、闻、问、切四诊采集到的症状、体征加以辨证分析，仍需要按照癌种的不同，选用不同的抗肿瘤药物，病证相结合，更好地发挥中医疗效。鉴于老年患者正气尤为不足的病理特点，因此在中药配伍上当以扶正为主，佐以祛邪，并且适当减少药物使用剂量，以减小抗肿瘤药物使用过程中产生的不良反应。同时除了中药内服这一主要治疗手段外，中医仍具有其他特色治疗方法，可以让患者从中获益。

1. 中药内服　老年肿瘤患者所患具体疾患的具体辨证分型[7]、治法方药均已在之前的各个章节之中有详细阐述，此处仅说明老年肿瘤患者的辨证原则及用药方面的特点。

辨证原则：①审证求因：结合八纲辨证，明确患者阴阳、表里、虚实、寒热属性，结合肿瘤的局部发生、发展状况，全面掌握患者现阶段所表现出的病因病机，做出辨证分型。②病证结合：恶性肿瘤作为一类疾病，其每一种肿瘤都具有其特定的生物学特性、发病规律，及形态、病理生理、生物学特点，因此要结合现代医学手段，全面认识患者疾病状态，结合辨证，做到心中有数，更为有效地制定治疗方案。③局部、整体辩证统一：肿瘤局部的发生、发展与自身免疫能力的强弱存在负性关系，因此需要对整体和局部力量对比作出正确的评价，如整体状况良好时加强局部病灶的攻伐，整体状况较差时侧重整体功能的维护。④明确标本缓急：当患者出现一些危及生命的证候时，肿瘤虽为其本，但要集中力量解除危及生命的证候，保护患者生命，治其标。在疾病相对稳定时，治其"病本"。

用药特点：①用药轻灵。张景岳云："若所急在心，可速攻；若积聚渐久，元气日虚，越攻越虚，就不死于虚，而死于攻"，因此选用攻伐之品用量不宜太过，否则损伤正气，加重"内虚"，不利于肿瘤的控制。攻伐不宜过，是否意味着可以专注于滋补？《瘟疫论·老少异治论》云："凡年高之人，最忌剥削。设投承气，以一当十；设用参术，十不抵一。盖老年荣卫枯涩，几微之元气易耗而难复也"，故治疗老年肿瘤患者，不论攻补，用量宜轻。②注重脾肾。由于老年患者，年老体衰，脏腑功能失调，尤以脾肾为甚，因此在治疗过程中尤其重视脾肾功能的调理，在辨证用药的过程中，不仅要注意保护元阴、元阳，更要做到先后天根本兼顾，以增强患者精神、体质和抗癌能力，取得较好的疗效。③维持平衡[8]。老年肿瘤的发生在于体内失衡状态长期存在，积聚日久，因此在用药上不可专注于一方，或专注于滋阴，或专注于补阳，而是要阴阳同调，佐以化痰、解郁、理气，使得机体内阴阳双方重新恢复平衡状态，气血运行其道，减少肿瘤的发展。

2. 中西医结合治疗　通过中西医结合治疗，能调理患者体质，改善其营养状况，辅助患者顺利完成系统治疗方案，并且可以减少治疗时产生的相关并发症及后遗症，让患者在治疗中获益。郁老通过多年临床经验积累，总结出针对术后、放疗后的扶正经验方，以供临床使用。

Ⅰ　肿瘤扶正祛邪方

组成：生黄芪 30g，太子参 30g，白术、茯苓、陈皮、补骨脂各 10g，半枝莲、白花蛇舌草、白英、藤梨根、焦三仙各 30g，草河车（拳参）、龙葵各 15g。

治法：健脾补肾，解毒抗癌。

适应证：本方适用于各种癌症手术后、化疗后的间歇期，特别是胃肠道肿瘤姑息术后或根治术后作维持疗效和巩固疗效之用。症见乏力气短，纳少便溏，肿瘤残存、余毒未尽，舌淡红苔白，脉沉细滑等。

Ⅱ　肿瘤放射治疗扶正方

组成：北沙参 30g，大麦冬 15g，石斛 15g，天花粉 15g，五味子 6g，鸡血藤 30g，太子参 20g，女贞子 15g，生黄芪 30g，麦、稻芽各 10g，鸡内金 10g，竹茹 10g，橘皮 10g，生甘草 5g。

治法：益气养阴，清热和胃。

适应证：本方于肿瘤病人放射治疗时同时使用，能减轻放射治疗的副作用，根据不同的放射治疗部位和不同反应，可随证加减。该方治疗放疗时热邪耗气伤阴证，症见乏力、口干、纳少、恶心、白细胞数减少等，甚至出现放射性损伤（如皮炎及黏膜损伤、放射性肺炎、放射性直肠炎、膀胱炎等），舌质稍红苔薄、脉细或细数等。

3. 外治法

（1）穴位贴敷：根据我科整理古代肿瘤外治法文献并结合临床经验创制。

①降逆止吐贴：化疗期间在神阙、双足三里（或双内关）贴敷中药"降逆止吐膏"（半夏、砂仁、薄荷脑等），防治化疗引起的呕吐。②行气通腑贴：化疗期间在神阙、双涌泉贴敷中药"行气通腑膏"（生大黄、厚朴、薄荷脑等），防治化疗引起的便秘。③益气扶正贴：正气虚弱者，可在神阙、足三里贴敷中药"扶正益气膏"（生黄芪、炒白术、枸杞子、菟丝子、薄荷脑等），增强患者的免疫力。④胸水贴：合并胸水者，可在神阙、大椎穴贴敷中药"胸水膏"（葶苈子、牵牛子、川椒目、泽泻、薄荷脑等）利水平喘。⑤止痛贴：合并癌性疼痛患者在神阙穴贴敷中药"止痛膏"（乳香、没药、延胡索、丁香、三棱、莪术、薄荷脑等）。

（2）中药泡洗：应用中药温经通络方"芪藤通络汤[9]"（黄芪、丹参、桂枝、红花、鸡血藤、络石藤、木瓜、全当归），在化疗期间泡洗手足，防治化疗引起的末梢神经毒性和手足综合征等不良反应。

（3）灸法：用于预防或辅助治疗化疗所致的骨髓抑制。化疗期间用艾条"温和灸"大椎、膈俞（双）、足三里（双）各 10 分钟，每日一次。应慎用于阴虚内热的患者，禁用于有出血倾向的患者。

（4）针刺：用于预防或治疗放化疗所致的消化道反应。化疗期间每日针刺内关（双）、中脘、足三里（双）、下脘、关元、气海、天枢（双）。体质虚衰患者慎用，禁用于有出血倾向的患者。

参 考 文 献

[1] 盛立军. 现代老年肿瘤学[M]. 济南：山东科学技术出版社，2017：7.

[2] 陈万青，郑荣寿，张思维，等. 2013 年中国老年人群恶性肿瘤发病和死亡分析[J]. 中华肿瘤杂志，2017，39（1）：60-66.

[3] Li S，Zhang X，Yan Y，et al. High cancer burden in elderly Chinese, 2005-2011[J].Int J Environ Res Public Health，2015，12（10）：12196-12211.

[4] 张培彤. 老年恶性肿瘤[M]. 北京：人民军医出版社，2010：9-10.

[5] 张问渠，张昱. 老年病中医治疗学[M]. 北京：科学技术文献出版社，2000：9-11.

[6] 郁仁存. 老年肿瘤防治知识[M]. 北京：北京科学技术出版社，1990：87-108.

[7] 张伯礼，吴勉华. 全国中医药行业高等教育"十三五"规划教材 中医内科学[M]. 北京：中国中医药出版社，2017：354-358.

[8] 唐武军，郁仁存. 中医平衡观在老年肿瘤防治中的指导意义[J]. 北京中医药，2013，32（5）：361-364.

[9] 孙莉红. 芪藤通络汤泡洗在手足综合征的应用[J]. 世界最新医学信息文摘，2018，18（A4）：232，238.

第十一章

中医药防治肿瘤复发与转移的研究

第一节　影响肿瘤复发与转移的因素与机理

复发转移是肿瘤的一大特点，也是临床治疗的一大难题。很多患者谈癌色变不只是因为肿瘤的凶险，更是因为罹患一次肿瘤，即使达到临床完全缓解，也要终生担心复发转移。我们试分析影响肿瘤复发转移的因素，以期对肿瘤的防治有一定的帮助。

一、中医对肿瘤复发转移的认识

癌毒作为肿瘤的核心致病因素，具有暴烈顽固、易与痰瘀互结、易耗伤正气、易流窜他处等特点[1]，其潜伏性和流窜性是造成肿瘤复发转移的关键原因。

恶性肿瘤术后，局部病灶虽被切除，但仍有癌毒隐伏于人体，伺机而发，这与中医理论中的"伏邪"相符。循环肿瘤细胞在早期即可被释放入血，难以被清除，成为日后复发转移的基础；肿瘤细胞会进入休眠期，逃过免疫应答，在必要条件下可继续生长增殖；肿瘤干细胞具有自我更新能力，可分化形成肿瘤细胞，这些细胞学机制都契合中医伏邪的特性[2]，癌毒内伏为肿瘤的复发转移提供了可能。

肿瘤转移最早的论述见于《灵枢·百病始生》，描述了虚邪中人后在各脏腑间传舍，但对其内在机理并未作出阐述。今人提出了"癌毒通道""经络转移""痰毒流注""气失固摄""内风""正虚"等学说[3]，试图找出肿瘤复发转移的规律和机制，目前学界并未形成统一的认识。

二、影响肿瘤复发转移的因素

1. 正虚邪盛　肿瘤形成的根本原因是正气内虚、外邪侵袭与内生痰瘀等病理产物杂合而成癌毒，癌毒作用于虚人发生为肿瘤，正虚邪盛是肿瘤复发转移的根本原因。

正气具有抵抗癌毒、固摄癌毒两方面的作用，当人体正气虚弱，已经得到控制的癌毒可能因为失去制约而复发，正气不能将癌毒固摄在原发灶则易发生转移。体质很大程度上从先天决定了人体正气的盛衰，体质偏虚者更易发生复发转移，复发性卵巢癌患者中医体质以阳虚质为主、气虚质次之[4]，胃癌术后患者气虚质复发转移率最高[5]。后天营养不良能促进肿瘤转移，其可能机制与免疫功能受损、炎性反应、血管生成素样蛋白、肿瘤细胞自噬等有关[6]。对比肝郁痰凝型，乳腺癌正虚毒炽型 TNM 分期晚、VEGF 表达阳性率高，发生淋巴结转移概率亦较高[7]。大肠癌复发转移率最高的两个证型是肝肾阴虚证、脾肾阳虚证[8]，提示了正虚在复发转移中的重要影响。

癌毒本身的强弱在复发转移中也有着决定性的影响，恶性程度高的肿瘤相应的癌毒就愈加暴烈，复发转移率则更高。肿瘤直径≥5cm、淋巴结转移、CA153 水平≥25U/mL 是乳腺癌术后复发的独立影响因素[9]；早期宫颈癌中，分级程度越差、恶性程度越高者越容易复发，肿瘤直径大小也是复发的重要因素[10]。年龄、分化程度和肿瘤直径对肺腺癌纵隔淋巴结转移有显著的影响，刘天阳等[11]根据这三点将肿瘤患者分为低危组（肿瘤高、中分化）、中危组（肿瘤低分化+肿瘤直径≤4.0cm+年龄≥60 岁）、中高危组（肿瘤低分化+肿瘤直径≤4.0cm+年龄<60 岁）及高危组（肿瘤低分化+肿瘤直径>4.0cm），四组的纵隔淋巴结转移概率有着显著差异，分别为 15%、39%、58% 和 77%。

2. 瘀血　肿瘤患者存在血液黏滞度增高、血液流变性异常及微循环障碍等病理改变[12]，这些与中医中的血瘀证密切相关。李氏报道[13]，发生转移的患者较未转移组血液高凝状态更为严重；肺癌转移组出现瘀血舌象的概率远高于未转移组[14]，提示瘀血是肿瘤转移、复发的重要因素。活血化瘀法能够清除体内的病理产物，促进气血运行，祛邪兼能扶正，理论上能够抑制复发转移，但基础研究方面，针对活血化瘀中药及复方是否会促进肿瘤转移仍有争议，一些实验表明活血化瘀有助于抑制肿瘤转移，如姜黄素能抗血管生成，减少肿瘤细胞的侵袭转移[15]；而另一些实验则证明活血化瘀会进一步促进肿瘤转移，孙满强等[16]实验显示高剂量川芎、丹参对 Lewis 肺癌小鼠的转移具有促进作用，其机制可能与调控 Twist 和 VEGF-A 蛋白的表达有关。李华[17]的临床试验结果显示运用中药活血化瘀汤剂治疗组患者的复发转移率（13.04%）显著低于参照组（43.48%），表明活血化瘀法对恶性肿瘤术后复发与转移具有预防作用。临床上活血化瘀法治疗恶性肿瘤运用十分广泛，我们不能因噎废食，应立足整体，辨证施用活血化瘀药。

3. 痰湿　湿性缠绵，痰善流注，痰湿正合肿瘤迁延难愈、易复发转移的特点，对肿瘤的发生发展有重要影响。魏品康等[18]提出恶性肿瘤细胞是"痰核"，肿瘤间质细胞是"痰浊"，"痰络"则是利于转移的血管和淋巴管，并将胃癌术后复发归结为"痰污染"。孙满强等[19]认为肿瘤微环境是痰浊的微观延伸，痰浊的微环境未除，便可能有复发转移。利湿药如茯苓能抑制人宫颈癌 HeLa 细胞的迁移[20]，化痰祛湿方如神效瓜蒌散能够作用于 ER，从而抑制乳腺癌细胞 SKBR-3 的增殖和迁移[21]，从侧面证明痰湿在肿瘤复发转移中扮演了重要角色。

4. 情志因素　古人认为情志是噎膈、积聚、石痈等病的致病因素之一，并且提出了恚膈、忧膈、思癥等病名，直接将情志与肿瘤联系起来[22]。临床流行病学表明不良情志确实会促进肿瘤的形成、复发和转移[23]。从中医的角度理解，情志不遂则肝气郁结，气机不畅易促使各种病理产物沉积，最终形成癌毒，经手术切除和放化疗后，癌毒可能仍以伏邪的形式藏于人体，情志不畅可郁而化火引动伏毒，增加肿瘤复发转移的风险[2]。

中医认为肿瘤发生复发转移的根本原因是正虚邪盛，并且与瘀血、痰湿、情志因素息息相关，内服中药调理能够降低复发转移率，同时患者应调整生活习惯，保持情志舒畅，医患结合，共同抗癌。

参 考 文 献

[1] 郁仁存. 郁仁存中西医结合肿瘤学[M]. 北京：中国协和医科大学出版社，2008：22.

[2] 朱广辉，李杰. 基于"遗邪内伏"探讨中医药防治恶性肿瘤术后复发转移[J]. 中医杂志，2020，61（6）：497-501.

[3] 褚雪镭，苏毅馨，陈峥，等. "先安未受邪之地"理论在肿瘤转移防治中的应用[J]. 辽宁中医药大学学报，2020，22（12）：75-78.

[4] 肖乔. 复发性卵巢癌患者体质分布及临床影响因素分析[D]. 哈尔滨：黑龙江中医药大学，2019.

[5] 张乙. 中医体质与胃癌术后复发转移及生存质量的相关性研究[D]. 北京：北京中医药大学，2019.

[6] 刘乾，尹振宇，屈才浩，等. 营养不良与肿瘤转移的关系及潜在机制[J]. 肿瘤代谢与营养电子杂志，2020，7（2）：240-244.

[7] 李婷炜，黄圆圆，权琦，等. 乳腺癌术前中医证型与预后因素的相关性[J]. 实用医学杂志，2017，33（9）：1509-1511.

[8] 张夏. 中医药对大肠癌术后患者生存影响的回顾性研究[D]. 南宁：广西中医药大学，2018.

[9] 李哲. 乳腺癌术后复发的影响因素[J]. 河南医学研究，2020，29（34）：6393-6395.

[10] 刘山，刘素贞，曹广慧，等. 早期宫颈癌复发相关因素的研究进展[J]. 医学理论与实践，2020，33（24）：4078-4080.

[11] 刘天阳，闫思颖，李强明，等. 肺腺癌纵隔淋巴结转移风险分层的预测模型[J]. 中华实用诊断与治疗杂志，2020，34（12）：1259-1262.

[12] 夏宁俊，田永立，王国方. 论活血化瘀法在防治肿瘤复发转移中的应用[J]. 江苏中医药，2017，49（6）：56-59.

[13] 李宏艳. 恶性肿瘤患者血液流变学检测分析[J]. 实用医技杂志，2006，13（7）：1105-1106.

[14] 陈群，徐志伟，路艳. 79例肺癌患者瘀血舌象临床观察研究[J]. 国医论坛，2005，（3）：10-11.

[15] 郭婷婷，胡晨霞，黄炜平，等. 姜黄素抗肿瘤复发和转移作用研究进展[J]. 中药新药与临床药理，2017，28（2）：253-256.

[16] 孙满强，胡凯文，杨新阶，等. 高剂量丹参、川芎对Lewis肺癌小鼠肿瘤的影响及机制研究[J]. 世界中西医结合杂志，2018，13（10）：1333-1335，1360.

[17] 李华. 中药活血化瘀在防治恶性肿瘤术后复发与转移中的应用效果[J]. 黑龙江中医药，2020，49（2）：118-119.

[18] 魏品康，许玲，孙大志，等. 痰与胃癌发生发展的关系[J]. 中医杂志，2006，47（3）：166-168.

[19] 孙满强，胡凯文，周天. 从痰论治肿瘤微环境与肿瘤转移相关作用机制[J]. 西部中医药，2019，32（10）：15-18.

[20] 唐恩红，蔡旺. 茯苓多糖对人宫颈癌HeLa细胞增殖、迁移、促凋亡的影响及其机制[J]. 肿瘤防治研究，2019，46（8）：707-713.

[21] 付精精，吴雄志. 网络药理学探究神效瓜蒌散治疗乳腺癌作用机制[J]. 天津医科大学学报，2019，25（4）：316-319.

[22] 李梦琳. 基于恶性肿瘤病证的情志致病理论研究[D]. 北京：北京中医药大学，2019.

[23] 李晓曼，刘量，吴媛媛，等. 情志在肿瘤发生和发展中的作用[J]. 肿瘤，2019，39（12）：1037-1042.

第二节　从内因观点来探讨防止肿瘤复发与转移

中医古籍中提出"正气存内，邪不可干""千般疢难，不越三条"来概括疾病病因，分为内因、外因和不内外因。在病因章中，我们曾讨论了"内虚"在肿瘤发病中的重要意义，至于影响肿瘤复发与转移的因素，也有很多，但基本要素是存在残留的癌细胞（外因）和适合癌细胞生长的环境条件（内因）。因此，正气的虚亏以及体内环境的失调是肿瘤复发和转移的决定性因素。

有些病例，在手术之后，能够保持多年不复发转移，而当体内环境改变，出现虚象，体内的环境平衡被打破，邪正之间的平衡稳定被打破之后，即出现复发和转移。如有一例乳腺癌患者，29岁时作乳腺癌根治性手术，当时腋下淋巴结并未转移，手术后一直情况良好，直到十九年后，发生胸腔积液、肺转移及锁骨上淋巴结转移，经活检病理与十九年前乳腺癌病理完全一致，说明是转移，而且很快病情恶化而不治。为什么在近二十年的时间内都不复发或转移？说明虽然体内那时已有癌细胞残留，但身体一般状况尚好，免疫力强，少数癌细胞在体内不能作祟，十九年以后，因为内分泌的变化，引起内环境恒定的破坏，致使处于休止状态的癌细胞又开始增殖并扩散转移。其他根治术后三年、五年、十年出现转移的例子并不少，而且大多数都可以追寻到导致复发或转移的诱因，其中最多见的是过度疲劳忙累，或者精神紧张和精神创伤，或者是外感时邪，这三者往往都可以引起机体抗病能力下降，免疫功能降低，使潜伏的癌细胞趁虚而出，引起扩散。一些非根治术后的患者，或者低分化癌细胞的患者，由于病邪恶性程度大、毒性高，加上机体的免疫功能低下，很快就出现了复发或转移。相反，一些经手术或探查术的患者，原预计术后很快会出现复发或远处转移，但因为治疗恰当，扶正祛邪，控制了病情发展，维持了体内正邪之间的相对平衡稳定。这时，只要小心，不轻易打破这种稳定，结果出乎意料地延长了生存期。

根据总结的临床经验，我们认为，肿瘤复发和转移的内因主要包括虚、痰、瘀、毒（余毒、伏毒、痰毒）几个方面，且四者相互影响，共同创造了失调的、适合肿瘤发生的内环境条件。痰、瘀、毒是气血津液运行失调的病理产物，而内虚是根本原因。

肿瘤复发与局部组织的功能和状态失调密切相关。由于手术治疗不可避免地造成肿瘤生长部位的经脉阻断、气血损失，从而不同程度地影响局部气血运行，术后很长时间仍会存在气血瘀滞的情况；同时，有创操作必定耗伤气血，血脉瘀阻又会进一步加重气血的亏虚，使得局部组织失养，不易恢复。这种虚损和瘀滞的内环境极利于余毒的潜藏和复发。膀胱癌是最易局部复发的一种肿瘤，常常在手术切除后或电灼后3～6个月内复发，甚至多次复发，这说明膀胱内的条件适合于癌细胞的生长和增殖，也就是说，是膀胱内环境起了决定性作用。而要防止这种复发，单纯用抑制癌细胞生长的药物灌注治疗明显疗效不佳，更积极的是要设法使膀胱内的环境条件发生改变，使之不利于癌细胞的再生，故也是取决于内因。

在对原发肿瘤进行积极的手术、放化疗等治疗后，仍然有可能发生转移，例如大肠癌易转移到肝、肺，肺癌易发生淋巴结转移、脑转移、胸膜转移等，乳腺癌易发生骨转移、脑转移等。不同类型的肿瘤细胞对各个脏腑具有不同的亲和性，从中医角度考虑，这一特性常常与脏腑之间的生克及表里关系有关，转移大多是毒邪向深入发展，腑病传脏。肺与大肠相表里，大肠癌如不及时祛除肠腑余毒，则可能使毒邪深伏，潜入肺脏，一旦肺脏气弱不能相抗，伏邪就会发作，形成转移灶。乳腺癌多为肝郁脾虚之证，肾水生肝木，肝郁木气不畅，阻碍肾气的藏泄转化，肾主骨生髓，故而易发生骨转移、脑转移等。淋巴结转移常从痰毒论治，气滞湿蕴痰阻则痰结生。"内虚"之处最易受毒邪侵害，全身气血充盛、脏腑强健是康复之本，很多肿瘤病人坚持练气功等，身体状态如同常人，也获得了较长的生存期，就在于恢复了气血的调畅和机能的正常运作。

由上可见，肿瘤的复发与转移，在一定条件下，主要与患者机体内环境的改变、出现"内虚"即脏腑功能减退、阴阳气血失调等有关，与机体的抗病能力降低有关。所以，有效的防止复发和转移，除了做彻底的根治性手术，不残留癌细胞外，更为重要的是针对内因积极调理和预防，去除虚、痰、瘀、毒的致病因素，调整机体内的脏腑、阴阳、气血、经络功能，使内环境达到稳定，做到所谓"正气内守"，就更有利于防止复发和转移。手术、放疗和化疗后用中医药扶正祛邪法治疗，其目的就在于此。

第三节　中医药预防复发和转移的临床和实验研究

恶性肿瘤虽经多种方法治疗能够阻止原发癌的生长，但延至晚期，多数仍难免肿瘤的转移和复发，这是导致患者死亡的主要原因之一。近年来，对肿瘤转移机制，在临床和实验方面已作了较多的研究，特别是运用中医药进行抗肿瘤转移，越来越受到人们的重视，因此，寻找有效的防治方药是亟待解决的问题之一。

现代医学认为，肿瘤转移是一个十分复杂、多步骤的连续过程，由于癌细胞自身的转移特性、黏附力下降及表面电荷增多，癌细胞从原发肿瘤脱落，依靠其运动性、趋化性，释放蛋白溶解酶，侵袭邻近组织，进入循环系统，穿透基底膜，浸润周边组织，在继发部位生长形成转移瘤。转移克隆形成是肿瘤与宿主间一系列相互作用的复杂结果，既包括了肿瘤因素，如恶性肿瘤细胞的生物学特征，也包括了宿主因素，如器官组织的微环境对肿瘤细胞生长所具备的条件以及器官组织所产生的调节作用。转移的出现，标志着肿瘤发展的关键转折，远处转移一旦出现往往意味着肿瘤进入晚期阶段，单凭局部治疗已难以达到治愈目的。

常见的转移途径有以下几种：①淋巴道转移：上皮组织的恶性肿瘤多经过淋巴道转移。②血行转移：各种恶性肿瘤均可发生，尤多见于肉瘤、肾癌、肝癌、甲状腺滤泡性癌及绒毛膜癌。③种植性转移：常见于腹腔器官的癌瘤。转移的发生并不是随机的，而是具有明显的器官倾向性。血行转移的位置和器官分布，在某些肿瘤具有特殊的亲和性，如肺癌易转移到肾上腺和脑，甲状腺癌、肾癌和前列腺癌易转移到骨，乳腺癌常转移到肝、肺、骨。这种现象与各器官的血管内皮上有能进入血循环的癌细胞表面黏附分子的特异性结合配体有关，或这些器官能够释放吸引癌细胞的化学物质。

运动因子及其受体、基质降解酶、转移的信息传导、癌基因缺陷、转移相关基因和转移抑制基因（nm23 等）都涉及转移过程，而针对转移不同环节制定各种治疗方法，包括抗迁移机制、抑制细胞外基质的降解、抗黏附、阻断信息传递、抑制血管生成等，均已取得成效。分析血液和淋巴循环中不利于肿瘤细胞生存的条件（微循环结构、功能、凝血、抗凝因素等），寻找宿主血液循环中可借助的抗转移因素，如免疫活性细胞（自然杀伤细胞、巨噬细胞、杀伤性T 细胞等），开拓和应用患者自身存在的免疫系统，在当今抗肿瘤转移治疗策略中具有良好、广泛的应用前景。

中医学很早就有对肿瘤复发转移的认识，例如《灵枢·百病始生》云："是故虚邪之中人也，始于皮肤，皮肤缓则腠理开……留而不去，则传舍于络脉……留而不去，传舍于肠胃，在肠胃之时，贲响腹胀，多寒则肠鸣飧泄，食不化；多热则溏出糜，留而不去，传舍于肠胃之外，募原之间，留著于脉，稽留而不去，息而成积。或著孙脉，或著络脉，或著经脉，或著输脉，或著于伏冲之脉，或著于膂筋，或著于肠胃之募原，上连于缓筋，邪气淫泆，不可胜论。"文中对虚邪中人后，留而不去，继而传舍于其他脏腑部位，与现代医学中对肿瘤复发转移的认识十分吻合。再如顾世澄的《疡医大全》描述舌疳："其证最恶，初如豆，次如菌，头大蒂小，又名舌菌。疼痛红烂无皮，朝轻暮重……若失于调治，以致焮肿，突如泛莲，或有状如鸡冠，舌本短缩，不能伸舒，妨碍饮食言语，时流臭涎……久久延及项颔，肿如结核；坚硬脊痛，皮色如常，顶软一点色黯木红；破后时流臭水，腐如烂绵，其证虽破，坚硬肿痛仍前不退，此为绵溃。甚至透舌穿腮，汤水漏出，是以又名瘰疬风也。"详细论述了舌癌的病程和临床症状，以及转移经过和预后。

中医学认为肿瘤转移是由于人体各部分之间、各因素之间或人与外界环境之间的协调平衡遭到破坏而引起脏腑、气血、津液等功能和结构发生难以恢复的损害，在此基础上，又产生新的更加严重的病变。肿瘤转移大多具有"虚、瘀、毒、结"的病理特点，"虚"是指脏腑失调、正气亏虚，"瘀"是指各种原因引起的血液瘀滞，"毒"是指热毒、癌毒，"结"指痰湿结聚的病理变化。

肿瘤转移的发生，无论是外感或内伤，都必然造成脏腑生理功能的紊乱和脏腑阴阳、气血的失调。脏腑的失调包括各脏腑的功能障碍及脏腑本身气血、阴阳的失调。脏腑失调可使气血运行受阻，痰湿内生而导致肿瘤的发生和转移。各脏腑的气血皆化生于水谷之精微，而水谷精微的吸收，又与脾胃有关。各脏腑之阴阳，均以肾阴肾阳为根本，因此各脏腑之阴阳失调，久必及肾。历代中医医家都指出肿瘤发病与脏腑功能失调有关，其中以脾肾虚损为主。脾为后天之本，肾为先天之本，脾肾虚损则正气虚弱，卫外不足则外邪易侵，抗邪无力则邪易流窜。巢元方《诸病源候论》云："症者，由寒温失节，致腑脏之气虚弱，而食饮不消，聚结在内，渐染生长。"《景岳全书》云："凡脾肾不足及虚弱失调之人，多有积聚之病。"从这些论述中可见脏腑之虚弱，尤其是脾肾之亏虚，阴阳失常，影响着各种癌瘤的生成和进展。特别是晚期恶性肿瘤患者常因虚致病，又因病致虚，形成恶性循环。临床表现为元气受损，精血耗伤，面消形瘦，削骨而立的气血双亏的征象。或因中药攻伐及手术、放疗、化疗，大伤气血，正气不足，正衰邪盛，又可导致肿瘤进一步播散和复发，从而加重病情。

气血是构成人体的基本物质，"气主煦之，血主濡之"，全身各脏腑组织器官都有赖于阳气的温煦和血液的营养。人体各种功能活动均依赖于气血的运行而维持。气血之间表现为一阴一阳，相互化生，相互转化，存在着"气为血之帅，血为气之母"的密切关系。血液是水谷经脾胃之气的作用转化而成，血液的运行也有赖于气的推动；另一方面，血又是气的载体，故云"气行则血行""血至气亦至"。气和血在病理上相互影响，气病可伤及血，血病亦累及气。在病理状态下，由于各种内在和外在的原因，如情志不畅、宿食积滞、外感风寒湿邪等因素，均可引起气的运行失调出现气郁、气滞、气聚，日久成疾。气滞日久必血瘀，血瘀必兼气滞，二者互为因果，相互搏结，积久成块，随瘀滞部位不同而形成各种肿瘤。

关于余毒内结导致肿瘤转移的机理，历代均有类似的文献记载。肿瘤余毒大多为热毒，中医一般将热毒分为实火（热）和虚火（热）两类，实火（热）以火热炽盛为主，虚火（热）以阴伤为主。如宋代僧厥名载本《咽喉脉证通论》论喉菌曰："此证因食膏粱炙煿厚味过多。热毒积于心脾二经，上蒸于喉、结成如菌。"清朝吴谦等《医宗金鉴》论鼻渊亦云："此证内因胆经之热，移于脑髓，外因风寒凝郁，火邪而成。"此者指实火。清代易方坞《喉科肿瘤》："喉疳……由肾液久亏，相火炎上，消烁肺金，熏燎咽喉。"这是指虚火内灼。无论实火（热）、虚火（热）。凡热邪嚣张者，说明肿瘤正在发展。

痰湿结聚是指脾、肺、肾等脏腑功能障碍和不足，引起津液停蓄所产生的水湿内盛、酿痰成饮等病变。痰湿饮同出一源，清稀者为饮，稠浊者为痰，黏滞者为湿。肺主通调水道，邪毒犯肺，宣降失宜，水道不通，而津液不降，痰湿停肺；脾主湿，脾不能运化水湿，津液停聚体内，而致水湿停留；肾主水，不但肺、脾等脏腑对津液的气化均依赖于肾中精气的蒸腾气化，而且水湿的排泄更直接与肾的功能相关。肾阴不足，阴虚内热，灼津为痰；肾阳亏虚，气化不利，水湿上犯，亦能成痰。痰无处不到，流注在体内脏腑或体表而形成各种各样的痰证。如痰湿毒聚坚硬如石，走窜项间、腋下、鼠蹊等处，而成"痰核""失荣""瘰疬"等难消之证。朱丹溪指出："凡人身上、中、下有块，是痰。"《医学入门》曰："盖瘿、瘤本共一种，皆痰气结成。"《订补明医指掌》论噎膈曰："忧郁则气结于胸臆而生痰，久则痰结成块胶于上焦，道路窄狭……而病已成矣。"

一、临床研究

总的来说，中医对转移的病机认识，主要包括气滞、血瘀、痰凝、毒聚和正气内虚等方面。我们大量的临床观察发现，气虚血瘀证是晚期非小细胞肺癌中一个极为重要的证型，是一种与血液高凝状态及免疫抑制状态存在密切联系的病理综合征。免疫功能低下，使体内免疫活性细胞在数量和质量上均处于低水平，无法对肿瘤细胞进行有效的攻击。血液高凝状态的存在，一方面使得被纤维蛋白包围的原发灶及存在于微血栓中的肿瘤细胞避开了化学药物及免疫活性细胞的攻击；另一方面，血液高凝状态本身的病理过程又是促使肿瘤转移的一个重要因素。因此，气虚血瘀证在有远处转移的晚期患者中的发生率较高。

杨阳等[1]通过临床研究分析消瘀散结方治疗直肠癌术后复发的疗效及其对直肠癌（RC）侵袭、转移的影响。选取直肠癌术后复发患者 74 例，对照组患者（37 例）给予加速超分割同步卡培他滨再程放疗；观察组患者（37 例）在此基础上给予消瘀散结方。比较两组治疗后缓解率、疾病控制率、血清肿瘤标志物糖类抗原 199（CA199）、CA125、癌胚抗原（CEA）水平、RC 侵袭、转移血清学指标 E-钙黏蛋白（E-cadherin）、波形蛋白（vimentin）、基质金属蛋白酶-2（MMP-2）、细胞间黏附分子 1（ICAM-1）水平及不良反应。结果：观察组治疗后缓解率、疾病控制率分别为 64.9%、89.2%，显著高于对照组的 35.1%、64.9%（P 均<0.05）。治疗后两组血清 CA199、CA125、CEA 水平均较治疗前降低（P<0.05）；观察组治疗后血清 CA199、CA125、CEA 水平低于对照组（P 均<0.05）。观察组治疗后 E-cadherin 高于对照组，vimentin、MMP-2、ICAM-1 低于对照组（P<0.05）。观察组肾功能损害、白细胞减少、肝功能损害发生率分别为 5.4%、8.1%、2.7%，低于对照组的 21.6%、32.4%、21.6%（P 均<0.05）。乔喜婷等[2]研究益气通腑汤预防结直肠癌根治术后复发转移的临床疗效。将 124 例结直肠癌根治术患者随机分为治疗组和对照组各 62 例，两组均于根治术后予以常规西医治疗，治疗组加用益气通腑汤治疗。观察两组患者术后第 1 年、第 2 年、第 3 年复发转移率，比较两组患者术前、术后 1 年 CEA、CA199 含量和 VEGF、基质金属蛋白酶-9（MMP-9）、骨桥蛋白（OPN）含量变化，并记录两组患者化疗不良反应发生率。结果：术后第 2 年，治疗组和对照组各失访 1 例，术后 3 年，治疗组失访 5 例，对照组失访 3 例。术后第 2 年、第 3 年及总复发转移率治疗组均低于对照组（P<0.05）；术后 1 年，两组 CEA、CA199 均低于术后即刻（P<0.05），治疗组降低幅度明显优于对照组（P<0.05）；术后 1 年，两组患者 VEGF、MMP-9、OPN 水平均低于术后即刻（P<0.05），治疗组降幅大于对照组（P<0.05）；两组血小板减少、红细胞减少、肝功能损害发生率比较，差异无统计学意义（P>0.05）；治疗组白细胞减少、恶心呕吐、胃肠道反应发生率均低于对照组（$P<0.05$）。李华等[3]观察益气养阴化瘀方治疗对肺癌术后患者复发和转移的影响，将接受手术治疗的非小细胞肺癌患者 88 例随机分为两组，对照组 44 例术后行常规 GP 方案治疗，观察组 44 例在对照组的基础上加服益气养阴化瘀方治疗 8 周，观察患者治疗后复发转移情况，VEGF、CEA、CA199、CA125、CA50 含量及免疫功能 T 淋巴细胞（$CD8^+$、$CD4^+$、$CD3^+$、$CD4^+/CD8^+$）和自然杀伤细胞（NK）改变情况。结果提示益气养阴化瘀方联合化疗可降低肺癌患者术后复发转移率，但由于随访时间较短等因素，两组患者复发转移率比较未见统计学差异。另外，与治疗前比较，观察组患者治疗后及随访 12 个月血清 VEGF、CEA、CA199、CA50 含量均降低，随访 12 个月时患者 $CD8^+$、$CD4^+$、$CD3^+$含量较治疗前升高。

　　扶正培本药物能够调节机体免疫功能，提高机体各种抗癌细胞、因子活性，主要包括提高巨噬细胞的吞噬功能，激活淋巴细胞活性，提高自然杀伤细胞、淋巴因子激活的杀伤细胞活性等，从而增强免疫细胞及因子对血液中癌细胞的攻击能力，尽可能地多杀灭癌细胞，是中医药抗转移治疗最为重要的方法，可贯穿于肿瘤防治的全过程。活血化瘀药物具有直接抑杀肿瘤细胞、改变血液流变性、降低血黏度、抗凝、抑制血小板活性、促纤溶、抗血栓、消除微循环障碍的作用。可使癌细胞处于抗癌药物及机体免疫功能监控之下，因此，活血化瘀法亦是抗转移治疗的重要方法之一。

　　王笑民教授等应用固本消瘤胶囊对 198 例 NSCLC 患者进行了临床观察，发现该药对晚期 NSCLC 患者的远期生存有益。司徒红林等[4]整理和归纳林毅教授临床防治乳腺癌复发转移的思路与方法，认为乳腺癌复发转移的病机为正气亏虚，余毒未清，痰瘀内阻，毒瘀互结。其中正气亏虚为先决条件，余毒未清是关键因素，痰瘀内阻、毒瘀互结为主要病因。针对其病机的临床治疗原则应为"时时扶正，适时祛邪，随证加减"。扶正固本重在补脾肾，养气血；适时投用祛邪之品需根据机体状况、正邪力量对比来确定；临床诊疗中根据证候不同进行辨证论治，同时根据其转移部位加减用药，平衡调治。贾佳等[5]采用补脾益精方治疗大肠癌术后复发转移患者，研究治疗效果及对肿瘤标志物、生存质量的影响。纳入接诊的 83 例大肠癌术后复发转移患者作为研究对象，对照组 41 例予以传统化疗，观察组 42 例加用中医补脾益精方治疗，观察两组患者治疗效果、肿瘤标志物水平。结果两组肿瘤标志物、中医证候积分、毒副反应发生率比较，观察组低于参照组，差异显著（$P<0.05$）；两组 KPS 评分、客观缓解率（ORR）及疾病控制率（DCR）比较，观察组高于参照组，差异显著（$P<0.05$），证实补脾益精方治疗大肠癌复发转移患者效果显著，其能缓解症状，改善生存质量，减少毒副反应发生。毛魁等[6]研究参麦注射液对肝癌射频消融术后复发转移的影响，将原发性肝癌患者 150 例随机分为观察组和对照组各 75 例，对照组患者给予射频消融治疗，观察组在对照组的基础上联合参麦注射液静脉滴注治疗；治疗 1 个月后观测两组治疗前后 AFP、VEGF、总胆红素（TB）、ALT 水平变化，1 年内统计两组存活及转移复发情况。结果：治疗后，两组患者 VEGF、AFP 水平均较治疗前下降（$P<0.05$），且治疗组上述指标下降较对照组更显著（$P<0.05$）。治疗后，两组患者 TB、ALT 水平均较治疗前升高（$P<0.05$）；但两组间 TB、ALT 水平比较，差异无统计学意义（$P>0.05$）。1 年存活率、复发转移率观察组分别为 90.67%、16%，对照组分别为 66.67%、41.33%，两组比较，差异均有统计学意义（$P<0.05$）。钟利敏等[7]采用扶正消瘤方联合药物靶向治疗 Her-2 阳性的复发转移性乳腺癌患者，观察临床效果，将 Her-2 阳性的复发转移性乳腺癌患者 83 例，分为观察组 42 例和对照组 41 例。研究结果显示，观察组 ORR 和临床获益率

（CBR）均显著高于对照组。观察组治疗后 FACT-B 量表中生理状况、功能状况、社会（家庭）状况、附加关注和量表总分均低于对照组。观察组药物毒副反应发生情况优于对照组。观察组的无进展生存率及时间显著高于对照组。刘淑德[8]等观察黄芪抗癌汤干预乳腺癌术后复发转移患者的临床效果，将乳腺癌术后患者 82 例随机分为观察组和对照组，每组 41 例。对照组采用常规放化疗治疗，在此基础上观察组使用黄芪抗癌汤干预，比较两组近期疗效、术后复发转移率、肿瘤标志物水平变化。结果：近期疗效，观察组治疗总有效率为 90.24%，高于对照组的 73.17%（$P<0.05$）；观察组局部复发率，以及肺转移、肝转移、脑转移、骨转移、锁骨上淋巴结转移等总发生率低于对照组（$P<0.05$）；观察组治疗后复查 CEA、CA153、VEGF 水平低于对照组（P 均<0.05）。李军等[9]观察健脾补肾方对于胃癌术后复发转移率及 MMP-3、MMP-9 水平的影响。将 90 例胃癌术后患者随机分为两组，其中对照组 45 例予奥沙利铂+亚叶酸钙+5-FU 治疗，观察组 45 例在此基础上加用健脾补肾方治疗，观察两组治疗前后症状体征积分、KPS 评分、MMP-3 及 MMP-9 水平变化情况，统计两组临床疗效，随访复发转移率及不良反应发生率。结果两组治疗后肢冷畏寒、舌淡胖或润、胃脘隐痛、便溏或夜尿增多及脉沉或迟，MMP-3 和 MMP-9 水平均显著降低（P 均<0.05），且观察组治疗后以上指标均显著优于对照组（P 均<0.05）；对照组治疗前后 KPS 评分比较差异无统计学意义（$P>0.05$）；观察组治疗后 KPS 评分显著升高（$P<0.05$），且观察组治疗后 KPS 评分显著高于对照组（$P<0.05$）；观察组治疗总有效率显著高于对照组（$P<0.05$），不良反应发生率和随访复发率显著低于对照组（$P<0.05$）。

其他研究如张大为等[10]研究复方苦参注射液防治原发性肝癌（HCC）复发转移的效果并探究其对血清 P53 抗体、VEGF、转化生长因子-β_1（TGF-β_1）及 Ki67 表达的影响。选取原发性肝癌患者 72 例，分为两组，每组 36 例，对照组给予单纯化疗，观察组在对照组治疗基础上联合复方苦参注射液治疗，比较两组患者临床疗效及治疗安全性。结果：观察组患者总有效率为 47.22%显著高于对照组的 25%（$P<0.05$）；治疗后观察组 CD3$^+$、CD4$^+$、CD4$^+$/CD8$^+$ 水平分别为（58.15±9.25）%、（44.41±5.63）%、1.71±0.56 高于对照组的（51.14±6.54）%、（32.66±4.29）%、1.06±0.26（$P<0.05$）；观察组患者血清 P53 抗体、VEGF、TGF-β_1 及 Ki67 水平分别为（153.29±31.85）pg/mL、（214.39±31.28）pg/mL、（16.47±1.93）ng/mL、（71.34±6.27）%低于对照组的（189.94±44.21）pg/mL、（352.87±43.67）pg/mL、（25.63±4.26）ng/mL、（82.37±7.12）%（$P<0.05$）；观察组患者发热、骨髓抑制发生率分别为 5.56%、2.78%，低于对照组的 27.78%、36.11%（$P<0.05$）。证实复方苦参注射液联合化疗能通过降低血清标志物水平、诱导癌细胞凋亡，有效防治 HCC 复发转移的发生，且临床不良反应发生率低，复方苦参注射液联合化疗能提高 HCC 复发转移防治效果，降低化疗不良反应发生率，可作为恶性肿瘤化疗的辅助药物在临床使用。

故将扶正培本、祛邪攻毒、化痰散瘀、疏肝解郁诸法有机结合，将更为有效地控制癌的复发和转移。

实验研究与临床研究密切结合，应用现代科研的手段和方法来研究中医药对癌细胞恶性表现的诸多方面、靶细胞的酶系改变、癌基因和抑癌基因的影响、细胞核内 DNA 和 RNA 的影响以及诸多免疫因子的调节作用，将对阐明中医药抗肿瘤、抗转移的药理作用和疗效机制有极大促进作用。

二、实 验 研 究

肿瘤是威胁我国人民健康的重要疾病之一，根据数据统计，中国的恶性肿瘤新发及死亡病例分别约占全世界范围的 23.7% 和 30%，均高于全球平均水平[11]。肿瘤具有易复发转移的特性，肿瘤经过手术及放化疗后，病情可暂时稳定，但高复发转移率严重威胁患者的生存质量，因此在治疗过程中防止癌细胞扩散、病灶转移极为重要。除了放化疗、分子靶向治疗和分子免疫治疗等治疗手段，配合或单独应用中医药防治肿瘤术后复发转移有助于降低复发率、提高生活质量、延长生存时间等。肿瘤复发转移的病机特点是正气未复、癌毒残留，癌毒具有缠绵难愈、易于流窜的特性，常常容易复发转移，故中医治疗应培元固本、恢复正气，佐以祛除余邪，同时避风寒、畅情志、慎起居，调节生活方式，从整体调治，平衡阴阳，达到"阴平阳秘，精神乃治"。

防治肿瘤的复发转移是肿瘤治疗的重点之一，中医药在这方面可以发挥一定的作用。西医防治肿瘤复发转移往往不良反应较大，患者生存质量较低，而中医药及中西医药结合防治肿瘤复发转移可提高患者生存质量、延长生存时间。中医强调"整体观念"和"扶正祛邪"，治疗时兼顾局部与全身，所以，中医药是从两方面，即扶正与抗癌两方面起作用，而两者又是互相促进的。

中医药抗肿瘤转移复发研究包括中草药、中药复方及针灸等。现代药理学研究表明许多中草药的有效成分具有抗肿瘤转移复发的作用，如张阳等[12]探讨汉黄芩苷对人乳腺癌 MCF-7 细胞转移及侵袭的抑制作用及潜在分子机制，发现汉黄芩苷具有抑制人乳腺癌 MCF-7 细胞转移及侵袭的作用，该作用与调控 PI3K/AKT 通路的活性有关。屠书梅等[13]从体内外考察淫羊藿素（ICT）对外泌体（Exo）诱导的小鼠黑色素瘤 B16BL6 细胞肺转移的影响，并探讨其潜在分子机制。发现 ICT 浓度为 5、10 和 20μmol/L 时，能够抑制 Exo 诱导的 B16BL6 细胞迁移。ICT 能够抑制 Exo 介导的黑色素瘤肺转移，抑制肺组织中促炎因子 S100A8/A9、SAA 和 IL-6 的表达，能够抑制转移肺组织的 p-STING 和 p-TBK1 的表达，该研究结果表明，ICT 能够明显抑制 Exo 诱导的肿瘤转移，且与 STING 通路的失活有关。

根据中医辨证应用中药复方，可有效防治肿瘤复发转移，陈筱婷等[14]研究西黄丸对人结肠癌细胞 SW480 迁移及侵袭的影响，发现西黄丸含药血清可抑制 SW480 细胞的体外侵袭及迁移，并影响上皮–间皮转化（EMT）相关基因 E-cadherin、PARP-1、Vimentin 和 Snail 的 mRNA 表达，其机制可能与 ERK/MAPK 信号通路有关，本研究为西黄丸抑制结肠癌转移提供了科学证据。葛少华等[15]探讨自拟健脾补肾方对结直肠癌肝转移患者血清 MMP-9、TIMP-1 的影响，将 82 例结直肠癌肝转移患者分为观察组和对照组，对照组采用常规 FOLFOX4 方案化疗，观察组在对照组的基础上联合自拟健脾补肾方治疗。结果观察组的控制率高于对照组，差异有统计学意义（$P < 0.05$）；两组的缓解率无明显差异（$P > 0.05$）；两组治疗后血清 MMP-9、TIMP-1 水平明显降低，QLQ-C30 评分明显升高（$P < 0.05$）；观察组治疗后血清 MMP-9 水平低于对照组，血清 TIMP-1 水平和 QLQ-C30 评分高于对照组，差异均有统计学意义（$P < 0.05$）；观察组恶心呕吐、白细胞减少、肝功能损伤、肾功能损伤、血小板减少的发生率均低于对照组，差异有统计学意义（$P < 0.05$）。得出结论：自拟健脾补肾方可提高结直肠癌肝转移的疗效，改善

血清 MMP-9、TIMP-1 水平，降低不良反应发生率。针刺对防治肿瘤复发亦有所作用，北京中医药大学针灸推拿学院[16]研究毫针、火针两种针具的瘤周围刺对荷乳腺癌小鼠肿瘤生长状态、机体免疫功能、预后情况的影响，发现瘤周围刺对 4T1 小鼠乳腺癌移植瘤增长具有明显抑制作用，火针优于毫针，且随干预时间延长抑瘤效果越明显，而毫针围刺预后效果更佳。

　　总之，中医药治疗癌症，有多方面的作用，其中除直接抑制癌细胞生长外，还能增强机体非特异性和特异性免疫功能，调动患者自身的抗肿瘤能力，来阻止癌细胞的扩散。中医药与手术、放疗、化疗以及免疫疗法有机地结合起来，对肿瘤进行综合治疗，进一步提高患者远期疗效，是肿瘤治疗学中的一个新途径。这在我国具有优越条件，值得大力发掘研究。

参 考 文 献

[1] 杨阳，唐立，何勇. 消瘀散结方治疗直肠癌术后复发的疗效及其对直肠癌侵袭、转移的影响[J]. 现代消化及介入诊疗，2020，25（9）：1242-1246.

[2] 乔喜婷，邱春丽，肖海娟，等. 益气通腑汤预防结直肠癌根治术后复发转移疗效研究[J]. 陕西中医，2019，40（11）：1513-1515.

[3] 李华. 中药活血化瘀在防治恶性肿瘤术后复发与转移中的应用效果[J]. 黑龙江中医药，2020，49（2）：118-119.

[4] 司徒红林，井含光，文灼彬，等. 林毅防治乳腺癌复发转移的思路[J]. 广州中医药大学学报，2020，37（2）：354-357.

[5] 贾佳，孟林凡，毋子亭. 补脾益精方对大肠癌术后复发转移患者肿瘤标志物及生存质量的影响[J]. 云南中医中药杂志，2020，41（2）：103-105.

[6] 毛魁，叶子，王友清，等. 参麦注射液对肝癌射频消融术后复发转移的影响[J]. 新中医，2018，50（11）：166-168.

[7] 钟利敏，俞丹，郑恺. 扶正消瘤方联合药物靶向治疗 Her-2 阳性复发转移性乳腺癌临床观察[J]. 浙江中西医结合杂志，2019，29（11）：917-920.

[8] 刘淑德，苏冬梅，刘伟杰. 黄芪抗癌汤干预乳腺癌术后复发转移患者的临床效果观察[J]. 临床合理用药杂志，2019，12（20）：52-53.

[9] 李军，周雍明. 健脾补肾方对于胃癌术后复发转移率、血清 MMP-3 及 MMP-9 水平的影响[J]. 现代中西医结合杂志，2018，27（30）：3313-3315，3319.

[10] 张大为，何津，张海光，等. 复方苦参注射液防治原发性肝癌复发转移的临床效果[J]. 世界中医药，2018，13（3）：601-604.

[11] Bray F，Ferlay J，Soerjomataram I，et al. Global cancer statistics 2018：GLOBOCAN estimates of incidence and mortality worldwide for 36 cancers in 185 countries. CA Cancer J Clin. 2018，68（6）：394-424.

[12] 张阳，衣鸣，陈晓光. 汉黄芩苷抑制人乳腺癌 MCF-7 细胞转移及侵袭的分子机制研究[J]. 中国临床药理学杂志，2020，36（22）：3674-3678.

[13] 屠书梅，刘玉萍，陈彦. 淫羊藿素抑制外泌体介导的黑色素瘤肺转移及机制初探[J]. 药学学报，2021，56（3）：778-785.

[14] 陈筱婷，葛鑫宇，刘彬，等. 西黄丸含药血清对 SW480 人结肠癌细胞迁移及侵袭的影响[J]. 中国实验方剂学杂志，2015，21（2）：136-141.

[15] 葛少华，孔凡萍，邓正明，等. 自拟健脾补肾方对结直肠癌肝转移患者血清 MMP-9、TIMP-1 的影响[J]. 肿瘤药学，2018，8（4）：569-573.

[16] 李洪峥，姜欣，刘苗苗，等. 瘤周围刺对 4T1 小鼠乳腺癌移植瘤作用研究[J]. 陕西中医，2018，39（6）：683-686.

第十二章

肿瘤患者的营养与饮食治疗

第一节　肿瘤患者合理营养的必要性

恶性肿瘤是一种全身性的疾病，它不但在局部浸润、远处转移，破坏正常组织器官，而且给患者带来一系列的营养障碍和代谢紊乱，使机体在与肿瘤的斗争中处于不利的地位。虽然恶性肿瘤患者的死亡原因很多，如肿瘤的压迫、组织的出血、机体的感染等，但更多的是机体恶液质和营养障碍，最后导致重要脏器功能衰竭。营养不良还可引起机体抵抗力的进一步降低，加重了感染而引起死亡。所以如何改善肿瘤患者的营养是一个迫切需要讨论的问题。但是，不论是医生还是肿瘤患者，往往对营养问题的重要性和合理处理的必要性认识不够，医生常着重于抗肿瘤的治疗：手术、放射治疗和化学治疗，而这些治疗的效果又往往与患者的营养状况密切相关，营养状态好的患者，手术安全性相对要大，对放疗、化疗的耐受能力也好，所以合理的适当的营养措施，对于癌症患者更好地接受抗肿瘤治疗，调动和保护机体的抗病能力，提高机体的免疫机能，延长生命，以及促使病体的康复都有积极的意义。但患者及家属给予不适当的或过多的食物，却又能引起消化功能的损伤。因此，营养缺乏和不适当的某些营养物质的过多摄入都会造成不良后果。

第二节　肿瘤对机体营养状态的影响

肿瘤组织细胞"巧取豪夺"所有营养素，无论是外源性的营养素还是体内已储存的营养物质，如糖、乳酸、氨基酸、脂类等，都会"照单全收"，这是肿瘤组织的生存法则。尽管机体的能量摄入不够，但肿瘤消耗随着肿瘤的长大而逐日增加，结果造成进一步的营养障碍，破坏了正常组织，使生理功能发生紊乱。同时，肿瘤组织产生一类癌肽物质，使正常的代谢陷入紊乱，增加了能量消耗，逐步出现恶病质的状态。

癌症恶病质的临床特点是厌食、早饱、体重下降、贫血及明显的虚弱。这个进行性虚证是癌症使宿主机体产生的局部和全身性的反应，以及合并症的结果，也可以是抗肿瘤治疗的毒性反应和并发症的结果。癌症患者的营养障碍及恶病质不单纯是机体处于半饥饿状态引起的，它还显示了一个复杂的代谢问题，患者有能量、碳水化合物、脂肪和蛋白质代谢的不正常，有水与电解质平衡、酸碱平衡、矿物质及维生素浓度、宿主组织的酶的活性等方面的改变，同时内分泌状况和免疫机制也发生了变化。

一、食物的摄入和吸收减少

肿瘤患者的厌食及早饱症状在肿瘤发生的早期就有，有时可以几乎不进食，或仅进少量食物。其原因有人认为是肿瘤代谢产生的毒性物质引起的。在临床上还看到不同程度的心理失常使一些患者产生食欲不振。在晚期则可由于低蛋白、低钾、贫血、发烧及感染等使食欲不振。研究表明，癌症患者对食物在味觉和嗅觉敏感上的变化，使正常的兴奋变得迟钝了。胃肠道内在感受器改变使食物摄入受到影响，产生食之无味，此时要选择有味道的和香气的食物以适应改变了的化学感受器，选择在肠中极易消化的食物可以改善厌食状况。

营养不良和体重下降常常是由于摄入减少与吸收减少，如当肿瘤侵犯消化道（食管、胃、口腔、咽部）时，也可因局部疼痛或肿瘤阻塞而使食物难以进入，同时由于胃肠功能紊乱使营养吸收减少。

二、机体能量消耗增加

能量-营养素异常代谢致肿瘤患者营养不良，与良性疾病消耗有根本区别，表现为脂肪、蛋白质储存均显著下降，厌食、进行性体重下降、贫血、低蛋白血症，甚至器官衰竭。营养不良程度与摄食减少不符，额外补充热量不能逆转其进展及改善生存。

脂肪减少是一种常见现象，进行性消瘦常常是肿瘤患者主诉之一，这可能是机体消耗能量增加的结果。蛋白质的合成减少以及蛋白质的不正常丢失（如癌性胸水、腹水）是患者低蛋白血症与贫血的主要表现和原因，有时尽管患者摄入足量的高热量高蛋白饮食，但白蛋白的水平仍然低下，这主要是由于肿瘤发展时广泛破坏机体及蛋白质合成减少所致。另外，肿瘤对糖的过分利用以及有些肿瘤分泌类似胰岛素物质，也可促使机体对糖的利用率增加，产生低血糖症。

三、癌症恶病质的发病机制

癌症恶病质的发病机制复杂，至今尚不十分清楚，估计与下列诸多因素有关。

代谢异常：恶病质患者因体内糖、蛋白质及脂类的代谢发生异常，所以能量代谢出现改变。糖代谢异常主要表现在胰岛素抵抗增强，引起葡萄糖合成、糖异生和葡萄糖乳酸的循环活性增加，葡萄糖耐量和周转下降。蛋白质异常则包括蛋白质周转、肌肉分解代谢、肝脏和肿瘤的蛋白质合成增加，同时肌肉蛋白合成却下降。脂代谢异常表现为脂质动员增加、脂肪生成和脂蛋白脂酶活性降低、甘油三酯水平升高、高密度脂蛋白水平降低、静脉甘油水平升高而血浆甘油清除率下降。

致炎细胞因子：肿瘤本身产生的循环因子或宿主免疫系统，如淋巴细胞和单核细胞、巨噬细胞在应答肿瘤过程中，释放的细胞因子可能是恶病质病因之一。例如，白介素-1、6，肿瘤

坏死因子 α，干扰素 α、γ 等诸多致炎细胞因子都与恶病质发病机制有牵连。白介素-1 和肿瘤坏死因子是宿主对炎症应答的介质。实验证明，将人白介素-1 和肿瘤坏死因子 α 给予健康动物会明显降低它们的食欲。癌症患者和实验动物血清中的肿瘤坏死因子、白介素-2、干扰素 γ 水平非常高。在动物模型中，白介素-6 的水平与肿瘤进展有关。同时，动物模型证明：白介素-6 在癌症恶病质的进展中也起了恶病质因子的作用。研究发现，在恶病质炎症及急性期反应中，这些细胞因子也起着重要作用。

体循环中的肿瘤衍生分解代谢因子：循环因子如脂质和蛋白动员因子在恶病质进展中也有作用。这些肿瘤衍生的分解代谢因子直接作用于脂肪组织和骨骼肌，但不影响摄食。

全身炎症反应：癌症相关的恶病质过程中肿瘤会长期、低度诱导宿主免疫系统激活，其特征与发生重大创伤和脓毒性休克后急性期反应的多种特征相似。脓毒性休克的特点有细胞因子生成加快，儿茶酚胺、皮质激素和胰高血糖素水平升高，外周氨基酸动员和肝氨基酸摄入增加，肝糖原异生和急性期蛋白生成增加，游离脂肪酸动员增强和代谢增加等。急性期反应是对组织损伤的全身反应，在炎症感染或创伤时最为典型，其特点是释放出一系列肝细胞衍生的血浆蛋白，包括 C 反应蛋白、纤维蛋白原、补体因子 B 和 C3，同时白蛋白、运铁蛋白的合成降低。癌症患者可出现急性期反应，白介素-1、6 和肿瘤坏死因子 α 是肝脏急性期蛋白诱导的主要介质。

进食量减少：恶病质患者因食欲差、进食量少而出现营养不良。食欲是外周和中枢神经传入腹侧下丘脑而引起的一种复杂功能，上述致炎细胞因子都会起抑制作用。肿瘤也向循环系统释放引起厌食的物质，或其本身诱导患者代谢异常致使宿主组织释放这类物质。癌症患者因色氨酸水平改变，导致脑内 5-羟色胺合成增强，5-羟色胺的活性会抑制食欲。其他因素还有，血液中乳酸和脂肪酸水平升高会刺激 5-羟色胺能和儿茶酚胺能神经元，进而促进通向下丘脑的抑制性传入。

瘦素和神经肽的作用：瘦素是脂肪细胞一种基因产生的激素，通过下丘脑内神经肽能效应分子控制饮食和能量消耗，是体重稳态调节的必需物质。瘦素与神经系统、内分泌系统、免疫系统产生复杂的相互作用，诱导行为和代谢响应。恶病质的介质——致炎细胞因子之所以有长期抑制食欲的重要作用，与模拟瘦素的过度负反馈信号对下丘脑的效应有关。这是通过致厌食神经肽，如 5-羟色胺和促肾上腺皮质激素释放因子的连续刺激，以及由阿片样肽、促生长激素神经肽、黑素浓集激素、食欲素和刺鼠相关肽组成的神经肽 Y 开胃网络的抑制所致。

第三节　抗肿瘤治疗对患者营养状态的影响

癌症患者的营养状态受到肿瘤、抗肿瘤化疗或放疗直接影响，以及治疗的并发症的影响，除了肿瘤本身所造成的营养障碍以外，放疗及化疗都可能出现营养障碍，化疗、放疗不仅杀伤恶性细胞，正常组织也可以因治疗而受影响，并由于厌食、黏膜炎症、恶心、呕吐及腹泻而造成营养障碍。

一、化学治疗所导致的营养障碍

消化道是一个最易受化学药物攻击的靶子，这可能是由于黏膜上皮细胞的迅速更替，使细胞周期某些时期对抗癌化疗药物的毒性反应非常敏感。所以舌炎、唇干裂、口腔溃疡、食管炎、胃炎、肠炎均可伴随许多化疗药物出现，如口腔黏膜毒性可见于放线菌素 D、甲氨蝶呤。当输入氟尿嘧啶时，口腔毒性反应可以成为限制剂量的并发症，黏膜溃疡在应用烷化剂时较少见，伴随这些毒性而来的是不能继续经口摄入足够的饮食，使患者产生脱水及营养状况的进一步恶化，约有三分之一的患者在高剂量化疗时发生常见的吸收障碍综合征。部分化疗药物能引起腹泻，特别是放线菌素 D、氟尿嘧啶还可伴有腹痛。长期无控制地腹泻，结果导致脱水、电解质不平衡、疲乏及加速营养障碍。采用对症及调整胃肠功能治疗可使患者在化疗期间获得一个适宜的营养状态。北京中医医院应用健脾和胃法治疗，使患者化疗过程中胃肠副反应很小，中药调整了胃肠功能，一般不出现营养障碍变化，大多数患者还有体重增加。国外研究表明，肿瘤生长可因饥饿而变慢，在给静脉营养时可使肿瘤生长更快。在动物实验及人体积累的证据提示，间歇的强化治疗优于连续化学治疗。化疗在一些无症状、食欲正常和营养正常的人，极少产生营养障碍的后果。

二、放射治疗所导致的营养障碍

放射治疗主要使肿瘤病灶局部及其附近部位正常组织受到损伤。中枢神经系统肿瘤可引起食纳降低，颅内神经肿瘤放疗时可合并出现脑水肿，产生头疼、恶心和呕吐。头颈部肿瘤放疗时，可引起放射性黏膜炎，出现咽疼、吞咽困难、口干、食欲缺乏、口腔及舌面上皮剥光并形成浅表溃疡、出血等，严重时可形成慢性溃疡。

癌症患者有不正常的味觉。口咽部放疗可使味觉受到抑制或过度敏感。在口咽部放疗前、中、后进行食盐、蔗糖、盐酸及奎宁的味阈定量试验，显示味觉迅速消失，并要在治疗后 2～4 个月才能恢复到放疗前的敏感程度。其受损的机制是放疗损伤了味觉细胞的微细绒毛及其表面。腮腺部大面积放疗可造成唾液分泌减少及吞咽困难，放疗后唾液减少使口腔细菌繁殖，形成厚腻苔。口内 pH 下降使龋齿率增高。所有这些黏膜损伤、唾液腺、味觉感受器和牙齿的变化，都使经口摄入减少，造成营养障碍。

肺、纵隔或食管的放疗，可以很快地引起吞咽困难和咽喉、食管黏膜产生放射性病变，患者在放疗三周约 3000Gy 剂量时，即发生食管炎而导致吞咽困难，这一证候可持续放疗全过程（七周）。食管上皮可引起黏膜下水肿，放疗后期可见食管狭窄、溃疡及穿孔，患病的食管比正常食管耐受放射线的剂量要低。纤维化反应结果可导致阻塞性饥饿，这时必须考虑食管扩张，通过小管喂饲，或其他途径来维持适当的营养摄入。

腹部的放疗，特别是胃部，可使胃游离盐酸及胃蛋白酶分泌降低，引起食欲不振及恶心。如对胃进行低剂量放疗，则对营养无明显影响，然而，高剂量时常合并溃疡形成，出现难医治的胃脘部疼痛、出血、呕吐和进行性体重丢失。小肠和大肠的放疗可伴有恶心、呕吐及腹泻。这些胃肠症状与血清镁水平下降有关。全腹部放疗可引起小肠损伤，结果造成对葡萄糖、脂肪和电解质不同程度的吸收障碍，放疗后小肠黏膜的许多酶降低。有人曾报道放疗患者的蛋白丢失，临床上这些患者有吸收障碍，其严重性和放射线剂量相关。

三、化疗与放疗合并应用时对营养的影响

近年来，联合治疗常被采用，多种药物联合化疗以及化疗与放疗合并应用，这些治疗引起的营养障碍观察得还很少。有人观察到在用放线菌素 D、阿霉素、甲氨蝶呤、争光霉素和羟基脲等药物时，加上放疗可使皮肤和黏膜的反应增多。还显示出有"回忆现象"，即用药之后使潜在的放射作用重现，这些反应由于胃肠黏膜再出现严重的放射病而影响纳食。临床上用放线菌素 D、长春花碱、羟基脲、甲基苄肼以及用 VAC 联合方案（长春新碱+阿霉素+环磷酰胺），可使放射性食管炎增加。用放线菌素 D、阿霉素及氟尿嘧啶时胃肠道其他部位的放射性损伤明显增加。化疗药物与放疗可以显示各自的细胞毒性，在一些病例中，它们联合作用是相加的或是互相作用的，其效果总和明显地大于单个效果。

四、手术所导致的营养障碍

手术消耗大量气血，术后常有贫血和消化功能减退，特别是消化道肿瘤手术后，常常出现食欲不振、纳食减少、腹部胀满等症状，有时还会造成术后感染，以及体内液体的丢失，引起胃肠功能的失调，影响营养的吸收。

第四节　肿瘤患者营养治疗的原则

癌症患者营养障碍带来许多有害的临床后果，通过一些治疗将有助于扭转这种不良的状态，适当的营养供给和治疗可以使癌症患者的临床症状、生化指标、心理状态、治疗副作用等方面都得到很大的改善。

癌症所致营养障碍及对肿瘤的不适当治疗，可以使疾病治疗进一步复杂化。因此，对每个患者都应该进行营养状态的评估，包括在治疗前和治疗阶段，但临床上往往是住院患者中已经有很大一部分出现了营养不良的后果，这种情况必须予以扭转。

一旦出现营养不良，营养疗法应尽早施行，这是患者和医生所关注的。但要制定合理的营养治疗方案，需要分析引起患者衰竭的多种因素，包括疾病的全身作用和局部作用，各种治疗的作用以及患者的心理反应状态等，甚至要考虑到经济因素。

营养治疗首先保持供给，在患者决定作抗肿瘤治疗时，保持一个良好的营养状态或使衰弱了的患者复原，使不能手术的能手术，使手术危险性大的变为手术危险性小。进一步使营养疗法成为整个治疗计划的一部分，以改善全身状态，如通过增进免疫功能增强对感染的抵抗力，能更好地坚持抗肿瘤治疗；使瘘管等合并症通过改善营养而自发闭合；因为营养不良不是肿瘤宿主的特异性反应，所以营养治疗也只能成为临床治疗全过程的组成部分，其效果也应该成为最后评价疗效的一部分。最后确定哪些营养疗法已成为患者赖以生存的方式。包括口服、管饲、

静脉营养等方式，使患者维持好的营养状况，这些患者如果没有这种维持就会虚弱下去或者死亡，这种维持可以是短期的，也可以是长期的。

营养状态与肿瘤生长和抗肿瘤治疗以及宿主的抗病能力均密切相关。动物实验证明，管饲喂养增强营养，使宿主体重维持很好，但肿瘤也随之生长。小鼠的移植性肝肿瘤静脉喂养的较口服者为大。一些研究报道指出，在增加小鼠营养及宿主体重时，移植性肿瘤的生长维持通常的速率。但经大数量患者的临床观察表明，增加营养时肿瘤明显的暴发性生长是罕见的。希尔斯及其同事观察到，在个别用全肠道外营养而不用抗肿瘤治疗的患者，其残余肿瘤的瘤块增大。因而，如果已知或怀疑有残存肿瘤，而患者已经用某种形式的营养，这时就应该根据需要和可能开始给予抗肿瘤治疗。

营养疗法除了提供和保持营养之外，还要积极提高机体对营养物质的吸收、利用和代谢，中医药在这方面有很好的作用，将在下一节详述。此外，营养疗法的实施也存在一些问题，如对患者的有关营养需要的生理和代谢状态不完全了解，不恰当的治疗可以使营养缺乏加剧或发生代谢疾病。这就要求具有营养学的专业知识和密切注意患者的状态，就能避免这些问题发生。至于喂饲管插入食管或胃时带来的吸入性肺炎，静脉导管引起败血症及插管合并症的危险，都可以注意避免或减少。连续强制性进行营养治疗，常延长生命，但必将增加患者和家庭的经济负担。但是，通过良好营养的维持，是能延长生命的。

癌症患者营养不良，可以带来危险，并造成一系列恶果。营养状态对肿瘤治疗的效果有很大关系。所以当胃肠道不能达到营养恢复和维持的时候，经静脉输注高营养液是可行的。在手术、化疗、放疗情况下，它对于愈合伤口、提高免疫机制、增强吞噬细胞吞噬率、补充蛋白储备、恢复酶系统至正常、增加体重、增加宿主免疫能力、减少手术后虚弱等都是有益的。有人报道，已经有1000例以上的成年及儿童癌症患者采用静脉高营养液治疗，没有刺激肿瘤生长，经锁骨下静脉插管所致的败血症及其他合并症也很少，且容易纠正。

第五节　中医学对食物营养的认识和疗法

一、我国食物治疗学发展简史

在我国医学史中，饮食和营养的问题随着医学的不断发展，认识也不断地深入。不但看到饮食与疾病的发生发展有关，而且也积累了大量的饮食治疗疾病的经验。通过千百年的实践，我们的祖先在与大自然的斗争中进一步认识到食物能被机体利用，并且是人体赖以生存的物质，同时也认识到哪些是有害的食物。在患病时，还看到一些食物的营养成分也有治疗作用，这就使食物营养学和临床治疗学结合起来了，发展成为食物治疗学及食用药物学。历代有不少有关这方面的专述。

早在两千多年前，我国现存最早的医籍《内经》中就从理论上对食物经口后的消化、吸收、营养全身及其代谢途径做了系统的阐明，同时提出了饮食不当是疾病发生的重要原因之一，特别是提出了机体患病时，怎样运用饮食作为药物治疗的补充和辅助手段，以达到扶正祛邪的目的。《素问·脏气法时论》说："毒药攻邪，五谷为养，五果为助，五畜为益，五菜为充，气味合而服之，以补益精气。"说明当用药物治疗使病邪已去大半时，则应以谷、果、肉、菜等饮食营养之品调养以治愈，为后来的食物治疗学奠定了理论基础。

到了隋唐时代，古代医学家已开始有专门的饮食疗法的专著，如崔浩的《食经》、张湛的《养生要集》均载有以食物治病的知识，唐代大医学家孙思邈在《千金方》中就编写了"食治篇"一卷，提出治病时"须先洞晓病原，知其所犯，以食治之，食疗不愈，然后命药"。说明那时很重视食治。在《千金方》中还广泛地运用禽畜的肝脏治疗夜盲症，以谷糖和大豆浓煎汁预防和治疗脚气病，以羊甲状腺治疗瘿病等。这期间还有张鼎的《食疗本草》、昝殷的《食医心鉴》等饮食治疗学和营养学专著。金元时期忽思慧编著的《饮膳正要》总结了食物烹调、饮食卫生、食谱及食疗诸方，同时对食物禁忌、食物中毒等也有载录。他认为并不是凡珍味奇品都是好的。他说："珍味奇品，咸萃内府，或风土有所未宜，或燥湿不能相济，倘司庖厨者，不能察其性味而概于进献，则食之恐不免于致疾。"

明代伟大的药物学家、临床学家李时珍，在《本草纲目》中搜罗了谷、果、菜、禽、鱼、介类食物列为药物的共 462 种，对于药用食物及食物治疗学有很大贡献。明清以来，许多本草药物学的书籍均收载了多种日常的菜蔬食物作为药物使用，使在饮食治疗学和营养学方面更得到了发展。

虽然古代的食物营养及食物疗法的知识和经验极其丰富，但对它们的了解和研究还是很肤浅的，特别是具体到每个病种，每个患者的食物营养需要，各种食物的营养价值和医疗效果，以及如何用现代营养治疗学的观点和方法来研究祖国医学中有关的理论和经验，这些都是有待于我们认真发掘整理和深入研究的。

二、中医对肿瘤患者饮食营养问题的看法和处理原则

1. 避免肿瘤发病因素的继续作用　在病因学中，我们提到饮食不当是肿瘤发病的诱因之一。过饥过饱容易损伤脾胃，脾虚则水湿不化，过食肥甘厚味可以助湿生痰，痰凝湿聚而成肿瘤，这与现代医学证明的饮食中脂肪过量与直肠癌、乳腺癌发生有关的论点有相似之处，所以要注意饮食的节制。肿瘤患者虽然需要足够热量，但不要过食厚味，应适可而止。饮食不洁，吃不新鲜或放久了的菜蔬，吃含有亚硝胺类致癌物质或霉变后含有霉菌毒素的食物等都可引起癌症，所以肿瘤患者应避免再吃进这些食物，以免加重病情。

思虑伤脾，七情太过或不及均能引起气血紊乱，脏腑功能失调，思虑就能伤及脾胃，使人不思饮食或食之无味，一个人有思想顾虑，或情志抑郁都能使人不想进食，对肿瘤患者尤其要重视七情的作用，有些患者在得知自己患有癌症后就精神不振，食欲明显减退，所以解除患者心理上的顾虑，增强战胜疾病的信心，建立乐观主义态度，对于改善患者饮食，增加营养有着积极的作用，这就要求医护人员在医疗和护理方面，对患者要有高度的同情心和责任感，要了解患者的心理状态、家庭情况及经济情况，做好患者及其家属的工作，不断地给患者以鼓励。

2. 保护人体"后天之本"脾胃功能的重要性　中医认为，脾胃（消化系统）功能是维持人体生命活动的"后天之本"，营养物质的"生化之源"，在正常时要小心维护它的功能，在患肿瘤之后，更要极力扶持它。不但过饥过饱可以损伤脾胃，而且手术后耗气伤血使消化功能减

退；化疗及放疗均能损伤脾胃，造成营养障碍；大剂量长时间的服用苦寒中草药也可以使脾胃受伤，所以在肿瘤治疗时一定要考虑到这些方法对脾胃功能的影响，慎重选择时机。如患者脾胃功能明显受损，营养不良比较明显，身体免疫能力低下的情况下，抗肿瘤治疗往往很难达到目的。相反，能使已经虚损了的脾胃进一步恶化。所以中医特别重视对患者脾胃功能的调理，使之恢复或接近正常，才能为下一步接受其他治疗打下基础。这就是在肿瘤临床治疗中常常先照顾脾胃，用健脾益气和胃法的道理。饮食进入人体的一般途径是经口及胃肠道，中药通常也是经口而入的，因而，对每一个患者来说，如果脾胃功能减退或"胃气"衰败，就意味着治疗上的困难。所以，许多晚期癌症患者，食欲不振或恶病质形成、脾虚胃弱时就只能借助于非经口方式摄入高营养液才能维持和延长生命。

3. 饮食治疗中扶正与祛邪相结合　在疾病过程中，始终存在着机体与病邪之间的斗争。治疗恶性肿瘤必须扶正与祛邪相结合。除药物及前述一些治疗方法外，饮食调养也要反映这两方面的作用。饮食作为扶正祛邪的辅助疗法是治疗中不可忽视的一环。在手术、放疗、化疗作为攻邪抗癌的治疗手段时，除扶正补虚的中草药外，辅以营养支持也很重要。谷、畜、果、菜之类食物都具有扶正作用，如蕈类食物所含多糖就能提高机体对化疗、放疗的耐受力，保护骨髓造血功能，保护机体细胞免疫作用，使血中白细胞及血小板下降得到防治，起到了食补的作用。在手术、放疗、化疗结束之后，也要用饮食来恢复体力及长期维持生命。另一方面，还可以在饮食中注意结合攻邪抗癌，在脾胃功能尚好的情况下，选择些既是食物菜蔬，又具有抗肿瘤作用的食品，如荠菜、马齿苋、猪殃殃、东风菜、香茶菜、黄花菜、生薏苡仁、番杏、核桃、紫菜、海藻、荸荠、菱角、山慈菇、芋头之类干鲜果品及菜蔬。这说明食物治疗也不是单纯只吃一些补养食品或高营养食物，而是要针对病情，吃一些对肿瘤可能有抑制作用的食物，这样就把食物营养与食物治疗结合起来了。

4. 注意食物的性味功效，辨证施食　食物也有性（寒、热、温、凉），味（酸、甘、辛、苦、咸）之分，故饮食要根据患者的病情寒、热、虚、实来加以选择。如毒热壅盛，邪火炽烈之时，患者出现一派热象，这时就不能一味地投以温热的补品，如桂圆、鹿茸、人参、羊肉、狗肉、虾等助火邪，而可以吃有清热解毒作用的菜蔬，如马齿苋、蕺菜、东风菜、黄花菜等，以及属性偏凉的鸽肉或鸭肉及藕、芦根、竹笋等。又如，患者脾胃虚弱，脾喜燥恶湿，胃喜辛、甘、香之品，这时就要以甘温芳香之品醒脾开胃、健脾和胃，如砂仁、木香、茯苓、山药、佛手、胡椒等；如系阴疮恶疽，患者阳气不足以化阴毒之邪时，则需予以温阳补气之品以托毒外出，如人参、肉桂、黄芪、羊肉等。此外，五味与五脏的关系密切，古人提出五病之所禁，"气病无多食辛；血病无多食咸；骨病无多食苦；肉病无多食甘；筋病无多食酸""心病禁咸，肺病禁苦，肝病禁辛，脾病禁酸，肾病禁甘"。中药药性中还提出五味过食各有所伤；另外食物一般无毒，但有的也有一定毒性需要加工炮制，如生杏仁、生桃仁、生扁豆等有毒性，所以对食物的性味还应重视，不能认为肿瘤患者需要高营养，就可以不论寒、热、温、凉。有人主张吃鳖（圆鱼、甲鱼），但要知道圆鱼其肉凉血补阴，适宜于阴虚血热者，但其性冷而难消化，对于脾虚、阳虚的患者就不合适了，所以郁老主张辨证施食。但病人常说不懂食品的性味，也不知道自己体质和病情的寒、热、虚、实，无法选定食物，郁老一直对病人说，不必忌口，样样都吃，先少吃一点，看自己的反应，如果消化吸收好，无任何不适反应，说明你体内的病情与这些食物的性味相合，就可以吃，符合病体需要。如果原本病情属热，吃了性热、辛的食物就可能上"火"；如果病体属寒，吃了后腹泻和不适，说明这食品性凉，不利于病体，下次就不吃，这也是自我辨证施食之法。

5. "忌口"与"发物"　饮食与肿瘤的发生发展有关。必要的"忌口"还是需要的。《医学入门》指出，肿瘤患者应"断厚味，节色欲，戒恼怒，正思虑，庶乎万全"。这些注意事项是值得重视和遵循的。在一些古方中，根据药物要求还记载有许多具体的忌口，如《三因方》治脾积的蒜红丸项下，就记述"忌碱、酸、鱼、酢、茶、酱、腌藏、鸡鸭、生冷、牛马杂肉之类，只可食淡白粥百日"，忌口很严。但现代看来，似无如此严格的必要。

目前，对癌症的治疗还缺乏有效的根治手段，许多患者往往手术后或放疗、化疗后不久即复发，复发的原因又不甚明了，因而促使人们把复发的可能因素归之于饮食不慎或"忌口"不严。我们看到，许多早期患者手术根治效果较好，即使没有饮食上的"忌口"也没有复发或转移。郁老经治的许多癌症患者，有的已不是早期，经手术或放疗后并未忌口，有的患者还吃了数以百计的鸡、鱼、虾、海参，还有的吃羊肉、兔肉、狗肉，均并未因此而复发。中医认为，鸡能补虚温中、补益五脏，治病后体弱、脾胃虚弱。鸡蛋富有营养，一些治癌偏方、验方也有用鸡蛋，如核桃树枝煮鸡蛋，斑蝥煮鸡蛋等。一些地区相传鸡不能吃，或者说鱼虾海货是"发物"等的说法，尚需要充足的科学论证。郁老数十年临床实践中还未见到明确因饮食而致复发或恶化的病例，这方面，还有待进一步作科学的调查研究，弄清肿瘤患者复发、转移与饮食忌口的关系，找出其相关因素。所以肿瘤患者的忌口，还应因病而异、因人而异、因治疗方法而异，不能笼统地规定能吃什么，不能吃什么。我们也要尊重古人和一些传统的忌口习惯，但对于那种苛求忌口，甚或故弄玄虚以致病人无所适从的做法是不能赞同的。因为，这也"忌口"，那也"忌口"，甚至鸡蛋、豆腐、菜蔬之类都不敢吃，弄到最后，使患者的营养状况日趋恶化，对病情不利，对治疗也不利。古代一些急性病、传染病中医药治疗后未彻底治愈，不久即复发，常归咎于病后饮食不当，吃了什么食品"发物"，并常认为海鲜、菜蔬中辛温发表之物是祸首，其实并无真凭实据。当今，现代科学研究证实癌症的复发、转移与许多因素有关，最主要还是与患者体内环境和癌细胞的生物特性有关，特别是与患者的机体免疫功能低下有关，有些传统认为是"发物"的如海藻、海参等不但无害反而对癌症患者有益。蟹壳、蛤壳、乌贼等还可用于治疗，有软坚散结作用。至于传得很广的不能吃鸡，说鸡有"毒"，这说法毫无科学论据。郁老在 70 年代初就此问题在中央人民广播电台卫生节目中就讲过，根据三方面理由，说明癌症患者不能吃鸡的说法是不正确的：第一，查阅古代医药及食药书籍，均称鸡为平补之品，病后衰弱、老少咸宜；第二，某食管癌高发区查出当地鸡也有食道癌，鸡容易得癌，不能吃，主张吃鸭，殊不知，在肝癌高发地如南通，当地鸭子也易患肝癌，某鼻咽癌高发区当地猪也查出有癌，这些流行病学调查说明与环境致癌有关，而不是与鸡、鸭、猪本身有关；第三，从事肿瘤学临床多年，尚未见到因吃鸡而复发或转移的确切病例，所以我们认为这些传言是不可信的。

对癌症患者"忌口"的问题，郁老认为：忌口不宜太严，食谱不宜太窄，视脾胃消化吸收功能的强弱，以及病情的寒热虚实，予以必要的食疗。以高蛋白、高能量、高维生素的饮食为主，以弥补肿瘤的过分消耗，提高机体的免疫功能和抗癌能力。事实证明，保持脾胃功能正常，则后天化源充沛，常能提高机体对手术、化疗和放疗的耐受能力，改善全身状况，加强扶正祛邪作用，从而获得较好的远期疗效。

第六节　肿瘤患者的饮食

除非采取措施阻断供应肿瘤组织营养的血管，否则，包括饥饿在内的措施都无法饿死肿瘤组织，因为肿瘤组织细胞竞争性掠夺能量和营养素的能力远远超出正常人体细胞，饥饿只能带来体质大幅度下降。加强营养治疗是肿瘤治疗过程中的一部分。它使患者能够顺利进行手术、放疗、化疗等，也能提高身体的抗病能力。不但使衰弱的身体尽快恢复，也可以增强患者治疗及生活的信心。加强营养是肿瘤晚期患者重要的治疗方式。肿瘤患者食物的选择，应从以下几方面考虑。

一、固 护 胃 气

饮食和药物都是通过脾胃的消化吸收发挥作用的，如果脾胃功能减退或者胃气衰败，出现营养不良和机体免疫功能降低的现象，抗肿瘤治疗往往很难奏效，还会使已经虚损的脾胃功能更进一步恶化。由于脾胃虚弱，患者每每出现食欲不振、脘腹闷胀，甚至恶心呕吐、腹泻腹痛。这时治疗应以顾护胃气为本，和调肝脾为辅。可选用山药、芡实、薏米、白扁豆、赤小豆、大枣、佛手、莱菔子、白萝卜、山楂、茯苓饼、神曲、鸡内金、猪肚、羊肚、羊肉、鱼肚等健脾疏利之品，调配成食品服用。

二、辨 病 施 膳

肿瘤患者要避免食用含有致癌物质的食物。如霉变的食物、烟熏的食物、腐烂的食物以及农药污染的食物，不同肿瘤患者要有不同的饮食侧重。如乳腺癌患者避免高脂肪类饮食；大肠癌患者可进高纤维素、高蛋白、低脂肪类饮食等。肿瘤的不同治疗阶段有不同的饮食偏重。如手术前后要摄取含有丰富蛋白质、维生素的饮食；放化疗阶段可加用西瓜、冬瓜、赤小豆、大白菜等食物，它们都有利于毒物的排泄。同时兼顾其他疾病的饮食禁忌。如肿瘤患者合并糖尿病，则要慎用高糖类饮食；合并高脂血症，则应低脂饮食；水肿病人忌咸盐。

建议肿瘤患者保持合理的膳食结构，应该是充足的热量来源，适度地降低碳水化合物在日常食物中的比重，增加优质蛋白质，适度增加脂质摄入，微量营养素全面、充足却不过量，注意增加膳食纤维。癌症患者的食谱应当多样化，在此基础上还可尽量选择一些现代医学证明可以防癌治癌的食品，因为这些食品中含有丰富的维生素 A、B、C、E，胡萝卜素，类胡萝卜素，微量元素，多糖以及纤维等物质。如大蒜、甜菜、芦笋、无花果、猕猴桃、罗汉果、番木瓜、荸荠、桂圆、乌梅、百合、菱角、乌龙茶、薏米、绿豆、黑豆、黄豆、木耳、菇类、海带、紫菜、蛤蚌、牡蛎、鱿鱼、乌贼、海参、海蜇、鲫鱼以及甲鱼，十字花科蔬菜如空心菜、圆白菜、菜花、大白菜、小红萝卜等等，可以任意选用。如果配制得当，烹调有方，色香味俱佳，可以大大提高患者的食欲。在防癌治癌的同时使人得到美食的享受。

三、辨 证 施 膳

要根据患者病情的寒、热、虚、实来选择食品，如果热毒壅盛、邪火炽热，出现一派热象的时候，应吃有清热解毒作用的马齿苋、荠菜、黄花菜、鲜藕、芦根、银耳、竹笋、鸽肉、鸭肉等清凉食品；如果脾胃虚弱，则应以甘温芳香的砂仁、木香、茯苓、山药、佛手、鸡内金、山楂、胡椒等醒脾开胃；如遇阴疽恶疽，就该服用人参、黄芪、桂圆、当归、肉桂、羊肉、狗肉、母鸡、南瓜等食品温阳托毒。肿瘤患者常有发热、出血症状，在放疗期间，患者还会出现口干舌燥等热毒伤阴的症状，而化疗和手术也能导致阴血亏损，产生内热。所以在临床工作中见到的肿瘤患者的证候偏热者多，寒凉者少。在饮食方面应以甘凉清润为主，慎用辛燥，以免伤阴耗液；可多进食西瓜、冬瓜、梨、荸荠、茅根、银耳、百合、藕、胡萝卜、猪肉、鸭肉、鸽肉、鸡蛋、牛乳等食物；炙烤煎炸、肥甘厚味及辛辣之品，均不选用；饭菜中也不宜多用肉桂、茴香、花椒、肉蔻等调味品。值得注意的是，尽管患者具有温热之象，但也不宜过于寒凉，以免损伤胃气，影响患者的康复和治疗。

四、注重饮食配伍及四时宜忌

食物可以单独食用，但大多时候是搭配应用。需要注意的是，有些食物不宜在一起食用。在古代医著中，有许多的记载，如柿子忌螃蟹、葱类忌蜂蜜、鳖鱼忌苋菜等值得我们注意。但有些禁忌还需要辨证认识。

四季交替，气候变化，人们应该顺应自然规律。春夏阳气旺盛，应少食温燥食物，如狗肉、羊肉等。秋季气候干燥，应少食辛辣食物，多食清凉水果。冬季严寒，应少食寒凉食品，宜服温热食物。

第十三章

肿瘤患者的康复与摄生

第一节　康复的目的

　　肿瘤并非"不治之症"，一些早期病例，完全可以得到根治，完全康复。即使一些较晚期的病例，经过积极的、合理的、正确的综合治疗之后，仍可获得疗效，病情也能得到控制或延长缓解期。随着靶向治疗药物井喷式的发展，肿瘤的精准治疗使越来越多的晚期患者得以获得长期生存。近期大量免疫制剂得以在临床应用，预计肿瘤治疗效果还会不断提高。

　　一些患者在手术或放疗、化疗之后，虽然病情得到了根治或控制，但给人体带来了组织或机能损伤的后遗症，如面颌部的大面积切除带来的畸形，骨瘤的截肢，全喉切除后的失音，脑部、鼻咽部放疗后的脑软化，放疗、化疗后的内分泌改变，靶向治疗的长期使用导致的多种副作用，免疫治疗带来的自身免疫功能的失调等，这些都给患者带来一些生理、心理方面的问题，使患者及其家属感到痛苦。为了减轻这些痛苦和不便，提高肿瘤患者的生存和生活质量，医务工作者和整个社会都应对肿瘤患者的康复给予关心和支持，以提高患者的生活、工作乐趣，并提供各种方便，患者的精神面貌也会随之改善，使肿瘤患者的各种后遗症得到适当的治疗和康复，各种损伤和畸形得到矫正，功能障碍得到恢复或部分恢复，使患者及其家属都得到安慰和幸福，进一步对生产建设起积极的作用。

第二节　康复的条件

　　为了使肿瘤患者更好地恢复健康，医务工作者、家庭、社会要创造必要的条件，包括精神的和物质的条件。

一、医　生　方　面

　　医生首先应具备全心全意为患者服务的思想，要十分同情患者的遭遇，认真负责地给予最仔细的诊断和治疗。在一些早期症状出现时，能抓紧追查，做到早期发现、早期诊断、早期治疗，获得良好的治疗效果，使患者不至于致残或留下明显的后遗症，这是比较理想的。如果发现肿瘤时病情已较晚，医生应该立即会同有关专业医生制定合理有效的治疗方案，千方百计地积极治疗，争取好的疗效。绝不能一经诊断为肿瘤（恶性），就束手无策，或认为是不治之症推卸了事。癌症有时并不是不治之症，实际上往往是医生不给治疗，这一点在临床上是非常重要的。

在癌症治疗中一定要千方百计地为患者着想，医生不只是单纯治病，还必须顾及患者，治疗方法的选择和应用都应从患者出发，从实际出发，尽量减少后遗症和合并症。积极采取治疗后的相应措施，为患者作一些辅助性康复的治疗，如整形外科的整形，人工喉及假肢等。另外，对一些致残的患者，应给予矫正。

肿瘤专业医疗单位和医生对经治疗存活的病例要长期随访，定期维持治疗，在掌握病情、巩固疗效方面不容忽视。中医药长期扶正祛邪治疗对改善患者一般情况，增强自身抵抗力很有效。另外，医生还应该为肿瘤患者的康复提供咨询服务，指导患者的康复和摄生。

二、家庭和社会方面

在我们社会主义国家里，人民享有广泛的社会福利，如医疗保险制度，为患者得到及时诊治提供了保证。社会上对肿瘤患者也应给予深厚的同情和支持，增加肿瘤患者战胜疾病的信心。患者家属应坚持不懈地为患病亲人创造治疗及休养的环境，安静舒适的疗养环境，充足营养的饮食，亲切鼓励和精神安慰等都对病人的治疗和康复有益。绝不能对病人厌烦或粗暴对待。为肿瘤而致残的患者提供社会服务及工作条件，有条件的可设立肿瘤患者疗养院。组织对肿瘤患者恢复健康有益的群众性体育活动，如气功、太极拳、八段锦等医疗体育锻炼。目前，一些地区组织的肿瘤患者的气功学习辅导活动，就是社会上自发组织的对肿瘤患者康复锻炼有益的一项活动。这项工作需要在肿瘤专业医生的指导下进行，并作进一步探讨研究。

第三节　肿瘤患者康复中的医疗保证

已经获得根治或长期缓解的患者，仍需要进一步巩固疗效和长期随访，防止复发和转移。未获完全缓解的患者，更需要长期治疗，并努力延长带癌生存期及提高生存质量。所以，医疗保证还是需要的，但手术、放疗或化疗都只是在疾病的某一阶段所需要的。中医药治疗、免疫治疗和其他一些辅助性锻炼却可以长期坚持运用。

一、定期复查和长期随访

所有恶性肿瘤患者，治疗后都应该定期检查，了解和掌握病情，有无复发和转移，复查的内容和项目由原发肿瘤的部位、性质而定，如区域淋巴结是否肿大，局部有无包块复发，远隔部位有无转移，肺、肝、脑、骨等易转移部位的检查，血液生化改变，超声波，X线，至于CT扫描等视需要而定，同时更重要的是检查患者的机体免疫状态，如细胞免疫功能及免疫球蛋白等，以了解患者的免疫功能状况，及时对免疫功能低下者予以纠正和提高。定期复查，一般开始时是每 2～3 个月一次，以后每半年复查一次。对所有患者都应长期随访，不但可以了解缓解期长短及有效率，且可以随时掌握患者的生活、工作情况，以便使之进一步得到改善。

二、坚持中医药巩固治疗

在肿瘤治疗中，中医药治疗要全程参与，中医药的维持治疗非常重要和必要。在手术、放疗、化疗结束之后，如果已经根治或长期缓解，可以经常服用一些中草药以巩固疗效，不仅可以有效控制症状，还可以防止复发和转移。

1. 控制症状　中医对患者生活质量的关注始终如一，在诊治疾病时，即把人体看成是一个有机的整体，辨证施治。中医强调的四诊合参，包括患者的躯体功能、主观感受和自觉症状等生存质量所反映的内容。中医药对症处理可以提高患者生活质量，对于手术、放疗后一些后遗症，如乳腺癌刀口局部不适，鼻咽癌放疗后口干，肺癌术后、放疗后咳嗽喘憋等都可以有很好的缓解作用。在盆腔放疗后出现放射性肠炎、膀胱炎所致的便血、尿血，中医药治疗有确切疗效。应用养心、安神、疏肝的中药可以调解患者的精神状态，改善睡眠，减少抑郁症的发生；活血、通络、行气的中药具有止痛效果；益气健脾中药可促进食欲，缓解消化道症状。

2. 防止复发转移　恶性肿瘤虽经多种方法治疗能阻止原发癌的生长，但延至晚期，多数仍难免肿瘤的转移或复发，这是导致患者死亡的主要原因之一。近年来，对肿瘤转移机理，在临床和实验方面已作了较多的研究，特别是运用中医药进行抗肿瘤转移研究，越来越受到人们的重视。当今医学界对肿瘤转移还缺乏切实有效的防治措施，因此，寻找有效的防治方药是亟待解决的课题之一。

中医对转移的病机认识，主要包括气滞、血瘀、痰凝、毒聚和正气内虚等方面。通过大量的临床观察发现，气虚血瘀证是晚期非小细胞肺癌中一个极为重要的证型，是一种与血液高凝状态及免疫抑制状态存在密切联系的病理综合征。免疫功能低下，使体内免疫活性细胞在数量和质量上均处于低水平，无法对瘤细胞进行有效的攻击。血液高凝状态的存在，一方面使得被纤维蛋白包围的原发灶及存在于微血栓中的瘤细胞避开了化学药物及免疫活性细胞的攻击；另一方面，血液高凝状态本身的病理过程又是促肿瘤转移的一个重要因素。因此，气虚血瘀证在有远处转移的晚期病人中的发生率较高。上海龙华医院肿瘤科徐振晔等认为，免疫功能低下是恶性肿瘤复发、转移的关键，中药扶正则可提高癌症免疫功能和减少肿瘤细胞表面活性物质。刘宇龙等认为复发与转移因素中，正气亏虚、正不抑邪是决定因素，加之痰、瘀、毒相互胶结，肝郁脾虚促进了转移的发生。故将扶正培本、祛邪攻毒、化痰散瘀、疏肝解郁诸法有机结合，将更为有效地控制癌的复发和转移。

扶正培本药物能够调节机体免疫功能，提高巨噬细胞的吞噬功能，激活淋巴细胞活性，提高 NK 细胞、LAK 细胞活性等，从而增强免疫细胞及因子对血液中癌细胞的攻击能力，尽可能地多杀灭癌细胞，是中医药抗转移治疗最为重要的方法，可贯穿于肿瘤防治的全过程。活血化瘀药物具有直接抑杀肿瘤细胞、改变血液流变性、降低血黏度、抗凝、抑制血小板活性、促纤溶、抗血栓、消除微循环障碍的作用，可使癌细胞处于抗癌药物及机体免疫功能监控之下。因此，活血化瘀法亦是抗转移治疗的重要方法之一。

由此，我们以益气活血法指导临床用药并进行实验研究，证实益气活血法可抑制肺癌转移。张青等发现，具有行气活血、改善血液循环作用的固本抑瘤Ⅱ号能减轻小鼠肺腺癌荷瘤小鼠的血液高凝状态，防止血小板和纤维蛋白聚集，从而达到抑瘤和抗转移的作用；杨国旺等在用固本消瘤胶囊抑制小鼠 Lewis 肺癌生长及抗血管生成研究中发现：有益气培本、活血散结功效的固本消瘤胶囊对小鼠 Lewis 肺癌有明显抑制作用，能够抗肿瘤新生血管生成；王笑民等应用该药对 198 例 NSCLC 患者进行了临床观察，发现固本消瘤胶囊对晚期 NSCLC 患者的远期生存有益。

其他许多同仁的工作与我们殊途同归。朴炳奎等报道，应用中药复方肺瘤平膏（黄芪、西洋参、重楼、白花蛇舌草、杏仁、三七等），观察治疗 195 例晚期肺癌患者，并与化疗药物治疗的 144 例作了对照研究，发现肺瘤平膏组患者咳嗽、痰量、胸痛、气短、乏力等症状治疗后较化疗组明显好转，但咯血症状两组间无明显差异。治疗前后生活质量下降者，肺瘤平膏组 25 例（12.8%），化疗组 83 例（57.6%），两组间差异显著（$P<0.001$）。其中始终单独应用肺瘤平膏组 28 例患者中，生存 1 年以内 6 例，1 年以上 15 例，2 年以上 4 例，3 年以上 3 例，中位生存期 9.5 个月，单独化疗组患者 17 例，中位生存期 6.0 个月。从临床治疗结果表明其治疗效果是肯定的。

应用现代科研的手段和方法来研究中医药对癌细胞恶性表现的诸方面，靶细胞的酶系改变，癌基因和抑癌基因的影响，细胞核内 DNA、RNA 的影响以及诸多免疫因子的调节作用，将对阐明中医药抗肿瘤、抗转移的药理作用和疗效机理有极大促进作用。

3. 延长远期生存 中医药治疗恶性肿瘤的最大特点是"带瘤生存"，并不单纯以缩小瘤体为目标。这与现代医学的疗效评价标准存在明显差异，一直未能得到认可。近期随着分子靶向治疗药物在临床中的应用，生存期的长短在疗效评价中越来越受到重视。许多中西医结合专家提出：评价中医药治疗效果的原则，应根据疗效概念的转变而制定新的符合中西医结合特点的疗效评价标准，既不全按西医单纯按肿瘤大小来判断，同时又要能恰当反映中医疗效特点（带瘤生存、生存质量、平均生存期、中位生存期及远期生存率等）的内涵，并能与国际接轨和交流。

吴孟超院士也指出："中医药治疗肝癌的优势和特色不在于缩小瘤体，而在于带瘤生存，故用西医的标准评价中医的疗效也不太合理，因此中西医结合治疗肝癌的临床疗效评价，既要注意局部病灶的变化，更要重视对疼痛、生活质量、饮食、睡眠、体质等临床受益指标的评估，还要以中位生存期及远期指标进行疗效观察，只有这样才能比较客观、公正地反映我国中西医结合治疗肝癌的实际水平。"我们能证明某些中药治疗能使肿瘤患者生存期延长，提高生活质量，就说明中药在这方面有效。中医药治疗中许多带瘤生存的病人，生存期较长且生活质量好，在许多对照研究中可以看到，中西医结合治疗组与单纯西医治疗组在第一年生存率并无大差别，而在三年、五年生存率方面常常就显示出统计学差异即中西医结合治疗组优于单纯西医治疗组。

4. 以平衡学说为指导的肿瘤康复摄生 无论任何疾病其基本病机都属于体内阴阳平衡失调，如《素问·生气通天论》所云："阴平阳秘，精神乃治；阴阳离决，精气乃绝。"阴阳平衡具体表现为以五脏为中心各个系统（包括脏腑、经络、精气神等）功能的协调与平衡。五脏功能保持平衡，机体的内在环境保持相对稳定的状态（内稳态），就会处于健康状态。反之，平衡失调，机体内环境出现紊乱，则会发生病理变化，导致疾病甚至死亡。以平衡理论指导治疗，则治疗的目的就是要调节阴阳，使之归于平衡。无论治疗任何疾病，都应综合分析天时、地利、病情等全部情况，制定相宜的治疗措施。例如，《伤寒论》第 58 条云："凡病，若发汗、若吐、若下、若亡血、亡津液，阴阳自和者，必自愈"，指出治病求本，本于阴阳，阴阳不和则病，使其阴阳自和则愈。

使用任何治疗方法，在祛除病邪的同时，都应注意保护正气。只有保住人体正气，祛除病邪才有意义，也只有保护好正气，才更有利于祛除病邪。《素问·五常政大论》说："大毒治病，十去其六，常毒治病，十去其七，小毒治病，十去其八，无毒治病，十去其九。谷肉果菜，食养尽之，无使过之，伤其正也"，即指出无论使用什么药物治病，尽管是最平和的药物，也只能祛除病邪的十分之九，便应停药。其主要意思就是治疗不能太过，以免伤及正气。除药物治疗之外，保持患者心态的平衡及膳食营养均衡也是平衡阴阳的重要手段。

在"平衡学说"指导下，合理的综合治疗模式应该是在根治肿瘤的同时采用低创伤的手术治疗，配合必要的合理剂量的放、化疗，并以平衡阴阳为前提，在辨病与辨证相结合的基础上，制定相应的"扶正祛邪"的治疗法则，维护机体内环境的相对稳定，建立新的平衡状态，最大限度地抑制肿瘤的生长，同时保护机体的正气，改善患者症状，提高生存质量，延长生存期。

以平衡学说为指导，根据癌症病人病情、邪正消长的状态可采取分阶段战略：①确诊邪盛时尽可能地利用中西医各种手段（手术、放化疗、中药）打击和杀灭肿瘤（攻邪为主），这时要注意保护正气（辅以扶正），配伍用中药以减毒增效；②待肿瘤负荷大大减低以后，即将治疗重点转为扶正为主，最大限度地促进造血功能和免疫功能的恢复（重建正气）；③经过免疫功能和骨髓造血功能的重建，必要时还可转入以打击肿瘤为主的第三阶段，巩固治疗，尽可能地清除潜在残存癌细胞；④转入长时间的扶正抗癌治疗（扶正为主，抑癌为辅）防止肿瘤复发和转移。实践证明这样能延长生存期，改善生存质量，一定程度上提高了肿瘤的治愈率，这一模式是肿瘤临床治疗的经验和原则之一。

早期病人或中期病人，经过常规西医治疗，如手术、放疗、化疗等，正气损伤严重，但是肿瘤在体内的负荷也大大减轻。应用中药调节机体的阴阳平衡，使得内部的环境在尽量短的时间内得到新的平衡，就能增加机体自身的抗病能力，以机体自身的力量对残余的肿瘤细胞进行攻击，最终全面控制肿瘤，彻底获得康复；经放、化疗后肿瘤缩小但未完全消失的残存肿瘤，如加大剂量必然加重机体免疫功能破坏，加深正邪失衡。此时使用中医治疗，给予扶正祛邪的药物，使正邪之间处于相对的平衡状态，以获得长期的带瘤生存；对于年迈、体虚以及心、肝、肾等主要脏器功能不全的病人，很难承受手术、大面积放疗、高剂量化疗和一些能引起高热的生物治疗，此时使用毒副作用较低的中医药治疗是较好的选择。

对复发转移风险低的肿瘤术后病人，一般不主张手术后使用放化疗，因其不能使病人获得生存益处，相反还会给机体造成损伤，影响生存质量。此种情况可用中医药治疗，调整机体的内环境，平衡阴阳，扶助正气，达到预防复发转移的目的。

三、适当的医疗保健锻炼

医疗保健锻炼的方法很多，患者应当根据自己的体质、病情和耐受情况加以选择，坚持锻炼。当前有气功、太极拳、八段锦及保健体操等。气功可以增强体质，调理气血、阴阳和脏腑功能，以达到扶正目的，它不仅在功能上而且在精神上，亦即意守方面，能起到很好的调节作用。在某种意义上说，气功也是心理治疗的一种重要方式和手段。实践证明，气功在改善主观症状和某些功能紊乱方面有一定的作用。但是，这并不意味着单纯做气功即可治愈癌症。气功对肿瘤患者的治疗作用和作用机理还有待进一步研究。因其简便易行，不受设备条件限制，又可以起到药物所不能起到的治疗作用，所以受到广大患者的重视和欢迎。

第十四章

肿瘤的预防

第一节 贯彻预防为主的方针

肿瘤是一种常见病、多发病，肿瘤病因虽很复杂，但根据现有的资料和认识，可以制定和采取一些具体措施加以预防。如有的地区对宫颈癌通过多年连续宣传、普查普治癌前病变，使发病率显著下降。针对一些常见肿瘤如食管癌、胃癌、肝癌、肺癌等高发地区的病因综合考察，提出了一些预防肿瘤的途径和措施。在我国，多数省市已建立了肿瘤防治研究及登记机构，不同程度地开展了肿瘤防治研究工作。肿瘤流行病学的研究也取得显著成绩。全国范围内，常见肿瘤的流行病学和地区分布情况、发病率和病死率情况已基本掌握，并做了一些大规模的病因综合考察。

随着人们对健康长寿的追求、网络技术的进步，防癌宣传、防癌普查受到人们的重视，通过多方面的宣传，使广大人民群众了解三早（早期发现、早期诊断、早期治疗）的重要性以及如何做到"三早"。肿瘤的知识也逐步通过科学普及宣传，使群众对肿瘤有比较全面的正确的了解，并发动广大群众对肿瘤的预防作出努力。其中，最简便又具有积极意义的是指导个人自我检查，对自身各部位，主要是浅表部位如皮肤、皮下组织、口腔、甲状腺、乳腺、腹部、外生殖器等处，进行自查，发现可疑，及时进一步检查，以便排除或确诊。对一些可疑的肿瘤症状进行宣传，以引起人们对常见肿瘤的警惕。下列一些征象应当引起人们的高度警惕，及时到有关科室进一步检查诊治。

（1）皮肤、乳腺、甲状腺、颈部、骨骼或身体其他部位可触及的肿块，一般肤色不变，不痒不痛。

（2）黑痣或疣（赘瘤）的明显变化（颜色加深、迅速增大、瘙痒、渗液、溃烂、脱毛、出血、粗糙），或经久不愈的溃疡、伤口。

（3）吞咽时有噎塞感、疼痛，食管内有异物感，或上腹部疼痛，胃脘不适。

（4）长久的舌象改变（厚腻苔、黄白腻苔、剥苔，舌暗、舌裂纹等）；原因不明的食欲减退；体重持续下降。

（5）原因不明的黑色大便，大便带血或腹泻、便秘交替。

（6）原因不明的无痛性血尿。

（7）持续性嘶哑，痰中带血，干咳或体检时发现肺部块状阴影或磨玻璃影。

（8）鼻衄，咳出的鼻咽分泌物带血，听力减退，耳鸣，头晕头痛。

（9）妇女月经期出血量多，月经期外或绝经后不规则的阴道出血；阴道接触性出血。

（10）不明原因的长期发热、贫血。

以上症状可以是一些常见良性疾病引起，但是也可能是某些恶性肿瘤的临床表现，故应提高警惕并及早进行检查。

第二节　肿瘤预防的途径和方法

肿瘤的预防可根据病因从外因和内因两方面采取措施。

一、消除或避免外界致癌因素

1. 预防环境的致癌作用

（1）加强职工劳动保护：对从事接触致癌物质作业的职工，加强防护，采取措施改革工艺流程，搞好排气通风，做好机械化、自动化、密闭化等，对有害物质加强检测、控制与消除。

（2）防止与消除环境污染：保护和改善环境，防止和消除环境污染，是预防肿瘤的重要措施之一。环境保护包括大气、土壤、作物、水源、食物等，特别是"三废"（废水、废气、废渣）的处理，综合利用，化害为利等措施是治理的重点，国家已建立环境保护相关法规，防止环境污染的进一步扩大，并积极进行无害化处理。

2. 预防医疗措施和药物的致癌作用　放射线也可以产生致癌作用，长时间小剂量的照射，可引起白血病、皮肤癌、骨肉瘤等。特别应尽量避免对妊娠期妇女及婴幼儿的放射检查。过度的紫外线照射亦可导致皮肤癌。某些药物如雌激素类、硫脲类、砷制剂、某些抗肿瘤药等具有致癌作用。某些农药的广泛使用，亦使许多食物受到污染，据研究，某些农药可以引起动物肿瘤，对人体是否有致癌作用，尚在观察中。

3. 预防食物的致癌作用　在食管癌、胃癌高发区，粮食作物和菜蔬中的亚硝酸盐、硝酸盐及二级胺的含量，远较低发区高。亚硝酸盐与二级胺在胃中可合成致癌作用很强的亚硝胺类化合物。采取措施以阻止其合成，能降低癌的发生。维生素 C 结合亚硝酸盐的能力比二级胺强，可还原亚硝酸盐，从而阻止二级胺的加氮作用，阻碍亚硝胺的合成。在实验动物中，维生素 C 可阻止甲基苄胺与亚硝酸钠在大鼠胃内合成强烈致癌物甲基苄基亚硝胺，在服用维生素 C 的高发区居民中，服药后较服药前尿中亚硝酸盐和硝酸盐含量明显降低，停药后则含量迅速回升，维生素 A 及维生素 A 酸能维持上皮组织的功能，可能对治疗和阻止癌变有一定作用。

食物霉变的预防：粮食及食品的霉变，不但破坏了营养价值，甚至还能引起食物中毒及霉菌感染。从调查情况来看，肝癌、食管癌、胃癌的某些高发区的发病因素，可能与霉菌污染有关，如污染黄曲霉菌或杂色曲霉菌的食物，可以诱发癌症，因此必须要重视防止食物及粮食霉变，减少和避免霉菌毒素的污染。

烟熏的食物，烧糊了的肉类以及食品添加剂（着色剂、防腐剂、稳定剂等）都可以引起动物肿瘤，因此食品都必须经过严格检验，证明无致癌性才能食用。有些地区的食物中缺乏某些维生素，如 A、B、C 及一些微量元素如碘、钼、镁、氟等，可能与某些恶性肿瘤发病率较高有关。因此，在饮食中注意摄入维生素丰富的副食品，增加某些缺乏的微量元素，对肿瘤的预防有一定意义。

二、调整机体的内环境，增强机体的抗癌能力

外界致癌因素虽然很多，但都只有通过机体的作用后，才能引起肿瘤。肿瘤易感人群中遗传因素占有很重要的位置。在临床上，我们也看到乳腺癌、结肠癌、食管癌、肝癌、多发性肠道息肉样腺瘤，常有明显的家族史。另外，有的患者患有二重癌，甚至有患第三次的，这说明与个体易感性有关。现代一些研究已经证明，DNA 错配修复基因发生种系突变是 Lynch 综合征患者发病的遗传学基础。携带 BRCA1/BRCA2 基因突变的患者乳腺癌、卵巢癌、结肠癌发病率明显升高。

1. 增强机体抗癌能力的措施 从内因观点出发，调整机体的内环境，使之保持平衡稳定，增强机体的抗癌能力，是预防肿瘤的重要措施之一。同时还要讲究卫生，注意摄生，节制烟酒。

避免精神刺激和精神创伤。经验表明，肿瘤患者的发病有些与精神刺激和创伤有关，七情太过或不及都可以导致气血紊乱，使抗病能力降低，所以尽量避免精神创伤和刺激。

坚持体育锻炼，增强体质。我国传统的保健体育运动及其他体育锻炼方法，可因地制宜地推广开展。一些人体会到，有的锻炼是起治病作用，如气功；有的主要是健身作用，如太极拳及其他拳术和体育运动等，这些对于预防疾病具有一定的意义。

增强和激活机体免疫监视系统，提高细胞免疫功能，是防治"内虚"的重要一环。许多肿瘤之所以能在外界致癌因素作用下产生，主要还是机体细胞免疫功能低下，免疫监视系统不能识别正常细胞与癌细胞。中医认为，肿瘤在老年人中发生较多，这可能是老年人肾气日趋衰弱，先天之本耗伤，致使机体抵抗力和各脏腑功能减退或失调，所以预防肿瘤应以补肾固精、扶正益气、调理阴阳、保护先天为主。卫气充足，机体免疫监视系统功能得到增强，对于预防肿瘤有重要意义。

积极治疗可能癌变的慢性疾病及癌前病变。肿瘤的发生与形成，需要一个相当长的过程；许多癌症在癌变之前，常常是长期的良性慢性病，如慢性胃炎（特别是萎缩性胃炎伴肠上皮化生）、胃溃疡、食管及胃黏膜细胞的重度不典型增生、多发性结肠息肉、乳腺病等，这些良性疾病需要积极认真治疗，彻底祛除病灶，或者采取中西医结合的措施有效地阻止其向癌变的转化和过渡，也是防癌的重要环节之一。癌前病变的及早处理，有助于降低癌症的发病率。

2. 常见的癌前期病变或可能癌变的良性疾病

（1）皮肤与黏膜病变：黏膜白斑如逐渐粗糙、突起、坚韧，甚至发生溃疡，则可能发生癌变。久不愈合的溃疡、瘘管；易受摩擦部位的色素痣如突然增大、颜色加深、发炎脱毛、疼痛等出现时，可能恶变为黑色素瘤。

（2）乳腺病：乳腺囊性增生病，乳腺导管内乳头状瘤等。

（3）胃肠道疾病：食管、贲门黏膜上皮增生，老年人久治不愈的慢性胃溃疡（特别是胼胝性溃疡），萎缩性胃炎，肥大性胃炎，胃及肠道息肉样腺瘤（单个或多发性）。

（4）少数迁延性、慢性病毒性肝炎及肝硬化者，特别是乙肝表面抗原阳性者，有转变为肝

癌的可能。

总之，对一些慢性疾病，如不及时予以治疗，长期慢性反复的物理、化学和生物等因素刺激，可逐渐诱发产生癌变。如及时予以治疗，这些疾病均可完全治愈，或者可以向正常细胞组织逆转，恢复到正常状态。

3. 日本学者松杉教授提出的防癌措施 平衡的膳食，即应有适量的蛋白、碳水化合物、维生素、矿物、粗纤维素等。不要长期食用一种食物或药物，不要偏食，应当经常调换口味。不饮酒，饮酒与口腔癌、食管癌、胃癌、肝癌等均有关系。不吸烟，吸烟对人、对己均有危害。不吃过咸的食物；日本学者统计吃盐较多的地区胃癌发病率高。食物中应有足够的维生素 A、C、E 和纤维素。食勿过量、控制体重在正常限度之内；每日摄入的总热量过高是有害的。不吃过分煎、炸、熏、烤的食物，有人证明熏烤或过度煎炸的食物，致癌物可大量增加。不吃发霉的食物，包括粮食、油料作物（发霉的花生）、菜蔬、肉类及其他食物受霉菌污染者。避免暴晒，因紫外线具有致皮肤癌的作用，尤其是对于白种人。经常洗澡、更衣，减少与某些致癌物的接触或接触时间。勿过劳，过劳可使免疫功能降低。避免精神过度刺激和创伤，喜、怒、忧、思、悲、恐、惊等都能引起生理功能紊乱，身体免疫功能降低，特别是生气发怒、忧郁思虑或高度紧张，或经受过分的精神创伤。坚持体育锻炼，增强体质和抵抗疾病的能力。治疗癌前病变，防微杜渐。

人体是一个整体，内环境的稳定受到诸多因素的影响，其中更多的是受到精神情绪、内分泌、代谢营养以及疾病的影响，只要我们根据中西医理论，采取积极措施，对肿瘤的预防还是能起到决定作用的。

第十五章

中医防治肿瘤研究的思路和方法

一、思　路

中医肿瘤研究从个案报道、病例观察、小样本临床研究、队列研究到目前一系列大型的多中心随机对照研究，在中医药循证的道路上取得了长足进步，对中医药的推广应用做出了贡献。在基础研究领域，紧跟现代科学前沿，从血管生成、干细胞、自噬、细胞凋亡、免疫逃逸等角度，运用现代分子生物学手段阐释中医药抗肿瘤分子机制也取得了一定成果，但仍存在一定局限性。

首先，中医治疗具有个体化、动态性的特点，采用标准循证医学方法，将同一处方用在一群不同个体上，并设立相同起止时间，用个别指标进行疗效评价，难以体现中医治疗的优势，且目前中医药研究疗效评价方法难言完善。具体来说，循证医学对疾病、对中药复方仍是目前合适的研究方法。具体在肿瘤研究中，关键还要解决肿瘤疗效评价问题，采用哪些指标，既客观又能符合中医特点。王永炎和黄璐琦也指出了暴露出的中医药研究的一系列问题，主要体现为中医药疗效研究的设计和质量问题。如：中医辨证论治未被考虑进临床研究中，使不少忽略辨证论治的证据陷入"源于临床，低于临床"的尴尬境地，难以对临床实践起到提升作用。另外，循证医学方法在中医肿瘤学的研究上具有一定局限性，未必适合中医肿瘤证候研究。RCT（随机对照试验）不是解决所有临床问题的"灵丹妙药"。特别是在肿瘤研究领域，由于伦理学限制，随机对照试验（RCT）的可行性大打折扣。中医肿瘤研究不一定非得RCT，运用队列、病例对照、单臂、观察性研究等方法，良好的实验设计和执行仍可得出较好结论。真实世界研究（RWT）是在实际医疗环境中对具体医疗干预和实际操作及其结果所开展的评估研究。研究者倾向于在大样本量和广泛受试者的基础上，根据患者实际的病情和意愿选用药物或其他治疗措施，不是采用随机的方法安排对受试者的干预和用药，这一方面在肿瘤治疗中最能集中体现。真实世界研究契合中医个体诊疗复杂干预，在不违背辨证论治和整体观念的中医学科特征的前提下，利用实际诊疗中的数据，围绕拟解决的关键科学问题，通过严谨的设计、测量和评价，获取高质量真实世界证据。目前中医药真实世界的研究方向主要集中于中成药上市后再评价、特定疾病的用药特征分析、特定疾病的中医证候分析等3类。另外，近年来随着医学大数据的兴起，基于医疗管理信息数据库的信息分析与大数据挖掘也成为真实世界研究的一个重要发展方向。大数据为基础的真实世界研究更符合中医学特点，契合了中医以古代病案研究为中心的研究方法，既继承了中医研究的传统，又发挥了现代优势。

其次，肿瘤为复杂性疾病，多基因位点与心理、环境等均为影响因素。现代科学还原、分析方法，寻求特征基因对应靶标药物在复杂性疾病治疗中收效甚微，同时单靶点、高选择性药物带来更多副作用和耐药性，单一分子通路、基因蛋白位点难以阐明中药多靶点作用机制。摒弃药物、靶点的线性思维，在肿瘤这个多基因位点的复杂疾病系统和中药方证系统里寻找关联性，用系统化和网络化的研究方法分析问题，阐释中药多靶点效应，可能更适合中医肿瘤学研究。

二、方　　法

（一）循证研究

循证医学的核心思想是一切医疗决策都要遵循临床证据，这一点和依赖经验的传统医学有所不同。经过严格设计的 RCT 结果成为高证据等级的治疗推荐，并被作为临床决策的主要依据。近三十年来，随着现代肿瘤治疗的发展，手术、放化疗占据了肿瘤治疗主力的地位，中西医结合肿瘤研究伴随循证医学的成熟也进入快速发展时期，中医肿瘤研究运用循证方法，走过了一条从小样本病例观察、对照试验，到队列研究，再到大型 RCT 的研究道路。代表性研究有北京广安门医院的"扶正培本法为基本疗法防治非小细胞肺癌的系列研究（参一胶囊等）"和上海龙华医院的"扶正抗癌治疗晚期非小细胞肺癌临床研究"。通过大型随机对照试验，中医药在对手术、放化疗的增效减毒，在延缓手术后复发、转移及改善晚期肿瘤患者生活质量上积累了可靠的临床证据，并逐渐开始建立中医药肿瘤治疗体系。

但是，循证医学所推崇的随机对照研究方法以"一把钥匙开一把锁"的理念为前提，所阐述的是单个药物分子对单个靶点的作用效应，而传统中医给药方法为汤剂，病人接受"无数把钥匙"，显然这种单因素研究方法不适合于中医药诊疗的研究。因此，沿用中医的临床研究方法，应用计算机信息技术，通过大样本个案的真实世界研究，应该是中医肿瘤临床研究的可行方法。

（二）基础实验

基础研究是阐明中医药抗肿瘤分子机制，推动临床转化和新药创新的重要手段。中医肿瘤学在中药抗肿瘤机制研究中，采用现代分子生物学技术、高通量测序等方法，通过动物实验和细胞实验，从免疫逃逸、肿瘤微环境、血管生成、耐药基因、转移因子、细胞凋亡、自噬、干细胞等多角度，阐释了中药在抑瘤、抗复发转移和逆转耐药方面的部分机制，体现了中药抗肿瘤的多靶点效应，并筛选出一批效果明确的中药单体或复方，为下一步进行临床转化奠定了基础。另外，中医肿瘤理论和实践的发展也离不开基础实验研究，否则无法被验证，说不清机制，也使创新理论成为无源之水、无根之木。新的假说和理念除需要临床实践检验外，还需要找到客观证据并被现代科学方法验证，才可能变成理论。

近年来，有学者应用网络药理学方法预测单味中药或中药复方的有效成分及作用靶点，这一方法较以前的以单体替代单味中药或复方从而研究有效成分及作用机制，有了长足的进步，有可能成为今后研究中药效应机制的一个重要方法。

（三）大数据与真实世界研究

随着计算机信息技术的发展，大数据在医学研究中的应用越来越广。大数据具有快速化、大量化及多样化的特点。不同来源且类型多样的海量数据相互混杂在一起，组成了一个复杂的数据巨系统，大数据分析技术是挖掘大数据中蕴藏价值的关键，数据挖掘是从复杂数据系统中揭示隐藏规律的过程。面对大数据，我们的思维方法也应做相应转变：整体思维，关注点从样本数据变成整体数据；容错思维，即接受数据的混杂和相互干扰；相关思维，即从追求数据的线性因果联系变成探索数据间的相关性。

中医用整体观指导临床，疗效评价往往不是单一指标，诊疗过程中包括四诊、身心、主客观等多层次、非线性的数据；中医的辨证论治和个体化特点决定了在诊疗中产生的数据是多源多样且动态关联变化的，这都与现代大数据的特点契合。将传统的个案研究与大数据技术相结合，海量的诊疗数据集中在一起进行数据挖掘，找出数据间的关联性和隐藏价值，既继承了中医研究的传统，又能发挥现代优势，也是中医肿瘤学重要的研究方法之一。

另外，大数据背景下 RWT 的出现，逐渐成为中医肿瘤研究新的方法。相比于 RCT 采集样本数据并进行因果关系推导，RWT 更符合中医临床实际，所收集的数据更全面完善。大数据的统计分析基于总体数据进行，不排除混杂因素，有利于全面展示数据间相关性，得到更客观结果。统计学方面，RCT 主要用卡方检验、Fisher 检验、Log-rank 检验、ROC 曲线、Kaplan-Meier 生存曲线等统计方法，直接将最终数据与基线数据进行比较，忽略了中医诊疗中证的动态变化，这也是证候研究走入困局的原因之一；真实世界研究因其混杂因素多，除需要上述统计方法，还需要多因素分析、工具变量、倾向评分等方法。值得思考的是，面对真实世界研究产生的海量数据，除运用信息挖掘的技术手段外，要想让其产生价值，需要以问题为导向，选择合适的思维角度，组建数据库并设计算法，并在结果中验证思路，以期挖掘出数据背后隐藏的有价值的关联性。

（四）网络化研究

肿瘤为复杂性疾病，多基因位点与心理、环境因素共同参与。现代科学还原、分析方法，寻求特征基因对应靶标药物在复杂性疾病治疗中往往收效不大，单靶点、高选择性药物带来更多副作用和耐药性；中医中药为多靶点共协调系统，面对复杂性疾病更有优势，其作用机制很难从单一基因靶点或分子通路阐释清楚，系统生物学、网络化的研究方法如网络药理学结合大数据算法可能更适合发现肿瘤靶点和中医方药之间的相关性，体现中医药真正的优势。

第十六章

中医药疗效的评价商榷

目前中医治疗肿瘤的疗效评价标准仍未统一。目前在临床研究中广泛使用的评价标准并未较好体现中医药优势与特点，另外，国内学者制定的疗效标准不统一，难以被广泛接受。

评价中医治疗肿瘤疗效，既要体现中医药特点，又要反映对肿瘤的控制情况和对患肿瘤之人的干预效果，是个全方位评价体系。

一、重视瘤体变化

带瘤的患者，均需评价，不分中西。中医对瘤体的评价可参照现代医学实体瘤评价标准。从最初二维测量，以 PD（疾病进展）、SD（疾病稳定）、PR（部分缓解）、CR（完全缓解）作为评价，到 2000 年 WHO 的 RECIST 实体瘤疗效评价标准公布，重点关注瘤体大小变化。后为满足靶向药物临床疗效评价需求，CHOI、MASS 标准逐渐出台，在瘤体大小基础上引入了肿瘤密度的判断。2014 年的欧洲肿瘤内科学会（ESMO）大会上，实体肿瘤免疫相关疗效评价标准（irRECIST）首次被提出，2017 年 RECIST 工作组提出更符合临床实践的免疫相关疗效评价标准。中医药和免疫治疗的特点如假性进展、延迟效应相似，可借鉴性更强。可见，随着抗肿瘤手段与药物的新进展，现代科学也在不断更新改良临床评价标准，以期通过更客观更准确评价疗效来指导临床。

值得注意的是，要客观认识瘤体变化在疗效评价中的地位。一种情况是，瘤体随着治疗缩小或"追求杀灭最后一个癌细胞"使瘤体完全消失，病人却死亡，单从瘤体评价来讲疗效极佳。另种情况是，患者自觉症状改善，生存期延长，但瘤体保持不变甚至缓慢增大，单从瘤体评价来看无疗效。

二、关注生命质量

即"活得好"，尤其是中晚期肿瘤患者。生命质量不等同于生活质量，更不是简单的 KPS 评分可以全面评价的。肿瘤患者除了躯体生活质量如自理能力、吃饭穿衣散步等，还伴随着心理-社会的生活质量，心理、情感、社会、家庭都是需要考虑评价的领域。随着中医药治疗改善生命质量疗效证据的不断积累，越来越多的临床研究引入国际公认的生命质量量表如 EORCT QLQ-C30，FACT-G 等进行整体或分病种的详细、客观评估。

三、重视长期生存

即"活得长"。中医药治疗对于远期生存指标具有较好的作用效果，多项研究已证实中医药治疗能够改善患者远期生存，降低术后复发、转移率。修订版中药新药治疗恶性肿瘤临床研究技术指导原则已经将生存期延长和（或）生命质量改善同时瘤灶缩小或持续稳定作为肿瘤治疗用药的主要疗效指标。对于中晚期肿瘤患者，不论带瘤与否，生存期都是非常重要的疗效评价指标。

四、评价症状变化

肿瘤进展过程中因治疗产生的如手足综合征、周围神经病变、恶心呕吐、癌因性疲乏、皮疹、腹泻、睡眠障碍、药物性肝损伤等中医药均能缓解或改善。目前主要通过相应的量表，如 WHO 抗癌药物常见毒副反应分级标准、美国国立癌症研究所通用毒性标准（NCI-CTC），并由国际公认量表如 Piper 疲乏量表、VAS 视觉模拟量表等判定症状改善。在现有量表基础上，探索更能体现中医治疗特色的量表，或改良出更能反映患者主观症状感受的量表，以更好评价症状变化。

全面反映中医治疗肿瘤疗效，必须把瘤体变化、生命质量、远期生存、症状变化结合起来。结合治疗阶段、病情、治疗目的的不同，根据各自比例和侧重，给予不同分项，以期全面准确判定疗效。如带瘤患者与无瘤患者，术后患者评价更侧重于生命质量和远期生存。如不同分期患者，中晚期更侧重生存期、症状评价，初早期更偏重瘤体和生命质量评价。如不同治疗目的，用中医药改善靶向药副作用，重点评价症状改善，延缓复发转移。另外，建议制定行业疗效评价标准，将评价标准统一，可更好指导中医肿瘤临床与科研。

第十七章

肿瘤病人的中医护理经验

中医学是研究人体生理、病理以及疾病的诊断和防治等的一门学科，具有独特的理论体系和丰富的临床经验，是以整体观为主导思想，以脏腑经络的生理和病理为基础，以辨证论治为诊疗特点的医学理论体系。在临床实践中，应用因人、因地、因时的"三因制宜"原则指导护理实践，根据患者个体差异，所在地理环境、季节、气候对机体的影响程度和患者心理状态来实施护理。运用特色护理技术、情志护理、饮食调护、康复锻炼等方法对患者进行全面、个性化的护理治疗。

中医治疗肿瘤，强调整体观，重视"扶正祛邪"。"正"即是人体的"真气"或"正气"，相当于西医学中的机体免疫力。"邪"则泛指一切致病因子，简称"邪气"。护理治疗过程中要做到，祛邪而不伤正，扶正而不留邪。在肿瘤疾病的护理过程中，运用辨证施护的方法，通过调情志、调饮食和适宜的中医技术，扶正祛邪。

一、情 志 护 理

癌症属于中医"癥瘕""积聚"等范畴。祖国医学很早就认识到精神因素与癌症发生、发展的关系。七情活动与脏腑气血有着密切关系，活动喜悦适度，可使气机条达、营卫调和、经脉通利。如果七情太过，失去制约（突然或长期持续性刺激超出人的耐受限度）即成为致病因素，使气机紊乱，脏腑阴阳气血失调，而导致疾病的发生。不同的情志变化可伤及不同的脏腑，产生疾病。喜怒忧思悲恐惊七种情志的异常变化，致使人体气机升降失调，脏腑功能紊乱，与肿瘤的发生、发展及转归、预后等存在着密切的因果关系。现代心理学研究证实，情志活动与直接控制人体生命活动和物质代谢的大脑边缘系统有密切的关系。高兴、欢欣、愉快等积极的情绪能提高整个神经系统的张力，提高脑力、体力、机体的耐受力，使各个器官功能协调一致，增强人的抗病能力。现代医学同样证实乳腺癌、食管癌、甲状腺癌、淋巴肉瘤、胃肠癌、肝癌、卵巢癌等均与情志失调有关。

（一）心理变化

在患者确认罹患肿瘤的时刻，心理反应十分复杂。有许多不同于一般患者的特点，可以总结为五个不同的心理变化期，即：怀疑否认期、愤怒发泄期、悲观抑郁期、绝望濒死期、恢复平静期。以上五个心理变化期并无固定的时间和顺序，可能反复发生，亦可能同时发生。

1. 怀疑否认期　患者突然得知自己患癌症时，都难以承受如此沉重的打击，心理上不愿接受事实，往往认为医生是不是搞错了，表现为不安、烦躁、烦闷，反复去大医院复查，极力否认这个事实，因此怀疑否认期对患者来说，可以缓和沉重的打击以减轻心理上的压力。希望通过四处求医来否定癌症的诊断。对医护人员的言行极为敏感。

2. 愤怒发泄期　当患者确认了癌症的诊断后，常常出现强烈的愤怒和悲痛，出现哭闹、恐慌、冲动，感到对世间的一切都无限的愤怒和不平，并把这种愤怒向周围的人发泄，常常与亲人、医护人员发生吵闹，同时怕亲人及社会遗弃他。

3. 悲观抑郁期　大多数患者在治疗过程中，往往考虑到家庭的各种负担，因此会出现悲观、绝望、恐惧、焦虑，这种情绪得不到及时缓解，持续时间过长则导致抑郁。

4. 绝望濒死期　当各种治疗方法均不能起到良好的治疗效果时，出现严重的并发症，或肿瘤的复发转移时，出现难以忍受的疼痛，患者都会有强烈的绝望情绪和无助感，感觉到自己濒临死亡，因此失去生活的勇气，会拒绝一切治疗，并极力寻求通往死亡之路，以求早日解脱。

5. 恢复平静期　经过了上述几期的考验，患者已经接受了现实，情绪趋于平稳，配合治疗，对死亡也不再恐惧，当病情发展到晚期，患者常处于消极被动状态，不再考虑对家庭及社会的责任，出于无望无助的状态。

了解上述心理变化特征，便于在护理治疗肿瘤患者时，通过评估患者的心理活动规律及变化状况，用最佳的情志护理措施来影响患者的心理活动，改善其不良的心理状态，树立战胜疾病的信心。

（二）情志护理方法

历代医家均主张："善医者，必先医其心，而后医其身。"可见情志护理的重要性。情志护理是中医的一种心理疗法，根据医学心理学的理论，通过医护人员的语言、表情、姿势、态度、行为及气质来影响和改善患者的情绪，解除其顾虑和烦恼，从而增强战胜疾病的信心，减轻或消除一切不良因素对机体的影响，使患者能在最佳心理状态下接受治疗，以达到早日康复之目的。

情志护理贯穿于日常的护理工作中，是在与患者自然而然的交流中进行的。中医情志护理的方法包括：说理疏导、释疑解惑、移情相制、顺情从欲、气功调神等。

1. 说理疏导　通过正面的说理疏导，可以取得病人的信任，了解病人的心理状态。开导和引导患者自觉戒除不良心理因素，调和情志，从而改变患者的精神和身体状况。

2. 释疑解惑　要及时地解除病人对病情的各种疑惑。帮助患者多了解一些医学知识，使其消除疑问，丢掉思想包袱，树立战胜疾病的信心。对于病人遇到的困难应积极帮助解决。

3. 移情相制　"五志过极""以其胜治之"，情志相胜是以五行学说为理论依据的一种护理方法，即"恐胜喜""悲胜怒""怒胜思""喜胜忧""思胜恐"。在一种情志过度而异常时，激发另一种情志来平息它。

4. 顺情从欲　顺从患者的意志、情绪，满足其心身的需要，这就是"顺情从欲"，患者在患病过程中，情绪多有反常。对此先顺其情从其意，有助于心身健康。

5. 气功调神　根据病情指导病人进行气功锻炼，无疑对情志调节起重要作用。医护人员为病人选择气功类别时要注意情绪状态、气质特性，使之与被锻炼者情志状态相吻合。

（三）临床中应用的其他心理情志护理

1. 音乐疗法 五音疗法，就是根据中医传统的阴阳五行理论和五音对应，用角、徵、宫、商、羽五种不同音调的音乐来治疗疾病。在两千年前，中医的经典著作《黄帝内经》就提出了"五音疗疾"的观点。中医认为，五音，即角、徵、宫、商、羽，对应五行（木、火、土、金、水），并与人的五脏和五种情志相连。如宫调式乐曲，悠扬沉静、淳厚庄重，有如"土"般宽厚结实，可入脾；商调式乐曲，高亢悲壮、铿锵雄伟，具有"金"之特性，可入肺；角调式乐曲，朝气蓬勃，生机盎然，具有"木"之特性，可入肝；徵调式乐曲，热烈欢快、活泼轻松，具有"火"之特性，可入心；羽调式音乐，凄切哀怨，苍凉柔润，如行云流水，具有"水"之特性，可入肾。中医的"五音疗疾"就是根据 5 种调式音乐的特性与五脏五行的关系来选择曲目，以调和情志、调理脏腑、平衡阴阳，达到保持机体气机动态平衡、维护人体健康的目的。

依据移情相制以及五音疗法的理论，可采用以下方法调畅情志。

浮躁在五行中属"火"，这类人做事爽快、爱夸夸其谈、争强好胜。平时未发作时，应引导其积极的一面，听些徵调音乐，如《步步高》《狂欢》《解放军进行曲》《卡门序曲》等，这类乐曲激昂欢快，符合这些人的性格，能使人奋进向上。在情绪浮躁时，则应用水来克制，听些羽调式音乐，如《梁祝》《二泉映月》《汉宫秋月》等，缓和、制约、克制浮躁情绪。

压抑在五行中属"土"，这些人多思多虑，多愁善感。平时应多听宫调式乐曲，如《春江花月夜》《月儿高》《月光奏鸣曲》等。这些曲目悠扬沉静，能抒发情感。当遇到挫折，极度痛苦压抑时，应听角调式音乐，如《春之声圆舞曲》《蓝色多瑙河》《江南丝竹乐》，此类乐曲生机蓬勃，能以肝木的蓬勃朝气制约脾土的极度压抑，使其从痛苦抑郁中解脱出来。

悲哀在五行中属"金"，悲痛时，应听商调式乐曲，如《第三交响曲》《嘎达梅林》《悲怆》等，能发泄心头郁闷，摆脱悲痛，振奋精神。对于久哭不止，极度悲伤的患者，应听徵调式音乐，如《春节序曲》《溜冰圆舞曲》《闲聊波尔卡》等。其旋律轻松愉快、活泼，能补心平肺，摆脱悲伤与痛苦。

愤怒在五行中属"木"，愤怒生气时，应多听角调式乐曲，疏肝理气，如《春风得意》《江南好》等。在愤怒至极，大动肝火时，应听商调式乐曲，如德沃夏克的《自新大陆》，艾尔加的《威风堂堂》等，以佐金平木，用肺金的肃降制约肝火的上亢。

绝望在五行中属"水"，这些人多因遇到大的挫折及精神创伤而对生活失去信心，产生绝望，故必须以欢快、明朗的徵调式乐曲，如《轻骑兵进行曲》《喜洋洋》，及中国的吹打乐等，补火制水，重新唤起对美好未来的希望。

音乐治疗每日 2~3 次，每次以 30 分钟左右为宜。最好戴耳机，免受外界干扰。治疗中不能总重复一首乐曲，以免久听生厌。治疗的音量应适度，一般以 70 分贝以下疗效最佳。

2. 医患的集体活动 对于患者来说，有效的团体活动能给予积极的支持和鼓励，有助于提高他们对药物治疗的依从性和面对疾病的信心。肿瘤科率先实践，开展的心莲家园医患俱乐部，就为肿瘤患者提供了一个安全的团体活动平台。通过心莲家园一些线上、线下的活动，帮助患者明白倾听他人和倾诉自己的故事本身就是有治疗意义的，能主动地参与到团体中，和其他团体成员互动起来会有更大的收获。心莲家园医患俱乐部自创建以来，定期举行健康讲堂、医患互动、疼痛随访等多种多样的活动，广受患者好评。所以影响广泛且广受好评，是因为组员间相互支持、集思广益，共同探寻问题的解决之道，具有个体治疗所没有的优点。通过成员之间的互动来实现治疗目标。

二、中医特色护理技术

肿瘤来势汹汹，手术、放疗、内科治疗等是医护人员最为得力的武器。其中肿瘤内科治疗又涵盖了化疗、分子靶向治疗等。通过这些有效的治疗手段，医务人员不断努力提高病人的生存率。可是伴随着这些治疗，尤其是放、化疗等。病人不但要承担肿瘤所带来的心理压力，还要承受治疗的副作用引发的痛苦，生活质量堪忧。比如：化疗药所致的消化道反应恶心呕吐、便秘；化疗药所致的外周神经毒性反应，病人会感到手脚麻木不适；放疗后，患者出现放射性直肠炎；化疗药所致的静脉炎；化疗后血象下降引起疲乏；治疗的长周期、效果的不确定性引发焦虑等。在利与弊的艰难平衡中，医护工作者举步维艰。

随着护理的不断发展，特别是中医护理措施的不断参与，通过不断地摸索、整理和规范，中医护理措施已经在为肿瘤的治疗保驾护航。

化疗药物引起胃肠的毒性反应，使患者不能耐受化疗，从而影响化疗效果，降低患者生活质量。为保证患者顺利完成化疗方案，取得预期临床效果。肿瘤科除了采取常规护理外，还给予去湿开胃消食汤进行食疗、耳穴埋豆止吐、中药穴位贴敷止吐等中医护理措施缓解不适症状，中医学认为，化疗后因胃气不降，而致气逆于上，出现呕吐。内关穴补则温中和胃，泻则调气畅中；中脘能通降胃脘之气，两穴合用，胃气降则呕吐止。足三里为胃经要穴，平补平泻可以调节胃肠功能，健脾和胃，调畅气机。通过对以上穴位的按摩、外贴药物等，大大减轻了病人的消化道症状，缩短了呕吐时间。

在应对化疗药所致外周神经毒性时，中医护理中的外治法——中药泡洗，效果显著。临床护理中我们把 120 例应用奥沙利铂化疗的住院患者随机分组，分为治疗组（化疗加中药泡洗）60 例、对照组（单纯化疗）60 例，观察两组神经毒性发生率。结果显示神经毒性发生率治疗组 54%，对照组则高达 85%。从中我们可以清楚地看到中药泡洗可有效预防奥沙利铂化疗所致神经毒性反应。

放疗后的放射性直肠炎，通过本院制剂行中药灌肠也取得了明显疗效。血余蛋黄油为我院院内制剂，源于宋代吴彦夔的《传信适用方》鸡子乱发膏。临床观察表明血余蛋黄油保留灌肠治疗慢性放射性直肠炎，可以明显改善直肠局部糜烂、溃疡、出血等症状。适用于轻中度患者。轻度患者有效率 100%，中度患者有效率 94.74%。

在针对诸如疼痛、疲乏等症状时，中医护理操作中的穴贴、艾灸、泡洗等同样发挥着举足轻重的作用。

人们常说三分治七分养，在肿瘤内科治疗中，中医护理措施的应用充分诠释了这七分养。肿瘤界流行这样一种理念：有时治愈，通常缓解，总是（永远）安慰，中医护理的整体观念、辨证施护也在不断践行这个理念。通过中医护理的不断参与，肿瘤治疗得以顺利实施。病人痛苦减轻，疗效提升。以现代护理观为指导，以病人为中心，在系统化整体护理中开展具有中医特色的整体护理，将中医护理特色融入系统化整体护理之中，为广大肿瘤患者提供优质的护理治疗服务，提升患者的生活质量。

第十八章

中药毒性研究

近十几年关于"中药不良反应"的问题日益受到国内外学者、医务人员和患者的重视。被媒体炒得沸沸扬扬的有美国的麻黄事件，新加坡的黄连素事件，日本的小柴胡汤事件，比利时、英国的"中草药肾病"事件，以及国内的"龙胆泻肝丸"问题。由于种种原因，对一些问题的认识尚存在着不同的意见，为了对患者的健康负责，需要对此类问题进行深入地、实事求是地分析。特别是作为中西医结合的工作人员，更应责无旁贷的对此类问题加以认真的研究，尽可能取得符合事物本质的正确见解。为此本书特在此节对该问题加以探讨。

一、药物不良反应的概念

众所周知，任何药物都不可能没有不良反应，中药、西药都不能例外。这就是人们常说的"是药三分毒"的原因。那么什么是药物的不良反应？它和药物的毒性、副作用有什么区别？由于不同的著作对其定义或解释尚不统一，因此首先应明确其基本概念。

1. 目前公认的药物不良反应定义　1991 年 9 月 WHO 国际药物监测计划对药物引起的反应如副作用、不良事件、不良反应、意外不良反应及信号分别进行了定义。其中对药物不良反应（adverse drug reactions，ADR）的定义是"正常剂量的药物用于预防、诊断、治疗疾病或调节生理机能时出现的有害的和与用药目的无关的反应"。这一定义显然不能包括后述毒性反应项下"用药剂量过大或用药时间过长而引起机体的有害反应。"

中华人民共和国卫生部国家食品药品监督管理局颁布的《药品不良反应报告和监测管理办法》对药品不良反应的定义是："指合格药品在正常用法用量下出现的与用药目无关的或意外的有害反应。"这一定义与 WHO 的定义基本含义是近似的。按此定义，用药不当引起的不良事件，以及超法定剂量用药等造成的医疗事故和药品质量问题而引起的药害反应均不属此范围。但是，也有作者认为广义的药物不良反应包括由于药品质量或用药不当所引起的有害反应。《药品不良反应报告和监测管理办法》还进一步明确了药品不良反应相关用语的含义。新的药品不良反应，是指药品说明书中未载明的不良反应。药品严重不良反应，是指因服用药品引起以下损害情形之一的反应：①死亡；②致癌、致畸、致出生缺陷；③对生命有危险并能够导致人体永久的或显著的伤残；④对器官功能产生永久损伤；⑤导致住院或住院时间延长。

2. 普通《药理学》的药物不良反应含义　早在 20 世纪 60 年代张昌绍、张毅主编的《药理学总论》中就明确指出："药物对于机体的有害作用多种多样，对于这类作用的称呼，文献上所用术语极不一致，有的作者采用了毒性反应或毒性；有的则用了副作用或不良反应，同时，一般作者认为毒性反应和副作用都有它自己独特的涵义，而且，有害作用还包括有过敏反应。因此，把药物的有害作用总称为不良反应或许更合适一些。"按此意见，药物的不良反应是指药物对机体各种有害作用的总称。在笔者所查阅的多种有关药理学的书籍中，在药物不良反应项下，通常包括以下的几项：①副作用；②毒性反应；③变态反应；④特异质反应；⑤继发性反应；⑥后遗效应；⑦致癌作用；⑧致畸作用；⑨致突变作用；⑩成瘾作用等。现将有关术语的通用含义分述如下：

（1）副作用：是指在治疗剂量时出现的与治疗目的无关的不适反应。它是由于一种药物往往同时具有几种药理作用，即所谓的该药的选择性低，作用范围广。治疗时只需利用其中的一个或几个作用而其他的作用就成了副作用。可以说副作用是伴随治疗作用而来的一类有害作用。它是药物本身所固有的，通常副作用是可以预料的，副作用一般都较轻微，是可逆的机能变化，由于副作用是在治疗剂量时出现，所以常难以避免。有些副作用还可用其他药物给予纠正。

（2）毒性反应：是指用药剂量过大或用药时间过长而引起的对机体的有害反应。药物、食物与毒物之间并无绝对的界限，所有的药物用量过大都会引起毒性反应，众所周知，维生素类是人体所必需的，但用量过大或不当，也可以引起毒性作用。一般在超过极量时才会发生毒性反应，也有时由于病人的遗传缺陷，病理状态或合用其他药物引起敏感性增加，在治疗剂量时也可出现中毒反应。用药后较短时间即出现毒性反应，称之为急性毒性反应。而长期用药后逐渐发生的毒性反应称为慢性毒性反应，在性质上和程度上都与副作用不同，对病人的危害性也较大。急性毒性反应，常表现为循环系统、呼吸系统、神经系统功能的损害；慢性毒性反应，多表现为肝脏、肾脏、骨髓、内分泌系统等功能的损害。

（3）变态反应：是机体受药物刺激后所发生的不正常免疫反应，是非肽类作为半抗原与机体蛋白质结合为抗原后，经接触一定时间的敏感化过程再接触该物质而发生的过敏反应。变态反应一般分为四型：Ⅰ型过敏性反应；Ⅱ型细胞溶解型超敏反应；Ⅲ型免疫复合物型超敏反应；Ⅳ型为迟发型超敏反应。均可使机体产生损害，但它与毒性反应和副作用不同：变态反应只发生在少数免疫反应异常的个体，它的发生与药效、剂量无关，常用量或极小量即可发生，使用原药的拮抗药解救无效。

（4）特异质反应：少数病人特异体质对某些药物特别敏感，反应性质也可能与常人不同，但与药物固有的药理作用基本一致，反应严重程度与剂量成比例，药理拮抗药可有效救治。

（5）继发性反应：是由于药物的治疗作用引起的不良后果，又称治疗矛盾。

（6）后遗效应：是指停药后血药浓度已降至最低有效浓度以下，但生物效应仍残存。

（7）致癌作用：在药物长期应用后，能引起机体某些器官、组织细胞过度增生形成恶性肿瘤。

（8）致畸作用：有些药物经孕妇应用后能影响胎儿正常发育，引起婴儿先天性畸形。

（9）致突变作用：有的药物可使机体细胞的遗传物质发生突然变异，有时这种突变会引起不良的后果，或潜在的严重后果，如癌变。

（10）成瘾作用：用药时产生欣快感，停药后会出现严重的生理机能的紊乱，称为成瘾性。

由于成瘾性有主观需要连续用药的特点，属依赖性之一。

二、中药不良反应问题

1. 关于中药不良反应内涵的界定　中药也是药物，因此前述的药物不良反应应该说对中药同样适用。但是不可否认，由于中药发展的历史背景和理论体系与西药有明显的不同，在认识中药的不良反应的问题上也有其独特性。因此有专家对中药不良反应的解读是："凡是与中药应用有关的不良反应，统称为中药药源性反应。包括 ADR 与药害。中药不良反应是指合格药物在常规用法用量下出现的与用药目的无关的或意外的有害反应，包括副作用、毒性反应、致癌、致畸、依赖性、特异质等，而不合理用药如使用不合格药品、过期药品，误用、超大剂量使用、滥用等引起的有害反应称为药害或者称药害反应。"这里关于中药不良反应的界定与前述 WHO 和我国食品药品监督管理局的定义是一致的，并明确指出了"药害"的内涵。根据这种解读可以认为，近十几年引起各方关注的所谓中药不良反应事件，基本不属于 ADR 范畴，而应属于药害。

2. 关于媒体特别关注的中药不良反应问题的分析　前已提到有几件中药引起的不良反应事件，报刊上已陆续刊登了每一事件的原委，本文不再赘述，有关专家已有共识，这些事件严格地讲，都不应属于中药不良反应问题，而是未按中医辨证论治、理法方药而行的滥用药物事件。但是这些药物的毒性问题，对从事中医、中西医结合的人员应有重要的启示，值得我们审慎地对待。例如日本的"小柴胡汤事件"由于滥用该国生产的小柴胡汤颗粒制剂而引起间质性肺炎，甚至有死亡病例。有人从引起变态反应的汉方分析，发现 12 个处方中有 11 个方子均含有黄芩，只有一个处方无黄芩，因而认为小柴胡汤引起间质性肺炎与方中的黄芩关系密切。这一发现如果能被更科学的研究证实，是有重要实用价值的。众所周知，黄芩是一味使用率非常高的药物，不仅许多中成药中含有，而且临床汤药配方中更为常见。这更提醒我们必须按照中医理论进行辨证论治，有是证用是方，病去即止。值得指出的是，在中医药现代化的进程中，中药西制已是一股不可回避的潮流，这是一件好事、一种进步，但必须注意要严格按照药品管理的规定制造和使用。

又如美国发生的"麻黄事件"，也是一起滥用药物的事件。其实早在 1924 年我国学者陈克恢就报告了麻黄的有效成分麻黄碱的生理作用与肾上腺素类相似而较持久，其效能完全与交感神经兴奋剂相同，后来麻黄素的名称一直在临床应用。前些年美国药商将其用来做减肥药或兴奋剂。由于长期服用、超剂量服用产生头晕、恶心、呕吐等副作用，导致美国有 12 人因服用此药物而死亡。于是美国的 FDA 下令禁止麻黄类药品，后经法院裁定麻黄素超剂量服用产生的毒副作用并不能证明其他麻黄类药品在正常剂量范围也有同样的毒副作用，法院最终宣判"麻黄无罪"，推翻了 FDA 的禁令。

至于比利时、英国所谓的"中草药肾病"事件，已明确原因是其减肥药中使用的广防己，并确认其具体药害成分是其所含的马兜铃酸。慎重地讲，用"中草药肾病"这一名称是极大的错误，是对中草药声誉的污蔑。最初使用此一名称者，逻辑概念不清，首先该减肥药是一个含有多种西药成分的药物，并非一种中成药，其中所用广防己导致的肾纤维化，怎么能将其扩大成"中草药"呢？其次广防己虽是一味中药，但中药用药是讲究按照中医理论进行辨证论治，这种中西药合制在中国的药品管理中是明确不允许的。

当然，通过这一事件，引起人们对含有马兜铃酸这种成分的中药的关注。例如在国内引起多方面关注的龙胆泻肝丸造成某些患者肾功能损害的问题，尽管人们还有不同的看法，但该药中所用关木通是一种含有马兜铃酸的药物已是不争的事实。我国学者许植方 1956 年从木通中分离出一种含氮的酸性物质，称为木通甲素。1959 年确认其是马兜铃酸。2005 年版《中华人民共和国药典》一部中已明确删去了广防己、关木通、青木香三种药物。而此三种药物都是含有马兜铃酸的药物。

尽管以上事件均与滥用中药有关，但是已引起我国有关管理部门的注意，如科技部已正式将《中医药疗效及安全性基本问题研究》列入"十五"国家科技攻关计划重点项目。我国卫生部与世界卫生组织合作的《中文图解常用中药用药安全性指南》一书已完成，对 200～300 种常用中药的来源、拉丁学名、功能主治等进行了记录，并着重对这些中药的安全使用做了详细的介绍。此外许多科研部门正在对相关问题进行深入的研究。有关中草药肾损害的问题，我国学者已有专著论述。

三、中药不良反应的实况

中药作为药物的一个特定的类别，其不良反应早已受到国内学者的重视，当然也有某些方面需加以阐明。

有学者收集国内 1915～1990 年 408 种医药学期刊的文献，共获不良反应药品 1165 种，病例 22397 例，其中中药不良反应药品 460 种，病例 2788 例。药品分为单味药（包括有效成分单体）239 种，中成药或制剂 221 种，丸剂、丹剂 69 种，胶囊 8 种，片剂 22 种，散剂冲剂 23 种，软膏、硬膏油剂 28 种，汤剂 16 种，酒剂、水剂、糖浆、口服液、内服膏 30 种，注射剂 15 种，其他剂型（栓、洗、搽等）9 种。

近十几年有关中药不良反应的报告有明显增加的趋势，其原因可能与中药的使用范围不断扩大，许多非中医人员也擅自使用中药不遵循中药使用的原则有关，滥用中药的情况亦相当严重。也与中药管理部门加强了中药不良反应的监督，临床医药人员对药物不良反应的报告较前更加重视有关。当然，这里所说的中药不良反应可能是广义的，其中可能包含一定量的药害事件。

四、关于中药毒性问题

中医药的诞生之初首先认识的就是药物的毒性问题，因此《淮南子·修务训》有"神农尝百草……一日而遇七十毒"的记述。《周礼·医师章》言："医师掌医之政令，聚毒药以供医事。"我国现存最早的药学专著《神农本草经》对所记载的 365 种药物的分类，首先就是按药物的药效和毒性分成三个大类："上药为君，主养命以应天，无毒""中药为臣，主养性以应人，无毒有毒，斟酌其宜""下药以佐使，主治病以应地，多毒，不可久服"。

关于有毒中药的概念是需要界定的，可考虑与现代对药物的相关定义统一起来，当然困难很多。古人对药物毒性分为大毒、常毒、小毒和无毒，如《素问·五常政大论》中说："大毒治病，十去其六。"《类经·卷十四》中认为："凡可避邪安正者，皆可称之为毒药。"明·张景岳也说："药以治病，因毒为所，所谓毒者，因气味之偏也。"现代《中药学》中基本仍沿用有毒、大毒、小毒来记述中药的毒性。

五、中药不良反应的原因与对策

上述关于药物不良反应的分类和名词涵义或定义对中药同样是适用的。当然中药因其形成和发展的历史有自己的特殊情况，所以与西药相比它的不良反应也有自己的特点。已知药物不良反应是所用药物特质和接受该药机体（病人）对该药的反应相互作用的结果。因此考查中药的不良反应也应从这两方面着手。

关于中药不良反应的原因和对策已有学者进行了全面的分析，现仅对其中一些问题简述如下。

1. 品种问题　由于历史的原因，中药的同名异物和异名同物情况比较常见。即使在《中国药典》中也常有一个药名可包含多种植物的来源。如在 2005 年版的《中国药典》一部中虽然删去了关木通，但还收载了三个木通科植物品种：木通、三叶木通，或白木通。同时还有川木通项下毛茛科植物小木通或绣球藤。类似这样的现象在中药正品中比较常见。目前已有学者在研讨能否做到一药一名一物的问题，估计短期内实现有很大的难度。较实际的办法只能是一定要用正品中药和熟悉的地区用品，坚决不用混乱品和伪品。中药的正品，是指《中国药典》一部颁布标准及地方标准收载的品种。此外，还有地区用品，它是除正品之外的某一地区有长期应用历史的中药材品种。混乱品是正品和地区习用品外的同物异名药材品种。伪品是不法商贩制造销售的假药。

香港特区报道有的肿瘤病人长期服用含有白英的中药方后出现肾功能损伤、氮质血症。经调查发现，中药店给的是一种叫白毛藤的马兜铃科植物寻骨风，白英是茄科植物白英的全草，别名蜀羊泉、苦茄，也有的地区称为白毛藤，结果药店将处方中白英当白毛藤，抓成了寻骨风，引起严重后果，充分说明中药使用中一定要注意品种问题，不能混淆更不能随意乱用、代用。

2. 中药产地、采集、加工、炮制方面的问题　产地问题：中药历来讲究道地药材，其中除生产环境影响外，可能也有品种及加工等方面的不同，部分学者认为云南产的附片比四川产的毒性要强 18 倍。

采集问题：中药采集有时，其讲究很多，这不仅与药效有关，有的也与毒性有关。如乌梅在未成熟时采集才能保证其药效且不会出现中毒现象，若成熟后采集，梅仁和梅中均含有毒物质，使用后容易出现中毒现象。

炮制问题：中药的炮制讲究如法炮制，其中很多方法是经过历代临床实践对药物增效减毒经验的总结。如甘遂生用泻下作用较强，毒性较大，经醋制后泻下作用减弱，毒性较小。

3. 中药剂型问题　各种剂型的中药都可产生不良反应，目前中药约有 30 多种剂型，其中使用最多的还是汤剂和丸剂（包括改良的各种丸剂）。很早人们就知道，朱砂只可用于丸、散剂，若用于汤剂，经煎煮受热生成有毒物质硫化汞，服用后会出现严重中毒现象甚至引起死亡。这里要着重谈一下中药注射剂的问题。现在中药新剂型越来越多，特别是注射剂，常因其内含成分很多，质量控制难度很大，且药理作用广泛，较易出现非用药目的的无关反应。早在 20

世纪 30 年代我国研制成功的柴胡注射剂，用于治疗感冒、发热等疾病，收到了较好的效果。到 70 年代有一个大发展时期，不仅有单味药、单一化学成分的注射剂，还制出了一些复方注射剂，对临床，特别是中医急症的治疗取得了较好的效果。随着临床应用中药注射剂的增多，中药注射剂引起的不良反应问题已受到关注。据最近安徽省发布用药安全提示，中药制剂的不良反应中，注射用药占中药制剂不良反应的 67.86%。请临床中医药工作者务必重视这个问题。因此对于新药的应用更应慎重，不仅在用药前应仔细阅读使用说明，掌握相关资料，还应查阅有关该药不良反应的文献报告。

4. 剂量问题　关于中药的正常用法用量问题，确有研讨的必要，有人认为以《中国药典》规定的用量为准。这里的问题是，按照古经方给药有的势必超过药典规定的剂量，如有人曾计算过《伤寒论》《金匮要略》中的用药剂量，换算为现代量，柴胡在大、小柴胡汤中的用量为125g，麻黄在大、小青龙汤中为 62g，细辛在小青龙汤中为 45g，附子在桂枝附子汤中用了 3枚，约为 75g。这与当时医生处方用药药味少、用药时间很短，甚至当时患者体质较强等均有关系。另外有些中医由于经验丰富或用药胆大，敢用"霸药"（即超大剂量用药），据说有的也取得了很好的疗效。笔者认为对上述问题不可妄效。第一，一般用药剂量仍应根据《中国药典》规定的剂量，对未列入《中国药典》的药物，包括中草药，若有地方标准，可按地方标准执行，若无地方标准，可参考有关学术刊物文献报告中的剂量。第二，对已知具有慢性毒性的药物，一定要慎用，如已知含有马兜铃酸的广防己、青木香、关木通等。

曾有文献报道广东某地一中医在治疗肿瘤病人时用广山豆根入汤剂中，每日 30g，长期服用。而国家药品监督管理局规定广山豆根每次用量不超过 6g，结果引起病人中枢神经系统严重的病变，带来严重后果，说明剂量问题是产生不良反应和药害的重要因素之一。有些中医以为剂量是越大越好，著者见过有的方子动辄数十味中药，而且每味药都是 50～200g 之间，结果病人服后不良反应明显，临床上不能用"虎狼之剂"害病人。

作为中西医结合临床工作者，在预防药物不良反应方面难度更大。因此，首先注意合理用药的问题，临床上经常会中药西药合用，也要了解患者自用药品的情况。中药应用必须遵循辨证论治、理法方药、功能主治禁忌等。即使如此也难免出现药物的不良反应。

在应用已知毒性较大的中药时，应严密观察该药可能损害的相关器官功能，如及时检测相关的化验指标。还应注意有些中药的迟发反应。如致癌、致畸等。已有一些报告观察到有的中药在体外或动物体内实验中具有致突变和致癌的作用。一旦发现某种药物出现可疑的不良反应，应立即停药观察，并根据反应的性质及时采取相应的医疗救治措施。

六、中药不良反应的监测

我国于 1987 年组建了国家药品不良反应监测中心；1998 年 3 月正式加入 WHO 国际药品监测合作组织；1999 年 11 月发布了《药品不良反应监测管理办法（试行）》。中药、西药同样执行。2004 年 3 月 4 日卫生部正式颁布了《药品不良反应报告和监测管理办法》。ADR 监测的最终目的是通过分析研究 ADR 报告，将得出的研究结果用来指导临床用药，为群众用药安全提供保障。目前我国 31 个省、自治区、直辖市及解放军已成立了省级药品不良反应监测中心，有 20 多个省还建立了省级以下的药品不良反应监测中心或监测站。据报道，仅 2005

年上半年国家药品不良反应监测中心就收到药品不良反应病例报告 36000 余份，且报告质量稳步提高。

七、中药不良反应报告的因果关系评定

中药不良反应报告因果关系的评定与西药因果关系的评定在方法上是一致的。目前关于药物不良反应因果关系评定的方法很多，如：总结判断法、推理法、记分推算法、改良化法（贝叶斯法）等。国际上尚无公认的药物不良反应因果关系的评价方法。我国药物不良反应监测中心推荐的是评分方法，是根据 5 个问题判定，主要从药物治疗与不良反应症状出现的时间有无合理的先后关系，是否符合该药的药理作用，停用该药后的反应，激惹（暴露）的反应等方面判断。

其中的每一步都有许多应该注意的问题，如不良反应出现的时间间隔是否符合该药的药动学参数，不良反应的表现与原发疾病症状是否混淆；是否与疾病的自然进程有关，是否与同时合用药物混淆或协同作用；是否受同时采取的其他治疗（如手术、放射、化疗等）、诊断的影响；是否由病人的心理、检测数据的准确与否或多种综合因素引起等。撤药后症状已改善是否因出现耐药或用过减轻症状的药物，或病理变化的结果，撤药后症状未改善是否因该药造成组织损伤。用药激惹时应考虑疾病的自然进程、病理新变化及其他药物的作用。给药剂量、疗程与前次应相关，及同时中断用药的关系，有无客观指标衡量等。当然由于中药的许多药理数据不齐，因此给判断带来极大的困难。

关于机体方面的因素，总体来说，主要取决于病人的遗传、生理和病理变异的性状。具体来说，如病人的种族、年龄、性别、体重、孕产、是否过敏体质、是否特异体质、既往肝肾等病理状态。这里特别要指出的是用中药必须注意中医对人体生理、病理状态的认识，如阴阳、虚实、寒热、表里以及营卫、气血等，按照中医理论进行辨证论治。

2

第二篇

各　论

第一章

头颈部肿瘤

第一节　鼻　咽　癌

鼻咽癌（NPC）是常见的恶性肿瘤之一，在我国南方发病率高于北方，尤其是广东、广西、福建、湖南等省份，可达到 15/10 万～30/10 万。其分布有一定的地区和种族特点，同时有一定的家族倾向。男性较多，男女之比为 2.35∶1，年龄以 30～59 岁最多。

此病常发生于鼻咽腔顶部和侧壁，并可向邻近窦腔侵犯，也可向颅底和颅内扩展。淋巴结转移发生于早期，某些病例的初发症状是颈淋巴结肿大而原发灶隐而不能查出。早期症状不明显，很多患者出现症状就诊时大多已属中晚期（80%）。近年来，我国对鼻咽癌的防治工作加强"早发现、早诊断、早治疗"，患者生存率取得很大提高，中西医结合治疗也取得了较好效果。

一、祖国医学有关鼻咽癌的论述

鼻咽部古称颃颡。《灵枢·经脉》述："肝足厥阴之脉，起于大趾丛毛之际，上循……上贯膈、布胁肋，循喉咙之后，上入颃颡，连目系，上出额与督脉会于巅。"根据此经循行路线，"颃颡"往上走相当于穿颅中窝出眶上裂至额部，往下走则与咽后颈侧的淋巴结走向相吻合，这正是鼻咽癌常见的颅内侵犯途径及淋巴道转移的途径。

《素问·气厥论》提到"鼻渊者，浊涕下不止也，传为鼻衄瞑目（目暗也）"。说明鼻渊除鼻窦炎外，还可能包括部分鼻咽癌的局部侵蚀，此处说鼻渊可传为鼻衄，还能使目暗，与鼻咽癌向邻近窦腔扩展，侵犯视神经的表现吻合。

王纶在《明医杂著》中说："耳鸣证，或鸣甚如蝉，或左或右，或时闭塞，世人多作肾虚治，不效，殊不知此是痰火上升，郁于耳中而鸣，郁甚则壅闭矣。"说明此耳鸣并非肾虚所致，而是痰火所生。《医宗金鉴》中有"鼻中淋沥腥秽血水，头眩虚晕而痛者"的描述与鼻咽癌所引起的头痛类似。还有《灵枢·大惑论》曰："视歧见两物。"视歧即复视，也是鼻咽癌常见症状。

鼻咽癌的颈淋巴结转移与中医书中的"上石疽""失荣"类似。《医宗金鉴》载："石疽生于颈项旁，坚硬如石色照常，肝郁凝结于经络，溃后法依瘰疬疮。"又说："失荣耳旁及项肩，起如痰核不动坚，皮色如常日渐大，忧思怒郁火凝然，日久气衰形消瘦，越溃越硬现紫斑，腐蚀浸淫流血水，疮口翻花治总难。"是颈淋巴结转移并发生溃烂的晚期症状。

二、鼻咽癌的病因病理

鼻咽部为呼吸通道，肺开窍于鼻，肺气通于鼻。鼻咽癌始于肺热，肺气不宣则上焦热盛，迫血离经出现鼻衄，继而气血凝滞，津液结停，痰浊瘀毒蕴积鼻咽而变生肿块。肝郁气逆，累及肝胆，肝胆毒热，移毒于脑而为脑崩、脑漏，产生真头痛。酒客膏粱，辛热炙腻太过，火邪炎上，孔窍壅塞，则为鼻渊；郁火灼液为痰，痰火上结，郁于耳中，出现耳鸣耳聋；痰火搏于少阳，阻塞经络，形成肿块、失荣、上石疽等。故中医认为，鼻咽癌主要病机为肺热痰火及肝胆毒热上扰所致，故治疗亦以清消为主。

现代医学研究表明，鼻咽癌发病与病毒、遗传和环境因素有关，特别是与 EB 病毒密切相关。在鼻咽癌体外培养的淋巴母细胞内，用电子显微镜发现有疱疹样病毒颗粒存在。鼻咽癌患者家人的罹患率为 14.5%，血亲愈近罹患率愈高。根据调查发现，客家人罹患概率较高，可能与其嗜吃咸鱼、咸菜有关。居家或工作环境不良，譬如吸入甲醛、吸烟、粉尘、蚊香、拜神的炷香的烟以及饮酒有一定相关性。鼻咽癌以低分化鳞状细胞癌最多（占 85%），未分化癌和高分化癌都较少。

鼻咽癌可直接向邻近窦腔侵犯，也可向颅底和颅内扩展，造成骨质破坏和相关的颅神经麻痹。颈部淋巴结常在早期即有转移，且常为双侧。亦可出现血行转移。

三、鼻咽癌的诊断要点

1. 临床表现　早期常无明显的临床症状，10%左右患者，肉眼检查未能找到原发灶。一般常见症状是鼻塞、鼻涕带血、头疼、耳鸣，晚期侵及颅脑，可出现耳鸣、耳聋、头痛、复视，及颈淋巴结肿大、质硬。

2. 特殊检查

（1）电子鼻咽镜检查：在鼻咽腔顶部或侧壁可见局部增生性结节，或局部充血、糜烂以及溃疡、出血、粗糙等。有时原发灶很小，甚至肉眼不易见到。可即时活检取病理。

（2）鼻咽 CT 或磁共振成像：明确鼻咽腔内肿瘤的部位、侵及范围、周围浸润及转移情况等。

（3）同位素骨显像：明确是否存在骨转移，多发骨转移往往多见椎体、肋骨、四肢骨、骨盆等多发放射性浓聚灶。

（4）组织病理学检查：鼻咽部及颈部肿大的淋巴结均可作定位活检，取得病理学诊断。

（5）EB 病毒血清学检测：目前普遍应用的是以免疫酶法检测 EB 病毒的 IgA/VCA 和 IgA/EA 抗体滴度。前者敏感度较高，准确性较低；而后者恰与之相反。故对疑似鼻咽癌者宜同时进行两种抗体的检测，这对早期诊断有一定帮助。晚期鼻咽癌患者为明确远处转移情况，可考虑行 PET-CT 检查，了解全身情况。

四、鼻咽癌的中医治疗

（一）辨证施治

1. 肺热型（病属早期，症状不多）

主症　涕中带血，鼻塞或微咳，口苦咽干，头痛，脉滑而有力，舌质正常，苔薄白。

辨证　肺热伤阴，痰火凝滞。

治法　宣肺清热，消痰散结。

方药　石上柏 30g，苍耳子 10g，草河车 15g，射干 10g，山慈菇 15g，白茅根 30g，山豆根 10g，瓜蒌 20g，茜草根 10g，胆南星 10g，半夏 10g，白芷 10g。

按语　苍耳子、射干、白芷宣肺利窍，石上柏、草河车、山慈菇、山豆根清热解毒，瓜蒌、胆南星、半夏消痰散结，茜草根、白茅根凉血止血。

2. 气郁型（颈淋巴结转移为主）

主症　烦躁易怒，口苦咽干，耳聋耳鸣，头疼，梦乱纷纭，唇色红绛，颈部肿核，脉弦滑，舌边尖红，苔黄白。

辨证　肝郁气逆，痰火上扰。

治法　清肝泻火，消肿散结。

方药　野菊花 20g，钩藤 10g，桑叶 10g，夏枯草 15g，龙胆草 10g，丹皮 10g，茅莓 30g，石上柏 30g，苍耳子 10g，玄参 10g，赤芍 10g，七叶一枝花 15g。

按语　钩藤、桑叶、夏枯草、龙胆草清肝泻火，野菊花、茅莓、石上柏、苍耳子、七叶一枝花解毒消肿，丹皮、玄参、赤芍清热凉血、活血散结。

3. 毒热型（颅神经受侵症状为主）

主症　头痛头晕，视物模糊，复视，面瘫舌歪，鼻塞鼻衄，流浊涕，口苦咽干，心烦不寐，脉弦滑或弦数，舌边红，苔黄厚。

辨证　风热毒邪，上扰清窍。

治法　清热解毒，息风通络。

方药　生地 15g，丹皮 10g，石上柏 30g，山豆根 10g，钩藤 15g，全蝎 3g，夏枯草 15g，丝瓜络 10g，虎杖 30g，僵蚕 10g，鸡血藤 30g，苍耳子 10g。

按语　生地、丹皮、石上柏、山豆根、虎杖、苍耳子清热解毒，钩藤、全蝎、夏枯草、僵蚕平肝息风，丝瓜络、鸡血藤活血通络。

（二）有效单方、验方

（1）中药鼻上方、鼻下方治疗鼻咽癌 29 例，结果临床治愈 1 例，显效 2 例，有效 4 例，无效 22 例（中山医学院肿瘤研究所）。鼻上方适用于鼻咽部肿块较明显的鼻咽癌。方用钩藤 12g，蜈蚣三条，蜂房 10g，莪术 15g，走马胎 12g，葵树子 30g，山慈菇 12g，半枝莲 15g，桑寄生 15g。鼻下方适用于淋巴结转移较明显者。方用川楝子 10g，石菖蒲 10g，白芍 12g，夏枯草 30g，生牡蛎 30g，元参 12g，生硼砂 1.5g（冲），瓜蒌 15g，皂角刺 15g。

（2）鼻咽灵片治疗鼻咽癌放疗后226例，显效25例，占11%，有效177例，占78.3%，总有效率为89.3%（冯所安）。将山豆根、麦冬、半枝莲、石上柏、白花蛇舌草、天花粉制成片剂。每日4次，每次4片，15天为一疗程。

（3）成药：千柏鼻炎片、鼻咽清毒颗粒、小金丸、西黄丸。

（三）鼻咽癌常用的抗癌中草药

山豆根、石上柏、七叶一枝花、野菊花、土贝母、土茯苓、山慈菇、龙葵、葵树子、半枝莲、鹅不食草、白花蛇舌草、木芙蓉、天花粉、蒲公英、夏枯草、菝葜、紫草根、入地金牛、盐肤木、茅莓、玉蝴蝶。

五、鼻咽癌的中西医结合治疗

对于鼻咽癌的治疗，手术难以彻底根除。目前以放射治疗效果较好，并辅以化学药物治疗。但放疗、化疗期间以中医药结合治疗，能提高疗效，减轻毒副反应。

1. 放射治疗结合中药

（1）放射治疗时应用养阴益气、清肺润燥中药能减轻反应。伴有咽痛糜烂者，更应及时服用中药。著者经验方：芦根、茅根各30g，天花粉15g，麦冬15g，元参15g，生地15g，杭菊10g，沙参30g，石斛15g，女贞子15g，鸡血藤30g，薄荷5g，桔梗10g。如放射治疗后气滞湿阻，胃纳不佳，胸闷不畅，口干苔厚腻者，应理气化滞，健脾燥湿，加枳壳、厚朴、半夏、陈皮、薏苡仁等，如气虚乏力，大便溏薄者，加生芪、党参、白术、云苓等。

鼻咽癌经放射治疗后，经常口干，饮不解渴，苔白厚腻，有时甚至黑灰腻苔，为湿阻中焦，水湿不得运化，著者曾见一例黑苔，底白而腻，伴便溏肢凉。先投养阴清热生津止渴方药，黑苔不退反多，后改用附子理中汤合川黄连面，寒热并用，数剂黑苔退净，故尚应辨证论治。

广州中医药大学提出针刺金津、玉液穴，及口服石斛代茶饮治疗鼻咽癌放射性唾液腺损伤口干症（阴虚型）有一定临床疗效，可提高患者的生活质量。浙江省杭州市中医院观察增液汤加味联合中药雾化吸入治疗鼻咽癌放疗后口腔溃疡42例，显效31例，占73.8%；好转6例，占14.3%；无效5例，占11.9%；总有效率为88.1%。刘方颖等应用自拟龙葵汤（处方：鲜龙葵果5g，生晒参、槲寄生各10g，黄芪30g）配合放疗治疗鼻咽癌，经临床观察显示治疗组的放疗按时完成率明显高于单纯放疗组，治疗组急性口咽黏膜放射副反应明显轻于对照组，说明龙葵汤能间接增加放疗疗效、减轻放疗引起的口腔黏膜副反应；治疗前后比较，龙葵汤能起到保护骨髓的功能。王士应应用桃仁、红花各10g，黄芪、熟地黄、女贞子各15g，白附子、石菖蒲各12g，首乌、猫爪草各30g治疗鼻咽癌放疗引起的脑脊髓病。

鼻咽癌放疗中部分患者表现出青紫舌（约占47.21%），且其复发率及转移率高于非青紫舌者，五年生存率明显低于非青紫舌者，而青紫舌在一年内消退者，其五年生存率与非青紫舌者基本相同，与我们在临床观察的结果相一致，即放疗加重患者气虚血瘀证的表现，所以放疗同时除养阴生津外，还要加强益气活血化瘀药物，如生黄芪、丹参、赤芍、三七、桃仁、红花、蜈蚣等的应用。张蓓等观察清热养阴法、活血祛瘀法和补气活血法对消除鼻咽癌患者放疗后青紫舌的疗效，结果补气活血法在消除 NPC 患者放疗后青紫舌方面，比活血祛瘀法或清热养阴法效果更好。

（2）中药注射液配合放疗。康莱特注射液（薏苡仁为主要成分）联合放疗治疗晚期鼻咽癌，总有效率观察组及对照组差异无显著意义，治疗组生活质量明显高于对照组，副反应发生率低于对照组。陈森报道用艾迪注射液（人参、黄芪等）联合放疗治疗鼻咽癌与单纯放疗比较，有效率更高，白细胞减少、贫血、口腔溃疡发生率明显低于单纯放疗组，差异显著。

（3）针灸配合鼻咽癌放射治疗。每三天针灸一次，以手捻轻刺激为主，每次留针 15 分钟左右，观察原发灶全消率较单纯放疗组稍高。穴位选择主穴三组：足三里，合谷；足三里，上巨虚；足三里，关元。配穴：曲池，列缺，听宫，听会，迎香等。

（4）含服、含漱中药。含服、含漱可使病变局部药物浓度增高，尤可促进黏膜损伤的愈合，取效迅捷。著者漱口液经验方：苦参、五倍子、金银花、玄参煎水，加入冰片少许漱口，涂用溃疡膏或黑降丹。

2. 化学治疗结合中药 化疗后常合并脾胃气虚或气血两虚型，中医治疗多以补益气血、健脾和胃为主，而同期放化疗患者易出现阴阳两虚、虚实夹杂的表现，临证时需要明辨阴阳，滋阴补阳酌情加减，尤其岭南地区患者使用温补药时需注意剂量，不宜温燥太过。笔者根据多年经验研制的"升血汤"，临床上用于防治化疗后白细胞及血小板减少，在鼻咽癌化疗后出现骨髓抑制，证属气血亏虚型患者中疗效颇佳，患者接受度高。

湖南省肿瘤医院应用中药配合化疗治疗晚期鼻咽癌 1 年无进展生存率为 62.50%，较单纯化疗组（23.33%）显著提高（$P<0.05$），可降低化疗导致的 III～IV 度 WBC 减少及恶心呕吐、食欲下降发生率，改善化疗期间患者的体能状况，提高机体细胞免疫功能。

中医治疗可贯穿在鼻咽癌的整个治疗过程，对于完成了放化疗而病情稳定的患者，或者经西医治疗后肿瘤控制欠佳有残留者，或者仅有 EB 病毒高水平者，均可在辨证施治的基础上，加用清热解毒、化痰散结之抗肿瘤中药（如生南星、重楼、夏枯草、皂角刺、石上柏、蜈蚣等），以杀灭残留的癌细胞，以防止肿瘤的复发转移，能明显提高生存率。

第二节 唇 癌

唇癌是口腔癌中较常见的一种，占口腔恶性肿瘤的 7.1%～15%。唇癌绝大多数发生在下唇，下唇比上唇受累几乎多 10 倍，而又以下唇中 1/3 与外 1/3 交界处的唇红缘黏膜为肿瘤好发区。男性较多，高发年龄为 50～70 岁。病因现认为与长期暴露于阳光受强烈的紫外线照射，唇红缘黏膜易生裂口及上皮增生反复出现，可致癌变；多次反复灼伤（吸烟、长期衔烟袋嘴、吸旱烟史）及烟草中致癌物质的长期局部刺激，可能与本病发生有关；约 22%的唇癌患者有白斑、扁平苔藓、乳头状瘤等癌前病变史。病理形态常为分化良好的鳞癌、基底细胞癌，其他类型有黏液腺或唾液腺来源的腺癌和黑色素瘤，但较少见。唇癌侵犯邻近组织很慢，血道扩散极少，但有可能转移到引流区域淋巴结。

一、祖国医学有关唇癌的论述

祖国医学文献中记述的"茧唇",与唇癌极其相似。《外科正宗》载:"茧唇,乃阳明胃经症也,因食煎炒,过餐炙煿,又兼思虑暴急,痰随火行,留注于唇,初结似豆,渐大若茧唇。"《疡医大全》记述:"茧唇生于嘴唇,燥则干,热似裂……若肿起,白皮皱裂如蚕茧,故曰茧唇。始起一小瘤,如豆大,或再生之,渐渐肿大,合而为一,约有寸浓,或翻花如杨梅,如疙瘩,如灵芝,如菌,形状不一……若久不愈,急用金银烙铁在艾火内烧红烫之,内服归脾养荣汤,庶易愈矣。"《医宗金鉴》谓:"茧唇脾胃积火成,初如豆粒渐茧形,痛硬溃若翻花逆,久变三消定主凶。"

二、唇癌的病因病理

口唇属脾,脾与胃相表里,故口唇病多由脾湿痰凝胃火结毒所致,长期吸烟吸至烟蒂过短,口衔粗糙金属烟斗、钉子、麻绳等反复长期刺激,或过食炙煿、煎炒食物,反复灼伤嘴唇,或暴晒过久,或情志不遂、思虑过度,肝郁气滞,日久化燥,伤及脾阴,煎炼成痰,致毒火内结,痰随火行,留注于唇而成。

三、唇癌的诊断要点

诊断较易,凡唇红缘黏膜表现有角化增生、糜烂等,一般治疗无效;或已有肿物生长,表面坏死溃破,均应作活检确诊。如有颌下或颏下淋巴结肿大,经抗炎治疗无效、续见增大而硬者,可能为淋巴结转移。临床上唇癌需与乳头状瘤、白斑、角化棘皮瘤、肉芽肿性唇炎、血管瘤等相鉴别。

四、唇癌的中医治疗

（一）辨证施治

主症 唇癌初起,唇内小硬肿核或浅溃疡,口唇局部厚而粗糙,干裂脱皮,有的如扁平白斑样,有的形成小硬结节或疙瘩,或鳞屑覆盖的溃疡,揭除鳞屑后会出血,颌下及颏下淋巴结肿大,抗炎治疗无效。舌质偏暗红,苔厚,脉弦滑。

辨证 胃火结毒,留注于唇。

治法 清胃火,散毒结。

方药 生石膏20g,知母10g,黄芩15g,栀子9g,生甘草9g,芒硝少量,大黄6g,竹叶10g,山豆根 15g。口渴加天花粉、石斛、玉竹;五心烦热,两颊潮红,唇燥者可加用知柏地黄丸;湿热重加土茯苓、龙胆草、泽泻。

按语 生石膏、知母、芒硝、大黄清胃肠之积火，黄芩、栀子、竹叶、山豆根清热解毒，甘草调中。

（二）外用药

（1）蟾酥饼（丸）（《疡医大全》）：蟾酥、没药、乳香、雄黄、巴豆霜、硇砂、朱砂、轻粉、麝香。以陈醋调敷癌肿处。适宜于初起无内证者。

（2）陀僧膏（《医宗金鉴》）：密陀僧、赤芍、当归、没药、乳香、赤石脂、百草霜、苦参、银黝、桐油、香油、血竭、儿茶、川军制成膏药贴敷，日久可渐消。

（3）五虎膏（经验方）：马钱子、蜈蚣、天花粉、北细辛、生蒲黄、紫草、穿山甲片、雄黄、白芷、麻油、白蜡，熬调成膏，外用涂敷，约分许厚，每日二至三次。

（4）黄连膏（北京中医医院）：以燥湿清热的黄连为主药，有良好的解毒燥湿、抑制恶疮生长的作用，涂于溃破之处，每日换药 3～4 次。

五、唇癌的中西医结合治疗

1. 手术切除 五年治愈率高，肿瘤在 1.5cm 以内，深部浸润不超过 1cm 者，可作局部矩形切除，包括周围正常组织至少 0.5cm，创口分层严密缝合。肿瘤超过唇 1/3，尚未侵犯全唇者，可做肿瘤外 0.5cm 正常组织的矩形切除，并利用局部组织瓣进行唇整复术，以恢复下唇形态。肿瘤累及下颌骨者，须行包括下唇、颌骨组织与颈部淋巴结在内的整块切除，缺损可用远位皮瓣或皮管进行即时修复。上唇中位癌肿切除后，可利用双侧鼻唇沟组织瓣或下唇瓣进行修复。已有淋巴结转移时可作扩大切除术。

2. 放射治疗 唇癌的放射治疗分为外照射和组织间照射。①外照射：单纯外部照射疗效较差，一般仅做姑息性治疗。一般用超高压装置，总剂量 30～40Gy/3～4 周。②组织间照射：适用于舌背、舌侧缘或舌腹直径 2cm 以内的病变，瘤体愈小，效果愈佳。一般使用镭针、钴针-60、铯针-137，放射剂量为 80～90Gy，6～8 天内完成。放射治疗时可配合养阴清热中药及活血化瘀中药。

3. 抗癌化学治疗 单药化疗多选用顺铂、甲氨蝶呤、博来霉素、吡喃阿霉素等；联合化疗以含铂类方案效果最佳，常用联合方案有 MVP（顺铂+甲氨蝶呤+长春新碱）、PMDY（顺铂+平阳霉素+甲氨蝶呤）、顺铂+氟尿嘧啶等。如用局部动脉插管化学药物则治疗效果更好，治疗期间可以配合中药治疗。

第三节 舌 癌

舌癌为常见的口腔癌之一，占口腔癌的 32.3%～50.6%。以 40～60 岁的男性居多。病理以鳞状细胞癌占绝大多数，一般分化程度较高。舌癌中约有 3/4 的患者发生在舌前 2/3。舌侧缘最为常见，舌背、舌尖和舌腹面较少。外形可分为乳头状型、溃疡型及浸润型，其中以溃疡型最多见，乳头状型向外突起生长，浸润较轻；溃疡型及浸润型浸润皆较广泛。

舌癌的恶性程度比较高，生长快，浸润性强，常波及舌肌，致舌运动受限。晚期舌癌也可以蔓延到口底和下颌骨，引起全舌的固定，影响说话、进食和吞咽等功能。舌癌一般较早及较多发生颈淋巴结转移（60%～80%），多转移至颈深、颈上（二腹肌下淋巴结）和颌下淋巴结，甚至对侧颌下淋巴结。舌后1/3的癌转移得早，血行转移较少见，远处转移多见于肺部。

一、祖国医学有关舌癌的论述

舌癌亦名舌疳、舌菌。《丹溪心法》与《疡科心得集》中描述："燉肿突如泛莲，或状如鸡冠，舌本短缩，不能伸舒，言语时漏臭涎，再因怒气上冲，忽然崩裂血出不止，久久烂延牙龈，即名牙岩，甚则颌肿结核，坚硬时痛，皮色如常，顶软一点，色暗不红，破后时流臭水，腐如软绵，其症虽破，坚硬仍前不退，此为绵溃，甚至透舌穿腮，汤水漏出，是以又名翻花岩也。"《图注喉科指掌》谓："舌疳之症恶非常，心脾火毒积中央，初如豆大渐如菌，暮重朝轻饮食妨，怒则崩破透腮舌，串延项颌核滋昌，名为瘰疬风难治，百人患此百消亡。"说明古代已认识到此病的全过程，描述具体而逼真。《医宗金鉴》称："舌疳，其症最恶，初如豆，次如菌，头大蒂小，又名舌菌。疼痛红烂无皮，朝轻暮重……若失于调治，以致燉肿，突如泛莲，或有状如鸡冠，舌本短缩，不能伸舒，妨碍饮食言语，时津臭涎，再因怒气上冲，忽然崩裂，血出不止，久之延及项颌，肿如结核，坚硬而痛，皮色如常……甚者透舌穿腮，汤水漏出……因舌不能转动，送送硬食，故每食不能充足，致胃中空虚而怯证悉添，日渐衰败，百不一生。"这说明舌疳（舌菌）早期浸润，晚期转移至颌下淋巴结，最后溃破穿腮，与现代医学所见舌癌甚为接近。在古代，由于治疗手段较少，故预后不良，"百无一生"，在科学发达的今日，预后已大为改观。

二、舌癌的病因病理

中医认为，"舌为心之苗""心开窍于舌"。舌本属心，心脉系于舌根；舌边属脾，脾脉络于舌旁。外感六淫，内伤七情入里均可化火，火性炎上，舌上常生溃疡，加之吸烟火毒熏烤，或阴虚火自内生，均使火毒瘀结，致生舌癌。另外，牙的残根或残冠长期刺激，长期烟酒以及营养代谢障碍也与舌癌发病有关，一些口腔白斑可以癌变。

三、舌癌的诊断要点

（1）临床表现：初起为小硬结，渐成肿块，继之中央出现溃疡，边缘隆起，微痛，经久不愈。合并感染时剧痛，广泛浸润时影响饮食及吞咽。颈淋巴结经常肿大。

（2）凡舌部硬结、糜烂或溃疡，特别是位于舌侧缘者，如经久不愈，应行活体组织检查，以病理确诊。

（3）颌下及颈淋巴结肿大，必要时可作活检，以确诊转移与否。

四、舌癌的中医治疗

（一）辨证施治

1. 初起

主症　初起如豆，常在舌边，触之较硬，舌向患侧歪卷，或舌有糜烂、溃疡，久治不愈，疼痛难忍，流涎腥臭，尿少、黄。脉细弦，舌红苔薄黄。

辨证　心脾郁火，火毒瘀结。

治法　泻心清火，化瘀解毒。

方药　导赤散加减。生地 20g，木通 10g，甘草 6g，淡竹叶 10g，川连面 3g，山豆根 10g，草河车 15g，蒲公英 30g，车前草 30g，赤芍 10g。

按语　生地、木通、淡竹叶、川连、车前草导心火外出，山豆根、草河车、蒲公英、甘草、赤芍解毒祛瘀。

2. 中期

主症　舌癌硬结不断增大，可见糜烂、溃疡，边缘不整，凸起坚硬，破后口臭难闻，局部易出血，吞咽咀嚼困难，舌觉短而不灵，碍食难言。脉弦滑而数，苔黄白。

辨证　火毒炽盛。

治法　清热泻火，解毒散结。

方药　山豆根 15g，草河车 30g，夏枯草 15g，土贝母 15g，蒲公英 20g，儿茶 9g，苦参 10g，川连粉 8g（冲），半枝莲 30g，白花蛇舌草 30g，龙葵 30g。

按语　上方诸药均为清热解毒泻火之品，久服可有损脾胃，宜注意调摄。

3. 晚期

主症　舌短不能伸舒，舌菌大如泛莲，或溃疡明显，口秽恶臭，饮食困难，局部触之易出血，甚者透舌穿腮，项及颌下肿物累累，肿硬而疼，因饮食不济，致胃空而不能纳，日渐衰败。脉来虚细而数，舌白苔腻。

辨证　瘀毒内结，气血衰败。

治法　解毒散结，补气养血。

方药　党参 15g，沙参 30g，云苓 10g，白术 10g，甘草 5g，当归 15g，生芪 30g，生地 20g，仙鹤草 30g，知母 10g，竹叶 10g，山豆根 15g，重楼 15g，青黛（包）12g。

按语　竹叶、山豆根、重楼、青黛清热解毒，党参、云苓、白术、当归、生芪补气养血，沙参、生地、知母养阴清热，仙鹤草止血。

（二）外用药

（1）古籍多载舌癌初起用"北庭丹点之"，可消缩而愈。清溪秘传北庭丹：番硇砂、人中白各 1.5g，瓦上青苔、瓦松、溏鸡矢各 3g。用倾银罐子两个，药装于罐内，将口封严，外用盐泥封固，以炭火煅红约一小时，候冷开罐，将药取出，入麝香、冰片各 0.3g，共研细末，用磁针刺破舌菌，以丹少许点上。

（2）六神丸或梅花点舌丹，以适量置病变部位或含化后以开水或黄酒送服，常规用量。

（3）漱口水方：苦参 30g，五倍子 30g，山豆根 30g，龙葵 30g，草河车 30g，白茅根 30g，仙鹤草 30g，入冰片少许煎汤，代水含漱一日数次。

（4）颌下有肿核者：外敷化毒散膏或芙蓉膏；锦地罗醋磨浓汁敷之；《医宗金鉴》水澄膏（水飞朱砂、白及、白蔹、五倍子、郁金、雄黄、乳香）米醋调浓，摊贴之；独角莲外敷。

五、舌癌的中西医结合治疗

早期舌癌在前 2/3 者，以放射治疗及外科手术广泛切除效果较好。增加放射治疗为外照射合并组织间照射，对于较大的病变，常先采用外照射使瘤体缩小并控制感染后，再行组织间照射。外照射主要用于根治性放射治疗、放射治疗加手术综合治疗、术后放射治疗及组织间插植近距离治疗等。对于早期舌癌，组织间插植已成为有效的治疗手段，同手术一样都可达到根治的目的。对位于舌体、舌腹、舌侧缘及舌尖部分，分化良好、界限清楚的早期局限性原位癌、癌前病变为表浅肌层者行局部扩大切除术；如舌体癌肿已侵及深层肌肉，但距舌中线 1cm 以上，后界未超过轮廓乳头者行半舌切除术；舌体癌波及口底或同侧下颌骨应行口底或下颌骨联合切除术；舌体癌超过中线，应视癌肿范围行舌体大部分或全舌体切除术。

中、晚期舌癌，手术和放射治疗效果都差，有的在放射治疗后再做手术广泛切除。转移淋巴结可作颈清扫。固定的以放射线外照射姑息治疗，但许多病例复发并出现放射线抵抗性。放射治疗期间均可配合中药治疗（方法见总论及鼻咽癌）。

全身化疗对舌癌的效果欠佳，多用于术前及术后化疗以及放疗、化疗同步应用、序贯应用、交替应用。浅动脉插管灌注抗癌药物，可提高局部病变药物浓度，减少全身反应，可获较好近期疗效。近年多合并手术或放射线进行综合治疗，有时动脉灌注莪术注射液或丹参注射液后局部进行放疗，能取得增敏效果。

第四节　喉　癌

喉癌是头颈部常见的恶性肿瘤之一，占全身恶性肿瘤的 1%～5%，约占头颈部恶性肿瘤的 7.9%～35%，居头颈部恶性肿瘤的第三位。2015 年中国新发喉癌 26400 例，男女比例 9∶1，死亡 14500 例，发病人群以 40 岁以上中老年男性为主，略有年轻化趋势，不同种族和地域差异显著，华北和东北地区远高于南方各省。喉癌的发生与吸烟、饮酒（90%）、HPV 感染、放射线、性激素代谢紊乱及有害粉尘相关，喉白斑发生癌变者约占 10%。在咽喉部位慢性炎症的基础上，烟酒的长期刺激，以及有害粉尘、污气的接触都能促使癌变。

肿瘤病理形态可呈菜花型、溃疡型、乳头状型、小结节型，病理类型 96%～98% 是鳞状上皮癌。声门区肿瘤一般分化较高，发展缓慢。声门上区则以分化较低者居多，进展较快。声门区病变最常见，其次是声门上及声门下。喉癌常发生于声带前部，并沿声带扩展到前联合和其他部位，然后侵及软骨、肌肤。声门上病灶累及咽部及舌根，声门下病灶可累及气管和甲状腺。

声带是纤维性的，淋巴引流很少，转移率约占 4%～10%，声门上和声门下的病灶较易转移，前者转移率约占 20%～50%，后者转移率在 10%左右，可转移至颈深下、气管旁和胸骨后淋巴结。如双侧喉受侵犯，晚期可出现双颈淋巴结转移，远处转移少见。早期确诊后及时予以治疗，可获得较好的远期效果。

一、祖国医学有关喉癌的论述

祖国医学对喉部肿瘤有不少记述，其中与喉癌有关的有"喉菌""喉百叶""喉疳"。《喉科指掌》谓喉菌："生于喉内，状如浮萍，略高而厚，色紫。"《咽喉脉证通论》说："上蒸于喉，结成如菌，面厚色紫，软如猪肺，或微痛，或木而不痛，梗塞喉间，饮食有碍。"《囊秘喉书》称喉百叶是："咽喉中有生肉，层层相叠，渐肿有孔出臭气者。"《医宗金鉴》载喉疳："此症一名阴虚喉疳，初觉咽嗌干燥，如毛草常刺喉中，又如硬物碍于咽下。呕吐酸水，哕出甜涎，淡红微肿微痛。日久其色紫暗不鲜，颇似冻榴子色……肿痛日增，破烂腐衣，叠若虾皮，声音嘶哑，喘急多痰，臭腐蚀延，其痛倍增，妨碍饮食，胃气由此渐衰，而虚火益盛……其证投方应病或者十全一、二，否则难救。"并记述了晚期喉癌的症状及预后，而现代通过喉镜及病理学检查可较早发现，治疗效果较好。

二、喉癌的病因病理

喉司呼吸属于肺，肝、肾经络循行于此。喉癌病因外邪以风热为主；内伤则因肝肾不足、阴虚阳亢、痰火毒结所致，导致失音，喉间肿物结聚阻塞气道，肺失宣降，热伤肺络故现咳急、痰中带血。晚期可因肿物阻塞引起呼吸困难。

三、喉癌的诊断要点

（1）临床表现：声门区癌常见症状为音哑，进行性加重，声门上区癌则首先有咽喉异物感，吞咽时不适，咽下疼，有的伴刺激性干咳，痰中带血，严重时有呼吸困难及颈部肿块。

（2）查体：包括对喉外形和颈淋巴结的望诊和触诊。观察喉体是否增大，对颈淋巴结触诊，应按颈部淋巴结的分布规律，从上到下，从前向后逐步检查，弄清肿大淋巴结的部位及大小。

（3）喉镜检查：仔细观察咽喉各部位组织结构及变化，有无肿物及声带活动，以及肿瘤侵犯情况。在喉镜下作活体组织检查或涂片细胞学检查。

（4）影像学检查：X 线片可较清晰显示会厌喉面、前联合、声门下、下咽处病变。依据正位断层显像可作进一步分析。CT 及磁共振检查，能够确定喉癌侵犯周围组织器官的情况及转移情况。通过浅表超声影像检查，可观察转移淋巴结及与周围组织的关系。PET-CT 能够确定和查找转移性病灶。

（5）活检：活体组织病理学检查是喉癌确诊的主要依据。标本的采集可以在喉镜下完成，有时需要多次活检才能证实。

四、喉癌的中医治疗

（一）辨证施治

主症　喉癌早期表现为声音嘶哑，久治不愈，声门上区癌引起刺激及黏液黏着感。晚期则表现为发音改变，咽喉干燥，呼吸困难，持续呛咳、咯血，由于感染和喉外扩散引起局部疼痛和放射痛，甚至吞咽困难，颈部肿核。脉细滑数，舌质红干，苔黄。

辨证　阴虚火旺，毒结咽喉。

治法　滋阴养肾，益气清金，解毒散结。

方药　利咽清金汤加减。桔梗 10g，黄芩 10g，浙贝母 10g，麦冬 15g，生栀子 10g，薄荷 6g，山豆根 10g，草河车 15g，牛蒡子 12g，板蓝根 20g，紫苏 6g，金果榄 6g。另服知柏地黄丸一丸，每日两次。

按语　桔梗、山豆根、牛蒡子、板蓝根、金果榄清热利咽，黄芩、生栀子、草河车解毒泻火，浙贝母、麦冬清肺化痰，薄荷、紫苏轻宣肺窍，知柏地黄丸滋阴降火。

（二）外用药

（1）消瘤碧玉散（《医宗金鉴》）：硼砂、冰片、胆矾点之。

（2）紫雪散（《医宗金鉴》）：吹患处或徐徐咽之。

（3）六神丸或咽喉丸（成药）。

（4）八宝珍珠散（《医宗金鉴》）：儿茶、川连、川贝母、青黛、红褐、官粉、黄柏、鱼脑石、琥珀、人中白、硼砂、冰片、牛黄、珍珠、麝香，吹治已腐溃者。

五、喉癌的中西医结合治疗

1. 手术　目前喉癌仍以手术治疗为主，根据病变范围、患者的全身状况、有无淋巴结转移等综合因素选择不同术式。根据近年统计，我国部分综合性医院部分喉切除率达 60%～70%，五年生存率Ⅰ、Ⅱ期喉癌为 80%～90%，Ⅲ、Ⅳ期喉癌为 50%～70%，声门上型、声门型及声门下型生存率分别为 85%、61%及 59%。随着外科手术技术及人工材料的不断发展和进步，喉全切除术的使用率在不断缩小，极大地提高患者术后生存率及生存质量。激光手术治疗主要用于早期声门上型、声门型喉癌，激光手术可避免行气管切开术，减轻患者痛苦，提高生存质量。术前应用中药以祛邪为主，兼顾扶正，术后由于正气亏损，应以扶正为主。

2. 化疗　化学治疗主要用于晚期或治疗后复发的患者，药物有顺铂、卡铂、奥沙利铂、紫杉醇、多西他赛、甲氨蝶呤、5-氟尿嘧啶、环磷酰胺等，可全身应用或经导管动脉灌注（经颞浅动脉或颈总动脉插管），有近期缓解效果。诱导化疗在根治术前应用可抑制肿瘤细胞活性，使瘤体缩小，较少出现远处微小转移，提高治疗效果。

3. 放疗及同步放化疗　放射治疗喉癌疗效确切，适形放疗已被广泛应用于喉癌治疗中，这种方法可提高准确性，明显降低毒性反应。同步放化疗在临床已得到广泛认同，化疗可增加肿瘤对射线的敏感性。放疗和化疗时可配合中药扶正培本，以养阴益气法为主。单纯放疗后，可服中药扶正祛邪，提高机体抵抗力，巩固疗效，防止复发。

4. 生物治疗 目前多数生物治疗处于实验阶段，常见生物治疗方法包括细胞过继免疫治疗、单克隆抗体治疗、肿瘤分子疫苗等。

第五节 甲状腺癌

甲状腺癌较常见，约占全部癌瘤的 1.2%～3.2%。女性患者较多，与男性的比例约为 3∶1，患病年龄在 7～20 岁和 40～45 岁各出现高峰。

甲状腺癌依其病理形态和生物学特性，可以分为四型。

乳头状癌，多见于 40 岁以下女性，生长缓慢，恶性程度较轻，约占甲状腺癌的 50%～70%，多单发，显著的浸润并伴有纤维化，活动性差，常有颈淋巴结转移，有时甚至是初诊时的主诉，儿童期患者颈淋巴结转移率高达 80%。

滤泡细胞癌：占甲状腺癌的 10%～15%，多为 40 岁以上女性，儿童极少见。病程较长，生长缓慢，多为单发，直径一般较大，较少发生淋巴结转移而常血行转移。

髓样癌：占甲状腺癌的 2%～3%，常在 50 岁以上患者中发病，女性略多，发展缓慢，病程较长，肿块多局限于一侧腺叶，髓样癌细胞能产生降钙素，在原发癌、转移癌以及血浆内的浓度颇高。本瘤约有 30%～40%的患者有顽固性腹泻，腹泻可能由髓样癌分泌的前列腺素和 5-羟色胺所引起。颈淋巴结转移多见，约 60%在初诊时已有颈淋巴结转移，双侧颈淋巴结转移者约 10%。

未分化癌：占甲状腺癌的 5%～10%，通常见于 55 岁以后，女∶男为（1.3～1.5）∶1，恶性程度高，常可迅速侵蚀毗邻组织和全身广泛转移，临床上患者常诉甲状腺肿物迅速增大、疼痛，引起嘶哑、呼吸窘迫、吞咽障碍。

甲状腺癌除未分化型外，一般综合治疗后，预后尚好。

一、祖国医学对甲状腺癌的论述

中医古籍有关"瘿瘤"之记载很早、很多，早在公元 1174 年，宋陈无择著《三因极一病证方论》对瘿瘤就予以分类："坚硬不可移者名曰石瘿；皮色不变，即名肉瘿；筋脉露结者名筋瘿；赤脉交络者，名血瘿；随忧愁消长者，名气瘿。"石瘿与甲状腺癌相似。

二、甲状腺癌的病因病理

甲状腺癌多因情志不舒，肝郁气滞，痰湿凝聚所致。肝郁不舒脾失健运，痰湿凝聚，随肝气上逆凝结于项部。痰湿凝聚、气滞血瘀则瘿肿如石。阻于气道则声嘶气粗，若郁久化火，灼伤阴津则见烦躁、心悸、多汗。若病程日久，耗精伤血，气血双亏则见全身乏力、形体消瘦、精神不振、口干、纳差等症。

《诸病源候论》说："瘿者由忧恚气结所生。"《养生方》说："诸山黑水中出泉流者，不可久居，常饮食令人作瘿病，动气增患。"说明古人已认识到瘿的发生与地区的水质有关。现代医学则认为低碘饮食、同位素碘、致甲状腺肿物质或放射线照射等易诱发甲状腺癌。在癌变过程中，最初出现滤泡上皮增生，继而形成腺瘤，最后癌变。

三、甲状腺癌的诊断要点

（1）临床表现：某些甲状腺癌与甲状腺瘤的临床表现类似，不易区分。故对甲状腺结节应仔细检查，以便鉴别诊断。临床上发现小而硬的甲状腺单发结节，尤其是儿童（儿童期甲状腺结节约有 50% 为癌症），经一般治疗不见缩小者应考虑癌症。甲状腺肿物坚硬如石、凹凸不平、固定，不随吞咽上下者；肿物迅速增大，外形不整，产生压迫症状者；或同时伴有颈中、下部、胸锁乳突肌旁淋巴结肿大而能排除淋巴结结核者，均应考虑为癌症。

（2）B 超检查：超声检查已成为临床甲状腺癌应用最广的检查，具有高度敏感性和特异性。

（3）放射性同位素扫描：肿物部位显示碘-131 缺损（冷结节）。

（4）CT、MRI 检查：可见甲状腺肿瘤内散在钙化及气管受压移位。

（5）细针穿刺细胞学检查：是评估甲状腺结节的可靠手段，可以取得病理确诊。

四、甲状腺癌的中医治疗

（一）辨证施治

1. 肝郁痰湿证（多见于初期）

主症　颈部单发瘿肿，质硬，随吞咽上下，活动受限，可有胸闷或吞咽时局部发憋，苔薄白腻，脉弦或滑。

辨证　肝郁气滞，痰湿凝聚。

治法　理气消瘿，化痰散结。

方药　柴胡 10g，郁金 10g，夏枯草 15g，海藻 10g，生牡蛎 30g，黄药子 15g，半夏曲 10g，半枝莲 30g，土贝母 20g，草河车 15g，青皮、陈皮各 10g，猫爪草 30g。

按语　柴胡、郁金、青皮、陈皮疏肝理气，夏枯草、海藻、生牡蛎、黄药子、土贝母、猫爪草软坚散结化痰，半枝莲、草河车解毒消瘿，半夏曲和胃消食。

2. 阴虚肝旺证（多见于癌肿累及喉返神经，或放疗、手术后）

主症　颈部肿块质硬、固定，伴有声音嘶哑，或口燥咽干，咽喉疼痛，心烦失眠，舌红少苔，脉细弦。

辨证　阴虚肝旺。

治法　养阴清热，平肝消瘿。

方药　生地 15g，玄参 12g，沙参 30g，麦冬 15g，女贞子 15g，旱莲草 15g，首乌藤 30g，茯神 10g，远志 10g，夏枯草 15g，野菊花 15g，黄药子 15g，生牡蛎 30g。

按语 生地、玄参、沙参、麦冬、女贞子、旱莲草养阴清热，黄药子解毒散结，夏枯草、野菊花、生牡蛎平肝潜阳，茯神、远志交通心肾，首乌藤安神。

3. 气血双亏证（多见于后期，或放疗后复发者）

主症 全身乏力，形体消瘦，精神不振，声音嘶哑，口干欲饮，纳差，舌质淡，苔薄白，脉沉细弱。

辨证 气血双亏，阴毒未尽。

治法 益气养血，温阳解毒。

方药 太子参30g，夏枯草15g，草河车15g，元参15g，沙参30g，生芪20g，当归10g，二芍各15g，白术10g，石斛30g，白芷6g，鹿角霜10g。

按语 太子参、元参、生芪、当归、二芍、白术补益气血，鹿角霜温阳补髓，沙参、石斛养阴生津，夏枯草、草河车、白芷解毒散结。

（二）单方成药

（1）黄药子酒：以黄药子四两、生酒三大壶煮一小时半，置七天后，早晚任饮，服完为度。（注：此古方合乎科学，黄药子的有效成分为醇提取物。但需注意此药对肝脏有损害，故久服易于伤肝）

（2）海藻玉壶汤：适用于体质壮实元气未虚的患者。根据所发症状，随症加减。海藻、昆布、陈皮、贝母、青皮、川芎、归身、连翘、独活、甘草。

（3）夏枯草膏（成药）。

（4）散结灵（成药）。

（5）消瘿气瘰丸（成药）。

（6）活血消炎片（成药）。每次三片，每日两次。

（7）清瘤丸、化瘀丸、内消连翘丸：每次各一丸，每日两次。（北京中医医院经验方）

五、甲状腺癌的中西医结合治疗

1. 手术治疗 甲状腺癌仍应以手术治疗为主，但若甲状腺肿块已固定，常为未分化癌，则不宜手术切除。如证实已有淋巴结转移，应进行颈淋巴结清除术，即患侧甲状腺叶合并颈淋巴结清除术。乳头状癌较多发生颈淋巴结转移。而且临床认为无转移者，手术标本病理检查有60%～76.4%发现转移，故手术时发现气管旁或颈内静脉区淋巴结转移，应考虑做同侧颈淋巴结清除术。

2. 放射治疗 放射治疗是重要的辅助治疗手段，对未分化癌有一定的敏感性。乳头状癌、髓样癌、滤泡癌一般不做放射治疗，但对难以切除的残余癌、复发癌或骨转移癌，亦可用放射治疗。放射性同位素碘用以治疗滤泡癌转移（因其吸碘稍多）效果较好。

3. 内分泌治疗 甲状腺素可抑制脑垂体前叶促甲状腺激素的分泌，从而对甲状腺组织的增生和癌细胞的发展有抑制作用，手术后长期间歇口服甲状腺素，对预防复发和治疗晚期甲状腺癌有一定作用。一般对乳头状癌、滤泡癌和髓样癌效果较好，而对未分化癌效果甚差。

4. 化学治疗　化学药物虽可做姑息治疗，但效果不佳。临床常用的化疗药物有阿霉素、5-氟尿嘧啶、环磷酰胺等。

5. 靶向治疗　酪氨酸激酶抑制剂是目前研究最多的针对甲状腺癌的靶向治疗药物，包括索拉非尼、凡德他尼、舒尼替尼、莫替沙尼和吉非替尼等，随着近几年甲状腺癌分子机制研究的进展，对 BRAF、RAS、RET/PTC、PAX8/PPARc 等癌基因多个分子靶点的研究逐渐明朗，成为髓样癌等难治性甲状腺癌新的治疗方向。

甲状腺癌手术后及放射治疗时，与中医药结合，效果会更好。

第二章

食 管 癌

近十年来，全球每年新增食管癌病例 40 万～50 万，发病率位居恶性肿瘤第八，病死率位居第六，其中发展中国家的发病和死亡病例均占全球的 80% 以上。我国是世界上食管癌的高发国家，也是食管癌高死亡率的国家之一，年平均死亡人数约 15 万人，严重威胁着人们的生命和健康。2009 年我国肿瘤登记资料显示，全国食管癌发病占恶性肿瘤发病的 7.74%，发病率位居第五，死亡占恶性肿瘤死亡的 9.29%，病死率位居第四。我国食管癌发病和死亡病例均约占全球的 50%，占发展中国家的 60%。全球大约 80% 的食管癌是鳞状细胞癌，并且这个比例在我国华北地区超过 90%。临床诊治的食管癌患者绝大多数是中晚期，治疗效果大多不佳。我国食管癌男女发病率之比为（2～4）∶1。

食管癌的分布具有显著的地域性差异。"亚洲食管癌带"（即从土耳其东部开始通过里海沿海国家、阿富汗北部、中部和东部亚洲）以及南非和南美国家是食管癌高发区，而欧洲大部地区、北美和大洋洲发病率较低。在我国，围绕太行山地区的河南、河北和山西三省交界地区，特别是河南的安阳市林州市和辉县等地区，是世界上食管癌发病率和病死率最高的地区，其高发区、低发区呈同心圆排列，虽然相距仅百余公里，但是发病率和病死率可相差 500 倍。食管癌在不同人种中的发病率和病死率也有明显的差别，亚洲的中国人、日本人高于欧洲人和美洲人，美国的非白种人男性食管癌发病率是白种人的 3.53 倍[1]。

一、祖国医学有关食管癌的论述

远在两千年前祖国医学文献中就有类似食管癌症状的描述。如《素问·阴阳别论》中即有"三阳结谓之隔"，《素问·至真要大论》言："饮食不下，膈噎不通，食则呕。"《素问·通评虚实论》中说："隔塞闭绝，上下不通，则暴忧之病也。"《灵枢·邪气脏腑病形》篇中载："微急为膈中，食饮入而还出，后沃沫"等，这些论述与食管癌临床表现相似，即吞咽困难，食入作吐，并有泡沫、黏液沫随吐而出。汉代张仲景就有治疗反胃呕吐的大半夏汤；治疗呕吐、吞不得下的小半夏汤；治疗吐后痞硬、噫气不除的旋覆代赭汤。巢元方将噎分为气、忧、食、劳、思五噎，具体描述了食噎和气噎的症状。《千金方》噎塞论中称："食噎者，食无多少，惟胸中苦塞常痛，不得喘息。"宋代《济生方》论噎膈说："其为病也，令人胸膈痞闷，呕逆噎塞，妨碍饮食，胸痛彻背，或胁下支满，或心忡喜忘，咽噎气不舒。"宋《太平惠民和剂局方》中用丁香透膈汤治疗本病，对改善症状有一定效果。《苏沈良方》中已用软坚散结药，制

"昆布丸"用于临床。金元时期，刘完素、张子和主张攻法用承气寒凉之品；李杲则用养血行瘀之方，丹溪重于滋阴降火；而明代张景岳则偏于培补脾、肾；治疗上各有体会。明代《奇效良方》大部分是收集民间单方，其中治疗本病的药物如急性子、透骨草、威灵仙、牡蛎等，迄今仍在应用。明代赵献可描述："噎膈者，饥欲得食，但噎塞迎逆于咽喉胸膈之间，在胃口之上，未曾入胃即带痰涎而出。"历代医家对噎膈描述很细致具体，认识亦逐渐深入。噎、膈分别与食管癌、贲门癌症状极其相似[2]。

二、食管癌的病因病理

（一）病因

1. 七情郁结，脾胃损伤　中医理论认为，七情不遂，皆可影响气机失调，形成气结。《素问·通评虚实论》提到："隔塞闭绝，上下不通，则暴忧之病也。"《诸病源候论》说："忧恚则气结；气结则不宣流，使噎，噎者，塞不通也。"李中梓提出："忧思悲恚则脾胃受伤，津液渐耗，郁气生痰，痰塞不通，气则上而不下，妨碍道路，饮食难进，噎塞所由成也。"《古今医统大全》说："膈噎始因酒色过度，继以七情所伤。"这些都说明中医认为噎膈的病因与七情郁结、脾胃损伤有密切关系。现代医学研究表明，食管癌的发生与心理因素有关。

2. 气滞血瘀，痰湿凝结　徐灵胎评《临证指南医案·噎膈》时说："噎膈之证，必有瘀血、顽痰、逆气，阻膈胃气。"杨素园指出："食管中系有形之物阻扼其间，而非无故狭隘也明矣！"明确指出食管内长了有形之物。古代文献中有人将膈症分为气膈、血膈、痰膈、火膈、食膈五种，说明与气、血、痰、火及饮食有关。如《订补明医指掌》称："噎膈多起于忧郁，忧郁则气结于胸臆而生痰，久则痰结成块，胶于上焦，道路窄狭，不能宽畅，饮或可下，食则难下，而病已成矣。"说明此病与痰结形成肿物有关。

3. 饮食不节，生活不节　中医文献中论及噎膈成因时，也提出与饮食的不良习惯有关。《局方发挥·治法辨惑》："夫气之初病也，其端甚微，或因些小饮食不谨，或外冒风雨寒暑，或内感七情，或食味过厚，偏助阳气，积成膈热。"李梴说此症的病因是"饮食、淫欲或因杂病误服辛香燥药。"一些医家还指出好热饮人，特别是喜欢喝热酒的人，由于慢性损伤使食管增生癌变。喻昌《医门法律》说："过饮滚酒，多成膈证，人皆知之。"《济生方》指出："饮酒有节度，七情不伤，阴阳平衡，气顺痰下，噎膈之疾无由作。"又经调查，食管癌高发区患者有进食过快、喜喝烫饮料的习惯。这些因素损伤食管内皮，增加致癌物的敏感性。说明饮食不节，嗜热饮是诱因之一。

随着医学的发展，已有越来越多的研究证据证明食管癌的发病与吸烟相关。因烟草中的多环芳烃、苯并芘和氧化剂，可氧化食管上皮细胞，导致其发生损伤，长此以往就会造成慢性食管炎，为食管癌的癌前病变。

在高发区调查报道证明长期大量食用腌制食物易发食管癌，腌制的食物中含有大量的亚硝酸盐，亚硝酸盐本身就是一种致癌物质，与胺类结合后产生的亚硝胺类化合物，是导致食管癌发生的一大重要致病因素。已有研究证实，80% 的亚硝胺类化合物对人体的各个脏器均有不同程度的致癌作用，其中最易诱发食管癌与肝癌。另外，霉菌感染也是食管癌的诱发因素。有研究表明霉菌除了是直接致癌物外，其致癌作用还体现在两个方面，一能将硝酸盐还原为亚硝酸盐，导致器官致癌，二能促进亚硝胺在人体内的合成，增加食管癌的患病风险。除此之外，食管癌的发生可能与一些维生素（A、C）及微量元素（硒）的缺乏有相关性[3]。

4. 气血亏损、年高肾衰或先天禀赋不足　人的气血亏损和年老肾虚作为内因与食管癌发病有关。朱丹溪说："噎膈反胃，名虽不同病出一体，多因气血虚弱而成。"赵献可《医贯》论膈证时亦指出："惟在年高者有之，少无噎膈反胃者。"明张景岳说："噎膈一证，必以忧愁思虑，积劳积郁，或酒色过度，损伤而成盖忧思过度则气结，气结则施化不行，酒色过度则伤阴，阴伤则精血枯涸。"以上说明人体的脏腑虚弱，气血亏损，及年高之人精枯阴伤，都能诱发噎膈证。而先天禀赋不足，对食管癌的遗传易感性也要加以考虑。现代医学研究表明，食管癌的发生存在个体差异，表现在基因、体质等。在食管癌高发区，发现一小部分食管癌患者有家族史，提示遗传因素在食管癌发生中起一定作用。在高发区的调查研究表明，食管癌的癌前病变是食管上皮的不同程度的增生，在干预中发现中药六味地黄丸有一定阻断作用，后在实验研究中也发现六味地黄丸有抑癌作用，说明滋阴补肾的六味地黄汤有减轻食管上皮增生的干预作用。

总之，食管癌之成因是多种因素综合的结果。生活饮食习惯、食管慢性刺激、营养因素、微量元素、亚硝胺类化合物、微生物的作用、遗传因素、心理因素、社会经济状况等均与食管癌的发生有关。

（二）病理类型

1. 早期食管癌的临床病理分型　隐伏型（肉眼不易察觉，显微镜下证实），糜烂型（黏膜轻度糜烂缺损），斑块型（黏膜面有大小不等的斑块，癌变处黏膜明显增厚），乳头型（肿瘤呈结节状、乳头状，或息肉状隆起，边缘与周围黏膜分界清楚）。

2. 中晚期食管癌的临床病理分型

（1）髓质型：癌细胞已侵犯至食管壁的各层，细胞分化程度不一，此型最多见，约占总数58%。

（2）溃疡型：瘤表面形成一个深的溃疡，此型约占11%。

（3）蕈伞型：肿瘤呈蕈伞状突向腔内，边缘隆起，此型约占17%。

（4）缩窄型：病变累及食管全周，形成明显食管环形狭窄。此类约占9%。

（5）其他类型，约占5%。

3. 食管癌的组织细胞学分类和病变部位　主要有鳞状细胞癌（92.3%），腺癌（4%～6%），另有极少数为恶性程度高的未分化癌。食管癌的病变部位以中段居多（57.2%），下段次之（29.6%），上段最少（13.1%）。

4. 食管癌的扩散与转移　早中期食管癌主要在食管壁内扩散，因食管无浆膜层，容易直接浸润邻近器官组织。食管癌的主要转移方式是淋巴结转移。晚期可有血行转移，到肝、肺、骨、肾、肾上腺、脑等处。

5. 分期诊断　参照美国癌症联合委员会（AJCC）食管癌分期（第8版，2017年），见表2-2-1至表2-2-3。

表 2-2-1　T，N，M 的定义

T 原发肿瘤	M 远处转移
TX 原发肿瘤无法评估	M0 无远处转移
T0 无原发肿瘤的证据	M1 有远处转移
Tis 重度不典型增生，定义为恶性细胞局限上皮内未穿透基底膜	G 组织学分级
T1 肿瘤侵犯固有层、黏膜肌层或黏膜下层	GX 分级无法评估
T1a 肿瘤侵犯固有层或黏膜肌层	G1 高分化
T1b 肿瘤侵犯黏膜下层	G2 中分化
T2 肿瘤侵犯固有肌层	G3 低分化、未分化
T3 肿瘤侵犯外膜	鳞状细胞癌
T4 肿瘤侵犯邻近结构	部位　位置标准
T4a 肿瘤侵犯胸膜、心包、奇静脉、横膈膜或腹膜	X　　位置不明
T4b 肿瘤侵犯其他相邻结构，如主动脉、椎体或气道	上段　颈段食管到奇静脉下缘
N 区域淋巴结	中段　奇静脉下缘至下肺静脉下缘
NX 区域淋巴结无法评估	下段　下肺静脉下缘至胃，包括胃食管交界处
N0 无区域淋巴结转移	
N1 1～2 枚区域淋巴结转移	
N2 3～6 枚区域淋巴结转移	
N3 7 枚或 7 枚以上区域淋巴结转移	

表 2-2-2　AJCC 食管癌（鳞状细胞癌）分期系统

临床分期（cTNM）				病理分期（pTNM）						新辅助治疗后分期（ypTNM）			
	cT	cN	M		pT	pN	M	G	位置		ypT	ypN	M
0 期	Tis	N0	M0	0 期	Tis	N0	M0	N/A	任何	Ⅰ 期	T0-2	N0	M0
Ⅰ 期	T1	N0-1	M0	Ⅰ A 期	T1a	N0	M0	G1	任何	Ⅱ 期	T3	N0	M0
Ⅱ 期	T2	N0-1	M0		T1a	N0	M0	GX	任何	Ⅲ A 期	T0-2	N1	M0
	T3	N0	M0	Ⅰ B 期	T1a	N0	M0	G2-3	任何	Ⅲ B 期	T3	N1	M0
Ⅲ 期	T3	N1	M0		T1b	N0	M0	G1-3	任何		T0-3	N2	M0
	T1-3	N2	M0		T1b	N0	M0	GX	任何		T4a	N0	M0
Ⅳ A 期	T4	N0-2	M0		T2	N0	M0	G1	任何	Ⅳ A 期	T4a	N1-2	M0
	任何 T	N3	M0	Ⅱ A 期	T2	N0	M0	G2-3	任何		T4a	NX	M0
Ⅳ B 期	任何 T	任何 N	M1		T2	N0	M0	GX	任何		T4b	N0-2	M0
					T3	N0	M0	G1-3	下段		任何 T	N3	M0
					T3	N0	M0	G1	上段/中段	Ⅳ B 期	任何 T	任何 N	M1
				Ⅱ B 期	T3	N0	M0	G2-3	上段/中段				
					T3	N0	M0	GX	下段/上段/中段				
					T3	N0	M0	任何	位置不明				
					T1	N1	M0	任何	任何				
				Ⅲ A 期	T1	N2	M0	任何	任何				
					T2	N1	M0	任何	任何				
				Ⅲ B 期	T2	N2	M0	任何	任何				
					T3	N1-2	M0	任何	任何				
					T4a	N0-1	M0	任何	任何				
				Ⅳ A 期	T4a	N2	M0	任何	任何				
					T4b	N0-2	M0	任何	任何				
					任何 T	N3	M0	任何	任何				
				Ⅳ B 期	任何 T	任何 N	M1	任何	任何				

表 2-2-3　AJCC 食管癌（腺癌）分期系统

临床分期（cTNM）				病理分期（pTNM）					新辅助治疗后分期（ypTNM）			
	cT	cN	M		pT	pN	M	G		ypT	ypN	M
0 期	Tis	N0	M0	0 期	Tis	N0	M0	N/A	Ⅰ期	T0-2	N0	M0
Ⅰ期	T1	N0	M0	ⅠA 期	T1a	N0	M0	G1	Ⅱ期	T3	N0	M0
ⅡA 期	T1	N1	M0		T1a	N0	M0	GX	ⅢA 期	T0-2	N1	M0
ⅡB 期	T2	N0	M0	ⅠB 期	T1a	N0	M0	G2	ⅢB 期	T3	N1	M0
Ⅲ期	T2	N1	M0		T1b	N0	M0	G1-2		T0-3	N2	M0
	T3	N0-1	M0		T1b	N0	M0	GX		T4a	N0	M0
	T4a	N0-1	M0	ⅠC 期	T1	N0	M0	G3	ⅣA 期	T4a	N1-2	M0
ⅣA 期	T1-4a	N2	M0		T2	N0	M0	G1-2		T4a	NX	M0
	T4b	N0-2	M0	ⅡA 期	T2	N0	M0	G3		T4b	N0-2	M0
	任何 T	N3	M0		T2	N0	M0	GX		任何 T	N3	M0
ⅣB 期	任何 T	任何 N	M1	ⅡB 期	T1	N1	M0	任何	ⅣB 期	任何 T	任何 N	M1
					T3	N0	M0	任何				
				ⅢA 期	T1	N2	M0	任何				
					T2	N1	M0	任何				
				ⅢB 期	T2	N2	M0	任何				
					T3	N1-2	M0	任何				
					T4a	N0-1	M0	任何				
				ⅣA 期	T4a	N2	M0	任何				
					T4b	N0-2	M0	任何				
					任何 T	N3	M0	任何				
				ⅣB 期	任何 T	任何 N	M1	任何				

三、食管癌的诊断要点

1. 临床表现

（1）症状：①早期患者常无明显症状，吞咽食物时有哽噎感、异物感、胸骨后疼痛，一般是早期食管癌的症状，而出现明显的进行性吞咽困难一般提示食管病变为进展期。②临床诊断为食管癌的病人出现胸背痛、咳嗽、发热及饮水呛咳等，特别是伴有纵隔气肿或炎症者，应考虑有食管穿孔的可能。

（2）体征：①多数食管癌病人无明显相关阳性体征。②临床诊断为食管癌的病人近期出现头痛、恶心、声音嘶哑或其他神经系统症状和体征，骨痛、肝肿大、皮下结节等提示远处转移的可能。颈部淋巴结肿大提示区域淋巴结转移。

2. 实验室检查　对于食管癌，目前无特异性血液生化检查。食管癌病人血液碱性磷酸酶或血钙升高考虑骨转移的可能，血液碱性磷酸酶、谷草转氨酶、乳酸脱氢酶或胆红素升高考虑肝转移的可能。

3. 肿瘤标志物检查 用于食管癌辅助诊断的标志物包括 TPA、CA19-9、CA211、CEA 等，多用于食管癌的辅助诊断、预后判断和放疗敏感性的预测。

4. 常用影像学检查

（1）食管造影检查：是可疑食管癌患者影像诊断的首选，进一步仍需细胞学或组织病理学确诊。

（2）CT 检查：胸部 CT 检查目前主要用于食管癌临床分期和术后随访。

（3）B 超或彩超检查：主要用于发现腹部重要器官及腹腔淋巴结有无转移，有时也用于颈深部淋巴结的检查。

（4）其他如 MRI 和 PET-CT，目前均不作为常规应用。在术前分期方面，研究发现同胸部 CT 相比，MRI 没有优势。同胸部 CT 相比，MRI 和 PET-CT 有助于鉴别放化疗后肿瘤未控和瘢痕组织；PET-CT 检查较胸部 CT 能发现更多的远处转移。

（5）纤维食管镜检查：是食管癌诊断中最重要的手段之一，对于食管癌的定性定位诊断和手术方案的选择有重要的作用，是拟行手术治疗的患者必需的常规检查项目。

（6）支气管镜检查：对于癌变位于隆突附近及以上的食管癌拟手术病例，应行支气管镜检查以明确气管、支气管有无受侵。

5. 病理诊断

（1）纤维食管镜检查刷片细胞学或活检阳性。

（2）临床诊断为食管癌，食管外病变（锁骨上淋巴结、皮肤结节）经活检或细胞学检查明确诊断者。

四、食管癌的中医治疗

（一）辨证施治

1. 气痰互阻证

主症 食入不畅，吞咽不顺，时有嗳气不舒，胸膈痞闷，伴有隐痛，口干，舌质淡红，苔薄白，脉细弦。

辨证 气滞痰结，气痰互阻。

治法 开郁降气，化痰散结。

方药 旋覆花（包）10g，代赭石 20g，莱菔子 15g，郁金 10g，瓜蒌 20g，山豆根 10g，贝母 10g，砂仁 4g，苏梗 10g，刀豆子 15g，草河车 20g，陈皮 10g。

按语 气痰互阻，膈噎不畅，气滞则胸膈痞闷，气不降则噎梗作塞，津液不布，灼而为痰。旋覆花、代赭石、郁金、砂仁、苏梗、刀豆子、陈皮开郁顺气，莱菔子、瓜蒌、贝母、陈皮下气化痰，山豆根、草河车解毒散结。

2. 血瘀痰滞证

主症 吞咽困难，胸背疼痛，甚则饮水难下，食后即吐，吐物如豆汁、痰黏等。大便燥结，小便黄赤，形体消瘦，肌肤甲错，舌质暗红，少津或有瘀斑瘀点，苔黄白，脉细涩或细滑。

辨证 血瘀痰滞，瘀毒内结。

治法　祛瘀散结，化痰解毒。

方药　急性子 10g，木鳖子 10g，威灵仙 30g，半夏 15g，胆南星 10g，赤芍 10g，桃杏仁各 10g，半枝莲 30g，山豆根 10g，瓜蒌 30g，草河车 15g，郁金 10g。

按语　明代徐春甫《古今医统大全》说："凡食下有碍，觉屈曲而下，微作痛，此必有死血有痰然也。"故血瘀于内则胸膈疼痛，食饮难下，肌肤甲错，舌暗有瘀。痰滞则气不降而上逆，食后即吐，吐如豆汁，沫状黏液等，饮食不入，津液枯涩而大便难，后天不充则形体消瘦。赤芍、桃仁、郁金破瘀化结，急性子、半夏、胆南星、杏仁、瓜蒌化痰散结，威灵仙通络除痰，木鳖子、半枝莲、山豆根、草河车解毒消肿散结。

3. 气虚阳微证

主症　见于晚期食管癌，饮食不下，泛吐清涎及泡沫，形体消瘦，恶病质，乏力气短，面色㿠白，形寒肢冷，面足浮肿。舌质淡，脉虚细无力。

辨证　气虚阳微，气血大亏。

治法　益气养血，温阳开结。

方药　黄芪 30g，党参 20g，当归 15g，白芍 10g，旋覆花（包）10g，代赭石 30g，威灵仙 30g，急性子 10g，生半夏（先煎一小时）10g，桂枝 10g，陈皮 10g，生熟地各 10g。

按语　患者病程日久，耗气伤血，气血大亏。血亏气无所长，久之阳气亦衰，故形寒肢冷，面色苍白，面足浮肿。噎塞不通而滴水难入，泛吐清水、涎沫，以及气虚胃败，阳绝之兆。故宜大剂温阳开结，补气养血，以延时日。黄芪、党参健脾补气，当归、白芍、生熟地养血，旋覆花、代赭石、威灵仙、陈皮降气通络，急性子、生半夏、桂枝温阳开结。

临床辨证加减用药：呕吐嗳气者用旋覆花、代赭石、姜半夏、陈皮；呕吐黏质者用半夏、陈皮，加胆南星、青礞石；气逆呃逆者用威灵仙，加老刀豆、丁香、柿蒂；气滞胸痛者加瓜蒌、郁金、八月札、橘叶、枳壳、白屈菜；血瘀胸痛者加赤芍、桃仁、乳香、没药、延胡索、五灵脂等；阴虚火旺者加生地、麦冬、元参、丹皮、女贞子、鳖甲、龟板、知母等；吐血便血者加陈棕炭、贯众炭、仙鹤草、露蜂房、白及、三七等；滴水不入者加开管酒（即守宫酒）、通道散、醋熬硇砂等。

（二）有效单方、验方

（1）守宫酒：活守宫 5～6 条，浸入一斤白酒中七日。每次饮酒 10mL，每日两次。

（2）新癀片：对缓解吞咽困难、疼痛、炎症有近期疗效，但未见治愈及显效病例。（福建成药）

（3）五汁饮：梨汁、藕汁、蔗汁、韭菜汁、乳汁（人乳或牛乳），不拘量兑服。

（4）新鲜鹅血热饮，不拘量。

（5）硇砂：据各地报道，硇砂制剂对食管癌有一定疗效，可改善梗阻症状。一些治疗食管癌的配方均以硇砂为主药之一。如民间偏方醋熬硇砂（紫硇砂 15g，醋 500g，熬成糊状，做成 30 丸每服一丸，每日 2～3 次）。服后涌吐大量痰黏液，然后可进稀饭。又如用生硼砂、生硇砂、皂角刺各等量，共研成细末，每次 1～1.5g，每日 3 次。但应注意硇砂制剂有腐蚀性，溃疡型食管癌谨防穿孔，需慎用。

（6）冬凌草制剂：包括糖浆、浸膏片等，据报道，对食管贲门癌及食管上皮增生有一定疗效。

（7）其他用于治疗食管癌的单方、验方和药物很多，据报道，有不同程度的改善临床症状的作用和近期疗效。如山豆根提取物、乌骨藤制剂、攀枝花树根皮冲剂、毛茛水酒煎剂、全虫散、石竹根、菝葜片、泽漆、槐角、莪术挥发油注射液等[2]。

（8）中成药：化瘀丸（北京中医医院制剂）益气活血，理气祛瘀。适用于血瘀气滞引起的疼痛、肿块等，6～12g/次，2～3 次/日，口服。西黄丸，清热解毒，化痰散结，活血祛瘀，消肿止痛。3g/次，每日 2 次，口服。华蟾素片，解毒，消肿，止痛，0.9g/次，日 3 次。小金丸，消肿散结，化瘀止痛，口服，每次 2 袋，每日 2 次。

（三）食管癌常用的抗癌中草药

山豆根、半枝莲、黄药子、石见穿、败酱草、银花、蒲公英、重楼、干蟾、苦参、白英、鬼针草、藤梨根、龙葵、骆驼蓬、八角金盘、板蓝根、天葵子、乌骨藤、冬凌草、急性子、山慈菇、瓜蒌、夏枯草、海藻、木鳖子、斑蝥、莪术，硇砂等。

五、食管癌的中西医结合治疗

食管癌虽然用手术、放射线、化学药物及中医药单一治疗都能获得不同程度疗效，但都有一定限制，效果亦不令人满意。因此，中西医结合治疗，扬长避短，取长补短，是提高疗效的重要途径。

（一）以手术为主的综合治疗

对于早期和局限期的食管癌，手术治疗可获得长期治愈。但是，对中、晚期患者，手术效果不能令人满意。手术包括内镜下治疗及手术治疗。

1. 早期癌　对于局限性早期疾病患者[重度不典型增生（Tis）、肿瘤侵犯黏膜固有层或黏膜肌层（T1a）、肿瘤≤2cm 及高或中分化癌]，内镜治疗被认为是首选方法，因为在内镜治疗后出现淋巴结转移、局部或远处复发以及死于食管癌的风险低。内镜治疗包括：内镜下黏膜切除术（EMR）、内镜黏膜下剥离术（ESD）和（或）消融，目标是完全清除或根除早期疾病（pTis、pT1a、部分无脉管侵犯的浅表 pT1b）与癌前病变组织（Barrett 食管）。

2. 可切除的食管癌或胃食管结合部（EGJ）癌

（1）T1a 在有经验的中心可以考虑行 EMR+消融或食管切除术。

（2）肿瘤侵犯黏膜下层（T1b）或更深的肿瘤可行食管切除术治疗。

（3）原发肿瘤前 3 级（T1～T3）的肿瘤是可切除的，即使区域淋巴结转移或肿瘤体积大；多站淋巴结受累是相对的手术禁忌证，可结合患者年龄和身体状况加以考虑。

（4）心包、胸膜或膈肌受侵的 T4a 肿瘤是可切除的。

3. 无法切除的食管癌　侵犯心脏、大血管、气管，或包括肝、胰腺、肺和脾等邻近器官的 cT4b 肿瘤是不可切除的。虽然淋巴结受侵应与其他因素（包括年龄、身体状态和对治疗的反应）一起考虑，但是伴有多站、大块淋巴结转移的大部分肿瘤应该被认为是不可切除的。伴有锁骨上淋巴结受侵的食管胃结合部癌应被认为是不可切除的。远处（包括非区域淋巴结）转移（Ⅳ期）的肿瘤是不可切除的。根治性化放疗后转为局限性、可切除的食管癌，如果没有远处转移灶重现，可以考虑行食管切除术。

（二）以放疗为主的综合治疗

放射治疗在食管癌的治疗中占重要地位，由于早期诊断滞后，确诊时 80%以上病例为中晚期。中晚期食管癌的治疗主要依靠放射治疗以及放疗和其他学科的综合治疗，上段及中段食管癌应以放射治疗为主。近年来，食管癌放疗在照射技术、分割方法和多学科综合治疗方面的研究已取得可喜进展，适形放疗以及超分割放疗研究的进展在一定程度上提高了放射治疗效果。要提高放射治疗效果，就要设法使肿瘤组织对放射线敏感，某些中药有增敏作用，并可改善放射治疗食管癌时产生的毒副作用。在颈段、上段、中段食管癌及颈淋巴结转移灶放射治疗的同时，予以养阴生津、益气活血中药，使放射治疗获得根治效果或提高疗效，延长生命。

（三）药物的综合治疗

包括化疗、分子靶向治疗、免疫、中医药治疗及最佳支持治疗。随着新化疗药物的不断发现，化疗在食管癌综合治疗中的地位不断提升。其中，新辅助化疗在降低肿瘤分期、提高根治性切除率和提高远期生存率中的作用也逐渐被认可。中、晚期食管癌不能手术或放射治疗的病例，或手术后、放射治疗后复发、转移的病例，应以中西药物综合治疗。食管癌对化疗较不敏感，通常采用联合化疗，以提高疗效。目前，根据辨证与辨病、抗癌与扶正，以及抗癌药物与活血化瘀药物等结合施治，取得了一定的效果。食管癌化疗有如下几种模式。

（1）新辅助化疗：目的在于消灭潜在的微小转移灶；降低手术分期，提高切除率；评估药物敏感性，便于术后治疗方案选择。一般术前化疗奥沙利铂和氟尿嘧啶作为首选推荐，新增 FLOT 方案（氟尿嘧啶 2600mg/m^2，持续静脉输注 24 小时，第 1 天，甲酰四氢叶酸 200mg/m^2 静脉滴注，第 1 天，奥沙利铂 85mg/m^2 静脉滴注，第 1 天，多西他赛 50mg/m^2 静脉滴注，第 1 天，每 14 天重复，术前和术后各 4 周期，总共 8 周期），由于毒性原因，三药联合方案仅推荐用于全身情况能够耐受的选择性患者。

（2）辅助化疗：目的在于延缓或预防肿瘤的复发转移。多选择卡培他滨+奥沙利铂。目前食管鳞癌术后是否常规辅助化疗存在争议。约 70%食管鳞癌术后患者会在 2 年内复发或转移，因此应进一步探索更好的综合治疗模式。

（3）姑息化疗：对于晚期病例，合理选择化疗，可以改善症状，延长生存期。同时性转移性食管癌或术后复发转移者：一线：对于 HER2 阳性腺癌患者，可选择曲妥珠单抗联合化疗。对于鳞癌、HER2 阴性腺癌患者，如果 PS 为 0～1 分可选择化疗，PS≥2 分选择最佳支持治疗或对症处理或参加临床研究。二线：对食管鳞癌可选择安罗替尼，对食管腺癌和食管胃结合部腺癌可选择阿帕替尼。

（4）化疗合并放疗：许多临床研究结果证明同步或序贯化放疗能明显提高肿瘤局部控制率，甚至可以获得 20%～30%的病理学完全缓解，延长生存期，逐渐成为一个新的治疗模式。目前临床联合化疗方案有效率在 25%～50%之间。化疗期间的中药处方主要包括活血理气、补气健脾、滋补肝肾药物。

近些年，随着免疫治疗的进展，对于适合接受 PD-1 抑制剂治疗的局部晚期、复发或存在远处转移的食管及食管胃结合部腺癌患者，应考虑进行基因错配修复（MMR）或微卫星不稳定（MSI）检测。决定患者是否适合接受 PD-1 抑制剂治疗[4]。

参 考 文 献

[1] 董颖，杨文君. 消化道恶性肿瘤流行病学特征与发病现状分析[J]. 医学综述，2014，20（3）：429-431.

[2] 郁仁存. 中医肿瘤学：上册[M]. 北京：科学出版社，1983：234-243.

[3] 杨晓鹤，蔡丹，贺气志. 探索食管癌的主要病因及治疗方法[J]，饮食科学，2019（6）：11.

[4] 中国临床肿瘤学会工作委员会. 中国临床肿瘤学会胃癌诊疗指南 2019[M]. 北京：人民卫生出版社，2019：58.

第三章

胃　癌

　　胃癌是常见恶性肿瘤，2008 年全球新增胃癌病例 96.9 万，占恶性肿瘤总发病数的 7.8%，发病率位居第四；死亡病例 73.8 万，占恶性肿瘤总死亡数的 9.7%，病死率位居第二。男女发病率之比为（2～4）：1。全球 70% 的新发病例集中在发展中国家，其中约半数是在东亚（主要在中国）。我国胃癌发病率占全球胃癌发病率的 46.8%；病死率占 47.8%。2009 年全国胃癌发病占国内恶性肿瘤总发病的 12.67%，发病率位居第二，死亡占恶性肿瘤总死亡的 14.33%，死亡率位居第三。我国胃癌男女发病率之比为 2.05：1。其中晚期患者比例高达 40%，五年生存率低于 10%，中位生存时间不到 12 个月。胃癌在不同国家有很大差异。一般来说，发病率以东亚地区最高，特别是在韩国、日本、中国、中欧、东欧和南美，北美、北欧等最低，最高与最低之间胃癌发病率差异约为 10 倍。

　　胃癌在不同人种中的发病率也有明显的差别，在美国地区的非裔、西班牙裔以及印第安人的胃癌发病率显著高于同地区的白种人，新西兰的毛利人胃癌发病率显著高于当地其他人群。我国胃癌发病率和病死率存在明显的地区差异，从西北黄土高原向东至东北辽东半岛，沿海南下胶东半岛至江、浙、闽地区为高发区，而广东、广西等省的发病率很低。高低发病区的胃癌发病率相差 17.1 倍，病死率相差 21.5 倍。高发病区青海、宁夏、甘肃的胃癌病死率均超过 35/10 万，是全国胃癌平均病死率的 1.46 倍。在我国，长江以北地区胃癌以贲门癌为主，以南地区则以胃窦癌为主。胃癌在大部分国家的年龄组中男女比例约为 2：1。从年龄上来说，胃癌是老年人的恶性肿瘤，除东亚以外，50 岁以前很少见，年龄分布模式在大多数情况下是相似的[1]。

一、祖国医学有关胃癌的论述

　　在中医古籍中，虽无胃癌之名称，但有关胃癌诸症状的描述尚有不少。汉代名医张仲景在《金匮要略》中描述："朝食暮吐，暮食朝吐，宿谷不化，名曰胃反。"另言："脉紧而涩，其病难治。"指出胃反的主要症状是"朝食暮吐"，这与胃癌晚期幽门梗阻情况相似。元代朱丹溪对"噎膈反胃"作了详细的叙述："其槁在上，近咽之下，水饮可行，食物难入，名之曰噎；其槁在下，与胃为近，食虽可入，良久复出，名之曰膈。"至明代张景岳更进一步指出："少年少见此症，而惟中衰耗伤者多有之。"并提出病机为"食入反出者阳虚不能化……食不得下者以气结不能行"，故治疗主张温阳及疏气。至清代吴谦等著《医宗金鉴》杂病心法要诀中说："三阳热结，谓胃、小肠、大肠三府热结不散，灼伤津液也。胃之上口为贲门，小肠之上口为幽门，大肠之下口为魄门。三府津液既伤，三门自然干枯，而水谷出入之道不得流通矣，贲门干枯，则纳入水谷之道路狭隘，故食不能下，为噎塞也。幽门干枯，则放出腐化之道路狭隘，故食入反出为翻胃也。二证留连日久，则大肠传导之路狭隘，故魄门自应燥涩难也。胸痛如刺，胃脘伤也；便如羊粪，津液枯也；吐沫呕血，血液不行，皆死证也。"这非常具体地谈到贲门梗阻、幽门梗阻产生的证状和晚期的症候及不良预后。有人研究分析中医古籍中有关"心之积""伏梁"的记叙，认为很像胃癌，因记载了上腹部包块（脐上至心下），咽干心烦，甚则吐血，消瘦纳差等证候与胃癌有类似之处。

从《灵枢》开始，历代一些医书、方书中都有一些治疗噎膈反胃的方药，可供参考，但限于历史条件，当时诊为反胃、膈中等病的都是晚期病例，故治疗效果差，而现代研究业已证实，如果早期发现，胃癌还是可以根治的[2]。

二、胃癌的病因病理

（一）病因

胃癌的病因较为复杂，从中医观点分析，胃癌发病因素系饮食失节、忧思过度、脾胃损伤、气结痰凝所致。明张景岳认为病因病机为"阳虚"与"气结"，说明脾胃虚寒，阳气不化、气结于内，气结则血行阻滞，形成血瘀。清《医宗金鉴》则认为是三阳热结，灼伤津液，三门干枯，则水谷出入之道不得流通。胃受纳并腐熟水谷，脾主运化，脾气主升，胃气主降，脾胃共同完成食物的消化吸收，如脾胃损伤，升降失司则恶心、嗳气、胃脘嘈杂。重者心下痞闷，朝食暮吐，暮食朝吐，宿谷不化，积而化热，灼伤津液则出现胃脘刺痛。清《景岳全书发挥》中指出"膈者在胸膈胃口之间，或痰或瘀血或食积阻滞不通，食物入胃不得下达而呕出，渐至食下即吐而反胃矣。"总之，产生反胃膈塞不通之证有气结、热结、血瘀、食积及脾胃虚寒等原因。

现代医学研究证明，胃癌的发生是一个多因素、多步骤的过程。胃癌高危人群主要特征：性别（男性患胃癌的概率高于女性）、年龄（随着年龄的增加，胃癌的发病率显著升高）、饮食（长期食用盐腌制蔬菜或烟熏制的肉和鱼，致使胃癌的发病率显著升高）、吸烟（吸烟人群胃癌死亡率高于不吸烟人群）、幽门螺杆菌感染、接受过胃部手术、患有癌前疾病（如慢性萎缩性胃炎、胃溃疡、胃息肉等）、家族肿瘤疾病史（如家族胃癌史、遗传性非息肉性肠癌、家族性腺瘤性息肉等遗传性疾病等）和经济状况等。中国早期胃癌筛查流程专家共识意见（草案）（2017年，上海）基于近15000例胃癌风险人群的研究结果指出，在新型胃癌筛查评分系统中，年龄、性别、幽门螺杆菌抗体、胃蛋白酶原（PG）和胃泌素（G17）共5项变量被赋予了不同的分值（权重）。

（二）病理

好发于胃窦部，尤其是胃小弯侧，根据癌组织的病理特点，可将其分为早期胃癌和进展期胃癌。

1. 早期胃癌

（1）病理分型：①隆起型（Ⅰ型）癌肿呈隆起性病灶，可有蒂、无蒂或广基，直径多为1～2cm。②表浅型（Ⅱ型）分为三个亚型，Ⅱa型又称浅表隆起型，与Ⅰ型相似，外观呈圆形或椭圆形，表面凹凸不平；Ⅱb型又称浅表平坦型，病变部位隆起和凹陷不明显，黏膜呈灰白或深红色；Ⅱc型又称浅表凹陷型，在早期胃癌中最常见，癌性糜烂中有黏膜凹陷样改变。③凹陷型（Ⅲ型）又称溃疡型，溃疡底部有坏死渗出，边缘不规则，周围皱襞向病灶中心集中、融合或中断。

（2）病理组织学：全国胃癌协作组将早期胃癌的组织学类型规定为乳头状腺癌、管状腺癌（高分化及中等分化）、低分化腺癌、印戒细胞癌、黏膜腺癌、硬癌、未分化癌（即混合型癌），管状腺癌最为多见。早期胃癌的病理形态还可有特殊类型，如平坦型早期胃癌、微小胃癌、小胃癌、一点癌、早期多发癌、残胃早期癌等。

2. 进展期胃癌

（1）病理分型：①隆起型（Ⅰ型）肿块呈息肉状、结节状或菜花样突入胃腔，表面凹凸不平多为广基无蒂。②溃疡型（Ⅱ型）又分两个亚型，Ⅱa型又称局限溃疡型，表现为凹陷溃疡，边缘不规则并明显隆起；Ⅱb型又称浸润溃疡型，溃疡向周围组织浸润，溃疡边缘呈堤状隆起，黏膜皱襞呈虫蚀状改变。③弥漫浸润型（Ⅲ型）又称皮革胃，病变弥漫且浸润广泛，皱襞粗大僵硬，胃壁僵硬，胃腔变窄。

（2）病理组织学：WHO将进展期胃癌分为腺癌（乳头状腺瘤、管状腺癌、黏液腺癌、印戒细胞癌），鳞状细胞癌，腺鳞癌，未分化癌，未分化类癌，类癌。全国胃癌协作组将进展期胃癌分为乳头状腺癌、管状腺癌、低分化腺癌、黏液腺癌、印戒细胞癌、未分化癌、特殊类型癌。

3. 侵袭与转移　胃癌有4种扩散方式：①直接蔓延：胃底贲门癌常侵犯食管、肝及大网膜，胃体癌则多侵犯大网膜、肝及胰腺；②淋巴结转移：通常先转移至局部淋巴结，再转移至远处淋巴结；③血行转移：晚期胃癌患者的肿瘤细胞主要通过血液进行转移，最常转移至肝脏；④种植转移：癌细胞侵及浆膜层时可脱落入腹腔，种植于肠壁和盆腔。

4. 胃癌微转移　胃癌微转移指常规病理学检查未能发现的胃癌微小转移灶，包括淋巴结微转移、腹腔游离癌细胞、循环癌细胞、骨髓微转移等[3]。

5. 分期诊断　AJCC的胃癌TNM分期：T表示原发肿瘤。Tx为对原发肿瘤不能确定；T0为未发现原发肿瘤；Tis为原位癌为上皮内肿瘤，未侵及固有层；T1为肿瘤侵犯固有层、黏膜肌层或黏膜下层；T1a为肿瘤侵犯固有层或黏膜肌层；T1b为肿瘤侵犯黏膜下层；T2为肿瘤侵犯固有肌层；T3为肿瘤穿透浆膜下结缔组织，而尚未侵犯脏层腹膜或邻近结构；T4为肿瘤侵犯浆膜（脏层腹膜）或邻近结构；T4a为肿瘤侵犯浆膜（脏层腹膜）；T4b为肿瘤侵犯邻近结构。N表示区域淋巴结。Nx为区域淋巴结无法评估，N0为区域淋巴结无转移，N1为1～2个区域淋巴结有转移，N2为3～6个区域淋巴结有转移，N3为7个或7个以上区域淋巴结有转移，N3a为7～15个区域淋巴结有转移，N3b为16个或16个以上区域淋巴结有转移。M表示远处转移。M0为无远处转移，M1为有远处转移。G表示组织学分级。Gx为分级无法评估，G1为高分化，G2为中分化，G3为低分化，G4为未分化。肿瘤可以穿透固有肌层达胃结肠韧带或肝胃韧带或大小网膜，但没有穿透这些结构的脏层腹膜。在这种情况下，原发肿瘤的分期为 T3。如果穿透覆盖胃韧带或网膜的脏层腹膜，则应当被分为 T4 期。胃的邻近结构包括脾、横结肠、肝脏、膈肌、胰腺、腹壁、肾上腺、肾脏、小肠以及后腹膜。经胃壁内扩展至十二指肠或食管的肿瘤分期取决于包括胃在内的这些部位的最大浸润深度。pN0 指所有被检查的淋巴结均为阴性，而不论被切除和检查的淋巴结数目有多少。食管胃结合部癌的划分：对于肿瘤中心位于贲门下 2cm 以内的累及食管胃结合部的癌（Siewert Ⅰ、Ⅱ型），按食管癌分期。对于中心距胃食管结合部 2cm 以上的癌，即使食管胃结合部受累，仍采用胃癌的 TNM 分期。

胃癌的病理分期和临床分期见表 2-3-1，表 2-3-2。

表 2-3-1　胃癌的病理分期（pTNM）

	N0	N1	N2	N3a	N3b
T1	Ⅰ A	Ⅰ B	Ⅱ A	Ⅱ B	Ⅲ B
T2	Ⅰ B	Ⅱ A	Ⅱ B	Ⅲ A	Ⅲ B
T3	Ⅱ A	Ⅱ B	Ⅲ A	Ⅲ B	Ⅲ C
T4a	Ⅱ B	Ⅲ A	Ⅲ A	Ⅲ B	Ⅲ C
T4b	Ⅲ A	Ⅲ B	Ⅲ B	Ⅲ C	Ⅲ C

Ⅳ期：任何 T，任何 N，M1。

表 2-3-2　胃癌的临床分期（cTNM）

	N0	N1	N2	N3
T1	Ⅰ	Ⅱ A	Ⅱ A	Ⅱ A
T2	Ⅰ	Ⅱ A	Ⅱ A	Ⅱ A
T3	Ⅱ B	Ⅲ	Ⅲ	Ⅲ
T4a	Ⅱ B	Ⅲ	Ⅲ	Ⅲ
T4b	Ⅳ A	Ⅳ A	Ⅳ A	Ⅳ A
M1	Ⅳ B	Ⅳ B	Ⅳ B	Ⅳ B

三、胃癌的诊断要点

1. 临床诊断

（1）临床症状：早期胃癌多无明显的症状，随着病情的发展可逐渐出现上腹部饱胀不适或隐痛、反酸、嗳气、恶心，偶有呕吐、食欲减退、黑便等。进展期胃癌除上述症状外，常伴有消瘦、乏力、体重减轻等全身症状，尚可发生梗阻及上消化道出血，病情严重者常伴有上腹剧痛、贫血、下肢水肿、发热、恶病质等。

（2）体征：早期胃癌无任何体征。进展期胃癌以上腹压痛最常见，1/3 可扪及上腹肿块，有贫血、肝肿大、腹水、左锁骨上淋巴结肿大，盆腔种植时直肠指检可于膀胱（子宫）直肠隐窝内扪及结节，癌肿穿孔或梗阻时可表现相应的体征。

（3）理化检查：①X 线检查：胃癌的 X 线征象主要有龛影、充盈缺损、黏膜皱襞改变、蠕动异常及梗阻性改变等；胃双重造影法能清楚显示胃黏膜的细微结构即胃小区的情况，对于胃癌的诊断尤其是早期胃癌的诊断有独特的效果。早期胃癌 X 线表现为隆起型、平坦型、凹陷型及混合型 4 种，但有时与小的消化性溃疡、胃糜烂、非典型增生等不易区别，应进一步行胃镜检查。②腹部 B 超、CT、核磁共振、PET-CT 扫描可明确病灶侵犯范围、淋巴结转移及远处转移情况。③肿瘤标志物：癌胚抗原在 40%～50% 的病例中升高，甲胎蛋白和 CA199 在 30% 的胃癌病人中增高，另外 CA724 亦有升高。

2. 病理诊断

（1）胃镜检查：对于胃癌的确诊及治疗方案的确定具有十分重要的意义。早期胃癌胃镜结合活检确诊率可达 95%，进展期胃癌可达 90%。

（2）胃手术标本病理检查：可最终明确组织学诊断，全面评估胃癌病情进展，判断预后，针对性地为个体治疗提供组织病理学依据。

（3）腹腔积液细胞学检测；转移灶活检；腹腔镜探查和腹腔灌洗液评价均可作为定性诊断依据。

（4）HER2 基因检测：手术或胃镜活检病理标本，血液标本均可进行 HER2 基因监测，指导治疗。HER2 与临床病理特征有关，是胃癌曲妥珠单抗治疗的预测因子。所有病理确诊胃癌患者均需接受 HER2 检测。对复发、转移且初次评估 HER2 阴性的患者，应考虑再次检测 HER2 状态。晚期胃癌患者应尽可能明确转移灶的 HER2 状态，取材应不少于 6 块组织，建议取 6～8 块。

（5）分子分型：对拟采用 PD-1/PD-L1 抑制剂治疗的胃癌患者，推荐胃癌组织中评估 EBV 感染状态，MSI/MMR 状态和 PD-L1 表达状态。

四、胃癌的中医治疗

（一）辨证施治

1. 肝胃不和证

主症　胃脘胀满，时时作痛，窜及两胁，口苦心烦，嗳气陈腐，饮食少进或呕吐反胃，舌苔薄黄或薄白，脉弦细。

辨证　肝胃不和，胃气上逆。

治法　疏肝和胃，降逆止痛。

方药　柴胡 10g，郁金 10g，枳壳 10g，旋覆花 10g，代赭石 15g，半夏 10g，白芍 15g，甘草 6g，焦三仙 30g，玫瑰花 10g，白屈菜 10g。

按语　肝郁失于疏泄条达，乘侮脾胃使脾胃功能失调，胃气上逆。柴胡、郁金、玫瑰花疏肝理气，枳壳、旋覆花、代赭石、半夏降逆止呕，白芍、甘草柔肝和中，焦三仙健脾助消化，白屈菜止痛缓中。

2. 脾胃虚寒证

主症　胃脘胀闷隐痛，喜按就温，或暮食朝吐，朝食暮吐，或食入经久仍复吐出，时呕清水，面色㿠白无华，肢凉神疲，或便溏浮肿，舌淡胖有齿痕，苔白滑润，脉沉缓或沉细濡。

辨证　脾胃虚寒，中焦不运。

治法　温中散寒，健脾和胃。

方药 人参 10g，白术 10g，茯苓 10g，半夏 15g，良姜 6g，荜茇 10g，娑罗子 10g，陈皮 10g，甘草 6g，生黄芪 30g，白豆蔻 6g。

按语 脾虚胃弱，纳食不多，运化迟缓，故痛亦不甚，得暖得按则寒气消散，故痛亦减；脾主四肢，阳虚则四肢不温，神疲乏力，脾阳不振，故舌淡胖，脉细濡。人参等组成六君子汤健脾和胃，良姜、荜茇温中散寒，生黄芪益气健脾，娑罗子、白蔻仁行气止痛。

3. 瘀毒内阻证

主症 胃脘刺痛，灼热灼痛，食后痛剧，口干思饮，脘胀拒按，心下痞块，或有呕血便血，肌肤枯燥甲错，舌质紫暗或见瘀点，脉沉弦，细涩或弦数。

辨证 瘀毒内阻，血瘀胃热。

治法 解毒祛瘀，清热养阴。

方药 生蒲黄 10g，五灵脂 10g，蛇蜕 6g，血余炭 30g，仙鹤草 30g，露蜂房 12g，延胡索 10g，陈棕炭 20g，玉竹 15g，白屈菜 20g，藕节 20g，肿节风 15g，菝葜 15g。

按语 瘀毒内阻，日久伤络，吐血便血，血瘀有形，故痛有定处而拒按；瘀毒化热耗伤胃阴，故口干思饮，脉弦数。蛇蜕、露蜂房解毒祛瘀，肿节风、菝葜清热解毒，生蒲黄、五灵脂、延胡索、白屈菜活血化瘀止痛，血余炭、陈棕炭、仙鹤草止血生新，玉竹、藕节养益胃阴。

4. 气血双亏证

主症 晚期胃癌，高度贫血，面苍无华，面目虚肿，畏寒身冷，全身乏力，心悸气短，头晕目眩，虚烦不寐，自汗盗汗，纳少乏味，形体羸瘦，上腹包块明显，舌淡胖，苔白，脉虚细无力或虚大。

辨证 气血双亏，脾肾不足。

治法 补气养血，健脾补肾。

方药 黄芪 30g，党参 15g，白术 10g，茯苓 10g，当归 10g，熟地 15g，白芍 15g，黄精 15g，阿胶（烊化）10g，陈皮 10g，淫羊藿 10g，生谷芽 20g，人参 10g（另煎），紫河车 3g（冲），甘草 6g。

按语 久病耗血伤气，后天化源不充，气血化生无源，故气血双亏，久之脾肾阳气亦虚。治宜大补气血，健脾补肾。黄芪、人参、党参、白术、茯苓、黄精、甘草健脾益气；当归、熟地、白芍、阿胶滋阴补血；紫河车大补元气，补肾填精；陈皮、生谷芽理气和胃；淫羊藿补肾温阳。

临床辨证加减用药：呕吐加半夏、生姜、竹茹、旋覆花、赭石、丁香、威灵仙、佩兰等。口干加石斛、麦冬、天花粉、沙参、知母等。胃疼加延胡索、香附、白屈菜、降香、娑罗子、五灵脂、乌头、荜茇、八月札等。便干加火麻仁、郁李仁、大黄、芒硝、瓜蒌、羊蹄根等。便溏加儿茶、老鹳草、石榴皮、苍术、扁豆、罂粟壳等。呕血、便血加仙鹤草、血余炭、棕榈炭、柿叶、白及、云南白药等。腹胀加厚朴、枳壳、莱菔子、焦槟榔、砂仁、沉香、大腹皮等。

（二）有效单方、验方

（1）喜树碱制剂：喜树碱 5~10mg，每日或隔日一次，静脉注射；或 20~30mg，隔日一次或每周 2 次，静脉点滴（加 5%葡萄糖液中）。以 140mg 为一疗程，一般不超过 300mg，有效率 50%。羟基喜树碱副作用较小，有效率 60%。

（2）肿节风片（草珊瑚片）：口服每次 3～5 片，每日 3 次。或肿节风注射液，每次 4mg，肌内注射，每日 1～2 次。

（3）鸦胆子乳注射液：清热燥湿解毒。每次 10～30mL，14 天为一周期，2～3 周期为一疗程。

（4）华蟾素注射液：清热解毒，每次 20mL，20 天为一疗程。

（5）以藤梨根为主的胃癌糖浆（藤梨根、生薏苡仁、连苗荸荠），藤虎糖浆（藤梨根 60g，虎杖 30g），口服每次 20～30mL，每日 3 次；温州抗癌 I 号（藤梨根、棉花根、半枝莲、白茅根）及三根汤（藤梨根、水杨梅根、虎杖根），对胃癌有一定效果。

（6）向日葵秆芯，单味煎水代茶饮。

（7）加减漏芦汤：将漏芦 30～60g，土茯苓 15～90g，党参（或生芪）15～60g，白术 30～60g，茯苓 30～60g，丹皮 15～30g，升麻 15～30g，黄芩 9～30g，吴茱萸 9～24g，生甘草 9～15g，制半夏 50g（或生半夏 15～30g），煎三遍去渣，将三煎兑在一起再浓缩成 300mL 左右，一日分 3～4 次服用。此煎法可去除半夏之毒性。同时配合"三味散"[炒土鳖虫 30g，炒全蝎 30g，红参（或太子参）30g，共研细末]，每次冲入汤剂 1.5g，随汤药服用；如吐血、便血者，可在三味散内加田三七 30g（山东省肿瘤防治研究办公室）[2]。

（三）胃癌常用的抗癌中草药

半枝莲、白花蛇舌草、山豆根、拳参（草河车）、白英、龙葵、蛇莓、香茶菜（冬凌草）、肿节风、珍珠菜、藤梨根、干蟾皮、土茯苓、菝葜、土鳖虫、蜂房、大蒜、生半夏、生南星、乌头。

五、胃癌的中西医结合治疗

（一）中西医结合治疗原则

1. 可切除胃癌的治疗原则 对病人进行肿瘤分期及身体情况的全面评估，如判定为可切除病灶，视肿瘤分期选择术式，对早期胃癌可选择 EMR 或 ESD。对不能行内镜下切除的患者，应行胃切除及周围淋巴结清扫术。对于评估 T2 或 T2 以上，任何 N 患者，考虑术前新辅助化疗或术前放化疗之后手术。

（1）I 期：①适宜行 EMR/ESD 患者，可选择 EMR 或 ESD，非根治性切除需要行补救手术者。②不适宜行 EMR/ESD 患者，可行胃切除术 D1、D2 或腹腔镜胃切除术 D1、D2（远端胃切除及全胃切除）。③手术后一个月内，调理脾胃，健脾益气，以恢复胃肠功能，增进食欲，促进手术后体力恢复；如表现为手术后气阴两虚，则以益气养阴为主，如营卫不和，表虚自汗，则益气固表。

（2）II 期：①非食管胃结合部肿瘤，适宜手术患者，可用胃切除术 D2+辅助化疗或腹腔镜胃切除术 D2（远端胃切除）+辅助化疗。②食管胃结合部肿瘤，适宜手术患者，可新辅助化（放）疗+胃切除术 D2+辅助化疗或胃切除术 D2+辅助化疗。③手术后一个月内，调理脾胃以利康复。④常规化疗开始后用防治化疗副反应的中药方（升血汤）。⑤化疗后巩固治疗期间用扶正祛邪基本方，观察 3～5 年。

（3）Ⅲ期：①非食管胃结合部肿瘤，适宜手术患者，可用胃切除术 D2+辅助化疗；腹腔镜胃切除术 D2（远端胃切除）+辅助化疗；腹腔镜探查新辅助化疗+胃切除术 D2+辅助化疗；胃切除术 D2+辅助放化疗。②食管胃结合部肿瘤，适宜手术患者，可腹腔镜探查新辅助化疗+胃切除术 D2+辅助化疗或新辅助放疗+胃切除术 D2+辅助化疗；胃切除术 D2+辅助化疗；胃切除术 D2+辅助放化疗。③手术后一个月内调理脾胃。④手术后化疗或放疗开始时用中药配合防止毒副反应。⑤放疗、化疗结束后或休息期，用扶正祛邪基本方加减治疗。

（4）ⅣA 期：无不可切除因素，MDT 讨论个体化治疗方案；腹腔镜探查新辅助化疗或放疗+胃切除（联合脏器切除）术+辅助化疗或放疗；鼓励参加临床试验。

2. 不适宜手术患者（Ⅰ～ⅣA 期）　①PS=0～1，可选择同步放化疗、化疗、放疗、化疗序贯治疗，治疗后多学科团队讨论手术可能性，如能做到完全性切除，可考虑手术治疗。②PS=2，最佳支持治疗或对症处理；可通过短路手术、内镜下治疗、内置支架、姑息放疗等方法改善营养状况，缓解出血、梗阻或疼痛等症状。经营养支持、对症处理后若患者一般状况好转，可考虑化疗加或不加姑息性放疗。③晚期转移性胃癌，根据患者情况选择化疗、靶向及免疫治疗。④以中药治疗为主，主要辨证与辨病相结合，扶正祛邪，配合单方、偏方、验方及效方治疗，可以配合小剂量化疗。化疗间期坚持服用扶正祛邪中药。

（二）以手术为主的中西医结合治疗

外科手术仍是目前胃癌的主要治疗方法。只要患者全身情况许可，有无明确远处转移者，均应以手术探查，争取根治切除。原发肿瘤无法切除，如有可能做短路手术，可以使患者接受中西医结合治疗。

早期胃癌手术后单纯服用中药者，应坚持服药数年，然后再酌情改为间断服药，服用扶正祛邪基本方。其他期胃癌手术后，在开始进食时，即可服用中药调理，待全身情况好转后，再做其他治疗。

（1）手术后调理脾胃方：生黄芪 30g，党参 15g，陈皮 10g，枳壳 10g，半夏 10g，厚朴 10g，石斛 15g，砂仁 6g，鸡内金 10g，生三仙 30g，甘草 4g。自汗及虚汗多者加浮小麦、五味子、防风。阴虚者加沙参、麦冬、生地。腹胀加莱菔子、大腹皮。便干加火麻仁，便溏加白术、茯苓。

（2）扶正祛邪基本方：生黄芪 30g，太子参 30g，白术 10g，茯苓 10g，陈皮 10g，补骨脂 10g，半枝莲 30g，藤梨根 30g，香茶菜 20g，肿节风 15g，菝葜 15g，白英 30g，白花蛇舌草 30g，草河车 15g，焦三仙 30g。

（三）以药物为主的综合治疗

大多数胃癌患者在确诊时已属中、晚期，周围淋巴结已有转移，手术单纯切除的远期疗效不佳，手术后还需要辅助药物治疗（化疗、中药、免疫），以延长生命，提高远期疗效。

1. 化疗药物的应用

（1）术后辅助治疗：①Ⅱ期：第二站淋巴结完全清除（D2）、切除后显微镜下无残留（R0），辅化 XELOX 或替吉奥（S-1）单药，XP，FOLFOX，SOX。②Ⅲ期：D2、R0 切除，辅化 XELOX，多西他赛联合替吉奥 6 个周期后继续替吉奥单药治疗满一年（DS-1 序贯 S-1）方案；R0 切除、未达到 D2，术后放化疗 DT45-50.4Gy（同期氟尿嘧啶类）或由多学科讨论团队（MDT）讨论后续治疗方案；R1、R2 切除，术后放化疗 DT45-50.4Gy 或 MDT 讨论后续治疗方案。

（2）新辅助治疗：选择 FLOT4，PF，XELOX，FOLFOX，SOX，ECF 化疗方案及其改良方案。

（3）晚期转移性胃癌的维持化疗：一线化疗，①HER2 阳性者可用曲妥珠单抗联合氟尿嘧啶或卡培他滨或 S-1+奥沙利铂或顺铂（含蒽环类药物方案除外）。②HER2 阴性者可用顺铂（或奥沙利铂）+氟尿嘧啶类（5-FU 或卡培他滨或替吉奥）；三药联合方案 DCF、mDCF、ECF 及 mECF，适用于体力状况好且肿瘤负荷较大患者。多西紫杉醇（或紫杉醇）+氟尿嘧啶类；单药氟尿嘧啶或紫杉类，适用于体力状况弱或其他临床情况者，或以伊立替康为基础化疗。

二线化疗，①HER2 阳性者如既往铂类治疗失败且未接受过曲妥珠单抗，曲妥珠单抗联合单药紫杉醇或蒽环类之外的其他二线化疗方案，参考 HER2 阴性胃癌的二线化疗药物选择。②HER2 阴性者单药化疗（紫杉醇或多西紫杉醇或伊立替康）；如既往铂类治疗失败，紫杉醇与氟尿嘧啶类双药联合；如既往未经铂类治疗失败，以顺铂或奥沙利铂为基础化疗。

三线治疗（不分 HER2 阳性或阴性），ECOG 0～1 分用阿帕替尼；单药化疗或单药 PD-1 单抗。ECOG 2 分：最佳支持治疗；单药化疗。

2. 靶向治疗

（1）曲妥珠单抗（+化疗）建议采用每 3 周一次的给药方案。初始负荷剂量为 8mg/kg，随后 6mg/kg 每 3 周给药一次，首次输注时间为 90 分钟，如果患者在首次输注时耐受性良好，后续输注可改为 30～60 分钟。治疗过程中若出现延迟或中断，延迟时间≤1 周，可直接使用维持剂量，延迟时间＞1 周，应重新导入负荷剂量。

（2）甲磺酸阿帕替尼，常作为晚期胃癌的三线治疗。用法：850mg，每日一次，餐后半小时以温开水送服，28 天为 1 周期。如用药过程中出现不良反应，NCI 毒性分级在 1～2 分者，可维持原剂量水平；NCI 毒性分级在 3～4 分者，暂停用药，待不良反应恢复到≤1 分，下调一个剂量后（第一次剂量调整为 750mg qd，第 2 次剂量调整为 500mg qd），再继续用药，若下调至 250mg 仍不能耐受，则应暂停或终止用药。对于 ECOG 体力状态评分≥2 分，四线化疗以后，胃部原发癌灶没有切除，骨髓功能储备差、年老体弱或瘦小的女性患者，可适当降低起始剂量，先从 500mg qd 开始服药，服用 1～2 周后再酌情增加剂量。

3. 免疫治疗　　常作为晚期胃癌的三线治疗。派姆单抗 2mg/kg，静脉输注，每 3 周一次，每次 30 分钟。纳武利尤单抗 3mg/kg，静脉输注，每 2 周一次，每次 60 分钟。

抗癌药物的选择、剂量和用法以及相关毒性的处理比较复杂。由于预期毒性及患者的个体差异、既往治疗情况、营养状态、合并症等因素，经常需要修改药物的剂量和用法，以及采取支持治疗干预措施。因此，优化应用抗癌药物，要求有一个在癌症患者中应用抗癌药物并处理相关毒性经验丰富的医疗团队[4]。

胃癌化疗时中药扶正，可给予健脾和胃滋补肝肾方药，如生黄芪、太子参、白术、茯苓、焦三仙、鸡血藤、黄精、半夏、沙参、女贞子、枸杞子、菟丝子、山萸肉、补骨脂等。如血清谷丙转氨酶高，可加茵陈 20g，蒲公英 30g，虎杖 30g；如血象下降，可加有关中药（见总论

第八章）。

（四）放疗加中药治疗

胃癌放疗开展较晚，但初步实践说明，手术前放疗对防止手术后复发有所裨益，放疗时配以和胃降逆，养阴益胃中药，可以减轻放疗反应。

胃癌放疗时配合方：生黄芪 30g，北沙参 30g，麦冬 15g，石斛 15g，玉竹 10g，鸡血藤 30g，陈皮 10g，竹茹 15g，木瓜 10g，女贞子 15g，砂仁 6g，鸡内金 10g，甘草 5g。每日一付，水煎分服。

（五）微创治疗

（1）HIFU 治疗：适用于出现盆腹腔转移、不宜放化疗的胃癌患者。

（2）射频治疗：适用于出现肺、肝转移的胃癌患者。

（3）氩氦刀治疗：适用于出现肺、肝、腹盆腔转移的胃癌患者。

参 考 文 献

[1] 董颖，杨文君. 消化道恶性肿瘤流行病学特征与发病现状分析[J]. 医学综述，2014，20（3）：429-431.

[2] 郁仁存. 中医肿瘤学：上册[M]. 北京：科学出版社，1983，244-254.

[3] 张虎，陈毅丁. 消化系统疾病发病机制及临床诊治新进展，成都：四川科学技术出版社，2019，96-97.

[4] 中国临床肿瘤学会工作委员会. 中国临床肿瘤学会胃癌诊疗指南 2019[M]. 北京：人民卫生出版社，2019：44.

第四章

大 肠 癌

大肠癌是常见的恶性肿瘤之一，在胃肠道癌症中，其发病率低于食管癌、胃癌。在西欧、北美的国家以及澳大利亚、新西兰等国家发病率较高。以男性居多，男女之比约为 2∶1，年龄分布虽以 40～60 岁为多，但有相当一部分是在青、中年的 21～40 岁（约 40%）。

大肠癌中以直肠癌最多见（占 66.9%），左半结肠癌约占 15.1%，右半结肠癌约占 15.4%[1]。近年来，中医药及中西医结合治疗大肠癌，取得了一定的进展。

一、祖国医学有关大肠癌的论述

在中医古籍文献中，并无大肠癌之名称，但有类似大肠癌临床表现的记叙，见诸于"肠覃""积聚""脏毒""锁肛痔""肠风""下痢""肠癖"等疾病中。《灵枢·水胀》记述："肠覃何如？岐伯曰：寒气客于肠外，与卫气相搏，气不得荣，因有所系，癖而内著，恶气乃起，瘜肉乃生。"说明此病与外邪入侵、营卫失调有关。巢元方《诸病源候论》中说："癥者，由寒温失节，致脏腑之气虚弱而饮食不消，聚结在内，染渐生长。块癥盘牢不移动者是癥也。"指出腹中包块盘牢不移及其病因病机。《外科正宗》脏毒论指出："蕴结于脏腑，火热流注肛门，结而为肿，其患痛连小腹，肛门坠重，二便乖违，或泻或秘，肛门内蚀，串烂经络，污水流通大孔，饮食不餐，作渴之甚，凡犯此未得见其有生。"《外科大成》称："锁肛痔，肛门内外如竹节锁紧，形如海蜇，里急后重，便粪细而带扁，时流臭水。"这里中医所说"痔"不独指现今的内痔、外痔、混合痔，还包括其他一些直肠、肛门病变，故《医学纲目》指出："凡有小肉突出，皆曰痔，不特于肛门边生。"至清朝《医宗金鉴》中论述脏毒时说："此证有内外、阴阳之别。发于外者，由醇酒厚味，勤劳辛苦，蕴注于肛门，两旁肿突，形如桃李，大便秘结，小水短赤，甚者肛门重坠紧闭，下气不通，刺痛如锥……发于内者，兼阴虚湿热，下注肛门，内结壅肿，刺痛如锥……大便虚闭。"从以上叙述中，可以看到中医关于积聚、脏毒、锁肛痔等症状的描写与直肠癌、肛管癌很相似，同时指出其不良预后和难治。其他如"肠风""下痢"等的一些症状，与大肠癌的某些症状也相似。

二、大肠癌的病因病理

大肠为六腑之一，司传导之职。中医对大肠癌的病因和病机认识，亦不外内、外两方面因素。如窦汉卿《疮疡经验全书》中提到："多由饮食不节，醉饱无时，恣食肥腻……任情醉饱耽色，不避严寒酷暑，或久坐湿地，恣己耽着，久忍大便，遂致阴阳不和，关格壅塞，风热下冲，乃生五痔。"由上节所述脏毒、肠覃或瘀积的病因来说，外因有寒气客于肠外，或久坐湿地，或寒温失节，饮食不节，恣食肥腻，醇酒厚味，或误食不洁之品等，损伤脾胃，运化失司，湿热内生，热毒蕴结，流注大肠，蕴毒结于脏腑，火热注于肛门，结而为肿。内因为忧思抑郁，脾胃失和而致湿热邪毒蕴结，乘虚下注，浸淫肠道，气滞血瘀，湿毒瘀滞凝结而成肿瘤。因而，此病由于正气内虚、脾肾不足、久泻久痢、湿毒瘀滞于下而成，故解毒化瘀、清热利湿、理气化滞及补虚扶正等均为治疗大肠癌的常用法则。

现代医学认为，在与大肠癌发生有关的诸因素中，大肠的慢性炎症（主要是溃疡性结肠炎与日本血吸虫病），大肠的息肉和腺瘤都与大肠癌的发生有关。研究表明，食物致癌的可能性很大，膳食中高蛋白、高脂肪食物较易引发机体患大肠癌，因为这些食物刺激胆汁的分泌，高蛋白、高脂肪饮食的人大肠中厌氧菌较多，大肠厌氧菌能将胆酸分解成不饱和的多环烃，这是一种致癌物质。加上这类膳食中纤维素少，大便在大肠中存留时间长，致癌物质浓度高，故发生大肠癌的机会大大提高。此外，大肠癌的发病还与遗传、精神心理因素、缺乏运动和饮酒等有关[2]。

大肠癌常多处发生，形态大体分肿块型、溃疡型、浸润型、增生型四种，组织学可分为腺癌、黏液腺癌、印戒细胞癌、未分化癌等。大肠癌的扩散，以直接浸润蔓延、淋巴结转移为多，亦可通过血行转移到肝、肺等处。

三、大肠癌的诊断要点

1. 临床表现 结肠癌主要表现是腹痛，先呈间歇性隐痛，以后转为持续性疼痛。当发生肠梗阻时则产生绞痛。便溏带脓血，便次增多，尤以左侧结肠病变为多，伴有消瘦、乏力和贫血，营养状态渐差，腹中包块。直肠癌早期无明显自觉症状，但常有出血，肿瘤生长表面产生溃疡和感染时，则出现大便频、黏液便、腹泻、便血、里急后重等症，肿瘤侵入肠腔时会导致肠腔狭窄，使大便量少、次数多，外形扁平或变细，或为带血黏液便。肛管癌症状类似痔疮，有肛内不适感及疼痛，或有出血等。临床上有上述症状者应及时进一步检查以明确病情。

2. 内镜检查 包括直肠镜、乙状结肠镜检查以及结肠镜检查。内镜检查可以定位检查范围内肿瘤的位置；其敏感性高，无 X 线辐射，有助于了解病灶大小、形态、单发或多发。内镜检查均可获得组织标本以完成病理检查并确立诊断。镜检时或镜检两周之内可标记恶性息肉位点。

3. 直肠指诊 是诊断直肠癌最常用的方法，可以检查肿物大小、浸润肠壁的情况和有无脓血。

4. 癌胚抗原检查 大肠癌患者血清中的 CEA 升高，但此法的灵敏度和特异性都不够，故诊断大肠癌不能以此为据，但定量高低，与预后有关，一般手术前 CEA 值很高者，说明病变较晚，预后较差。

四、大肠癌的分期

依据美国癌症联合委员会（AJCC）和国际抗癌联盟（UICC）第 8 版结直肠癌 TNM 分期系统（表 2-4-1），具体如下[3]：

T 表示原发肿瘤。Tx 为原发肿瘤无法评价；T0 为无原发肿瘤证据；Tis 为原位癌，黏膜内癌（侵犯固有层，未侵透黏膜肌层）；T1 为肿瘤侵犯黏膜下（侵透黏膜肌层但未侵入固有肌层）；T2 为肿瘤侵犯固有肌层；T3 为肿瘤穿透固有肌层未穿透腹膜脏层到达结直肠旁组织；T4 为肿瘤侵犯腹膜脏层或侵犯或粘连于附近器官或结构；T4a 为肿瘤穿透腹膜脏层（包括大体肠管通过肿瘤穿孔和肿瘤通过炎性区域连续浸润腹膜脏层表面）；T4b 为肿瘤直接侵犯或粘连于其他器官或结构。N 表示区域淋巴结。Nx 为区域淋巴结无法评价；N0 为无区域淋巴结转移；N1 为有 1～3 枚区域淋巴结转移（淋巴结内肿瘤≥0.2mm），或存在任何数量的肿瘤结节并且所有可辨识的淋巴结无转移；N1a 为有 1 枚区域淋巴结转移；N1b 为有 2～3 枚区域淋巴结转移；N1c 为无区域淋巴结转移，但有肿瘤结节存在于浆膜下、肠系膜或无腹膜覆盖的结肠旁，或直肠旁、直肠系膜组织；N2 为有 4 枚或以上区域淋巴结转移；N2a 为 4～6 枚区域淋巴结转移；N2b 为 7 枚或以上区域淋巴结转移。M 表示远处转移。M0 为无远处转移；M1 为转移至一个或更多远处部位或器官，或腹膜转移被证实；M1a 为转移至一个部位或器官，无腹膜转移；M1b 为转移至两个或更多部位或器官，无腹膜转移；M1c 为仅转移至腹膜表面或伴其他部位或器官的转移。

表 2-4-1　AJCC/UICC 直肠癌分期系统

期别	T	N	M
0	Tis	N0	M0
I	T1	N0	M0
	T2	N0	M0
ⅡA	T3	N0	M0
ⅡB	T4a	N0	M0
ⅡC	T4b	N0	M0
ⅢA	T1-2	N1、N1c	M0
	T1	N2a	M0
ⅢB	T3-4a	N1、N1c	M0
	T2-3	N2a	M0
	T1-2	N2b	M0
ⅢC	T4a	N2a	M0
	T3-4a	N2b	M0
	T4b	N1-2	M0
ⅣA	任何 T	任何 N	M1a
ⅣB	任何 T	任何 N	M1b
ⅣC	任何 T	任何 N	M1c

五、大肠癌的中医治疗

（一）辨证施治

1. 脾虚湿热证

主症　食欲不振，腹胀面黄，气短乏力，腹痛拒按，便稀或溏，或里急后重，便下脓血，苔黄腻，脉滑数或沉细滑。

辨证　脾虚气亏，湿热滞肠。

治法　健脾理气，清热利湿。

方药　苍白术各10g，生薏苡仁30g，茯苓10g，厚朴10g，黄柏10g，白英30g，龙葵30g，藤梨根30g，败酱草30g，白头翁20g，延胡索10g，川楝子10g，川连面3g（冲）。

按语　脾虚湿热蕴滞于大肠，正虚邪实。用苍白术、生苡仁、茯苓健脾利湿，厚朴、延胡索、川楝子理气化滞，黄柏、川连清热燥湿，白英、龙葵、藤梨根、败酱草、白头翁清热解毒。合而用之，能健脾清热，解毒抗癌。

2. 湿热瘀毒证

主症　腹痛腹胀，痛定拒按，腹有包块，矢气胀减，便下脓血黏液，或里急后重，或便溏便细，舌暗红，有瘀斑，苔薄黄，脉弦数。

辨证　湿热留滞，瘀毒结积。

治法　清热解毒，理气化滞，祛瘀攻积。

方药　三棱10g，莪术10g，川楝子10g，木香10g，厚朴10g，黄连20g，败酱草30g，红藤20g，半枝莲30g，土茯苓30g，藤梨根30g，马齿苋30g，白英30g，儿茶10g。

按语　湿热留滞，瘀毒内结，腑气不通，气滞血瘀。故以川楝子、木香、厚朴理气化滞，三棱、莪术活血攻积，黄连、败酱草、红藤、半枝莲、土茯苓、藤梨根、马齿苋、白英等清热解毒抗癌。

3. 脾肾寒湿证

主症　患者久泻久痢，形体消瘦，面色苍白，喜睡懒动，肠鸣而泻，泻后稍安，腹痛喜热，甚则肢凉怕冷，苔白，脉沉细尺弱。

辨证　脾肾阳虚，寒湿结毒。

治法　温肾健脾，祛寒胜湿。

方药　党参20g，苍白术各10g，茯苓10g，补骨脂10g，吴茱萸10g，肉豆蔻10g，五味子10g，干姜6g，黄芪20g，老鹳草10g，石榴皮10g。

按语　久病久泻，脾虚命门火衰，寒湿内蕴，故温肾健脾，补先后天之本，同时温逐寒湿。党参、白术、茯苓、补骨脂、吴茱萸、肉豆蔻、黄芪温补脾肾，五味子、石榴皮敛肠止泻，干姜温中，苍术、老鹳草燥湿胜湿。

临床辨证加减用药：清热燥湿加黄芩、黄柏、黄连、苦参。清热利湿加猪苓、竹叶、瞿麦、木通。分利止泻加车前草、泽泻、腹皮、猪苓。化食导滞加山楂、焦三仙、鸡内金、熟大黄。固涩止泻加石榴皮、椿根皮、肉豆蔻、诃子肉、粟壳、儿茶、老鹳草、赤石脂、禹余粮，其中儿茶、老鹳草为著者经验用药，对腹泻有效。止血消肿加地榆、槐花、仙鹤草、大小蓟、三七、血余炭、蜂房。止痛消胀加延胡索、白屈菜、生蒲黄、五灵脂、沉香、乳香、赤芍、莪术、大腹皮、厚朴、乌药、川楝子。里急后重加木香、槟榔、熟大黄、秦皮、葛根、延胡索。

（二）有效验方

（1）益气解毒汤：炙甘草 5g，三七粉 2g，黄连 5g，苦参 5g，山慈菇 10g，黄芩 10g，白花蛇舌草 15g，半枝莲 15g，生晒参 15g，茯苓 20g，炒白术 20g，黄芪 20g。每日 1 剂，水煎取汁 450mL，分 3 次温服，配合化疗间歇期使用[4]。

（2）益气调腑汤：白参 10g，黄芪 20g，白术 10g，茯苓 10g，枳壳 10g，香附 10g，木香 10g，砂仁 6g，山楂 10g，大黄 5g，石见穿 20g，败酱草 20g，甘草 5g。水煎服[5]。

（3）莪黄汤：莪术 20g，大黄 20g，昆布 20g，薏苡仁 20g。莪黄汤水煎至 100mL 滤液备用，于排便后将莪黄汤煎液加温至 37℃左右后保留灌肠，早晚各一次，每次约 20 分钟，治疗 2 周为 1 个疗程[6]。

（4）人参 10g，生黄芪 30g，白术 30g，茯苓 10g，金荞麦 30g，女贞子 15g，枸杞子 15g，菟丝子 15g，天龙 9g，金钱白花蛇冲服 1 条，生麦芽 30g，鸡内金 30g，半枝莲 30g，白花蛇舌草 30g。水煎服，日 1 剂。配合金龙胶囊，每粒 0.25g，每次 0.5～1g，每日 3 次[7]。

（5）藤梨根 15g，野葡萄根 15g，猫爪草 15g，猫人参 15g，生炒薏苡仁各 30g，灵芝 30g，炙鸡内金 15g，炒谷麦芽各 15g，焦山楂 30g，猪茯苓各 15g。水煎服[8]。

（三）大肠癌常用的抗癌中草药

苦参、败酱草、白花蛇舌草、藤梨根、凤尾草、柘木、土茯苓、菝葜、马尾连、白头翁、羊蹄根、重楼、肿节风、瓜蒌、山慈菇、山豆根、夏枯草、木鳖子、土贝母、生薏苡仁、红藤、石榴皮、乌蔹莓、半枝莲、白英、龙葵、蛇莓、马齿苋、儿茶、椿根皮、鸦胆子、大黄、大蒜、地榆、黄柏、黄芩、蟾蜍、土鳖虫、守宫。

六、大肠癌的中西医结合治疗

目前，大肠癌已广泛采用中西医结合治疗。从整体观念出发，从邪、正两方面情况分析，运用中西医结合治疗，取长补短，可获得较好效果。早期患者以根治手术为主，手术后不用化疗，服以扶正祛邪中药。中、晚期患者，有的可做手术前放射治疗，但仍应争取手术根治，或姑息性切除后再化疗、放疗、靶向治疗、生物治疗及中药治疗，以巩固疗效。晚期患者已不适于做手术治疗者，可配合化疗、靶向治疗、姑息性放疗及服用中草药，以延长生存期。临床上已做根治性切除，但已有区域淋巴结转移，或癌细胞已浸润至邻近器官或组织的患者，手术后可以中药加化疗、靶向治疗等综合治疗。

化疗常用方案有：单药氟尿嘧啶方案，①卡培他滨每次 1250mg/m²，每日 2 次，口服，第 1～14 天，每 3 周重复，共 24 周。②简化的双周 5-FU 输注，或 LV 400mg/m²，静脉滴注 2 小时，第 1 天，随后 5-FU 400mg/m² 静脉推注，然后 1200mg/（m²·d）×2d，持续静脉输注（总量 2400mg/m²，输注 46～48 小时），每 2 周重复，共 24 周。XELOX 方案：奥沙利铂 130mg/m²，静脉输注 2 小时, 第 1 天; 卡培他滨每次 1000mg/m², 每日 2 次, 第 1～14 天, 每 3 周重复, 共 24 周。

mFOLFOX6 方案: 奥沙利铂 85mg/m² 静脉输注 2 小时, 第 1 天; LV 400mg/m² 静脉输注 2 小时, 第 1 天; 5-FU 400mg/m² 静脉推注, 第 1 天, 然后 1200mg/（m²·d）×2d, 持续静脉输注（总量 2400mg/m², 输注 46～48 小时）, 每 2 周重复, 共 24 周。

FOLFIRI 方案: 伊立替康（CPT-11）180mg/m² 持续静脉滴入 90 分钟, 第 1 天; LV 400mg/m², 静脉滴注 2 小时, 第 1 天; 5-FU 400mg/m² 静脉推注（LV 之后用）, 然后 1200mg/（m²·d）×2d, 持续静脉输注（总量 2400mg/m², 输注 46～48 小时）, 每 2 周重复。化疗期间配合中药以减轻毒副反应, 化疗间歇期则以扶正祛邪方药治疗。

结直肠癌目前的靶向药物主要集中于抗血管类, 如贝伐珠单抗、瑞戈非尼; 及抗 EGFR 类, 如西妥昔单抗、帕尼单抗。研究表明, 靶向药物的使用与左右半结肠癌的位置有关, 左半结肠癌患者从 EGFR 单抗治疗中有更明显的获益, 而右半结肠癌患者使用贝伐珠单抗较西妥昔单抗能明显改善生存[9]。靶向治疗期间口服中草药治疗, 可抑制靶向药耐药, 减轻药物皮疹、腹泻等副作用。

大肠癌治疗效果及预后的好坏, 主要取决于病变是否早期及细胞分化的程度。病变局限在肠壁内的五年生存率较高, 已侵透肠壁全层则预后较差, 如有淋巴结转移, 则五年生存率更低。

在大肠癌中, 结肠癌、直肠癌及肛管癌, 由于部位不同, 导致手术治疗方法有很大的不同。肛门周围癌的细胞形态与结肠及直肠癌不同, 其中 2/3 是鳞状细胞癌, 1/3 是基底细胞癌, 故手术以广泛的局部切除术为主, 肛管癌应行腹会阴联合直肠切除术, 放疗有一定效果, 而药物治疗对肛门部癌症效果不佳。晚期肛门周围癌有菜花样肿物或溃烂时, 除内服汤剂外, 可以下方煎水坐浴浸洗, 每日 2～3 次。

坐浴方: 苦参 30g, 五倍子 30g, 龙葵 30g, 马齿苋 40g, 败酱草 30g, 黄柏 10g, 土茯苓 30g, 山豆根 20g, 黄药子 30g, 枯矾 8g, 冰片少许（后下）, 漏芦 30g。

参 考 文 献

[1] 周晓东, 吕农华. 大肠癌的流行病学研究现状[J]. 现代消化及介入诊疗, 2006, 11（3）: 149-151.

[2] 周倩, 张兆强. 结肠癌危险因素的 Meta 分析[J]. 中国肿瘤外科杂志, 2019, 11（2）: 110-115.

[3] 中国结直肠癌诊疗规范（2017 年版）[J]. 中国实用外科杂志, 2018, 38（10）: 1089-1103.

[4] 曹军. 自拟益气解毒汤对大肠癌（气血亏虚证）患者肿瘤标志物及免疫功能的影响[J]. 四川中医, 2017, 35（3）: 82-84.

[5] 董丹丹, 潘博. 潘敏求治疗大肠癌经验[J]. 临床医药文献电子杂志, 2019, 6（17）: 76.

[6] 张锐, 董爱斐, 权文娟, 等. 侯俊明教授运用荚黄汤保留灌肠辅助治疗大肠癌经验探析[J]. 内蒙古中医药, 2016, 35（8）: 53-55.

[7] 武迎梅. 李建生治疗大肠癌的经验[J]. 北京中医, 2004, 23（4）: 212-213.

[8] 刘安家, 孙志刚, 吕宇克. 周维顺教授治疗大肠癌的经验介绍[J]. 云南中医中药杂志, 2010, 31（11）: 3-4.

[9] 王雯邈, 袁芃. 晚期大肠癌靶向及免疫治疗进展[J]. 中国临床医生杂志, 2018, 46（4）: 379-381, 376.

原发性肝癌

原发性肝癌是全世界常见的恶性肿瘤之一，也是慢性肝病患者最常见的死亡原因。我国2020年原发性肝癌发病率居恶性肿瘤第5位[1]，新增41万例，其中男性30.3万例，年龄标化发病率（ASIR）分别为男性27.6/10万、女性9.0/10万。根据国家癌症中心2019年发布的数据，2015年全国肝癌发病率随年龄增长而逐渐增加，30岁以下年龄组发病率保持较低水平，30岁及30岁以后开始快速升高，80～84岁年龄组发病率达到高峰，男性发病率（38.89/10万）明显高于女性（14.26/10万）[2]。我国肝癌高发于江苏、福建、广东、广西等东南沿岸地区的江、河、海口与岛屿[3]。乙型、丙型肝炎病毒感染、黄曲霉素、饮酒、非酒精性脂肪肝、肥胖等因素是肝癌的危险因素。

一、祖国医学有关肝癌的论述

在祖国医学文献中，类似肝癌症状、体征（如胁下肝区疼、痞块、黄疸、出血等）的记载是不少的，分别属于"脾积""癥积""黄疸"等范畴。肝居右胁下，系足厥阴肝经所属，与胆相表里。《灵枢·五邪》指出："邪在肝，则两胁中痛。"这指出肝痛位于胁下。《难经》中记载："脾之积，名曰痞气，在胃脘，覆大如盘，久不愈，令人四肢不收，发黄疸，饮食不为肌肤。"明李梴《医学入门》载："脾积，胃脘稍右曰痞气，言阳气为湿所蓄也，令人黄疸倦怠，饮食不为肌肤。"这些都说明脾积（痞气）的位置在胃脘稍右，即肝区，有肿块，引起黄疸、乏力、消瘦、食欲减退，与肝癌临床有相似之处。隋巢元方著《诸病源候论·积聚候》中记载："诊得肝积，脉弦而细，两胁下痛，邪走心下，足胫寒，胁痛引小腹……身无膏泽，喜转筋，爪甲枯黑。"《诸病源候论·癖黄候》说："气水饮停滞，结聚成癖，因热气相搏，则郁蒸不散，故胁下满痛，而身发黄，名为癖黄。"宋《圣济总录》中记载："积气在人腹中，久不瘥，则牢固，推之不移者，癥也，此由寒温失宜，饮食不节，致脏腑气虚弱，食饮不消，按之其状如杯盘牢结，久不已，令人身瘦而腹大，至死不消。"这些描述与肝癌临床表现的胁下肿块、消瘦、纳差、腹水等相似，并指出预后不良。

二、肝癌的病因病理

祖国医学认为引起"痞气""癥积""癖黄"等的病因病机主要为外受寒气、湿邪、湿热等，加之饮食不节，脾胃损伤；或因情志抑郁，肝气郁滞，气滞血瘀，结而成积；脾阳为湿所困，湿郁化热，蒸郁而生黄疸。如《灵枢·百病始生》载："风雨寒热，不得虚，邪不能独伤人""虚邪之中人也，始于皮肤……入则抵深……留而不去，传舍于肠胃之外，募原之间，留著于脉，稽留而不去，息而成积""温气不行，凝血蕴里而不散，津液涩渗，著而不去，而积皆成矣""积之始生，得寒乃生，厥乃成积也"。所以与肝癌有关的病机是内有脏腑气虚血亏，脾虚湿困，气滞血瘀；外有六淫邪毒入侵，虚邪中人，邪凝毒结，日久成积。

高发地区的病因学调查研究表明，外因中以病毒及化学致癌物质诱发为主。研究表明，肝癌的发生与急、慢性病毒性肝炎及肝硬化的发病密切相关。因急性病毒性肝炎或急性带乙型肝炎抗原者可转为慢性，而造成持续性肝脏损害，引起肝硬变，在反复肝细胞损害和增生的过程中，可能发生癌变。化学致癌物中受到普遍重视的是黄曲霉菌产生的黄曲霉毒素，在动物中有很强致癌性，诱发肝癌。此毒素在霉变的花生、玉米、粮食中存在，除黄曲霉毒素外，杂曲霉毒素、岛青霉毒素和黄米毒素也可导致实验动物发生肝癌。此外，一些食品中可能存在亚硝胺，也有致癌作用。外因是条件，通过内因起作用，其中主要是机体脏腑功能障碍，神经体液与代谢紊乱，免疫监视作用低下以及遗传因素等。提高机体自身免疫力，对防治肝炎、肝硬化、肝癌有积极意义。

肝癌在病理上大体分为三种类型，即巨块型、结节型和弥漫型。巨块型约占 50%，以右叶为多，此型一般较少伴发肝硬变，但易引起肝破裂、出血等并发症。结节型约占 48%，大多伴有较严重的肝硬变。弥漫型较少见，分布弥漫，伴有肝硬变。组织学类型可分为肝细胞型肝癌（占 85%），胆管细胞型肝癌（占 7%），混合型（上面两种类型混合存在）。肝癌主要通过血行、淋巴结转移及腹腔种植转移，血行中以肝内转移播散最多，此外，可见肺转移及肾上腺、骨、肾、脑转移等。

三、肝癌的诊断与鉴别诊断

（一）临床症状

肝癌起病多隐匿，早期常无特异性的临床症状，一旦出现典型临床症状，通常已属中晚期。肝癌的常见症状有：①肝区疼痛，多为肝癌的首发症状。疼痛多位于剑突下或右肋部，呈间歇性或持续性钝痛、胀痛或刺痛，上腹部疼痛往往易被认为是溃疡病、胆囊炎或胆石症等，肝包膜下肿瘤结节破裂出血可引起剧烈疼痛，有时甚至呈急腹症表现；②上腹部肿块，进行性肝脏肿大；③食欲减退，消瘦乏力；④发热，时间无规律，常不伴寒战，多在 37.5～38℃左右，少数可达 39℃，抗炎治疗及一般退热剂无效；⑤出血，晚期肝癌或伴有严重肝硬化者常有鼻衄、齿龈出血或皮下瘀斑；⑥癌旁综合征可为首发症状，由于肝癌细胞合成某种类似内分泌腺激素样物质，可使患者出现低血糖症、红细胞增多症、类白血病反应、高钙血症、淀粉样沉积症及男性乳腺发育等。

（二）常见体征

①肝肿大与肝区肿块，进行性肝肿大是肝癌最常见的体征，肝右叶上段癌肿表现为肝上界

上移，肝右叶下段癌肿常可直接扪及肿块；左叶的癌肿常表现为剑突下肿块，表面质硬呈结节感；肝区肿块常呈巨块型，质硬，有时可扪及结节；②黄疸；③腹水为晚期表现，呈黄色或血性；④脾肿大、下肢水肿、肝掌、蜘蛛痣、腹壁静脉怒张等。

（三）化验检查

1. 肿瘤标志物

（1）甲胎蛋白（AFP）存在于胚胎早期血清中，出生后即消失，如再次出现于成人血清中，则提示可能出现肝细胞癌或生殖腺胚胎癌。此外，妊娠、肝病活动期、患继发性肝癌和少数消化道肿瘤时 AFP 也可呈阳性。AFP 正常值<20μg/L。AFP 诊断肝癌的敏感度、特异度及准确度分别为 78.9%、78.1%、78.2%（AFP>20μg/L）及 52.6%、99.6%、92.3%（AFP>200μg/L）[3]。

（2）异常凝血酶原（DCP）>300μg/L 为阳性，DCP 诊断原发性肝癌的灵敏度为 44%，特异度为 91.3%[4]，DCP 与 AFP 联合检测可提高诊断率。

（3）γ-谷氨酸转肽酶及同工酶（GGT）见于多种肝胆疾病，在原发性肝癌患者中，GGT 多呈中度或高度升高，国内文献认为 GGT 检测原发性肝癌的灵敏度为 64.38%[5-6]，GGT-Ⅱ对肝癌的灵敏度为 82.24%，特异度为 77.06%[7]。

（4）岩藻糖苷酶（AFU）在肝细胞癌的活性较继发性肝癌和肝硬化为高，其阳性率可达 70%~80%[3]。

（5）高尔基体糖蛋白 73（GP73）作为高尔基体Ⅱ型跨膜蛋白主要表达于人类的上皮细胞，研究证实，当肝脏发生病理性改变时，肝细胞中的 GP73 被不同程度的表达，从而导致血清中 GP73 水平的增高，因此，通过检测血清 GP73 可以有效地评估肝脏的病变程度，其诊断肝癌的灵敏度为 83.55%，特异度为 77.58%[7-8]。

联合检测多种肿瘤标志物可提高肝癌的诊断率。

2. 其他实验室检查　主要包括肝功能检查、病毒性肝炎标记和免疫学检查等。

（四）物理检查

（1）B 型超声检查：超声检查是肝癌最常用的，也是首选的检测手段。肝癌结节多呈圆形或类圆形，肿瘤较大时可呈不规则形，并可向肝表面突起呈"驼峰"征改变，声像图表现为高或低回声的"失结构"的占位性病变。

（2）CT 检查：肝癌在 CT 图像上呈圆形或椭圆形的低密度病灶，CT 检查可观察到肝脏的全貌，显示门脉中是否已有瘤栓，肝门淋巴结有无转移。将 CT 检查与选择性肝动脉造影结合起来进行，也称加强 CT，能更好地发现较小的肝癌病灶。

（3）MRI 检查：肝癌在 T1 加权图上显示低信号强度，在 T2 加权图上显示为高信号强度。亦有部分病例在 T1 加权图上显示与周围肝组织等信号强度。MRI 在显示肝癌的假包膜、肿瘤的内部结构、肿瘤对血管的浸润及鉴别肝硬化结节等方面更优于 CT。所用造影剂毒性低、无需接触放射线亦是其优点。

（4）动脉造影检查：肝动脉造影有助于肝癌的诊断及治疗，通过肝动脉造影可明确病灶的数目及大小，并确定供应肿瘤的靶血管。此外，可显示肿瘤的动脉血供及有无动-静脉瘘及静脉瘤栓。

（5）PET显像：PET的灵敏度高，且能作精确定量，PET-CT将图像融合在同一幅影像上展示肝脏的组织结构和代谢功能，极大提高了肝肿瘤的诊断率。

（6）腹腔镜检查。对获得病理确诊有一定价值。

（五）诊断及鉴别诊断

1. 原发性肝癌的诊断标准　参考全国肿瘤防治办公室与中国抗癌协会合作编著的《中国常见恶性肿瘤诊治规范》、2001年中国抗癌协会肝癌专业委员会正式修订的"原发性肝癌的临床诊断标准"，诊断标准如下：

（1）病理诊断：肝组织学检查证实为原发性肝癌者。肝外组织学检查证实为肝细胞癌者。

（2）临床诊断：①甲胎蛋白≥400μg/L，能排除妊娠、活动性肝病、生殖腺胚胎源性肿瘤及转移性肝癌等，并能触及肿大、坚硬及有结节状肿块的肝脏或影像学检查有肝癌特征的占位性病变者。②甲胎蛋白＜400μg/L，能排除妊娠、活动性肝病、生殖腺胚胎源性肿瘤及转移性肝癌等有肝癌临床表现，并有两种影像学检查有肝癌特征的占位性病变；或有两种肝癌标志物（DCP、GGT-II、AFU等）阳性及一种影像学检查有肝癌特征的占位性变者。③有肝癌临床表现，并有肯定的远处转移灶（包括肉眼可见的血性腹水或在其中发现癌细胞），并能排除继发性肝癌者。

2. 鉴别诊断

（1）AFP阳性肝癌的鉴别诊断：需与妊娠、肝炎、肝硬化、消化道肿瘤等相鉴别。妊娠期AFP升高多在分娩后转阴。肝炎活动期、肝硬化肝功能失代偿期可伴随AFP升高，但有明显肝功能障碍而无相对肝内占位性病变，观察AFP和ALT的动态曲线有助于判断，曲线相随者为肝病，分离者为肝癌。消化道肿瘤，有时出现AFP升高，但多无肝病病史，有原发肿瘤的相关表现。

（2）AFP阴性肝癌的鉴别诊断：需与肝血管瘤、继发性肝癌等相鉴别。肝血管瘤多见于女性，多无肝病病史，病程长，发展慢，肝功能多正常，彩超无动脉血流。继发性肝癌常有原发癌史，HBV、HCV均阴性，AFP一般为阴性，关键在于肝外原发癌的证据和病理检查。

（六）分期

（1）我国1977年提出的临床分期标准：Ⅰ期（亚临床期）无明确的肝癌症状与体征。Ⅱ期（临床期）超过Ⅰ期标准而无Ⅲ期证据，介于Ⅰ期与Ⅲ期之间者。Ⅲ期（晚期）有黄疸、腹腔积液、远处转移或恶病质之一者。

（2）国际抗癌联盟（UICC）的肝癌TNM分期：T代表原发肿瘤。TX原发肿瘤不明。T0无原发肿瘤的证据。T1单个癌结节，直径≤2cm，无血管侵犯。T2单个癌结节，直径≤2cm，侵犯血管；或者多个癌结节，局限一叶，直径≤2cm，没有侵犯血管；或单个癌结节，直径＞2cm，未侵犯血管。T3单个癌结节，直径＞2cm，侵犯血管；或多个，局限一叶，直径≤2cm，侵犯血管；或多个，局限在一叶内，直径＞2cm，伴或不伴血管侵犯。T4多个癌结节，超出一叶，或侵犯门静脉或肝静脉主要分支；或侵犯周围脏器或穿透腹膜。N代表淋巴结转移情况。N0无淋巴结转移。N1表示有局部淋巴结转移。M代表是否远处转移。M0无远处转移。M1有远处转移。肝癌的分期：Ⅰ期为T1N0M0；Ⅱ期为T2N0M0；ⅢA期为T3N0M0；ⅢB期为

T1N1M0、T2N1M0、T3N1M0；ⅣA 期为 T4，任何 N0M0；ⅣB 期为 T1～4N0，或 N1，M1。

（3）2001 年中国抗癌协会肝癌专业委员会正式修订的"原发性肝癌的临床分期标准"：Ⅰa 为单个肿瘤最大直径≤3cm，无瘤栓、腹腔淋巴结及远处转移；肝功能分级 Child-Pugh A。Ⅰb 为单个或两个肿瘤最大直径之和≤5cm，在半肝，无瘤栓、腹腔淋巴结及远处转移；肝功能分级 Child-Pugh A。Ⅱa 为单个或两个肿瘤最大直径之和≤10cm，在半肝或两个肿瘤最大直径之和≤5cm，在左、右两半肝，无瘤栓、腹腔淋巴结及远处转移；肝功能分级 Child-Pugh A。Ⅱb 为单个或两个肿瘤最大直径之和＞10cm，在半肝或两个肿瘤最大直径之和＞5cm，在左、右两半肝或多个肿瘤，无瘤栓、腹腔淋巴结及远处转移；肝功能分级 Child-Pugh A。肿瘤情况不论，有门静脉分支、肝静脉或胆管瘤栓和（或）肝功能分级 Child-Pugh B。Ⅲa 为肿瘤情况不论，有门静脉主干或下腔静脉瘤栓、腹腔淋巴结或远处转移之一；肝功能分级 Child-Pugh A 或 B。Ⅲb 为肿瘤情况不论，瘤栓、转移情况不论；肝功能分级 Child-Pugh C。

四、肝癌的治疗

肝癌的治疗原则是综合采用各种治疗方法以争取最佳的治疗效果。各种治疗方法有机结合，可提高治疗效果。中西医结合治疗是肝癌提高疗效的重要途径。

（一）西医治疗

1. 各种治疗方法的选择

 Ⅰ　手术治疗

（1）手术切除：肝癌切除术是目前认为唯一可能根治肝癌的治疗方法，因此，对于局限性的肿瘤，无肝外转移，肝功能为 Child-Pugh A 级或 B 级的患者，应争取手术切除。肝癌切除术后，五年的生存率在 20%～50% 之间，直径＜5cm 的肝癌，切除术后五年生存率可达 60%～70%[3]。

（2）肝移植：到目前为止，对肝癌肝移植已有多个中心报道，对于 TNM 分期Ⅰ期、Ⅱ期的病人，五年生存率达 60%，复发率 10% 左右。肝移植主要适于肿瘤直径＜10cm，病灶数在 3 个以下，无血管侵犯，无远处转移，无恶病质，HBV-DNA 阴性的病人。

（3）局部消融治疗：冷冻治疗主要是利用冷冻的破坏作用以及肿瘤组织对低温的敏感性进行治疗。氩氦刀是近年开展的冷冻新技术，具有创伤小、安全性高、疗效确切的特点。研究[9]显示直径＜3cm 的肝癌病灶，氩氦刀治疗可以彻底毁损；直径 3～5cm 的肿瘤氩氦刀疗效确切，尤其多刀组合应用效果更佳；直径＞5cm 肿瘤则应多种治疗方式结合。大多数病例在冷冻消融术后甲胎蛋白下降（72.8%）、瘤体缩小（74.2%）[10]。冷冻消融治疗的并发症有右侧胸腔积液（4%～18%），肝脓肿（＜2%），上消化道出血，胆瘘（＜3%）等。氩氦刀冷冻消融可损伤肝功能，对手术前肝功能 ChildB 级患者冷冻有一定风险，应注意冷冻体积不宜过大，并避免过多损伤肿瘤周围的正常肝组织[11]。

高功率激光具有对生物组织切割、气化和凝固封闭较小血管的作用。使用高功率 Nd：YAG 激光可在几分钟内将一个不大的癌结节完全气化而达到相当于手术切除的结果。具有出血少、止血性能好、无严重并发症等优点，亦可用作肝癌姑息性切除。

微波热凝固疗法主要是应用插入式微波针辐射或局部高温固化,使肝脏局部温度高达60~120℃,使肝组织或肿瘤组织产生凝固性坏死,小血管血液凝结或闭塞,减少手术出血,提高切除率。其优点为安全可行、止血性能好,能杀灭切缘癌细胞。

经皮瘤内注射无水乙醇(PEI)治疗适应证:①肝癌直径≤3cm和总数≤3个为PEI治疗的最佳适应证。②当肿瘤直径>3cm或总数>3个,可合并肝动脉栓塞化疗术(TACE)或其他非手术疗法。禁忌证:①肝功能严重失代偿、出血倾向、中等量以上腹水为绝对禁忌证。②酒精和局麻药过敏者。③肝癌病灶超声显示不清者及病灶过大者。④肝包膜下肿瘤为PEI相对禁忌证。常见的不良反应:穿刺部位的一过性疼痛,发热,发生率为53.9%~88.9%,部分患者治疗期间可有轻度肝功异常,严重并发症非常少见。

射频消融术(RFA)是一种不需要剖腹手术、治疗时间短、微创、安全、对小肝癌疗效显著的局部治疗。RFA技术是借助于B超、CT、MRI等引导,将电极针直接插入肿瘤内,通过射频使病灶局部组织高温干燥,最终产生凝固性坏死的物理热疗法。由于肿瘤细胞对热的耐受性差,40℃以上就可有效杀死肿瘤细胞,同时可使肿瘤组织周围的血管组织凝固,有利于防止肿瘤扩散、转移,而且其热效应还可以提高人体的免疫力[12]。适应证为单发肿瘤,最大直径≤5cm;或肿瘤数目≤3个,且最大直径≤3cm;无血管、胆管和邻近器官侵犯以及远处转移等;肝功能分级为Child-Pugh A或B级,或经内科护肝治疗达到该标准。研究发现对于直径<3cm的小肝癌患者,肝脏瘤体完全消融率达94.87%,1年以上生存率66.67%[13]。

HIFU是目前唯一的非侵入性消融技术,其原理是在体外将超声波聚焦到体内治疗靶区,使焦点区域内聚集足够的超声能量,导致组织坏死。对于直径≤3cm的小肝癌,HIFU技术可实现完全消融。Ng KK等[14]报道无法手术切除的肝癌患者49例,平均肿瘤直径2.2cm,HIFU进行单次治疗,完全消融率为82.4%,术后1年、3年的累计生存率分别为87.7%和62.4%。

HIFU治疗肝癌具有肿瘤坏死率高、远期疗效好、副作用小、严重并发症罕见的优点,并且能增强机体抗肿瘤免疫功能的特点。适应证:基于病情,根据治疗目的的不同,适应证可分为根治性治疗组、亚根治性治疗组以及姑息性治疗组。禁忌证:①严重的凝血功能障碍。②腹水,经保肝、利尿等治疗后肝前仍有腹水。③肝性脑病。④肿瘤最大直径>15cm或肿瘤所占的体积超过全体体积的2/3。⑤肝内广泛转移,肿瘤最大直径>5cm或结节数>6个。⑥有全身任何部位的急性或活动性的感染病变,待感染控制后方可治疗。常见并发症有腹部疼痛、发热、恶心、肝功异常等。

(4)血管介入术:肝动脉化疗栓塞是指经导管动脉内灌注化疗技术(TAI)及经导管动脉内栓塞技术(TAE),主要适用于手术不能切除的肝癌。病期越早,治疗效果越好。禁忌证包括:①严重的肝功能失代偿,重度腹水;门静脉高压,近期曾有上消化道出血;②肿瘤病变已超过整个肝脏体积的4/5;③门静脉主干瘤栓;④严重的骨髓抑制;⑤凝血功能障碍;⑥其他器官严重功能衰竭或不能合作的人。化疗灌注常用化疗药氟尿嘧啶、顺铂、卡铂或表柔比星和丝裂霉素等,通常是三药联合。栓塞剂常用碘油、吸入性明胶海绵以及中药白及等。肝癌化疗栓塞通常需3~4次,每次间隔时间为2~3个月。常见不良反应有:①化疗药物所致的消化系统、血液系统反应及脱发等;②栓塞后综合征(发热和疼痛)达80%;③上消化道出血(急性糜烂性胃炎)约6%;④肝功能异常甚至肝衰竭10%。

II　靶向治疗

对于肝恶性肿瘤的靶向治疗，我国目前批准了 3 种靶向治疗药物：一线治疗的索拉非尼及仑伐替尼，二线治疗的瑞戈非尼。

（1）索拉非尼是自 2007 年 FDA 批准后近 10 年间唯一被证实可延长 HCC 患者总生存时间的靶向药物，其靶向治疗肝细胞癌的机制主要体现在抑制肿瘤细胞的增殖，作为酪氨酸激酶抑制剂下调 Raf/MEK/ERK 通路，从而抑制肿瘤的增殖；通过抑制 VEGF 受体（VEGFR）1~3 及血小板衍生生长因子受体（PDGFR）β 抑制血管生成。

（2）仑伐替尼作为新型口服多激酶抑制剂，其机制为：选择性地抑制 VEGFR 1~3、成纤维细胞生长因子受体（FGFR）1~4 等促血管生成因子和 RET、KIT 等原癌基因。

（3）瑞戈非尼与索拉非尼抗肿瘤机制相似，但对 VEGFR 激酶的拮抗和 TIE2、KIT、RET激酶的抑制作用更强。

III　免疫治疗

免疫治疗是通过增强细胞或体液免疫，激活肿瘤特异性免疫反应并打破宿主免疫耐受状态，从而达到控制和清除肿瘤的目的。目前常用的免疫治疗方法有免疫检查点抑制剂治疗、肿瘤疫苗治疗等。

（1）PD-1/PD-L1 抑制剂：纳武单抗是一种完全人源性的抗 PD-1 的 IgG4 单克隆抗体，2017年 9 月 FDA 批准纳武单抗为肝癌的二线用药。临床试验表明，纳武单抗具备安全可控性和良好的耐受性，已成为肿瘤免疫治疗的有效药物。

（2）肿瘤疫苗：肿瘤疫苗是利用抗原性物质激活患者免疫系统，诱导机体细胞免疫和体液免疫应答，从而达到控制或清除肿瘤的目的。肝癌疫苗包括癌细胞、抗原肽、树突状细胞（DC）和基于 DNA 的疫苗。抗原肽疫苗是治疗肝细胞癌的关键疫苗靶点。相关试验结果表明 GPC3衍生疫苗对肝癌治疗是有效的。

IV　放射治疗

全肝放射治疗因容易引起严重的放射性肝炎而很少应用，适形放射治疗是新的更有效的放射治疗方法。

（1）外放射治疗：是常用的放疗技术，一般采用常规分割照射方法，每日一次，每周 5 次的照射方法，局部小野照射 2Gy/次，全肝大野照射 1~1.5Gy/次，全肝移动条照射 1.5~2Gy/次。

（2）立体定向放射治疗：包括伽马刀、X 刀、适形放疗及调强放疗。立体定向放疗可将小野集束聚集到病灶局部，提高肿瘤局部控制率，减少肿瘤引起的远处转移，从而提高生存率，并减少放疗的并发症。

（3）粒子植入治疗：近年来，放射性 ^{125}I粒子植入作为常用的内照射放射技术，因其能在最大程度地杀伤肿瘤细胞的同时，对周围正常组织损伤小而广泛应用于临床。有研究观察[15]17例经放射性 ^{125}I粒子治疗的难治性肝癌患者，术后 3、6、9 和 12 个月总有效率分别为 70.6%、82.4%、76.5%和 70.6%，局部控制率分别为 100.0%、100.0%、94.1%和 88.2%。

V　全身化疗

因肝癌不是对化疗敏感的肿瘤，全身化疗主要用于不能用局部治疗控制的有远处转移的病人。常用于肝癌的化疗药物有氟尿嘧啶、阿霉素、顺铂、丝裂霉素等。

2. 不同临床分期的治疗原则

（1）分期属于Ⅰ或Ⅱ期肿瘤局限于半肝者，应争取手术切除，术后宜做肝动脉化疗栓塞一次，以消除肝内残留的病灶。

（2）分期属于Ⅱ期且病灶涉及两叶的病例，宜先作肝动脉化疗栓塞，若动脉造影证实肿瘤病灶确系<3个及最大肿瘤直径<3cm者，可加用局部消融治疗。

（3）对于Ⅲa期的病例，若病灶大或局限，可考虑做肝动脉化疗栓塞或放射治疗；若病灶小且<3个，可考虑做局部消融治疗；若病灶>3个，可考虑行肝动脉化疗栓塞；对于远处转移的病灶，在肝脏病灶控制的基础上，可考虑行姑息性放射治疗。

（4）对于Ⅲb期，如条件许可，可行肝移植，不能行肝移植的患者，则以保肝和支持治疗为主，如肝功能改善，方可考虑应用各种抗肿瘤治疗。

（二）中医治疗

原发性肝癌目前临床确诊时，中、晚期病例占90%以上，其中以中医药治疗为主或中西医结合药物治疗者约占92%以上，因此，中医药治疗成为肝癌最基本的治疗方法之一。根据大量资料统计分析及临床实践来看，中医药治疗原发性肝癌确有一定疗效，一年生存率约10%～20%。据报道，Ⅱ期肝癌患者，未治组（接近自然生存期）的一年生存率为2%；中医药治疗组为36.5%，从统计上来看有明显差异。中医药适用于各期肝癌患者。

1. 辨证施治

Ⅰ 肝气郁结证

主症　两胁痛，右胁胀痛、坠疼，胸闷不舒，生气后加重，饮食见少，肝大，舌苔薄白，脉弦。

辨证　肝郁气滞。

治法　疏肝理气。

方药　柴胡12g，当归12g，白芍15g，白术10g，茯苓10g，郁金10g，香附10g，八月札30g，甘草4g，沙苑子15g，青皮10g。

按语　肝主疏泄条达，肝气不疏，阻于胁络，故见胁肋胀痛，疏泄失常，气机不畅而胸闷不舒；肝郁乘脾，脾运失司故纳少；气滞则血瘀，故可见胁部肿块。以柴胡、郁金、香附、青皮疏肝理气、解郁止痛，当归、白芍、沙苑子柔肝养血，八月札理气活血，白术、茯苓、甘草健脾和中。

Ⅱ 气滞血瘀证

主症　胁痛如刺，痛引腰背，定着不移，入夜更剧，胁下痞块巨大，舌质紫暗，有瘀点、瘀斑，脉沉细或涩。

辨证　气滞血瘀，恶血内结。

治法　行气活血，化瘀消积。

方药　绛香10g，延胡索10g，三棱10g，莪术10g，八月札20g，赤白芍各10g，郁金10g，炮山甲15g，土鳖虫10g，生牡蛎30g，白屈菜15g，当归10g。

按语　气郁日久，必生瘀血，阻于肝络，不通则痛，故肿块日大，胁痛如刺，痛处不移；肝血为阴，夜为阴时，故瘀血入夜则痛剧。三棱、莪术、赤芍、土鳖虫活血攻瘀，绛香、延胡索、郁金、八月札、白屈菜理气活血止痛；当归、白芍养血柔肝，炮山甲、生牡蛎养阴软坚消积。

Ⅲ　湿热结毒证

主症　病势加剧，发热出汗，心烦易怒，口干口苦，身黄目黄，胁肋刺痛，腹胀腹满，恶心纳少，便干尿赤，舌质红绛而暗，舌苔黄腻，脉弦滑或滑数。

辨证　肝胆湿热，瘀毒内结。

治法　清热利胆，泻火解毒。

方药　小叶金钱草 30g，虎杖 30g，姜黄 15g，栀子 10g，丹皮 15g，茵陈 20g，蒲公英 30g，白英 30g，龙葵 30g，蛇莓 30g，半枝莲 30g，厚朴 10g，腹皮 10g，羊蹄根 20g，莱菔子 15g。

按语　肝郁气滞日久，气有余便是火，故气郁日久化热化火，火热蕴于肝胆，致烦躁易怒，口干口苦；湿热阻于胆道而身目发黄。舌脉均显瘀毒火热之症。金钱草、茵陈清利湿热退黄，姜黄疏肝利胆而行血，虎杖、栀子、丹皮、蒲公英、白英、龙葵、蛇莓、羊蹄根凉血解毒清热泻火，厚朴、大腹皮、莱菔子行气导滞而消胀。

Ⅳ　肝阴亏损证

主症　胁肋隐痛，绵绵不休，纳少消瘦，低热盗汗，五心烦热，头晕目眩，黄疸尿赤，或腹胀如鼓，青筋暴露，呕血，便血，皮下出血，舌红少苔，脉虚细而数。

辨证　肝血亏耗，阴虚内热。

治法　养血柔肝，养阴益气，出血者凉血止血。

方药　生地 20g，白芍 15g，当归 10g，女贞子 15g，旱莲草 30g，生龟板 20g，生鳖甲 20g，丹皮 15g，嫩青蒿 10g，山萸肉 15g，生山药 10g，沙参 30g，生黄芪 20g，茯苓皮 30g，半边莲 30g。

按语　毒热之邪属阳，阻于肝胆易耗伤肝阴，日久肝血亏耗，气阴两虚，故胁肋隐痛；阴虚内热，兼以邪毒蕴内，故见烦热、低热、黄疸及出血诸症；肝气横逆，则脾虚不运，水湿不化，停水腹内致腹胀如鼓，肢肿。生地、女贞子、旱莲草、生龟板、生鳖甲、山萸肉滋阴清热，白芍、当归养血柔肝，丹皮、嫩青蒿清虚热，生黄芪、茯苓皮、生山药健脾益气，沙参益气养阴，半边莲清热利湿。

临床辨证加减用药：低热加青蒿、地骨皮、白薇、银柴胡、乌蔹莓、丹皮、生地、鳖甲等。高热加寒水石、生石膏、滑石，或加水牛角、羚羊角粉，或加清开灵、牛黄清热散等。黄疸加茵陈、姜黄、虎杖、金钱草、胆草等。出血加白茅根、侧柏炭、仙鹤草、血见愁、蜂房、生地、丹皮、水牛角、三七面（冲）、云南白药（冲）等。疼痛加降香、延胡索、郁金、白屈菜、云南白药、没药、乳香、川楝子、苏木、徐长卿、两面针等。腹胀加木香、厚朴、青陈皮、大腹皮、莱菔子、焦槟榔、枳实等。腹水加泽泻、泽漆、猪苓、茯苓、车前子、商陆、半边莲、玉米须、二丑等。恶心呕吐加半夏、竹茹、伏龙肝、旋覆花、赭石、玉枢丹等。肢凉怕冷加附子、肉桂。腹泻便溏加炮姜、草豆蔻、儿茶、苍术、炒扁豆等。

2. 中西医结合治疗　由于单纯的西医或中医治疗都很难有效控制肿瘤的发展，因此联合治疗成为了更有效的方案。中医通过辨证论治配合手术、放化疗、靶向治疗等西医治疗，减轻了放化疗等治疗过程产生的毒副反应，提高了治疗效果及患者生存质量。

Ⅰ　外科手术与中医药相结合

（1）外科切除手术与中医药相结合：手术切除治疗作为原发性肝癌的主要治疗手段，对人体正气的损伤较大，且大多数原发性肝癌患者发现时已处于中晚期，身体整体状况欠佳，因此术前可用中药扶正调理及清肠和胃，如黄芪、党参、当归、生熟地、大黄、黄柏、黄连等，明显提高手术完成率及成功率。手术后，长期服用中药以巩固疗效，提高生存质量，减少手术并发症及后遗症，促进术后身体恢复。手术后的放疗（手术中残留肿瘤者）、化疗（小剂量）均应在体力恢复情况下，与中药结合进行以控制转移复发。

（2）局部消融治疗与中医药相结合：中医药联合消融治疗能最大限度消除肿瘤细胞，降低不良反应，增强患者免疫力，提高生存质量，延长生存时间。

研究[16]显示晚期肝癌患者在射频消融基础上合用疏肝理气汤能够明显提高治疗成功率及预后疗效，同对照组相比较，研究组的治疗总有效率为96%，治疗后1年生存率、2年生存率、3年生存率分别为84%、74%、58%，均显著高于对照组（$P<0.05$）。研究组的肝功能衰竭发生率为4%，显著低于对照组（16%）（$P<0.05$）。在肝癌的冷冻消融方面，氩氦刀治疗的42例患者研究结果显示[17]，入组患者在中药联合治疗的7天及14天后，CD3，CD4，CD4/CD8和NK细胞形成率均明显高于治疗前（$P<0.05$），免疫功能明显改善。

原发性肝癌消融术后易发生急性消化道出血，李丹青等[18]研究表明，术后使用圣愈汤加减能够提高止血疗效、缩减大便潜血时间、降低药物不良反应，同时可以提高机体免疫力，降低VEGF蛋白表达。

（3）介入治疗与中医药相结合：介入术后易发生消化道毒性反应，骨髓抑制、发热等不良反应，临床表现为脘腹胀满，呕吐痞闷，不思饮食、乏力等症状。

介入术后消化道反应，中医辨证多属脾胃不和，可选用香砂六君子汤以健脾和胃。常用药物有党参、白术、茯苓、陈皮等。若辨证属脾胃虚寒证者，可加用干姜、附子等以温中散寒，补气健脾。

介入术后骨髓抑制，中医辨证多属脾肾亏虚，气血不足，治宜用人参、黄芪、白术、茯苓、女贞子、枸杞子、菟丝子、淫羊藿、鸡血藤等以健脾益肾，补气养血。

介入术后发热，中医辨证多属肝脾不和，郁热内生，选用丹栀逍遥散以疏肝清热，健脾和营，常用药物有牡丹皮、栀子、金银花等。若辨证属湿热蕴结证者，选用甘露消毒饮以清热解毒，利湿化浊。

Ⅱ　化疗与中医药相结合

根据大量临床实践经验证实，化疗同时结合中医药应以扶正补虚为法，或攻补兼施为宜，如化疗同时结合中药也用攻法（如软坚散结、以毒攻毒或清热解毒等法），则疗效较差。应以化疗为攻邪而中药扶正培本相结合（补气养血、健脾疏肝、养阴益气、滋补肝肾等），疗效较好。郁仁存教授基于中医辨证法选取中药配合化疗药物治疗肝癌，针对介入后不良反应分别采取益气活血法、健脾疏肝法、健脾补肾法、清热柔肝法治疗，均取得了良好的疗效，明显缓解化疗药物不良反应，有效改善患者的生活质量。

Ⅲ　放疗与中医药相结合

中医学认为放射线属于火热之邪，易耗损阴血，导致气虚血瘀，中医辨证可作为选择放疗适应证的参考，脾虚胃弱、肝郁气滞证者疗效较好；阴虚内热者则放射反应重、疗效差。放疗期间联合中药治疗，可起到减毒增效作用。研究发现活血化瘀类、清热解毒类、扶正固本类中药及其某些有效成分可通过改善血液循环、抑制肿瘤细胞生长增强放疗效果，同时减轻放疗毒副作用、提高机体耐受能力，增强放疗敏感性。

Ⅳ　靶向治疗与中医药相结合

中医药联合分子靶向治疗原发性肝癌可起到减毒增效作用。针对靶向治疗过程中出现的不良反应，研究表明，牡丹皮、生地黄、当归等滋阴凉血中药能有效缓解分子靶向治疗药物导致的皮肤瘙痒等不适症状；白扁豆、白术、茯苓、山药、薏苡仁等健脾和胃渗湿中药能改善患者服用分子靶向治疗药物所导致的腹泻等胃肠道反应。

Ⅴ　免疫治疗与中医药相结合

中医药联合免疫治疗可增强免疫应答，提高带瘤生存率。一项关于中药联合细胞因子诱导的杀伤细胞（CIK）的研究[19]发现健脾理气抑瘤方联合 CIK 治疗可提高外周血 T 细胞亚群中的 $CD3^+$、$CD4^+$、$CD8^+$、NK 细胞比例，减少疲倦、恶心呕吐、气短、便秘、腹泻等不适；改善晚期 HCC 患者的免疫功能和生活质量。

3. 有效单方、验方

（1）喜树碱制剂：10-羟基喜树碱是从喜树中提取的一种活性生物碱，实验研究[20]发现 10-羟基喜树碱可大面积地使肝癌细胞坏死和凋亡，具有治疗肝癌的作用。临床研究[21]表明以羟基喜树碱为主的药物经肝动脉灌注化疗，对中晚期肝癌具有良好的临床疗效，1 年生存率达到 65%，2 年生存率达到 27%，最长生存时间为 4 年。

（2）补虚化毒颗粒：主要由灵芝孢子粉、虫草菌丝、七叶胆、全蝎等的中药提取物组成，具有补益精气、散结化毒的功效，补虚化毒方[22]对原发性肝癌有较好的提高生存质量的作用，其瘤体稳定率为 73%，疼痛缓解率为 89%，生存期有效率为 84%。

（3）软坚护肝片：由山豆根、夏枯草、虎杖等十味中药组成的复方中药制剂，研究证实长期口服"软坚护肝片"能够明显延长根治术后小肝癌患者的无病生存时间和总生存时间，降低复发率[23]。实验研究[24]亦发现软坚护肝片具有明显抑制肝癌 HepG2 细胞增殖的疗效。

（4）白及粉：用于肝动脉栓塞治疗，有报道，侧支循环形成均在 6 个月以上，介入间隔时间长，肿瘤坏死率、缩小率以及 1、2、3 年生存率均优于吸收性明胶海绵。

（5）中药注射液（康莱特、榄香烯、华蟾素）：北京中医医院采用中药注射液（康莱特、榄香烯、华蟾素）多药联合动脉灌注治疗 102 例转移性肝癌，其中治疗组（中药动脉灌注）52 例、对照组（化学药物动脉灌注）50 例。治疗组有效率（包括完全缓解和部分缓解患者）为 25.0%，临床获益率（包括完全缓解、部分缓解和病情稳定患者）为 73.1%，与对照组比较无显著性差异；而 1 年、2 年生存率为 67.3%、32.6%，明显高于对照组。中药动脉灌注既能保护患者的肝脏功能、提高患者的细胞免疫功能、改善患者的生活质量，还无明显的毒副作用。

（6）复方莪术油：包括莪术油、鸦胆子油、碘油，经肝动脉栓塞治疗 84 例原发性肝癌患者，肿瘤缩小率为 39.2%，1、2、3 年生存率分别为 80%、43.4% 和 24%，且无一例引起肝功能异常和骨髓抑制。

4. 针灸疗法　针灸疗法包括针刺、艾灸、穴位注射、穴位贴敷等，对于防治肝癌有显著疗效，且副反应小。针刺可起到消除癌肿、镇静止痛、扶正祛邪的作用，改善肝癌患者免疫功能，提高患者抗肿瘤能力[25]。隔姜灸足三里、神阙、关元能够改善晚期肝癌患者的神疲乏力、少寐、纳呆等症状。足三里穴位注射可以降低肠梗阻发生率,同时缩短肝癌术后患者住院时间。重庆市中医院在肝癌介入术前进行穴位敷贴,具体方法为术前30分钟在足三里、内关、中脘敷贴自制药物"止吐膏",敷贴后患者恶心呕吐的控制率为91.04%,明显高于术后常规治疗75.47%的控制率,穴位敷贴使得术后常规药物止呕起效时间亦明显缩短。

5. 肝癌常用的抗癌中草药

(1)清热解毒药:半枝莲、猪殃殃、白花蛇舌草、龙葵、白英、蛇莓、虎杖、半边莲、马鞭草、天葵子、大叶猪屎青、山豆根、七叶一枝花、石见穿、板蓝根、黄毛耳草、败酱草、紫草根、土茯苓、水杨梅根、藤梨根、冬凌草。

(2)软坚散结药:生牡蛎、鳖甲、海龟、海藻、昆布、皂角刺、穿山甲、夏枯草。

(3)活血化瘀药:三棱、莪术、水红花子、石见穿、平地木、丹参、赤芍、水蛭、凌霄花。

(4)理气止痛药:八月札、青皮、橘叶、降香、郁金、香附、玫瑰花。

(5)以毒攻毒药:全蝎、蜈蚣、守宫、土鳖虫、斑蝥、蟾蜍、钩吻。

(6)扶正固本药:黄芪、人参、党参、沙参、生地、山萸肉、女贞子、白芍、补骨脂、仙茅、薜荔果、云芝、香菇、猪苓、竹菌、槐耳菌质、猴头菌等。

6. 肝癌常用中成药

(1)康莱特注射液:薏苡仁提取的有效成分,适用于不易手术的气阴两虚、脾虚湿困证的原发性肝癌。对中晚期肝癌有一定的抗恶病质和止痛作用。

(2)华蟾素注射液(华蟾素片):为中华大蟾蜍提取液,具有解毒、消肿、止痛作用,适用于由乙型肝炎引起的肝癌。

(3)安替可胶囊:为蟾皮、当归提取物,有软坚散结、解毒定痛、养血活血的作用,用于晚期肝癌之瘀毒证。

(4)槐耳颗粒:主要成分为槐耳,具有扶正固本、活血消瘤作用,适用于气虚血瘀型肝癌。

五、预后与预防

肝癌的预后与分期、病理及治疗有关。肝癌根治性手术切除后,5 年复发率在 61.5%～79.7%。复发是影响患者长期生存的主要因素。早期发现复发的方法在于定期的监测,主要监测手段有 AFP、超声、CT 或 MRI、选择性肝动脉造影等。

防治方面,一级预防包括接种乙肝疫苗,预防粮食霉变,改进饮水水质及适当补硒治疗。二级预防包括早发现、早诊断、早治疗。

参 考 文 献

[1] Sung H, Ferlay J, Siegel RL, et al. Global Cancer Statistics 2020: GLOBOCAN Estimates of Incidence and Mortality Worldwide for 36 Cancers in 185 Countries[J]. CA Cancer J Clin. 2021 May, 71(3): 209-249.

[2] 安澜, 曾红梅, 郑荣寿, 等. 2015 年中国肝癌流行情况分析[J]. 中华肿瘤杂志, 2019, 41(10): 721-727.

[3] 中华医学会. 临床诊疗指南·肿瘤分册[M]. 北京: 人民卫生出版社, 2005: 295-377.

[4] 赵运胜, 王猛, 崔辰莹, 等. 评价 8 种血清标志物在原发性肝癌诊断中的临床价值[J]. 重庆医学, 2014, 43(2): 214-216.

[5] 李军, 魏曙亚, 张京田, 等. 肝癌患者血清 GGT 免疫测定法的建立及其在肝癌诊断中的应用[J]. 中国肿瘤临床, 1997, 24(6): 444-447.

[6] 邓乐，温志立，李林涛，等. 血清标志物 AFP、CEA、GGT 的联合检测在原发性肝癌诊断中的临床价值[J]. 当代医学，2017，23（23）：65-68.

[7] 陈贻斌，莫翠毅. 原发性肝癌患者血清 AFP、GGTⅡ和 GP73 检测的临床意义[J]. 中国实验诊断学，2016，20（8）：1310-1312.

[8] 龙璐，陈贞，王堃，等. 血清 GPC3、GP73、AFP-L3 和 AFP 检测对原发性肝癌诊断的价值[J]. 中国现代医学杂志，2013，23（28）：46-50.

[9] 陈栋，钱国军，程红岩，等. 肝癌氩氦刀冷冻治疗的 CT 评价[J]. 中国医学计算机成像杂志，2003，9（2）：121-125.

[10] 姚清深，秦军，周林荣. 磁共振引导下肝癌冷冻消融治疗进展[J]. 医学综述，2009，15（10）：1562-1564.

[11] 闻炳基，胡柳燕，石展鹰，等. 氩氦刀冷冻消融对Ⅲ/Ⅳ期原发性肝癌患者肝功能的影响[J]. 中国肿瘤临床与康复，2006，13（4）：340-342.

[12] 马庆久. 射频热灭毁治疗肝癌的现状与展望[J]. 第四军医大学学报，2002，23（21）：1921.

[13] 沈利，温希阳. 超声引导介入治疗肝脏肿瘤的疗效观察[J]. 中国实用医药，2014，9（34）：156-157.

[14] Ng KK，Poon RT，Chan SC，et al. High-intensity focused ultrasound for hepatocellular carcinoma：a single-center experience[J]. Ann Surg，2011，253（5）：981-987.

[15] 焦婉，代晓强，张消，等. CT 引导下放射性粒子植入治疗难治性肝癌的临床分析[J]. 实用肿瘤杂志，2021，36（3）：259-262.

[16] 吕云勇，钟方泽，张明艳. 疏肝理气汤联合肝射频消融对晚期肝癌患者的疗效及预后影响因素分析[J]. 齐齐哈尔医学院学报，2019，40（10）：1208-1210.

[17] 白广德，练祖平，黄丁平，等. 氩氦刀合中药治疗肝癌对机体免疫功能影响的临床研究[J]. 实用中西医结合临床，2007，7（2）：5-6.

[18] 李丹青，贺凡. 中西医结合治疗原发性肝癌射频消融术后合并急性消化道出血的效果及对 VEGF 蛋白表达的影响[J]. 广东医学，2017，38（15）：2397-2399.

[19] 张晓轩，龙顺钦，杨小兵，等. 健脾理气抑瘤方联合 CIK 治疗对晚期肝细胞癌患者免疫功能及生活质量的影响[J]. 广东医学，2016，37（3）：441-444.

[20] 吴育民，杜端明，陈娟萍，等.10-羟基喜树碱微球制剂的制备及其肝癌治疗研究[J]. 西北药学杂志，2019，34（4）：527-530.

[21] 卢斌贵，汤日杰，陈玉桂，等. 羟基喜树碱肝动脉栓塞治疗中晚期原发性肝癌疗效观察[J]. 中医药导报，2008，14（8）：56-57.

[22] 章永红，金树文，彭海燕，等. 补虚化毒颗粒治疗原发性肝癌 100 例[J]. 辽宁中医杂志，2005，32（7）：651-652.

[23] SUN zhen，LIANG shui-ting，ZHAI xiao-feng，et al. Atraditional Chinese herbal medicine compound preparation versus interventional therapy after resection of small hepatocellular carcinoma：22-year follow-up[J]. Tradit Chin Med，2012，32（2）：156-163.

[24] 孙振，李书，陈兴东，等. "软坚护肝片"含药血清对 Hep-G2 细胞增殖及凋亡影响[J]. 辽宁中医药大学学报，2018，20（2）：24-26.

[25] 田思楠，岳新雨，尤艳利，等. 针灸疗法防治肝癌的研究进展[J]. 中西医结合肝病杂志，2017，27（1）：60-61.

第六章

胰　腺　癌

胰腺癌是消化系统常见的恶性肿瘤之一，具有临床发现晚、恶性程度高和预后差的特点。我国胰腺癌发病率在所有恶性肿瘤中排第 10 位，其中在男性患者中位列第 8 位，在女性患者中位列第 11 位。胰腺癌的死亡率在所有恶性肿瘤中位列第 5 位，5 年相对生存率在常见恶性肿瘤中最差，仅为 7.2%，且呈逐年恶化的趋势[1]。各国胰腺癌的发病率差异较大，地区之间的发病率差异明显，胰腺癌的发病率与当地经济水平成明显正相关，经济越发达地区，胰腺癌发病率越高。近年来，随着手术技术提高，新药的出现以及中西医结合治疗的优势，胰腺癌的疗效有了明显的提高。

一、祖国医学对胰腺癌的认识

胰腺作为重要的消化腺，其生理作用属于中医学脾脏的范畴。中医学对于脾的认识历史悠久。《素问·太阳阳明论》说："脾与胃以膜相连。"《医纲总枢》更明确指出脾"形如犬舌，状似鸡冠，生于胃下，横贴胃底，与第一腰骨相齐，头大向右至小肠，尾尖向左连脾肉边，中有一管斜入肠，名曰珑管"[2]。这些对脾脏的描述和胰腺解剖位置以及形态结构十分相似。脾脏为后天之本，是气血生化之源，主运化的功能与胰腺的内外分泌功能十分相近。中医古籍文献里没有"胰腺癌"之名，根据胰腺癌临床表现和体征，一般认为胰腺癌在中医临床中多属于"积聚""黄疸""伏梁"等范围。

二、胰腺癌的发病原因

现代流行病学资料提示发病率增高与吸烟、脂肪和蛋白质摄入过多、内分泌代谢紊乱及遗传等因素有关。胰腺癌的高危人群包括：①年龄大于 40 岁，有上腹部非特异性症状的患者；②有胰腺癌家族史的患者；③突发糖尿病患者，特别是不典型糖尿病，年龄在 60 岁以上，很快形成胰岛素抵抗者；④慢性胰腺炎患者；⑤导管内乳头状黏液瘤等癌前病变的患者；⑥有家族性腺瘤息肉病的患者；⑦良性病变行远端胃大部切除者，特别是术后 20 年以上的患者；⑧长期吸烟、饮酒和接触有害化学物质的人。对以上高危人群进行筛查和监测，能够尽早发现胰腺癌，使早期确诊成为可能。

中医认为胰腺癌的病因可以从内、外两个方面来认识。内因包括七情失调，肝气郁结，气机不畅，以及寒温不调，饮食失节，喜食生冷肥腻、醇酒厚味等损伤脾胃，脾虚生湿，湿郁化热，热毒内蓄；外因为湿邪、热邪、毒邪直接侵入人体。内、外因所致湿、热毒邪互结，久之积而成瘤，本病病位在肝、在脾，常因外感湿邪、忧思恼怒、嗜食肥甘厚腻等因素，导致肝气郁结、痰湿蕴聚、瘀毒内结，日久不散，积而成瘤[3]。

三、胰腺癌的诊断要点

（1）临床表现：胰腺癌的临床症状主要表现为消瘦、乏力、贫血、食欲不振、恶心呕吐、上腹或背部疼痛、血糖升高。胰头癌可出现周身皮肤、巩膜黄染，甚至消化道出血。

胰腺位于腹膜后，位置较深，早期无特异性症状，可能仅有上腹不适。一旦出现明显症状如梗阻性黄疸、腰背部疼痛时，肿瘤多已浸润出胰腺实质甚至胰腺包膜，多伴淋巴结转移，因而早期诊断至关重要。①梗阻性黄疸：90%的胰头癌会出现黄疸，且呈持续性进行性加重，伴陶土色大便。②腹痛：上腹疼痛，常常平卧时加重，坐位或弯腰屈体时缓解。③食欲不振，厌食油腻。④消瘦，体重减轻可达15kg。⑤血糖升高：占胰体尾癌的25%。

（2）辅助检查：CA19-9被认为是诊断胰腺癌的重要指标，诊断准确率可达90%。另外CEA、CA125在胰腺癌中的诊疗价值也越来越得到重视。B超、CT或MRI检查是主要的影像检查方法。PET-CT对判断胰腺肿物的良恶性及是否存在远处转移有一定意义。肿瘤标志物检查有定性诊断作用，与影像学检查结合应用，有助于早期作出诊断。

（3）病理检查：经皮胰腺穿刺术是目前取得病理诊断的重要方法，其敏感性在90%以上。PTC、内镜逆行胰胆管造影（ERCP）和选择性血管造影需要根据病人情况，在必要时选择应用。

四、胰腺癌的中医治疗

（一）辨证治疗

1. 肝气郁滞证

主症 胸胁满闷，食欲减退，恶心呕吐，口干口苦，大便秘结，舌红苔薄黄，脉弦数。

辨证 肝气郁滞，瘀毒互结。

治法 疏肝理气，化瘀解毒。

方药 柴胡疏肝散加减。柴胡10g，枳实10g，白芍15g，赤芍15g，半夏9g，黄芩10g，生甘草10g，半枝莲15g，白花蛇舌草15g，生牡蛎15g，夏枯草10g，茯苓15g，石见穿15g，虎杖10g。

2. 肝胆湿热证

主症 胸胁胀痛，目睛黄染，身热汗黏，腹背疼痛，皮肤瘙痒，恶心呕吐，大便干结或色如灰土或色如白垩，小便短赤，舌红苔黄腻，脉弦滑数。

辨证 肝胆湿热，湿毒内蕴。

治法 清热利湿，解毒退黄。

方药　茵陈蒿汤加减。茵陈 20g，炒栀子 10g，柴胡 10g，金钱草 20g，白英 20g，生川军 10g（后下），枳实 10g，厚朴 10g，姜黄 15g，虎杖 10g，八月札 10g，龙胆草 8g，焦三仙 30g，六一散 10g，黛蛤散 10g。

3. 肝郁血瘀证

主症　黄疸日久，色黄晦暗，面色黧黑，胁下肿块，刺痛时作，不思饮食，身体消瘦，舌暗有瘀斑，脉弦涩或细涩。

辨证　肝郁脾虚，瘀血阻滞。

治法　疏肝解郁，活血化瘀。

方药　膈下逐瘀汤加减。五灵脂 10g，川芎 15g，当归 15g，丹皮 10g，枳壳 10g，柴胡 10g，金钱草 20g，郁金 10g，桃仁 10g，红花 10g，赤芍 15g，香附 10g，鳖甲 15g，姜黄 10g，延胡索 15g，莪术 10g，白花蛇舌草 20g，白英 20g，白屈菜 15g 等。

4. 湿毒中阻证

主症　全身黄疸，胃脘胀满，肿块隐痛，恶心纳呆，大便溏泻，色如陶土，神疲乏力，面色萎黄，舌淡苔白，脉沉弱。

辨证　脾阳亏虚，湿毒中阻。

治法　温阳健脾，利湿解毒。

方药　茵陈术附汤加减。茵陈 20g，黑附片 10g，生黄芪 30g，白术 10g，茯苓 15g，扁豆 10g，陈皮 10g，法半夏 9g，白蔻仁 10g，桂枝 10g，干姜 6g，藤梨根 20g，肿节风 20g，炙甘草 10g，生薏米 30g 等。

5. 脾肾两虚证

主症　神疲乏力，少气懒言，恶心纳呆，头晕消瘦，腹痛绵绵，大便溏泻，畏寒肢冷，舌淡暗有齿痕，苔白腻，脉弱。

辨证　脾肾两虚，癌毒深入。

治法　健脾补肾，解毒抗癌。

方药　八珍汤加减。党参 15g，茯苓 15g，炒白术 10g，生甘草 10g，川芎 15g，当归 15g，赤芍 15g，熟地 15g，生黄芪 30g，法半夏 10g，陈皮 10g，炒扁豆 10g，藤梨根 20g，延胡索 20g，竹茹 10g，白英 20g 等。

（二）有效单验方

（1）藤虎饮：藤梨根 60g，虎杖 30g，共煮水 60mL，分 2 次内服。或猕猴桃每次去皮煎服。

（2）屈羽茶：白屈菜 30g，鬼箭羽 30g，共煎，代茶饮。

（3）清热退黄汤：鸡内金 30g，青黛 15g，人工牛黄 15g，紫金锭 10g，野菊花 60g，草河车 30g，三七 30g。煎服。

（4）胰头癌方：柴胡，茵陈，鬼箭羽，金钱草，白英，生川军（后下），栀子，茯苓，黄芩，赤芍，焦三仙，虎杖，八月札，泽泻等。

（5）胰体癌方：柴胡，金钱草，白英，郁金，桃仁，红花，赤芍，香附，鳖甲，肿节风，延胡索，川楝子，夏枯草，土茯苓，白花蛇舌草等。

（三）中成药

（1）健脾疏肝丸：健脾和胃，疏肝理气；用于肝郁脾虚证，见有胸胁胀满，纳呆脘闷，大便溏软。口服，一次 1～2 丸，一日 2～3 次。

（2）西黄丸：清热解毒，化痰散结，活血祛瘀，消肿止痛。3g/次，每日 2 次。口服。

（3）化瘀丸：益气活血，理气祛瘀。适用于血瘀气滞引起的疼痛、肿块等，6～12g/次，2～3 次/日，口服。

（4）消癌平片：化痰散结。8～10 片，3 次/日。

（5）健脾益肾颗粒：健脾益肾。开水冲服，10g/次，每日 2 次。

（6）华蟾素片，解毒、消肿、止痛，0.9/次，每日 3 次。

（7）八珍颗粒：补气益血，6g/次，每日 2 次。

（8）参丹散结胶囊：6 粒/次，每日 3 次。

（四）中药注射液

（1）华蟾素注射液：解毒、消肿、止痛。10～20mL 加入 5%GS 500mL 中缓慢静滴，用药 7 天，休息 1～2 天，4 周为一疗程。

（2）康莱特注射剂：益气养阴，消积散结。缓慢静脉滴注 200mL，每日一次，20 日为一疗程，间隔 3～5 日，可进行下一疗程。

（3）消癌平注射液：化痰散结。20～100mL/次，每日一次，14 天为一疗程。

（4）康艾注射液：益气扶正。40～60mL/次，每日一次，30 天为一疗程。

（五）外治法

1. 穴位贴敷　根据古代文献中记载的肿瘤外治法结合经络穴位研制。（用法：将穴位皮肤洗净，把中药膏 2g 摊在磁疗贴上，立即贴附在穴位上，6～8 小时揭去，每日一次或中病即止。）

（1）降逆止吐贴：化疗期间在神阙、双足三里贴敷中药"降逆止吐膏"，防治化疗引起的呕吐。

（2）行气通腑贴：在神阙、双涌泉贴敷中药"行气通腑膏"，防治阿片类止痛药物及化疗引起的便秘。

（3）止痛贴：在神阙贴敷中药"止痛膏"，缓解胰腺癌所致疼痛。

（4）腹水贴：在神阙贴敷中药"腹水膏"，辅助治疗胰腺癌所致腹水。

2. 中药泡洗　应用中药温经通络方"六物祛风汤"，在化疗期间泡洗手足，防治化疗引起的末梢神经炎和手足综合征等不良反应。（用法：温经通络方煎煮 2000mL 药液，置于泡洗桶内，水温 40℃左右，泡浴双手、双足，泡浴 20～30 分钟，每日一次。）

（六）针灸治疗

（1）灸法：用于预防或辅助治疗化疗所致的骨髓抑制。化疗期间用艾条"温和灸"大椎、膈俞（双）、足三里（双）各 10 分钟，每日一次。慎用于阴虚内热的患者，禁用于有出血倾向的患者。

（2）针刺：用于预防或治疗放化疗所致的消化道反应。化疗期间每日针刺内关（双）、中脘、足三里（双）。体质虚衰患者慎用。

五、西医治疗概述

（一）手术

1. 根治性手术　胰腺癌可切除的标准一般为：①肿瘤局限于胰腺内或直接侵犯胆总管、十二指肠、脾脏、胃等可一并切除的范围（TNM 分期中的 T1～T2 期和没有血管侵犯的 T3 期）；②肿瘤没有侵犯周围大血管，如腹腔干动脉、肝静脉、门静脉、腹主动脉或下腔静脉；③没有广泛的淋巴结转移；④肿瘤没有腹膜种植或肝脏等其他远处转移。

2. 姑息性手术　目的在于解除胆道、胃、十二指肠及胰管梗阻，获取病理，缓解或减轻疼痛等症状或埋置化疗泵等。胆道引流应以内引流为首选，因各种原因无法行内引流者可选择胆道外引流。

（二）微创治疗

1. HIFU　HIFU 适用于不能外科手术切除的胰腺肿瘤，特别是胰体尾肿瘤，亦可适用于不愿接受手术切除的患者，部分患者可达到手术切除的相同疗效，副作用明显低于手术，是一种新兴的微创治疗方法，对于晚期胰腺癌出现腹腔淋巴结转移，也同样适合 HIFU，可控制原发肿瘤和转移病灶，缓解临床症状，如腰背疼痛等。

2. 介入治疗

（1）介入化疗：区域性化疗通过胰腺主要的供血动脉，给予高剂量的化疗药物，可明显提高肿瘤局部的药物浓度，抑制肿瘤生长，改善疾病相关症状，提高有效率，且副作用低于全身化疗。目前主要采取的介入治疗手段包括：经肠系膜上动脉、经脾动脉灌注化疗，主要适用于影像学检查估计手术切除有困难或不能手术切除的中晚期胰腺癌，或术后预防性灌注化疗。

（2）胆道引流：适用于胰头癌继发梗阻性黄疸，依据患者具体情况选用肝内胆管的外引流术（PTCD），胆管内支架植入术等。

（三）放疗

放疗主要适用于不能切除的胰腺癌或切除后预防局部复发。可减轻胰腺癌浸润周围神经丛伴腰背疼痛的患者症状，提高生活质量，控制局部病变，缓解疼痛等症状，延长生存时间。

（四）化疗

胰腺癌对化疗不敏感，单药有效率仅为 20% 左右，目前临床上应用最多的是 5-FU、吉西他滨、白蛋白紫杉醇和铂类，联合化疗优于单药化疗。

（1）胰腺癌的术前新辅助化疗：可选用 FOLFIRINOX 方案、以白蛋白结合型紫杉醇为主的联合方案、5-FU+奥沙利铂方案。

（2）胰腺癌术后辅助化疗：与单纯手术相比，术后辅助化疗具有明确的疗效，可以防止或延缓肿瘤复发，提高术后长期生存率。可选用单药吉西他滨，也可联合 5-FU 或亚叶酸钙或卡培他滨或替吉奥。

（3）晚期胰腺癌的化疗：对于一般状况良好，ECOG 评分 0～1 分患者可考虑 FOLFIRINOX 方案、以白蛋白结合型紫杉醇为主的联合化疗方案、5-FU+奥沙利铂方案。体能状态较差者可给予单药吉西他滨或单药卡培他滨、替吉奥治疗。对于一线化疗方案失败的患者可遵循以下原则选择二线化疗方案，即既往接受吉西他滨为主的化疗方案者选择基于氟尿嘧啶为主的化疗方案，反之亦然。常用方案：FOLFIRINOX 方案、GEM+白蛋白结合型紫杉醇方案、白蛋白紫杉醇+替吉奥方案、GEMOX 方案、GEM+CPT-11 方案、GEM+替吉奥方案。

六、中西医结合治疗

1. 手术治疗与中医药结合 根治术后主要表现为气血两伤，脾胃失调，治以益气养血，调理脾胃，可选择生黄芪、太子参、白术、茯苓、当归、鸡内金、赤芍、鸡血藤、木香等中药。

姑息术后主要表现为气血两伤，肝脾不和，邪毒未净，治以益气养血，疏肝健脾，清解邪毒，可选择生黄芪、太子参、白术、茯苓、当归、柴胡、郁金、赤芍、半枝莲、龙葵、肿节风、白花蛇舌草、鸡血藤、木香、姜黄、金钱草等中药。

2. 化疗与中医药结合

（1）胰腺癌患者化疗期间多见气虚血瘀、脾肾亏虚证，症见头晕乏力，恶心呕吐，食欲不振，白细胞，血小板下降，舌质暗红，舌苔薄白或薄黄，脉沉细弱。治法为益气活血、健脾补肾，用升血汤加味治疗（生黄芪、太子参、白术、茯苓、枸杞子、菟丝子、陈皮、竹茹、鸡内金、焦三仙、鸡血藤、炙甘草、半夏、茜草、紫河车、羊蹄根）。化疗药常引起血象下降，特别是血小板下降，此时常在前方内再加鹿角胶、杠板归、石韦、大枣等有利于血小板使之尽快回升。

（2）固本抑瘤Ⅱ号（生芪、党参、白术、茯苓、鸡血藤、枸杞子、莪术、肿节风、女贞子、茜草等）配合化学药物动脉灌注治疗胰腺癌肝转移，有较好的疗效，并可减轻血液高凝状态，提高患者的细胞免疫功能，缓解化疗药物的毒副反应，改善患者的生活质量。

（3）健择 $1g/m^2$、5-FU $1g/m^2$、PDD $50mg/m^2$、康莱特 100mL 行动脉灌注治疗晚期胰腺癌，3～4 周灌注一次，2 次为 1 疗程。取得了较好的近期疗效。这是中西医结合治疗晚期胰腺癌的有效尝试。

（4）手术后调理脾胃方：有助于手术后患者胃肠功能的恢复，为今后的治疗创造有利条件。常用药物有生芪、党参、陈皮、枳壳、半夏、厚朴、石斛、砂仁、鸡内金、甘草、生三仙。阴虚加沙参、麦冬、生地，腹胀加莱菔子、大腹皮，便干加火麻仁，便溏加白术、茯苓。

七、护 理

1. 一般护理

（1）安静休息，适度活动，注意观察腹痛、黄疸情况。

（2）保持平和豁达心态，避免劳累或情绪变化。

（3）注意饮食丰富多样、清淡、富有营养，适当摄入蛋白质、脂肪。

（4）树立患者信心，以"平衡学说"为指导，鼓励病人带瘤生存。

参 考 文 献

[1] 吴万龙，彭兵. 胰腺癌流行病学及危险因素[J]. 中国普外基础与临床杂志，2019，12（26）：1500-1503.

[2] 史玉聪，陈孝银. 中医之胰探微[J]. 实用中医内科杂志，2018，3（32）：65-68.

[3] 宋伟祥，刘鲁明. 胰腺癌中医药临床和实验研究进展[J]. 浙江中西医结合杂志，2004，14（1）：68-70.

第七章

肺　癌

　　原发性支气管肺癌（以下简称肺癌）是一种最常见的恶性肿瘤，2018 年全球流行病学统计结果显示：肺癌的发病率及死亡率均居于恶性肿瘤的首位，肺癌新发病例预测约 209 万例，死亡约 176 万例，分别占恶性肿瘤新发病例及死亡病例的 11.6% 及 18.4%。美国从 20 世纪 40 年代到 80 年代，肺癌发生率在男性中提高 29 倍，由 27/10 万人增长到 89/10 万人，几乎每年增长 3%。但在 1984 年以后，由于开展戒烟运动，发病率已不再上升；而同期女性人口由 710 万增加到 3510 万，并且仍在不断升高。2017 年国家癌症中心发布的数据显示，从 1998 年到 2005 年，我国肿瘤登记地区肺癌发病率每年以 1.63% 的速度增长，其中男性增长 1.3%，女性增长 2.3%，我国 2013 年肺癌发病率是 53.86/10 万，居恶性肿瘤首位，其中女性 36.78/10 万，居恶性肿瘤第 2 位，男性 70.1/10 万，居恶性肿瘤第 1 位。肺癌多发于 40 岁以上成人，50～69 岁发病率最高。男女比例为 2.7∶1[1]。

一、祖国医学有关肺癌的论述

　　在祖国医学文献中虽无肺癌的病名，但类似肺癌证候的记载不少。如《素问·咳论》"肺咳之状，咳而喘息有音，甚则唾血。"《素问·玉机真脏论》中说："大骨枯槁，大肉陷下，胸中气满，喘息不便，内痛引肩项，身热，脱肉破䐃。"《难经》称："肺之积，名曰息贲，在右胁下，覆大如杯，久不已，令人洒淅寒热，喘咳，发肺壅。"后世《济生方》论述："息贲之状；在右胁下，复大如杯，喘息奔溢，是为肺积，诊其脉浮而毛，其色白，其病气逆，背痛少气，喜忘目瞑，肤寒，皮中时痛或如虱缘，或如针刺。"宋代一些方书收录有治疗息贲、咳嗽、喘促咳痛、腹胁胀满、咳嗽见血、胸膈壅闷、呕吐痰涎，面黄体瘦等肺癌常见症的方药。金元时期李东垣治疗肺积的息贲丸，所治之证均类似肺癌症状。明张景岳说："劳嗽，声哑，声不能出或喘息气促者，此肺脏败也，必死。"这同晚期肺癌纵隔转移压迫喉返神经以致声哑相同，并指出预后不良。至于其发病原因，正如《杂病源流犀烛》中说："邪积胸中，阻塞气道，气不得通，为痰……为血，皆邪正相搏，邪既胜，正不得制之，遂结成形而有块。"说明在正气虚损以后，邪气乘虚袭肺，郁结胸中，肺气郁结，宣降失司，积聚成痰，痰凝气滞，瘀阻络脉，久而成块。

二、肺癌的病因病理

（一）病因

（1）邪毒侵肺：外界致病邪毒内侵，致肺气宣降失司，肺气壅郁不宣，脉络受阻，气滞血瘀，形成肿块。

（2）痰湿内聚：脾虚运化失调，湿聚生痰，痰贮肺络，肺气宣降失司，痰凝毒聚，肿块逐渐形成。

（3）脏腑阴阳失调，正气内虚是患病主要内在原因，肺、脾、肾三脏气虚均可致肺气不足，加之长年吸烟，热灼津液，阴液内耗，致肺阴不足，气阴两虚，升降失调，外邪得以乘虚而入，客邪留滞不去，气机不畅，血行瘀滞，久而成为积块。

肺癌流行病学资料指出，肺癌的发病与工业化城市大气污染、吸烟、电离辐射以及粉尘吸入等慢性刺激有关。但是，生活在同一大气和生活环境里的人群中，罹病者主要决定性因素是内因，是取决于机体内在抗病能力、内分泌状态、精神情绪的变化等内环境因素。

（二）病理分型

1. 小细胞肺癌（SCLC）　吸烟人群为高发人群，小细胞肺癌患者中90%以上的人有吸烟史。发病年龄35～68岁，平均发病年龄60岁，男性多于女性。恶性程度较高，较非小细胞肺癌生长和扩散更快，在疾病早期就倾向于转移。多数患者诊断时已经发生了转移。往往在较大的气道占位，因此小细胞肺癌往往位于肺脏的中心。

2. 非小细胞肺癌（NSCLC）

（1）肺腺癌：约占NSCLC的55%，较容易发生于女性及不抽烟者。多数腺癌起源于较小的支气管，在肺脏的周围区域占位。存在基因突变的概率较大，常见的突变基因有 EGFR、ALK、ROS1、MET、HER2 等，是目前靶向药物最多的癌种。

（2）肺鳞癌：约占肺癌总数的25%，多见于老年男性，与吸烟关系非常密切，往往在肺脏的中央占位。一般而言，鳞状细胞癌的生长较为缓慢，病程长，且较晚才会发生转移，与肺腺癌相比，鳞癌发生脑、骨转移的概率较少。

（3）大细胞癌：术前诊断率低、痰细胞学和纤维支气管镜活检的阳性率低，手术前常难以确定病理类型。发病率低，恶性程度高，早期易发生转移，相比其他NSCLC亚型而言，预后较差。好发于男性重度吸烟者。

转移特点：①鳞癌主要沿淋巴系统扩散，常先向肺门或纵隔淋巴结转移。②小细胞癌和腺癌的血行转移较多见，绝大部分同时伴有淋巴结转移，且距原发灶越近的器官和淋巴结转移率越高。③原发灶同侧较对侧转移多，肝、脑等处则大多数为多发性转移灶。④各种类型肺癌中，鳞癌易转移到肝、肾，未分化癌易转移到肝、脑和肾上腺，且受累器官广泛；腺癌的转移器官除肝和肾上腺外，以脑和对侧肺为最常见[2]。

三、肺癌的诊断要点

（1）临床表现：肺癌症状常和一般肺部疾病相似，如咳嗽，痰中带血，胸痛，发热，胸闷气短等，故易误诊。有时患者因出现呼吸困难、头颈部浮肿、颈及胸壁静脉怒张等上腔静脉综合征而就诊。有时肿瘤压迫喉返神经而声哑，有的甚至以脑占位病变表现而就诊，老年人反复出现肺部感染或肺不张时要警惕肺癌的可能。

（2）X线检查：肺部透视及胸部平片、断层摄片，可以显示肺癌肿块或阴影的大小及位置，支气管的狭窄、移位，肺门及纵隔淋巴结肿大，肺不张等。

（3）痰细胞学检查：是肺癌客观诊断的重要方法之一，阳性率在 75% 以上，多次检查阳性率可提高，以鳞癌及未分化癌检出率高，临床上见到过痰细胞学阳性，而肺片、支气管镜以及 CT 扫描均未发现病灶的隐匿型患者。

（4）纤维支气管镜检查并做活体组织检查。

（5）肺同位素扫描：以镓-169、稼-67 等作亲肿瘤扫描，对周围型肺癌有较高参考价值。

（6）活体组织检查：对锁骨上、颈部、腋下肿大淋巴结、皮下结节、胸膜及剖胸探查时活检，可取得病理组织学的确诊。

四、肺癌的中医治疗

本病应在中医理论指导下，分清邪正虚实，予以立方遣药，根据局部与整体相结合的观点，把辨证施治与辨病治疗相结合，扶正治疗与抗癌治疗相结合。

（一）辨证施治

1. 阴虚毒热证

主症　干咳少痰，或痰少而黏，或痰中带血，气短胸痛，心烦寐差，或低热盗汗，口干便干，或咽干声哑，脉细数，舌质红或暗红，苔薄黄或黄白。

辨证　阴虚内热，毒热蕴结。

治法　养阴清热，解毒散结。

方药　南北沙参各 30g，生地 15g，前胡 10g，天麦冬各 15g，地骨皮 15g，桃杏仁各 10g，贝母 10g，炙鳖甲 15g，全瓜蒌 30g，半枝莲 30g，白花蛇舌草 30g，石见穿 30g，徐长卿 20g，山海螺 30g。

按语　此型多见邪毒蕴结致阴虚内热，故以沙参、生地、天麦冬、地骨皮、炙鳖甲养阴清虚热，前胡、桃杏仁、贝母、全瓜蒌化痰散结，半枝莲、白花蛇舌草、石见穿、徐长卿、山海螺解毒抗癌。

2. 痰湿蕴肺证

主症　痰多嗽重，胸闷纳呆，便溏虚肿，神疲乏力，胸痛发憋，舌质暗或胖淡，苔白腻，脉滑或滑数。

辨证　脾虚痰湿，痰毒结肺。

治法　健脾化痰，解毒清肺。

方药　陈皮 10g，苍白术各 10g，茯苓 10g，党参 15g，生薏苡仁 30g，半夏 10g，制南星 10g，前胡 10g，桃杏仁各 10g，猫爪草 30g，半枝莲 30g，白花蛇舌草 30g，龙葵 30g，生黄芪 30g，炙甘草 6g。

按语　此型多有慢性支气管炎，脾虚痰湿内蕴，治疗效果较差。苍白术、茯苓、党参、生薏苡仁健脾利湿，陈皮、半夏、制南星、前胡、桃杏仁化痰散结清肺，猫爪草、半枝莲、白花蛇舌草、龙葵解毒抗癌。如果寒湿较重，阳气不足以温化寒痰者，可予温阳补肺之品，以化寒痰凝湿，如麻黄、白芥子、干姜、附子、生南星、生半夏之属，但应慎用严防中毒。

3. 气血瘀滞证

主症　咳嗽不畅，气急胸痛，如锥如刺，便秘口干，咯血色暗红，唇暗舌绛，舌见瘀斑瘀点，苔薄黄，脉弦或细涩。

辨证　气滞血瘀，邪毒内结。

治法　理气化滞，活血解毒。

方药　枳壳 10g，桔梗 10g，降香 10g，紫草 10g，瓜蒌 30g，桃杏仁各 10g，远志 10g，干蟾 10g，石见穿 30g，茜草根 20g，铁树叶 20g，炙甘草 15g，金荞麦 15g。

按语　邪毒侵肺，气机不畅，气滞血瘀，痰气互阻更加重了气滞血瘀，故咳嗽不畅，胸胁作痛，便秘口干，舌见瘀点。处方以枳壳、桔梗、瓜蒌、杏仁、远志理气化痰；降香、桃仁、干蟾、石见穿、铁树叶活血化瘀解毒；紫草、茜草根凉血止血，祛瘀生新；冬凌草、金荞麦解毒抗癌。

4. 肺肾两虚证

主症　咳嗽气短，动则喘促，咳痰无力，胸闷腹胀，面色㿠白，腰膝酸软，身倦乏力，自汗便溏，肢凉畏寒，脉沉细无力，右寸尺脉弱，舌质偏淡，苔白或白腻。

辨证　肺肾两虚，瘀毒内结。

治法　温补脾肾，益气解毒。

方药　生黄芪 30g，太子参 30g，白术 10g，茯苓 10g，五味子 9g，补骨脂 10g，炮姜 6g，制南星 10g，生晒参 10g（另煎），仙茅 10g，山海螺 30g，蜂房 10g，僵蚕 10g，金荞麦 15g，羊乳 10g。

按语　病久气血耗亏，阴损及阳致肺肾双亏，正气大虚，但邪毒留连不去，瘀阻气道而痰不易出，故投以生黄芪、太子参、白术、茯苓补肺脾之气，脾旺则肺气充沛（培土生金法），脾强则肾气亦充（后天养先天）；同时，以五味子、补骨脂、仙茅温肾益气，炮姜、制南星温化寒痰，山海螺、羊乳益气润肺，蜂房、僵蚕解毒散结。

临床辨证加减用药：肺癌症型复杂，合并症多，故应随证加减。口干舌燥加沙参、天花粉、生地、玄参、知母等。咳嗽痰黏加苦梗、瓜蒌、葶苈子、前胡、满山红、杏仁、紫菀、消咳喘（成药）等。痰多难出加海浮石、鹅管石、皂荚、蛇胆陈皮末（成药）、牡荆丸（成药）等。痰中带血加藕节、白茅根、仙鹤草、旱莲草、蜂房、三七、白及、花蕊石、地榆、云南白药等。自汗气短加人参、冬虫夏草、浮小麦、五味子、煅龙牡、山萸肉、生黄芪等。高热不退加大青叶、丹皮、寒水石、生石膏、紫草、羚羊角、牛黄清热散（成药）、紫雪散（成药）等。胸胁背疼加延胡索、白屈菜、苏木、乳香、没药、枳壳、乌药、全蝎等。大便干结加大黄、生地、玄参、知母、郁李仁、麻仁等。胸腔积液加葶苈子、芫花、泽漆、水红花子、商陆、车前草、猪苓等。颈部肿核加猫爪草、山慈菇、夏枯草、浙贝母、生蛤壳、水蛭、僵蚕、斑蝥、西黄丸（成药）、小金丹（成药）等。

（二）有效单方、验方

（1）百合固金汤加减：百合、熟地、生地、玄参、当归、麦冬、重楼、沙参、黄芩、白花蛇舌草。治疗肺癌 30 例，病灶稳定者 21 例，治疗后生存在一年以上者 15 例。（湖南省肿瘤医院）

（2）温补肺肾基本方：制附子 120g（先煎 4 小时），淫羊藿 30g，仙茅 30g，补骨脂 15g，党参 15g，黄精 15g，山药 15g，全瓜蒌 20g，法半夏 12g，杏仁 12g，茯苓 15g，白术 15g，莪术 15g，王不留行籽 30g，黄芪 15g。治疗肺癌 46 例，有效 21 例，无效 25 例，一年生存率 41.3%。（重庆市中医研究所）

（3）经验方：①肺鳞癌方：紫草根 30g，北豆根 8g，冬凌草 15g，草河车 15g，石上柏 15g，前胡 10g，夏枯草 15g，海藻 15g，山海螺 30g，土贝母 20g。水煎分服，每日 1 付。②肺腺癌方：蜀羊泉 30g，龙葵、菝葜、山海螺各 20g，生薏苡仁、生牡蛎各 30g，蛇莓、山慈菇、夏枯草各 15g，浙贝母 10g。水煎服，每日 1 付。③肺未分化癌方：徐长卿、半枝莲、白花蛇舌草、龙葵、土茯苓、仙鹤草各 30g，金荞麦、冬凌草、重楼、野菊花各 15g，前胡、桔梗各 10g。水煎分服。每日 1 付。

以上三方均为清热解毒处方，随证仍应有加减，有虚象者应扶正与祛邪相结合。

（三）肺癌常用的抗癌中草药

半枝莲、白花蛇舌草、龙葵、白英、蛇莓、草河车（红蚤休）、金荞麦、冬凌草、徐长卿、望江南、茯苓、土贝母、狗舌草、野菊花、蒲公英、大小蓟、肺形草、山海螺、前胡、杏仁、山豆根、紫草根、百部、鱼腥草、野荞麦根、瓜蒌、黄芩、夏枯草、山慈菇、生南星、生半夏、蟾蜍、斑蝥、守宫、石见穿、石龙芮、八月札等[3]。

五、肺癌的中西医结合治疗

中西医结合的综合治疗是提高各类肺癌疗效的重要手段，反复的临床实践证明，合理安排中西医有效的治疗手段，取长补短，充分发挥各种治疗方法在疾病各阶段中的作用，在提高机体免疫力的前提下，最大限度地抑制或消灭肿瘤细胞。

中西医结合综合治疗能更好地提高机体抵抗疾病的能力（扶正）和加强对癌细胞繁殖的控制和杀灭（祛邪），从而达到标本兼治的目的，延长患者的生命。

根据患者的机体状况，肿瘤的细胞学、病理学类型，侵及范围（临床分期）和发展趋向，采取 MDT 模式，有计划、合理地应用中医药、手术、化疗、放疗、生物靶向和免疫治疗等手段，并依据病情变化修订治疗方案，随症治之，以期达到根治或最大限度地控制肿瘤、提高治愈率、改善患者的生活质量、延长患者生存期的目的。

（一）以手术为主的综合治疗

（1）凡属Ⅰ、Ⅱ期肺癌而病变局限者，应作手术治疗，手术后一般需用中西医药物或（和）放射治疗，以巩固和提高疗效。

（2）凡属Ⅰ、Ⅱ期肺癌而无局部淋巴结转移者，手术后不一定放疗、化疗，可以加用中医药治疗帮助康复，以益气养阴、调理脾胃为主，并在手术后几年内坚持用扶正祛邪中药治疗。著者经治的一些病例中，有一部分患者已生存五年以上，且通过细胞免疫功能检查，发现大多数患者在服中药后免疫功能有不同程度提高。

（3）手术前估计直接手术无法切除而无放疗禁忌的患者，可行手术前放疗或新辅助化疗，这样可增加切除率。经手术未能切除全部肿瘤组织，但亦未发现远处转移者，可行手术后放疗。手术时在肿瘤残留部位作金属标记，以便放射定位之用。无论手术前或手术后放疗，都应配以中草药以增效减毒（见总论）。

（4）手术后残存的癌灶，或者发现局部有复发，或有局部淋巴结转移者，可用化疗，同时伍用中草药，以减轻化疗反应及增加远期疗效。

（二）以放疗为主的综合治疗

中心型肺癌，大多伴有明显局部淋巴结转移，周围侵犯较多，无法手术，可以放疗为主。放疗后如无手术指征，则以中西药治疗为主。放疗时配合中草药可以增加对放射线的敏感性，减少放射性肺炎和纤维化的出现，改善消化道反应及骨髓抑制。小细胞未分化癌对放疗较敏感，其肝、脑转移灶亦可以做姑息性放疗。腺癌放疗效果并不低于鳞癌，著者曾治疗一例中心型肺癌，病理为腺癌，开胸探见纵隔、肺门广泛转移并与周围粘连，无法手术而关胸，手术后作放疗7000rad，同时配以中草药，放疗后又做1疗程化疗，然后坚持服中草药及练气功，存活20年，生活质量良好，后年迈，因老年病去世。

（三）以药物治疗为主的综合治疗

主要适用于癌前病变、隐性肺癌、小细胞未分化癌以及不适合做手术或放疗的晚期病例或手术后复发的患者，一般以中草药与化学药物、靶向药物、免疫药物结合应用。

目前NSCLC一线药物治疗：含铂两药方案是标准的一线化疗方案，在化疗基础上可以联合血管内皮抑素；对于晚期无驱动基因、非鳞NSCLC患者，还可在化疗基础上联合贝伐珠单抗；肺癌驱动基因阳性的患者，如EGFR基因突变，表皮生长因子受体酪氨酸激酶抑制剂（EGFR-TKIs）治疗，包括吉非替尼、厄罗替尼、埃克替尼、阿法替尼或奥希替尼治疗，一线给予吉非替尼治疗时还可考虑联合培美曲塞和卡铂。ALK或ROS1融合基因阳性的非小细胞肺癌患者，可选择克唑替尼治疗。

二线药物治疗：二线治疗可选择的药物包括多西紫杉醇、培美曲塞、纳武单抗、EGFR-TKIs和克唑替尼。肺癌驱动基因突变阳性的患者，如果一线和维持治疗时没有应用相应的分子靶向药物，二线治疗时应优先应用分子靶向药物；一线EGFR-TKIs治疗后耐药并且EGFR T790M突变阳性的患者，二线治疗时应优先使用奥希替尼。对于ALK阳性，一线接受克唑替尼治疗后出现耐药的患者，二线治疗时可序贯使用塞瑞替尼。对于一线接受EGFR-TKIs或者克唑替尼治疗出现耐药，二线接受化疗治疗的患者，可根据患者的 ECOG PS 评分选择含铂双药或者单药治疗方案。对于驱动基因阴性的患者，应优先考虑化疗，对于无驱动基因且组织学类型为鳞状细胞癌的患者，可选择使用阿法替尼。对于含铂两药联合化疗或靶向治疗失败后的 NSCLC 患者可选择 PD-1 抑制剂纳武单抗。

三线药物治疗：可选择参加临床试验，也可选择血管内皮生长因子受体酪氨酸激抑制（VEGFR-TKIs）单药口服。目前 VEGFR-TKIs 三线治疗有循证医学证据支持的药物有安罗替尼。

1. NSCLC 化疗

（1）新辅助治疗（术前化疗）：新辅助化疗是指手术前进行的全身化疗，主要目的为缩小肿块、杀灭转移细胞，以保证后续手术顺利开展。早期患者无需进行新辅助化疗，而晚期患者由于失去了根治肿瘤的机会，不建议新辅助化疗。局部晚期 NSCLC 患者处于早期或晚期肿瘤的分界，由于肿瘤负荷重，单纯手术治疗难度大，经过新辅助化疗后可缩小瘤体，使更多不能手术切除的肿瘤变为可切除，是新辅助化疗的适用人群。2017 版中国临床肿瘤学会（CSCO）指南明确指出新辅助化疗的适用人群为 ⅡB 期患者以及可手术的 ⅢA 期患者。

新辅助化疗方案主要包括：NP 或 NC（长春瑞滨+顺铂或卡铂）、TP 或 TC（紫杉醇+顺铂或卡铂）、DP 或 DC（多西他赛+顺铂或卡铂）、AP 或 AC（培美曲塞+顺铂或卡铂）、GP 或 GC（吉西他滨+顺铂或卡铂）。注：培美曲塞只用于非鳞癌的 NSCLC 患者；顺铂具有较强的肾毒性及胃肠道反应；卡铂的骨髓抑制程度居铂类药物首位；老年患者因肌酐清除率下降临床多选择卡铂，骨髓功能低下患者建议选择顺铂，顺铂不耐受者建议选择洛铂。

（2）维持治疗：对一线治疗达到疾病控制（完全缓解、部分缓解和稳定）的 NSCLC 患者，可选择维持治疗。目前同样维持治疗有循证医学证据支持的药物有培美曲塞（非鳞癌）、贝伐珠单抗（非鳞癌）和吉西他滨；有循证医学证据支持的换药维持治疗的药物有培美曲塞（非鳞癌），对于 EGFR 基因敏感突变患者可以选择 EGFR-TKIs 进行维持治疗。

（3）晚期 NSCLC 含铂两药方案是标准的一线化疗方案：NP（长春瑞滨+顺铂）、TP（紫杉醇+顺铂或卡铂）、GP（吉西他滨+顺铂或卡铂）、DP（多西他赛+顺铂或卡铂）、PP[培美曲塞（非鳞癌）+顺铂或卡铂]。在化疗基础上可以联合血管内皮抑素；对于晚期无驱动基因、非鳞 NSCLC 患者，还可在化疗基础上联合贝伐珠单抗。

2. SCLC 化疗

一线治疗方案：T1～2N0 局限期小细胞肺癌推荐肺叶切除术+肺门、纵隔淋巴结清扫术，术后辅助化疗。超过 T1～2N0 局限期小细胞肺癌推荐放、化疗为主的综合治疗。化疗方案推荐 EP（依托泊苷+顺铂）或 EC（依托泊苷+卡铂）。广泛期小细胞肺癌推荐化疗为主的综合治疗，有局部症状或伴脑转移者推荐在化疗基础上联合放疗或其他治疗方法。化疗方案推荐 EP、EC、IP（伊立替康+顺铂）、IC（伊立替康+卡铂）或 EL（依托泊苷+洛铂）方案。

二线治疗方案：一线化疗后 3 个月内复发或进展者推荐拓扑替康、伊立替康、吉西他滨、替莫唑胺或紫杉醇等药物治疗；3～6 个月复发或进展者推荐拓扑替康、伊立替康、吉西他滨、多西他赛、替莫唑胺或长春瑞滨等药物治疗；6 个月后复发或进展者可选择初始治疗方案。鼓励患者参加新药临床试验。

3. 靶向治疗
靶向治疗主要指在细胞分子水平上通过定位药物在靶点上和肿瘤细胞发生特异性结合，最终在杀灭肿瘤细胞的同时防止对机体正常细胞产生损伤。NSCLC 靶向治疗的进展开启了个体化、精准化时代。

（1）NSCLC 的常见驱动基因及相应靶向药物如下。

PIONEER 研究证实，我国 EGFR 突变频率为 50.2%。EGFR 突变被认为在亚裔、腺癌、不吸烟、女性患者中更常见。EGFR 基因敏感突变包括 19del，21（L858R，L861）和 18（G719X，G719）。一代 EGFR-TKIs 代表药物：吉非替尼、厄洛替尼、埃克替尼。二代 EGFR-TKIs 代表药物：阿法替尼、达克替尼。第一代及第二代 EGFR-TKIs 治疗晚期 NSCLC 获得了良好疗效，但往往在治疗 6～13 个月后出现"继发性耐药"，且 50%～60% 继发性耐药是由 T790M 突变所致，故三代 EGFR-TKIs 奥西替尼应运而生，奥西替尼同样面临继发性耐药的难题，其耐药通常发生在治疗后 9～13 个月，最常见的机制为 EGFR C797S 突变。美国国立综合癌症网络（NCCN）指南推荐吉非替尼、厄洛替尼、埃克替尼、阿法替尼、奥西替尼作为 EGFR 突变阳性晚期 NSCLC 的一线标准治疗方案。

NSCLC 患者约 5% 出现 ALK 基因重排，以 EML4-ALK 最为常见，不吸烟或少量吸烟年轻腺癌患者多见。一代 ALK-TKIs 代表药物：克唑替尼（小分子、多靶点）。二代 ALK-TKIs 代表药物：艾乐替尼。NCCN 指南推荐艾乐替尼作为初治 ALK 阳性的晚期 NSCLC 的一线治疗方案。

NSCLC 患者约 1%～2% 出现 ROS1 基因融合阳性，以 CD74-ROS1 最为常见。该靶点代表药物包括：克唑替尼、色瑞替尼、劳拉替尼。NCCN 指南推荐克唑替尼用于一线治疗 ROS1 阳性的晚期 NSCLC。

（2）NSCLC 的少见驱动基因及相应靶向药物如下。

RET 基因重排为少见 NSCLC 驱动基因之一，NCCN 指南推荐对于 RET 基因重排的 NSCLC 患者，靶向治疗一线选用卡博替尼和凡德他尼。RAS 突变、HER2 扩增目前尚无临床证实有效的靶向药物。BRAF 突变在肺癌患者中占 2%，其中约 50% 为 BRAF V600E 突变。BRAF 抑制剂达拉非尼联合 MEK 抑制剂曲美替尼治疗 V600E 突变转移性 NSCLC 患者，显示出良好的治疗效果，其有效率为 63%，中位无进展生存期（PFS）为 9.7 个月。

4. 免疫治疗 针对鳞癌或非鳞状细胞癌驱动基因阴性或未知患者的治疗：对于 PD-L1 表达阳性的患者，可单药使用帕博利珠单抗，尤其 PD-L1 高表达（＞50%）的患者获益更明显。

鳞癌或非鳞状细胞癌驱动基因阴性或不详患者的治疗：PS 评分 0～2 分驱动基因阴性非鳞状细胞癌患者一线进展后，如果未接受过免疫治疗，推荐二线治疗使用纳武单抗。PS 评分 0～2 分驱动基因阴性非鳞状细胞癌患者一线进展后也可使用多西他赛或培美曲塞单药化疗；鳞癌也可使用多西他赛。对于 PS 评分＞2 分患者，二线建议最佳支持治疗。若前期未使用培美曲塞或多西他赛单药治疗者，非鳞癌三线可接受培美曲塞或多西他赛单药治疗，或在无禁忌证的情况下推荐使用安罗替尼，后续建议最佳支持治疗；鳞癌三线可接受多西他赛单药治疗，在无禁忌证的情况下，非中央型肺鳞癌推荐使用安罗替尼，后续建议最佳支持治疗。

各地均有中西医结合治疗肺癌的报道，一般认为中医药与放疗、化疗、靶向、免疫治疗相结合，扶正与祛邪的结合，较单纯应用现代医学抗癌攻邪的方法为好，具体表现在延长存活期，提高远期效果上。

在靶向、免疫治疗日益增多的情况下，中医的治疗可与之密切的结合。主要针对各新药物的不良反应进行中药辨证论治，如有新靶向药物引起皮疹和腹泻，中药可对症处理。另外有些肝肾功能损伤或肺间质变化亦应以相应中医药防治，以提高新药效果，亦减少新药的耐药发生率。

参 考 文 献

[1] 中华医学会中华医学会肺癌临床诊疗指南（2019 年版）[J]. 中华肿瘤杂志，2020（4）：257-287.

[2] National Health Commission of the People's Republic of China 原发性肺癌诊疗规范（2018 年版）[J]. 肿瘤综合治疗电子杂志，2019，5（3）：100-120.

[3] 郁仁存. 郁仁存中西医结合肿瘤学[M]. 北京：中国协和医科大学出版社，2008：216-226.

第八章

乳　腺　癌

　　乳腺癌是女性最常见的恶性肿瘤，其发病率逐年上升。在欧美国家，乳腺癌占女性恶性肿瘤的 25%～30%。上世纪末的统计资料表明，全世界每年约有 130 万人诊断为乳腺癌，而有40 万人死于该病。据 2019 年全国癌症报告统计，乳腺癌发病率位居女性恶性肿瘤第 1 位，每年新发病例约 30.4 万；死亡率居女性恶性肿瘤第 5 位，每年死于乳腺癌的女性高达 6.6 万。我国乳腺癌发病年龄高峰较西方国家早 10 年，约在 45～55 岁，但是 30 岁以后就有明显增加。生活条件的改善与乳腺癌发病率的上升有关[1]。在国内的大城市中，京、津、沪及沿海一些大城市的发病率较高。上海的发病率居全国之首[2]。

　　乳腺癌的病因中年龄、家族史、遗传和内分泌因素对乳腺癌的发生有较大的影响，饮食、饮酒和外源激素的应用（避孕及激素替代疗法）对乳腺癌的发生也有影响。微观上特殊基因的突变尤其是 BRCA1 和 BRCA2 在乳腺癌的发展上起着重要作用。北欧研究人员在新英格兰医学杂志发表了对 44788 对双胞胎和他们的医学档案的调研分析，其中乳腺癌有 27%由遗传因素决定。关于停经后激素替代疗法导致乳腺癌发病危险性增加的报告结论不一致。值得提出的是至少有 50%的患乳腺癌的妇女无明显的患病危险因素，乳腺癌的病因还需要进行大量的研究和探索[3]。乳腺癌如早期发现进行根治手术及术后进行中西医结合的综合治疗，常获得良好疗效。

一、祖国医学有关乳腺癌的论述[4]

　　早在公元 610 年，隋朝巢元方著《诸病源候论》中提到石痈时说："石痈者……其肿结确实，至牢有根，核皮相亲，不甚热，微痛……鞕如石。"至牢有根说明患部固定不能推移，核皮相亲说明肿物与皮肤粘连。该书还描述"乳中结聚成核，微强不甚大，硬若石状"，"肿结皮强如牛领之皮"。描写了乳腺癌肿块固定粘连及"橘皮样变"。

　　宋代陈自明著《妇人大全良方》中已将乳痈与乳岩加以区分，提出乳岩初起"内结小核，或如鳖棋子，不赤不痛，积之岁月渐大，巉岩崩破如熟石榴，或内溃深洞，血水滴沥……此属肝脾郁怒，气血亏损，名曰乳岩"。宋代窦汉卿著《疮疡经验全书》亦提出"乳岩乃阴极阳衰，血无阳安能散，致血渗于心经，即生此疾"，"若未破可疗，已破难治，捻之内如石岩，故名之，早治得生，迟则内溃肉烂，见五脏而死"。

　　元代朱丹溪著《格致余论》中说："忧怒抑郁，昕夕积累，脾气消阻，肝气横逆，遂成隐核，如大棋子，不痛不痒，数十年后方疮陷，名曰乳岩，以其疮形嵌凹似岩穴也，不可治矣。"明万历年间陈实功在《外科正宗》中记叙："经络痞涩，聚结成核，初如豆大，渐如棋子，半年一年，二载三载，不痛不痒，渐渐而大，始生疼痛，痛则无解，日后肿如堆栗，或如覆碗，色紫气秽，渐渐溃烂，深者如岩穴，凸者若泛莲，疼痛连心，出血则臭，其时五脏俱衰，四大不救，名曰乳岩，凡犯此者，百人百必死。"清代吴谦编《医宗金鉴》说："乳岩初结核隐痛……耽延续发如堆栗，坚硬岩形引腋胸。"这具体地描述了乳岩的病情发展过程，年深日久，肿核长大，坚如堆栗，高凸如岩，先腐后溃，则污水时津，腐烂翻花，疼痛连心。有时鲜血暴流，根肿愈坚，这时已属晚期，故预后不良。王洪绪著《外科全生集》曾指出乳岩男女皆有此症。朱丹溪还报道妊娠可使乳腺癌恶化的病例，以及男性乳腺癌的病例。余听鸿编《外证医案汇编》中还指出了男性乳癌比女子更甚，意即恶性程度更大。

总之，古代文献中对乳腺癌的论述很多，因其生于体表，故观察亦具体细致，同时提出了许多内服外治方药，但限于当时历史条件，治疗多有困难，故常延至晚期溃烂翻花。现今，发现较早、及早根治者，则预后较好。

二、乳腺癌的病机

中医学文献中关于乳腺癌的病因及发病机制有以下几种看法：

（1）外因：《诸病源候论》提到"有下于乳者，其经虚，为风寒气客之，则血涩结……无大热，但结核如石。"说明乳腺癌亦有外界致病因子"风寒之气"。

（2）内因：许多中医文献提到乳腺癌是由于"肝郁气滞""郁结伤脾"等七情所伤，所愿不遂，引起体内气血失调，脏腑功能紊乱。现代医学认为，精神情绪因素导致内分泌改变，内分泌失调使体内激素水平发生变化，而乳腺癌是一种激素依赖性肿瘤，其发生与激素水平异常变化有关。中西医均认为情绪因素与乳腺癌的发病有关。中医文献还提到年龄与此病发病有关，指出"此症多生于忧郁积忿中年妇女。"（虞抟《医学正传》）这一点与现代医学对乳腺癌发病年龄统计一致。

三、乳腺癌的病理及分子分型[5]

乳腺癌按照浸润情况分为：非浸润癌、早期浸润癌和浸润性癌。其中非浸润癌包括导管原位癌和小叶原位癌；早期浸润癌是指非浸润癌开始突破基底膜者；浸润性癌又按照病理类型分为浸润性特殊癌和浸润性非特殊癌。浸润性特殊癌有乳头状癌、腺样囊腺癌、黏液腺癌、大汗腺癌、乳房派杰（Paget）病、腺管样癌和鳞状细胞癌；浸润性非特殊癌则指浸润导管癌、硬癌、单纯癌、髓样癌和腺癌。

其中导管原位癌（DCIS）、小叶原位癌（LCIS）、乳头派杰（Paget）病、髓样癌伴有大量淋巴细胞浸润者有较独特的生物学特性，预后较好。LCIS 是乳腺癌的一种高危标志，发病年龄在 45 岁左右，绝经前较多发生。60%～90%是多中心和双侧型。约 1/4 病例在 15～20 年后可发展成浸润癌。导管原位癌是真性癌前病变。发病年龄在 55 岁左右，临床影像学可见微小钙化点。多发生在绝经后，常为单侧型，有 25%～70%在 5～10 年后可发生浸润癌。不宜做保留乳房的局部广泛切除术。硬癌的恶性程度高，侵袭性强，易转移。

乳腺癌主要发生于乳腺管上皮细胞，向纵深及周围蔓延扩展，可使皮肤、胸大肌筋膜及胸肌受侵而固定，并向区域淋巴结转移，在一定阶段出现血行播散，常转移到肺、骨、肝、胸膜、肾上腺以及皮肤、脑、甲状腺等。

乳腺癌的分子分型见表 2-8-1。

表 2-8-1　乳腺癌分子分型的标志物检测和判定

分子分型	标志物	备注
Luminal A 型	ER 或 PR 阳性且 PR 高表达 HER2 阴性 Ki-67 低表达	ER、PR、Ki-67 表达的判定值建议采用报告阳性细胞的百分比。Ki-67 高低表达的判定值在不同病理实验中心可能不同，可统一采用 14% 作为判断 Ki-67 高低的界值。同时，以 20% 作为 PR 表达高低的判定界值*，可进一步区分 Luminal A 样和 Luminal B 样（HER2 阴性）
Luminal B 型	HER2 阴性：ER 或 PR 阳性 HER2 阴性且 Ki-67 高表达或 PR 低表达 HER2 阳性：ER 或 PR 阳性 HER2 阳性（蛋白过表达或基因扩增） 任何状态的 Ki-67	不满足上述 Luminal A 样条件的 Luminal 样肿瘤均可作为 Luminal B 样亚型
ERBB2+型	HER2 阳性（蛋白过表达或基因扩增） ER 阴性和 PR 阴性	
Basal-like 型	三阴性（非特殊型浸润性导管癌） ER 阴性、PR 阴性和 HER2 阴性	三阴性乳腺癌和 Basal-like 型乳腺癌之间的吻合度约 80%。但是三阴性乳腺癌也包含一些特殊类型乳腺癌如髓样癌（典型性）和腺样囊性癌，这类癌的复发转移风险较低

注：*以 20% 作为 PR 表达高低的判定界值，目前仅有一篇回顾性文献支持（参考文献，J Clin Oncol, 2013, 31：203-209）。

四、乳腺癌的诊断要点[6]

1. 临床诊断　部分乳腺癌可以无任何症状体征，可以通过影像学等辅助检查发现病灶。

（1）肿块：逐渐增大，多为单发，多数肿块质硬韧，少数质软，边缘多不规则，肿块侵犯胸大肌或胸壁则固定。

（2）疼痛：部分患者乳房病变局部有隐痛、钝痛。

（3）肿块与皮肤粘连，皮肤呈橘皮样改变，皮肤出现肿瘤结节，晚期也可破溃。

（4）乳房轮廓改变：有乳腺弧形缺损或异常。

（5）乳头溢液：肿块伴乳头溢液，多为血性，或浆血性。

（6）乳头改变：乳头回缩且固定，容易抬高。单侧乳头乳晕区皮肤湿疹样改变，经治疗后无改善。

（7）浅表淋巴结肿大：腋下、锁骨上下窝及胸骨旁淋巴结肿大。

（8）炎性乳腺癌：表现为乳房皮肤炎症样改变，由局部扩大到全乳房，皮肤颜色由浅红到深红，同时伴有皮肤水肿、增厚、表面温度升高。

（9）理化检查：肿瘤标志物检测 CEA、CA15-3、CA125、CA242、CA199。

（10）影像检查：影像学检查有助于了解疾病的恶性可能性和局部浸润情况，以帮助进行临床决策。常用的乳腺影像学检查方法包括乳腺超声检查、乳腺 X 线检查和乳腺增强核磁共振检查，对于有乳头溢液者可行乳管镜检查。

乳腺 X 线检查是乳腺癌诊断随访中的标准方法，每侧乳房常规应摄两个体位，即头足轴（CC）位和侧斜位（MLO）。乳腺 X 线筛查对 50 岁以上亚洲妇女准确性高。但乳腺 X 线对 40 岁以下及致密乳腺诊断准确性欠佳。不建议对 40 岁以下、无明确乳腺癌高危因素或临床体检未发现异常的妇女进行乳腺 X 线检查。

B 超检查为非创伤性，可同时检查双腋下淋巴结，检查准确率 80%～85%。适用于所有年龄和性别。

乳腺增强核磁共振适应证：乳腺癌的诊断；发现其他影像学检查所不能发现的多灶病变和多中心病变；显示和评价癌肿对胸肌筋膜、胸大肌、前锯肌以及肋间肌的浸润等；评估新辅助化疗疗效；腋窝淋巴结转移，但原发灶不明者；保乳术后复发的监测；乳房成形术后随访；高危人群筛查；MRI 引导下的穿刺活检。禁忌证：妊娠期妇女；体内装置有起搏器、外科金属夹子等铁磁性物质及其他强磁场者；幽闭恐惧症者；具有对任何钆螯合物过敏史的患者。最佳检查时间：推荐 MRI 检查尽量安排在月经周期第 2 周（第 7～14 天）进行。

对有病理性溢液的患者，可行导管造影或导管镜检查，以观察导管有无中断扩张、受压移位和占位性病变。

2. 病理诊断 组织病理学检查是乳腺癌诊断的金标准，在对原发肿瘤实施各种治疗手段之前，应获得病理学诊断依据，完整的病理报告应至少包括 ER、PR 和 HER2。

（1）乳头分泌物细胞学检查：无创且操作简便，仅用于有乳头溢液患者。

（2）肿块穿刺检查：细针针吸细胞学检查（FNA）、核芯针穿刺活检（CNB）或 B 超引导下穿刺活检。怀孕病人确诊乳腺癌可用 FNA 或 CNB。

（3）切除活检：先做肿物整块切除，冰冻切片病理，确诊后行乳腺癌保乳手术或扩大切除术。

3. 分期诊断 参照美国癌症联合委员会 AJCC 癌症分期手册第 8 版进行 TNM 分期。T 表示原发性肿瘤。Tx 为不能估价的原发肿瘤（已被切除），T0 为未能触及原发肿瘤，Tis 为原位癌，T1 为肿瘤最大直径≤2cm，T2 为肿瘤最大直径＞2.0cm 但≤5.0cm，T3 为肿瘤最大直径＞5.0cm，T4 为任何体积的肿瘤直接侵犯胸壁或皮肤，T4a 为肿瘤与胸壁固定，T4b 为乳房皮肤水肿，溃疡和限于同侧乳房的卫星结节，T4c 为上两者同时存在，T4d 为炎性乳癌。N 表示区域淋巴结。Nx 为不能估计的局部淋巴结，N0 为同侧腋下未扪及淋巴结，N1 为同侧腋下能扪及散在淋巴结，N2 为同侧腋下淋巴结转移互相融合成块或与其他组织粘连，N3 为同侧内乳区淋巴结转移。M 表示远处转移。M0 为无远处转移；M1 为有远处转移，包括同侧锁骨上淋巴结转移。

乳腺癌分期：0 期为 TisN0M0，Ⅰ期为 T1N0M0，ⅡA 期为 T0N1M0、T1N1M0、T2N0M0，ⅡB 期为 T2N1M0、T3N0M0，ⅢA 期为 T0N2M0、T1N2M0、T2N2M0、T3N1M0、T3N2M0，ⅢB 期为 T4 任何 NM0、任何 TN3M0，Ⅳ期为任何 T、N、M1。

五、乳腺癌的治疗

乳腺癌的治疗手段包括对局部病灶进行手术、放疗或两者联合，以及对全身性疾病进行细胞毒化疗、内分泌治疗、生物治疗或联合应用以上手段。对各种全身和局部治疗手段的需求和选择是依据多种预后和预测因素而判断的。这些因素包括肿瘤组织学特征、原发肿瘤的临床和病理学特征、腋窝淋巴结状况、激素受体水平和 HER2 状态、有无可检测到转移病灶、合并症情况、患者的年龄以及绝经状态（表 2-8-2，表 2-8-3）。患者的意愿也是治疗决策中的主要决定因素。

表 2-8-2　乳腺癌术后复发风险的分组

危险度	判别要点	
	转移淋巴结	其他
低度	阴性	同时具备以下 6 条：标本中病灶大小（pT）≤2cm；分级 1 级 ᵃ；瘤周脉管未见肿瘤侵犯 ᵇ；ER 和（或）PR 表达；HER2ᶜ/neu 基因没有过度表达或扩增；年龄≥35 岁
中度	阴性	以下 6 条至少具备 1 条：标本中病灶大小（pT）>2cm；分级 2～3 级；有瘤周脉管肿瘤侵犯；ER 和 PR 缺失；HER2 基因过度表达；扩增或年龄<35 岁
	1～3 枚阳性	未见 HER2 基因过度表达和扩增且 ER 和（或）PR 表达
高度		HER2 基因过度表达或扩增或 ER 和 PR 缺失
	≥4 枚阳性	

注：a：组织学分级或核分级；b：瘤周脉管侵犯存在争议，它只影响腋淋巴结阴性的患者的危险度分级，但不影响淋巴结阳性者的分级；c：HER2 的测定必须是经由严格质量把关的免疫组化或 FISH 法、CISH 法。

表 2-8-3　乳腺癌不同分子分型的推荐治疗

分子分型	治疗方法	备注
Luminal A 型	大多数患者仅需内分泌治疗	一些高危患者需加用化疗
Luminal B 型（HER2 阴性）	全部患者均需内分泌治疗，大多数患者要加用化疗	是否加用化疗需要综合考虑激素受体表达高低，复发转移风险，以及患者状态等
Luminal B 型（HER2 阳性）	化疗+抗 HER2 治疗+内分泌治疗	本亚型患者常规予以化疗
HER2 阳性（非 luminal 型）	化疗+抗 HER2 治疗	抗 HER2 治疗对象：pT1b 及更大肿瘤，或淋巴结阳性
三阴性（导管癌）	化疗	
内分泌反应型*	内分泌治疗	
内分泌无反应型*	化疗	髓样癌（典型性）和腺样囊性癌可能不需要化疗（若淋巴结阴性）

注：*特殊类型：内分泌反应型（筛状癌、小管癌和黏液腺癌）；内分泌无反应型（顶浆分泌、髓样癌、腺样囊性癌和化生性癌）。

（一）手术治疗

1. 保乳术

适应证：①早期乳腺癌且有保乳需求的患者；②临床分期Ⅰ期、Ⅱ期，肿瘤最大直径≤3cm，且术后可以保留适宜的乳腺体积和良好的乳房外形的患者；③临床分期Ⅲ期（除外炎性乳癌）经过新辅助化疗降期达到保乳标准的患者也可以慎重考虑。

绝对禁忌证：①妊娠期并需要接受放疗的患者；②有多中心病灶且病灶相隔遥远，无法在一个区段内完整切除的患者；③存在大范围或弥漫性可疑微钙化病灶的患者；④炎性乳腺癌患者；⑤多次切除仍持续切缘阳性的患者；⑥拒绝接受保乳手术的患者。

2. 改良根治术

适应证：①适宜保乳的早期乳腺癌；②证实存在腋窝淋巴结转移；③临床评价可以 R0 切除。

禁忌证：①不能耐受手术；②不能行 R0 切除。

（二）术后辅助放疗

保乳术后需做放疗，可明显降低局部复发率，局切后不加用放疗的局部复发率为 28.9%，而加用放疗后为 7%（NSABP-B-06 计划）。

全乳切除术后放疗可以使腋窝淋巴结阳性患者的 5 年局部-区域复发率降低到原来的 1/4～1/3。全乳切除术后，如具有下列预后因素之一，则符合高危复发，具有术后放疗指征，该放疗指征与全乳切除的具体手术方式无关：①原发肿瘤最大直径≥5cm，或肿瘤侵及乳房皮肤、胸壁；②腋窝淋巴结转移≥4 枚；③淋巴结转移 1～3 枚的 T1～T2 期，现有证据支持术后放疗可降低局部复发率、任何部位的复发及乳腺癌相关死亡，然而对低危亚组需权衡放疗获益和风险。术后放疗可能在存在以下情况的患者中更有意义：年龄≤40 岁，ALND 数目＜10 枚时转移比例＞20%，激素受体阴性，HER2 过表达，组织学分级高，以及 LVI 阳性等。对于合并存在多个低危复发因素的患者，如老年，肿瘤大小为 T1，脉管瘤栓阴性，1 枚或少量淋巴结转移（如淋巴结微转移或 ITC），组织学分级低，激素受体强阳性及有限生存期等，需要在充分告知患者术后放疗的获益、治疗风险及并发症之后可考虑免除局部放疗；④T1～T2 期乳腺单纯切除联合 SLNB，如 SLN 阳性，在不考虑后续腋窝淋巴结清扫时，推荐术后放疗；如不考虑放疗，则推荐进一步腋窝淋巴结清扫。

对于同时满足以下特定条件的患者，即符合 CALGB9343 与 PRIME Ⅱ两项研究的入组条件，权衡放射治疗的绝对和相对获益，充分考虑患者的方便程度、全身伴随疾病及患者意愿，可以考虑豁免放疗。①患者年龄≥70 岁；②病理学分期为 T1N0M0；③激素受体阳性；④切缘阴性且可以接受规范的内分泌治疗的患者。

（三）化疗

1. 术前新辅助化疗　满足以下条件之一可选择术前新辅助治疗：①肿块直径大于 5cm；②腋窝淋巴结转移；③HER2 阳性；④三阴性；⑤有保乳意愿，但肿瘤大小与乳房体积比例较大难以保乳。大部分 CSCO 乳腺癌专家委员会（BC）专家认同，以 HER2 阳性或三阴性作为乳腺癌新辅助治疗的标准时，肿瘤直径应大于 2cm；或加入严格设计的临床研究。

化疗方案：HER2 阴性乳腺癌术前新辅助化疗以蒽环类联合紫杉醇类的治疗方案为主，治疗方案（Ⅰ级推荐）包括 TAC 和 AT 方案。对于年轻、三阴性，尤其是存在 BRCA 突变的患者，可选择紫杉醇联合铂类的方案。对于既往 AT 方案效果欠佳的患者，可选择 NP 方案序贯治疗。

对于 HER2 阴性乳腺癌,临床研究发现白蛋白紫杉醇较溶剂型紫杉醇具有更高的 pCR 率,同时可以改善患者 DFS;对于三阴性乳腺癌,不论 PD-1 状态如何,临床研究发现加用 PD-1 抑制剂可以提高患者 pCR 率。HER2 阴性乳腺癌新辅助治疗未达到 pCR 后,建议在基础治疗上(HR 阳性需接受内分泌治疗)给予 6~8 周期卡培他滨单药维持治疗。

pCR 定义有两种,一种是指乳腺原发灶中找不到恶性肿瘤的组织学证据或仅存原位癌成分,Miller-Payne 为 5 级;另一种,更为严格的是指乳腺原发灶和转移的区域淋巴结均无恶性肿瘤的组织学证据,或仅存原位癌成分。

Miller-Payne 分级系统:1 级,无改变或一些单个癌细胞的改变,但在总体细胞结构上没减少。2 级,肿瘤细胞轻微减少,但总体细胞数仍偏高,减少比例少于 30%。3 级,肿瘤细胞减少率介于 30% 到 90% 之间。4 级,肿瘤细胞减少大于 90%,仅残留小细胞团或零散分布的单个肿瘤细胞。5 级,没有恶性肿瘤细胞残留,但是可以存在导管原位癌。

2. 术后辅助化疗　适应证:①腋窝淋巴结阳性;②三阴性乳腺癌;③HER2 阳性乳腺癌(T1b 及以上);④肿瘤大于 2cm;⑤组织学分级为 3 级。以上指标并非辅助化疗的绝对适应证,辅助化疗方案的制定应综合考虑上述肿瘤的临床病理学特征、患者生理条件和基础疾患、患者的意愿以及化疗可能获益与由之带来的不良反应等。相对禁忌证:①妊娠期:应慎重选择化疗;②年老体弱且伴有严重内脏器质性病变患者。

化疗方案:①腋窝淋巴结 ≥4 个阳性;腋窝淋巴结 1~3 个阳性同时伴有其他复发风险;三阴性乳腺癌。符合以上之一,为高复发风险患者,化疗方案 Ⅰ 级推荐 AC-T 或 ddAC-ddT。②腋窝淋巴结 1~3 个阳性(Luminal A 型);Ki-67≥30%;肿瘤大于 2cm;年龄小于 35 岁。符合以上之一,为复发风险较低的患者,化疗方案 Ⅰ 级推荐 AC 或 TC。③对于 HR 阳性,HER2 阴性,T1~2N0 患者,建议完善 Oncotype 或 Mammaprint 基因检测评分,对于 RS 评分 11~25 分患者,可免除化疗。

3. 复发转移解救化疗　适应证需要符合以下条件之一:①激素受体阴性;②激素受体阳性但对内分泌治疗耐药;③有症状的内脏转移。

紫杉醇(或蒽环类)治疗失败定义:是指紫杉醇(或蒽环类)辅助化疗结束 1 年内发生复发转移,或解救治疗过程中疾病进展(至少完成 2 周期)。

对于既往蒽环类治疗失败的复发转移性乳腺癌患者,通常优先选择以紫杉醇类药物为基础的方案,Ⅰ 级推荐可选择单药(白蛋白紫杉醇、多西他赛、紫杉醇)或联合用药(紫杉类联合吉西他滨、铂类或卡培他滨等)。其他可选择的药物包括多柔比星脂质体、紫杉醇脂质体、依托泊苷、贝伐珠单抗等。

对于既往蒽环类及紫杉类治疗均失败的复发转移性乳腺癌患者,目前无标准的治疗方案,Ⅰ 级推荐可选择单药(卡培他滨、长春瑞滨、吉西他滨)或联合用药(NP、GP、NX)。其他可选择的药物包括艾立布林、白蛋白紫杉醇、依托泊苷、贝伐珠单抗等。

另外,对于三阴性乳腺癌,铂类药物具有较高的有效率,含铂方案可以作为三阴性乳腺癌的解救化疗选择之一,特别是 BRCA1/2 突变的患者。也有研究发现,PD-L1 抗体联合白蛋白紫杉醇一线治疗晚期转移性三阴性乳腺癌患者,PFS 显著升高,尤其是 PD-L1 表达阳性的患者,取得了 OS 获益。对于存在 BRCA1/2 胚系突变的 HER2 阴性的晚期乳腺癌患者,奥拉帕利较化疗可以显著延长 PFS，建议存在此突变患者服用奥拉帕利。

4. 维持性化疗 复发转移性乳腺癌治愈很难，需要采取"细水长流、延年益寿"的策略，对于联合化疗有效的患者，如果因为不良反应不能继续耐受联合化疗，可以选择原联合方案中一个单药进行维持治疗，以尽量延长疾病控制时间。维持化疗的理想选择应该是单药治疗有效、相对低毒、便于长期使用，如口服化疗药物卡培他滨、长春瑞滨等。激素受体阳性的患者，后续治疗还可以选择内分泌治疗作为维持手段。

（四）抗 HER2 治疗

1. 术前治疗 HER2 阳性乳腺癌新辅助治疗方案以化疗联合靶向为主，化疗药物以紫杉醇为主，蒽环类药物对于增加 pCR 率无明显获益。在靶向药物方面，临床研究证明，HER2 阳性患者新辅助治疗，曲妥珠单抗联合化疗可以明显提高 pCR 率。随着双靶时代到来，在新辅助治疗阶段，凡是符合单靶治疗的患者，都可以考虑曲妥珠单抗+帕妥珠单抗的双靶治疗，双靶较单靶可以进一步提高 pCR 率。

治疗方案（Ⅰ级推荐）：①TCbHP；②THP（T：多西他赛、白蛋白紫杉醇、紫杉醇，H：曲妥珠单抗，P：帕妥珠单抗，Cb：卡铂）在新辅助治疗阶段（包括 HER2 阳性或阴性），白蛋白紫杉醇较溶剂型紫杉醇具有更高的 pCR 率。

HER2 阳性乳腺癌新辅助治疗后辅助治疗策略：对于新辅助治疗已达到 pCR 的患者，术后辅助治疗应继续原靶向治疗，对于新辅助阶段仅使用曲妥珠单抗的患者，基于术后辅助治疗临床的数据，也可考虑双靶强化治疗。对于未达到 pCR 的患者，术前抗 HER2 仅使用曲妥珠单抗者可考虑 T-DM1 或 H+P，但考虑到 T-DM1 药物可及性，首选 H+P 强化治疗；对于术前抗 HER2 使用双靶但未达到 pCR 患者，首选考虑 T-DM1，其次为 H+P。

2. 术后治疗 适应证：①T1c 及以上患者应该接受曲妥珠单抗辅助治疗；②T1b 患者可推荐曲妥珠单抗辅助治疗；③T1a 患者可考虑曲妥珠单抗辅助治疗，尤其是伴有高危因素的患者，如激素受体阴性、分级差、Ki-67 高表达等。

已接受新辅助治疗的 HER2 阳性乳腺癌，术后辅助治疗方案详见新辅助部分，此处不再展开。

未接受新辅助治疗的 HER2 阳性乳腺癌，①腋窝淋巴结阳性，首选双靶联合化疗，包括 AC-THP、TCbHP 等；②对于腋窝淋巴结阴性但伴有高危因素，如肿瘤大于 2cm，ER 阴性等，首选单靶联合化疗，包括 AC-TH、TCbH；③对于腋窝淋巴结阴性且肿瘤≤2cm，首选 TCH 或 wTH 方案；④对于 HR 阳性且无须化疗或不耐受化疗者，首选 H+内分泌治疗。

3. 解救治疗 首先需要判定曲妥珠单抗是否敏感或耐药。符合以下条件之一可判定为曲妥珠单抗敏感：①既往未使用过曲妥珠单抗；②新辅助治疗有效；③辅助治疗结束 1 年以后复发；④解救治疗有效后停药。符合以下条件之一可判定为曲妥珠单抗治疗失败（或耐药）：①辅助治疗结束 1 年内复发；②辅助治疗过程中复发；③解救治疗过程中肿瘤进展。

对于曲妥珠单抗敏感的患者，治疗首选曲妥珠单抗为基础的治疗，同时根据激素受体情况、既往新辅助或辅助治疗用药情况，选择合理的联合治疗方案。Ⅰ级推荐首选 THP 或 TXH，对于紫杉醇失败的患者，Ⅱ级推荐也可以选择曲妥珠单抗联合长春瑞滨或卡培他滨等。

对于曲妥珠单抗耐药的患者，持续抑制 HER2 通路依旧可以带来生存获益，推荐继续使用抗 HER2 靶向药物，首选 TKIs 联合化疗，Ⅰ级推荐为吡咯替尼+卡培他滨，Ⅱ级推荐为拉帕替尼+卡培他滨或 T-DM1。

对于 HER2 阳性、激素受体阳性的复发转移性乳腺癌，优先考虑抗 HER2 联合化疗。部分不耐受化疗或进展缓慢的患者，可以考虑抗 HER2 联合内分泌治疗。

（五）内分泌治疗

1. 绝经状态判定标准　符合以下任意之一为绝经：①双侧卵巢切除术后；②年龄≥60 岁；③年龄小于 60 岁，自然停经≥12 个月，在近 1 年未接受化疗、他莫昔芬、托瑞米芬或 OPS 的情况下，FSH 和雌二醇在绝经后范围内；④年龄小于 60 岁正在服用他莫昔芬或托瑞米芬，FSH 和雌二醇连续两次在绝经后范围内，两次间隔 1 个月以上。对于正在接受 OPS 的患者，无法判定绝经状态；对于正在接受辅助化疗的绝经前女性，停经不能作为判定绝经的依据。

2. 术前治疗　常规不推荐 HR 阳性患者采用新辅助内分泌治疗，对于需要术前治疗而又不适合化疗，暂时不适合手术，或无须即刻手术的激素依赖性患者，可考虑术前内分泌治疗。但术前内分泌治疗需要严密监测瘤体变化，一般每 2 月评估一次，治疗有效且可耐受者，可持续至 6 月，但一般不超过 6 月。

对于绝经后激素受体阳性的患者，术前内分泌治疗推荐第三代芳香化酶抑制剂，包括来曲唑、阿那曲唑、依西美坦；部分不适合芳香化酶抑制剂的患者，可考虑使用氟维司群。绝经前激素受体阳性的患者，术前内分泌治疗可选择 OFS 联合芳香化酶抑制剂。

3. 术后治疗　绝经后患者辅助内分泌治疗策略：初始治疗首选 AI 5 年方案，对于 AI 治疗已满 5 年且耐受性良好，符合以下条件之一，需要延长内分泌治疗，包括腋窝淋巴结阳性；G3；其他需要辅助化疗的危险因素。对于术后复发风险为低危的患者，不需要延长内分泌治疗。

绝经前患者辅助内分泌治疗策略。初始治疗：①对于复发风险低危的患者，推荐 TAM 5 年方案；②满足以下危险因素之一，G2～3，淋巴结 1～3 个阳性，T>2cm，推荐 OFS+TAM 5 年方案；③对于淋巴结≥4 个阳性，推荐 OFS+AI 5 年方案。延长治疗：已完成初始 TAM 5 年治疗，未绝经者延长 TAM 至 10 年，已绝经者序贯 AI 5 年；已完成初始 OFS+TAM 5 年，未绝经者再使用 TAM 5 年，已绝经者序贯 AI 治疗；已完成初始 OFS+AI 5 年，未绝经者再使用 TAM 5 年或 OFS+AI 5 年，已绝经者序贯 AI 治疗。需要延长治疗的患者包括（含其一）淋巴结阳性，G3，诊断时年龄小于 35 岁，Ki-67 高，pT2 及以上。

4. 解救治疗　晚期乳腺癌内分泌治疗适合人群：①原发灶或复发灶病理检查提示激素受体阳性；②肿瘤进展缓慢，无明显内脏危象；③既往内分泌治疗获益。

内分泌耐药定义：①原发内分泌耐药：辅助内分泌治疗时间小于 2 年复发，或晚期一线内分泌治疗小于 6 个月出现疾病进展。②继发性内分泌耐药：辅助内分泌治疗时间大于 2 年且停药 1 年内复发的患者，或晚期一线内分泌治疗大于 6 个月出现疾病进展。

绝经后乳腺癌内分泌治疗需要根据既往用药情况进行分层。①既往未经内分泌治疗患者，推荐芳香化酶抑制剂联合 CDK4/6 抑制剂或单用 AI、氟维司群；②既往 TAM 失败的患者，Ⅰ级推荐 AI 联合 CDK4/6 抑制剂，或氟维司群联合 CDK4/6 抑制剂，或 AI 联合 HDAC 抑制剂（西达苯胺等）；③既往非甾体类 AI 治疗失败的患者，Ⅰ级推荐甾体类 AI+HDAC 抑制剂，或氟维司群+CDK4/6 抑制剂；④对于甾体类 AI 治疗失败的患者，Ⅰ级推荐氟维司群+CDK4/6

抑制剂。

　　激素受体阳性的绝经前患者应该进行卵巢去势或抑制，然后遵循绝经后治疗指南。

（六）中医治疗

　　1. 外科手术治疗与中医药结合　乳腺癌手术前治疗参见辨证分型施治。手术后主要表现为气血两伤、脾胃失调，治以益气养血，调理脾胃之品。可选择生黄芪 30g，太子参 30g，鸡血藤 30g，白术 10g，茯苓 10g，鸡内金 10g，砂仁 8g，木香 6g。有肝郁者加柴胡 10g，郁金 10g。

　　2. 化疗与中医药结合

　　主症　乳腺癌患者化疗期间多见乏力、恶心、食欲不振，白细胞下降，舌质淡红或稍暗，舌苔薄白或薄黄，脉细数或弦数。

　　辨证　气虚血瘀，脾肾亏虚。

　　治法　益气活血　健脾补肾。

　　方药　北京中医医院郁仁存主任医师经验方，生黄芪 30g，太子参 30g，白术 10g，茯苓 10g，女贞子 10g，枸杞子 10g，山萸肉 12g，橘皮 10g，竹茹 10g，鸡内金 10g，焦三仙 30g，鸡血藤 30g，炙甘草 6g。方中生黄芪、太子参、白术、茯苓、炙甘草健脾补气，鸡血藤活血，橘皮、竹茹止呕，女贞子、枸杞子、山萸肉补肾，鸡内金、焦三仙化食。呕吐加半夏 10g；血象下降及贫血加紫河车 10g；血小板减少加茜草 15g，大枣 6 枚，鹿角胶 10g（烊化）；免疫功能低下加淫羊藿 10g。

　　3. 放疗与中医药结合

　　主症　乳腺癌患者放疗期间多见乏力、口干、口苦、纳差、白细胞下降等症。舌质淡暗或暗红，少苔或薄苔，脉细数或弦细。

　　辨证　气阴两伤。

　　治法　益气养阴活血。

　　方药　北沙参 30g，麦冬 15g，石斛 10g，生黄芪 30g，太子参 30g，白术 10g，茯苓 10g，当归 10g，女贞子 10g，枸杞子 10g，山萸肉 12g，鸡内金 10g，焦三仙 30g，鸡血藤 30g，炙甘草 6g。方中北沙参、麦冬、石斛养阴，当归养血，生黄芪、太子参、白术、茯苓、炙甘草健脾补气，鸡血藤活血，女贞子、枸杞子、山萸肉补肾，鸡内金、焦三仙化食。对于放疗期间出现的皮肤损害，可使用北京中医医院自制的黑降丹等外用药。

　　4. 单纯中医药治疗

　　Ⅰ　辨证施治

　　（1）肝郁气滞证，见于乳腺癌早期或术后放、化疗期间患者。

　　主症　发病与情绪因素有关，乳房肿块胀痛，两胁作胀，心烦易怒，口苦咽干，头晕目眩。脉弦滑，舌苔薄白或薄黄。

　　辨证　肝郁不舒，气滞痰凝。

　　治法　疏肝理气，化痰散结。

　　方药　柴胡 10g，青皮 10g，郁金 10g，橘叶 10g，当归 10g，白芍 10g，茯苓 10g，瓜蒌 30g，白术 10g，草河车 15g，山慈菇 15g，白芷 10g。方中柴胡、青皮、郁金、橘叶疏肝理气，当归、白芍养血柔肝，瓜蒌、山慈菇、草河车、白芷化痰消肿散结，白术、茯苓健脾利湿。

（2）冲任失调证，见于乳腺癌中期、病情进展期患者。

主症　发病与情绪因素有关，乳房肿块胀痛，两胁作胀，心烦易怒，口苦咽干，头晕目眩，兼有月经失调，腰膝酸软，五心烦热，目涩，口干，脉细数无力，苔少有龟裂，舌质红。

辨证　冲任失调，肝肾阴虚。

治法　调理冲任，滋补肝肾。

方药　香附 10g，郁金 10g，川楝子 10g，当归 10g，生熟地各 15g，白芍 15g，川芎 10g，橘叶 10g，女贞子 10g，枸杞子 10g，生山药 15g，瓜蒌 30g，夏枯草 15g。方中当归、生熟地、白芍、川芎、女贞子、枸杞子滋阴养血、补肾调经，香附、郁金、川楝子、橘叶疏肝理气，生山药健脾，夏枯草、瓜蒌解毒散结。

（3）毒热蕴结证，见于炎性乳腺癌，T4d、T4c，化疗后多发卫星结节，Ⅳ期乳腺癌患者。

主症　乳房肿块迅速增大，疼痛或红肿甚至溃烂翻花，分泌物臭秽或乳腺癌术后多发转移，消瘦乏力或发热，心烦，口干，便秘。舌质暗红，舌苔黄白或黄厚腻，脉弦数或滑数。

辨证　瘀毒内结，正虚邪实。

治法　解毒化瘀，扶正祛邪。

方药　猫爪草 15g，山慈菇 10g，草河车 15g，刘寄奴 10g，蜂房 6g，蒲公英 30g，全瓜蒌 30g，玄参 15g，丹皮 12g，夏枯草 15g，白花蛇舌草 30g，白英 30g，蛇莓 20g，龙葵 15g，生黄芪 30g，生地 12g，当归 10g，焦三仙 30g，砂仁 10g。方中当归、生黄芪、生地黄补气养血，焦三仙、砂仁开胃化食，防滋腻；余药清热解毒，活血祛瘀。自汗明显者加浮小麦。患侧上臂肿胀加络石藤、桑枝、路路通。便秘者加制大黄，柏子仁。眠差者加夜交藤、炒枣仁。

Ⅱ　对症治疗

（1）患侧上肢肿胀：乳腺癌根治术后的患者经常出现患侧上肢肿胀，且有逐渐加重的趋势。患侧上肢过劳后更重。预防上，术后及时开展适当的功能锻炼；防止患侧上肢过劳；避免使用患侧上肢输注化疗药；避免牵拉患侧上肢。对于已经发生的患侧上肢肿胀，平时要经常抬高患侧上肢以促进静脉回流。中医治疗上，中药可使用桑枝、络石藤、路路通等。对于中重度水肿，灸法治疗有一定的疗效，应在有经验的医生指导下应用。

（2）肝功损害：部分乳腺癌患者由于原有的肝脏疾病或无明显的肝病史而于化疗后出现肝功异常，表现为胆红素升高和（或）转氨酶升高。治疗采用疏肝理气、凉血解毒的中药，如柴胡、赤芍、茵陈、姜黄等促进肝功的恢复。长期口服三苯氧胺患者常有脂肪肝及发胖，可加用中药草决明、茵陈、泽泻等去脂化浊。

（3）乳腺癌患者合并甲状腺结节：部分乳腺癌患者复查时发现甲状腺结节，精神紧张担心是否为乳腺癌转移。一般乳腺癌不会转移至甲状腺。乳腺癌和甲状腺结节（瘿）的发病均与情志因素有关，因此有些患者先后或同时患两种疾病。可于定期复查 B 超的前提下，试用中药治疗，中药采用海藻、昆布、生牡蛎、夏枯草、浙贝母等，经数月的治疗部分患者的甲状腺结节可消失。

Ⅲ　偏方验方

（1）乳腺癌方（北京中医医院郁仁存主任医师经验方）：川郁金 10g，玫瑰花 10g，青皮、陈皮各 8g，橘叶、赤白芍、山慈菇、僵蚕各 10g，当归 15g，瓜蒌 30g，水煎分服。理气疏肝，消肿散结。主治乳腺病、乳腺癌初起，或乳腺癌手术后治疗。

（2）西黄丸（《外科证治全生集》）：牛黄 1.5g，麝香 4.5g，乳香、没药各 30g。研极细末，用黄米饭 60g。捣烂为丸，晒干。行瘀散结，解毒消肿。每服 3～6g，陈酒送下。久服损胃气。

（3）化瘀丸（《实用中医学》）：水蛭、王不留行、草河车、生牡蛎、白芷、当归等。活血化瘀，软坚散结。适用于具有血瘀证候患者。每次 6g，每日 1～2 次。

（4）小金丹（《外科正宗》）：白胶香、草乌、五灵脂、乳香、没药等。化痰散结，祛瘀通络。治肿瘤患者证属寒湿痰瘀阻络者，虚证者不宜用。

（5）神效瓜蒌散（《景岳全书》引古方）：瓜蒌一个研烂，当归（酒洗）、生甘草各 15g，乳香、没药各 3g。酒煎服，如不能饮酒，以酒水各半煎服。通乳消肿，活血散结。如数剂不效，宜以补气血之药兼服之。

Ⅳ 灸法

乳腺癌患者化疗期间，配合温和灸大椎、内关、足三里、膈俞，每日一次，每穴 10 分钟，能减轻化疗的毒副作用，提高化疗的耐受性，明显改善患者化疗期间生活质量，防止化疗引起的免疫功能下降，双向调节化疗患者部分凝血机制。

Ⅴ 常用抗癌中草药

山慈菇：甘、微辛，寒，有小毒。化痰散结，解毒消肿。抗癌有效成分为秋水仙碱。常用量 3～10g。

瓜蒌：甘、寒。清热化痰，宽胸散结，排脓消肿，润燥滑肠。反乌头。常用剂量 15～30g。

天花粉：甘、微苦，微寒。清热生津，消肿排脓。常用剂量 10～15g。

土茯苓：甘、淡，平。解毒消肿，祛湿通络。常用剂量 10～30g。

半枝莲：辛、苦，寒。清热解毒，利尿消肿。常用剂量 30～60g。

六、预后及预防

1. 预后 目前已得到认可的重要判断乳腺癌的预后的指标有：临床分期、组织学类型、组织学分级、激素受体和淋巴结转移情况。一般认为，临床分期越早患者预后越好，相反则预后差。肿瘤病理组织类型是决定乳腺癌预后的重要因素。非浸润癌预后最好。随着浸润的出现和程度的加重，预后逐渐变差。在浸润癌中，特殊型浸润癌一般比非特殊型浸润癌预后好。肿瘤的组织学分级Ⅰ级、Ⅱ级、Ⅲ级分别代表肿瘤的高、中、低分化程度，分化高的肿瘤预后好。淋巴结转移是影响乳腺癌患者预后的最重要因素，转移数目越多，预后越差。临床研究显示乳腺癌患者中有 20%～25%过度表达 HER2/neu，其扩增和过度表达参与了乳腺癌的转移和发生过程，是一个独立的预后因素，与病理类型和淋巴结转移无关，阳性的患者无病生存期较短，是不良预后因素。其他不良预后因素还包括 P53 基因突变、增殖细胞核抗原（PCNA）阳性、Ki-67 等。有利预后因素包括 ER、PR、Ps（受雌激素调节的基因）阳性，nm23（转移抑制基因）、p27（细胞周期调节有丝分裂抑制因子和肿瘤抑制基因）高表达等。

由于乳腺癌属于对化疗和内分泌治疗敏感肿瘤，新的化疗药和内分泌治疗药不断被研制开发，对于晚期复发转移性乳腺癌的治疗选择的余地较大，因此无论是医生还是患者都应有一种永不放弃的精神。临床上经常可以见到已发生内脏转移和骨转移的患者存活 5 年以上。

2. 预防 保持乐观的情绪，适当锻炼身体，均衡饮食，母乳喂养，防止计划外怀孕等有助于预防乳腺癌的发生。定期自我检查双侧乳腺有助于早期发现乳腺癌，从而有助于诊断和治疗。

参 考 文 献

[1] 孙燕，周际昌. 临床肿瘤内科手册[M]. 第 4 版. 北京：人民卫生出版社，2004：12，297，303-305，599-600.

[2] Martin D. Abeloff，James O. Armitage，Allen S. Lichter，etc. Clinical Oncology Second Edition，2000：2053-2062.

[3] 周际昌. 实用肿瘤内科学[M]. 第 2 版. 北京：人民卫生出版社，2016：512-515.

[4] 郁仁存. 中医肿瘤学[M]. 北京：科学出版社，1983：284-286，288-290.

[5] 石远凯，孙燕. 临床肿瘤内科手册[M]. 第 6 版. 北京：人民卫生出版社，2015，342-364.

[6] 2020 年中国临床肿瘤学会 CSCO 乳腺癌诊治指南.

第九章

女性生殖器肿瘤

第一节 卵 巢 癌

卵巢肿瘤是妇科常见肿瘤之一。其中卵巢癌在妇科肿瘤死亡原因中已达首位。卵巢癌的特点是发现晚，扩散快，疗效差。由于种类繁多，使其情况复杂化。卵巢肿瘤中以良性肿瘤占大多数，但卵巢癌的发病率近年来有上升趋势[1]。

卵巢肿瘤表现为多样性，使分类很复杂，WHO 制定了卵巢肿瘤组织学分类法，以便统一分类。我国学者将其简化分为非赘生性囊肿、来源于生发上皮的肿瘤、来源于卵巢间质的肿瘤、来源于性细胞的肿瘤，以及继发性卵巢肿瘤五类。卵巢恶性肿瘤中以黏液性囊腺瘤、浆液性囊腺癌、粒层细胞瘤、恶性畸胎瘤、未分化癌等为多见。浆液性囊腺癌恶变率较高（约50%），亦有的组织学为良性，而临床表现却为恶性（可以扩散、转移）[1]。

在全球范围内，发达国家的卵巢癌发病率为 9.1/10 万，发展中国家为 5.0/10 万。2017 年，美国约有 22440 例女性罹患卵巢癌，14080 例患者死于卵巢癌。2015 年，我国约有 52100 例女性被确诊为卵巢癌，约有 22500 例女性死于卵巢癌。卵巢癌可发生在任何年龄段，不同组织学类型肿瘤的好发年龄段不同，如生殖细胞肿瘤最常见于 20 岁以下女性，交界性肿瘤好发于 30~40 岁女性，总体而言卵巢癌绝大多数发生在 50 岁以上女性[2]。

一、中医学对卵巢癌的论述[1]

早在《灵枢·水胀》载有肠覃，说："寒气客于肠外，与卫气相搏，气不得荣，因有所系，癖而内著，恶气乃起，瘜肉乃生。其始生也，大如鸡卵，稍以益大，至其成，如怀子之状，久者离岁，按之则坚，推之则移，月事以时下，此其候也。"指肿物初起时如鸡蛋大，渐次长大，形似怀孕。经年之后，肿物按之硬，但推之能移动，月经按期来潮，这描述与卵巢肿瘤类似。

癥瘕是指腹腔、盆腔的肿块而言，逐渐增大，盘牢不移者称"癥"，可推动者名"瘕"。隋《诸病源候论》指出："若积引岁月，人皆柴瘦，腹转大，遂致死。"这和晚期卵巢癌患者的恶液质、腹水肿块及预后极其相似，所以卵巢肿瘤亦包括在"癥瘕"之中。

二、卵巢癌的病因病理[1]

卵巢癌的病因至今不甚明了，从地理分布和流行病学调查来看，似可能与环境、生活条件、营养因素有关。中医认为："癥者，由寒温失节，致脏腑之气虚弱，而食饮不消，聚结在内"所致，或寒气客于肠外，与卫气相搏，留而不去，始生肠覃。说明病因之一是外邪寒气入侵，而内为脏腑气虚，营卫失调所致。卵巢系一内分泌器官，正常情况下，有一系列周期性生理及组织结构的变化。在某些内、外因素影响下，很容易发生异常变化，使之从生理变化转为病理状态，产生各种功能失调性肿瘤。卵巢又是女子先天之本所在，外含有胚胎残留组织，在某些刺激下，可能使之产生不同胚胎组织的肿瘤；卵巢的组织结构内容复杂，具有多能性，有高度的反应性与发展功能，原始细胞多，细胞增殖功能强，在异常刺激下，可以发生多种不同类型的肿瘤，其病理形态也多种多样，良性、恶性及中间型表现不一。可单侧或双侧发生，有囊性及实性之分，大小不一，最大的卵巢肿瘤（良性）可超过患者体重。

肿瘤的四种扩散方式都可见于卵巢癌，包括淋巴、血行、局部浸润及表面种植。大多数卵巢癌在剖腹探查时已有广泛的扩散，包括盆腔及腹膜的表面。

三、卵巢肿瘤的诊断要点[1]

（1）临床表现：卵巢肿瘤发展较慢，一般早期极少有特殊症状，多数患者诊断治疗不及时。卵巢癌中以上皮性癌最多，极易扩散，在不知不觉中发展。当主诉短时间内腹胀大，腹痛，压迫感或摸及肿块时，病变已发展至晚期，故应定期作妇科检查。阴道出血见于 15%～30%患者，颗粒细胞瘤可引起月经紊乱或绝经后出血。

（2）妇科三合诊检查：青春期或初潮前女孩的盆腔肿块常提示恶性。绝经后妇女的附件肿块，不问其大小，应考虑为肿瘤。三合诊可触知肿瘤的大小及位置，但不能判定其性质。

（3）物理检查：X射线腹部平片中有巨大软组织阴影，如有牙齿、骨样组织，则对畸胎瘤诊断有所帮助，如呈分散或密集的颗粒状小圆形阴影，则常暗示卵巢恶性肿瘤的诊断。超声波，特别是 B 型超声断层扫描图像，可见到肿块图像，有利于诊断。

（4）阴道涂片细胞学检查：可作为辅助性检查之一，腹水涂片细胞学检查及后穹窿穿刺液作脱落细胞学检查，亦对诊断有帮助。

（5）剖腹探查及活体组织检查以确诊。

总之，早期难以发现，晚期诊断并不太困难。

四、分　　期

卵巢恶性肿瘤采用国际妇产科联合会 2014 年修订后的分期系统。

Ⅰ期表示肿瘤局限在一侧或双侧卵巢、输卵管。ⅠA 期为肿瘤局限在一侧卵巢、输卵管；包膜完整、卵巢和输卵管表面无肿瘤；腹水或腹腔冲洗液无肿瘤细胞。ⅠB 期为肿瘤局限在双侧卵巢、输卵管；包膜完整、卵巢和输卵管表面无肿瘤；腹水或腹腔冲洗液无肿瘤细胞。ⅠC

期为肿瘤局限在一侧或双侧卵巢、输卵管并合并以下特征。ⅠC1 期为肿瘤术中破裂。ⅠC2 期为肿瘤术前破裂或肿瘤位于卵巢和输卵管表面。ⅠC3 期为腹水或腹腔冲洗液有恶性肿瘤细胞。Ⅱ期表示肿瘤局限在真骨盆的一侧或双侧卵巢、输卵管癌、原发腹膜癌。ⅡA 期为肿瘤侵犯或种植于子宫、输卵管、卵巢。ⅡB 期为肿瘤侵犯或种植于其他盆腔脏器。Ⅲ期表示卵巢、输卵管、原发腹膜癌伴病理证实的盆腔外腹膜或盆腔、腹膜后淋巴结转移。ⅢA 期为肿瘤转移至腹膜后淋巴结，伴有或不伴有骨盆外腹膜的微小转移。ⅢA1 期为病理证实的淋巴结转移。ⅢA1（ⅰ）期为转移淋巴结最大径不超过 10mm。ⅢA1（ⅱ）期为转移淋巴结最大径超过 10mm。ⅢA2 期为仅镜下可见的盆腔外腹膜转移。ⅢB 期为肉眼可见最大径不超过 2cm 的盆腔外腹膜转移。ⅢC 期为肉眼可见最大径超过 2cm 的盆腔外腹膜转移（包括未累及实质的肝脾被膜转移）。Ⅳ期表示腹腔之外的远处转移。ⅣA 期为伴有细胞学阳性的胸腔积液。ⅣB 期为肝脾实质转移；腹腔外脏器转移（包括腹股沟淋巴结和超出盆腹腔的淋巴结）；肿瘤侵透肠壁全层。

五、卵巢癌的中医治疗[1]

（一）辨证施治

1. 湿热郁毒证

主症 腹部肿块，腹胀痛，或伴有腹水，不规则阴道出血，大便干燥，尿黄灼热，口干、苦不欲饮。舌质暗，苔厚腻，脉弦滑或滑数。

辨证 湿热郁毒。

治法 清热利湿，解毒散结。

方药 半枝莲 30g，龙葵 30g，白花蛇舌草 30g，白英 30g，川楝子 12g，车前草 30g，土茯苓 30g，瞿麦 15g，败酱草 30g，鳖甲 30g，大腹皮 10g。

按语 半枝莲、龙葵、白花蛇舌草、白英、土茯苓、败酱草均能清热解毒，车前草、瞿麦利湿，鳖甲软坚散结，川楝子、大腹皮理气止痛消胀。

2. 气血瘀滞证

主症 腹部包块坚硬固定，腹胀，面色晦暗无华，形体消瘦，肌肤甲错，神疲乏力，二便不畅，尿黄少。舌有瘀斑及暗紫，脉细、涩或细弦。

辨证 气滞血瘀，癥积结块。

治法 行气活血，软坚消积。

方药 当归 15g，川芎 10g，三棱 10g，莪术 15g，延胡索 10g，川楝子 12g，厚朴 10g，乌药 10g，鸡血藤 30g，龙葵 30g，生牡蛎 30g，土茯苓 30g，干蟾 10g，生芪 30g。

按语 当归、川芎、莪术、鸡血藤活血化瘀，三棱、延胡索、川楝子、川朴、乌药理气散结，生牡蛎软坚消结，土茯苓、干蟾解毒癥，生芪益气扶正。

3. 痰湿凝聚证

主症 胃脘胀满，时有恶心，面虚浮肿，身倦无力，腹部肿块及腹股沟以及皮下结节肿物。舌润，苔白腻，脉滑。

辨证 脾虚失运，痰湿凝聚。

治法　健脾利湿，化痰软坚。

方药　党参 15g，生芪 30g，白术 10g，茯苓 15g，车前子 15g，山慈菇 15g，夏枯草 15g，赤芍 10g，半夏 10g，猪苓 15g，海藻 15g，厚朴 10g。

按语　党参、生芪、白术、茯苓健脾益气，山慈菇、夏枯草、半夏、海藻软坚化痰散结，赤芍活血，车前子、猪苓、厚朴行气利水。

（二）临床辨证加减用药

临床上，患者情况复杂，一般由实到虚，致成正虚邪实。治疗时应分型治疗且随证加减。毒热盛者加败酱草、龙胆草、苦参、蒲公英。腹水多者加水红花子、抽葫芦、冲天草、天葵。腹胀甚者加木香、槟榔、大腹皮、枳实。腹块坚硬者加土鳖虫、山甲、莪术、水蛭、桃仁、虻虫。阴虚者加生熟地、山萸肉、丹皮、女贞子、旱莲草、龟板。

（三）卵巢癌常用的抗癌中草药

半枝莲、半边莲、龙葵、白英、干蟾皮、泽漆、猪苓、核桃树枝、七叶一枝花、土茯苓、商陆、泽泻、莪术、土鳖虫、艾叶、苦参、皂刺、木馒头、白花蛇舌草、水红花子等。

六、卵巢癌的西医治疗[3]

手术和化疗是卵巢恶性肿瘤的主要治疗手段。极少数患者可经单纯手术而治愈，绝大部分患者需手术联合化疗等进行综合治疗。

1. 手术治疗　手术在卵巢恶性肿瘤的初始治疗中有重要意义，手术目的包括切除肿瘤、明确诊断、准确分期、判断预后和指导治疗。

卵巢癌的初次手术包括全面的分期手术及肿瘤细胞减灭术。临床判断为早期的患者应实施全面分期手术，明确最终的分期。临床判断为中晚期患者应行肿瘤细胞减灭术。如果术前怀疑有恶性肿瘤可能，推荐行开腹手术。近年来有腹腔镜手术用于早期卵巢癌全面分期手术的报道，但仍有争议。腹腔镜在晚期卵巢癌方面的应用主要在于明确诊断，协助判断能否满意减瘤。

2. 化疗　化疗是卵巢上皮癌治疗的主要手段，在卵巢癌的辅助治疗、复发治疗中占有重要的地位。

（1）一线化疗：包括术后辅助化疗和新辅助化疗。新辅助化疗以紫杉醇联合卡铂为首选，也有研究探讨抗血管药物例如贝伐珠单抗在新辅助治疗中的应用，疗效尚待确定，需要注意的是术前 4~6 周需停止贝伐珠单抗的应用。术后辅助化疗方案为紫杉类、铂类的联合化疗，多柔比星脂质体联合卡铂作为可选的一线方案之一。

（2）二线化疗：卵巢癌复发后或一线化疗中进展者采用二线化疗。末次化疗至复发的时间间隔是影响二线治疗效果的主要因素。对于铂敏感复发的病例，首先判断是否适合再次减瘤术，不适合手术或者再次减瘤术后仍需接受含铂的联合化疗。对于铂耐药的病例，再次化疗效果较差，治疗目的应更多考虑患者的生活质量，延长生存期。应鼓励耐药复发患者参与临床试验。

3. 靶向治疗

（1）二磷酸腺苷核糖多聚酶（PARP）抑制剂：目前已经在欧美国家上市的 PARP 抑制剂主要有奥拉帕利、尼拉帕尼和卢卡帕尼。

（2）抗血管生成药物：贝伐珠单抗作为抗血管生成药物之一，在卵巢癌的一线治疗、铂敏感复发、铂耐药复发的治疗中均有价值。贝伐珠单抗在化疗期间和化疗同步应用，如有效，在化疗结束后单药维持治疗。

4. 免疫治疗　免疫治疗在多种实体肿瘤中显示出了良好的效果，主要涉及免疫检查点抑制剂（PD-1/PD-L1）、肿瘤疫苗、过继性细胞免疫治疗等方面。目前有多项关于免疫检查点抑制剂在卵巢癌尤其是铂耐药复发卵巢癌中的 Ⅰ 期、Ⅱ 期临床研究，显示出了一定的反应率，尤其是与 PARP 抑制剂或其他药物联合应用的时候，疗效更好。研究较多的免疫治疗药物例如帕博利珠单抗、纳武利尤单抗等。

5. 放疗　卵巢上皮癌对放射治疗中度敏感，但由于卵巢癌的生物学特点，易出现盆腹腔广泛转移，且有有效的化疗药物可以选择，而盆腹腔放疗多有近期和远期并发症，所以放疗基本不再用于卵巢癌术后的辅助治疗。即使是对放疗敏感的无性细胞瘤，术后亦以化疗为主要辅助治疗手段。目前放疗仅用于部分复发卵巢癌的姑息治疗。对于肿瘤局限，例如仅有腹膜后或纵隔淋巴结转移，但手术难以切除，且化疗效果不佳，可考虑调强放射治疗。

6. 激素治疗　对于无法耐受化疗或化疗无效的复发患者，可考虑激素治疗，药物包括他莫昔芬、芳香化酶抑制剂（来曲唑、阿那曲唑等）、高效孕激素及促性腺激素释放激素类似物等，总体有效率大约 10%。

七、卵巢癌的中西医结合治疗

卵巢癌的治疗应以综合治疗为主，其中手术切除为主要方法，对切除后或者因故不能手术切除的病例，则予以放疗、化疗及中医药综合治疗。

目前，单纯中药治疗卵巢癌尚缺乏经验。在中西医结合治疗时，中医应以扶正培本为主，如调理脾胃、补气养血、滋补肝肾等，以减轻放疗、化疗反应，有利于化疗的顺利进行。放疗、化疗结束之后的巩固治疗，中药可攻补兼施。至于晚期以中药治疗为主者，亦以攻补兼施为宜，尽量创造条件，进行中西医结合的综合治疗，以达到延长生命的目的。

参 考 文 献

[1] 郁仁存. 中医肿瘤学[M]. 北京：科学出版社，1983：293-299.
[2] 狄文，胡媛. 卵巢癌的大数据研究[J]. 中国实用妇科与产科杂志，2018，34（1）：5.
[3] 中华人民共和国国家卫生健康委员会官网. 卵巢癌诊疗规范（2018 年版）[J]. 肿瘤综合治疗电子杂志，2019，5（2）：10.

第二节　子宫内膜癌

子宫内膜癌是发生于子宫内膜的一组上皮性恶性肿瘤，是女性生殖系统三大常见肿瘤之一。在我国，子宫内膜癌的发病率仅次于宫颈癌，约占全部妇科恶性肿瘤的 20%～30%。据 2015 年国家癌症中心统计，我国子宫内膜癌发病率为 63.4/10 万，死亡率 21.8/10 万。在美国、欧洲等发达地区，子宫内膜癌的发病人数已接近新发妇科恶性肿瘤的 50%。2015 年美国子宫内膜癌的新发病例 54870 例，死亡病例 10170 例；近 20 年，英国的子宫内膜癌发病率上升 1.5 倍；在日本，近 20 年来子宫内膜癌与宫颈癌的比例由 1∶9 现已接近 1∶1，且有向年轻化发展的趋势[1]。在古代，无子宫内膜癌的病名，根据其症状表现，可归类入 "崩漏" "经断复来" "五色带" "癥瘕" 等病症之中。

一、子宫内膜癌的症状[1]

1. 阴道流血 90%的子宫内膜癌患者存在阴道异常流血，以绝经后阴道流血最为明显，在早期阶段即可出现，量一般不多。未绝经者表现为各种出血性月经紊乱、月经淋漓不尽，有血块，甚至阴道大出血等症状。

2. 阴道异常排液 早期可表现为少量浆液性或血性分泌物，后期发生局部感染、坏死，可排出恶臭的脓血样液体。阴道异常排液属于中医带下病的范畴，质地有稀、稠之分，颜色常见的有白色、黄色，甚至赤、青、黑色。子宫内膜癌患者白带还有可能出现异常的气味，如晚期患者的恶臭排液。

3. 伴随症状 包括下腹痛、腰骶痛、下肢痛等局部症状，以及乏力、贫血、消瘦、发热等全身症状。疼痛的表现可有刺痛、隐痛、绞痛等，也可伴有下肢水肿。发热有低热与高热之分，一般高热见于早期或者身体素质较好的患者，而低热常出现在疾病中晚期或者久病、体虚的患者。

二、中医学对子宫内膜癌的论述

现代医学中的子宫内膜癌可归类于 "崩漏" "经断复来" "五色带" "癥瘕" 等范畴。在诸多的古籍中有记载。东汉张仲景《金匮要略》："妇人宿有癥病，经断未及三月，而得漏下不止。"隋代巢元方《诸病源候论》："非时而下，淋漏不断，谓之漏下。"明末清初傅山《傅青主女科》："冲脉太热而血即沸，血崩之为病，正冲脉之太热也。"清代叶天士《临证指南医案》："夫癥者征也，血食凝阻，有形可征，一定而不移，瘕者假也，脏气结聚，无形成瘤，推之而可动。"

三、子宫内膜癌的病因病机

（一）中医病因病机

中医认为子宫内膜癌的病因病机主要因湿热下注、湿毒瘀结损伤冲脉、任脉、督脉、带脉；或肾水阴虚或脾虚肝郁，冲任失固，带脉失约。主要致病因素为湿、热、毒、痰、瘀，与肝、脾、肾三脏的关系最为密切。

1. 致病因素 不同的致病因素有不同的特点，对于子宫内膜癌患者来说，湿邪的表现为白色或黄色黏稠带下，量多；热邪表现为黄色带下，气味恶臭，阴道大出血、发热等；毒邪表现为出血，发热，恶臭分泌物，局部肿物等；痰饮表现为带下量多，色白质黏稠；血瘀表现为小腹刺痛，出血色暗或有血块等。

2. 胞宫与冲、任、督、带四脉的关系　子宫内膜处于胞宫之中，其病变也是胞宫内病变的一种。胞宫是体现妇女生理特点的重要器官，冲脉、任脉、督脉三脉下起胞宫，被称为"一源三岐"，上与带脉交会，冲、任、督、带又上连十二经脉，因此胞宫的生理功能主要与冲、任、督、带四脉的功能有关。

（1）冲脉：《灵枢·五音五味》说冲脉"起于胞中"，与十二经相通，为十二经气血汇聚之所，是全身气血运行的要冲，而有"十二经之海""血海"之称。因此，冲脉之精血充盛，才能使胞宫有行经、胎孕的生理功能。

（2）任脉：任脉为"阴脉之海"，主一身之阴，凡精、血、津、液等阴精都由任脉总司，任脉之气通，才能使胞宫有妊娠生养之本。

（3）督脉：李时珍《奇经八脉考》记载："督乃阳脉之海，其脉起于肾下胞中。"与任脉互相贯通，维持着人体阴阳脉气的平衡，从而使胞宫的功能正常。《素问·骨空论》称督脉生病"其女子不孕"。

（4）带脉：《素问》认为："带脉者，起于季胁，回身一周"，与冲、任、督三脉交会，并通过冲、任、督三脉间接连系胞宫。带脉取足三阴、足三阳等诸经之气血以为用，从而约束冲、任、督三脉，维持胞宫生理活动。

3. 胞宫与肝、脾、肾三脏的关系　子宫内膜癌的发生与肝、脾、肾三脏的功能变化有着密切的关联，胞宫的行经、胎孕、生产的生理功能，也是由肝、脾、肾三脏的相互协调来实现的。

（1）肾脏：《素问·奇病论》说："胞络者，系于肾。"肾与胞宫有一条直通的经络连系，肾脉又与冲、任、督三脉相连，为胞宫的生理功能实现提供物质基础，女子发育到一定时期后，肾气旺盛，肾中真阴——天癸承由先天，而逐渐生化、充实，才促成胞宫有经、孕、产、育的生理功能。

（2）肝脏：肝脉与任脉交会于"曲骨"，又与督脉交会于"百会"，与冲脉交会于"三阴交"，有藏血和调节血量的功能，主疏泄，司血海。而女子以血为用，因此，肝对胞宫的生理功能有重要的调节作用。

（3）脾脏：脾脉通过冲、任二脉与胞宫相连系，为气血生化之源，内养五脏，外濡肌肤，是维护人体后天生命的根本。脾所生、所统之血，直接为胞宫的行经、胎孕提供物质基础。

4. 古籍中的论述　隋代巢元方《诸病源候论》记载："冲任之脉虚损，不能约制其经血，故血非时而下，淋漓成漏也。"南宋齐仲甫《女科百问》记载："或劳伤过度，喜怒不时，经脉虚衰之余，又为邪气攻冲，所当止而不止也。"金元时期李东垣《兰室秘藏》记载："肾水阴虚，不能镇守胞络相火，故血走而崩也。"清代沈金鳌《妇科玉尺》记载："思虑伤脾，不能摄血，致令妄行。"

（二）西医病因病机[2]

子宫内膜癌是一种生殖内分泌失调性疾病，主要是由于雌激素过度刺激子宫内膜引起。肥胖、高血压、糖尿病、月经初潮早和绝经晚、不孕不育和卵巢疾病等是子宫内膜癌的高危因素。饮酒、吸烟、熬夜等不良生活方式与子宫内膜癌的发生存在一定关联性。

　　子宫内膜癌的发生与无孕激素拮抗的雌激素持续刺激有直接关系。女性体内缺乏孕激素的对抗，致使雌激素持续刺激子宫内膜，内膜长期处于过度增生的状态，进一步则可能发展为子宫内膜癌。此类称为Ⅰ型子宫内膜癌，也叫雌激素依赖型子宫内膜癌。部分子宫内膜癌的发病与雌激素无明确关系，发病机制亦不明确，可能与基因突变有关。此类称为Ⅱ型子宫内膜癌，也叫非雌激素依赖型子宫内膜癌。

四、中医辨证论治

1. 血热炽盛证

　　主症　阴道突然大出血，出血淋漓不断，血色鲜红，胸胁胀满，烦躁易怒，舌红苔薄黄或腻，脉弦数。

　　治法　平肝清热，降火止血。

　　方药　丹栀逍遥散加减。柴胡 10g，白术 15g，当归 10g，白芍 10g，茯苓 15g，薄荷 10g，丹皮 10g，栀子 10g，益母草 10g，血余炭 10g，甘草 10g。

2. 脾气虚弱证

　　主症　暴崩下血或淋漓不净，色淡质清，面色苍白无华，肢倦神疲乏力，气短懒言，动则加重。舌质淡或舌边有齿印，苔薄白润滑，脉沉缓细弱无力。

　　治法　益气健脾，固摄止血。

　　方药　益元煎合四生丸加减。人参 10g，黄芪 15g，炙甘草 10g，白术 15g，升麻 6g，艾叶 10g，阿胶 10g（烊化），生地 10g，生侧柏叶 10g，生荷叶 10g。

3. 瘀血阻滞证

　　主症　时崩时止，淋漓不净，或突然量多，夹有瘀块，少腹疼痛拒按。舌质紫暗，或边有瘀点，苔薄，脉沉涩，或弦细。

　　治法　活血行瘀，理气止痛。

　　方药　血府逐瘀汤加减。桃仁 10g，红花 10g，当归 10g，生地 10g，川芎 10g，赤芍 10g，柴胡 10g，延胡索 10g，没药 3g，乳香 3g，甘草 10g。

4. 肾气亏虚证

　　主症　阴道出血，量多少不一，色鲜红或暗红，头晕目眩，耳鸣如蝉，心悸时作，五心烦热，下午或入夜两颧红赤，腰膝酸软无力。舌红少苔，脉细数。

　　治法　滋肾育阴，固冲止血。

　　方药　左归丸加减。熟地 15g，怀山药 15g，山茱萸 15g，菟丝子 30g，枸杞子 30g，鹿角胶 10g（烊化），女贞子 30g，旱莲草 30g，仙鹤草 30g，血余炭 10g，棕榈炭 15g。

五、西医诊断方法[2]

1. 实验室检查

目前尚没有子宫内膜癌特异敏感的标志物。部分患者可出现 CA125、

CA19-9、CA153 或附睾蛋白 4 异常。患者还可出现血色素下降，血糖、血脂、血凝、肝肾功能等结果也有辅助诊断价值。

2. 影像学检查

（1）超声检查：可以了解到子宫大小，宫腔形状，宫腔内部有无多余生物，子宫内膜厚度，肌层有无浸润和浸润深度等情况。

（2）盆腔磁共振成像：是子宫内膜癌首选的影像学检查，能够清晰显示子宫内膜及肌层结构，以及肿瘤的鉴别诊断，评估化疗的疗效及治疗后随诊。

（3）CT：能够了解肿瘤对盆腔组织、器官的影响情况，中晚期并发症及全身转移情况。

（4）PET-CT：对于难以诊断以及疑似转移患者可进行全身 PET-CT 检查，以明确全身肿瘤侵犯及转移情况。

3. 病理学检查　子宫内膜的组织病理学检查是确诊子宫内膜癌的金标准。诊断性刮宫是目前最常用、最理想的诊断方法。可直接观察宫腔内及颈管内病灶的外观形态、位置和侵犯范围，降低漏诊率。

4. 子宫内膜癌分期[3]　Ⅰ期表示肿瘤局限于子宫体。ⅠA 期为肿瘤浸润深度<1/2 肌层。ⅠB 期为肿瘤浸润深度≥1/2 肌层。Ⅱ期表示肿瘤侵犯宫颈间质，但无宫体外蔓延。Ⅲ期表示肿瘤局部和（或）区域扩散。ⅢA 期为肿瘤累及子宫浆膜和（或）附件。ⅢB 期为肿瘤累及阴道和（或）宫旁组织。ⅢC 期为盆腔淋巴结和（或）腹主动脉旁淋巴结转移。ⅢC1 期为盆腔淋巴结转移。ⅢC2 期为腹主动脉旁淋巴结转移伴（或不伴）盆腔淋巴结转移。Ⅳ期表示肿瘤侵及膀胱和（或）直肠黏膜，和（或）远处转移。ⅣA 期为肿瘤侵及膀胱和（或）直肠黏膜。ⅣB 期为远处转移，包括腹腔内和（或）腹股沟淋巴结转移。

六、中西医结合治疗

早期以手术为主，进展期患者需要根据病理学类型及分期，采取手术联合化疗、放疗、激素治疗、靶向治疗等手段的综合治疗。

传统中医药治疗贯穿整个治疗过程，结合不同的体质、症状和西医治疗情况，采取健脾、补肾、疏肝、利湿、清热、解毒、祛痰、化瘀等治疗，以达到增加治疗效果，降低放化疗毒副作用，改善生存质量以及延长生存时间的目的。

（一）中药配合手术治疗

手术治疗是子宫内膜癌治疗的主要方法，早期患者均应采取手术治疗，部分中晚期患者也可采用手术治疗，目标是尽可能切除肉眼可见的病灶。早期患者可通过手术获得根治，中晚期患者也通过手术获益。

1. 手术分期及辅助治疗方式选择[2]

（1）临床Ⅰ期：①进入盆腹腔后首先行腹腔冲洗液细胞学检查；②筋膜外全子宫双附件切除术±盆腔及腹主动脉旁淋巴结切除术；③根据术后病理明确手术病理分期及辅助治疗的应用。

（2）临床Ⅱ期：①进入盆腹腔后首先行腹腔冲洗液细胞学检查；②广泛性或改良广泛性子

宫切除术+双侧附件切除术+盆腔及腹主动脉旁淋巴结切除术；③根据术后病理明确手术病理分期及辅助治疗的应用。

（3）临床Ⅲ期及以上：应以综合治疗为主。建议行包括子宫+双附件切除在内的肿瘤细胞减灭术，尽可能达到没有肉眼可测量的病灶，也可考虑新辅助化疗后再手术。分期手术中需行全面探查。

（4）Ⅱ型子宫内膜癌：包括浆液性腺癌、透明细胞癌及癌肉瘤。其治疗遵循卵巢癌的手术原则和方式。除腹水细胞学检查、全子宫双附件切除术及盆腔淋巴结和腹主动脉旁淋巴结切除术外，还应行大网膜切除术及腹膜多点活检。如为晚期，则行肿瘤细胞减灭术。

（5）手术并发症及处理：经腹全子宫切除术或广泛子宫切除术的主要并发症为周围脏器如输尿管、膀胱、直肠等损伤。术中应该仔细解剖，避免损伤。一旦出现，需要及时行输尿管支架及脏器修补等手术。腹腔镜手术并发症主要为血管、肠管及膀胱损伤和皮下气肿，此外还可发生穿刺孔疝。

2. 分阶段中药配合手术治疗

（1）手术后：治疗目的为培本还原，促进恢复。治法包括益气养血，培本固元，健脾补肾等。常以十全大补汤、八珍汤为主加减治疗。以调理脾胃，恢复气血为主，辅以清热解毒，化瘀散结的药品，使身体能够尽快恢复，同时改善体质，预防复发、转移。

（2）长期维持：治疗目的为扶正祛邪，预防转变。治法包括化瘀散结，健脾补肾，清热解毒等。常以四君子汤、四物汤、龙蛇羊泉汤为主加减治疗。在身体逐渐恢复之后，治疗的中心逐渐向祛邪倾斜，以清除体内的潜在风险，预防疾病再度复发或转移。

（二）中药配合化疗

是晚期或者复发性子宫内膜癌的综合治疗方法之一，也用于具有复发高危因素患者的治疗。

1. 化疗方式选择[2]　　主要应用于晚期（Ⅲ～Ⅳ期）或复发患者以及特殊病理类型患者。近年来也用于一些具有高危因素的早期患者的术后辅助治疗。

对于晚期患者，ⅢA～ⅢC期推荐的方案为全身化疗和（或）体外放疗±腔内放疗。ⅣA、ⅣB期主要治疗为全身化疗。若患者能耐受，推荐多药联合化疗方案。

2. 分阶段中药配合化疗

（1）化疗时：治疗目的为减毒增效，保存体力。治法包括健脾补肾，滋阴清热，和胃降逆，调理胃肠功能等。常以半夏泻心汤、四君子汤为主加减治疗。

化疗是除手术之外，恶性肿瘤的主要治疗方法，其副作用明显，对生活质量影响较大。可以根据化疗期间出现的症状，给予相应的中医治疗，以减轻化疗的副作用，降低患者的体力消耗，也保证了患者的生活质量，使得化疗能够顺利进行下去。中药能促进人体气血恢复，便于化疗药物发挥作用；同时有些中医研究认为，中药能够提高肿瘤细胞对化疗药物的敏感性，从而提高化疗的疗效，减少、延缓耐药的出现。

（2）化疗后：治疗目的为扶正解毒，预防转变。治法包括益气养阴，解毒散结，化痰祛湿，祛瘀清热等。常以参苓白术散、龙蛇羊泉汤为主加减治疗。

化疗结束后，应当继续服用中药，促进身体的恢复，尽量减轻化疗带来的各类副作用，并继续抗肿瘤治疗，以防止复发和转移。

（三）中药配合放疗

放疗是恶性肿瘤的重要的局部治疗方法之一，可分为单纯放疗、术前放疗和术后放疗。单纯放疗用于无法进行手术的患者，主要见于子宫内膜癌中晚期；术前放疗的目的是控制和缩小病灶，给手术创造机会；术后放疗的主要目的是预防疾病复发和转移。

1. 放疗方式选择[2]　对于不能手术的子宫内膜癌可行根治性放疗，包括体外放疗联合近距离放疗。放射治疗在子宫内膜癌中常为术后患者的辅助治疗。

（1）体外放疗：针对原发肿瘤和盆腔内转移实体肿瘤部位，还要包括髂总、髂外、髂内淋巴结引流区，宫旁及上段阴道和阴道旁组织。宫颈受侵者还应包括骶前淋巴结区。腹主动脉旁淋巴结受侵者行延伸野照射，包括髂总和腹主动脉旁淋巴结区域。延伸野的上界取决于具体的临床情况，至少达到肾血管水平上 1～2cm。

（2）近距离放疗：传统子宫内膜癌的腔内治疗，没有一个公认的剂量参照点。现在建议采用以三维影像为基础的治疗计划，根据临床肿瘤实际情况个体化给予放疗剂量。治疗靶区包括全部宫体、宫颈和阴道上段组织。2015 年美国近距离放疗协会提出了 CT 或 MRI 引导下的子宫内膜癌根治性放疗靶区的定义。

2. 分阶段中药配合放疗

（1）放疗时：治疗目的为减毒增效，保存体力。治法包括益气养阴，清热解毒，健脾和胃等。常以沙参麦门冬汤、竹叶石膏汤为主加减治疗。

中医认为放疗是一种热毒性质的治疗，在杀灭病灶的同时，也会对身体造成损伤，出现一些伤及阴精的表现，如口干、盗汗、耳鸣、心烦等。所以通过养阴清热，健脾和胃的治疗，可以有效缓解放疗的各类副反应。

放射剂量过高只能增加损伤，而不能增加疗效，因此，增加放射治疗的敏感性，是增加疗效的重要手段。研究认为，中药可以通过改善局部循环，提高癌细胞对放疗的敏感性，从而提高放疗的效果。

（2）放疗后：治疗目的为扶正解毒，巩固疗效。治法包括益气健脾，养阴生津，解毒散结等。常以沙参麦门冬汤、六味地黄丸为主加减治疗。

放疗造成的放射性炎症可长期存在，常见的症状如局部红、痒、破溃、疼痛，以及恶心、呕吐、食欲下降、咳嗽、胸痛等。通过中医中药可以减轻炎症反应，促进身体恢复。放疗结束后，仍需要继续巩固疗效，预防复发和转移，中医通过扶正祛邪的手段可以达到长期治愈的目的。

（四）中药配合激素治疗

部分子宫内膜癌的发生与雌激素的持续刺激有直接关系，激素治疗的目的是通过孕激素或其他药物，减少雌激素对人体的影响，从而使癌细胞的生长和发育受到抑制。

1. 激素治疗方案选择[2]　激素治疗根据肿瘤免疫组化情况，进行针对性选择。常用药包括甲地孕酮及他莫昔芬（两者可交替使用）、孕激素类、芳香化酶抑制剂、他莫昔芬等。激素治疗仅用于子宫内膜样腺癌，主要为孕激素，用于早期子宫内膜癌需保留生育功能的年轻患者及晚期、复发性或无法手术的患者。以高效、大剂量、长疗程为佳，4～6 周可显效。对肿瘤分化良好、孕激素受体阳性者疗效较好，对远处复发者疗效优于盆腔复发者。治疗时间尚无统一标准，但至少应用 1 年。孕激素类药物常见的副反应包括水钠潴留、消化道反应、高血压、痤疮、乳腺疼痛等。

2. 同步进行中药与激素治疗　治疗目的为扶正培本，预防转变。治法包括健脾补肾、化瘀散结、清热解毒等。常以六味地黄丸、加味逍遥丸为主加减治疗。中药对于激素的调节也有一定作用，能够有效缓解激素用药带来的副作用，使具有高危因素的患者能更多获益。

（五）中药配合靶向治疗

靶向治疗的效果和副作用个体化差异较大，其副作用可涉及人体多个系统，如消化道、呼吸道、血液系统等，严重者可出现肺出血、胃穿孔、高血压危象等。

1. 靶向药物选择[2]　随着个性化肿瘤治疗和靶向研究热度不断升温，几种新型疗法已被开发和应用于子宫内膜癌的治疗，特别是在Ⅰ型子宫内膜癌治疗中。雷帕霉素类似物依维莫司、西罗莫司，已获批为Ⅱ型子宫内膜癌Ⅱ期临床试验的单药治疗药物，目前正在联合治疗方案中进行评估。

2. 同步进行中药与靶向治疗　治疗目的为减毒增效，预防耐药。治法包括益气健脾，解毒散结，养阴清热，疏肝和胃等。常用以加味逍遥散、龙蛇羊泉汤为主加减治疗。中药治疗在减轻毒副作用的同时，还能够在一定程度上提高靶向药物的疗效，并且有效延缓耐药的产生，使患者长久获益。

七、郁仁存教授临床治疗子宫内膜癌常用方

中医认为子宫内膜癌的发生与肝、脾、肾三个脏器关系密切，郁仁存教授在用药时常会针对这三个脏器进行调节。下面选择一些常用方剂，可根据不同脏腑的情况，进行联合用药，以达到最好的治疗效果。

1. 肝

（1）小柴胡汤：常用于感冒、流行性感冒、疟疾、慢性肝炎、肝硬化、胆囊炎、胆结石、胰腺炎、胸膜炎、中耳炎等疾病，在子宫内膜癌患者中，若出现胸胁胀满、呕吐、心烦、小便不利、口苦、咽干等或少阳证表现者，均可辨证应用。

（2）大柴胡汤：常用于肝炎、胰腺炎、胆囊炎等疾病的治疗，子宫内膜癌患者出现便秘、大便不爽，或者伴有肝炎、胰腺炎、胆囊炎等疾病时，均可辨证应用。

（3）逍遥散：子宫内膜癌患者易发生焦虑、抑郁等不良情绪，给予逍遥散可以得到改善。

2. 脾

（1）四君子汤：具有益气健脾的功效，是治疗子宫内膜癌患者脾胃疾病以及放化疗等导致的胃肠道反应的基础方剂。

（2）五味异功散：有促进食欲的作用，适用于脾胃虚弱兼有气滞，以及食欲不振的子宫内膜癌患者。

（3）六君子汤：是四君子汤加入了陈皮、半夏而成，加强了止吐的作用，适用于脾胃气虚兼有痰湿，以及出现呕吐的子宫内膜癌患者。

（4）八珍汤：具有益气补血的功效。子宫内膜癌患者在手术、放疗、化疗；或者病史较长；

或者年龄偏大时，气血不足，体质较为虚弱，可用八珍汤进行调理。

（5）十全大补汤：具有温补气血的功效。子宫内膜癌患者久病体虚，或者体质偏于虚寒者，或手术、放化疗后气血亏虚，均可辨证应用。

（6）桂枝汤：常用于感冒、流行性感冒、低热、妊娠呕吐、冻疮、荨麻疹等疾病的治疗。子宫内膜癌患者出现外感疾病，可辨证应用。

（7）小建中汤：是由桂枝汤化裁而成，子宫内膜癌患者因外感、内伤等因素引起的脾胃虚弱，气血不足，都可辨证应用。

（8）完带汤：是治疗白带的常用方剂，子宫内膜癌患者常会出现白带的异常，证属湿、瘀、痰的，可予完带汤辨证治疗。

3. 肾

（1）六味地黄汤：是滋阴补肾的常用方剂，子宫内膜癌患者在放化疗过程中常会出现肾阴虚的表现，用六味地黄汤可取得良好效果。

（2）金匮肾气丸：是治疗肾阳虚的常用方剂，子宫内膜癌患者疾病日久或手术或放化疗之后，常会出现肾阳不足的表现，用金匮肾气丸可取得良好效果。

（3）知柏地黄汤：具有养阴清热，疏通尿道的功效，子宫内膜癌患者受放化疗的影响，常会出现阴液亏虚，虚火亢盛，用知柏地黄汤可取得良好效果。

（4）麦味地黄丸：具有滋肾养肺的功效，子宫内膜癌患者出现咳嗽、手足心热，以及肺肾两虚的表现时，可辨证应用。

（5）济生肾气丸：用于治疗肾阳不足、水湿内停证，子宫内膜癌患者出现下肢水肿、小便不利等症，均可辨证应用。

（6）五子衍宗丸：具有补肾益精的功效，子宫内膜癌患者由于疾病久耗、营养摄入不足或手术、老龄等影响，常会出现肾精亏损，可予以五子衍宗丸长期治疗。

八、郁仁存教授临床治疗子宫内膜癌常用药

除方剂外，中医根据疾病症状的不同，还可对具体症状针对性用药，以达到更好的治疗效果。常见症状包括腹水、下肢水肿、腹泻、便秘、失眠、疼痛、出血等。

1. 腹水 腹水是子宫内膜癌的常见并发症，中医常用利湿逐水的药物进行治疗，常用的有猪苓、泽泻、桑白皮等。

（1）猪苓：常用于治疗腹水、胸水、下肢水肿，单用或配伍使用均有良好效果。临床上可单用提高患者的免疫功能，或配合泽泻、车前子、白术、茯苓等，用于利尿消肿。用量6～12g。

（2）泽泻临床常用于腹水、胸水等各类水肿，以及伴有肾炎、高血压、糖尿病等疾病的恶性肿瘤患者的治疗。用量6～10g。

2. 下肢水肿 子宫内膜癌患者受肿瘤侵犯、压迫或者手术的影响，常会产生下肢水肿，临床常用利湿逐水的药物进行治疗，以上用于腹水的药物如猪苓、泽泻，也可用于治疗下肢水肿。此外用于下肢水肿的药物还有防己、半边莲、车前草等。

（1）防己：常用于下肢水肿、小便不利以及癌性胸腹水的治疗，由于性味苦寒，所以常与其他药物同用，以防止损伤脾胃。用量5～10g。

（2）车前草：可用于各类水肿以及小便不利的治疗，临床常与其他利水药配合使用。用量9～30g。

3. 腹泻 腹泻是子宫内膜癌患者在治疗期间常出现的症状，临床根据具体表现的不同，常用健脾、化湿、止泻等药物进行治疗，主要有茯苓、白术、补骨脂等。

（1）茯苓：主要用于脾虚湿盛所致的泄泻，能够益气扶正，适用于放化疗期间出现的腹泻。用量10～15g。

（2）白术：适用于脾虚气亏所致的泄泻、水肿，对于疾病日久、手术以及放化疗之后的消化道反应均有良好效果。用量6～12g。

（3）补骨脂：适用于脾肾阳虚所致的泄泻，对于疾病日久或手术之后阳气亏虚，五更腹泻，具有良好的止泻效果。用量6～10g。

（4）黄连：性味辛苦，能燥湿胜热，宣平气机，是治疗腹泻的常用药，尤适用于湿热腹泻。用量2～15g。

4. 便秘 便秘也是子宫内膜癌患者在治疗之中，尤其是放化疗期间常会出现的症状，临床常以软坚、润肠、泻下等方法进行治疗，常用药物有瓜蒌、火麻仁、大黄等。

（1）大黄：适用于实热邪毒壅滞所致的便秘，也可外敷用于治疗水肿、跌打瘀肿等。用量3～15g。

（2）瓜蒌：适用于痰热便燥者，患者常伴有胸闷、咳吐黄痰等症状。用量9～30g。

（3）火麻仁：常用于肠燥便秘，如放化疗期间阴液亏损，大便难下，可加入火麻仁润肠通便。用量10～15g。

5. 失眠 子宫内膜癌患者受疾病和治疗的影响，容易产生失眠，临床常用养心安神法来治疗，常用药物有茯神、柏子仁、磁石等。

（1）酸枣仁：入肝、胆、心经，是安神助眠的常用药，常用于心肝血虚，神志不宁所致的失眠。用量10～15g。

（2）柏子仁：适用于劳欲过度，心血亏损，精神恍惚所致的失眠，且能够补脾润肠，尤适用于伴有便秘的患者。用量3～10g。

（3）茯神：适用于心虚血少，心神不定所致的失眠，能够开心益智，养精安神。用量10～15g。

（4）磁石：适用于肝阳上亢，神志不宁所致惊悸失眠，也可用于治疗耳聋耳鸣，肾虚气喘。用量9～30g。

6. 疼痛 肿瘤侵袭、压迫，手术、放化疗等，均可引起局部的疼痛，尤其在疾病晚期，疼痛明显，严重影响患者的生存质量，临床用于止痛的方法包括活血止痛、温经止痛以及凉血止痛等，常用的药物有延胡索、徐长卿、五灵脂等。

（1）活血止痛：延胡索对于子宫内膜癌患者的各类疼痛，尤其是腰腹痛有良好的止痛效果，用量3～10g。五灵脂止痛效果明显，临床常与蒲黄组成失笑散用于妇科恶性肿瘤有血瘀证的患者，用量5～10g。乳香可用于各类疼痛，包括炎症以及肿瘤压迫、侵袭引起的疼痛，均可得到减轻，用量3～5g。没药能舒筋膜，通血脉，常用于治疗各类瘀痛、损伤，止痛常与乳香同用，用量3～5g。

（2）温经止痛：桂枝能够温经散寒，可用于治疗因寒湿所致的疼痛，用量3～10g。吴茱萸能够散寒温中，燥湿解郁，常用于治疗脘腹冷痛，厥阴头痛，对证属虚寒的子宫内膜癌所致腹痛，具有良好的止痛效果，用量2～5g。薤白辛温通畅，善散壅滞，可用于寒滞疼痛，用量5～10g。徐长卿能驱寒散瘀，可用于治疗胃痛、牙痛、风湿疼痛、经期腹痛、跌打疼痛等，对于手术后疼痛及癌肿疼痛也有良好的止痛效果，用量3～12g。

（3）凉血止痛：大黄具有凉血逐瘀的作用，所以能够用于治疗血热、血瘀所致的疼痛，用量3～15g。牡丹皮治热入血分，可用于血热、血瘀所致的疼痛，用量6～12g。赤芍能定寒热，利小便，常用于治疗瘀血腹痛，也常用于血热及水肿，用量6～12g。

7. 出血　子宫内膜癌患者多是由阴道异常出血而发现的，阴道出血也是子宫内膜癌患者的常见症状，有些患者还可能出现便血，临床上常用化瘀止血的药物进行治疗，常见的有血余炭、藕节、三七等。

（1）三七：适用于各类出血性疾病，如吐血、咯血、尿血、崩漏以及外伤出血、跌打损伤等。用量3～9g。

（2）血余炭：对于尿血、便血、吐血、衄血等均有止血效果，对于子宫内膜癌所致的阴道异常出血也有明显的止血效果，是妇科常用的止血药品。用量5～10g。

（3）藕节：常用于吐血、尿血、咯血等出血的治疗，也可用于崩漏等妇科出血证，常炒炭使用。用量9～15g。

（4）仙鹤草：能够下气活血，理百病，散痞满，用于各类跌打损伤，以及咯血、尿血、便血、崩漏带下等。用量6～12g。

（5）云南白药：是著名的伤科用药，用于各类损伤及出血，包括刀、枪、跌打诸伤，吐血、咯血、便血、痔血、崩漏下血、手术出血等。外用适量，内服一次0.25～0.5g，一日四次，儿童酌减。

（6）四生丸：是妇科常用的止血剂，主治血热妄行所致的吐血、衄血、咯血、崩漏等出血性疾病。用量咨询专业医生。

参 考 文 献

[1] 杨曦，马珂，吴成. 子宫内膜癌的流行病学及高危因素[J]. 实用妇产科杂志，2015，31（7）：4.

[2] 国家卫健委：印发18个肿瘤诊疗规范（2018年版）[J]. 医院管理论坛，2019，36（1）：1.

[3] 吴海静，张国楠. 子宫内膜癌的新分期与临床意义[J]. 实用妇产科杂志，2011，27（6）：4.

第三节　子宫肉瘤

子宫肉瘤约占所有女性生殖道恶性肿瘤的1%，占子宫体恶性肿瘤的3%～7%。肿瘤分期是子宫肉瘤最重要的预后因素。

一、病　因[1]

子宫肉瘤病因尚不明确，有研究表明长期使用他莫昔芬可使子宫肉瘤的发病风险增加3倍，盆腔接受放射治疗者远期可能继发子宫肉瘤。由于影像学检查难以在术前辨别子宫体部肿

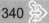

瘤的良恶性,许多患者就诊时常诊断为子宫良性疾病,手术后病理检查才得以确诊为子宫肉瘤。

二、西 医 分 型[1]

1. 子宫平滑肌肉瘤　子宫平滑肌肉瘤是最常见的类型,约占子宫肉瘤的 63%,被认为是一种真性肉瘤。病理特征表现为平滑肌分化的细胞呈多形性、核异型性明显,有丝分裂象常大于 15 个/10 个高倍镜视野(HPF)。其中上皮样平滑肌肉瘤和黏液样平滑肌肉瘤是 2 个罕见变种,病理学特征与普通梭形细胞平滑肌肉瘤难以区分,但核异型轻微且有丝分裂象少见(<3 个/10HPF)。

2. 子宫内膜间质肉瘤　较为少见,大约占子宫肉瘤的 7%~21%,占所有子宫恶性肿瘤的 0.2%~0.5%。该肿瘤是指来源于子宫内膜间质细胞的肿瘤,包括以下 2 种类型。

(1)低级别子宫内膜间质肉瘤,发病仅次于子宫平滑肌肉瘤,其瘤细胞形态由分化较好的小细胞构成,类似于增生期的子宫内膜间质细胞。通常有丝分裂象少见(<5 个/10HPF),但常伴有脉管浸润,肿瘤细胞坏死罕见。免疫组化多显示雌、孕激素受体(ER、PR)阳性。分子病理学可见 JAZF1~SUZ12 基因融合现象。

(2)高级别子宫内膜间质肉瘤,瘤细胞形态由高级别的圆形细胞构成,常伴有坏死且有丝分裂活跃(>10 个/10HPF)。YWHAE~FAM22 A/B 基因重排是其典型特征。

3. 未分化子宫肉瘤　瘤细胞显示高度的多形性及核异型、有丝分裂活跃、子宫肌层严重受侵并伴坏死,形态上缺乏平滑肌或子宫内膜间质分化,更像癌肉瘤中的间叶成分。

4. 其他罕见的类型　包括腺肉瘤、血管周上皮样细胞肿瘤及横纹肌肉瘤等。

三、中医对肉瘤的认识

中医学将肉瘤称为"筋瘤""瘿瘤""肉瘤""血瘤""气瘤""胎瘤""石疽"等。早在春秋战国时期的《灵枢·刺节真邪》就提到:"筋屈不能伸,邪气居其间而不反,发于筋溜。"《千金要方》中有:"肉瘤勿疗,疗则杀人,慎之慎之。"古人已认识到肉瘤的恶性程度,限于医疗条件,所以治疗时十分慎重。子宫肉瘤的发生与先天素质虚弱、外感六淫、内伤七情、气滞湿聚、痰凝血瘀、热毒蕴结等因素有关。由于正气不足,外邪乘虚而入,或内伤七情,导致气滞、血瘀、痰凝、湿聚等病理变化而逐渐形成瘤。明代陈实功《外科正宗》:"夫人生瘿瘤之症,非阴阳正气结肿,乃五脏瘀血浊气痰滞而成。"清代吴谦《医宗金鉴》:"多外因六邪,营卫气血凝郁,内因七情,郁忿怒气,湿痰瘀滞,山岚水气而成。"

四、治 疗 方 法[1]

1. 手术治疗　子宫肉瘤的标准术式是全子宫及双附件切除术,是否行盆腔或腹主动脉旁淋巴结清扫尚存有争议。

(1)局限于子宫者,全子宫+双附件切除;不能手术者,盆腔放疗±阴道近距离放疗和(或)全身系统性治疗。

（2）子宫外有病灶者，全子宫+双附件切除+转移病灶切除，包括转移淋巴结切除；不能手术者，盆腔外照射放疗±阴道近距离放疗和（或）全身系统性治疗。

（3）某些特殊情况下，如宫颈肌瘤肉瘤变或肉瘤侵及子宫颈，可行广泛性全子宫切除术，必要时行盆腔及腹主动脉旁淋巴结切除术。子宫肉瘤的手术强调完整切除子宫肿瘤，切忌在腹腔内行肿瘤分碎术。

2. 化疗　主要用于子宫平滑肌肉瘤、未分化子宫肉瘤或高级别子宫内膜间质肉瘤，可以选择单药化疗，也可选择联合化疗。一般推荐子宫平滑肌肉瘤的一线化疗方案为多西他赛+吉西他滨，有随机对照研究显示在该方案中加入贝伐珠单抗并不能提高疗效。单药化疗最常用多柔比星。

化疗会产生一系列不良反应，主要有贫血、中性粒细胞减少、恶心、呕吐、黏膜炎、头发脱落、注射部位红肿、皮疹、心脏毒性以及过敏反应等。

3. 放疗　放射治疗不作为子宫肉瘤治疗的首选，主要用于有肿瘤残留或有亚临床转移区域的补充治疗。包括外照射放疗和近距离腔内放疗。影像学检查可以评估局部肿瘤累及的范围，并可排除远处转移。盆腔或腹主动脉旁区域一般选用外照射放疗。腔内放疗多用于子宫切除术后阴道局部的放疗，或者用于子宫切除前的新辅助放疗。新辅助放疗有助于降低术后切缘不足或切缘阳性的风险。

放疗会产生各种类型的不良反应，主要有周身乏力、困倦、纳差、皮肤干燥脱屑或水肿糜烂、恶心、呕吐、腹痛、里急后重、血象降低、宫腔积液等。

4. 雌激素阻断剂　主要用于低级别子宫内膜间质肉瘤，首选芳香化酶抑制剂（来曲唑、阿那曲唑或依西美坦等），也可使用高剂量孕酮或促性腺激素释放激素类似物（亮丙瑞林，曲普瑞林等）。目前已不使用他莫昔芬。此外，一些 ER 和 PR 表达阳性的子宫平滑肌肉瘤、高级别子宫内膜间质肉瘤也可选用雌激素阻断剂治疗。雌激素阻断剂的使用方法并未达成共识，如芳香化酶抑制剂或孕激素的最佳剂量、用药方案及治疗持续时间等均不明确。有人认为需用2年，也有人认为需长期使用。

五、中医辨证治疗

1. 痰湿阻滞证

主症　颜面及下肢水肿，困倦乏力，胸胁满闷，呕吐痰涎，或伴腹水，大便稀溏，舌质淡，苔白滑腻，脉滑或濡。

治法　健脾利湿，化痰散结。

方药　焦白术 15g，土茯苓 30g，薏苡仁 30g，陈皮 15g，法半夏 9g，白芥子 10g，海藻 30g，昆布 30g，生牡蛎 30g，制南星 5g，青皮 10g，白附子 3g。

2. 气血瘀阻证

主症　面暗消瘦，腹部刺痛，或伴有肢体麻木，肢端不温，口唇青紫，舌质紫暗，或有瘀斑及斑点，脉弦细涩。

治法　活血行气，化瘀散结。

方药 红花 15g，川芎 15g，桃仁 15g，丹皮 15g，香附 10g，赤芍 15g，当归尾 15g，延胡索 10g，枳壳 10g，乳香 3g，没药 3g。

3. 热毒内聚证

主症 发热、烦躁、易怒、口渴喜冷饮、大便干结、小便黄赤，舌质红，苔黄燥或黄腻，脉弦数或滑数。

治法 清热解毒，消肿散结。

方药 夏枯草 15g，紫花地丁 30g，蒲公英 15g，野菊花 15g，板蓝根 30g，金银花 15g，半枝莲 15g，大青叶 10g，白花蛇舌草 30g，山慈菇 15g，重楼 15g。

4. 气血不足证

主症 面色不华，少气懒言，四肢倦怠，纳食日减，形体消瘦，时或低热，舌质淡，苔薄白，脉沉细。

治法 益气补血，扶正散结。

方药 黄芪 30g，党参 15g，白术 10g，陈皮 10g，茯苓 15g，当归 15g，生熟地黄各 15g，川芎 10g，白芍 12g，鸡血藤 30g，枸杞 20g。

参 考 文 献

[1] 周琦，吴小华，刘继红，等. 子宫肉瘤诊断与治疗指南（第四版）[J]. 中国实用妇科与产科杂志，2018，34（10）：38-42.

第四节 宫 颈 癌

宫颈癌是妇女最常见的恶性肿瘤之一，居妇女恶性肿瘤的首位。近年来，由于各地广泛开展宫颈癌普查普治，并持续进行多年，同时，卫生条件的改善及宣传晚婚节育，宫颈癌患病率有逐渐降低的趋势[1]。

宫颈癌普查高发年龄组为 60～69 岁，而来医院就诊患者则以 40～59 岁为最多，这可能与老年妇女不愿就医有关。由于治疗学上的进步，早期宫颈癌的根治率很高，中、晚期病例经过中西医结合治疗亦能获得较好的远期疗效[1]。

一、宫颈癌发病率

WHO2018 年发布，全球宫颈癌发病率为每 10 万人中有约 13 人患病，死亡率为每 10 万人中有约 7 人因宫颈癌死亡，2018 年全球新发宫颈癌病例约 56.9 万例，死亡病例约 31.1 万例，其中 84% 的病例发生于经济欠发达的国家。近 40 年来世界范围内宫颈癌的发病率和死亡率有明显下降趋势，与加强健康教育，HPV 疫苗接种和宫颈癌筛查有关。然而，全球的数据表明新发宫颈癌的平均发病年龄降低，有年轻化趋势。在我国宫颈癌发病以 40～50 岁为最多，60～70 岁是发病的又一高峰年龄段，20 岁以下少见[2]。

二、中医学对宫颈癌的论述[1]

中医古籍中，虽无"宫颈癌"这个病名，但类似宫颈癌的病证论述则散见于"崩漏""带下"等门中。早在《内经》中即有"任脉为病……女子带下瘕聚"的记载。汉代张仲景著《金匮要略》妇人杂病脉证并治中说："妇人之病，因虚积冷结气，为诸经水断绝，至有历年，血寒积结胞门，寒伤经络"，"在下未多，经候不匀，令阴掣痛，少腹恶寒，或引腰脊，下根气街，气冲急痛，膝胫疼烦，奄忽眩冒，状如厥癫，或有忧惨，悲伤多嗔，此皆带下，非有鬼神，久则应羸瘦，脉虚多寒。"唐代孙思邈在《千金要方》妇人方下提到："崩中漏下，赤白青黑，腐臭不可近，令人面黑无颜色，皮骨相连，月经失度，往来无常，小腹弦急，或苦绞痛上至心，两胁肿胀，食不生肌肤，令人偏枯，气息乏少，腰背痛连胁，不能久立，每嗜卧困懒。"上述引文中看到，张仲景指出了带下病多在经水断绝之后的年龄发生，而孙思邈则描述了晚期宫颈癌肿瘤坏死感染的证候。而病变部位，张仲景指出积结"胞门"，中医称子宫为胞宫，称宫颈为"胞门"，说明病在宫颈。元朱丹溪还记叙一例典型阴道与膀胱及直肠形成瘘道相通，以致"糟粕出前窍、尿溺出后窍"的现象，此为一女性病例，故极可能是因晚期宫颈癌局部浸润穿透膀胱后壁及直肠前壁，溃成瘘管所致。至于病机，则与积冷、结气、正虚及冲、任、督、带诸经脉病变有关。

三、宫颈癌的病因病机[1]

古代医学家认为"崩中"与冲任损伤有关，如巢氏《诸病源候论》说："崩中之病，是伤损冲任之脉……冲任气虚，不能统制经血，故忽然崩下……伤损之人，五脏皆虚者，故五色随崩俱下。"后金元李东垣指出："妇人崩中者，由脏腑伤损冲任二脉，血气俱虚故也，二脉为经脉之海，血气之行，外循经络，内荣脏腑，若气血调适经下依时，若劳动过极，脏腑俱伤，冲任之气虚不能约制其经血，故忽然而下，谓之崩中暴下。"肝、肾两脏与冲任密切关联，故崩漏与肝、肾受损有关；脾虚湿盛，湿郁化热，久遏成毒，湿毒下注，遂成带下。此病以七情所伤，肝郁气滞，冲任损伤，肝、脾、肾诸脏虚损为内因，外受湿热，或积冷结气、血寒伤络、瘀阻胞络所致。故此病以正虚冲任失调为本，湿热瘀毒凝聚而成。古籍中还有"夫妇自共净讼，讼意，未和平，强从，子脏闭塞，留结为病，遂病漏下，黄白如膏"，"下血未止而合阴阳，邪气结，因漏不止，状如腐肉"的记载，说明七情所伤和性生活卫生亦与宫颈癌有关。

现代医学研究表明，人乳头瘤病毒感染是导致宫颈癌最主要的原因，其他相关危险因素包括抽烟、多个性伴侣、性生活开始过早、多孕多产以及免疫功能缺陷型疾病等。

宫颈癌肉眼所见有糜烂型、结节型、菜花型、溃疡型。病理细胞主要为鳞状细胞癌（95%）。可局部浸润扩展及淋巴道转移，血行转移少见。

四、诊 断 要 点[1]

（1）临床表现：早期无明显症状，常见症状是阴道出血和白带增多，晚期则出现压迫症状及疼痛，常为侵及周围组织和盆腔所引起，白带具有恶臭。

（2）阴道镜检查并作脱落细胞学刮片检查。

（3）活体组织检查：绝大多数患者经钳取活检，病理细胞学证实可以确诊。

（4）妇科检查：用双合或三合诊检查阴道、子宫、附件、宫旁及盆腔的关系和浸润情况。

五、分　　期

目前采用的是 FIGO 2009 年会议修改的宫颈癌临床分期标准。

Ⅰ期表示肿瘤严格局限于宫颈（扩展至宫体将被忽略）。ⅠA 期为镜下浸润癌。间质浸润≤5mm，且水平扩散≤7mm。ⅠA1 期为间质浸润≤3mm，且水平扩散≤7mm。ⅠA2 期为间质浸润＞3mm，但≤5mm，且水平扩展≤7mm。ⅠB 期为肉眼可见病灶局限于宫颈，或临床前病灶＞ⅠA 期。ⅠB1 期为肉眼可见病灶最大径线≤4cm。ⅠB2 期为肉眼可见病灶最大径线＞4cm。Ⅱ期表示肿瘤超过子宫颈，但未达骨盆壁或未达阴道下 1/3。ⅡA 期为无宫旁浸润。ⅡA1 期为肉眼可见病灶最大径线≤4cm。ⅡA2 期为肉眼可见病灶最大径线＞4cm。ⅡB 期为有明显宫旁浸润，但未扩展至盆壁。Ⅲ期表示肿瘤扩展到骨盆壁和（或）累及阴道下 1/3 和（或）引起肾盂积水或肾无功能者。ⅢA 期为肿瘤累及阴道下 1/3，没有扩展到骨盆壁。ⅢB 期为肿瘤扩展到骨盆壁和（或）引起肾盂积水或肾无功能。Ⅳ期表示肿瘤侵犯邻近器官（膀胱及直肠）或肿瘤播散超出真骨盆。ⅣA 期为肿瘤侵犯膀胱或直肠黏膜（活检证实）。疱状水肿不能分为Ⅳ期。ⅣB 期为肿瘤播散至远处器官。

六、宫颈癌的中医治疗[1]

宫颈癌的中医治疗是全身治疗与局部治疗相结合。全身治疗以辨证施治、内服汤药为主，局部治疗则以中药外用为主。

（一）辨证施治

1. 肝郁气滞证

主症　胸胁胀满，情绪郁闷或心烦易怒，少腹胀感，全身窜痛，口苦咽干，白带稍多，阴道流血夹有瘀块。脉弦，舌质稍暗或正常，苔薄白或微黄。此型宫颈局部轻度糜烂或呈小菜花样损害。

辨证　肝郁气滞。

治法　疏肝理气，解毒散结。

方药　当归 10g，柴胡 10g，青陈皮各 10g，郁金 10g，白芍 10g，茯苓 15g，白术 10g，川楝子 10g，黄芩 10g，半枝莲 30g，败酱草 20g，白花蛇舌草 30g。

按语　此型病情较早，以局部病变为主。柴胡、青陈皮、郁金、川楝子疏肝理气，茯苓、白术健脾利湿，当归、白芍柔肝养血，配以清热解毒的黄芩、半枝莲、败酱草、白花蛇舌草以控制癌症。局部上外用药。

2. 肝肾阴虚证

主症 头晕耳鸣，目眩口干，腰膝酸痛，手足心热，夜寐不安，便秘尿赤，有时阴道流血，脉弦细，舌质红或正常，苔少或有剥苔。宫颈局部常为结节型、菜花样或溃疡型。

辨证 肝肾阴虚，毒热瘀结。

治法 滋补肝肾，解毒清热。

方药 生地 20g，知母 10g，黄柏 10g，女贞子 15g，枸杞子 10g，山萸肉 15g，草河车 10g，半枝莲 30g，旱莲草 30g，焦三仙 30g，大小蓟 30g，山药 10g。

按语 生地、女贞子、枸杞子、山萸肉、旱莲草、山药滋补肝肾，知母、黄柏、草河车、半枝莲、大小蓟清热解毒；焦三仙开胃助消化。

3. 湿热瘀毒证

主症 白带多，色如米泔或黄，或粉污，气臭，少腹胀痛，脘闷纳差，尿黄便干，舌质暗红，苔黄腻或白腻，脉滑数或弦滑。宫颈局部菜花样坏死溃疡，继发感染。

辨证 湿热瘀毒，蕴结下焦。

治法 清热利湿，解毒化瘀。

方药 土茯苓 30g，败酱草 30g，瞿麦 20g，蒲公英 30g，生薏苡仁 20g，半枝莲 30g，萹蓄 15g，苍术 10g，厚朴 10g，车前草 30g，龙葵 30g，赤芍 10g。

按语 土茯苓、败酱草、蒲公英、半枝莲、龙葵清热解毒，生薏苡仁、苍术、厚朴健脾燥湿，瞿麦、萹蓄、车前草清热利湿，赤芍活血化瘀。

4. 脾肾阳虚证

主症 神疲乏力，腰酸膝冷，纳少，小腹坠胀，白带清稀而多，或大量阴道流血，大便先干后溏，舌质胖，舌苔白润，脉细弱。

辨证 脾肾阳虚，中气不足。

治法 健脾温肾，补中益气。

方药 黄芪 30g，党参 15g，白术 10g，茯苓 10g，吴茱萸 10g，补骨脂 10g，升麻 10g，附子 6g，桑寄生 15g，生龙牡各 30g，山药 10g。

按语 黄芪、党参、白术、茯苓、山药健脾益气，吴茱萸、附子温阳，补骨脂、桑寄生补肾，升麻升举中气，生龙牡固摄、止血、安神。

在临床上，可以根据宫颈癌的出血、疼痛、带下三个主证，在上方基础上加减用药。

（二）局部用药

宫颈局部外用中药，可直接作用于肿瘤局部消除肿瘤。目前局部治疗有效的药物可分为两类：一为细胞毒药物，使肿瘤凝固、坏死、脱落、溶解，如中药"三品"锥切、治癌散、制癌粉副号、催脱钉、鸦胆子油等。二为非细胞毒药物，如掌叶半夏、莪术制剂、农吉利制剂、复方阿魏、香葵精油等治疗宫颈癌，均有较好疗效。

1. 细胞毒药物

（1）"三品"锥切：江西妇女保健院等 1972～1980 年共用中药"三品"锥切疗法治疗原位癌及早期宫颈癌（Ⅰa 期）170 例，均达近期治愈。其中随访 5～8 年者 86 例，均获五年以上治愈。此法仅适用于早期。

"三品"饼、杆剂组分：白砒、明矾、雄黄、没药。制法为先将白砒、明矾混合煅制、研细、加雄黄、没药粉混匀，压制成饼、杆型，紫外线消毒后备用。辅助药为双紫粉、鹤酱粉。双紫粉由紫草、紫花地丁、草河车、黄柏、旱莲草各30g，冰片8g，共研成细末。鹤酱粉由仙鹤草、败酱草、金银花、黄柏、苦参各30g，冰片3g，共研成细末而成。均经高压消毒后供外用。

（2）治癌散、抑癌片：沈阳医科大学附属医院用治癌散外用，内服"抑癌片"，治疗71例宫颈癌，近期治愈率为50%（36/71），有效率为73%。治癌散组分：砒石10g，枯矾20g，碘仿40g，硇砂10g，冰片适量，共研成细末外敷，每日上药，辅以青黛、紫金锭等防腐、消炎。"抑癌片"每日3次，每次3～5片，内服。抑癌片组分：生马钱子、天花粉、重楼、甘草。马钱子去皮香油炒至酥脆，与其他三味药物共研成细末，加淀粉打成片剂，每片0.3g。

（3）制癌粉副号：北京中医医院外用制癌粉副号（蟾蜍15g，雄黄8g，白及12g，制砒1.5g，五倍子1.5g，明矾60g，紫硇砂0.3g，三七3g，外加消炎粉60g，共研成细末外用。）及653粉（即子宫丸粉）、黑倍膏等，外用上药，隔日一次，同时内服针对性中药。1958～1968年治疗62例宫颈癌，1972年总结时，五年治愈率为53.2%，1977年随访，十年治愈率为37.9%。

（4）催脱钉、蜈蚣粉：催脱钉组分有山慈菇18g，炙砒9g，雄黄12g，蛇床子3g，麝香0.9g，硼砂3g，枯矾18g，冰片3g，将以上诸药研成细末，加适量江米糊制成1cm长钉状栓剂。外用蜈蚣粉：轻粉6g，冰片1.5g，麝香0.3g，蜈蚣去头足四条，黄柏30g，雄黄3g，共研成细末。北京妇产医院用以上二药外用治疗44例宫颈癌，近期治愈率为71.7%。

以上局部用药特点均对早期宫颈癌效果较好。此外，尚有用0.25%斑蝥素混悬液、鸦胆子油作瘤体局部注射，使瘤体溶解、坏死、脱落。

2. 非细胞毒药物

（1）掌叶半夏：每日服片剂约含生药60g，外用栓剂及棒剂，每栓含生药50g，棒药含生药5～7.5g。上海市治疗157例宫颈癌，Ⅰ期有效率88.89%，Ⅱ期有效率82.91%，Ⅲ期有效率41.17%，原位癌、早期浸润癌均近期治愈，各期近期治愈率为38.8%。

（2）莪术制剂：1%莪术油或5%莪术注射液，局部注射及全身静脉用药（沈阳药学院供药）治疗宫颈癌220例，总有效率为70.5%。以早期及溃疡型效果较好。但疗程长，晚期疗效差。

（3）农吉利制剂：山东以农吉利甲素局部注射及静脉、肌内注射。治疗150例宫颈癌，总有效率为43.3%。

（4）其他报道有效的还有复方阿魏、香葵精油、信枣散（白砒、大枣）等。

七、宫颈癌的西医治疗[2]

1. 外科治疗　手术治疗主要应用于早期宫颈癌。手术包括子宫切除与淋巴结切除两部分。由于根治性子宫切除术对盆腔自主神经损伤导致患者术后发生膀胱功能异常，结直肠蠕动功能异常以及性功能异常，保留神经的宫颈癌根治术不断得到研究和推广，可通过开腹、腹腔镜及机器人腹腔镜途径完成。

宫颈癌手术中淋巴结切除范围涉及盆腔淋巴结及腹主动脉淋巴结。ⅠA1～ⅡA期均应行盆腔淋巴结切除术±腹主动脉旁淋巴结取样术。近年来对一些渴望生育的早期、无淋巴结转移的年轻宫颈癌患者施行保留生育功能的手术。

2. 放疗　适用于各期宫颈癌。放疗包括体外照射和近距离放疗及二者联合应用。研究表明同步放化疗较单纯放疗提高了疗效，降低了复发风险。早期宫颈癌患者手术后如存在手术切缘不净、宫旁受侵、淋巴结转移等高危因素，术后需辅助放、化疗。术中或术后如发现肿瘤大、深部间质受侵和（或）脉管间隙受侵等危险因素，则术后需辅助放疗和同步放化疗。

3. 化疗　化疗在宫颈癌治疗中的作用越来越引起重视，主要应用于化疗时单药或联合放疗进行放疗增敏，即同步放化疗。另外，还有术前的新辅助化疗以及晚期远处转移、复发患者的姑息治疗等。治疗宫颈癌的有效药有顺铂、紫杉醇、5-FU、异环磷酰胺、吉西他滨、拓扑替康等。

八、宫颈癌的中西医结合治疗[1]

中医药治疗宫颈癌，确有一定疗效，特别是原位癌及早期病例有的可以根治。但在中、晚期病例，治疗效果尚不理想。如果配合以手术、放疗及化疗，则可大为提高疗效。

（1）中医药配合手术：单纯中医药治疗后，有些深部及颈管的残存癌细胞，可以进行手术治疗。从一些中药治疗后的手术切除标本中可以进一步研究探讨中医药的治疗效果和作用。

（2）中医药与放疗结合：北京中医医院用中药加深部 X 线放疗宫颈癌 144 例，大都为 Ⅱ、Ⅲ 期，中药以内服汤剂为主，同时进行放疗。五年相对生存率 88.2%，五年治愈率 81.2%。观察到放疗反应轻微，一部分患者放疗前内服、外敷中药 6～8 个月无效，改用放疗，或同时配合使用中药的患者效果很好，无任何反应，可能与放疗前及放疗同时用药有关。还看到少数病例因故只接受常规放疗量的 1/2 或 2/3 剂量，加上中药亦获得痊愈效果，说明中药可能有增敏作用。中、晚期宫颈癌一般认为还是以综合治疗或放疗较好。

（3）中医药与化疗结合：在中医药治疗的同时，如病期较晚或瘤体较大，可以配合用化疗药物局部注射、静脉注射或动脉插管灌注，可以提高疗效及手术切除率。

参 考 文 献

[1] 郁仁存. 中医肿瘤学[M]. 北京：科学出版社，1983：299-305.

[2] 周琦. 中国常见妇科恶性肿瘤诊治指南（2019 年版）[M]. 重庆：重庆大学出版社，2019：1-72.

第十章

泌尿系统肿瘤

第一节　肾　　癌

　　肾癌是起源于肾实质泌尿小管上皮系统的恶性肿瘤,包括起源于泌尿小管不同部位的各种肾细胞癌亚型,但不包括来源于肾间质的肿瘤和肾盂肿瘤。肾癌约占成人恶性肿瘤的 2%～3%,占成人肾脏恶性肿瘤的 85%,欧美国家发病率明显高于亚洲国家。男女发病比例（2～3）∶1,发病高峰年龄为 50～70 岁。我国肾癌发病率呈逐年上升趋势,至 2008 年已经成为我国男性恶性肿瘤发病率第 10 位[1]。肾癌的转移性差异很大,有的瘤体巨大,却无转移发生;有的则转移倾向明显。肾癌最常见的转移部位为肺、骨、淋巴结,其次为肝、脑、胰腺。因该病早期诊断困难,故治疗后五年生存率为 40%～50%,十年生存率为 20%。肿瘤大小、部位、病理分级和浸润范围等都直接影响预后。

一、祖国医学对肾癌的认识

　　中医学对肾癌的认识可追溯到 2000 多年前的医学典籍《黄帝内经》,汉代张仲景的《金匮要略》、隋朝巢元方的《诸病源候论》以及唐代王焘的《外台秘要》都明确地提出了溺血和腰腹深部的肿块是肾癌重要的特征。《素问·气厥论》:"胞移热于膀胱,则癃溺血。"《素问·四时刺逆从论》:"涩则病积,溲血。"《金匮要略》"热在下焦者,则尿血,亦令淋秘不通","肾着之病……腰以下冷痛,腹重如带五千钱"[2]。总体来讲,肾癌、肾盂癌当属中医尿血、腰痛范畴。

二、肾癌的发病原因

　　现代医学对肾癌的病因尚没有肯定的认识,一般认为与遗传因素及吸烟等不良嗜好有关。某些遗传疾病如结节性硬化症、多发性神经纤维瘤可合并肾细胞癌。烟草中的二甲基亚硝基胺可导致肾癌,虽尚未得到临床证实,但动物实验中已使家兔诱发了肾癌。有报道芳香族碳氢化合物、黄曲霉毒素、放射线、激素、病毒可引发肾癌。肾结石患者合并肾盂癌,可能与慢性刺激有关[3]。

三、肾癌的中医病因病机

饮食不节，恣食肥甘，喜食辛辣，嗜烟酒而酿湿生热，湿热内盛，蕴结于肾；房室不节，恣情纵欲，或劳累过度，损伤脾肾，或年老体弱，或久病及肾，而致脾肾气虚，脾虚不运，肾虚气化失司均可致水湿内停，酿湿生痰，痰湿郁结于肾；情志不遂，肝失疏泄条达，气滞血瘀，毒瘀互结瘀阻于肾；外受湿热邪毒入里蓄积于肾[4]。

肾癌病位在肾，又与脾、肝密切相关。其病机可分为虚实两类，实证多为湿热、气滞、血瘀、痰凝等，虚证为肾阴虚、肾阳虚。虚实之证可互为因果，因虚致实，或因实致虚。血尿主要是因为脾不统血、肾虚不摄血而尿血；因血瘀、痰湿之邪瘀阻于肾，血不归经而尿血；肾经热盛，热迫血行则血外溢，而尿血。腰为肾之府，肾虚失于气血之濡养，则腰痛；气滞、血瘀、痰湿等使肾的经脉不通，不通则痛。腰腹肿块，则是因为邪毒蓄积于肾，日久气滞血瘀、痰凝而形成。

四、肾癌诊断要点

肾癌大多发生在 50 岁以上，男性多于女性，男女之比约为 2：1。肾脏良性肿瘤大多无症状，而有症状的肿瘤多为恶性。血尿、腹部肿块和腰部疼痛为肾癌的三大主要症状，有些患者症状很不典型，临床出现非泌尿系症状如原因不明发热，常是肾癌的早期信号，应尽快追查其原因。

实验室及特殊检查

（1）一般检查：当癌肿侵入肾盂、肾盏时，尿常规检查有数量不等的红细胞；但是，尿常规完全正常，也不能排除肾脏肿瘤。

（2）X 线检查：为诊断肾脏肿瘤非常重要的方法，特别是随着设备技术不断更新，X 线检查的准确性也在明显提高。①尿路平片：在平片上可见患者患侧肾影不规则增大，腰大肌影模糊，有 10%肾癌肿块内或肿块周围可见钙化。②肾盂造影：静脉肾盂造影或逆行肾盂造影是诊断肾脏肿瘤的最基本方法。③腹主-肾动脉造影：是肾肿瘤早期诊断及定性诊断的一项重要手段。④下腔静脉造影：5%～15%肾癌的静脉内有瘤栓，造影可了解下腔静脉、肾静脉内有无瘤栓，下腔静脉有无受到肿瘤压迫和浸润等改变。

（3）CT 检查：主要用来确诊肾占位性病变，对囊性和实质性肿块的鉴别，准确率达 93%。

（4）MRI 检查：优点在于：①一次扫描可获得肾脏横断面、冠状面和矢状面的图像；②没有 CT 图像中存在的伪影；③不需注射造影剂。MRI 可十分清晰地显示肾实质肿块，并与肾囊肿作鉴别。

（5）超声诊断：B 型超声显像是近年来诊断肾脏肿瘤的重要方法之一，由于超声检查方法简便，无创伤性，因而在肾脏肿瘤的诊断中已被广泛应用。超声图像还能显示肾癌的范围、癌肿有无侵入邻近器官、肝脏或脾脏有无转移、肾蒂及腹膜后淋巴结是否肿大。因此，对肾癌的临床分期有一定帮助。

（6）放射性核素检查：对脏器功能的了解有重要价值，同时也能用显像技术来反映脏器功能，显示脏器形态。对一些不能作 X 线造影的病人更为合适。

五、肾癌的中医治疗

（一）辨证分型治疗[5]

各期肾癌均可配合中药治疗。对于术后病人，中药可以预防复发，化疗期间可以起到减毒增效作用，而晚期患者应用中药配合支持对症治疗，可以延长生命减轻痛苦。

1. 湿热蕴毒证

主症　腰痛，坠胀不适，尿血鲜红，腰部肿块，伴发热，口渴，纳少，身困，恶心，舌质暗红，苔黄腻，脉滑数。

治法　清热利湿，解毒化瘀。

方药　八正散合龙蛇羊泉汤加减。生薏苡仁 30g，车前子 15g，萹蓄 15g，滑石（布包）15g，大黄炭 10g，瞿麦 20g，栀子 10g，丹皮 12g，生地 10g，甘草梢 6g，龙葵 20g，蛇莓 20g，蜀羊泉 20g，白花蛇舌草 20g。

按语　生薏苡仁、滑石、车前子、瞿麦、萹蓄清热利湿，栀子清泻三焦湿热，生地、丹皮凉血清热，大黄炭泻热降火兼以止血，龙蛇羊泉汤及白花蛇舌草清热解毒抗癌。纳呆加陈皮、砂仁，恶心呕吐加半夏、竹茹，尿血不止加生侧柏叶、大小蓟、仙鹤草。

2. 瘀毒内阻证

主症　腰痛剧烈，呈刺痛钝痛，痛处固定，腰部肿块日渐增大，血尿或夹血块，面色晦暗，舌质暗有瘀斑，脉弦或涩。

治法　活血化瘀，理气散结。

方药　桃红四物汤加减。桃仁 10g，红花 10g，当归 10g，赤芍 10g，生地 10g，丹参 10g，延胡索 15g，川楝子 10g，莪术 10g，土鳖虫 8g，炮山甲 12g，郁金 10g，枳壳 10g，龙葵 20 克，蛇莓 20g，蜀羊泉 30g，仙鹤草 30g，白花蛇舌草 30g。

按语　桃红四物汤养血活血，莪术、土鳖虫、炮山甲软坚，郁金、枳壳理气，川楝子、延胡索理气活血止痛，龙蛇羊泉汤及白花蛇舌草解毒抗癌。疼痛剧烈加乳香 10g，没药 10g；出血量多加三七粉 6g（冲服）及云南白药。

3. 气血双亏证

主症　神疲乏力，心悸心烦，面色少华，贫血消瘦，咳嗽气促，肿块日渐增大伴疼痛，尿血淡红，或低热不退，舌质淡，苔白，脉细弱。

治法　补气养血，解毒散结。

方药　八珍汤加减。黄芪 30g，党参 15g，茯苓 15g，白术 10g，当归 15g，生地 10g，赤白芍各 10g，女贞子 15g，枸杞子 15g，地骨皮 15g，半枝莲 20g，干蟾 10g，僵蚕 10g。

按语　八珍汤气血双补，半枝莲清热解毒，地骨皮清虚热，干蟾、僵蚕攻毒散结。兼肾阴虚者加山萸肉 10g，龟板 15g；兼肾阳虚者加菟丝子 15g，鹿角胶 10g（烊化）。

4. 肾气亏损证

主症　癌肿已被手术切除，术后腰酸痛，乏力体弱，精神不振，偶有低热，舌质淡暗，苔薄白，脉细。

治法　益气滋肾，解毒通淋。

方药　六味地黄汤加减。生熟地各 12g，山萸肉 15g，茯苓 15g，泽泻 15g，女贞子 15g，枸杞子 15g，鸡血藤 30g，生黄芪 30g，太子参 20g，山药 15g，瞿麦 15g，海金沙 15g，土茯苓 15g，半枝莲 20g。

按语　六味地黄汤滋补肾阴，黄芪、太子参、女贞子、枸杞子益气养血填精，鸡血藤活血通络，海金沙、瞿麦利尿通淋，土茯苓、半枝莲解毒抗癌。五心烦热加旱莲草 15g，地骨皮 15g；形寒肢冷加制附片 10g，肉桂 6g。

（二）常用单验方

（1）马鞭草：性苦微寒。利尿消肿，破血通经，清热解毒。动物实验证明对小鼠子宫颈癌 14、肉瘤 180 均有抑制作用。马鞭草 60～120g，水煎服。

（2）琥珀：甘，平。镇静安神，活血散瘀，利尿通淋。琥珀粉 3g 分 2 次冲服。

（3）菝葜：甘、酸，平。入肝、肾经。解毒散瘀，祛风利湿。其抗癌有效成分为菝契皂苷 A、B、C。60～120g 水煎服。

（三）辨证常用中成药

（1）六味地黄丸：具有养阴补肾之功效。每次 6g，每日 2 次。适用于肾癌肾阴亏虚者。

（2）金匮肾气丸：六味地黄丸加肉桂、附片组成，具有温阳益肾之功效。每次 6g，每日 2 次。适用于肾癌肾气虚者。

（3）补肾养血丸：具有补肝益肾，填精养血之功效。每次 1 丸，每日 3 次，空腹温开水送服。适用于肾癌术后、化疗后邪毒去而肝肾虚者。

六、西医治疗概述

1. 手术治疗　肾癌的主要治疗是手术切除。Ⅰ、Ⅱ期的病人应行根治性肾切除及区域淋巴结清扫。手术范围包括肾、肾周围脂肪、肾周围筋膜、同侧肾上腺及肾主动脉旁、下腔静脉周围、腰大肌表面淋巴结。肾癌转移，若单个病灶，应争取患肾和转移灶的切除。多发转移，在条件允许的情况下，亦应切除原发灶后行综合治疗。偶有切除原发灶后转移灶自行消失的报道。

2. 肾动脉栓塞术　肾动脉栓塞术是指经皮穿刺选择性肾动脉插管，注入致栓物质，使动脉闭塞。可用于术前辅助治疗，使肿瘤坏死、缩小，为手术创造条件，减少术中出血；亦可用于姑息性治疗，缓解病人症状。

3. 放射治疗　肾癌对放射线多不敏感，放射治疗的疗效尚不够满意。术前放疗可以使肿瘤体积缩小，提高手术切除率。对肿瘤侵犯肾包膜、肾盂，淋巴结有转移病人，应做术后放疗，减少局部复发；广泛转移，不能手术切除的晚期肾癌，放疗可缓解症状，延长生存时间。

4. 化学治疗 目前认为化疗对肾癌疗效不佳，单药有效率在 15%以下，联合化疗有利于提高疗效。有淋巴结转移，血管和（或）淋巴管瘤栓病人，术后可行辅助化疗。

5. 免疫治疗 免疫治疗可分为非特异性免疫治疗和特异性免疫治疗。前者的代表是卡介苗，它是通过免疫活性细胞来扩大细胞及机体免疫反应的效应，以增强患者抗肿瘤能力。而特异性免疫在肾癌治疗中占有更重要的地位，目前，应用较多且有效的有 4 种。①干扰素（IFN）：通过对肿瘤的细胞毒作用，抑制细胞内蛋白质合成，从而抑制肿瘤细胞的分裂。干扰素在治疗转移性肾癌方面疗效肯定，有报道联合应用化疗与干扰素可提高疗效。临床上以 IFN-α 应用最多。推荐剂量 3MU，皮下或肌内注射，每周 3 次。②白介素-2（IL-2）：能促进和调节淋巴细胞的免疫功能，从而起到抑制肿瘤作用。用于转移性肾癌，可使肿瘤缩小，控制其发展。推荐剂量 3MU，皮下注射，每周 3 次，国外也有高剂量应用报道，疗效较好，但副作用也随之加重。也可以将 IFN 与 IL-2 联合应用。③免疫核糖核酸：可以传递细胞免疫和体液免疫，从而提高机体抗肿瘤能力，临床常用做肾癌的辅助治疗。④自体CIK 细胞：用自体 CIK 细胞 100～200 亿加 IL-2 50～100wu/次/周，共 20 次，每年两周期，共 40 次。在两周期间隙期可插用 IFN-α，每次 300wu，每周肌注 3 次，18 次一周期，每年两周期。

IL-2 与 IFN-α 曾在转移性肾癌领域占有重要地位，根据文献报道，其客观反应率为 5%～27%，但是这种治疗效果在大多数病人中比较轻微，而且持续时间较短。要实现较好的效果，往往需要高剂量治疗，存在严重的毒副反应，大部分患者无法耐受。正因为如此，随着靶向治疗的出现，IL-2、IFN-α 代表的免疫治疗就渐渐退出了历史的舞台。

6. 靶向治疗 以舒尼替尼为代表的靶向治疗的出现可以说是转移性肾癌治疗史上的里程碑，由于其相较于传统治疗的可靠疗效及安全性，很快被美国及其他国家的 FDA 批准上市。当前已经批准用于转移性肾癌的靶向药物包括舒尼替尼、索拉非尼、帕唑帕尼、阿西替尼、依维莫司、特西罗莫司及贝伐珠单抗。这些药物当前已广泛用于转移性肾癌的一线和二线治疗。

舒尼替尼（商品名：索坦），是一种口服的小分子多靶点受体酪氨酸激酶抑制剂。具有抗肿瘤血管生成和抑制肿瘤细胞生长的多重作用。该药发挥抗癌作用的靶点包括：血小板源性生长因子受体 PDGFR（PDGFRα 和 PDGFRβ），血管内皮生长因子受体 VEGFR（VEGFR1、VEGFR2、VEGFR3），FMS 样酪氨酸激酶 FLT-3，集落刺激因子受体 CSF-1R，干细胞因子受体 c-KIT 和神经营养因子 RET。基于大量临床研究证据，该药已被多个国家和地区的医学指南推荐作为晚期肾癌的一线治疗药物。其抗肿瘤作用主要通过抑制血管生成和细胞增殖来实现，对透明细胞癌和含有透明细胞癌成分的肿瘤效果更好。

索拉非尼是一种多激酶抑制剂，它能同时抑制多种存在于细胞内和细胞表面的激酶，包括RAF 激酶、VEGFR2、VEGFR3、PDGFRβ、KIT 和 FLT-3。索拉非尼具有双重抗肿瘤效应：①通过抑制 RAF/MEK/ERK 信号传导通路,直接抑制肿瘤生长;②通过抑制 VEGFR 和 PDGFR而阻断肿瘤新生血管的形成，间接抑制肿瘤细胞的生长。

七、中西医结合治疗进展

目前，早期肾透明细胞癌以手术切除为首选，术后予以生物及免疫治疗，靶向治疗及中药治疗。以提高自身免疫力为主要治疗目标。

中医药在肾癌治疗中的作用有：早期患者术后预防复发；复发及转移患者中药结合靶向治疗减轻靶向药物的不良反应，使治疗顺利完成；对丧失了手术机会，不适合靶向治疗的患者，中药治疗可缓解症状，减轻患者痛苦，延长生存期。如郁仁存教授治疗肾癌晚期患者有气血双亏，毒热蕴结证时，投以益气养血，清热解毒之品。化瘀散结药物如黄芪、太子参、茯苓、当归、赤白芍、干蟾、僵蚕、猪苓、干地黄、山萸肉、女贞子、半枝莲、白英、龙葵经临床应用确实有效；中药配合放化疗亦可起到减毒增效作用。由于现代医学常用 IFN、IL-2 等生物治疗，也有一定的副作用，如发热、肝肾功能损伤等症，可伍用中药以减轻副作用，提高疗效。药用生地、山萸肉、丹皮、柴胡、姜黄、赤白芍、生黄芪、太子参、女贞子、淫羊藿等。上述药物有滋阴补肾、养血保肝、清热除烦之功，同时还增强机体免疫功能及内源性干扰素、IL-2 的产生，达到减毒增效的目的。冬虫夏草有双向免疫调节作用，中医作为肺肾双补之品，可每日炖汤用 2～3g，或用干燥粉冲服每日 0.5g。

另外，抗肿瘤中成药如康莱特注射液在治疗肾癌方面也有效果。北京医科大学第一医院肿瘤治疗中心王俊杰等利用 MTT 法分析康莱特对肾癌细胞的抑制作用。证实康莱特注射液具有诱发细胞凋亡的作用。康莱特注射液的抗肿瘤作用可能是通过上调 p53 基因表达和下调 bcl-2 基因表达，继而诱发细胞凋亡和引起细胞坏死来实现的[6]。

八、预　　后

肾癌的预后有显著的个体差异，有的病例很快死亡，但大多数发展缓慢，一般均能超过 1 年。肾癌多见肺、骨、皮肤等处转移，按晚期有远处转移者论治。有肾癌患者手术切除后三年又出现多处皮下转移长达 4～5 年，最后肺部转移，前后病程达十年以上。未经治疗的肾癌患者，五年生存率＜2%。外科手术是肾癌的主要治疗方法，肾癌经过手术切除后的五年生存率为 45%，原发局限性肿瘤为 70%，进展快的肿瘤为 33%，已有远处转移者为 0，局部病变期 10 年生存率为 40%。近年来由于综合应用放射、化学药物、免疫制剂、激素和中药治疗，肾癌疗效已有提高。

参 考 文 献

[1] 周际昌. 实用肿瘤内科学[M]. 北京：人民卫生出版社，1999：518-520.

[2] 李佩文. 中西医临床肿瘤学[M]. 北京：中国中医药出版社，1996：809-813.

[3] 汤钊猷. 现代肿瘤学[M]. 上海：上海医科大学出版社，1993：877-887.

[4] 李家庚. 屈松柏. 实用中医肿瘤学[M]. 北京：科学技术文献出版社，2001：586-591.

[5] 郁仁存. 郁仁存中西医结合肿瘤学[M]. 北京：中国协和医科大学出版社，2008：308-318.

[6] 王俊杰，孙新臣，王笑民等. 康莱特注射液诱发肾癌细胞凋亡及 P53、bcl-2 表达的研究[J]. 中国肿瘤临床与康复，1999：6（5）：34-36.

第二节 膀 胱 癌

膀胱癌广义上指起源于膀胱的恶性肿瘤，一般为产生于膀胱壁上皮组织和间质组织的恶性肿瘤。从病理分型看，98%的膀胱肿瘤来自上皮组织，主要包括移行上皮癌、腺癌及鳞癌，其中移行上皮癌占 95%。肿瘤在膀胱内多分布于三角区和侧壁，次为后壁及颈部，发生于顶部及前壁者少。膀胱癌是泌尿系统三大肿瘤之一，发病率在我国居泌尿系统恶性肿瘤的首位，是最常见的恶性肿瘤，近年还有增加的趋势。膀胱癌发病年龄在 16~84 岁，高峰为 70 岁，男女比例为 4：1。对膀胱癌早发现、早治疗可提高生存率[1]。

一、祖国医学对膀胱癌的认识

中医学认为膀胱癌按症状分类应属 "尿血" "溺血" "血尿" "血淋" 范畴。有关该病的记述最早见于《素问·四时刺逆从论》："少阴有余……涩则病积溲血。"《素问·气厥论》曰："胞移热于膀胱，则癃，溺血。"《金匮要略·五脏风寒积聚病》："热在下焦者，则尿血，亦令淋秘不通。"《诸病源候论》指出："血淋者，湿热淋之甚者则尿血，谓之血淋。"朱丹溪在《丹溪心法》中指出 "大抵小便出血……痛者谓之淋，不痛者谓之溺血"，从而将尿血与血淋作了进一步的区分。清代医家林珮琴著《类证治裁》中说："溺血与血淋异，痛为血淋，出精窍；不痛为溺血，出溺窍。"这些记述既谈到了尿血的病因病机，也涉及了该病的鉴别诊断[2]。

二、膀胱癌的发病原因

现代医学对膀胱癌的病因学已进行了很多的研究，但答案尚不完全明确。比较公认的有：①化学致癌物质。芳香族物质，如联苯胺等，在进入人体后，经肝脏代谢随尿液流入膀胱，再分解成氨基萘酸，使其具有致癌作用。长期接触该类物质的工种如染料、皮革、橡胶、油漆工等，膀胱癌发病率较普通人高 30 倍。②体内色氨酸代谢的异常。色氨酸正常代谢的最终产物是烟酸，无致癌作用。在发生代谢异常时，中间代谢物经肝脏作用排泄入膀胱，由 β-葡萄糖醛酸苷酶作用后，具有致癌作用。③吸烟也是一种增加膀胱肿瘤发生率的原因。流行病学资料显示在膀胱癌患者中吸烟者比例较正常人群明显升高。吸烟者尿中致癌物质色氨酸的代谢增加 50%。④膀胱黏膜局部长期遭受刺激。如长期慢性感染，膀胱结石的长期刺激以及尿路梗阻，均可能是诱发癌肿的因素。⑤药物致癌。近年来环磷酰胺的代谢物能引起膀胱肿瘤的证据越来越多，大量服用非那西汀类药物，已证实可致膀胱癌。⑥寄生虫病。寄生在膀胱壁的埃及血吸虫使患者有较高的鳞状上皮癌发生率。

三、膀胱癌的中医病因病机

中医认为，尿血症的病机有实证与虚证两类，实证为心火下行移热于小肠，或湿热下注膀胱引起。而无痛性血尿则被认为因内虚致病，如肾气不足不能摄血；或气血双亏，血无所统摄，亦可尿血。因此，膀胱癌的病因可归纳为外受湿热邪毒，或风邪入于少阴，内则少阴肾虚为本。膀胱为州都之官，气化而利小便，肾为水脏，肾虚气化不利，水湿不化，瘀积成毒，湿毒化热下注膀胱而发病。肾虚不能摄血，故此病常见血尿[3]。

（1）湿热毒结：外阴不洁，湿毒热邪上移；或感受外邪，邪毒蓄积膀胱；或因饮食不洁，过食肥甘厚味；或脾胃素虚，水湿不运，湿热内生，下注膀胱。湿热毒邪蕴结膀胱，伤及血脉，发为本病。

（2）瘀毒蕴结：湿热之邪蕴结膀胱，日久化毒；或肝失疏泄，气机不畅，气滞血瘀，瘀毒互结，发为本病。

（3）阴虚火旺：不擅养生，纵欲过度，相火妄动，真阴耗竭，阴虚火旺，灼伤膀胱血络，发为本病。

（4）脾肾亏虚：平素脾肾不足，或久病及肾，脾肾亏虚，脾虚不运，肾虚气化失司，都可致水湿内滞，蓄积膀胱蕴热酿毒，发为本病。

四、膀胱癌的诊断要点

1. 临床表现　最常见的首发症状是血尿，为无痛性的肉眼血尿或显微镜下血尿，表现为间歇性全程血尿。应进行进一步详细检查。如合并有尿频、尿急、尿痛等膀胱刺激症状，则表示肿瘤浸润较广、较深，有肿瘤坏死、出血、感染。晚期肿瘤坏死、感染时可有腐肉样物质排出，肿瘤或血块的堵塞造成排尿困难，急性尿潴留，或尿涓滴而不自觉，甚至出现尿毒症。

2. 实验室及特殊检查

（1）尿常规检查：可在离心后高倍镜视野下找到红细胞，以证实血尿的存在。

（2）尿细胞学检查：从尿液中收集肿瘤的脱落细胞，进行染色，涂片后显微镜观察，对膀胱癌的诊断和治疗后的随诊很有价值。

（3）膀胱镜检查：是诊断膀胱癌的主要方法，可以确定肿瘤的位置、大小、数目、恶性程度、浸润深度及有无转移。并可行活体组织检查，明确病理诊断。

（4）X线检查：①膀胱造影：可以显示膀胱癌的充盈缺损部位，对确定肿瘤是否浸润特别有价值。②静脉肾盂造影：可以发现上尿路上皮细胞肿瘤。③盆腔动脉造影：可以显示肿瘤在盆腔的范围。

（5）CT 检查：CT 可观察膀胱壁的厚度，肿瘤大小及浸润范围，膀胱周围组织及淋巴结转移情况，准确率较高。

（6）MRI 检查：MRI 可以对膀胱进行矢状面和冠状面成像，对膀胱癌的诊断率高于 CT，其优点是可以了解肌肉浸润的深度。

五、膀胱癌的中医治疗

（一）辨证论治[4]

1. 脾肾两亏证

主症 无痛血尿，尿色淡红，气短乏力，纳食减少，形体消瘦，面色萎黄，头晕目眩，小便困难，腰背酸痛，舌淡苔白，脉细弱。

治法 益气滋肾，收敛摄血。

方药 补中益气汤合左归丸加减。黄芪 20g，党参 10g，白术 10g，当归 15g，升麻 10g，柴胡 10g，山药 15g，肉苁蓉 10g，熟地 10g，山萸肉 10g，菟丝子 15g，女贞子 15g，旱莲草 15g，仙鹤草 15g，血余炭 20g。

2. 湿热下注证

主症 血尿，尿频尿急，尿色鲜红，尿道灼痛，少腹作胀，食欲差，或有低热，舌红，苔白腻或黄腻，脉滑数。

治法 清热利湿，解毒通淋。

方药 八正散合龙蛇羊泉汤加减。萹蓄 30g，瞿麦 30g，黄柏 10g，栀子 10g，乌药 10g，大小蓟 30g，茅根 30g，龙葵 30g，白术 10g，土茯苓 30g，白英 30g，蛇莓 15g，海金沙 15g，车前草 20g。

3. 瘀毒内阻证

主症 尿中有血丝或血块，小腹刺痛，或下腹部肿块，尿痛或排尿困难，舌暗有瘀斑，脉沉弦。

治法 解毒祛瘀，清热通淋。

方药 四物汤合失笑散加减。莪术 10g，川芎 10g，赤芍 15g，当归 15g，生蒲黄 10g，五灵脂 10g，丹皮 10g，白英 20g，龙葵 20g，蛇莓 20g，土茯苓 30g，延胡索 15g，川楝子 10g，车前草 20g。发热明显者加大青叶、蒲公英、黄芩、贯仲。尿血不止者加三七、云南白药、仙鹤草、血见愁、大小蓟、白及、荠菜花、阿胶。尿混浊者加萆薢、瞿麦、萹蓄。大便燥结者加大黄、羊蹄根、番泻叶。

（二）偏方验方

（1）龙蛇羊泉汤：蜀羊泉 30g，龙葵 30g，蛇莓 30g，土茯苓 30g，海金沙 15g，灯心草 3g。

（2）蟾蜍 1 只，纱布包捣烂，黄酒炖煮取汁，每晚睡前内服，连服三日停数日，蟾蜍有小毒，注意防止中毒反应。

（3）癌痛散：山柰、乳香、没药、姜黄、栀子、白芷、黄芩各 20g，小茴香、公丁香、赤芍、木香、黄柏各 15g，蓖麻仁 20 粒。上药共碾为细末，用鸡蛋清调匀外敷肿瘤疼痛处。6 小时更换一次，适用于膀胱癌腰痛者。

（三）常用的抗癌中草药

白英、蛇莓、龙葵、草河车、半枝莲、商陆、苦参、木通、黄柏、大黄、黄芩、土茯苓、海金沙、猪殃殃、莪术、干蟾、斑蝥（慎用）、猪苓、水杨梅根、瞿麦、萹蓄等。

六、西医治疗概述

1. 手术治疗　根据肿瘤的分期、恶性程度、病理类型、部位，以及与周围脏器的关系结合患者体质综合考虑选择合理术式。常用的术式有：①经尿道膀胱肿瘤切除术；②膀胱部分切除术；③根治性膀胱切除术；④膀胱全切除术后尿流改道术。

2. 放射治疗　膀胱癌对放射线不够敏感，目前放疗主要应用于晚期肿瘤的姑息治疗，或术后患者的辅助治疗。通常所采用的放疗形式有：①体外照射，适用于肿瘤已经浸润，甚至向膀胱外浸润的乳头状癌和未分化癌的患者。②膀胱腔内照射，可以将固体或液体状放射性物质置入膀胱腔中央发挥放疗作用。③膀胱组织内照射，通过手术或膀胱镜直接种植于膀胱壁内发挥持续治疗作用，主要用于鳞状细胞癌的放射治疗。

3. 膀胱内灌注治疗　常用于膀胱内灌注的药物有：卡介苗（BCG）、阿霉素（ADM）、羟基喜树碱、TSPA 和丝裂霉素（MMC）等。术后需要立即进行膀胱灌注的指征包括：原发肿瘤较大（3cm），多发病变，随机活检有非典型增生或原位癌存在。随机临床试验显示，应用辅助膀胱灌注治疗和单纯行经尿道切除术的患者相比较，TSPA 使复发率降低 8%，ADM 降低10%，MMC 降低 12%，而 BCG 使复发率降低了 42%。膀胱内灌注化疗药物的副作用，源于它们的局部作用及全身吸收。化学性膀胱炎是 ADM 及 MMC 最主要的不良反应。BCG 的不良反应除膀胱炎及血尿外，流感样症状比较常见，通常会有低热，偶有高热，附睾炎、睾丸炎、前列腺炎、肺炎及肝炎均有可能发生，但每种的发生率不足 1%。

4. 介入治疗　膀胱肿瘤的介入治疗，通常是腹壁下动脉插管化疗。常用吉西他滨、顺铂联合给药，定期化疗。其优点是膀胱局部药物浓度较高，可使一部分肿瘤缩小、坏死或消失。对膀胱周围组织及其累及的淋巴结或小静脉均有作用。

5. 全身化疗　对于晚期不能切除的膀胱癌可以采取以全身化疗为主的综合治疗方案。近年来，由于新药物、新方案的应用，以及辅助性用药的进步，使化疗剂量得以提高，从而使化疗的有效率明显提高，患者生存时间得以延长。全身化疗目前也被用于手术前的新辅助化疗及手术后巩固化疗。应用于膀胱癌的常用化疗药物有吉西他滨、顺铂、紫杉醇等。

七、中西医结合治疗

1. 中药配合化疗　在化疗过程中，膀胱癌患者与其他肿瘤患者一样，一般也会出现因化疗药物引起的周身乏力，食欲不振，恶心呕吐，血细胞下降等毒副作用。中医辨证为正气被损，气血两亏，以益气养血，滋补肝肾为法，常用药物有：生芪 30g，太子参20g，当归 10g，茯苓 15g，白术 10g，女贞子 15g，枸杞子 15g，鸡血藤 30g，黄精 15g，焦三仙 30g，鸡内金 15g，炒枳壳 10g，生甘草 10g。有恶心呕吐者加旋覆花 10g，代赭石 20g；白细胞下降者加紫河车 20g，鹿角胶 15g；血小板下降者加杠板归 15g，茜草 10g，升麻 10g。

2. 中药配合放疗 放射性膀胱炎是膀胱癌放疗常见的副作用。中医认为放射线为毒热之邪，最易伤人气阴，气阴被伤则常见口干，乏力，盗汗，甚则尿频、尿急、尿痛、尿血。治疗上以益气养阴，清热解毒为主。常用药物有：南北沙参各 20g，麦冬 20g，萹蓄 30g，瞿麦 30g，黄柏 10g，栀子 10g，大小蓟 30g，白茅根 15g，仙鹤草 20g，血余炭 15g，三七粉 3g（冲服）。

3. 中药配合膀胱灌注治疗 化学性膀胱炎是膀胱灌注化疗药物的主要毒副作用，患者常见尿频、尿急、尿痛等膀胱刺激症状。治疗可应用清热泻火，利水通淋之剂，缓解症状。常用药物为八正散加减，车前子 20g，瞿麦 10g，萹蓄 10g，滑石 15g，栀子 10g，炙甘草 10g，通草 8g。伴血尿者加大小蓟各 10g，白茅根 10g；小便混浊者加萆薢 10g，菖蒲 10g[5]。

4. 中药预防膀胱癌术后复发 在膀胱癌术后应用中药辨证施治，不仅可以减少化疗、放疗的毒副作用，亦可在一定程度上减少肿瘤的复发和转移。治疗应以中医辨证决定治疗方法。总的治疗原则应以清热泻火，化瘀解毒为主，兼以益气养血，扶助正气。

八、预后及预防

膀胱癌的分级、分期、大小、数目、复发情况等皆影响预后，其中肿瘤的病理分级及分期最为重要。总体复发率和转移率越高，膀胱癌分级和分期越高，生存率越低，如有远处转移，会出现下腹或盆腔肿块、骨骼疼痛、贫血、腹水等症状。

膀胱癌的预防要做到建立良好的饮水排尿习惯，适当多饮水，不憋尿，戒烟，戒除不良生活习惯，保持个人卫生，积极治疗泌尿系统感染。

参 考 文 献

[1] 周际昌. 实用肿瘤内科学[M]. 北京：人民卫生出版社，1999：513-518.

[2] 李佩文. 中西医临床肿瘤学[M]. 北京：中国中医药出版社，1996：814-826.

[3] 李家庚. 屈松柏. 实用中医肿瘤学[M]. 北京：科学技术文献出版社，2001：592-606.

[4] 郁仁存. 郁仁存中西医结合肿瘤学[M]. 北京：中国协和医科大学出版社，2008：302-308.

[5] 赵文硕，张青，杨霖. 等，八正散加味预防注射用盐酸吡柔比星膀胱灌注不良反应临床观察[J]. 中国中医药信息杂志，2013，20（10）：70-71.

第三节 前列腺癌

前列腺癌是男性泌尿系统常见的恶性肿瘤。在欧美各国发病率很高，在美国位列男性恶性肿瘤发病率的第一位，男性癌症死亡率第二位[1]。据我国新公布的肿瘤监测数据，前列腺癌位列我国肿瘤发病谱第 7 位和肿瘤死因谱第 12 位[2]。近年来我国部分发达地区前列腺癌的发病率呈明显上升趋势。

前列腺癌发病较为隐匿，有一部分无症状的"潜伏癌"患者，相当多病例发现时即为晚期，常出现骨转移等远端转移。近年来随着相关诊断技术的发展及居民健康意识的提高，前列腺癌早诊率有了显著提高，只要做到早发现，早诊断，并应用手术，内分泌治疗，放化疗及中医药综合治疗，可以取得较好的疗效。

一、祖国医学对前列腺癌的认识

传统中医学没有前列腺癌的病名，但因其有排尿困难及血尿等症状而归入"癃闭""血淋"范畴论治。现代中医学直接将其命名为"前列腺癌"。

癃闭一名首见于《素问·气厥论》，其曰："胞移热于膀胱，则癃溺血。"《外台秘要》记载："病源诸淋者，由肾虚膀胱热故也。"清代沈金鳌的《杂病源流犀烛》曰："癃闭之异，究何如哉。新病为溺闭，点滴难通也，久病为溺癃，屡出而短少也。"

二、前列腺癌的发病原因

前列腺癌的病因目前尚不完全清楚，但大量临床资料显示，该病与内分泌变化，即循环中雄激素与雌激素比例失调有关。特别是雄激素的变化，有研究表明，在青春期切除睾丸，则不发生前列腺癌，而在性活力高的人群中，前列腺癌的发病率也高。随着年龄的增长，该病发病率也随之增加。另外，目前也认为前列腺癌的发病与种族遗传，地理环境因素，高脂饮食，环境污染，放射线接触有关。

三、前列腺癌的中医病因病机

中医学认为本病的发生，与肾、脾、肝、膀胱等脏腑功能失调有关。历代医家从不同的侧面对本病的认识和治法作了许多探索，形成了一套完整的辨治体系。综合各医家的论述，前列腺癌的病因病机大概有以下几点：第一，年老体弱或房劳过度，肾元亏虚，气化失司，开阖不利；第二，过度劳累，饮食不节以致脾虚而清气不升，浊阴难降；第三，七情内伤，肝郁气滞，疏泄不及，以致三焦水液运化失常；第四，嗜酒辛辣，湿热蕴积，下注膀胱，致使气化不利；第五，败精停留不去，瘀血阻塞水道，日久湿热邪气与瘀血交阻，凝滞成积块，压迫尿道而出现排尿困难等癃闭之症。

四、前列腺癌的诊断要点

1. 临床表现

（1）早期多无自觉症状，临床症状一旦出现，多属晚期。

（2）典型症状：①排尿障碍：早期常有短时的尿频及夜尿，后可出现尿流变细或尿流偏歪或尿流分叉，尿程延长、尿急、尿痛、尿意未尽感，严重时发生尿潴留。②疼痛：常见腰痛和后背痛或有坐骨神经痛，可向会阴部或直肠部放射，疼痛剧烈难忍。

（3）转移症状：转移至骨骼，可发生病理性骨折。淋巴结转移可引起相应部位的淋巴结肿大。转移至内脏器官，可出现相应症状。

（4）全身症状：日渐衰弱、消瘦、倦怠乏力、进行性贫血、恶病质或肾功能衰竭等。

2. 实验室及特殊检查

（1）直肠指检：是诊断和筛选前列腺癌的主要方法。前列腺癌指检表现为腺体增大，可扪及坚硬结节，表面高低不平，中央沟消失，腺体固定或侵犯肠壁等。

（2）血清学检查：①前列腺特异性抗原（PSA）是由正常或癌变的前列腺上皮细胞内质网产生的大分子糖蛋白，是目前诊断前列腺癌敏感性强且特异性高的肿瘤标志物，总阳性率在70%以上，晚期患者90%以上为阳性。但前列腺增生，该指标也会有轻度增高。②前列腺酸性磷酸酶（PAP）又称前列腺血清酸性磷酸酶（PSAP）可由正常或癌变的前列腺上皮细胞溶酶体产生，是较特异的肿瘤标志物。用敏感性和特异性强的放射免疫测定法或免疫电泳法检测。总阳性率在70%左右，晚期患者阳性率可达80%～90%。

（3）B超检查：可发现前列腺内低回声占位病变，并可以根据该病变向被膜外浸润的程度做出分级诊断。亦可以通过此法与前列腺增生加以鉴别。

（4）CT检查：主要是协助临床医师进行肿瘤的临床分期。对于肿瘤邻近组织和器官的侵犯及盆腔内转移性淋巴结肿大，CT的诊断敏感性与MRI相似。

（5）MRI、MRS检查：可以显示前列腺包膜的完整性，是否侵犯前列腺周围组织及器官，盆腔淋巴结受侵犯的情况及骨转移的病灶。在临床分期上有较重要的作用。

（6）前列腺癌的核素检查（ECT）：前列腺癌的最常见远处转移部位是骨骼。ECT可比常规X线片提前3～6个月发现骨转移灶，敏感性较高但特异性较差。

（7）细胞学或病理诊断：①尿液或前列腺液涂片细胞学检查，如在尿液或前列腺液中找到癌细胞，可以辅助性做出诊断，但值得注意的是，该方法不能代替前列腺活检。②经直肠或会阴部穿刺活检，用B超引导可显著提高活检的准确率，前列腺穿刺活检的准确率可达80%～90%。

目前前列腺癌的诊断方法虽然在不断改进，但尚无一种最敏感、最可靠的方法。需要结合临床症状和实验室及影像学检查结果综合分析作出诊断及分期。其中以前列腺或组织检查最为可靠。

五、前列腺癌的中医治疗[3]

（一）辨证分型治疗

1. 膀胱湿热证

主症　尿频、尿急、尿痛，或见尿血，或小便点滴不通，短赤灼热，小腹胀满，口渴不欲饮，纳差，舌红，苔黄腻，脉滑数。

治法　清热利湿，解毒通淋。

方药　八正散加减。萹蓄10g，瞿麦10g，车前子20g（包煎），滑石15g（包煎），山栀

10g，甘草 10g，竹叶 10g，苍术 10g，黄柏 10g，白茅根 10g，土茯苓 15g，半枝莲 20g，白英 20g。

2. 气滞血瘀证

主症 腰部或小腹坠胀疼痛，排尿困难或见血尿，情志抑郁，烦躁易怒，舌质暗有瘀斑，脉沉弦。

治法 行气活血，化瘀解毒。

方药 身痛逐瘀汤加减。川芎 10g，当归 10g，桃仁 10g，红花 10g，没药 15g，五灵脂 15g，香附 10g，牛膝 15g，土茯苓 15g，地鳖虫 15g，地龙 15g，苦参 10g，川楝子 10g，生黄芪 30g。

3. 肾气亏虚证

主症 腰痛，酸软乏力，喜按喜揉，遇劳则甚，排尿余沥不尽，身体消瘦，下肢水肿，舌淡苔白，脉沉细。

治法 补肾益气，化瘀解毒。

方药 肾气丸加减。熟地 10g，山萸肉 15g，山药 15g，枸杞子 15g，泽泻 15g，菟丝子 15g，茯苓 15g，车前子 15g（包煎），杜仲 15g，丹皮 10g，白屈菜 20g，老鹳草 20g。制附片 8g，肉桂 6g。伴骨转移者，加骨碎补、透骨草、补骨脂、威灵仙。尿血者，加大小蓟、白茅根、仙鹤草。

（二）偏方验方

（1）复方龙蛇羊泉汤：蜀羊泉 20g，龙葵 20g，蛇莓 20g，土茯苓 20g，海金沙 15g，灯心草 3g，每日一剂，水煎内服。

（2）蟾酥丸：蟾酥 6g，轻粉 1.5g，寒水石、铜绿、乳香、没药、胆矾各 3g，雄黄 6g，蜗牛 1 个，朱砂 9g。上药除蟾酥与蜗牛外各为细面，将蜗牛捣烂，用蟾酥合研调黏，与其他药物混合并捣烂为丸，如绿豆大小，每服 3 粒，每日 2 次，白开水送服。

（3）老鹳草全草制成浸膏，内服，不拘量。

六、西医治疗概述

1. 手术治疗 根治性前列腺切除术是指对前列腺及其包膜、精囊和局部淋巴结进行根治性切除。近年应用"保留神经"的前列腺根治术，可使术后多数病人保留原有的性功能。根治性前列腺癌切除术的指征为：①临床分期为Ⅰ、Ⅱ期的病变，无远端转移，肛门直肠检查肿块局限在前列腺内，肿瘤在直肠无浸润者；②高度恶性的前列腺癌；③病人一般状况良好，无手术禁忌证者。前列腺癌局部进行根治性手术时，应注意盆腔淋巴结情况，先进行盆腔淋巴结探查术，必要时行盆腔淋巴结清扫术或扩大盆腔淋巴结清扫术。对于Ⅲ、Ⅳ期患者，则只宜行姑息性手术。

2. 放射治疗

（1）体外照射：应用 ^{60}CO 和直线加速器。对盆腔淋巴结活检阴性者则针对前列腺局部及盆腔淋巴结放疗；若淋巴结活检阳性，则应该加照腹主动脉旁淋巴结。照射剂量 65～70Gy/6～

8周。

（2）组织内照射：应用放射性核素 ^{198}AU、^{222}R、^{125}I，经耻骨后会阴或直肠等途径用手术方法将其直接植入前列腺癌的部位。因此，癌组织内能受到较大照射剂量，而对正常组织影响较小。

（3）骨转移同位素治疗：应用 ^{32}P、^{89}Sr 治疗对缓解骨转移局部疼痛及病变发展有一定作用。

3. 内分泌治疗　50余年来，内分泌治疗一直是前列腺癌治疗的主要手段。睾丸切除及其他内分泌治疗应用于晚期前列腺癌患者，40%消退、40%稳定、20%进展，转移癌者多数生存两年，80%患者5年内死亡。

（1）睾丸切除术：双侧睾丸切除术在近期内一般可取得显著的疗效，使多数前列腺癌消退或稳定。多数患者病情缓解可持续1～2年。远期疗效取决于肿瘤对雄激素的依赖性。

（2）雌激素类药物：雌激素可抑制垂体前叶释放促黄体激素（LH），进而抑制睾丸产生雄激素，消除雄激素对前列腺的刺激，并可直接抑制睾丸酮的产生。常用药物有己烯雌酚、聚磷酸雌二醇、炔雌醇、三对甲氧苯基氯乙烯。

（3）抗雄激素类药物：抗雄激素类药物通过对内源性雄激素竞争性结合胞质双氢睾酮受体，抑制双氢睾酮进入细胞核，从而阻断雄激素对前列腺细胞的作用。该类药物又分为类固醇类和非类固醇类。其中类固醇类为孕激素类药物，常用的有醋酸环丙氯地孕酮、醋酸氯羟甲烯孕酮、醋酸甲地孕酮、甲孕酮等；非类固醇类抗雄激素类药物常用的有优氟硝基丁酰胺、尼鲁米特等。

（4）促性腺激素激动剂：促性腺激素释放激素激动剂（LHRHa）与垂体亲和能力强，促LH释放，量可比正常情况增加15～20倍，而LH作用于睾丸间质细胞，使之分泌睾酮。大剂量长期应用LHRHa可造成垂体促性腺激素耗竭，使LHRH受体调节功能降低，最终使血清睾酮降至去势水平，达到药物去势的效果。其作用效果可维持3月左右，停药后睾酮水平可恢复。临床常用的该类药物有醋酸亮丙瑞林、布舍瑞林、醋酸6-D-色氨酸高那瑞林。

（5）新型内分泌治疗药物：醋酸阿比特龙是胆固醇代谢途径中雄激素合成关键酶CYP17alpha羟化酶和C17、20溶酶的选择性抑制剂。可以抑制睾丸、肾上腺及肿瘤细胞自身雄激素的合成，达到对机体雄激素合成的全面阻断。作为新型抗雄激素药物的代表，针对多数雄激素信号仍然活化的早期阶段伴有轻微症状的转移性去势抵抗性前列腺癌患者，醋酸阿比特龙无论是作为一线或二线治疗，都显现了优异的抗肿瘤疗效和安全性。

（6）抗肾上腺药物：该类代表药物为氨鲁米特，该药通过抑制胆固醇转化为孕烯醇酮的酶促过程，从而抑制肾上腺皮质合成的雄激素。本药适用于治疗睾丸切除及雌激素治疗无效或复发的患者。

此外，前列腺癌内分泌治疗还可应用咪唑类药物以及生长抑素释放因子类药物。

由于前列腺癌是一种雄激素依赖性肿瘤，故内分泌治疗在前列腺癌治疗中占有重要地位。目前主张采用联合内分泌治疗，最大限度阻断雄激素。手术去势和药物去势均可有效阻断睾丸来源的雄激素，但两者对肾上腺来源的睾酮均没有作用。抗雄激素药物可阻断前列腺内睾酮产生的双氢睾酮。实验证实，去势联合抗雄激素药物使雄激素阻断更完全。Labrie等报道，去势治疗后前列腺组织内双氢睾酮的水平仅为治疗前的40%，而联合治疗后则基本测不到。前列腺癌患者一般应长期维持内分泌治疗，即使患者已进入非激素依赖期，维持雄激素在去势水平也是必要的。

内分泌治疗除单独应用外，还可以作为根治术的辅助治疗应用，称作新辅助内分泌治疗。一般采用 LHRHa 加抗雄激素药物治疗。新辅助内分泌治疗后，可使前列腺癌体积明显缩小，使根治术后切缘阳性率降低，可能延长根治术后的复发时间，提高局部控制率，降低复发率，提高患者生存率。

4. 化学治疗 前列腺癌内分泌治疗失败后可采用化学治疗，但化疗效果不理想，目前认为单药化疗与多药联合化疗在近期疗效和远期生存方面均无显著差别。化疗所采用的药物有米托蒽醌、多西他赛、长春碱、雌莫司汀等[4]。

七、中西医结合治疗

现代医学对于前列腺癌的治疗一般采取以下原则：①早期患者行根治性手术切除，术后根据 PSA 的变化决定是否采取内分泌治疗，必要时可给予局部放疗。②对于不能行根治术的中晚期患者和术后复发患者给予内分泌治疗，局部放疗。③内分泌治疗后出现耐药的去势抵抗型患者可考虑给予全身化疗，免疫治疗及对症支持治疗。

中医药与西医疗法的有机结合，可以有效地缓解患者的不适症状，减轻放化疗、内分泌治疗给患者带来的毒副反应，延缓患者的复发。具体治疗方案如下：

1. 中药与内分泌治疗相结合 内分泌治疗是前列腺癌的重要治疗手段，可以有效地控制肿瘤的进展，一般疗程可持续 2～3 年，直至出现耐药，转化为去势抵抗性前列腺癌。患者在应用去势药物后多数会出现乏力、燥热、汗出、失眠等一系列内分泌失调症状，此时可应用中药滋水清肝饮加减，可在一定程度上缓解患者的上述症状[5]。

方药 熟地黄 10g，山茱萸 15g，山药 15g，枸杞子 10g，茯苓 10g，炙甘草 10g，醋柴胡 10g，当归 15g，白术 10g，白芍 10g，炙龟甲 15g，浮小麦 30g，泽泻 10g，盐知母 10g，盐黄柏 10g，薄荷 5g。

2. 中药与放疗相结合 局部放射治疗在前列腺癌治疗中越来越得到重视，放疗适用于各期的前列腺癌患者。对早期患者也可达到治愈目的。但接受根治性放疗患者中放射性肠炎的发生率为 10%～20%。患者出现肛门疼痛，大便次数增加，腹泻，甚至脓血便，严重者还会合并贫血。中药血余蛋黄油保留灌肠可以有效缓解便血症状，对于重度贫血患者可以合并益气养血方剂如八珍汤治疗。

3. 中药与化疗相结合 化疗并非前列腺癌的主要治疗手段，但对于去势抵抗性前列腺癌化疗仍占重要的地位。由于前列腺癌患者普遍高龄，化疗不良反应发生率也较高。主要包括骨髓抑制，消化道反应等。益气养血，健脾补肾中药可以有效缓解化疗带来的不良反应，辅助化疗顺利地进行。代表方药是升血汤加减。

方药 生黄芪 30g，当归 15g，太子参 20g，法半夏 10g，陈皮 10g，女贞子 15g，枸杞子 15g，鸡血藤 30g，菟丝子 15g，竹茹 10g，阿胶 10g，炙甘草 10g。血小板下降，再加鹿角胶、杠板归、石韦、大枣等使血小板尽快回升。

八、预后及预防

前列腺癌的预后与分期关系密切，如能早期发现，早期诊断，正确治疗，可以取得较好的效果。近年来，由于诊断技术的不断进步，新药物的开发，以及新治疗方法的出现，前列腺癌的预后较以前有了较大提高，特别是晚期患者经过中西医综合治疗，生存期可以显著延长，生存质量明显提高。

近年来国外和我国前列腺癌发病率均有上升趋势，做好健康宣教，普及前列腺癌的相关知识，改变不良的生活习惯，调整饮食结构，减少环境污染，并做好高危人群的防癌普查，均可减少前列腺癌的发生，提高治疗效果。

前列腺癌病例

郑某，男，76岁，已婚，2013年12月18日就诊，诉诊断前列腺癌两月。

病史 糖尿病20年。2013年10月因排尿不顺多时，经检查诊断，做活体组织学检查，证实为前列腺癌，侵犯周围神经，其分级为Gleason Score 3+4=7，未见骨转移及盆腔淋巴结转移。

舌脉 舌质暗胖，苔白，脉沉弦。

西医诊断 前列腺癌

中医诊断 前列腺癌

辨证 气虚肾亏，湿毒内结。

治法 益气补肾，解毒通淋。

处方 生黄芪20g，党参10g，白术10g，炙甘草6g，鸡血藤15g，女贞子12g，枸杞子10g，山萸肉10g，补骨脂10g，沙参15g，天花粉15g，瞿麦15g，草河车15g，炒麦芽10g，炒谷芽10g，白花蛇舌草30g，鸡内金10g，砂仁8g（后下）。每日一付，水煎分服。同时建议患者去做放射治疗，以中西医综合治疗为主。

二诊 2014年12月15日就诊，诉上次诊后开始做局部放射治疗共33次，同时合并中药，无明显副反应。纳食二便均正常。放疗后开始内分泌治疗，每三个月注射一针抗雄激素药物已5次，2014年9月26日复查P-PSA0.03ng/mL，F-PSA＜0.02ng/mL，中药一直服一年，未见骨转移。现腿软，记忆力差，眼底视网膜黄斑病变，有糖尿病。

舌脉 舌稍暗，苔白，脉沉弦。

辨证 肾亏阴虚，气虚血瘀。

治法 滋补肾阴，益气活血。

处方 生地10g，山萸肉10g，山药10g，丹皮10g，茯苓10g，泽泻10g，枸杞子10g，天花粉10g，石斛10g，补骨脂10g，生黄芪20g，党参12g，炙甘草6g，鸡血藤20g，瞿麦15g，草河车15g，炒麦芽10g，炒谷芽10g，鸡内金10g，白花蛇舌草30g，砂仁10g（后下）。每日一付，继续服用。

按语 本例从诊断确立后，即中西医结合治疗，中药与放射治疗结合，中药扶正与放射治疗祛邪相结合，中药可以减少和减轻放射治疗的副反应，并增强放疗的效果。

放疗后因射线热毒伤阴，出现肾阴亏虚证候，故处方以滋补肾阴的六味地黄丸为主，结合益气活血及解毒药，继续扶正与抗癌结合治疗，以维持和巩固疗效，防止复发和转移。

　　六味地黄丸为古代经典方，有三补三泻的作用，即地黄补肾阴，山萸肉补肝阴，山药补脾阴，丹皮泻肝热，茯苓泻脾湿，泽泻泻肾水，药性平和，无不良反应。本方经研究证实有防癌作用（食管癌高发区现场证实有降低食管上皮重度增生的癌变率），动物实验研究本方亦有抑癌的作用，故著者在临诊中常用。

参 考 文 献

[1] 付振涛，郭晓雷，张思维，等.2015年中国前列腺癌发病与死亡分析[J].中华肿瘤杂志，2020，42（9）：718-722.

[2] 沈剑，孙利国.638 例前列腺癌患者临床流行病学特征分析[J].现代肿瘤医学，2018，26（19）：3127-3129.

[3] 郁仁存.郁仁存中西医结合肿瘤学[M].北京：中国协和医科大学出版社，2008：295-302.

[4] 储大同等.当代肿瘤内科治疗方案评价[M].北京：北京大学医学出版社，2015：599-605.

[5] 赵文硕，张青，唐武军，等.加味滋水清肝饮治疗前列腺癌去势治疗后雄激素缺乏综合征临床观察[J].中国中医药信息杂志，2010，17（10）：68-69.

第十一章

白 血 病

白血病是一种造血系统的恶性肿瘤，是白血病细胞在骨髓或其他造血组织中进行性、失控制地异常增生，浸润各种组织，产生不同症状，出现正常血细胞生成减少，周围血白细胞有质和量的变化。临床主要表现为贫血、出血、感染和浸润。根据病情缓急及细胞分化程度将白血病分为急性白血病和慢性白血病，根据细胞形态学分为非淋巴细胞白血病和淋巴细胞白血病。

白血病是常见肿瘤之一，居肿瘤发病率的第六位，在我国约为（3～4）/10万人，与亚洲国家发病率接近，但明显低于欧美等国。本病儿童、青年多见，男女之比为（1.25～2）∶1。急性多于慢性，急性者占 70%以上，其中急性粒细胞白血病占首位，急性淋巴细胞白血病、急性单核细胞白血病次之。慢性白血病在我国以慢性粒细胞白血病多见。

病 因

白血病的病因比较复杂，迄今尚未被完全认识，仅认为其发病与病毒、辐射、化学、遗传等因素有关。

1. 病毒因素 已证实从鸡、小鼠、猫、牛和长臂猿等动物中的自发性白血病组织里，可分离出白血病病毒，是一种逆转录病毒，在电镜下大多呈 C 型形态，逆转录病毒是 RNA 病毒，当逆转入细胞质，去掉被膜后释放出 RNA。1978 年日本高月清分离出成人 T 细胞白血病病毒。1980 年美国人也从人 T 细胞白血病中分离出一种逆转录病毒，统一命名为 HTLV。但对 HTLV 病毒致白血病的机理尚未阐明。

2. 电离辐射 电离辐射在诱发白血病的作用已毋庸置疑，原子弹爆炸后地区白血病发生率比未辐射区高 17～30 倍，X 线接触者白血病发生率高于对照组，资料表明，电离辐射可引起染色体异常和 DNA 的损伤，染色体损伤而产生的癌基因激活及放射所致机体免疫力的缺陷可能导致白血病的发生。

3. 化学因素 部分化学物质与人类白血病有关，如苯、甲苯、二甲苯，烟草，酒精，染发剂。另外，药物的使用与白血病有关，如烷化剂、保泰松、氯霉素、乙双吗啉等。

4. 遗传因素 家族性白血病约占白血病的 7%，某些遗传病常伴较高的白血病发病率，如先天愚型（Down 氏综合征）约 20%可发生急性白血病，其他如 Fanconi 贫血、遗传性毛细血管扩张共济失调以及骨发育不全等遗传缺陷也可引发白血病。多数遗传病具有染色体畸变和断裂，由于有缺陷的染色体对致癌物质敏感性增加，引起控制细胞增多和分化的基因发生突变。

5. 其他因素 母亲在怀孕期间服大麻，儿童白血病发生的危险增加 11 倍。溃疡性结肠炎患者早幼粒细胞白血病发生率增加。注射生长因子的儿童白血病发生率增加。

第一节 急性白血病

一、病 理 病 机

1. 病理 主要表现有白血病细胞的增生与浸润，非特异性病变则表现为出血及组织营养不良和坏死，继发感染等。白血病细胞的增生和浸润主要发生在骨髓及其他造血组织中，正常的红系、巨核系细胞显著减少。骨髓中可因某些白血病细胞增生明显活跃或极度活跃，而呈灰红色和黄绿色；淋巴组织也可被白血病细胞浸润，后期则淋巴结肿大；其他最常发生白血病浸润的脏器是肾、肺、心脏及胸腺、睾丸等。总的看来，急性白血病浸润组织脏器比较集中而且严重，破坏组织能力也大。患白血病过程中，大多伴有不同程度、任何部位的出血，但多见于造血组织、皮肤黏膜、心包膜、脾、胃及中枢神经等。由于白血病细胞浸润、出血、梗死及全身代谢障碍，局部或全部组织可有营养不良与萎缩，甚至坏死。近年来由于大量化疗药物和抗生素的应用，尸检病理往往显示白血病细胞崩解浸润消失，出现了纤维蛋白渗出，组织细胞吞噬，继以纤维化；骨髓可出现萎缩或纤维化，某些霉菌、原虫的感染增多，药物引起的病变增多。

2. 病机 中医虽无白血病类似病名的记载，但根据临床症状，将其归属于虚劳、血证、温病、积证、瘰疬、痰核、内伤发热等范畴。急性白血病以起病急骤，全身虚弱，贫血加剧为主，属急劳；以温毒邪热所致高热者属温病，若同时伴有严重出血，属血证范围。

《素问·评热病论》中说："邪之所凑，其气必虚"，白血病的内因是正气不足，而先天已有"胎毒"内伏，复感瘟毒，邪毒侵袭，由表入里致脏腑受邪，骨髓受损，正虚邪实，耗气伤阴，气血亏损更甚，瘟邪入里，内热熏蒸，热伤脉络，迫血妄行；或由瘟毒耗气伤血，日久致气虚或脾虚，气虚则不能摄血，脾虚则血无统摄，则发生出血诸症。若血上溢则见鼻衄、齿衄、咯血、吐血，血下溢则见便血、尿血，妇女可见崩漏不止。若血溢肌表损及络脉，可见皮肤黏膜紫斑，舌颊黏膜血泡等。由于正气不足，瘟毒、邪毒侵袭营血，血热炽盛，阴伤血败，则见高热不退，故有热劳、急劳之称，病邪久恋不去，气血更虚，气血虚则面色苍白，乏力气短，心悸头晕，懒言嗜卧，动则汗出，舌质淡，舌体胖，苔薄白，脉沉细无力。气为血之帅，气行血则行，气虚则血行不畅，日久则气滞血瘀或脉络瘀阻，结于胁下等，形成癥积，推之不移，临床表现肝、脾、淋巴结肿大，胸骨压痛等。白血病的整个疾病过程中，正邪的斗争贯穿始终。若瘟毒、邪毒由盛而衰，正气由虚而渐复，则疾病得以缓解。若外邪盛，日久未见平复，营阴内耗，而致阴虚，阴虚则生内热，故两颊红，心烦，手足心热，口渴欲饮，夜间盗汗，舌质微红，脉细数。由于热伤气损阳，久之阳气耗之愈甚而致阳虚，阳虚则外寒，四肢冷凉，喜暖倦卧，自汗出，大便溏，小便清长，舌胖，苔薄白，脉沉细无力。若正气仍不转机，邪仍不去，病情进一步恶化，气血阴阳虚甚，最后导致阴阳两竭而死亡。总之本病的发生发展有虚有实，是虚实夹杂的错综复杂的病理过程。

一般来讲，急性白血病早期以热毒内蕴，热毒入血，产生瘀血痰核为主，病情进一步发展，邪胜正虚，营阴耗伤，出现阴虚内热之证，晚期则出现气阴两伤之象。

二、中西医结合诊断

（一）西医诊断

1. 临床表现

（1）起病：起病多急骤，病程短暂，尤以儿童和青年为多。

（2）发热、感染与出汗：发热常为急性白血病的首发症状，有各种不同程度的发热和各种热型，体温 37.5～40℃或更高。发热原因主要由于感染。由于代谢亢进，病人出汗常较显著，多为盗汗，完全缓解时消失，但由于体质虚弱，仍可有自汗。病人时有冷感，但不寒战。

（3）出血：出血部位可遍及全身，尤以鼻腔、口腔、牙龈、皮下、眼底常见，严重者可有颅内、内耳及内脏出血。多产生相应部位或内脏出血证候群。出血程度可为瘀点、瘀斑，大片青紫及大量出血，主要原因为血小板减少，纤维蛋白溶解，弥漫性血管内凝血及血浆蛋白结合多糖体增多，抑制凝血机能。

（4）贫血：早期即可出现，随病情发展而迅速加重，常与出血程度不成比例。患者常表现为面色苍白、乏力、心悸、气促、浮肿等。贫血的主要原因是幼红细胞代谢被异常增生的白血病细胞所干扰，红细胞生成减少。多数病例呈隐性溶血，红细胞生存时间缩短，而骨髓在生产红细胞方面又不能相应代偿，故发生贫血。

（5）肝脾肿大：是较常见的体征，约见于半数病例，肝肿大者略多于脾肿大者。小儿肝肿大的发生率略高于成人。肝脏常有白血病细胞浸润，但临床上常无明显肝功能损害。

（6）淋巴结肿大：全身广泛的淋巴结肿大，多为轻度，质地较软，不融合，有别于恶性淋巴瘤。多见于下颌、颈部、腋下、腹股沟等处。以急淋最多见，可达 90%以上。除体表外，还可有深部淋巴结肿大，如纵隔、腹膜后、肝门、脊椎旁，并可压迫邻近器官组织，而引起相应的症状。

（7）神经系统：中枢神经系统出血多见于白血病原始细胞急剧增多，并发 DIC 或血小板明显减少者。出血可发生于脑、脑膜、蛛网膜下腔、脊髓，以脑出血最为常见。常有头痛，眼底出血，癫痫样痉挛发作，进行性意识障碍，脑脊液可呈血性预后不良。上述各处都可以发生白血病细胞浸润，颇似脑瘤、脑膜炎等，出现颅内压增高，脑膜刺激征，颅神经损害或肢体瘫痪等症状。

（8）皮肤及黏膜：特异性皮肤损害为白血病细胞浸润所致，可有斑丘疹、结节、肿块、红皮病、剥脱性皮炎等，偶可致毛发脱落。非特异性皮肤损害表现除常有瘀点及瘀斑外，还有荨麻疹、带状疱疹、瘙痒、多形性红斑等。以急性单核细胞白血病最为显著。

（9）骨髓及关节：白血病细胞大量增殖，使骨内张力增高，也可浸润破坏骨皮质和骨膜，引起疼痛。急性白血病常有胸骨压痛，对诊断具有意义。骨痛以隐痛、胀痛较常见。肢体骨剧痛多见于急性淋巴细胞白血病，病理上可有骨梗死，但临床上疼痛持续时间不一，可数小时至数天，常需强烈镇痛药，但亦有自然缓解者。白血病也可浸润关节。骨关节痛较多见于儿童，可波及肘、腕、膝、髋多关节，呈游走性，可被误诊为风湿病，但表面上无红、肿、热现象。

（10）其他：白血病细胞亦可浸润呼吸、消化、泌尿生殖系统，眼眶、泪腺及眼底等部位可出现，肺部弥漫性或结节性改变，胸腔积液，消化紊乱，蛋白尿，血尿，闭经或月经量过多，眼球突出，视力减退，绿色瘤等症状。

2. 实验室检查

（1）血象：白细胞总数可增多或不增多，一般为 $30×10^9$/L 左右，可多至（$300～500$）×10^9/L，少至（$0.3～0.5$）×10^9/L。约有半数患者白细胞减少。血片中可见原始细胞和幼稚细胞，前者可达 90% 以上。血红蛋白、红细胞均减少，晚期明显减少，故出血时间延长，血块退缩不佳，毛细血管脆性试验阳性。

（2）骨髓象：骨髓增生明显或极度活跃，常以一系列细胞增生为主，原始和幼稚细胞可达90% 以上，可见白细胞裂孔现象，红细胞系极度减少，巨核细胞显著减少，血小板少见。

（3）组织化学染色和活体染色：对急性白血病的分型有帮助。过氧化酶染色应用最普通，粒细胞系列为阳性反应，单核细胞系列呈弱阴性或阴性反应，淋巴细胞系列则呈阴性反应。还有碱性磷酸酶染色，苏丹黑（脂肪）染色，糖原染色，非特异性酯酶染色，尿液水解和热盐水试验等。

（4）淋巴结穿刺涂片检查，可用来协助区分白血病的类型。若涂片中见到较多的过氧化物酶阳性白血病细胞，则淋巴细胞性白血病即可排除。

（5）血液学检查：可见出血时间、凝血时间延长，毛细血管脆性试验阳性，血浆白蛋白降低，α、β、γ球蛋白降低，血尿酸升高及尿中排泄量增高。

（6）微量元素：急性白血病呈低锌高镁血症，白细胞内锌含量降低，大部分病人血浆铜含量升高，与此有关的α球蛋白也升高。

（7）其他：脑脊液压力可高达 $500～600$mmH$_2$O，约半数病例含糖量降低，白细胞计数增高，血中维生素活力显著高于正常，叶酸明显降低，血浆铁多数偏高，24 小时尿液 17-酮类固醇排泄量明显低于正常，急性单核细胞白血病时，血清及尿的溶菌酶活性明显增高，急性粒细胞白血病也增高。

3. 诊断与鉴别诊断

（1）诊断依据：①临床表现：急骤高热，进行性贫血或显著出血，周身酸痛乏力，胸骨压痛，淋巴结、肝、脾肿大。②血象：白细胞总数明显增多（或减少），可出现原始或幼稚细胞。③外周血或骨髓原始细胞大于或等于 20%。当患者被证实有克隆性重现性细胞遗传学异常 t（8；21）（q22；q22）、inv（16）（p13q22）或 t（16；16）（p13；q22）以及 t（15；17）（q22；q12）时，即使原始细胞＜20%，也应诊断为急性髓细胞性白血病（acute myelogenous leukemia，AML）。

（2）鉴别诊断：①再生障碍性贫血、血小板减少性紫癜、白细胞减少症：上述疾病可表现贫血、出血、感染等症状，鉴别主要依据血象及骨髓象，尤其急性白血病时骨髓原始细胞＞20%。②类白血病反应：由于严重感染、化学中毒、大量出血、溶血或体内有某些恶性肿瘤等因素，刺激了造血组织，使白细胞增多，一般可达 $50×10^9$/L 以上，$120×10^9$/L 以下，同时出现少量幼稚白细胞。当除去诱发病因后，血象可恢复正常，可见白细胞胞质中有中毒颗粒、空泡，粒细胞碱性磷酸酶活性测定显著增高。③骨髓增生异常综合征：此病以中老年居多，临床可有发热、贫血、出血等症状，但程度比急性白血病轻，骨髓细胞或血细胞出现病态造血，骨髓原始细胞<20%。

4. 分类

（1）AML 临床分类：传统的 AML 分型主要依据细胞形态学（包括细胞化学）特点进行，如 1976 年 FAB 协作组制订的急性白血病形态学诊断标准和我国 1986 年天津会议拟定并沿用至今的分型方案，该方案将 AML 分为 7 个亚型(M1～M7)。1988 年美国国家癌症研究所(NCI)在 FAB 分型基础上结合细胞免疫学和遗传学特点又补充了急性未分化型白血病（AUL）、AML-M0 等型别。具体如下：

M1（急性粒细胞白血病未分化型）：未分化原始细胞（Ⅰ型、Ⅱ型）占骨髓非幼红细胞的 90% 以上，至少 3% 细胞 POX 阳性，原粒细胞质中无颗粒为Ⅰ型，出现少数颗粒为Ⅱ型。

M2（急性粒细胞白血病部分分化型）：又分 2 个亚型，M2a 原粒细胞（Ⅰ+Ⅱ型）30%～90%（NEC：非红系细胞），单核细胞<20%，早幼粒阶段以下>10%。M2b 异常的原始及早幼粒细胞明显增多，以异常的中性中幼粒细胞为主，其胞核有核仁，有明显的核质发育不平衡，此类细胞>30%。

M3（急性早幼粒细胞白血病）：骨髓中以颗粒增多的早幼粒细胞增生为主>30%（NEC）。胞质中有大小不等的颗粒，可分为 2 种亚型，M3a（粗颗粒型），M3b（细颗粒型）。

M4（急性粒单细胞白血病）：按粒系和单核细胞形态不同，包括 4 个亚型。M4a 以始及早幼粒细胞增生为主，原、幼单和单核细胞≥20%（NEC）。M4b 以原幼单核细胞增生为主，原始和早幼粒细胞≥20%（NEC）。M4c 原始细胞既具有粒系又具有单核细胞系形态特征者>30%。M4d 除上述特点外，还有粗大而圆着色较深的嗜酸粒细胞，占 5%～30%。

M5（急性单核细胞白血病）：分 2 个亚型，M5a 原始单核细胞（Ⅰ+Ⅱ型）≥80%（NEC）。M5b 原始和幼单核细胞>30%（NEC），原单核细胞（Ⅰ+Ⅱ型）<80%。

M6（急性红白血病）：骨髓中幼红细胞>50%，非红系细胞中原始细胞（Ⅰ+Ⅱ型）≥30%。

M7（急性巨核细胞白血病）：外周血有原始巨核（小巨核）细胞，骨髓中原始巨核细胞≥30%，原巨核细胞有电镜或单克隆抗体证实。骨髓干抽时，活检有原始和巨核细胞增多，网状纤维增加。

此后又增加了 M0（急性中幼粒细胞白血病微分化型），其特征为：①形态学上呈原始细胞特征，胞质大多透亮或中度嗜碱，无嗜天青颗粒及 AUER 小体，核仁明显，类似急淋 L2 型。②细胞化学：髓系过氧化酶（MPO）及 SB 染色<3%。③免疫学：髓系标志 CD33 和（或）CD13 可阳性，淋系抗原阴性。分别有 CD7+，末端脱氧核苷酸转移酶（TdT）阳性。④电镜髓系过氧化酶阳性。

1985～1986 年 FAB 协作组邀请免疫学家和细胞遗传学家共同提出了形态学、免疫学、细胞遗传学的 MIC 分类标准，同时强调当形态学（M）与免疫学（I）或细胞遗传学（C）诊断不一致时，应以形态学诊断为主。80 年代末至 90 年代初，随着 PCR 等分子生物学技术的应用，使白血病的诊断和分型迈入分子生物学水平，出现了 MICM（形态学、免疫学、细胞遗传学、基因分型）的分型。越来越多的证据显示分子遗传学异常对疾病的临床表现和预后有显著影响，而这些特征并不总与 FAB 形态学分型相关联。因此，WHO 提出新的 AML 分型标准见表 2-11-1。

表 2-11-1 WHO 建议的 AML 分类（2016 年）

伴重现性遗传学异常 AML

    AML 伴 t（8；21）(q22；q22.1)；RUNX1-RUNX1T1

    AML 伴 inv（16）(p13.1q22) 或 t（16；16）(p13.1；q22)；CBFB-MYH11

    APL 伴 PML-RARA

    AML 伴 t（9；11）(p21.3；q23.3)；MLLT3-KMT2A

    AML 伴 t（6；9）(p23；q34.1)；DEK-NUP214

    AML 伴 inv（3）(q21.3q26.2) 或 t（3；3）(q21.3；q26.2)；GATA2，MECOM

    AML（原始巨核细胞）伴 t（1；22）(p13.3；q13.3)；RBM15-MKL1

    暂定分型：AML 伴 BCR-ABL

    AML 伴突变的 NPM1

    AML 伴 CEBPA 双等位基因突变

    暂定分型：AML 伴 RUNX1 突变

AML 伴髓系发育异常相关改变

治疗相关髓系肿瘤

AML 非特指型（NOS）

    AML 伴微分化型

    AML 不伴成熟型

    AML 伴成熟型

    急性粒单细胞白血病

    急性原始单核细胞、单核细胞白血病

    纯红系白血病

    急性原始巨核细胞白血病

    急性嗜碱粒细胞白血病

    急性全髓增殖伴骨髓纤维化

髓系肉瘤

唐氏综合征相关髓系增殖

    一过性骨髓细胞生成异常

    唐氏综合征相关髓系白血病

（2）急性淋巴细胞白血病（acute lymphoblastic leukemia，ALL）分类：FAB 分型共分 3 型。L1：原始和幼淋巴细胞以小细胞（直径＜12μm）为主。L2：原始和幼淋巴细胞以大细胞（直径＞12μm）为主。L3：原始和幼淋巴细胞以大细胞为主，大小较一致，细胞内有明显空泡，胞质嗜碱性，染色深。

传统的形态学分型对 ALL 的重要性不如 AML。从治疗和预后角度看，免疫学和细胞遗传学分析更有价值。FAB 分型在 WHO 新近发表的分类建议中被取消，理由是 L1 和 L2 的形态学与免疫学、遗传学、临床特征及预后无相关性，而 L3 一般相当于 Burkitt 淋巴瘤的白血病期。新分类法提出淋巴细胞白血病与淋巴瘤在生物学上是不同临床表现的同一种疾病，ALL 表现为骨髓和血液受累，淋巴瘤表现为实体肿瘤，尽管对产生不同临床表现的生物学基础尚不完全明了，但骨髓和外周血受累被作为预后因素或疾病阶段而不是另外分类的问题。2016 年 WHO 提出造血和淋巴组织肿瘤的分类关于 B 和 T 淋巴母细胞白血病和淋巴瘤的具体分型，常规细胞遗传学分析是 ALL 遗传学诊断、治疗和预后的最重要检查之一。遗传学和分子生物学诊断技术有助于区别 ALL 的基因亚型，评估预后和指导临床个体化治疗。随着细胞和分子遗传学、分子生物学技术的发展及应用，出现了若干新的 ALL 预后评估参数，如 IKZF 基因缺失是 ALL 患者预后不良的指标。见表 2-11-2。

表 2-11-2　造血和淋巴组织肿瘤的分类关于 B 和 T 淋巴母细胞白血病和淋巴瘤的具体分型（2016 年 WHO）

B 淋巴母细胞白血病和淋巴瘤

　B 淋巴母细胞白血病和淋巴瘤，非特指型

　B 淋巴母细胞白血病和淋巴瘤伴再现性遗传学异常

　　B 淋巴母细胞白血病和淋巴瘤伴 t（9；22）（q34.1；q11.2）；BCR-ABL

　　B 淋巴母细胞白血病和淋巴瘤伴 t（v；1lq23.3）；KMT2A 重排

　　B 淋巴母细胞白血病和淋巴瘤伴 t（12；21）（p13.2；q22.1）；ETV6-RUNX1

　　B 淋巴母细胞白血病和淋巴瘤超二倍体

　　B 淋巴母细胞白血病和淋巴瘤伴亚二倍体

　　B 淋巴母细胞白血病和淋巴瘤伴 t（5；14）（q31.1；q32.3）；IL3-ICH

　　B 淋巴母细胞白血病和淋巴瘤伴 t（1；19）（q23；p13.3）；TCF3-PBX1

　　暂定型：B 淋巴母细胞白血病和淋巴瘤，BCR-ABL 样

　　暂定型：B 淋巴母细胞白血病和淋巴瘤伴 iAMP21

T 淋巴母细胞白血病和淋巴瘤

　暂定型：早期前体 T 细胞淋巴细胞白血病

　暂定型自然杀伤（NK）细胞淋巴母细胞白血病和淋巴瘤

（二）中医辨证分型

（1）热毒炽盛证：以发热为主，有或无明显感染病灶，伴有贫血，轻度出血，胸骨压痛，周身不适，肝脾肿大，舌红苔黄少津，脉数或弦数。

（2）热毒入血证：以出血症状为主，发热轻或重，有齿衄、鼻衄、皮肤瘀斑，甚者唇舌有血疱，有咯血、吐血、便血、崩漏、中风（内）等，或有淋巴结、肝、脾肿大，舌苔薄黄，舌质红绛，脉细数。

（3）瘀血痰核证：症见面色晦暗，皮肤甲错，痛有定处，淋巴结、肝、脾肿大，伴有低热，贫血或轻度出血，舌有瘀斑，脉涩或弦数。

（4）气血（阴）两虚证：以贫血症状为主，见面色苍白，头晕心悸，疲乏无力，低热，手足心热，自汗，盗汗，舌质淡，脉象细数。

三、治　疗

（一）西医治疗

1. AML　化疗是 AML 治疗的主要手段，也是进行其他治疗的基础。初治病例的治疗分

诱导治疗和缓解后治疗两个阶段。①诱导缓解治疗：即通过化疗使体内白血病细胞在短时间内下降到一定程度，骨髓恢复正常造血，临床症状消失，达到完全缓解（CR）。②缓解后治疗：完全缓解后继续进行包括巩固、强化、维持治疗在内的一系列治疗，旨在最大限度杀灭体内尚存的白血病细胞，预防复发，延长缓解期，达到治愈目的。复发病例的治疗称再诱导或挽救治疗，是以克服耐药，争取再缓解为主要目的，强烈化疗加骨髓移植是这部分病人的最佳选择。诱导分化治疗目前只在急性早幼粒细胞白血病（acute promyelocytic leukemia，APL）诱导治疗阶段取得满意疗效。

AML 常用化疗药包括蒽环类抗生素及其衍生物：柔红霉素（DNR）、阿霉素（ADM）、去甲氧基柔红霉素（IDA）、阿克拉霉素（ACLA）、米托蒽醌（MIT）；嘧啶和嘌呤类抗代谢药：阿糖胞苷（Ara-C），硫鸟嘌呤（6-TG）；三尖杉和高三尖杉酯碱（H 和 HH）；鬼臼毒素类：足叶乙苷（VP-16）等，以及用于 APL 诱导分化治疗的全反式维甲酸（ATRA）和砷剂。

I 诱导缓解治疗

AML 常用化疗药单独应用时的 CR 率约 20%～40%，联合化疗的 CR 率明显高于单药，其中应用最普遍的 DA3+7 方案 CR 率为 53%～68%。

（1）AML 常用诱导缓解方案：①IA 方案：去甲氧柔红霉素 12mg/m^2，d1～d3；阿糖胞苷 100～200mg/m^2，d1～d7。②DA 方案：柔红霉素 60～90mg/m^2，d1～d3；阿糖胞苷 100～200mg/m^2，d1～d7。③HAA 方案：高三尖杉酯碱 2mg/m^2，d1～d7；阿克拉霉素 20mg，d1～d7；阿糖胞苷 100～200mg/m^2，dl～d7。④HAD 方案：高三尖杉酯碱 2mg/m^2，d1～d7；柔红霉素 40mg，d1～d3；阿糖胞苷 100～200mg/m^2，d1～d7。⑤MA 方案：米托蒽醌 12mg/m^2，d1～d3；阿糖胞苷 100～200mg/m^2，d1～d7。

上述方案可根据具体情况进行调整，但剂量不宜小。诱导治疗不充分是导致细胞耐药与长期生存率低下的重要原因。

（2）APL 的治疗：95%左右 APL 为 t（15；17），另 5%左右为 t（11；17）等变异型。t（15；17）APL 对 ATRA 诱导分化治疗有很高的缓解率；化疗后复发病例亦可应用 ATRA，直至 CR，出血症状明显减轻或消失，骨髓中异常早幼粒细胞开始出现分化成熟迹象，平均 40 天（30～90 天）获得 CR，CR 率高达 80%～90%。CR 后停止治疗或继续单独服用 ATRA 将很快复发，故缓解后应立即接受常规化疗进而巩固强化治疗。单用 ATRA 获得 CR 的病例其细胞 t（15；17）多数仍继续存在，而化疗达 CR 者多可消失。

国内应用砷剂治疗 APL 获得成功是白血病治疗取得的突破性进展，引起国内外学者的高度重视。砷剂既可口服也可静注，用于初治病例的诱导治疗和复发病例的再诱导治疗可获得相当高的 CR 率，用于 CR 后治疗可明显延长缓解期，提高无病生存率。对于低危 t（15；17）患者推荐 ATRA 联合砷剂治疗；对于高危患者推荐在 ATRA 联合砷剂治疗基础上加用化疗。

（3）老年 AML 治疗：AML 在老年人中的发病率高于其他年龄组。老年 AML 无论临床表现还是生物学特性与年轻人相比有许多差别，如染色体核型多见复杂异常，MDR1 表达增高。幼稚细胞中较少出现 AUER 小体，继发性白血病或从 MDS 转化来的 AML 更常见于老年组。一般认为老年白血病对化疗耐受性差，易在化疗早期死于感染、出血、脏器功能衰竭等合并症，故主张应用小剂量化疗或姑息治疗，如低剂量 Ara-C，这一方案虽早期死亡率有所下降，但 CR 率和长期存活率均较低，仅宜用于一般情况差，病情发展缓慢者。如果老年患者的主要脏器功能未受损，大多可耐受常规剂量化疗如 DA 方案。

（4）MDS 转化的 AML 治疗：由 MDS 转化的 AML 预后不良，对常规联合化疗的缓解率低，缓解期短，且治疗相关性死亡率高。

对所有急性髓系白血病患者，可以参加临床研究的情况下，均建议首选参加临床研究。

（5）诱导治疗后检测：接受首次诱导化疗结束后 21～28 天复查骨髓（包括细胞形态学、细胞遗传学和微小残留病灶检测）。

Ⅱ 缓解后治疗

刚刚达到完全缓解的病人体内仍有大量形态学不易辨认的白血病细胞，如不继续治疗，复发几乎不可避免，中位 CR 期仅 4 个月左右。缓解后治疗的必要性毋庸置疑。

达 CR 者进入巩固治疗。对于初诊年龄＜60 岁 AML，若存在预后良好细胞遗传学和分子学异常，可以选择其中一种治疗进行巩固治疗：①临床试验；②大剂量阿糖胞苷（HD-Ara-C）$3g/m^2$ q12 小时，d1、d3、d5×（3～4）个疗程；③1～2 个疗程 HD-Ara-C 为基础的巩固治疗后自体造血干细胞移植（ASCT）。若存在预后中等细胞遗传学和分子学异常，选择其中一种进行巩固治疗：①临床试验；②HLA 相合同胞或无关供者异基因造血干细胞移植（ALLO-HSCT）；③阿糖胞苷（Ara-C）$1.5～3g/m^2$ q12 小时，d1、d3、d5×（3～4）个疗程；④1～2 个疗程 HD-Ara-C 为基础的巩固治疗后 ASCT。对于治疗相关性 AML 或预后差，细胞遗传学和分子学异常的患者可选择临床试验作为巩固治疗。对于初诊年龄≥60 岁 AML，CR 后可以：①临床试验；②减低强度预处理的 ALLO-HSCT；③标准剂量 Ara-C[（100～200）$mg/（m^2·d）$×（5～7）d，1～2 个疗程]±蒽环类；④Ara-C（1～1.5）$g/（m^2·d）$×（4～6）次，1～2 个疗程，这种治疗适合于体能状态好、肾功能正常、预后良好的核型或分子学标记者。

达 PR（原始细胞下降超过 50%）者继续原诱导方案治疗，第一次诱导后未 PR 或第二次诱导治疗未达 CR 者接受挽救性治疗，CR 后进行 HLA 相合同胞或其他供者 ALLO-HSCT。

骨髓有核细胞增生低下，如残留白血病细胞＜10%，等待骨髓恢复，复查骨髓；如残留白血病细胞≥10%：①临床试验；②HLA 相合同胞或其他供者 ALLO-HSCT；③其他挽救治疗方案；④支持治疗。

Ⅲ 中枢神经系统白血病（central nervous system leukemia，CNS-L）防治

AML 患者 CNS-L 的发生率明显低于急性淋巴细胞白血病，在初诊时不建议对无症状的患者行腰穿检查。有头痛、精神错乱、感觉改变的患者需先行放射学检查排除中枢神经系统出血或感染；另外，这些症状可能由于白血病细胞瘀滞引起，可通过血细胞分离机去除白细胞，羟基脲降低白细胞数量等措施解决。若体征不清楚，无颅内出血的证据，在纠正凝血功能和输注血小板（最好＞$50×10^9/L$）等支持治疗下行腰椎穿刺术+脑脊液检查，明确是否伴有 CNS-L。CNS 中找到白血病细胞是确诊 CNS-L 的依据，但白血病患者无 CNS-L 的临床表现，只要有颅压升高，或脑脊液检查中任何一项异常者，均要高度警惕 CNS-L，并开始治疗及动态观察；若症状持续存在，脑脊液无异常，应复查。①诊断时有症状，脑脊液检查阳性的患者：有局部神经损伤和（或）放射线检查发现视神经病变的髓系肉瘤患者，主张采用放射治疗，若采用鞘注甲氨蝶呤[MTX（8～12）mg/m^2]±阿糖胞苷（Ara-C $30mg/m^2$）+地塞米松 2～5mg，每周 2 次，直到脑脊液正常，后改为每周一次，共 4～6 周；无局部神经损伤的患者可采取单纯鞘注的方式（方法同上）。②第一次完全缓解后脑脊液检查阳性但无症状的患者：应给予鞘注，每

周 2 次，直至脑脊液正常；若患者接受大剂量 Ara-C 治疗（可以配合化疗药物、鞘注），应定期复查脑脊液，直至恢复正常；以后每周一次，共 4～6 周。③第一次完全缓解后脑脊液检查阴性患者：WBC≥100×10⁹/L 或累及单核细胞的白血病[急性粒-单核细胞白血病或急性单核细胞白血病）或混合表型急性白血病（MPAL）患者，每个疗程鞘注 1～2 次，共 4～6 次（采用大剂量 Ara-C 患者可减少腰穿+鞘注的次数），其余患者不特别强调腰穿及鞘注的次数。

Ⅳ 难治与复发 AML 治疗

30%～40%AML 经诱导缓解治疗未能达到 CR，其中<50 岁患者约 25%，60 岁以上达40%～50%。前者治疗失败的主要原因为原发耐药，后者中耐药和治疗相关并发症死亡各占一半。难治性 AML 的诊断标准：①经过标准方案治疗 2 个疗程无效的初治病例；②CR 后经过巩固强化治疗，12 个月内复发者；③12 个月后复发但经过常规化疗无效者；④2 次或多次复发者；⑤髓外白血病持续存在者。复发 AML 的定义为：CR 后外周血再次出现白血病细胞或骨髓中原始细胞>0.05（除外巩固化疗后骨髓再生等其他原因）或髓外出现白血病细胞浸润。

难治、复发 AML 的挽救方案通常采用：①与一线治疗无（较少）交叉耐药的新药组成方案；②以 ID 和 HDAC 为主的方案；③骨髓和外周血干细胞移植；④使用耐药逆转剂；⑤新的靶向治疗药物、生物治疗等。

Ⅴ 支持治疗

支持治疗是化疗顺利进行的保障。新的有效抗生素的问世，成分输血的开展，造血生长因子等的临床应用使强化疗成为可能。故有人认为，近 20 年来化疗的进步实际上是支持治疗的进步。

2. ALL ALL 与 AML 治疗原则相同，化疗分为诱导缓解治疗与缓解后治疗两个阶段。维持治疗是 ALL 缓解后治疗的重要组成部分，同时更强调 CNS-L 预防性治疗。根据预后因素进行危险度分级，并据此采用不同的治疗策略和个体化治疗是 ALL 治疗的重大进展。

Ⅰ 诱导缓解治疗

（1）Ph-ALL 治疗：①年龄<40 岁的患者：建议临床试验或多药联合化疗（优先选择儿童特点方案）。②年龄≥40 岁且<60 岁的患者：可以采用 VDP/VDLP/VDCLP 多药联合化疗或入组临床试验。③年龄≥60 岁者，可以采用 VDP/VP 方案化疗或入组临床试验。Burkitt 型B-ALL 治疗方案建议优先采用短疗程、短间隔的治疗。建议选择 Hyper-CVAD/MA 方案；鉴于利妥昔单抗可以明显改善此类患者的预后，推荐有条件的患者可联合抗 CD20 的单克隆抗体治疗。

（2）Ph+ALL 治疗：①年龄<60 岁的患者，建议 TKIs+VDP/VP 方案/Hyper-CVAD 方案；鼓励进行临床研究。②年龄≥60 岁的患者，建议 TKIs+VP/泼尼松；鼓励进行临床研究。

Ⅱ 缓解后治疗

（1）Ph-ALL 治疗：①年龄<60 岁的患者：继续多药联合化疗，适用于低危组患者；ALLO-HSCT，尤其是高危组，MRD 阳性，预后不良细胞遗传学异常的 ALL 患者。②年龄≥60 岁的患者：继续多药联合化疗。

（2）Ph+ALL 治疗：有合适供者的患者可以选择 ALLO-HSCT，移植后可以用 TKIs 维持；无合适供者的患者，按计划继续多药化疗联合 TKIs；无合适供者，BCR/ABL 融合基因转阴性者（尤其是 3～6 个月内转阴性者），可以考虑 ASCT，移植后予 TKIs 维持。

Ⅲ CNS-L 的防治

对 CNS-L 进行预防性治疗可以使发病率从 35% 降至 11%，并且早期防治更易于控制病情，因为一旦发生 CNS-L，即使经治疗复发率仍较高。任何类型的成人 ALL 均应强调 CNS-L 的早期预防。并贯穿于 ALL 整体治疗的全过程。预防措施可以包括：①鞘内化疗；②放疗；③大剂量全身化疗。

颅脑照射：18～24Gy，分 12 次 16 天内照射完毕，同时合并 5～6 次的 MTX 鞘注。有报道儿童采用此方法疗效优于单用 MTX。由于 CNS 照射具有潜在的严重神经毒，包括引起继发性脑瘤，部分学者认为有必要进行危险性评估，仅对可能发生 CNS-L 的高危病例和明确脑脊液里找到白血病细胞患者行颅脑照射，高危因素有 Ph+ALL，B-ALL 合并 WBC>100×10^9/L，T-ALL 合并 WBC>50×10^9/L。

鞘内注射：鞘注可使脑脊液中药物浓度提高，尤其是蛛网膜表层，故对预防 CNS-L 有重要意义，鞘内注射主要用药包括地塞米松、MTX、Ara-C。常用剂量为 MTX（10～15）mg/次或 MTX+Ara-C（30～50）mg/次+地塞米松三联（或两联）用药。鞘内注射一般应用 6 次以上，高危组患者可 12 次以上，鞘内注射频率一般每周不超过 2 次。

确诊 CNS-L 的患者，先行鞘内注射化疗，每周 2 次，直至脑脊液正常。以后每周一次，共 4～6 周。至脑脊液白细胞计数正常、症状体征好转后再行放疗（头颅+脊髓）。头颅放疗剂量 2000～2400cGy、脊髓放疗剂量 1800～2000cGy，分次完成。进行过预防性头颅放疗的患者原则上不进行二次放疗。

Ⅳ 难治、复发 ALL 的挽救治疗

（1）Ph-ALL 治疗：难治复发 Ph-ALL 的治疗目前无统一意见，可以选择的方案有：①鼓励临床试验。②既往化疗强度较弱者，可选用强化的 Hyper-CVAD 方案。③non-ETP-ALL 可以采用奈拉滨治疗。④检测分子生物学异常的突变，在 Ph-like ALL、ETP-ALL 可能从联合分子靶向药物获益。

（2）Ph+ALL 治疗：①临床试验。②规律应用以 TKIs 为基础的方案治疗复发或不缓解的患者，以 ABL 激酶突变结果，更换 TKIs（如达沙替尼、尼洛替尼等）。③靶向 CD22、CD19 抗原的单克隆免疫抗体治疗，在难治复发的 B-ALL，特别是老年患者已取得较好疗效。无论是 Ph-ALL，还是 Ph+ALL，挽救治疗取得 CR 后尽快行 ALLO-HSCT。

（二）化疗期间中医辨证治疗

化疗药物有较强的抑制肿瘤细胞的作用，但毒副反应大，有时会加重出血及感染。故化疗期间，热毒较甚者，选用清热解毒凉血之药，方选犀角地黄汤；多次化疗，戕伐太过，致气血双虚、气阴两虚者，方选八珍汤或沙参麦冬汤；血象低下者，宜补益肝肾，养血活血，方选二至丸合当归四物汤。一般说，用中药配合化疗时，白细胞>50×10^9/L，以祛邪为主，扶正为辅；如白细胞<50×10^9/L，以扶正为主，祛邪为辅。化疗休息期以养气阴补肝肾，扶正为主。维持缓解期则扶正与祛邪同用。

（三）骨髓移植后并发症的中医治疗

1. 发热 骨髓移植后，约有 50% 出现发热，用多种抗生素（抗细菌/真菌）疗效不佳，此

时中医辨证发热多分为两种证型。

（1）湿热证：表现发热，头身困重，口苦黏，纳差，舌苔黄白厚腻，脉滑或濡。治以清热除湿。药用黄芩 12g，黄连 10g，栀子 10g，生石膏（先煎）30g，薄荷（后下）6g，柴胡 10g，丹皮 10g，半夏 12g，厚朴 15g，苍术 12g，藿香 12g，茯苓 15～20g，白蔻仁 12g。

（2）阴虚挟湿热证：除有以上湿热证症状外还兼有咽干，手足心热，舌苔灰黄或黄褐厚腻或黄黑相间，脉虚数。治以养阴清热除湿。药用生地 20～30g，玄参 15～20g，麦冬 30g，知母 15g，生石膏（先煎）30g，金银花 15g，连翘 15g，丹皮 10g，赤芍 12g，青蒿 15g，黄芩 12g，栀子 10g，竹叶 6g，荷梗 10g，苍术 12g，厚朴 15g。

2. 黄疸 骨髓移植后黄疸多由药物性肝损伤、肝静脉闭塞症、移植物抗宿主病等多种因素造成。中医辨证多数属湿热黄疸（阳黄），表现皮肤巩膜明显黄染，皮肤瘙痒，胁肋胀满，恶心，腹水，舌苔黄腻，脉弦滑。治以清热除湿，疏肝利胆退黄。药用茵陈 30g，栀子 10g，大黄 6～9g，黄芩 12g，黄连 10g，金钱草 30g，柴胡 10g，木香 10g，郁金 10g，厚朴 15g，大腹皮 10g，茯苓 15～20g，赤芍 12g，丹皮 10g，生地 15～20g，枸杞子 20g，小蓟 20g。

（四）单纯中医药治疗

1. 辨证论治

Ⅰ 热毒炽盛证

主症 以发热为主，有或无明显感染病灶，伴有贫血、轻度出血、胸骨压痛、周身不适、肝脾肿大，舌苔黄少津，脉数或弦数。

治法 清热解毒。

方药 青黛 3g，白花蛇舌草 30g，茯苓 10g，广豆根 10g，生石膏（先煎）30g，栀子 12g，黄芩 15g，黄芪 20g，当归 15g，丹参 15g，知母 10g。

Ⅱ 热毒入血证

主症 以出血症状为主，发热轻或重，有齿衄、鼻衄、皮肤瘀斑，甚者唇舌有血疱，或有咯血、吐血、便血、崩漏、中风等，或有淋巴结、肝、脾肿大，舌苔薄黄，舌质红绛，脉细数。

治法 清热解毒，凉血止血，佐以扶正。

方药 水牛角 15g，生地 12g，白芍 15g，丹皮 15g，栀子 12g，广豆根 10g，白花蛇舌草 15g，半枝莲 15g，旱莲草 15g，女贞子 15g，生黄芪 30g，紫草 15g。

Ⅲ 血瘀痰凝证

主症 症见面色晦暗，皮肤甲错，痛有定处，淋巴结、肝、脾肿大，伴有低热，贫血或轻度出血，舌有瘀斑，脉涩或弦数。

治法 活血化瘀，消瘀散结，佐以扶正。

方药 当归 15g，川芎 10g，三棱 10g，莪术 10g，夏枯草 10g，山慈菇 15g，牡蛎 15g，生黄芪 20g，银柴胡 10g，鳖甲 15g，土贝母 10g，地骨皮 15g。

Ⅳ 气血（阴）两虚证

主症 以贫血症状为主，见面色苍白、头晕心悸、疲乏无力、低热、手足心热、自汗、盗汗，舌质淡，脉细数。

治法　益气补血滋阴，佐以祛邪。

方药　黄芪 30g，党参（或人参）10g，当归 15g，生地 12g，熟地 12g，天冬 15g，制首乌 15g，龟板 15g，浮小麦 20g，土茯苓 20g，半枝莲 15g，龙葵 15g，山萸肉 10g，丹皮 12g。

2. 对症用药　高热不退，口服安宫牛黄丸以清心退热。神志昏迷，口服紫雪丹、至宝丹以开窍安神。鼻衄、齿衄，加白茅根 30g、荆芥炭 10g 以凉血止血。咽喉溃烂，加马勃 15g、大青叶 20g，含服六神丸，以清热利咽。发热起伏，加地骨皮 15g、银柴胡 10g 以清退虚热。脾大，加三棱、莪术、乳香、没药各 15g 以化瘀散结。淋巴结肿大，加昆布、海藻各 15g 以软坚散结。呕血、便血者，加地榆炭、蒲黄炭各 10g 以止血。阴损及阳，出现畏寒肢冷者，加制附片 10g、肉桂 6g、补骨脂 15g 以温助肾阳。食欲减退者，加焦三仙、鸡内金、砂仁各 10g。

3. 偏方验方

（1）羊蹄根 60g，水煮开后入药煎 15～20 分钟，煎二汁，煎成 200mL 内服，可使白细胞下降。可连用 1～2 个月。也可以加苦参 60g，水煎服。

（2）猪苓多糖加益气养阴药：黄芪、党参、黄精、枸杞子、天冬、元参、当归。

（3）蟾蜍：取 125g 重蟾蜍 15 只，剖腹去内脏洗净，加黄酒 1500mL，放入瓷罐中封闭，然后置于铝锅中加水，用火煮沸 2 小时，将药液过滤，即得。成人每次 15～30mL，每日 3 次，饭后服，儿童酌减。用于治疗 ALL 疗效较好。AML 及急性单核细胞白血病疗效较差。各类白血病中骨髓增生低下型的疗效较好，增生活跃者次之。

（4）青黄散：青黛与雄黄之比为 8：2，研面混匀（或制成胶囊），每次 5～6g，日 3 次饭后服。主要用于治疗急性非淋巴细胞白血病。

（5）中成药：六神丸、牛黄解毒片、当归龙荟丸、紫金锭、西黄丸等。

4. 食疗

（1）六神豆枣汤：红枣 5 枚，赤小豆 30g，黑豆 30g，红糖 25g，六神丸 40 粒。取赤小豆、黑豆、红枣煮汤调入红糖，送服六神丸。每日 1 剂，分 3 次服。

（2）蟾蜍蛋卵：鸡蛋 1 只，蟾蜍 1 只。将蟾蜍洗净剖开腹壁，放入鸡蛋用线缝合，加水煮沸 40 分钟，食鸡蛋每日一次，空腹食，连用 7 天。

（3）黄根猪骨汤：黄根 50g，猪骨 1200g，上二味以水煎，每日 1 剂分 4 次服。

（4）化疗期间饮食以高蛋白、多维生素为主，如牛奶、鸡蛋、鹅血、蘑菇、猴头菇、大枣、莲藕、菠菜、苹果、柑子、饴糖等。晚期白血病的饮食可加香菇、甲鱼、海参、紫河车、穿山甲、桂圆肉、大枣、石榴等。

5. 抗白血病单味药

（1）长春花：苦、凉，有毒。平肝潜阳，消肿散结。常用剂量 6～15g。

（2）喜树：苦、寒，有毒。清热，活血消肿，抗癌祛毒。常用剂量 3～9g。

（3）白花蛇舌草：苦、甘、寒。清热解毒，利湿消肿，活血止痛。常用剂量 15～60g。

（4）广豆根：苦、寒。清热解毒，抗癌杀虫。含有苦参碱、甲基金雀花碱及黄酮类化合物，对急性白血病细胞有抑制作用，常用剂量 3～10g。

（5）蟾酥：甘、辛、温，有毒。解毒消肿，止痛开窍。外用研末调敷或掺膏药内贴患。内服 0.015～0.02g，多入丸、散。

（6）青黛：咸、寒。清热解毒，凉血消斑，清肝泻火。内服 1.5～3g，入丸散，外用适量。

（7）雄黄：辛、温，有毒。解毒，杀虫。入丸散服，每次 0.15～0.3g。

（五）中西医治疗的合理选择与安排

对于急性白血病患者，确诊后首选有效治疗，即制定合适化疗方案及实施的具体日程安排，同时开始配合中医药治疗，化疗期间中医辨证治疗，坚持中药治疗对化疗毒副反应及免疫抑制有较好作用，化疗进入缓解期后，中药治疗转为维持治疗，预防复发，此时扶正为主佐以祛邪，长期服用效果更好。对于部分 ALL 及化疗难以奏效的 AML 患者可考虑骨髓移植来提高疗效，对于骨髓移植患者出现并发症可用中药配合治疗。

四、预后及预防

1. 预后　影响 AML 预后的因素有年龄、细胞遗传学特征、MDS 或 MPN 病史、是否继发性 AML、有无 MDR 基因表达、染色体核型和分子遗传学标志、就诊时白血病细胞负荷（白细胞计数和肝脾大小）。影响 ALL 预后的因素有年龄、外周血白细胞数、免疫表型、细胞和分子遗传学。内容前已述及。

由于抗白血病新药不断出现及细胞动力学的发展和许多有效的支持治疗，急性白血病疗效明显提高，儿童急性淋巴细胞白血病，完全缓解率达 95%以上，其中三年无病存活率已超过50%，目前认为有相当一部分儿童患者已可能治愈。成人急性淋巴细胞白血病和急性髓性白血病（急性非淋巴细胞白血病）的完全缓解率已达 60%以上，长期无病存活率已接近 30%。

2. 预防

（1）慎用某些药物，如磺胺类、解热镇痛药、氯霉素、化疗药。

（2）减少接触苯、汽油、油漆、农药等化学物品。

（3）避免食用污染腐烂的食物以及电离辐射的损伤，凡是工作中接触电离辐射及有毒化学物质苯类及其衍生物的工作人员，应加强防护措施，认真按工作常规操作，定期进行身体检查，一旦发生血象异常应积极治疗。

（4）舒畅情志，劳逸结合，增强正气抗御病邪的能力。

第二节　慢性粒细胞白血病

一、病 理 病 机

1. 病理　慢性粒细胞白血病（chronic myelocytic leukemia，CML）的病理主要为血液、骨髓和脾内充满大量幼稚粒细胞。肿大的脾脏，正常结构为髓外造血细胞所取代，有粒细胞、幼红细胞和巨核细胞，甚至可发生梗死。轻度肿大的肝脏，虽有髓细胞浸润，但对肝细胞无明显损害。骨髓除见有各阶段粒细胞，还可有一定程度纤维变性，随病程的进展，骨髓纤维变性不断加重，骨质硬化，髓腔狭窄，造血细胞显著减少。

2. 病机　本病主要表现为乏力、消瘦、发热、肝脾肿大及骨髓造血干细胞恶性增殖。根据临床上的这些主要特征，中医将本病归于"虚劳""癥""积"范畴。《诸病源候论》中曰："虚劳之人，精髓萎竭，血气虚弱，不能充盈肌肤，故此羸瘦也。"并载有"其病不动者，直名为癥"。《丹溪心法》中云："积在左为血块，气不能作块成盛，块乃有形之物也，痰与食积死血而成也。"由于七情内伤，导致气机不畅，肝气郁结，气郁日久，脉络壅滞，瘀血内停，久积成块；或因饮食失调，过食肥甘酒食，伤及脾胃，脾虚失运，输布精微无权，湿浊内生，凝聚成积，痰气相搏，血流不畅，瘀块内生；或起居无常，寒温不调，感受外邪，邪毒入侵，中伤脏腑，使其功能不利，气血失和，"气塞不通，血壅不流"，邪毒内聚，客阻经络，久则经络闭塞，结块成形。邪毒内郁，郁久化热，热熬津血，久而成结。本病早期多见气滞血瘀之证，加速期多见热毒炽盛之象，晚期则呈现出正虚瘀结之证。

二、诊　　断

1. 临床表现　本病起病缓慢，早期可无症状，患者自觉一般情况良好，常因体检或诊治其他疾病检查血象而发现。

（1）全身症状：周身乏力、头昏心慌、消瘦、多汗、食欲不振、腹胀、腹痛等。

（2）发热：低热常见，一般不超过38℃，抗感染治疗无效，抗白血病治疗后体温方可下降。

（3）出血：早期出血量少，程度亦轻，后期约1/3病例表现不同程度出血，如鼻衄、齿衄、便血、尿血、阴道出血、眼底出血、皮下出血，甚至颅内出血，偶有病例因脾出血和脾破裂急诊而发现本病。

（4）女性可有闭经，男性可出现顽固性阴茎勃起，这点虽被认为是本病特征之一，但临床上罕见。究其原因，主要为阴茎海绵体被白血病细胞浸润或血栓形成所致。此外，晚期可有皮肤浸润和中枢神经系统白血病。

（5）在急变期或白细胞升高明显时可出现高白细胞血症，表现为呼吸窘迫、血栓、手指缺血性坏死等。嗜碱性粒细胞增多时，可出现高组胺血症，如气喘、皮肤瘙痒、水肿、腹泻。部分病人可并发结核、淋巴瘤、多发性骨髓瘤、脾栓塞或脾破裂、尿酸性肾病。

（6）肝脾和淋巴结肿大：脾肿大是本病最突出的特征，早期病例可无明显肿大，一般病例在就诊时都有中度或重度脾肿大，严重者可超过脐部入盆腔。脾肿大的增减常与白细胞数有关，但病情缓解和白细胞下降时，脾脏逐渐缩小以及消失，急变时又可急剧增大。一旦出现脾栓塞或脾周围炎时，可有剧烈的腹痛，压痛和放射性左肩痛，脾区可听到摩擦音。肝肿大一般较轻，超过肋下5cm者少见。淋巴结肿大在晚期可见。

（7）骨痛：临床上约75%病例有胸骨压痛，在胸骨下部1/2或2/3处压痛亦是慢性粒细胞白血病的特征之一。与癌转移胸骨处分散的点状压痛和骨髓瘤时肋骨上有多处压痛可作区别。此外胫骨和肋骨之压痛也较常见。仅少数病例可有关节痛和肌痛。

2. 实验室及其他检查

（1）血象：慢性期红细胞和血红蛋白可正常或轻度减少，为正细胞、正色素性贫血，溶血不明显，网织红细胞正常，分类中可见有核红细胞。加速期和急变期有中度或重度贫血，红细胞和血红蛋白明显减少。

白细胞增高是本病主要特征。一般在（100～250）×10^9/L，甚至可高达1000×10^9/L，个别在20×10^9/L时就被诊断。血片分类中，可见各个阶段粒细胞，以中性中、晚幼粒细胞和杆状、分叶核粒细胞为主。嗜酸、嗜碱性粒细胞亦明显升高。如果嗜碱性粒细胞＞20%或嗜酸性粒细胞急剧升高，应高度警惕急变。单核细胞亦可有中等程度的增加。初诊时血涂片偶可见少量幼稚细胞，随病情进展，幼稚细胞可达30%～80%。而巨核细胞碎片和微型巨核细胞偶见。

血小板正常或升高，在慢性期1/3～1/2的病例伴血小板增多，高者可达1000×10^9/L以上，少数病例可发生血小板减少。

（2）骨髓象：骨髓增生呈极度活跃或明显活跃，粒红比例可增至（10～50）：1，脂肪组织减少，分类与外周血象相似，以中性中、晚幼粒细胞和杆状核细胞为主，有核质发育不平衡现象，分裂象增加，粒系有丝分裂及嗜酸、嗜碱细胞增多。巨核细胞可表现为不成熟、不典型增生，偶可见Gaucher细胞。10%～15%确诊时骨髓活检有纤维化存在，随病情进展而加重，原因不清，可能是增生的克隆与调节骨髓纤维化、胶原形成的血小板生长因子及转移因子β等异常作用的结果。

（3）生化检查：在慢粒慢性期中性成熟粒细胞碱性磷酸酶活力减弱或缺乏，积分减低或阴性，偶尔因感染、妊娠、脾切除等原因而升高。急性期亦可有不同程度的增高。白细胞中嘧啶脱氧核糖转移酶活力减低；血清维生素B_{12}水平增高，其数值可15倍于正常人，主要由于粒细胞破碎释放维生素B_{12}结合蛋白。此外血浆叶酸活力显著降低。血清溶菌酶增高，如临床上出现溶菌酶尿者，提示预后差。血清及白细胞内锌含量减少，镁含量升高。

（4）分子生物学：所有患者均有Ph染色体t（9；22）（q34；q11）和（或）BCR-ABL融合基因，是CML的特征标志。急变期的患者可以出现附加染色体异常，常见的有Ph双体、+8、17号等臂染色体、9、19或+21及-Y等。

3. 诊断与鉴别诊断

（1）诊断依据：①有乏力、多汗、消瘦、腹胀等症状；②肝脾肿大，胸骨压痛；③白细胞明显增高，分类中以中性中幼粒、晚幼粒、杆状核为主，伴嗜酸、嗜碱细胞增多；④中性粒细胞碱性磷酸酶减低或消失；⑤Ph阳性细胞和（或）BCR-ABL融合基因阳性。对于临床上符合CML而Ph染色体阴性，应进一步做FISH和RT-PCR检测BCR-ABL融合基因，如阴性则可排除CML。

（2）鉴别诊断：原发性骨髓纤维化贫血程度和脾大程度不一致，异常红细胞增多，白细胞减少或增多（但不超过5×10^9/L），骨髓干抽偶见增生正常或低下，活检示造血组织被纤维组织取代。如CML合并骨髓纤维化，可以病史及染色体相鉴别，CML有Ph阳性细胞，而该病则无。

原发性血小板增多症临床上以出血为主，白细胞＜50×10^9/L。血小板显著增高，可见异型血小板，骨髓以巨核系增生为主。无Ph阳性细胞。

真性红细胞增多症患者皮肤、黏膜暗红色，口唇紫暗，白细胞虽增高但红细胞增高显著，中性粒细胞碱性磷酸酶增高，Ph染色体一般为阴性，粒系无核质发育不平衡现象。

慢性淋巴细胞白血病临床上多见于老年患者，晚期虽然有淋巴结、肝脾肿大，但脾肿大程度不如慢粒，白细胞通常在 $100×10^9/L$，血象及骨髓分类以成熟淋巴细胞为主，偶有原淋巴细胞、幼稚淋巴细胞。

类白血病反应多有原发病灶可寻，临床上一般无贫血、出血及淋巴结、肝、脾肿大，血象中虽见少数幼稚细胞，但以成熟细胞为主，细胞质中有中毒性颗粒及空泡，骨髓增生明显活跃，伴有核左移现象，无明显的白血病变化，中性粒细胞碱性磷酸酶明显增高，Ph染色体阴性。

4. 分期 根据慢性髓性白血病中国诊断与治疗指南（2020 年版），将慢性粒细胞白血病发展分为三期，慢性期、加速期及急变期。具体如下：

（1）慢性期：①外周血或骨髓中原始细胞＜10%；②没有达到诊断加速期或急变期的标准。

（2）加速期：①外周血或骨髓中原始细胞占 10%～19%；②外周血中嗜碱性粒细胞≥20%；③对治疗无反应或非治疗引起的持续血小板减少（＜$100×10^9/L$）或增高（＞$1000×10^9/L$）；④治疗过程中出现 Ph 染色体基础上的克隆演变；⑤进行性脾脏增大或 WBC 增高。

（3）急变期：①外周血或骨髓中原始细胞≥20%；②骨髓活检原始细胞集聚；③髓外原始细胞浸润。

三、治 疗

（一）西医治疗

对 CML 进行治疗的传统药物主要有白消安（又称马利兰）、羟基脲和 IFN-α，在 CML 慢性期使用有明显疗效，但用药后有一定副作用。白消安可以选择性地抑制粒细胞的成熟，因而适用于 CML 慢性期的患者；羟基脲可以抑制 DNA 的合成，可以快速控制白细胞数量，不仅价格便宜，且副作用较白消安低；与白消安和羟基脲相比，用 IFN-α 进行治疗的患者血液学缓解率较高，但使用时间越长，其疗效越差。

1. 慢性期治疗

（1）治疗慢性期患者首选治疗为 TKIs，包括伊马替尼、尼洛替尼、达沙替尼、博苏替尼。CFDA 目前批准伊马替尼、尼洛替尼及氟马替尼用于新诊断 CML 慢性期患者一线治疗。伊马替尼 400mg，每日 1 次；尼洛替尼 300mg，每日 2 次；氟马替尼 600mg，每日 1 次，达沙替尼 100mg，每日 1 次。TKIs 治疗期间应定期监测血液学、细胞遗传学及分子学反应，定期评估患者 TKIs 治疗耐受性。早期的分子学反应至关重要，特别是 TKIs 治疗 3 个月的 BCR-ABL 水平。一线 TKIs 耐受不佳的患者应及时更换 TKIs。伊马替尼一线治疗耐药或不耐受患者推荐及时更换二代 TKIs 如达沙替尼治疗，相对于标准伊马替尼一线治疗，二代 TKIs 一线治疗可减少疾病进展，尤其是中高危患者无进展生存得以改善。

因各种原因无法使用 TKIs 治疗的患者可考虑以下治疗方案：

干扰素为基础的方案：在 CML 的 TKIs 治疗时代，曾经的造血干细胞移植以外的最佳治疗选择——干扰素为基础的治疗方案依然是少部分患者的治疗选择。结合中国的实际情况，以下患者可考虑干扰素为基础的方案。①TKIs 耐药，不耐受且不适合造血干细胞移植的 CML

慢性期患者。②各种原因暂时无法应用 TKIs 治疗或无法坚持长期使用 TKIs 的慢性期患者。

ALLO-HSCT：在 TKIs 治疗时代，ALLO-HSCT 作为二线 TKIs 治疗失败后的三线的治疗选择，应当严格掌握适应证。

（2）放射治疗：脾区照射，适用于病情进行性发展，白细胞数急剧增高，脾及淋巴结显著肿大的病例。以 50rad 开始，随后增至 100～150rad，每日或隔日 1 次，当白细胞下降到 20×10⁹/L 时停止照射，一般总剂量在 100～1500rad 之间。

（3）脾切除：有人认为早期行脾切除有可能延缓急变，延长生存期。临床实践证明脾切除可以减轻症状，改善血象，在远期疗效上尚无定论。适应证：①巨脾、压迫症状显著；②继发性脾功能亢进；③药物控制不理想或发生顽固性血小板减少；④脾破裂，出血或栓塞；⑤能耐受手术治疗。

（4）白细胞清除术：利用连续流动血细胞分离机，机械地除去血液中粒细胞，使白细胞及白血病细胞总量暂时降低，适用于白细胞过高者，是防止栓塞的应急办法，使过高的白细胞总数在短时间内下降。

2. 加速、急变期治疗 参照患者治疗史、基础疾病以及 BCR-ABL 激酶突变情况选择适合的 TKIs，病情恢复至慢性期者，可继续 TKIs 治疗，如果患者有合适的造血干细胞供者来源，可考虑行 ALLO-HSCT。存在 T315I 突变或二代 TKIs 不敏感突变的患者应尽早行 ALLO-HSCT。有条件进行新药临床试验的单位可行新药试验。

（二）化疗期间中医辨证治疗

参照急性白血病有关部分。

（三）骨髓移植后并发症的中医治疗

参照急性白血病有关部分。

（四）单纯中医药治疗

1. 辨证论治

Ⅰ 气滞血瘀证

主症 脘腹胀满，胁下有块，软而不坚，固定不移，苔薄脉弦。

治法 行气逐瘀。

方药 膈下逐瘀汤加减。桃仁 10g，红花 10g，当归 15g，莪术 10g，三棱 10g，五灵脂 15g，延胡索 12g，丹皮 12g，赤芍 15g，乌药 10g，枳壳 15g，甘草 10g，青黛 3g。

Ⅱ 热毒炽盛证

主症 胁下肿块继增，硬痛不移，倦怠乏力，形体消瘦，面色晦暗，骨节剧痛，壮热持续，汗出不解，口渴喜冷饮，衄血紫斑，或便血、尿血、烦躁不安、谵语神昏，舌暗，苔灰黄，脉细数。

治法 清热凉血。

方药 常用犀角地黄汤或清营汤加味。水牛角 15g，生地 12g，玄参 15g，丹皮 15g，赤芍 15g，丹参 15g，竹叶心 6g，金银花 15g，连翘 15g，黄芩 15g，黄连 10g，白花蛇舌草 15g，龙葵 15g，七叶一枝花 15g。便血加白及粉 2g，三七粉 1.5g；尿血选大蓟 15g，小蓟 15g；齿龈出血加藕节 20g，白茅根 30g；壮热不退加生石膏（先煎）30g，知母 10g，生甘草 10g。

Ⅲ　正虚瘀结证

主症　积块坚硬，疼痛不移，神疲倦怠，不思饮食，消瘦脱形，面色萎黄或黧黑，自汗盗汗，肌肤甲错，妇女闭经，头晕心慌，唇甲少华，舌质淡或紫暗，脉弦细或沉细。

治法　益气养血散瘀（气血两虚兼瘀者），益气养阴散瘀（气阴两虚兼瘀者）

方药　八珍汤或麦味地黄汤加减。党参 15g，白术 12g，茯苓 15g，甘草 10g，当归 15g，赤芍 12g，熟地 15g，三棱 10g，莪术 15g，青黛 3g，红花 10g，延胡索 12g，麦冬 15g，五味子 15g，山萸肉 10g，怀山药 15g，沙参 15g，枸杞子 15g，黄芪 15g，青黛 3g。

2. 对症用药　参见急性白血病有关部分。

3. 偏方验方

（1）当归龙荟丸：先每次 6g，每日 2 次，以后再逐渐增至 30g，副作用为腹痛腹泻。

（2）猪脾（烤干研末）1.5g，野百合 1.5g，混合装入胶囊内。日服 3 次，每次 2～3 粒。(《肿瘤的诊断与防治》)

（3）青黄散：青黛雄黄之比为 9：1，分装胶囊，每次 3～5g，日 3 次，缓解后以每日 3～6g 的维持量维持血象在正常范围内。服药后每隔 1～3 个月排砷一次，用 2-巯基丁二钠 1g 溶于 40mL 生理盐水中缓慢静脉注射，连用 3 天。

（4）六神丸：初用剂量每次 10 粒或 20 粒，日 3 次，饭后服。缓解后根据白细胞数 1 日维持量 15～30 粒。

（5）梅花点舌丹：每日 30 粒，分 3 次温开水送服。

（6）大黄䗪虫丸：每次 1 丸，日 2～3 次，温开水送服。

（7）七叶一枝花、夏枯草、茜草各 6g，山豆根、射干各 10g，党参、黄芪、紫草各 30g，凤尾草 12g，甘草 5g，当归 3g。水煎服，每日 1 剂，同时吞服制马钱子粉 0.9g，西黄丸 1.5g。（浙江中医学院方）

4. 针灸疗法　白血病患者骨髓再生功能异常，有感染及出血倾向，病情发作时不宜针刺治疗，可采用艾炷灸的方法，选取大椎、命门、足三里、关元、气海等腧穴，可鼓舞正气，调整阴阳，提高血象。

5. 饮食疗法　有鼻衄、齿衄、吐血等出血症状者，可食用鲜藕、百合、大枣、山药、荠菜等，发热不退者，可选择西瓜、绿豆粥等食品。

猪肝百合散：猪肝（烤干）1.5g，野百合 1.5g。将猪肝烤干后和野百合研成粉末，加入适量白糖，分 3 次服。可以养血散结，活血解毒。

人参饭：用黄芪 50g，当归 50g，枸杞子 30g 煮水，用此水煮大米饭。另取人参 30g 煮水，在饭已熟时，加入人参水少量，至成饭。可以大补气血，适用于白血病长期化疗，血象低下者。

6. 气功疗法　白血病患者在放、化疗后病情较稳定期，可以适当进行气功锻炼，但不得过于劳累，最好在医生允许下进行。

7. 抗白血病单味药　参照急性白血病治疗部分。

四、预后及预防

1. 预后 CML 由于个体差异大，加之治疗方法不同，使诊后生存期长短悬殊。中位生存期一般在 21~45.5 个月，目前存活 7~20 年以上的病例逐渐增多。因病情急剧恶化，约 75%~85% 的 CML 在 1~5 年由稳定期转入急变期，CML 一旦急变，其预后不良，半数以上病例在 3 个月内死亡，仅个别病例能超过 1 年。因此急变是 CML 的终末表现。

2. 预防 对从事放射线工作及接触有毒化学物品和致癌物质的工作人员，要加强劳动保护，防止和消除环境污染。同时要加强体育锻炼，增强机体免疫能力，节制烟酒，注意饮食洁节，调畅情志，避免劳累，以提高机体的抗病和抗癌能力。

第三节　慢性淋巴细胞白血病

一、病 理 病 机

1. 病理 慢性淋巴细胞白血病（chronic lymphocytic leukemia，CLL）的病理为淋巴结肿大，正常结构消失，代之以小淋巴细胞的大量汇集，脾肿大多不严重，其结构亦被大量小淋巴细胞浸润取代。肝轻度肿大，并有淋巴细胞浸润，呈结节性或弥漫性浸润。骨髓早期为斑片状，在正常骨髓中有淋巴细胞结节穿插其间。以后骨髓几乎均被淋巴细胞取代，粒细胞、红细胞及巨核细胞等均受到抑制。此外胃肠道和皮肤亦可受累。

2. 病机 本病临床上有淋巴结肿大、肝脾肿大及乏力等特征，似属中医"瘰疬""积""癥""虚劳"等范畴。《医学入门》中指出："生颈前项侧，结核如绿豆、如银杏，曰瘰疬。"《难经》论述："积者阴气也，其始发于常处，其痛不离其部，上下有始终，左右有所穷处。"本病可因忧思郁怒，情志不畅，肝气郁结，气滞伤脾，脾失健运，痰浊内生，气机不利，痰气搏结形成结节。或因饮食不节、嗜酒过度，损伤脾胃，湿浊内生，致使运化失常，致成积聚结块。或素体虚，或久病之后，或劳倦过度，致使气阴不足，阴血耗损，精血亏虚，与外来之邪毒相搏结而成。或因阴亏水不涵木，虚火内动，灼津成痰，痰火凝结，肿块形成。

二、诊　　断

1. 临床表现

（1）症状：CLL 起病缓慢，约 25% 患者在就诊时无明显自觉症状，一般症状有疲乏无力、头晕心慌、气短、齿衄、皮肤紫癜、体重下降、皮肤瘙痒等，经常因感染有发热，由于患者免疫功能低下，加之长期使用皮质激素，极易发生感染，尤其是发生皮肤和肺部感染的机会甚多，重者可死于败血症。此外因白血病细胞浸润而引起出血和骨骼疼痛等。

（2）体征：①淋巴结肿大：约 80% 患者全身淋巴结均肿大，以颈部淋巴结最常见。其次是腋窝、腹股沟和滑车淋巴结。一般呈中度肿大，表面光滑，不粘连，硬度中等，活动度好，且无压痛。如纵隔淋巴结受累，支气管压迫引起咳嗽、声音嘶哑或呼吸困难。腹腔淋巴结肿大易致腹痛。②肝脾肿大：脾肿大约占72%，肿大程度不及CML明显，一般在肋下3～4cm内，个别可平脐，肝脏轻度肿大。③皮肤损害：约10%患者在病程中出现不同类型的皮损，包括瘙痒、色素沉着、荨麻疹、红斑、丘疹、湿疹、剥脱性皮炎、单纯性疱疹及带状疱疹。由于白血病细胞浸润，还可见结节和红皮病的特异性皮损。

2. 实验室检查

（1）血象：红细胞和血红蛋白早期正常，后期可减低，是正细胞正色素性贫血。在溶血时，网织红细胞升高，可见多染性细胞及幼红细胞。白细胞常＞15×10^9/L，一般在（30～200）×10^9/L。分类中约80%～90%为成熟小淋巴细胞，亦有少量大淋巴细胞、异型淋巴细胞和幼淋巴细胞。据其不同比例的幼淋巴细胞（PL）及不典型淋巴细胞可将B-CLL细胞形态分为3种类型：①典型CLL：90%以上为外形成熟的小淋巴细胞。②CLL和幼淋巴细胞白血病：PL＜50%。③不典型CLL：15%以上浆细胞样或有切迹淋巴细胞，且10%以下淋巴细胞。

（2）骨髓象：增生明显活跃，淋巴细胞占优势，成熟的小淋巴细胞约占50%～90%，偶见原始淋巴细胞、幼淋巴细胞，一般不超过2%；涂抹细胞和篮状细胞较多见。如合并溶血性贫血时，除红系增生外，可见球形红细胞。骨髓活检根据淋巴细胞浸润程度可分为3种类型：结节型、间质型、弥漫型。

（3）生化和组化：本病淋巴细胞PAS反应强阳性，积分较正常人显著增高，而中性粒细胞碱性磷酸酶活性正常或稍高，约1/3患者Coomb's试验阳性（此时常合并自身溶血）。约半数以上的病例伴低丙种球蛋白血症（IgA、IgM减少明显）。部分患者尿酸增高，植物血凝素（PHA）转化率明显降低，约5%患者可有异常单株副蛋白，如单株IgG或IgM浓度的增高。

3. 诊断与鉴别诊断

（1）诊断依据：达到以下3项标准可以诊断。①外周血单克隆B淋巴细胞计数≥5×10^9/L。②外周血涂片特征性地表现为小的、形态成熟的淋巴细胞显著增多，其细胞质少，核致密，核仁不明显，染色质部分聚集，并易见涂抹细胞；外周血淋巴细胞中不典型淋巴细胞及幼淋巴细胞＜55%。③典型的流式细胞术免疫表型：$CD19^+$、$CD5^+$、$CD23^+$、$CD200^+$、$CD10^-$、$FMC7^-$、$CD43^+$；表面免疫球蛋白（sIg）、CD20及CD79b弱表达（dim）。流式细胞术确认B细胞的克隆性，即B细胞表面限制性表达κ或λ轻链[κ∶λ＞（3∶1）或＜（0.3∶1）]或25%以上细胞sIg不表达。

（2）鉴别诊断：CML脾肿大显著，白细胞呈极度升高，（100～500）×10^9/L，骨髓象中以粒系中、晚幼细胞为主，中性粒细胞碱性磷酸酶减少或消失，有Ph阳性细胞。

慢性单核细胞白血病虽然亦见于中老年人，白细胞仅轻、中度升高，肝脾淋巴结肿大不显著，血和骨髓象出现较多的成熟单核细胞，幼单细胞少见。

淋巴结结核患者的淋巴结肿大，多为局部性，常为颈部，程度较轻，淋巴结较软，有压痛及粘连，甚至坏死或破溃，抗结核治疗有效。

传染性单核细胞增多症以儿童多见，常伴有发热、咽炎史，肿大的淋巴结有压痛，血片中异型淋巴细胞＞10%，嗜异性凝集试验阳性。

淋巴瘤患者表现为全身淋巴结呈进行性、无痛性肿大，触之硬而有弹性，常呈对称分布，无粘连，血象一般无特殊，分类中嗜酸细胞明显增多，骨髓涂片和活检可找到 Reed-Sternberg 细胞或淋巴瘤细胞。

4. 分型及分期

（1）免疫分型：见诊断依据中典型的流式细胞术免疫表型。

（2）临床分期与预后：国外普遍采用 Binet 和 Rai 的分期标准。见表 2-11-3。

表 2-11-3　慢性淋巴细胞白血病的临床分期系统

分期	定义
Binet 分期	
A 期	MBC≥5×10⁹/L，HGB≥100g/L，PLT≥100×10⁹/L，<3 个淋巴区域受累
B 期	MBC≥5×10⁹/L，HGB≥100g/L，PLT≥100×10⁹/L，≥3 个淋巴区域受累
C 期	MBC≥5×10⁹/L，HGB<100g/L 和（或）PLT<100×10⁹/L
Rai 分期	
0 期	仅 MBC≥5×10⁹/L
Ⅰ期	MBC≥5×10⁹/L+淋巴结肿大
Ⅱ期	MBC≥5×10⁹/L+肝和（或）脾肿大±淋巴结肿大
Ⅲ期	MBC≥5×10⁹/L+HGB<110g/L±淋巴结/肝/脾肿大
Ⅳ期	MBC≥5×10⁹/L+PLT<100×10⁹/L±淋巴结/肝/脾肿大

注：淋巴区域包括颈、腋下、腹股沟（单侧或双侧均计为 1 个区域）、肝和脾。MBC：单克隆 B 淋巴细胞计数。免疫性血细胞减少不作为分期的标准。

三、治　疗

（一）西医治疗

1. 治疗指征　CLL 临床进展大多缓慢，对无症状患者可仅观察，不予治疗。具备以下至少 1 项时开始治疗：①进行性骨髓衰竭的证据：表现为血红蛋白和（或）血小板进行性减少。②巨脾（如超过左肋缘下 6cm）或进行性或有症状的脾肿大。③巨块型淋巴结肿大（如最长直径>10cm）或进行性或有症状的淋巴结肿大。④进行性淋巴细胞增多，如 2 个月内淋巴细胞增多>50%，或淋巴细胞倍增时间（LDT）<6 个月。当初始淋巴细胞<30×10⁹/L，不能单凭 LDT 作为治疗指征。⑤外周血淋巴细胞计数>200×10⁹/L，或存在白细胞瘀滞症状。⑥自身免疫性溶血性贫血（AIHA）和（或）免疫性血小板减少症（ITP）对皮质类固醇或其他标准治疗反应不佳。⑦至少存在下列一种疾病相关症状：在前 6 个月内无明显原因的体重下降≥10%；严重疲乏（如 ECOG 体能状态≥2 分，不能进行常规活动）；无感染证据，体温>38℃，持续时间≥2 周；感染证据，夜间盗汗>1 个月。

2. 化疗或 BTK 抑制剂治疗　无 del（17p）/TP53 基因突变 CLL 患者的治疗方案推荐：

（1）身体状态良好的患者，优先推荐：①年龄<65 岁：氟达拉滨+环磷酰胺±利妥昔单抗（RTX）；②年龄≥65 岁：苯达莫司汀±RTX。其他推荐：①氟达拉滨±RTX；②苯丁酸氮芥±RTX。IGHV 基因无突变的患者可以考虑伊布替尼。

（2）身体状态欠佳的患者，优先推荐：①苯丁酸氮芥±RTX；②伊布替尼。其他推荐：①RTX；②苯达莫司汀（70mg/m²）±RTX。

伴 del（17p）/TP53 基因突变 CLL 患者的治疗方案推荐：

（1）身体状态良好的患者，优先推荐：①临床试验；②伊布替尼。其他推荐：①大剂量甲泼尼龙（HDMP）±RTX；②调整的 Hyper-CVAD±RTX；③氟达拉滨+环磷酰胺（FC 方案）±RTX；④苯达莫司汀±RTX。如果获得缓解可以考虑行 ALLO-HSCT。

（2）身体状态欠佳的患者，优先推荐：①临床试验；②伊布替尼。其他推荐：①HDMP±RTX；②苯丁酸氮芥±RTX；③RTX；④苯达莫司汀（70mg/m²）±RTX。

染色体复杂核型异常建议参照 del（17p）/TP53 基因突变的治疗方案推荐。

3. 放疗　局部放疗仅适用于局部淋巴结肿大压迫，器官功能明显障碍，化疗无效者及骨浸润所致疼痛。脾区放疗可明显缓解脾大所致压迫症状及脾功能亢进，仅个别情况下可获得缓解，不应作为常规使用。

4. 手术　脾切除适用于 CLL 合并溶血性贫血、血小板减少、脾功能亢进和疼痛性巨脾患者，尤其是经化疗及放疗而脾脏不见缩小者，可以考虑脾切除。

5. 白细胞去除术　用细胞分离器去除 CLL 血中过高的淋巴细胞，每周 3 次，使其在短时间内降低淋巴细胞数，以减轻体内白细胞及淋巴细胞负荷。通常只能维持很短时间疗效，仅适用于白细胞极度增高，可能有呼吸窘迫并发症、骨髓衰竭或不能耐受化疗者。

6. 生物治疗　临床研究报道，干扰素在体外可诱导慢淋细胞分化。干扰素 α、白介素-2用于部分 CLL 患者有一定疗效，可使血中淋巴细胞数值下降，肿大的淋巴结、肝、脾回缩，单克隆抗体特异性强，副作用小，抗 CD20 单抗（美罗华）可对约 50%的恶性 B 细胞淋巴瘤有效，已被用于 CLL。

7. 异基因骨髓移植（BMT）　对顽固性慢淋应考虑作 BMT。

（二）化疗期间中医辨证治疗

参照急性白血病有关部分。

（三）骨髓移植后并发症的中医治疗

参照急性白血病有关部分。

（四）中医治疗

1. 辨证论治

Ⅰ　痰瘀隐伏证

主症　患者无明显症状及体征，仅在偶然验血时发现白细胞总数增高，分类以成熟淋巴细胞为主，舌红体胖，脉细。

治法　健脾益气，佐以化痰祛瘀、清热解毒。

方药　四君子汤加味。党参 10g，白术 12g，茯苓 15g，生甘草 10g，白花蛇舌草 15g，龙葵 15g，半枝莲 15g，陈皮 15g，山慈菇 15g，黄药子 15g，赤芍 12g，莪术 15g。

Ⅱ 气郁痰结证

主症 周身结节串生，按之尚软，推之能动，不热不痛，舌苔白，脉弦滑。

治法 疏肝解郁，化痰散结。

方药 常用柴胡疏肝散合消瘰丸加减。柴胡 10g，香附 15g，川芎 12g，枳壳 15g，赤白芍各 12g，陈皮 15g，牡蛎 15g，贝母 10g，夏枯草 15g，昆布 15g，胆南星 10g，黄药子 10g。

Ⅲ 痰瘀互结证

主症 结节渐增，由软变硬，潮热盗汗，形瘦神疲，胁下有块，固定不移，舌质紫暗，脉沉细。

治法 益气养血，软坚散瘀。

方药 和荣散坚丸合失笑散、消瘰丸加减。党参 10g，白术 12g，茯苓 15g，当归 15g，赤芍 12g，川芎 10g，五灵脂 15g，蒲黄 12g，红花 10g，贝母 10g，昆布 15g，牡蛎 15g。

2. 对症治疗 参照急性白血病治疗。

3. 偏方验方

（1）小金丹：每次 1 丸，日 2 次，早、晚以小半杯黄酒送服。

（2）西黄丸：每次 3g，日 2 次，以开水或黄酒温服。

4. 常用治疗白血病中草药 见急性白血病治疗。

（五）中西医治疗的合理选择与安排

对于 CLL 患者，确诊后可根据中医辨证中药治疗，西医治疗掌握指征，化疗期间中医辨证配合治疗，减轻化疗毒副反应及免疫抑制，缓解期后，中药治疗转为维持治疗，预防复发，此时扶正为主佐以祛邪，长期服用效果更好。

四、预后及预防

1. 预后 CLL 病程悬殊不一，短至 1～2 年，长至 5～10 年，甚至 20 余年。病程长短与病情缓急、全身症状、肝脾肿大、血象和骨髓象变化等有关。常见死亡原因为感染，尤以肺部感染多见。CLL 急变而死亡较罕见。以下预后不良：①骨髓活检淋巴细胞呈弥漫浸润类型。②外周血淋巴细胞绝对值＞50×10^9/L。③淋巴细胞倍增时间≤12 个月。④细胞遗传学检查呈多种和复杂核型改变。

2. 预防 避免接触放射线、有毒的化学物品和致癌物质。防止和消除环境污染。注意体育锻炼，增强机体免疫能力，注意饮食洁节，调畅情志，避免劳累。

第十二章

恶性淋巴瘤

淋巴瘤是一组起源于淋巴结或结外淋巴组织的恶性肿瘤,根据组织细胞学特点可分为霍奇金淋巴瘤(HL)和非霍奇金淋巴瘤(NHL)两大类。

恶性淋巴瘤(ML)大约占美国全部恶性肿瘤的 5%,居肿瘤发病率的 11~13 位。在全球范围内霍奇金淋巴瘤和非霍奇金淋巴瘤的发病情况有显著差别,非霍奇金淋巴瘤占全人群肿瘤病例的 3% 左右,而霍奇金淋巴瘤约为非霍奇金淋巴瘤的 1/5。霍奇金淋巴瘤的高发区为北美、西欧,非霍奇金淋巴瘤的高发区为西欧(发病率>10/10 万人)、美国(>15/10 万人)及中东,中国和日本为低发区(5/10 万人)。近年来总的趋势是霍奇金淋巴瘤的发病率略有下降,非霍奇金淋巴瘤的发病率明显上升,尤其是经济发达地区。城市人群的发病率高于农村,男性高于女性。

与欧美国家相比,国内淋巴瘤的流行病学具有一些区别。例如,在欧美国家人群中 HL 的年龄—发病率曲线呈现特征性的双峰形态,而我国则为单峰形态。此外,我国结外受侵的淋巴瘤占全国淋巴瘤的 30% 以上,高于欧美国家。这种区别可以部分地从病因学上得到解释。总体来看,我国淋巴瘤的恶性程度高于欧美国家。

一、祖国医学有关淋巴瘤的论述

中医古籍文献中并无淋巴瘤之名称,但有类似淋巴瘤临床表现的描述,见于"阴疽""石疽""恶核""失荣"等疾病中。如《外科全生集·阴疽治法》中指出:"夫色之不明而散漫者,乃气血两虚也,患之不痛而平塌者,毒痰凝结也。"《医宗金鉴》曰:"此疽生于颈项两旁,形如桃李,皮色如常,坚硬如石。"又曰:"失荣证,生于耳之前后及肩项,其证初起,状如痰核,推之不动,坚硬如石。皮色如常,日渐长大。"《外科全生集》载:"石疽:初起如恶核,渐大如拳……迟至大如升斗,仍如石硬不痛。"又曰:"恶核……与石疽初起相同,然其寒凝甚结,毒根最深。"

二、恶性淋巴瘤的病因病理

(一)中医病因病机

1. 病因 淋巴瘤属于中医学的"石疽""恶核""失荣""痰核""疬痈"等范畴,其病因古人多有记载，如《诸病源候论》提到"恶核者，肉里忽有核，累累如梅李，小如豆粒……此风邪挟毒所成"，"恶核者，是风热毒气，与血气相搏，结成核，生颈边，又遇风寒所折，遂不消不溃"。《外科正宗》说："失荣者……其患多生肩之以上。初起微肿，皮色不变，日久渐大；坚硬如石，推之不移，按之不动；半载一年，方生阴痛，气血渐衰，形容瘦削，破烂紫斑，渗流血水或肿泛如莲，秽气熏蒸。"中医学认为恶性淋巴瘤与外邪侵袭、七情内伤、饮食失调、正气内虚有关。

（1）外感邪毒：风寒毒邪侵袭人体，蕴于肌肤腠理，阻于血脉，瘀毒胶结，发为石疽。

（2）七情郁结：忧思喜怒，情志不达，肝失柔和，郁久化火，炼津液为痰，气郁痰凝；或气滞血瘀，痰瘀搏结，而成石疽。

（3）饮食失调：饮食不节，中焦受阻，脾胃运化失常，致痰湿内生，痰凝血瘀，胶结不解，发为石疽。或中阳不振，痰从寒化，寒痰凝滞于脏腑经络，而成石疽。

（4）正气不足：禀赋不足，房室劳损，久病年迈，均见肾元亏虚。肾阳不足，气化不利，水湿上泛，聚而为痰；或命门火衰，不能温运脾阳，生湿生痰。肾阴亏虚，虚火内炽，灼津为痰，痰阻血脉，痰瘀胶结，发为石疽。

2. 病机 本病多发于青壮年，发病范围广，病情变化复杂。病位在淋巴结，但与肝、脾、肾密切相关。病性为局部属实，全身属虚，本虚标实之病变。其虚以肝、脾、肾虚损为主，其实以痰、瘀、毒、郁为主。恶性淋巴瘤早、中期以邪实为主，多表现为气郁痰凝、寒痰凝滞。进一步发展，痰郁化热、毒火内生，出现瘀毒互阻；晚期以正虚为主，表现为肝肾阴虚，或气血双亏兼痰凝瘀阻。

（二）西医病因病理

1. 霍奇金淋巴瘤病因

（1）儿童期的社会环境：HL 发病率及年龄曲线独特的双峰形态提示，患者可能在生命早期接触了某些病原感染，较年轻的病例中更是如此。HL 的风险与较低的社会阶层相关，如低收入、住宅拥挤，而这些都使儿童过早暴露于常见感染，这一情况证实了青少年 HL 与早期感染的联系。

在各个人群中，发生于中老年患者的第二个峰则可能是因为随着年龄的增长，免疫力下降，使潜伏的病毒感染重新活动，或者它是另一种独立的疾病，病因与其他的 ML 相类似。

（2）病毒因素：病毒是最重要的环境致病因素。流行病学和分子生物学研究都支持 HL 的病因涉及感染原。

EB 病毒（EBV）是一种疱疹病毒，人群普遍易感，感染率超过 90%。长期以来，人们怀疑 EBV 是促成 HL 及其他多种淋巴和上皮恶性疾病的主要原因之一。

（3）遗传因素：一个家族中可以出现多个病例，HL 的一级亲属中发病风险增加，这些都提示 HL 的遗传易感性。家族性 HL 占所有病例的 4.5%，青壮年的同性别兄弟姊妹中 HL 风险比非兄弟姊妹增加了 9 倍，而不同性别兄弟姊妹中 HL 风险增加了约 5 倍。

（4）免疫功能失调：某些原发性免疫缺陷患者患 HL 的风险似乎增高，包括低 γ 球蛋白血症、高 IgM 综合征。这些免疫缺陷相关病例大多数 EBV 阳性且为混合细胞型。这些都支持 HL（尤其是 EBV 基因阳性的 HL），是一种免疫失调和过度刺激性疾病。HL 发病率在人免疫缺陷病毒（HIV）感染的患者中亦有增高，HL 目前被确认为是 HIV 阳性患者的几种机会性疾病之一。HIV 感染的 HL 病例往往伴随着全身症状，病期晚，预后差，而且几乎 EBV 基因总是阳性。

2. 非霍奇金淋巴瘤病因

（1）病毒因素：几种肿瘤病毒与 NHL 的发生有关，包括 EBV、嗜人 T 淋巴细胞 1 型病毒（HTLV-1）和人疱疹病毒 8 型（HHV-8）。EBV 感染在器官移植后或 HIV 感染时发生的 NHL 中发挥作用，EBV 还与 Burkitt 淋巴瘤的发病明确相关，后者多见于非洲撒哈拉附近地区的儿童。但 EBV 在其他类型 NHL 中的作用不十分明确。

（2）免疫功能失调：先天性或获得性免疫功能失调是淋巴瘤的相关因素。NHL 发病率在严重免疫功能失调者中增高，器官移植等医源性免疫抑制者，NHL 的风险增加 2～15 倍，多次移植后尤为明显。这些患者中，绝大多数 NHL 包含克隆性 EBV 基因，器官移植后进行的前瞻性研究发现，NHL 发病前就有 EBV 抗体的变化，反映了细胞免疫功能的丧失。在 HIV 感染者中，NHL 的风险随生存期的延长而上升，发病率较普通人群增加 60～100 倍。NHL 发病率在自身免疫性疾病（包括类风湿性关节炎、系统性红斑狼疮和 Sjogren 综合征）患者中上升了数倍，而且 NHL 的风险在病情严重的患者中十分明显。这些疾病常伴随着 T 细胞功能的受损，影响了机体对病毒感染和新生恶性细胞的免疫应答。

（3）细菌感染：胃黏膜相关淋巴组织（MALT）淋巴瘤的发生与幽门螺杆菌（HP）感染有关，但确切机制还不十分清楚。研究表明，HP 不能直接刺激肿瘤性 B 细胞，而是通过刺激肿瘤区域内的 T 细胞，促使肿瘤细胞增生。

（4）遗传因素：NHL 的家族聚集现象已有报道，近亲（尤其是兄弟姊妹或父母）中有某种血液和淋巴系统恶性疾病史者 NHL 发病风险可增加 2～4 倍，其他肿瘤的家族史似乎并不增加 NHL 的易患性。

（5）有机氯化物：二氯二苯三氯乙烷（DDT）和多氯联苯（PCB）等有机氯化合物曾是 NHL 风险研究的焦点。

3. 恶性淋巴瘤病理分类　2016 年 WHO 对原有类型做了必要的修正和补充，并增加了近年来被认识和明确的新类型。

HL 分为两大类，一类是结节性淋巴细胞为主型的霍奇金淋巴瘤，另一类为典型霍奇金淋巴瘤，又分为结节硬化型 HL、富于淋巴细胞的 HL、混合细胞型 HL 以及淋巴细胞消减型 HL。

NHL 的病理分型远比霍奇金淋巴瘤分型复杂得多，大致分为：前体淋巴母细胞性肿瘤、成熟 B 细胞淋巴瘤、成熟 T 及 NK 细胞肿瘤、免疫缺陷相关性淋巴组织增生性疾病、组织细胞及树突细胞恶性肿瘤这几大类。

三、中西医结合诊断要点及鉴别诊断

1. 临床表现

（1）淋巴结肿大：无痛性进行性淋巴结肿大，颈部淋巴结肿大最为多见，其次为腋下。进一步发展，肿大的淋巴结会相互融合，甚至破溃。肿大的淋巴结压迫周围组织器官可出现相应的临床症状；结外器官受侵的相应表现。纵隔淋巴结是淋巴瘤常见发病部位。肿大的淋巴结压迫气管、食管、上腔静脉等，可引发干咳、吞咽困难、呼吸困难等症状。

（2）胸部受侵：恶性淋巴瘤可能侵及肺部、胸膜、心肌及心包等处，诱发咳嗽、喘憋、胸闷、呃逆等症，亦可诱发胸腔积液、心包积液等情况发生。

（3）消化道受侵：胃肠道是淋巴瘤的好发位置，由于病变位置较深，早期常无明显不适，胃镜或肠镜下常可见黏膜隆起样病变，随着病情进一步发展，可出现消瘦、出血等情况，严重者也可能诱发胃穿孔、肠穿孔等情况。

（4）肝脾受侵：淋巴瘤多可见肝脾不同程度的肿大。

（5）皮肤损害：恶性淋巴瘤的皮肤表现多种多样，可见瘙痒、痒疹等症，皮肤受侵者，可见如肿块、皮下结节、浸润性斑块、溃疡、丘疹、斑疹等皮损。

（6）骨骼病变：最常见于胸椎和腰椎，肋骨及颅骨其次；常表现为骨痛、病理性骨折等。

（7）骨髓损害：表现为骨髓受侵或合并白血病，属晚期表现之一；某些特殊类型淋巴瘤，如淋巴母细胞淋巴瘤常与急性淋巴细胞白血病并存（LBL/ALL），弥漫小淋巴细胞淋巴瘤与慢性淋巴细胞白血病并存（SLL/CLL）。

（8）神经系统病变：常可见头痛、恶心等颅内压增高表现，也可能出现癫痫发作、脊髓压迫及截瘫等情况。

（9）全身症状：以不明原因的发热（>38℃）、盗汗、体重减轻（体重减轻10%以上）等症状最为常见；还可有疲劳、乏力、食欲减退等。各期患者可根据全身症状的有无再分为 A 组和 B 组，若有全身症状（前三项）之一者属 B 组，无则标记为 A 组。

2. 实验室及特殊检查

（1）实验室检查：①一般检查：可见贫血，白细胞或血小板增多或减少，血沉快，乳酸脱氢酶升高，类白血病反应等；部分可合并自身免疫性溶血性贫血，血清单克隆免疫球蛋白异常增高，淋巴细胞转化率及巨噬细胞吞噬率降低及其他自身免疫功能异常；中枢神经系统受累时有脑脊液异常。②骨髓检查：骨髓涂片+活检+流式细胞学检测（HL 不适宜流式细胞学检测）。③脑脊液检查：若无中枢侵犯者，依据继发中枢风险决定中枢预防频次；若已有中枢侵犯者，脑脊液检查应纳入基线及评效检查项目，依据所选全身治疗方案及脑脊液细胞学情况酌情选择是否进行腰穿+鞘注。

（2）病毒学检查：包括 EBV、HBV、HIV 等。

（3）影像学检查：①B 超检查：常行浅表淋巴结超声、腹部超声、超声心动图等检查。②CT检查：能够发现超声不易或不能发现的病灶。颈、胸、腹、盆 CT 是完善分期的必要检查，必要时进行头颅 CT 检查。③MRI 检查：多用于头颈部受侵者，考虑脑、脊椎受侵、骨受侵者可行受累部位增强 MRI。④PET-CT 检查：在淋巴瘤诊断及评效时的作用越来越被认可，但SLL/CLL、边缘区淋巴瘤、蕈样霉菌病、中枢神经系统淋巴瘤不推荐 PET-CT。

（4）病理学检查：组织病理学检查是淋巴瘤诊断及分型的重要手段，也是制定临床治疗方案和判断预后的主要依据。

推荐行淋巴结或肿物的切除或部分切取活检，或内镜下活检（胃镜、肠镜、胸腔镜、腹腔镜、纵隔镜等）；切除或部分切取活检有困难时可考虑 B 超或 CT 引导下的淋巴结或肿物的粗针穿刺活检。初诊时一般不推荐细针穿刺活检（滤泡性淋巴瘤等一般不能据此诊断）。

大部分典型病例通过形态学及免疫组化即可确诊，疑难及罕见病例需加做克隆性重排及基因检测。当临床怀疑淋巴瘤复发或进展时，可考虑再次活检，以排除淋巴瘤病理类型是否存在"转化"。常见 BT、NK 细胞 NHL 分类标记：①淋巴细胞共同抗原：LCA（CD45）。②B 细胞标记：一线 CD20；二线 PAX5、CD79a；CD22、CD19（CAR-T 细胞治疗有关）。③T 细胞标记：一线 CD3、CD43（敏感，特异性差）；二线 CD2、CD5、CD7、CD45RO。④T 细胞亚型标记：辅助 T 细胞（CD4）、细胞毒性 T 细胞（CD8）、滤泡辅助 T 细胞（PD1、CXCL13、CD10、Bcl6、ICOS）。⑤NK 细胞标记：CD56；细胞毒颗粒蛋白（GranzymeB、TIA1、perforin）。⑥淋巴母细胞标记：TdT、CD99、CD34、CD1a。

3. 分期诊断及中医证型

（1）临床分期：淋巴瘤在 2014 年推出新的标准分期体系 Lugano 分期，将 PET-CT 正式纳入淋巴瘤分期检查方法中，并对其应用价值和局限性进行了规范。

原发胃肠道淋巴瘤将修订的 Musshoff 分期作为胃肠淋巴瘤的标准分期系统，称为 Lugano 分期。

CLL 采用 Rai 分期或 Binet 分期，SLL 仍建议采用 Ann Arbor 分期。

原发性皮肤淋巴瘤采用 EORTC 分期标准。蕈样霉菌病因为有转化为 Sezary 综合征可能，因此采用 TNMB 分期；非蕈样霉菌病不存在 Sezary 综合征，所以采用 TNM 分期；但是以皮肤起病为主的结外 NK/T 细胞淋巴瘤鼻型、皮下脂膜炎样 T 细胞淋巴瘤、外周 T 细胞淋巴瘤非特指型，建议仍然采用 Ann Arbor 分期。与实体瘤不同，大多数情况下，临床分期不是决定淋巴瘤患者预后的最关键因素，病理类型的预后价值更重要。

（2）中医证型：寒痰凝滞证、气滞毒瘀证、血热风燥证、肝肾阴虚证、气血双亏证。

4. 诊断及鉴别诊断　恶性淋巴瘤的诊断主要依据病史、临床表现、影像学表现及病理诊断，其中病理学检查是确诊的主要手段，也是确定治疗原则和判定预后的主要参考因素。

Ⅰ　西医鉴别

（1）淋巴结炎：急性淋巴结炎表现为局部红肿热痛，或伴有发热，抗炎治疗有效。慢性淋巴结炎常有淋巴引流区域慢性炎症，直径一般不超过 2～3cm，如有锁骨上或滑车上淋巴结肿大应特别引起重视，活检有助于鉴别。

（2）淋巴结结核：两者都有淋巴结肿大，可伴有低热、盗汗、乏力等全身中毒症状，因而有时难以鉴别。淋巴结结核颈部多见，其特点是淋巴结表面不光滑，凹凸不平，质地不均，活动性差，若伴有干酪性坏死可质软；而淋巴瘤的肿大淋巴结较丰满，质地较韧而均匀。OT 试验对鉴别两者有一定帮助，但应注意，结核患者免疫力低下时，OT 试验有时可表现为弱阳性或阴性，必要时需行淋巴结活检。

（3）淋巴结转移癌：淋巴结增大，质地坚硬，活动差，若范围较大，表面凹凸不平，大多有原发肿瘤病史。

（4）单核细胞增多症：为病毒感染引起的网状内皮系统增生性疾病，表现为不规则发热，咽峡炎，全身淋巴结肿大，脾大等。其血象异常，白细胞可达（3～6）×10⁹/L，并出现异常淋巴细胞，嗜异性凝集反应阳性以资鉴别。

（5）结节病：为全身性疾病，以多系统的非干酪性肉芽肿形成为特征。多侵及肺门淋巴结，纵隔淋巴结及浅表淋巴结，全身其他各系统各脏器亦可受累，病情发展缓慢，可自行缓解，亦可进展成纤维化，其结节病抗原（Kveim）试验阳性为其特点。

（6）嗜酸性淋巴肉芽肿：为过敏性炎症性肉芽肿，好发于青壮年，表现为多处浅表淋巴结肿大，有时可伴双侧腮腺肥大，病变区皮肤可有干燥、色沉、脱屑、丘疹状角化增生及皮肤瘙痒，外周血白细胞可达 $3×10^9/L$，嗜酸性黏细胞占 20%～77%，病理切片示淋巴组织增生，伴大量嗜酸性粒细胞及单核细胞。

Ⅱ 中医类症鉴别

（1）瘰疬：多发于颈部，瘰瘰如串珠样，质较软，可伴有疼痛。

（2）痈疡：表现为肿块，局部红肿热痛明显，清热解毒治疗有效。

（3）血瘤：肿物多发于四肢，质软，无痛，皮色呈紫红或正常，抬高患肢可见肿物缩小或消失。

5. 预后评价 完善预后因素检查，进行预后评分和判断。弥漫大 B 细胞淋巴瘤（DLBCL）和侵袭性外周 T 或 NK 细胞淋巴瘤采用国际预后指数（IPI）或者根据年龄调整 IPI（aaIPI，年龄≤60 岁），滤泡型淋巴瘤（FL）采用 FLIPI-1 预后指数。

四、西医治疗原则

为方便起见，临床常根据淋巴瘤的生物学行为将其分为三大类：惰性淋巴瘤（如 FL、边缘区淋巴瘤、SLL/CLL、淋巴浆细胞淋巴瘤、蕈样霉菌病等），侵袭性淋巴瘤（如 DLBCL、NK/T 细胞淋巴瘤鼻型及其他多数外周 T/NK 细胞淋巴瘤类型），高度侵袭性淋巴瘤（如淋巴母细胞淋巴瘤、伯基特淋巴瘤）。

除边缘区淋巴瘤（MZL）或 FL 的极早期患者（罕见），目前惰性淋巴瘤尚无法治愈，治疗目标是尽量达到部分缓解及以上疗效，延长无进展生存期，改善生活质量，进而延长总生存时间。对这部分患者，首先需要判断是否具备治疗指征，然后酌情选择治疗策略；无治疗指征者可观察等待，需治疗者可酌情采用化疗、免疫治疗、放疗等。因此，应做到个体化治疗以及从长计议。

侵袭性淋巴瘤及高度侵袭性淋巴瘤，尽管进展快，但属于可治愈疾病，如果规范化治疗，约有 1/2 至 2/3 的患者可治愈，治疗目标为尽快达到完全缓解，延长总生存期，降低复发率。治疗可采用化疗、免疫治疗、放疗、造血干细胞移植等。

五、中 医 治 疗

（一）辨证论治

1. 寒痰凝滞证

主症 此症初起，颈项耳下肿核，不痛不痒，皮色不变，坚硬如石，不伴发热，或形寒怕冷，神倦乏力，面苍少华。脉沉细，苔白。

治法 温化寒凝，化痰解毒。

方药 阳和汤加减。熟地黄 20g，麻黄 10g，白芥子 10g，肉桂 4g，炮姜 5g，生甘草 10g，鹿角胶 10g，皂角刺 9g，天南星 9g，夏枯草 12g。

2. 气滞毒瘀证

主症 胸闷不舒，胁胀，全身多处淋巴结肿大或皮下硬结，局部疼痛有定处，小便短赤，舌质暗红，或舌有瘀点，薄黄苔，脉沉细或细弦。

治法 理气疏肝，化瘀解毒。

方药 舒肝溃坚汤加减。柴胡 9g，青皮 6g，当归 10g，赤芍 10g，香附 10g，夏枯草 15g，僵蚕 10g，姜黄 10g，鸡血藤 3g，红花 3g，穿山甲 10g，莪术 10g，山慈菇 15g，重楼 15g，蒲黄 10g，五灵脂 10g。

3. 血燥风热证

主症 口干烦躁，发热恶寒，皮肤瘙痒，大便燥结，尿黄量少，皮肤红斑、硬结。脉沉细而数或细弦，舌红，苔白黄。

治法 养血润燥，疏风解毒。

方药 清肝芦荟丸加减。生地黄 15g，当归 15g，白芍 10g，黄连 5g，青皮 6g，蛤粉 15g，昆布 20g，牙皂 6g，芦荟 10g，天花粉 15g，沙参 20g，女贞子 15g，牡丹皮 10g，牛蒡子 10g，干蟾蜍 10g。

4. 肝肾阴虚证

主症 午后潮热，口干咽燥，腰酸腿软，头晕眼花，手足心热，夜间盗汗，多处淋巴结肿大，脉细弦或沉细略数，舌质红，薄白苔。

治法 滋补肝肾，解毒散结。

方药 知柏地黄汤加减。熟地黄 12g，山萸肉 10g，山药 10g，牡丹皮 10g，知母 10g，黄柏 10g，女贞子 15g，土茯苓 15g，枸杞子 10g，重楼 10g，白花蛇舌草 30g，鳖甲 10g，生牡蛎 30g。

5. 气血双亏证

主症 面白唇淡，疲乏无力，纳少胃呆，面肢虚肿，心悸气短，多处淋巴结肿大，脉细弱无力，舌淡胖齿迹，薄白苔。

治法 气血双补，扶正祛邪。

方药 八珍汤加减。熟地黄 10g，当归 10g，白芍 10g，川芎 10g，人参 10g，白术 10g，茯苓 10g，炙甘草 4g，夏枯草 15g，浙贝母 10g，半枝莲 20g，草河车 15g，白花蛇舌草 30g，砂仁 10g，鸡内金 10g，生黄芪 30g。

（二）对症加减

（1）发热：低热加白薇、青蒿、地骨皮、银柴胡；高热用寒水石及紫雪散、水牛角、熊胆粉、牛黄清热散等。

（2）盗汗：煅龙骨、牡蛎、浮小麦、山萸肉、五倍子、五味子、六味地黄丸等。

（3）皮痒：秦皮、白鲜皮、地肤子、苦参、丹参、蝉蜕、赤芍、乌梢蛇、干蟾皮、全蝎等。

（4）肝脾大：用鳖甲煎丸、大黄䗪虫丸、三棱、莪术等。

（5）贫血：制首乌、生黄芪、阿胶、鹿角胶、紫河车、枸杞子、黄精、仙鹤草、鸡血藤等。

（6）骨骼酸痛：加桑寄生、杜仲、仙鹤草、羌活等。

（三）治疗恶性淋巴瘤常用中草药及中成药

（1）清热解毒类：土茯苓、七叶一枝花、白花蛇舌草、石上柏、冬凌草、墓头回、半枝莲、羊蹄根、狗舌草、金刚藤。

（2）活血化瘀类：莪术、水红花子、五灵脂、丹参。

（3）软坚散结类：夏枯草、僵蚕、猫爪草、黄药子、天花粉。

（4）利水除湿类：泽漆、鲜商陆、马鞭草等。

（5）中成药：根据辨证可选择西黄丸、复方斑蝥胶囊、小金丹、内消连翘丸等。

（四）中医综合治疗

（1）穴位贴敷治疗：根据患者不同情况选用相应药膏，贴覆于神阙、涌泉穴。将局部洗净，将药膏涂在磁疗贴上，随即贴覆在穴位上，3～4小时后揭去，每日一次。

（2）灸法：可采用穴位或患处艾灸，适用于阴证初起或历久不散、坚肿不痛者。应慎用于阴虚内热的患者，禁用于有出血倾向的患者。

六、中西医结合治疗

1. 化疗与中医治疗相结合　在化疗的同时及结束后的一段时间内，可配伍中药治疗以减少化疗的不良反应及增强疗效。化疗同时应用中药保护和提高患者的免疫系统，既可改善患者的生活质量，又能增加化疗药物抗肿瘤的疗效。由于化学药物的毒性作用引起机体的不同反应及损伤，导致临床上出现气虚血亏、脾胃不和、脾肾亏虚等证候，表现为乏力、疲倦、脱发、贫血、纳少、恶心呕吐、腹泻、尿少、腹胀、腰疲腿软、月经延期及肝肾功能障碍等。此时中医治疗应以益气养血、调和脾胃、滋补肝肾为主要法则。针对消化系统症状，可用太子参、白术、茯苓、陈皮、旋覆花、代赭石、鸡内金、砂仁、枳实、竹茹等健脾和胃、降逆止吐。针对骨髓抑制所致三系减低，可用黄芪、太子参、女贞子、枸杞子、菟丝子、鸡血藤、山萸肉、紫河车、鹿角胶、龟板胶等以益气养血。中药中较多的补益药中均含有多糖成分，具有增强免疫力的作用。

2. 放疗与中医治疗相结合　放射线作为一种热毒之邪，易耗气伤阴，损阴烁津，损伤脾胃运化功能，同时阴虚内耗导致血液运行瘀滞，气机不畅，瘀血内生。放疗的疗效很好，但其副作用和后遗症也会对患者造成极大的困扰。放疗同时应用中医药治疗，可以达到减毒增效，保护机体正常黏膜组织等作用，若放疗后应用中医药则能达到巩固疗效，防止肿瘤复发和转移的功效，也可改善患者生活质量，提高远期生存率。

膈上病变放疗后，中药治疗以益气活血，养阴生津为主，可选用沙参、麦冬、石斛、天花粉、五味子、女贞子、鸡血藤、丹参、生黄芪、西洋参等；膈下病变放疗后，中药治疗以调理脾胃、益气活血为主，可选用生黄芪、太子参、白术、茯苓、白芍、鸡血藤、丹参、女贞子、枸杞子、陈皮、半夏、炙甘草等。

3. 外科治疗与中医治疗相结合　胃肠道淋巴瘤不推荐先行手术治疗，若因穿孔等特殊情况已行手术切除，术后可用中药调理脾胃，对功能恢复和提高抗病能力有利。此时治疗应以补气养血、健脾和胃、养阴生津为主。

第十三章

脑　瘤

脑瘤又称颅内肿瘤、颅脑肿瘤，是指发生于颅腔内的神经系统肿瘤，包括起源于神经上皮、外周神经、脑膜和生殖细胞的肿瘤，淋巴和造血组织肿瘤，蝶鞍区的颅咽管瘤与颗粒细胞瘤，以及转移性肿瘤[1]。据国家癌症中心估计，2013年我国新发脑瘤病例 9.6万例，发病率为 7.04/10万，死亡病例 5.5 万例，死亡率为 4.05/10 万，分别位居恶性肿瘤发病和死亡顺位的第 9 位和第 8 位[2]。脑瘤可发生于任何年龄，大约85%见于成年人，在儿童中发病率仅次于白血病居第二位。15 岁以下的儿童为脑瘤发病的第一个高峰，60～80 岁为脑瘤发病的第二个高峰。除脑膜瘤和听神经肿瘤女性多于男性外，其他均以男性多见。成人以颅内幕上肿瘤居多，其中50%以上为星形细胞瘤和多形性胶质母细胞瘤，1～12 岁儿童以颅内幕下肿瘤居多，最常见为髓母细胞瘤。

一、祖国医学有关脑瘤的论述

在中医古代文献中，无"脑瘤"的明确记载。但散在提到了"脑瘤"的主要症状，如"厥逆""真头痛""头风"等的描述类似脑瘤压迫神经或损害神经系统时产生的头痛、呕吐、复视等症状。

中医认为"脑为髓海""肾主骨，骨生髓"，诸髓者属脑，脑为奇恒之腑，诸阳之会，位高而属阳。《素问·奇病论》中说："人有病头痛，以数岁不已……当有所犯大寒，内至骨髓，髓者以脑为主，脑逆故令头痛……病名曰厥逆。"头为诸阳之会，十四经之手足三阳均交会于头巅，故头巅顶有"百会穴"。头属阳而脑属阴，阳气盛而阴邪不得入，正气虚则邪气乘虚而入，邪气入头，大寒至髓，上入络脑，是谓重阴，故头痛、眩晕、呕逆，甚至昏仆不知人。脑为髓海，正常情况下，清气上扬而浊气下降。正气虚而清气不得升，浊气不得降，格于奇恒之腑，则浊阴积于脑而发为肿瘤，故治宜温阳化浊以消积，开郁理气而通络；或滋肾填髓而息风，或解毒化瘀而散结。

二、脑瘤的病因病理

脑瘤由于其种类及部位不同，表现亦各不同，病因病机亦不相同。一般来说，常有以下几种说法：①寒气客于经脉致气血郁结，肿大成积；②脾肾阳虚，清阳不升，痰湿内生，痰阻经络，痰迷心窍；③肝血亏虚，肾精不足，先天不足，致肝肾阴虚，肝风内动，眼吊复视，抽搐震颤；④邪毒内侵，肝郁化火，肝火上炎，气血上逆，成为湿热瘀毒。故脑瘤的内因有脾肾阳虚或肝肾阴虚，外因为寒气、邪毒入侵及形成痰湿、瘀毒所致。

郁仁存教授认为脑瘤的基本病机为本虚标实，本虚为肾虚（肾阴、肾精、肾气虚），肾阴不足是根本；标实为风、痰、瘀、邪毒凝聚，蕴结清窍，闭阻脑络，久之蕴育癌毒，形成肿块，变化成癌。"脑为髓海"，肾主骨生髓，肾精匮乏，不能生髓充脑，髓海空虚，邪毒易乘虚而入。《本草纲目》云"脑为元神之府"，肾精不足，元神失用，故脑瘤患者多表现为眩晕、头痛、意识障碍等。肾阴不足可以是由先天或后天因素引起，多为平素体弱、气血亏虚、病久耗伤等。肾藏精，肝藏血，精血互可转化，肝肾阴血不足又可相互影响，肾阴不足，致肝阴不足，从而引动肝风，上入脑府。肾阴不足又可致脾气的亏虚，运化失职，痰浊内生，痰浊易夹风邪循经入脑，痰邪阻滞终致痰瘀互结。由此可见，脑瘤的病位虽然在脑，但与肝、脾、肾三脏密切相关。

现代医学对脑瘤的病因目前还不完全清楚，一般认为脑瘤的发生与以下因素有关：①遗传因素：有关颅内肿瘤的癌基因及标记染色体研究得还不多，但在神经系统肿瘤中至少有视网膜母细胞瘤、脑膜瘤、神经纤维瘤病可能与遗传因素有关。此外，尚有神经母细胞瘤，血管母细胞瘤，多发性内分泌肿瘤，某些有家族倾向的胶质瘤等亦都可能具有遗传基因的存在。②损伤因素：有的损伤既可能促进原肿瘤加速生长，亦可促使原来存在的内脏肿瘤发生颅内转移。另外，损伤引起的脑膜瘢痕亦可发生肿瘤。③射线因素：经射线治疗头癣的儿童其脑瘤发病率明显高于正常人群，经颅脑放疗的肿瘤患者放射野容易发生第二肿瘤，证明射线也是脑瘤发病的重要诱因。④化学因素：有多种化学物质如蒽类化合物，N-亚硝酸类化合物等可在实验动物中诱发脑肿瘤。⑤病毒因素：动物实验表明在禽类及脊椎动物中病毒能诱发颅内肿瘤，病毒侵入细胞内可在细胞合成 DNA 时与染色体结合，从而改变染色体上基因的特性，引起细胞的去分化及增殖。

脑肿瘤的病理分类比较复杂，按照 1980 年世界卫生组织的议定，颅内肿瘤可分为下列类型：神经上皮组织的肿瘤，神经鞘膜细胞肿瘤，脑膜及其有关组织的肿瘤，颅内原发恶性淋巴瘤，血管组织肿瘤，胚胎细胞瘤，先天性肿瘤，脑下垂体前叶的肿瘤，邻近组织的肿瘤，转移瘤及未能分类的肿瘤。

三、脑瘤的诊断要点

（一）临床表现

脑瘤的临床表现一般以缓慢的进行性颅内压增高、神经功能障碍为主，常见头痛、呕吐、视乳头水肿及局灶性神经系统体征或症状。位于中央区肿瘤可发生对侧肢体的瘫痪及感觉障碍；额叶肿瘤可见以淡漠为主的精神症状；顶叶肿瘤可见以定位感觉及辨别感觉障碍为主的症状；颞叶肿瘤临床表现以偏盲、各种幻觉为主；小脑肿瘤以协调动作障碍为主要表现。

（二）实验室及特殊检查

（1）头颅影像学检查：首选 MRI。MRI 能够显示透露的解剖结构图像，确定病变的存在，及其部位、大小，初步判定其性质。MRI 比 CT 能够提供更多的有关病变的资料。

（2）脑脊液常规、生化及细胞学检查：通过腰穿获取脑脊液，进行常规、生化及细胞学检查对于已播散于脑脊髓膜的肿瘤具有诊断意义。

（3）血清学检查：血清学检查对于某些具有内分泌功能的颅内肿瘤的诊断有所帮助。如怀疑垂体瘤，可检查泌乳激素、生长激素、促肾上腺皮质激素等。

（三）诊断与鉴别诊断

脑瘤应与视神经乳头炎、脑蛛网膜炎、癫痫、脑积水、脑血管意外、慢性硬脑膜下水肿、脑寄生虫病等加以鉴别。鉴别手段主要依靠临床表现及上述理化检查，而脑瘤的最后确诊有赖于病理组织学诊断。

四、脑瘤的中医治疗

（一）辨证施治

脑瘤的症状因部位不同、性质不同而各有异，临床可分的类型较多，但以肝肾阴虚、肝风内动者较多，其中以胶质瘤、脑膜瘤、听神经瘤为主，转移癌亦多见；痰毒积聚亦见于胶质瘤、脑膜瘤及转移癌。脑瘤辨证分型如下：

1. 痰毒积聚证

主症　头痛头晕，恶心呕吐，肢体麻木，半身不遂，语言謇涩，身体困重，视物模糊，胸闷痰多，舌淡有齿痕，苔白腻，脉弦滑。

治法　化痰解毒，开窍通络。

方药　涤痰汤加减。半夏 15g，陈皮 10g，白术 10g，茯苓 10g，瓜蒌 30g，胆南星 10g，石菖蒲 10g，郁金 10g，夏枯草 15g，白芥子 10g，蛇六谷 20g（先煎 2 小时）。

按语　以涤痰汤加减，用法半夏、陈皮、白术、茯苓健脾燥湿；瓜蒌、胆南星祛痰通络；菖蒲、郁金开窍醒脑；夏枯草、白芥子、蛇六谷化痰攻毒。

2. 气血瘀滞证

主症　头胀头痛，恶心呕吐，肢体麻木，视物模糊，面色黧黑，口唇紫暗，舌暗红有瘀斑，苔白，脉细涩。

治法　活血化瘀，散结开窍。

方药　通窍活血汤加减。川芎 10g，赤芍 10g，白芷 6g，全蝎 5g，蜈蚣 3 条，鸡血藤 15g，郁金 10g，五灵脂 6g。

按语　以通窍活血汤加减。川芎、赤芍、鸡血藤、郁金、五灵脂活血通络，白芷温通止痛，全蝎、蜈蚣镇痉通络止痛。

3. 肝风上扰证

主症　头晕头痛，耳鸣健忘，恶心呕吐，半身不遂，烦躁易怒，抽搐震颤，昏迷项强。舌红少苔，脉弦。

治法　滋阴潜阳，镇肝息风。

方药　天麻钩藤饮加减。天麻 10g，钩藤 10g，石决明 15g，川牛膝 10g，黄芩 10g，栀子 10g，益母草 10g，杜仲 10g，桑寄生 10g，茯神 10g，龟板 15g，生牡蛎 30g。

4. 气阴两虚证

主症　头晕目眩，耳鸣耳聋，半身偏枯，咽干口渴，烦热盗汗，倦怠乏力，舌红少苔，脉细。

治法　益气养阴，活血通络。

方药　杞菊地黄丸加减。生地 10g，熟地 10g，山萸肉 15g，泽泻 15g，茯苓 15g，丹皮 10g，菊花 15g，枸杞子 15g，生黄芪 30g，钩藤 15g，生龟板 20g，女贞子 15g，赤芍 15g，蜈蚣 3g，地龙 3g。

（二）随症加减

颅内肿瘤导致颅内压升高伴头痛者加用泽泻、全蝎、蜈蚣、大黄。痰湿重者加用泽泻、石菖蒲、郁金、生薏苡仁。呕吐重者加用旋覆花、代赭石、陈皮、竹茹、厚朴、半夏。面部麻木者用牵正散（白附子、白僵蚕、全蝎）加减，如风邪重者，加防风、白芷等；久病不愈者，加蜈蚣、地龙、桃仁、红花等搜风化瘀通络。耳鸣重虚火上扰明显者，加用牡丹皮、知母、生地黄、鳖甲；肝阳上亢明显者，加用钩藤、天麻。视物模糊肝肾阴虚为主者，加用枸杞子、女贞子、菊花；瘀血阻滞眼部脉络为主者，加用川芎、赤芍、鸡血藤、郁金。气虚体弱者加用黄芪、党参、人参。

（三）常用的抗癌中草药

以清热化痰解毒、虫类药为主，例：牛蒡子、土茯苓、蜈蚣、全虫、夏枯草、天葵子、僵蚕、蜂房、石见穿、天麻、商陆、苦参、木通、黄柏、大黄、黄芩、莪术、猪苓、水杨梅根等。

五、脑瘤的中西医结合治疗

1. 中西医结合治疗的合理选择与安排　由于颅内肿瘤所包含的病种类较多，其治疗方法也不相同，需要依据具体病理组织学类型、恶性程度、原发部位及病变范围等情况合理选择。目前脑瘤的治疗手段仍以手术、化疗和放射治疗为主。对于良性肿瘤单纯手术切除即可；对于多数恶性颅内肿瘤，特别是恶性程度较高与正常组织分界不清的肿瘤手术不能完全切除，故应选择手术、放疗和化疗相结合的综合治疗。中医药治疗配合上述治疗可起到减毒增效的作用，也可以单独应用，控制肿瘤的增长，改善临床症状，提高生存质量，延长生存期。

2. 手术治疗　手术是取得明确病理诊断的有效方法。对于颅内的良性肿瘤，单纯手术即可治愈；对于病变范围较小的恶性肿瘤手术可以完全切除，如果病变范围较大，手术不能完全切除，可以通过手术最大限度地减少肿瘤负荷，为进一步治疗创造条件。

3. 放射治疗　对于放射线敏感肿瘤，当手术切除有困难的情况下可首选放疗；对于手术不能完全切除的肿瘤，术后放疗可以进一步控制肿瘤，减缓肿瘤的复发。另外，目前被广泛应用的光子刀和伽马刀治疗也是控制局限的较小病变的有效手段，也属于放射治疗的分支。

头颅放射治疗后常见的副作用有恶心、呕吐、头痛、口干、乏力、食欲减退等。中医认为放射线为毒热之邪，最易伤人气阴，气阴被伤则常见口干、乏力、盗汗等诸多症状。治疗上以益气养阴，清热解毒为主。方药为生熟地各 10g，南北沙参各 20g，麦冬 20g，枸杞子 15g，薄荷 6g，玉竹 10g，山萸肉 15g，旋覆花 10g，代赭石 20g，山萸肉 10g，石斛 15g。

4. 化学治疗　由于血脑屏障的存在，使多数化疗药物不能进入颅内起到抗肿瘤效果。目前应用于颅内肿瘤的化疗药物以亚硝基脲类、替尼泊苷和甲基苄肼为主，药物选择比较局限，特异性不强。另外，颅内肿瘤倍增时间长，敏感细胞少，均制约着化疗的效果。目前常采取的方法为应用放射治疗，或化疗前应用甘露醇静滴，开放血脑屏障，使更多的化疗药物进入颅内，发挥作用。近年来开展的颅内介入治疗，使水溶性、离子化合物能够到达肿瘤部位，增加了局部药物浓度，提高了疗效。

在化疗过程中，脑瘤患者与其他肿瘤患者一样，一般也会出现因化疗药物引起的周身乏力、食欲不振、恶心呕吐、血细胞下降等毒副作用。在中医辨证属正气被损、气血两亏的，治疗上以益气养血，滋补肝肾为法，常用处方为生黄芪 30g，太子参 20g，当归 10g，茯苓 15g，白术 10g，女贞子 15g，枸杞子 15g，鸡血藤 30g，黄精 15g，焦三仙 30g，鸡内金 15g，炒枳壳 10g，生甘草 10g。有恶心呕吐者加旋覆花 10g、代赭石 20g；白细胞下降者加紫河车 20g，鹿角胶 15g；血小板下降者加杠板归 15g，茜草 15g，升麻 10g。

六、预后及预防

脑瘤的预后随肿瘤的病理分型、肿瘤的分期、位置、病人的一般状况、治疗的选择的不同而有很大差异。一般来讲，肿瘤恶性程度低，分期早，肿瘤位置利于手术彻底切除，病人的一般状况好，治疗正确及时预后较好。对于恶性程度高的肿瘤，如神经母细胞瘤、髓母细胞瘤等即使手术切除，预后极差。从肿瘤部位来讲，脑干、基底核、胼胝体、脑室壁等处肿瘤预后不佳。

脑瘤的预防主要包括对病因采取预防措施，如防止颅脑外伤，避免放射线损伤，避免与致癌化学物质的接触，减少病毒感染，注意劳逸结合，提高身体素质。加强健康宣教，增强健康人群的肿瘤意识，做到早诊断，早治疗，提高治愈率。

近十年来，在小儿脑肿瘤中西医结合治疗上，我们取得了一些疗效，积累了一些经验。在小儿常见的恶性肿瘤肝母细胞瘤、胰母细胞瘤、髓母细胞瘤等治疗中，小儿外科手术切除后极易复发和转移，常见肺转移，儿科除手术外，最常用即化疗，多次化疗不但患儿体弱，且极易复发，中西医结合治疗可减少化疗的毒副反应，改善体质和生活质量，同时预防复发和转移。

脑瘤案例

女患儿王某某，2 岁，2012 年 4 月 1 日来诊，诊断：肝母细胞瘤，AFP 1285，化疗（VCR+DDP+5-FU）一周期，化疗期间出现腹泻，每日 10～20 次，腹胀、脱水、清瘦、精神日益见差，白细胞及血小板偏低，西医对症处理未见明显好转，求中医。诊其脉细滑数，舌淡红，薄白苔，诊为脾虚气弱、血虚津亏证，拟益气健脾、固肾调中为法。方药：生黄芪 12g，太子参 10g，白术 10g，茯苓 10g，山药 10g，茜草 10g，紫河车 10g，姜黄 10g，木香 4g，升麻 6g，儿茶 8g，肉豆蔻 6g，炒扁豆 6g，枳壳 6g，厚朴 4g，炙甘草 6g，鹿角胶 5g（烊化），枸杞子 6g，大枣 5 枚，草河车 15g，鸡内金 6g，砂仁 6g。

服上方 7 剂，腹泻渐止，精神好转，腹胀缓解，AFP 降至 290，HGB 93，PLT 96，于 2012-4-8 日复诊，脉改细滑，舌质苔同前，改方如下：生黄芪 12g，党参 10g，陈皮 10g，半夏 8g，白术、茯苓、山药、女贞子、紫河车、山萸肉各 10g，鸡血藤 15g，枸杞子 8g，儿茶 8g，补骨脂 8g，肉豆蔻 8g，枳壳 6g，木香 5g，砂仁 6g，鹿角胶 6g（烊化），炙甘草 5g，炒麦芽 10g，炒稻芽 10g，鸡内金 8g，大枣 5 枚，十剂水煎服。

患儿于 4 月 26 日行肝母细胞瘤切除术，病例诊断为恶性肝母细胞瘤，术后又行化疗（DDP+ADM+CYC），中药改方配合化疗，益气健脾、调补肝肾、调胃和中，术后化疗 6 次，肝肾功能正常，AFP 均在正常范围。化疗结束后，中药处方在上方基础上，加金荞麦、白英、龙葵、白花蛇舌草、拳参等祛邪，坚持服用中药 5 年余，未见复发或转移，发育成长良好，随访至 2020 年 6 月，健康，精神、体力均良好，说明中药在中西医结合治疗中的重要作用。

参 考 文 献

[1] 佚名. 脑瘤治疗的 5 大进展[J]. 中国总会计师，2017（2）：155.

[2] 韩仁强，周金意，郑荣寿，等. 2014 年中国脑瘤发病与死亡分析[J]. 中国肿瘤，2019，28（3）：161-166.

第十四章

骨肿瘤及软组织肉瘤

第一节 骨 肿 瘤

　　骨肿瘤，亦称骨癌，多指发生于骨骼及其附属组织的恶性肿瘤[1]。根据病因可分为原发性、转移性两种，其中以骨转移导致的骨肿瘤最为多发。原发性骨肿瘤系指发生于骨基本组织及骨附属组织的肿瘤，以良性者居多，预后较好；恶性骨肿瘤病程短，预后差。转移性骨肿瘤系指经血行或淋巴结转移到骨的肿瘤，均为恶性，发病远较原发者为多。临床研究表明[2]，乳腺癌和前列腺癌约70%会发生骨转移，形成骨肿瘤，此外甲状腺、肺、肾等处肿瘤亦可发生转移，这是晚期的表现之一。

　　原发性恶性骨肿瘤的发病率约1/10万人，占成人恶性肿瘤的比例<1%，好发于青年人，病变恶性程度高，常需截肢，致残、致死率较高，严重影响患者的生活质量[3]。各种骨肿瘤有其高发年龄，如骨软骨瘤、成骨肉瘤及骨囊肿均多发生于10～20岁；骨巨细胞瘤多发生于20～40岁；多发性骨髓瘤、脊索瘤与转移骨肿瘤多发生于40～50岁以上。性别上，成骨肉瘤和软骨肉瘤较多见于男性，脊索瘤在女性极少见，余者男女差别不大。恶性骨肿瘤以骨肉瘤最为常见。

一、祖国医学有关骨肿瘤的论述

　　中医学文献中无"骨肿瘤"之名称，但有些描述与此症相似。早在《灵枢·刺节真邪》中记载："虚邪之入于身也深，寒与热相搏，久留而内著，寒胜其热，则骨疼肉枯。"这里的"骨疼肉枯"符合恶性骨肿瘤时的疼痛与消耗所致恶病质。又说："有所结，深中骨，气因于骨，骨与气并，日以益大，则为骨疽。"《灵枢·痈疽》提出："热气淳盛，下陷肌肤，筋髓枯，内连五脏，血气竭，当其痈下，筋骨良肉皆无余，故命曰疽。"与骨肿瘤内容较为一致的病名应推隋·巢元方《诸病源候论》所称的"石痈""石疽"。另外，古书中亦有类似"骨肿瘤"的记载，如唐·孙思邈《千金翼方》提到："陷脉散主二十、三十年瘰疬及骨瘤、石瘤、肉瘤、脓瘤、血瘤，或大如杯盂，十年不瘥。致有瘘溃，令人骨消肉尽，或坚或软或溃。令人惊惕寐卧不安。"明·薛己《外科枢要·卷三》说："若伤肾气，不能荣骨而为肿者，其自骨肿起，按之坚硬，名曰骨瘤。"《洞天奥旨·卷十一》曰："至于骨瘤、石瘤，亦生皮肤之上，按之如有一骨生于其中，或如石之坚，按之为疼者也。"而《外科证治全书》则称之为"附骨瘤"。由此可见，中医对骨肿瘤的认识也是由一般到具体，逐渐深入的。

二、骨肿瘤的病因病理

1. 病因　根据古代文献及中医理论，可以认为骨肿瘤的病因不外内因和外因两方面。一是先天禀赋不足，即遗传因素，正气亏虚，七情失调，脏腑功能紊乱等。因肾主骨，骨生髓，故肾虚骨病。二是外因，主要指自然的一切致病因素，如外感六淫、饮食不节，邪下陷肌肤，毒攻于内，伤筋蚀骨，或气血凝滞，经络受阻，日久结毒成瘤；如热气，恶性骨肿瘤因毒热攻于内，使局部坚硬如石，疼痛如刺，甚至局部焮热暗红，但难溃难消，预后不良。

骨肿瘤的确切病因至今仍未完全清楚。学者认为，引起骨肿瘤的原因是多方面的。主要包括物理、化学、生物、遗传、激素、营养、机体免疫等。上述各种因素在一定条件下，导致机体正常组织细胞发生异常生长而成肿瘤。如发现化学致癌物质甲基胆蒽可诱发骨肉瘤；环磷酰胺随累积剂量增多而产生骨肉瘤概率增高；电离辐射甚至在放疗后亦可导致骨肉瘤发生；近年来研究提示慢性炎症或刺激可能是骨肉瘤发病的因素之一。

2. 病理（表 2-14-1）

表 2-14-1　2020 版骨肿瘤的组织学分类

	良性	中间性	恶性
软骨源性肿瘤	甲下外生性骨疣 奇形性骨旁骨软骨瘤样增生 骨膜软骨瘤 内生性软骨瘤 骨软骨瘤 软骨母细胞瘤，分型不确定 软骨黏液样纤维瘤 骨软骨黏液瘤	软骨瘤病，分型不确定 非典型软骨样肿瘤	软骨肉瘤，1 级 软骨肉瘤，2 级 软骨肉瘤，3 级 骨膜软骨肉瘤 透明细胞软骨肉瘤 间叶性软骨肉瘤 去分化软骨肉瘤
成骨源性肿瘤	骨瘤，分型不确定 骨样骨瘤，分型不确定	骨母细胞瘤，分型不确定	低级别中央型骨肉瘤 骨肉瘤，分型不确定 　普通型骨肉瘤 　毛细血管扩张型骨肉瘤 　小细胞型骨肉瘤 骨旁骨肉瘤 骨膜骨肉瘤 高级别骨表面骨肉瘤 继发性骨肉瘤
纤维源性肿瘤		促结缔组织增生性纤维瘤（促纤维 　增生性纤维瘤）	纤维肉瘤
骨的血管性肿瘤	血管瘤，分型不确定	上皮样血管瘤	上皮样血管内皮瘤，分型不确定 血管肉瘤
富于破骨细胞样多核巨细胞的肿瘤	动脉瘤样骨囊肿 非骨化性纤维瘤	骨巨细胞瘤，分型不确定	恶性骨巨细胞瘤

续表

	良性	中间性	恶性
脊索肿瘤	良性脊索细胞瘤		脊索瘤，分型不确定
			软骨样脊索瘤
			去分化脊索瘤
			分化差的脊索瘤（低分化脊索瘤）
骨的其他间叶性肿瘤	胸壁软骨间叶性错构瘤	釉质瘤样骨性纤维结构不良（釉质瘤样骨纤维结构不良）间叶性，分型不确定	长骨釉质瘤
	单纯性骨囊肿		去分化釉质瘤
	纤维结构不良		平滑肌肉瘤，分型不确定
	骨性纤维结构不良（骨纤维结构不良）		未分化多形性肉瘤（多形性肉瘤，未分化）
	脂肪瘤，分型不确定		骨转移性肿瘤
	冬眠瘤		
骨的造血系统肿瘤			
		骨浆细胞瘤	
		恶性淋巴瘤，非霍奇金型，分型不确定	
		霍奇金病，分型不确定	
		弥漫大 B 细胞淋巴瘤，分型不确定	
		滤泡性淋巴瘤，分型不确定	
		边缘区 B 细胞淋巴瘤，分型不确定	
		T 细胞淋巴瘤，分型不确定	
		间变性大细胞淋巴瘤，分型不确定	
		恶性淋巴瘤，淋巴母细胞性，分型不确定	
		Burkitt 淋巴瘤，分型不确定（伯基特淋巴瘤，分型不确定）	
		朗格汉斯细胞组织细胞增生症，分型不确定	
		朗格汉斯细胞组织细胞增生症，播散型	
		Erdheim-Chester 病（埃德海姆–切斯特病）	
		Rosai-Dorfman 病（罗赛–多夫曼病）	

软骨肉瘤（chondrosarcoma，CHS）是发生于软骨细胞或成软骨结缔组织的原始间充质细胞或软骨基质胚胎残迹的骨恶性肿瘤，肿瘤细胞只形成软骨样组织。为常见的原发性骨肿瘤，约占全部原发恶性骨肿瘤的 9.2%，发病率约 1/200000，其发病率继骨肉瘤之后居全部原发性骨肿瘤的第二位[4-6]，可发生在任何年龄，平均发病年龄 50 岁，男性多于女性（55%：45%）[7-8]。可由原位的良性肿瘤，如内生性软骨瘤或滑膜软骨瘤恶变而来。不同部位、组织学分型的软骨肉瘤恶性程度不一，诊疗方法也不一样。

3. 病机 中医认为骨肿瘤的发生病机为：脏腑虚弱，阴阳失调，正虚邪入，以致气、血、痰、湿郁结，积聚于骨骼、经络，日久积毒成瘤。其中，骨肉瘤多因毒热攻于内，使局部坚硬如石，疼痛如刺，甚至局部灼热暗红，但难溃难消，预后不良。

（1）气机失调：《灵枢·平人绝谷》中说："气得上下，五脏安定，血脉和利，精神乃居，故神者，水谷之精气也。"《素问·六节藏象论》曰："气之盛衰，虚实之所起也。"说明气对人的生命非常重要。若因六淫、七情等原因引起气的运行失常，则必定会进一步引起气血逆乱，经络受阻，气滞血瘀，痰瘀凝聚等而成肿瘤。

（2）瘀血阻滞：《素问·调经论》指出："血气不和，百病乃变化而生。"《医林改错》则曰："气无形不能结块，结块者，必有形之血也。"又曰："血管无气，必停留而瘀。"与此同时，瘀血又可导致气滞、痰凝，久之必成积肿块，发为肿瘤。反之，由于肿瘤的发展，也可以引起或加重血瘀。临床实践中发现骨的良恶性肿瘤均可侵犯局部软组织，致局部血液循环失常，常出现局部肿胀，疼痛，舌下静脉怒张等瘀血之征象。

（3）痰湿凝滞：肺脾功能失调，水湿停聚，或邪热灼津，或七情郁结，均可生痰，痰随气行，无处不到，变化多端，故朱丹溪在《丹溪心法》中说："凡人身上、中、下有块者，多是痰。"这一理论在临床实践中也可得到印证，肺、乳腺、前列腺等处恶性肿瘤易骨转移，而骨肿瘤也易转到其他脏器。

（4）正气亏虚：正气与邪气的相互关系影响着肿瘤的发展和预后。正如《素问·经脉别论》中说："勇者气行则已，怯者则着而为疾也。"正气不足，不能温养，卫外失司，邪气入侵，正不胜邪而发为肿瘤。而肿瘤的发展，又会伤及正气，正所谓"邪之所凑，其气必虚"。所以临床上，骨恶性肿瘤晚期会出现贫血、萎黄等恶病质表现。

三、骨肿瘤的诊断要点

1. 临床表现

（1）骨痛：是骨肿瘤最常见症状，以疼痛和压痛为主，开始为间歇性，逐渐发展为持续性，轻者稍有酸痛不适，重者胀痛难忍，尤以夜间为重。

（2）肿块：骨肿瘤，良性者包块生长缓慢，常不被发现，肿块对周围组织影响不大；恶性者增长迅速，病史较短，肿瘤穿破骨质到软组织，形成局部肿胀和肿块，皮色暗红酱紫、紧张发亮、皮肤温度增高。

（3）骨折、截瘫：严重者可产生患部功能障碍及压迫症状，或在轻微外力作用下可引起病理性骨折，脊椎骨肿瘤产生压迫症状可导致截瘫。

（4）合并全身症状：如贫血、消瘦、食欲不佳、营养不良等。

2. 实验室检查

（1）血常规：骨肉瘤、未分化网状细胞肉瘤（尤文氏肉瘤）及网状细胞肉瘤患者，有时末梢血液中白细胞增高。

（2）肝肾功能：骨肉瘤患者碱性磷酸酶增高。

（3）尿常规：在骨转移癌时，常有尿中羟脯氨酸的增高，可作为实体癌骨转移的诊断参考。

（4）骨髓涂片：多发性骨髓瘤患者有血清球蛋白增高，骨髓穿刺涂片有异常浆细胞及浆细胞增多现象。

3. 常用影像学检查

（1）X线检查：对骨肿瘤诊断极为重要，可由此确定肿瘤部位，骨质破坏情况，成骨性或溶骨性病变，恶性肿瘤的浸润性生长，侵犯至骨外产生的各种骨膜反应，病理性骨折，软组织肿块阴影等。

良性肿瘤具有界限清楚，密度均匀的特点，有比较明确的轮廓。肿瘤向外生长缓慢，可以有皮质膨胀变薄，病灶周围可有硬化反应骨，破坏呈单房或多房，内有点状、环状、片状钙化影，通常无骨膜反应，无软组织阴影。恶性肿瘤生长迅速，阴影多不规则，密度不均，界限不清，无明显轮廓，骨小梁破坏阴影呈虫蛀样、筛孔样和穿凿样，也可有环状、片状钙化。骨皮质破坏不规则，无膨胀，肿瘤向外生长骨膜被掀起，掀起的骨膜下血肿骨化形成袖口样被称为Codman 三角。也可以有明显的骨膜反应。

怀疑恶性肿瘤时应照胸片，观察有无肺转移。如系骨转移癌应进一步检查明确单发或多发，并做寻找原发灶的检查。X 线平片阴影不肯定或不典型，不能诊断时，应定期随诊多次检查对比，或做其他检查，如 CT、MRI 等。

（2）CT、MRI 检查：可以为骨肿瘤的存在提供依据，虽不能做肿瘤性质的诊断，但可描述肿瘤的范围，血运丰富与否，与邻近组织器官的关系，从而帮助制定手术方案和手术切除范围。

（3）肿瘤血管造影（DSA）检查：可以显示肿瘤的血运供应，如肿瘤的主干血管，新生的肿瘤性血管，以便选择性血管栓塞和注入化疗药物，术前化疗前后对比检查 DSA，新生肿瘤性血管是否减少与消失，可证明化疗的结果。肿瘤的染色，新生血管的多少与形状，血运丰富程度可以侧面了解肿瘤的侵袭性，对良、恶性肿瘤的诊断也有帮助。

（4）骨扫描（ECT）：有助于骨转移癌的诊断。也可帮助了解异体骨、灭活骨的愈合，显示它们的成活情况。

（5）超声波检查：可对软组织肿瘤和穿破到骨外的肿瘤情况做出描述，对骨转移癌寻找原发灶有很大的帮助。

4. 病理检查

（1）手术切开取病理活检：病理学检查作为诊断金标准，手术前，可先作冰冻切片，决定手术范围，石蜡切片可作为病理学的最后确诊依据。

（2）穿刺针吸活检：其包括抽吸和取芯两种。其优点是局部麻醉，操作简便，可门诊使用，可重复进行。如选择部位合适则成功率较高，达 92%，但靠近重要器官的肿瘤不宜作针刺吸取活检，坚硬的骨肿瘤不适宜此检查。

四、鉴别诊断（表 2-14-2）

表 2-14-2　骨肉瘤的鉴别

	骨肉瘤	软骨肉瘤	尤文肉瘤	骨巨细胞瘤
年龄	10～20 岁	>35 岁	10～20 岁	20～40 岁
部位	膝关节周围	骨盆、股骨、胫骨	股骨、骨盆	股骨下端、胫骨上端
症状	疼痛，由轻到重；偏心形梭形肿块	疼痛较轻，巨大肿块，生长缓慢	疼痛，肿胀。柔软，有波动	疼痛、肿块、压痛、运动受损
X 线	常管状骨的干骺端，为侵袭性溶骨病损。有骨外膜反应	位于长骨的干骺端表现为大小不等后壁透亮区，骨皮质有不规则破坏，可见软组织内肿块影	长管状骨骨干的对称性梭形扩张。虫蛀样破坏，葱皮样骨膜反应	长管状骨的骺端，溶骨性，达关节软骨下骨，呈不规则的多房性阴影
实验室检查	碱性磷酸酶、乳酸脱氢酶升高	伴有糖耐量异常	白细胞增多、血沉升高	
活检	骨肉瘤	软骨肉瘤	尤文肉瘤	骨巨细胞瘤

五、骨肿瘤的中西医结合治疗

（一）手术

（1）肿瘤刮除与骨回植或骨水泥填充：北京积水潭医院宋献文首创酒精灭活瘤骨联合国产骨水泥填充加固再植的方法，重建恶性骨肿瘤切除后骨缺损[9]。2003 年我国学者在国际上首创高渗盐水肿瘤骨灭活回植，取得了理想的临床效果[10]。

（2）肿瘤边缘性切除：适用于骨软骨瘤、骨样骨瘤、骨化纤维瘤等。

（3）肢体恶性骨肿瘤的保肢治疗：保肢手术已成为治疗肢体恶性骨肿瘤的经典方法，现在大多数骨肿瘤治疗中心 80% 以上的患者采用保肢治疗[11]。

（4）截肢术：对于晚期恶性骨肿瘤无法保肢者，可采用体外循环，对肢体恶性肿瘤进行氮芥肢体灌注再结合截肢，可提高该部分患者的术后生存率[12]。

（5）关节置换：对于侵犯关节腔的膝关节周围骨肿瘤，采用关节外全膝关节切除，可获得良好的肿瘤局部控制和肢体功能[13]；可调式人工半骨盆及全髋关节假体置换术，从而达到维持肢体长度，保留下肢功能的目的[14]。

（6）3D 打印人工骨假体植入：我国首创 3D 打印人工骶骨假体重建全骶骨切除后的骨缺损[15]，取得了良好的效果。

（二）放射治疗

（1）骨肉瘤的放疗：不敏感肿瘤，但在继发于 Paget 病的骨肉瘤中应用能得到较好的控制。

（2）尤文肉瘤的放疗：敏感性肿瘤，放疗能有效地控制局部病灶。可与化疗配合应用。

（3）骨巨细胞瘤的放疗：放疗对其不敏感，临床效果不肯定。放疗后有继发肉瘤的可能。

（4）骨转移癌的放疗：放疗对骨转移癌治疗的选择，要依原发癌的特性来设计治疗方案。其主要作用是控制局部病灶，以控制癌痛，很少治愈，需与手术、化疗配合应用。

（三）化学治疗

（1）全身化疗：自 1975 年 Rosen T4 方案（长春新碱、大剂量甲氨蝶呤 + 亚叶酸钙、环磷酰胺、多柔比星）应用，成为最早的骨肉瘤多药联合辅助化疗方案[16]，取得了明显效果，逐渐形成了新辅助化疗概念。如果肿瘤坏死率＞90%，提示化疗反应良好，其五年生存率可到80%～90%；如果肿瘤坏死率＜90%，则术后需要调整化疗方案[17-18]。孙燕院士、宋献文教授在中国医学科学院肿瘤医院和北京积水潭医院率先开展骨肉瘤的综合治疗，制订了适合我国国情的骨肉瘤化疗方案，主要药物包括长春新碱、甲氨蝶呤、阿霉素、放线菌素 D、环磷酰胺，这是中国最早的骨肉瘤化疗方案[19]。新辅助化疗已成为骨肉瘤的标准治疗方案[20-21]。目前，中国的骨肉瘤一线化疗方案主要基于大剂量甲氨蝶呤、顺铂、阿霉素、异环磷酰胺四种药物[22]。化疗的开展和完善，特别是新辅助化疗的应用，极大地提高了恶性骨肿瘤的治疗效果。

（2）介入治疗：动脉灌注化疗除能提高骨肿瘤局部化疗药物浓度，降低化疗药物的全身毒性外，还有以下优点：①可控制边缘区的肿瘤，从而减少肿瘤边缘因手术发生种植的危险；②术前动脉灌注化疗效果作为体内抗肿瘤药敏试验，有助于术后化疗药物的选择；③有利于控制肿瘤生长，减少手术出血，术前合并栓塞治疗效果更好；④提高手术切除率和保肢率；⑤有足够的时间准备人工关节和其他代替物；⑥可能提高生存率。

大剂量冲击化疗是目前最常用的方法，在影像监视下将导管选择性插入到肿瘤的供给血管，一次性灌注大剂量的化疗药物后即拔管，一般在 1 个月后重复插管。灌注化疗常用药物有氟尿嘧啶 1000mg，顺铂 120～200mg，阿霉素 30～50mg，丝裂霉素 10～20mg，单独或联合应用，联合应用时要适当降低剂量。

（3）栓塞治疗：单纯栓塞主要用于良性骨肿瘤的微创治疗，如骨血管瘤、动脉瘤样骨囊肿、骨巨细胞瘤、良性血管纤维瘤等，取得了满意的疗效，同时可以减少术中出血，增加手术切除率。

（四）中医治疗

恶性骨肿瘤易出现转移，故以手术、放疗、化疗及中医药综合治疗，并需局部与全身治疗相结合。放化疗应同时配合中药治疗，对防止放化疗毒副反应大有裨益。

1. 辨证论治

（1）阴寒凝滞证：多见于骨瘤初起。

主症 酸楚轻痛，局部肿块，皮色不变，遇寒加重，压痛不著，甚至不痛，病程较长，舌淡，脉细沉迟。

治法 温阳开凝，通络化滞。

方药 阳和汤加减。熟地 30g，麻黄 1.5g，白芥子 6g，肉桂 8g，生甘草 8g，炮姜 1.5g，鹿角胶 10g，补骨脂 20g，路路通 10g，威灵仙 30g，透骨草 15g，川草乌各 2g。

肿瘤局部外敷阳和解凝膏、鲜商陆、独角莲、麝香回阳膏等。还可配合小金丹、西黄丸内服。

（2）毒热蕴结证：多见于骨肉瘤等恶性肿瘤。

主症 骨瘤迅速增大，疼痛加重，刺疼灼痛，皮色变紫暗红瘀，肢体活动障碍，有时伴有发热，大便干，舌暗红瘀，脉细数或弦数。

治法 清热解毒，化瘀散结。

方药 消毒化瘀汤加减。银花藤 30g，蒲公英 30g，黄柏 15g，肿节风 30g，徐长卿 20g，刘寄奴 15g，黄芩 10g，威灵仙 30g，土鳖虫 10g，天花粉 20g，乳香、没药各 5g，当归 10g，透骨草 30g，赤芍 10g，生甘草 8g，龙葵 30g。

（3）肾虚火郁证：多见于恶性肿瘤晚期。

主症 局部肿块，肿胀疼痛，皮色暗红，疼痛难忍，朝轻暮重，身热口干，咳嗽，贫血消瘦，行走不便，全身衰弱。舌暗唇淡，苔少或干黑。

治法 滋肾填髓，降火解毒。

方药 生地 20g，山萸肉 15g，女贞子 30，丹皮 10g，骨碎补 15g，补骨脂 15g，透骨草 20g，自然铜 10g，续断 15g，当归 15g，黄柏 10g，知母 10g，肿节风 30g，核桃树枝 30g，寻骨风 15g。

2. 常用中成药

（1）化瘀丸：益气活血，化瘀通络。组成包括砂仁、牡蛎、王不留行、桃仁、赤芍、黄芪、生晒参、草河车、白芷、西红花、莪术、郁金、延胡索、土鳖虫、水蛭。

（2）云南白药：化瘀止血，活血止痛，解毒消肿。组成包括三七、麝香、草乌等。

（3）活血止痛散：活血散瘀，消肿止痛。组成包括土鳖虫、自然铜、当归、三七、乳香、冰片。

（4）六味地黄丸：滋阴补肾。组成包括熟地、山药、山萸肉、牡丹皮、茯苓、泽泻。

（5）肾气丸：补肾助阳。组成包括干地黄、山药、山茱萸、泽泻、茯苓、牡丹皮、桂枝、附子。

（6）活血主力丸：活血通络，化瘀止痛。组成包括麻黄、续断、乳香、血竭、儿茶、红花、骨碎补、赤芍、当归、牛膝、独活、羌活、南星、防风、木香、延胡索、杜仲、木瓜、香附子、桂枝、丹参、苏木、白芷、冰片、三七、朱砂、土鳖虫、自然铜。

（7）小金丹：散结消肿，化瘀止痛。组成包括人工麝香、木鳖子（去壳去油）、制草乌、枫香脂、乳香（制）、没药（制）、五灵脂（醋炒）、当归（酒炒）、地龙、香墨。

（8）西黄丸：清热解毒，消肿散结。组成包括牛黄或体外培育牛黄、麝香或人工麝香、乳香（醋制）、没药（醋制）。

3. 常用的抗癌中草药[23]　　半枝莲、凤尾草、马鞭草、土茯苓、白英、徐长卿、七叶一枝花、鬼箭羽、鬼针草、桑枝、核桃树枝、独角莲、补骨脂、全虫、蜈蚣、山萸肉、土鳖虫、肿节风。

治疗骨肿瘤时须注意：一要照顾脾胃，李东垣《脾胃论》中说"脾胃之气既伤，而元气亦不能充，而诸病之所由也"。二防攻伐太过，应当遵循这样的原则："大积大聚，其可犯也，衰其大半而止。"另外，肾主骨、髓，治疗骨瘤，当先治肾。如《证治准绳·瘿瘤》："夫瘤者，留也，随气凝滞，皆因藏府受伤，气血乖违，当求其属而治其本。"《外科大成·瘿瘤》记载："骨瘤属肾，治宜补肾行瘀，破坚利窍。"

中医药在减轻病人的疼痛，改善患者的免疫机能，提高患者生活质量方面卓有成效。

六、展　　望

骨肿瘤的综合治疗，外科手术仍占主导地位；而化疗效果也是患者预后的重要因素；新辅助化疗，个体化的化疗方案，有效性的化疗评估乃是提高化疗效果的主要措施。随着对肿瘤生长、侵袭性分子水平研究和临床研究的深入，目前骨肿瘤治疗的平台期会有标志性突破抗肿瘤血管生成治疗已成为肿瘤治疗的新模式，为骨肿瘤治疗提供了新的靶点，有很好的研究前景。

参 考 文 献

[1] 许京华，李树仁. 中医药对骨肿瘤的认识[J]. 河南中医，2008，28（4）：85-87.

[2] Jemal A，Siegel R，Ward E，et al. Cancer statistics，2008[J]. A cancer journal for clinicians，2008，58（2）：71-96.

[3] 刘艳艳，翟玉霞，杨忠现，等. 彩色多普勒超声在良恶性骨肿瘤中的诊断及鉴别价值研究[J]. 现代医用影像学，2018，27（2）：271-273.

[4] Leddy LR，Holmes RE. Chondrosarcoma of bone[J]. Cancer Treat Res，2014，162（6）：117-130.

[5] Chen Zhigang，Lu Zhi. Development of chondrosarcoma [J]. Study Electronic Journal of Clinical Medicine，2017，4（43）：8362-8364.

[6] Hans G，Pancras CW，Sander DD，et al. The clinical approach towards chondrosarcoma[J]. Oncologist，2008，13（3）：320-329.

[7] Karpik M，Resze J. Low grade chondrosarcoma-epidemiology，diagnosis，treatment[J]. Ortop Traumatol Rehabil，2018，20（1）：65-70.

[8] Stevenson JD，Laitinen MK，Parry MC，et al. Therole of surgical margins in chondrosarcoma[J]. Eur J Surg Oncol，2018，44（9）：1412-1418.

[9] 宋献文. 保存骨肉瘤患肢的手术治疗[J]. 吉林医学，1984，5（2）：31-35.

[10] 郭卫、杨荣利、汤小东、等. 复合移植重建恶性骨肿瘤切除后骨缺损[J]. 中华骨科杂志，2003，23（4）：202-205.

[11] 郭卫. 肢体恶性骨肿瘤保肢治疗的方法及原则[J]. 北京大学学报（医学版），2012，44（6）：824-827.

[12] 邱贵兴. 中国骨科发展史简要回顾与展望[J]. 中华外科杂志，2015，53（1）：22-26.

[13] 杨强、李建民、杨志平、等. 关节外全膝关节切除术的解剖学观察和临床应用[J]. 中华骨科杂志，2012，32（11）：1060-1065.

[14] 刘植珊、李光业、陈永裕、等. 髋部肿瘤切除、人工半骨盆及全髋关节置换术（附五例报告）[J]. 第二军医大学学报，1987，8（1）：1-3.

[15] Wei R，Guo W，Ji T，et al. One-step reconstruction with a 3D-printed，custom-made prosthesis after total en bloc sacrectomy：a technical note[J]. Eur Spine J，2017，26（7）：1902-1909.

[16] Rosen G，Tan C，Sanmaneechai A，et al. The rationale for multiple drug chemotherapy in the treatment of osteogenic sarcoma[J]. Cancer，1975，35（3 Suppl）：936-945.

[17] Meyers PA，Heller G，Healey J，et al. Chemotherapy for nonmetastatic osteogenic sarcoma：the Memorial Sloan-Kettering experience[J].J Clin Oncol，1992，10（1）：5-15.

[18] Meyers PA，Gorlick R，Heller G，et al. Intensification of preoperative chemotherapy for osteogenic sarcoma：results of the Memorial Sloan-Kettering（T12）protocol[J]. J Clin Oncol，1998，16（7）：2452-2458.

[19] 孙燕. 中国骨肉瘤事业的传承和发展[J]. 中国骨与关节杂志，2012，1（1）：3.

[20] Carrle D，Bielack SS. Current strategies of chemotherapy in osteosarcoma[J]. Int Orthop，2006，30（6）：445-451.

[21] Luetke A，Meyers PA，Lewis I，et al. Osteosarcoma treatment-where do we stand? A state of the art review[J]. Cancer Treat Rev，2014，40（4）：523-532.

[22] 郭卫、牛晓辉、肖建如、等. 骨肉瘤临床循证诊疗指南[J]. 中华骨与关节外科杂志，2018，11（4）：288-301.

[23] 郁仁存、王笑民、徐咏梅、等. 郁仁存中西医结合肿瘤学[M]. 北京：中国协和医科大学出版社，2008：328-330.

第二节　软组织肉瘤

　　软组织肉瘤（soft tissue sarcoma，STS）是源于间叶组织和与其交织生长外胚层神经组织的恶性肿瘤，包括除淋巴造血组织外的非上皮组织，即纤维、脂肪、肌肉、间皮以及分布于这些组织中的血管、淋巴管和外周神经，多位于四肢、躯干和腹膜后等部位，占成人恶性肿瘤的 1%，儿童肿瘤的 10%[1]。其主要特点为：分布广、类型多。根据 WHO 的分类，STS 具有 19 个组织类型及 100 多种亚型，以多形性未分化肉瘤（undifferentiated pleomorphic sarcoma，UPS）最多见，占 25%～35%；其次是脂肪肉瘤（Liposarcoma，LPS），占 25%～30%；平滑肌肉瘤（Leiomvosarcoma，LMS）占 12%；滑膜肉瘤（synovial sarcoma，SS）占 10%；恶性周围神经鞘膜瘤（malignant peripheral nerve sheath tumor，MPNST）占 6%[2]。

　　软组织肉瘤的发病率占所有成人恶性肿瘤的 1% 左右，在美国每年大约有 12000 例新发病例[3]，国内统计 STS 的发病率约为 2.4/10 万[4]。但近年来似有上升趋势，每年新增病例已达 6400 例。软组织肉瘤总的五年生存率约 60%～80%。目前影响软组织肉瘤预后的主要因素有：年龄、肿瘤部位、大小、组织学分级、是否存在转移及转移部位等[5]。

软组织肉瘤可发生于任何年龄。男性患病率高于女性，两者之比 3：2。成人大多数肉瘤发生于肢体，近侧大腿是最好发部位，其次是腹膜后、内脏、躯干、头颅以及乳房。

一、祖国医学有关软组织肉瘤的论述

中医文献中虽无软组织肉瘤之名，但有不少类似记载。祖国医学将软组织肉瘤称为"筋瘤""肉瘤""血瘤""气瘤""胎瘤""石疽"等。早在春秋战国时期的《灵枢·刺节真邪》就提到："筋屈不能伸，邪气居其间而不反，发于筋溜。"而肉瘤一词，最早见于汉代《南史·贼臣传·候景》，谓："左足有肉瘤，状似龟。"其次是唐代《备急千金要方》谓："肉瘤勿疗，疗则杀人，慎之慎之。"已认识到肉瘤为软组织恶性肿瘤，限于医疗条件，故治疗要慎重。宋代陈无择则进一步将其归纳为五瘿六瘤："坚硬不可移者，名石瘿；皮色不变者，名曰肉瘿；筋脉露结者，名曰筋瘿；末脉交结者，名曰血瘿；随忧愁消长，名曰气瘿……瘤则有六，骨瘤、脂瘤、气瘤、肉瘤、脓瘤、血瘤。"

二、软组织肉瘤的病因病理

1. 病因 中医认为软组织肉瘤的发生与先天体质虚弱、外感六淫、内伤七情、气滞湿聚、痰凝血瘀，热毒蕴结等因素有关。如《外科正宗》曰："夫人生瘿瘤之症，非阴阳正气结肿，乃五脏瘀血浊气痰滞而成。"《外科大成》曰："夫瘿瘤者，由五脏邪火浊气、瘀血痰滞、各有所感而成。"《外科真诠》曰："瘿瘤……多外因六邪，营卫气血凝滞，内伤七情，郁忿怒气湿痰瘀滞，山岚水气而成。"由于正气不足，外邪乘虚而入，或内伤七情，导致气滞、血瘀、痰凝、湿聚等病理变化而逐渐形成瘤。

现代医学对病因尚不清楚，许多因素与发病有关，如：

（1）家族遗传性和先天性畸形：多年的研究资料已观察到许多肿瘤细胞显示出染色体异常，并有家族遗传现象。这些情况都支持肿瘤的发生与家族遗传有非常密切的关系。进一步还认识到常染色体显性遗传现象，但其外显率却不尽一致。神经纤维瘤病、混合肉瘤综合征以及家族性息肉病病人易患 STS。神经纤维瘤病的 NFl 基因位于 17q，恶性周边神经鞘瘤（MPNT）患者 NFl 基因在 P53 肿瘤抑制基因区域有 17p 缺失和突变，从而符合"双击"学说，使肿瘤恶变。公认的基因异常是 P53 抑瘤基因活性丧失。另外，还有人认为神经母细胞瘤、脊索瘤以及横纹肌肉瘤均属于先天性畸形，因为这些软组织肿瘤多发生于儿童。

（2）异物刺激：异物对机体的长期物理性刺激可诱发软组织肿瘤。动物实验表明，含钴、铁、铅、镍、硒、锌和铁的合金可诱发肉瘤，临床亦有因金属植入人体而产生软组织肉瘤的报道，这可能是金属使细胞向非正常方向发展产生恶变的结果。动物实验已证实石棉能诱发间皮瘤。流行病学统计石棉工人多在接触石棉 20～40 年后发生间皮瘤。

（3）放射线因素：放射线能治疗恶性肿瘤，但它又有致癌作用，可在放射治疗野内产生恶性肿瘤。据观察诱发软组织肉瘤变的放射剂量为 19～22Gy，低于 11Gy 者未发现诱发软组织肉瘤。放射治疗时患者年龄越小越容易诱发第 2 个肿瘤。Mayer 纪念医院 21 年间收治的 1169

例肉瘤中，20 例是过去放射治疗所诱发，包括纤维肉瘤 9 例，骨肉瘤 3 例，平滑肌肉瘤 2 例，横纹肌肉瘤、软骨肉瘤、混合中胚层肿瘤、眼眶软组织肉瘤各 1 例[6]。

（4）化学物质刺激：用化学物质诱发软组织肿瘤的动物实验出现已久。

（5）病毒：学者们根据西方国家 1981 年首次发现男性同性恋艾滋病患者伴发了多发性出血性肉瘤，推测出艾滋病病毒是出血性肉瘤的致病因素。

（6）外伤：这主要是依据相当一部分的病人肿瘤发生部位有过明确的外伤史。但关于外伤与软组织肉瘤发生的关系尚难确定。

（7）内分泌因素：许多学者认为个别软组织肿瘤的生长是受某种内分泌支配的，国外学者对软组织肉瘤患者的类固醇激素受体进行测定，发现多数性激素受体阳性。

（8）慢性水肿性炎症：国内及国外均有报道慢性水肿性炎症诱发脉管肉瘤。

2. 病理　软组织肉瘤多根据组织来源进行命名，见表 2-14-3。

表 2-14-3　常见软组织肉瘤命名

组织来源	命名
脂肪组织	脂肪肉瘤
黏液组织	黏液肉瘤
纤维组织	纤维肉瘤
血管组织	血管肉瘤
滑膜、肌腱、肌膜	滑膜肉瘤
横纹肌组织	横纹肌肉瘤
平滑肌组织	平滑肌肉瘤
淋巴管组织	淋巴管肉瘤
间皮组织	间皮肉瘤
组织细胞	恶性纤维组织细胞瘤
多种组织	间叶肉瘤
杂类	上皮样肉瘤
神经组织	恶性周围神经鞘膜瘤

最常见的两种亚型是脂肪肉瘤和恶性纤维组织细胞瘤。其他组织学亚型如平滑肌肉瘤、纤维肉瘤、滑膜肉瘤、胚胎横纹肌肉瘤、血管肉瘤、血管外皮细胞瘤、蜂窝状肉瘤以及上皮样肉瘤等临床亦可见到。四肢和躯干浅表以脂肪肉瘤和恶性纤维组织细胞瘤最常见。腹膜后和内脏组织，以平滑肌肉瘤占多数。

三、软组织肉瘤的诊断要点

（一）临床表现

逐渐增大的无痛性或痛性肿块，肿块大小 2～30cm 不等，单发或多发，圆形或椭圆形，亦可呈分叶状，边界清楚，硬度不一，小时可活动，长大后可粘连固定。局部温度可增高，一般无压痛。晚期瘤体溃破呈翻花状。若肿瘤增大压迫或侵犯神经时，可出现剧烈疼痛或关节运动障碍。晚期伴有发热、消瘦、纳差、贫血等全身症状。常出现区域淋巴结转移肿大，也可能转移至骨或通过血行播散而转移到肺部，晚期可出现胸腹水。

（二）辅助检查[7]

1. 物理检查　软组织肉瘤的诊断主要依靠物理检查、影像学检查和病理检查三者结合，目前尚无可靠的实验室检查可作为诊断依据，全面详尽的物理检查是必不可少的诊断环节。

2. 影像学检查　在选择检查方法前，应充分考虑到各种检查方法的优缺点，根据检查部位和诊治要求以选择合适的检查方法。

（1）X线摄影：X线平片对软组织肉瘤的定性和定位诊断敏感性和特异性都不高，除非肿瘤内有较多的钙化、骨化或以成熟的脂肪组织为主的病变，但有助于进一步了解软组织肿瘤的范围、透明度及其邻近骨质的关系。

（2）超声显像检查：该法可鉴别实质性肿瘤与囊性肿瘤，可检查肿瘤的体积范围、包膜边界和瘤体内部肿瘤组织的回声，从而区别是良性还是恶性。另外超声检查能引导作深部肿瘤的针吸细胞学检查。

（3）CT和MRI检查：CT具有理想的定位效果和较好的定性诊断能力，增强扫描可以明确显示肿块的大小，可以更加清晰显示肿瘤的部位、边界及其与周边各相邻组织的关系[8]，了解肿瘤周围组织的浸润及推测肿瘤的主要成分。对于细小钙化、骨化及骨质破坏的显示优于MRI；对于腹盆腔和腹膜后软组织肉瘤的检查，CT增强扫描也显示出更多的优越性，但其对软组织的分辨力仍不及MRI；尤其是MRI检查，对确定软组织肿瘤的范围，计划手术根治切除非常重要。

（4）血管造影：血管丰富的肿瘤有横纹肌肉瘤、间叶性软组织肉瘤、血管肉瘤及恶性血管外皮瘤，可有异常增生的迂曲血管和静脉曲张；脂肪肉瘤（分化型和黏液型）及恶性纤维组织细胞瘤（黏液型）则可表现为血管稀少。

（5）核医学检查：①发射型计算机断层成像术：全身骨骼放射性核素显像是早期发现软组织肉瘤骨转移的首选方法，由于假阳性率较高，不能作为诊断依据，可进行疾病分期、预后判断和疗效观察等。对于发现可能出现病理性骨折的危险部位，明确肿瘤与骨骼的相互关系等帮助不大。②PET-CT：不同组织来源和不同性质的软组织肉瘤对 18F-脱氧葡萄糖（18F-FDG）的摄取有一定的差异，目前无法单纯通过最大标准化摄取值确定肿瘤的组织来源、良恶性和恶性程度分级。由于 PET-CT 显示软组织肉瘤的大小、范围及其与周边组织的关系等局部细节不如 CT 和 MRI，因此，不作为手术前常规的检查手段，目前主要用于判断软组织肉瘤的手术后残留、复发和远处转移，对于转移性软组织肉瘤可以帮助寻找原发病灶[7]。

3. 病理或细胞学检查　诊断的准确性较高。

（1）细胞学检查：是一种比较简便、快速而又准确的病理形态学检查方法，适用于以下几种情况：①正溃破的软组织肿瘤，用涂片或刮片的采集方法取得细胞，然后固定、染色、镜检。②软组织肉瘤所致的胸腹水，新鲜标本，立即送检。③穿刺涂片检查适用于瘤体较大、较深而又可以作放疗或化疗的肿瘤，也适用于转移病灶和复发病灶。

（2）钳取活检：软组织已溃破，细胞学涂片又不能确诊时，可用活检钳咬取肿瘤边缘组织，且包括部分正常组织（取材不宜过小，更不要采取肿瘤中央部的坏死组织）送病理学检查。

（3）切取活检：多在手术中采取此法。较大的肢体肿瘤，如需施行截肢术，应在作根治术准备下，尽可能暂时阻断局部血运再进行，标本立即送冰冻切片检查确诊，位于胸、腹腔内或腹膜后间隙，不能彻底切除时可切取活检，确认后采用放疗或化疗。

（4）切除活检：适用于体积较小的软组织肿瘤，可连同肿瘤周围的部分正常组织整块切除送病理检查。

4. 免疫组织化学检查　有时病理分型较困难，应用免疫组织化学辅助诊断软组织肉瘤。通过单克隆或多克隆抗体与肿瘤细胞蛋白结合，区分肿瘤的肌肉、神经、血管、组织细胞起源。

5. 基因诊断　目前细胞基因检查成为诊断软组织肉瘤的新技术，某些肉瘤具有特殊基因及遗传学特点。原始上皮瘤表现为染色体 t（11；22）易位，50%的腺泡型横纹肌肉瘤 t（2；13）易位。黏液脂肪肉瘤显示 t（12；16）易位，圆形细胞脂肪肉瘤比黏液脂肪肉瘤分化差，但分子水平分析证实二者具有相同易位，12q13 上的 CHOP 基因和 16p11 上的 FUS 基因融合。随着病理学与分子遗传学的结合，将能更准确及快速地诊断软组织肉瘤。

四、鉴别诊断

软组织肉瘤应根据临床表现、辅助检查进行初步诊断，确诊需要细胞学或病理学证据，并参照免疫组化结果。注意与相应的良性和其他恶性肿瘤相鉴别。

软组织肉瘤与软组织良性肿瘤均起源于间叶组织，良性肿瘤可向肉瘤转化。软组织良性肿瘤的体积一般比相应的肉瘤小，可有完整的包膜，病变的质地、结构及颜色与相应的正常组织相似，出血、坏死及囊性变不易见到，生长缓慢。而软组织肉瘤的体积比相应的良性肿瘤大，一般无包膜，因肉瘤生长迅速而使周围正常组织压缩形成假包膜，切面多呈鱼肉样或脑髓样，往往有出血、坏死和囊性变。软组织良性肿瘤的细胞形态基本上与正常组织相同，而软组织肉瘤的细胞形态与正常组织相差较远，分化程度较低，异型程度高的则差距更大。

常见的纤维肉瘤、恶性纤维组织细胞瘤与纤维瘤、韧带样纤维瘤相鉴别；滑膜肉瘤与滑膜瘤、滑膜炎相鉴别；横纹肌肉瘤与良性横纹肌瘤相鉴别；脂肪肉瘤与脂肪瘤、神经纤维瘤相鉴别。

五、软组织肉瘤的中西医结合治疗

（一）西医治疗

软组织肉瘤是一种全身性疾病，建议对低分级及二倍体肿瘤的治疗以手术为主，高危病人（高分级肿瘤；肿瘤＞5cm；肿瘤侵及筋膜深处）应采取综合治疗。局部切除、包膜内切除是高复发率的原因，广泛切除及根治性手术成为治疗肉瘤的常见术式，辅以化疗、放疗和其他生物治疗的综合治疗可提高五年生存率。

1. 手术治疗　外科手术是四肢局限性软组织肉瘤最主要治疗方式。标准术式是沿着肿瘤周围 1～2cm 的正常组织完整切除肿瘤，包括肌肉、皮下脂肪和皮肤等部分正常组织[9-10]。显微镜下无肿瘤残留（R0 切除）对于患者的预后至关重要。

（1）原发性肢体 STS 的手术治疗：随着有效的辅助性治疗的出现以及对 STS 生物学的深入了解，手术方式已有根本性变化，总截肢率在 5%以下，大多采用保肢性手术是一个重要进展。小的肢体 STS（＜5cm）是保肢手术的绝对指征。保肢术后的局部复发率仅为 10%，远处复发仅见于小部分高分级肿瘤病人，但保肢手术有 9%阳性切缘率。尽管肢体 STS 手术方式以保肢手术为主，但仍有 10%左右的截肢率。最常考虑截肢病人具有的危险因素，包括高分级肿瘤和大肿瘤（≥5cm）。侵犯重要血管和神经被认为是截肢的指征。目前截肢术仅对少数有指征的病人施行，截肢术不再是肢体 STS 的标准手术。

（2）腹膜后及内脏 STS 的手术治疗：腹膜后肿瘤切除率低，预后差，辅助性治疗无效。组织学亚型以脂肪肉瘤最常见，以下依次为纤维肉瘤、平滑肌肉瘤、未分化肉瘤和神经肉瘤等。手术切除是唯一有效的方法。国外资料表明腹膜后 STS 完全切除率为 53%，部分切除率为 27%，总切除率 78%。5 年和 10 年生存率分别为 34%和 18%，而复发率为 49%～82%，常无远处转移[11-12]。

内脏肉瘤占 STS 的 5%～15%，以小肠和大肠肉瘤最常见。组织学亚型最多见的是平滑肌肉瘤。远端小肠及直肠是两个最常发生的部位。主要依赖手术完整切除。辅助性治疗几乎无效。

（3）肺转移灶切除：STS 一般为血行转移，最常转移部位为肺。在高度选择的病人，切除肺转移灶的五年生存率为 21%[13]。

（4）局部复发的治疗：应按原发肿瘤那样切除，不影响总生存率。局部复发同样需要以手术为主的综合治疗。大多数报道局部复发在初次手术后 2 年内出现。而且大约 1/3 的病人出现局部复发同时伴远处转移。

2. 放射治疗　近年来随着放射医学的发展和设备技术的改进，通过临床实践证明，对手术残留的病灶给予大剂量放射，可达到减少局部复发和远处转移的目的。当肿瘤较小而照射剂量较大时，不少肿瘤可完全消退，儿童患者较成人更有效。对有些手术解剖部位受限制的软组织肉瘤患者，行广泛切除或局部切除术后，辅以放疗，不但远处转移率未增加，生存率未降低，而且能获得较高的局部控制率。就是行辅助放疗后局部复发者，再次行辅助放疗，同样可获满意疗效。

3. 化疗　目前多主张术前化疗，目的是缩小肿瘤，提高切除率，减少术中肿瘤播散，所以，对生长迅速的肿瘤，应首先应用辅助化疗后再手术。应用区域动脉灌注化疗可使局部药物浓度高于周围静脉给药的 10～30 倍，使肿瘤边缘生长活跃的细胞受到抑制，且化疗反应较静脉给药轻。

常用药物为环磷酰胺，放线菌素 D，阿霉素，异环磷酰胺，长春新碱，氮烯咪胺，顺铂，甲氨蝶呤等。一般认为对分级高的病人用化疗比不用好，早用比迟用好，预防性化疗比非预防性化疗好。

虽然化疗逐渐受重视，但以下情况不推荐化疗：①躯干和腹膜后肉瘤。②直径小于＜3cm 或低度恶性的肿瘤。

4. 生物靶向治疗　在多项研究中发现，靶向药物在治疗软组织肉瘤的疗效和安全性方面都有着突出的优势[14-16]，尤其是对不能进行手术切除癌灶的晚期软组织肉瘤患者，可以显著提高患者的无进展生存期，同时提高患者的生存质量，靶向药物不仅可以用于转移或复发的晚期软组织肉瘤患者，还可用于术前和术后的辅助治疗，可单药治疗也可联合常规化疗。软组织肉瘤是一种血供丰富的肿瘤[17]，肿瘤血管生成是肿瘤发生和转移的重要环节[18]，因此抗血管生成的靶向药物是治疗软组织肉瘤的重要方法。血管内皮生长因子所介导的肿瘤血管生成起主要作用，是目前肿瘤抗血管生成的主要靶点。TKIs 已被证明可延长晚期软组织肉瘤患者的无进展生存期。目前软组织肉瘤常用的靶向药物有两类，一类是小分子化合物，包括安罗替尼、阿帕替尼、帕唑帕尼等；另一类是单克隆抗体，如贝伐珠单抗、PD-1 抗体等。

（二）外科手术治疗与中医药结合

软组织肉瘤手术前治疗参见辨证分型。手术后主要表现为气血两伤、脾胃失调，临床常选用调理脾胃、补养气血、理气行滞化瘀或益胃养阴生津之品，可选择生黄芪、太子参、枸杞子、当归、丹皮、鸡血藤、白术、茯苓、鸡内金、砂仁、焦三仙等药。

（三）化疗与中医药结合

中药与化疗结合一方面可以减少或减轻化疗的毒副反应，另一方面可以增强机体的免疫能力，提高癌细胞对化疗的敏感性，增强临床疗效。

（1）消化道反应：化疗期间常有食欲减退、恶心呕吐、腹痛腹泻等消化道症状，中医治疗主要以健脾和胃、降逆止呕，常选用旋覆花、代赭石、姜半夏、鸡内金、砂仁、焦三仙等药。

（2）骨髓抑制：临床主要表现为血小板及白细胞的下降，临床中，我们采用益气补肾之法，疗效甚佳。常选用补骨脂、女贞子、黄精、枸杞子、生黄芪、太子参、鸡血藤、当归、山萸肉、紫河车等药。

（四）放疗与中医药结合

中医认为放射线是一个热性物质，其在杀伤癌细胞的同时，亦作为"热毒"作用损伤人体气阴，软组织肉瘤患者放疗期间多见乏力、口干、口苦、纳差、白细胞下降等症状。舌质淡暗或暗红，少苔或薄苔，脉细数或弦细。临床中，我们常选用益气养阴、凉血解毒之品，如沙参、麦冬、玉竹、紫草、丹皮、生地等可减少毒副作用；对于放疗而致的皮肤及黏膜损伤，可使用北京中医医院自制的黑降丹等外用中药，有很好的疗效[19]。此外，中药与放疗结合可提高放疗的临床疗效。研究表明：活血化瘀中药能改善微循环，促进血液循环，增加病变部位癌细胞的氧含量，使乏氧癌细胞对放射线敏感，从而增加放疗效果。临床常选用鸡血藤、川芎、红花、莪术、丹参等。

（五）单纯中医药治疗

1. 辨证论治

Ⅰ　痰湿凝聚证

主症　全身各处可有单个或多个肿块，无痛或疼痛，颜面及下肢水肿，困倦乏力，胸胁满闷，呕吐痰涎，或伴有胸水、腹水，大便稀溏，舌质淡，苔白滑腻，脉滑或濡。

治法　健脾利湿，化痰散结。

方药　焦白术 15g，土茯苓 30g，薏苡仁 30g，陈皮 15g，法半夏 10g，白芥子 10g，海藻

30g，昆布 30g，生牡蛎 30g，制南星 10g，青皮 10g，白附子 10g。

Ⅱ 气滞血瘀证

主症 面暗消瘦，四肢、肩背或腹部肿块，伴刺痛，痛有定处，或伴有肢体麻木，肢端不温，口唇青紫，舌质紫暗，或有瘀血斑块及斑点，脉弦细涩。

治法 活血行气，化瘀散结。

方药 桃仁 15g，丹皮 15g，红花 15g，川芎 15g，赤芍 15g，归尾 15g，香附 10g，穿山甲 10g，乳香 10g，没药 10g，玄胡 20g，枳壳 10g。

Ⅲ 热毒蕴结证

主症 四肢或躯干肿块，质硬，表皮红赤，疼痛，或肿块破溃，表面见恶臭黏稠脓血，伴发热、烦躁、易怒，口渴喜冷饮，大便干结，小便黄赤，舌质红，苔黄燥或黄腻，脉弦数或滑数。

治法 清热解毒，消肿散结。

方药 紫花地丁 30g，蒲公英 15g，野菊花 15g，夏枯草 15g，金银花 15g，半枝莲 15g，大青叶 10g，板蓝根 30g，白花蛇舌草 30g，穿山甲 15g，山慈菇 15g，重楼 15g。

Ⅳ 气血亏虚证

主症 肿块日渐增大，伴面色不华，少气懒言，四肢倦怠，纳食日减，形体消瘦，时或低热，舌质淡，苔薄白，脉沉细。

治法 益气补血，扶正散结。

方药 黄芪 30g，党参 15g，白术 10g，陈皮 10g，茯苓 15g，当归 15g，生熟地各 15g，川芎 10g，白芍 12g，鸡血藤 30g，枸杞子 20g，穿山甲 15g，刺猬皮 30g。

2. 对症治疗 患侧肢体肿胀：肢体软组织肉瘤术后及放疗后的患者经常出现患侧肢体肿胀，过劳后更重。预防上，术后及时开展适当的功能锻炼；防止患侧肢体过劳；对于已经发生的患侧肢体肿胀，平时要经常抬高患肢以促进静脉回流。中医治疗可使用桑枝、络石藤、威灵仙、路路通等中药。对于中重度水肿，灸法治疗有一定的疗效，应在有经验的医生指导下应用。

3. 偏方验方

（1）单方、复方治疗：①浙贝母 30～60g，水煎服。②土贝母 30～60g，水煎服。③绞股蓝 30g，煎水代茶。④僵蚕 30g，陈皮 15～24g，水煎服。⑤三棱 10g，莪术 10g，浙贝母 30g，生牡蛎 30g，夏枯草 30g，昆布 30g，海藻 30g。水煎服。⑥天竺黄 15g，胆南星 12g，白芥子 15g，皂角刺 15g，穿山甲 15g，炙鳖甲 30g，刺猬皮 30g，浙贝母 30g，旋覆花 15g。水煎服。⑦夏枯草、海藻、牡蛎、威灵仙、白毛藤、丹参各 30g，海带、泽泻各 15g，自然铜、土鳖虫、牛膝各 12g，桃仁 9g。水煎服。

（2）丸散剂、中成药治疗：①海藻丸：海藻、贝母、陈皮、青皮各等份，共研细末，炼蜜为丸，日服 6g。适用于痰凝气滞证软组织肉瘤。②通经活血丸：当归、桃仁、泽兰、川牛膝各 60g，赤芍 90g，川芎、红花各 30g，丁香 6g，共研细末，炼蜜为丸，日服 9g。适用于气滞血瘀证软组织肉瘤。③小金丸：成人每次 4 片，每日 2 次，小儿减半。④新癀片：每次 4～6 片，每日 3 次，适用于肿瘤所致疼痛、发热。

（3）外敷药治疗：①麝香回阳膏：麝香、冰片、红花、儿茶、乳香、没药、黄连、黄柏、白芷、血竭、独角莲、自然铜、黄芩等，共研细末，蜜、陈醋调匀成膏状，外敷患处。适用于局部红肿、疼痛或破溃、腐臭者。②黑消膏：生川乌、生草乌、生南星、生半夏、生磁石、丁香、肉桂、制乳香、制没药各15g，制松香、硇砂各9g，冰片、麝香各6g，共研末和匀，瓶装密封。用时将药末撒在膏药或油膏上敷患处。适用于各种软组织肉瘤肿块未溃者。③蟾酥止痛膏：外贴患处，适用于肿瘤疼痛剧烈者。

4. 针灸治疗 主要用于防止复发和治疗放化疗的毒副反应。

（1）防止复发：足三里（双），内关（双），三阴交（双），配取华佗夹脊穴和膀胱经穴，可同时加用艾灸或单用灸法。

（2）放化疗后消化道反应：取穴中脘、上脘、气海、关元、章门、足三里、三阴交，采用强刺激，留针20分钟以上。

（3）放、化疗后白细胞减少：取穴足三里、内关、大椎、三阴交、肾俞、脾俞、气海，强刺激，留针20分钟以上，可同时加用或单用艾灸，或用地塞米松行穴位封闭。

5. 饮食治疗

（1）手术前后，宜以补养气血为主，可选用白萝卜、冬瓜子、莲藕等食品。

（2）放疗后，患者常表现阴虚内热之象，宜食用绿豆、冬瓜、丝瓜、苦瓜、生藕节、猕猴桃、银耳等滋阴清热之品。

（3）化疗后，患者常有脾胃虚寒，宜食用大枣、桂圆肉、干姜、羊肉等温补脾胃之品。

6. 气功疗法 可调节大脑皮层的生理活动，有效地加强精神对形体的调整能力，可以通经活络，调和营血，有利于损伤机体的恢复。病情轻者，可选用动功500步；病情重者可选"坐式"或"卧式"放松功，可采用排除杂念为主的"数息"功。

7. 常用抗癌中草药

草河车：苦，微寒，有微毒。清热解毒，消肿止痛，息风定惊。常用剂量15～30g。外用研粉，用醋、酒或水调敷患处。

天南星：苦，辛，温，有毒。燥湿化痰，消肿散结，祛风止痉。常用5～10g，生南星多入丸散用，一次0.3～1g，外用适量。

蜂房：甘，平，有毒。攻毒消肿，祛风杀虫，止痛。常用剂量6～12g，水煎服，研末1.5～3g，外用适量，研末调敷。

苦参：苦，寒。清热燥湿，祛风杀虫，利尿。常用剂量6～10g，水煎服或入丸散。外用适量。

夏枯草：苦，辛，寒。清肝火，散郁结。常用剂量15～30g。

三棱：苦，平。破血祛瘀，行气止痛。常用剂量10～15g。

菝葜：甘，酸，平。解毒消肿，祛风利湿。常用剂量15～30g。外用煎水熏洗。

莪术：辛，苦，温。破血祛瘀，行气止痛。常用剂量6～10g。

六、展　　望

软组织肉瘤病理分型多，累及身体范围广，外科手术是软组织肉瘤的主要治疗方式，获得足够手术切缘是其关键。在高风险的软组织肉瘤患者中，新辅助化疗、辅助化疗可以选择性地使用。放疗对局部软组织肿瘤也有一定效果。目前靶向治疗和免疫治疗似乎是改善软组织肉瘤患者期待治疗的希望途径，精准医疗是未来医学的趋势，多学科参与是必然模式，如何有机地将中医药治疗与之结合，需要我们更深入的研究。

参 考 文 献

[1] Lauer S，Gardner JM. Soft tissue sarcomas—new approaches to diagnosis and classififi cation[J]. Curr Probl Cancer，2013，37（2）：45-61.

[2] Fletcher CD，Organization WH，Cancer IAfRo. WHO classification of tumours of soft tissue and bone[M]. 4th ed. Lyon：IA R C Press，2013：468.

[3] Siegel R L，Miller K D，Jemal A. Cancer statistics，2015[J]. CA Cancer J Clin，2015，65（1）：5-29 .

[4] 丁易，牛晓辉，杨发军. 软组织肉瘤的诊断与治疗[J]. 中华外科杂志，2011，49（11）：19-22.

[5] Atean I，Pointreau Y，Rosset P，et al. Prognostic factors of extremity soft tissue sarcoma in adults. A single institutional analysis[J]. Cancer Radiother，2012，16（8）：661-666.

[6] Hui JY.Epidemiology and etiology of sarcomas[J]. Surg Clin North Am，2016，96（5）：901-914.

[7] 师英强. 软组织肉瘤诊治中国专家共识（2015 年版）[J]. 中华肿瘤杂志，2016，38（4）：310-320.

[8] Weekes RG，McLeod RA，Reiman 1M，et al. CT of soft-tissue neoplasms[J]. AJR Am J Roentgenol，1985，144（2）：355-360.

[9] Gronchi A，Raut CP. Treatment of localized sarcomas[J]. Hematol Oncol Clin North Am，2013，27（5）：921-938.

[10] O'donnell PW，Griffin AM，Eward WC，et al. The effect of the setting of a positive surgical margin in soft tissue sarcoma[J]. Cancer，2014，120（18）：2866-2875.

[11] Canter RJ，Qin LX，Ferrone CR，et al. Why do patients with low-grade soft tissue sarcoma die?[J]. Ann Surg Oncol，2008，15（12）：3550-3560.

[12] Gronchi A，Colombo C，Raut CP. Surgical management of localized soft tissue tumors[J]. Cancer，2014，120（17）：2638-2648.

[13] Gadd M. Sites of Metastasis[J]. Ann Surg，1993，218（6）：705-712.

[14] 1 Edmonson JH，R yan LM，Blum R H，et al. Randomized comparison of doxorubicin alone versus fosfamide plus doxorubicin or mitomycin，doxorubicin，and cisplatin against advanced soft tissue sarcomas[J]. J Clin Oncol，1993，11（7）：1269-1275.

[15] Rutkowski P，Van Glabbeke M，Rankin CJ，et al. Imatinib mesylate in advanced dermatofibrosarcoma protuberans：pooled analysis of two phase Ⅱ clinical trials[J]. J Clin Oncol，2010，28（10）：1772-1779.

[16] van der Graaf WT，Blay JY，Chawla SP，et al. Pazopanib for meta static soft-tissue sarcoma(PALETTE)：a randomised，double-blind，placebo-controlled phase 3 trial[J]. Lancet，2012，379（9829）：1879-1886.

[17] Chi Y，Fang Z，Hong X，et al. Safety and efficacy of anlotinib，a multikinase angiogenesis inhibitor，in patients with refractory meta static soft-tissue sarcoma[J]. Clin Cancer Res，2018，24（21）：5233-5238.

[18] Li F，Liao Z，Zhao J，et al. Efficacy and safety of Apatinib in stage Ⅳ sarcomas：experience of a major sarcoma center in China[J]. On cotarget，2017，8（38）：64471-64480.

[19] 郁仁存，王笑民，徐咏梅，等. 郁仁存中西医结合肿瘤学[M]. 北京：中国协和医科大学出版社，2008：345-360.

第十五章

皮 肤 癌

第一节 非黑色素瘤皮肤癌

近年来，皮肤恶性肿瘤的发病率不断上升，在人类肿瘤中所占比例不断升高[1]，皮肤恶性肿瘤中最常见的是基底细胞癌（basal cell carcinoma，BCC）、鳞状细胞癌（squamous cell carcinoma，SCC）及恶性黑色素瘤（malignant melanoma，MM）。从发病情况来看，BCC 和 SCC 相比 MM 发病率更高，几乎占所有皮肤恶性肿瘤的 95%[2]，被称为非黑色素瘤皮肤癌（non-melanoma skin cancer，NMSC），简称皮肤癌。

皮肤癌好发于身体的暴露部位（80%），年发病率约 2.37/10 万人[3]，男性较多，男女之比约 2∶1，高发年龄为 51～60 岁，年轻人少见[4]。由于恶性程度较低，发展缓慢，只要提高认识，容易做到早期诊断、早期治疗，预后良好。

一、祖国医学有关皮肤癌的论述

古籍中有关于皮肤体表生疣、赘瘤及翻花疮的记载，明薛立斋在《外科枢要》中提到："翻花疮者由疮疡溃后，肝火血燥生风所致，或疮口胬肉突出如菌大小不同，或出如蛇头长短不一，治法当滋肝补气外涂藜芦膏，胬肉自入，须候元气渐复，脓毒将尽涂之有效，不然，虽入而复溃，若误用刀针蚀药、灸火，其势益甚或出血不止，必致寒热呕吐等证，须大补脾胃为善。"这些描述与皮肤癌破溃后菜花样病变及感染等情况相似。并指出了内服药与外用药相结合的治疗原则。

二、皮肤癌的病因病理

1. 病因 祖国医学认为皮肤是由后天气血所充养，如肺气失调，则皮毛不润；如肝阴血虚，则皮肤难荣；如脾胃虚弱，则肌肤失其所养。特别是在老年人，脏腑气衰，气血渐亏，加之皮肤暴露于外，年长日久，受风毒燥热之邪，留而不去，变生恶疮。

（1）皮肤鳞状细胞癌：①紫外线暴露：目前认为紫外线是皮肤鳞癌主要的发病原因[5]，随着城市工业污染及臭氧层破坏的日益严重，紫外线致病强度不断增加[6]。2017 年美国皮肤病学会（American Academy of Dermatology，AAD）《皮肤鳞状细胞癌的管理指南》认为累积的日光照射（特别是童年和青年时期）是 SCC 发病率升高的最重要危险因素，皮肤鳞癌好发于白种人群的日光暴露部位[7]。且有研究表明，肤色深浅与皮肤癌发生率成反比关系（白种人最高、亚洲黄种人次之、黑种人最低）[8]。②慢性皮肤病：如角化病、着色性干皮病、慢性伤口或瘢痕、慢性溃疡和瘘管、HPV 感染等亦为 SCC 发病危险因素。③其他因素：电离辐射、化学致癌物、免疫抑制、DNA 修复基因异常等均为 SCC 的危险因素[9-10]。

（2）皮肤基底细胞癌：①紫外线照射：BCC 发生的主要原因是基因突变，大部分是由紫外线（UV）照射引起 DNA 重新编码[11-12]，频繁 UV 照射，如日光浴、职业暴露和幼年灼伤是主要的危险因素[13]。②遗传：广泛的研究已经在对基底细胞癌遗传知识的理解上取得了进展，位于染色体 9q 上的 PTCH1 基因负责编码音猬因子（SHH）受体，其突变是痣样基底细胞癌综合征的潜在病因，存在于大约 30%至 90%的散发性基底细胞癌病例中[14]。③其他因素：电离辐射、化学致癌物、免疫抑制、DNA 修复基因异常等均为 BCC 的危险因素[9-10]。

2. 病理

（1）皮肤鳞状细胞癌：多表现为过度角化的丘疹、斑片或结节，角化过度为 SCC 的重要特征，约 60%病例源于光化性角化病 [15]。①皮角多代表红斑伴过度角化的癌前病变，偶可为 SCC。②鲍温病，一种表皮内原位 SCC，可发生侵袭，表现为红棕色湿疹样斑，常见于老年人晒伤区，但也发生于黏膜，组织学上虽具侵袭性，并不增加体内癌的发生。鲍温样丘疹病为 HPV 引起的生殖器表皮内肿瘤。③角化棘皮瘤为过度角化结节伴中央角质栓，生长迅速可使其与其他类型 SCC 相鉴别，可自行退化，但因其可进一步侵袭真皮及深部软组织，应予以治疗。④基底鳞癌具有 BCC 和 SCC 的双重特点，但因其更具侵袭与转移性而归为 SCC。⑤转移性肿瘤多为低分化，光化性 SCC 和非光化性 SCC 发生转移的概率分别为＜3%和＜35%，虽然最终可能累及远处器官，但引流淋巴结为最常见转移部位。

（2）皮肤基底细胞癌：起源于表皮的基底层。①结节型 BCC，为最常见的类型（占病例的 60%）。主要起源于头颈部，表现为边界（呈珍珠样或均匀改变）清楚伴毛细血管扩张的结节，有些病灶伴随色素沉着，临床上与黑色素瘤不易鉴别，可同时经表面及深部组织侵袭软骨与骨，较大的肿瘤主要发生坏死及溃疡，形成所谓的侵蚀性溃疡[16]。②浅表性 BCC，约占病例的 30%，病灶常起病于躯干，呈多发、红色鳞状斑或黑色素沉着，可通过皮肤表面播散形成结节区。③硬化型 BCC，占病例的 5%～10%，病变多发生于面部，病灶类似瘢痕，边界不清，可呈象牙色伴硬结，组织学上，癌细胞被致密纤维床包绕（硬斑型），所有 BCC 中此型治疗后最易复发。④囊性 BCC，不常见，肿瘤中央变性形成囊性病灶。⑤线性 BCC，为最高风险的一种肿瘤，形态学上为实体瘤，但临床组织病理学特点更具侵袭性，或已形成隐性扩散。⑥微结节型 BCC，根据组织病理学表现为小癌巢而命名，多呈隐性生长。

三、皮肤癌的诊断要点

（一）临床表现

1. 皮肤鳞状细胞癌 皮肤或黏膜等部位均可发生鳞癌，可发生于全身任何部位，但以头、面、颈和手背等暴露部位多见，往往由皮肤慢性基础疾病发展而来，鳞癌初起为浸润性硬块，逐渐发展为坚硬的结节或疣状病灶，有时外观上呈菜花状，边界不清，向基底部浸润，触之较硬，瘤体边缘为污浊的暗黄红色。一部分肿瘤分化较好，呈表面结痂的乳头瘤状，长期摩擦、触碰后可致反复出血、疼痛。发生在皮肤与黏膜交界处的瘤体因反复摩擦，发展迅速，疼痛明显，易于出血，预后相对较差。也有人根据临床形态把鳞癌分为浅表型与深在型[17]，其中深在型容易向深部肌肉、骨骼组织浸润，后期癌细胞可向区域淋巴结及远处器官转移[18]，但血源性转移少见。

2. 皮肤基底细胞癌 BCC临床表现多样，皮损常单发，早期多为一表面光亮的圆形斑片，周围有珍珠样隆起边缘，常可见少数扩张的毛细血管和（或）雀斑状小黑点，可伴有表面角化、糜烂、结痂或溃疡。发育成熟的损害主要分为结节溃疡型、色素型、硬斑病样或纤维化型及浅表型[19]。BCC患者皮损处多无明显疼痛等自觉症状，皮损进展缓慢，很少转移。

（二）辅助检查

皮肤恶性肿瘤检测方法大致相同，包含以下几种方式：

（1）组织活检：尽管目前检测方式多样，但组织活检仍是诊断BCC的金标准。其中，刮取活检虽然具有一定的优势，如出血少、操作时间短等，但可能会使病灶组织边界模糊不清，影响后期的治疗；穿刺活检则不会出现上述的缺点，在诊断上更具有优越性，临床应用更为广泛[20]。

（2）反射式共聚焦显微镜（reflectance confocal microscopy，RCM），又称为皮肤CT，主要是利用近红外激光对人体皮肤组织薄层进行照射、反射及成像处理，对于皮肤的浅表性肿瘤有重要的诊断价值，具有无创性、实时定量检测及断层扫描等优点。与组织病理学的垂直切片观察方法不同的是，RCM所采用的是平行于皮肤表面的水平成像[21]。

（3）光学相干断层扫描（optical coherence tomography，OCT）技术，是近年来得以快速发展的无创性诊断技术，最早主要用于眼科疾病的检查，随着技术的改进，OCT的临床应用逐渐延伸到皮肤疾病领域。OCT的主要原理是：将红外线投射到皮肤表面，因不同层次的皮肤组织具有不同的光学特性，即不同的折射率，所以红外线穿透皮肤后，会发生不同程度的折射，以此进行成像和实时的诊断评估。

（4）皮表透光显微镜，简称皮肤镜，对色素型皮损诊断的灵敏度为97%，可对皮肤癌与黑色素瘤、良性色素型皮损对照的特异性为93%和92%[22]。在皮肤恶性肿瘤的诊断中，尤其是色素型皮损诊断中，合理应用皮肤镜检查，可有效提高临床诊断的准确率。

（5）其他：无创性检查方法还包括拉曼光谱法（raman spectroscopy，RS）和高分辨率超声（high-resolution ultrasonography，HRUS），临床应用较少。这两种方法诊断BCC的灵敏度分别为69%和90.9%，特异度分别为85%和69.6%[23-24]。

四、鉴别诊断（表 2-15-1）

表 2-15-1　常见皮肤恶性肿瘤临床鉴别表

名称	好发部位	临床表现
基底细胞癌	面部，尤其是鼻、前额、眼、颞部及上唇	损害发展缓慢，局部往往不充血，表面结痂而无角化现象，边缘卷起，呈蜡状半透明，炎症反应没有或轻微，转移者罕见
鳞状细胞癌	可发生在任何部位，尤其是皮肤黏膜连结处及四肢、下唇、鼻、耳、手背和阴部	往往在有慢性皮肤病损处发生，损害发展较快，局部充血明显，或周围及表面有扩张的毛细血管，角化现象明显，边缘高起坚硬，炎性反应显著，易发生淋巴结转移
脂溢性角化病	好发于 50 岁以上男性，多发于面部、颈部、胸部、背部及手背	损害为略高出于皮肤的圆形或卵圆形扁平疣状皮疹，呈黄褐色至煤黑色，边界清楚，质地柔软，表面稍粗糙，覆油脂状鳞屑痂。皮疹数目不定，往往很多
皮肤原位癌	损害好发于躯干和臀部，可单发或多发	典型者呈界限清楚的鳞状斑丘疹，可逐渐扩大，或相互融合，损害的大小可由数毫米到若干厘米不等，表面覆以鳞屑或脱屑后结棕色至灰色硬痂，不易剥离
盘状红斑狼疮	发生于颜面部者呈蝴蝶状分布	损害初发时为小丘疹，渐扩大呈斑块，性质干燥，表面角质增殖，毛囊口扩张，内含有角质栓刺，有萎缩斑，不形成溃疡，边缘多充血
角化棘皮瘤	多发生于面部，尤其是颊部及鼻部，而四肢和躯干极为少见	损害呈坚实的半球形肿瘤耸立皮肤上，似淡红色粉刺或与皮肤色泽相似的小结，边缘隆起，中央陷凹成火山口形，内含一个角质痂
Paget 病	常侵犯 40 岁以上妇女单侧乳头和乳晕，偶见于乳房以外其他大汗腺分布区，如腋窝、外生殖器、肛周、口唇、鼻翼等处	早期仅为乳头部小片鳞屑性红斑，境界清楚，逐渐波及其邻近皮肤，表面易于糜烂，搔抓后呈湿疹样变化。损害经过缓慢，无自愈倾向
转移性皮肤癌	由其他器官原发性癌转移到皮肤而发	一般为多发性，同时有其他器官原发性癌的症状及体征

五、皮肤癌的中西医结合治疗

（一）手术治疗

1. 皮肤鳞状细胞癌　手术疗法是治疗皮肤鳞状细胞癌的首选方法。手术治疗的推荐策略：①强烈推荐考虑了复发率、功能保留、患者预期和潜在不良反应的综合治疗方案；②对低危型的初发 SCC 可考虑刮除术和电干燥疗法，但头皮、腋窝等毛发覆盖部位需排除在外；③对于低危型的原发 SCC，推荐行标准切除术，切除范围为皮损边缘 4～6mm，深度至皮下脂肪组织，且需行边缘的组织学评估；④某些高危型 SCC 可选择性考虑标准切除，但在没有完整边缘评估的情况下需慎重使用该治疗；⑤高危型 SCC 推荐莫氏手术[25]。

2. 皮肤基底细胞癌　常用的手术治疗方法主要包括传统手术切除法（TSE）和 Mohs 显微外科手术法（MMS）。TSE 作为早期皮损治疗的首选方案，对于直径＜2cm 的皮损治愈率约为 95%，对直径＞2cm 的皮损治愈率约为 90%[26]。其优点在于术中可以明确皮损处边缘是否切净，且切除后组织可行组织病理学活检以进一步明确诊断。通常情况下，皮损处切除范围可以距离肿瘤边缘 4～5mm。

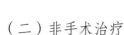

（二）非手术治疗

1. 皮肤鳞状细胞癌   SCC 非手术治疗的推荐策略：①放射治疗：若低危型 SCC 患者不能或不愿手术治疗，可选择放射治疗，但治愈率可能相对较低。②冷冻治疗：其他有效的治疗方法不能实行时，低危型 SCC 也可考虑冷冻疗法。③光动力治疗（PDT）：依据现有循证医学证据，不推荐单独使用局部治疗（咪喹莫特或 5-FU）或 PDT。④目前缺乏足够的证据评价激光治疗和电子表面近距离放射治疗效果 [25]。

2. 皮肤基底细胞癌

（1）药物治疗：5% 5-FU 软膏和 5%咪喹莫特软膏是局部治疗 BCC 的常用药。Williams 等[27]对标准手术和咪喹莫特治疗方法进行随机对照研究发现，治疗后 5 年的临床成功率分别为 97.7%和 82.5%。但就美容效果来说，咪喹莫特明显优于手术方法[28]。除此之外，咪喹莫特也可用于对痣样基底细胞癌综合征的治疗。5-FU 是另一种治疗 BCC 的常用药。Arits 等[29]通过随机对照研究发现，在治疗后 1 年的随访期间，5-FU 的治疗效果与咪喹莫特相同。但 Roozeboom 等[30]于 2016 年利用同样的方法却得出咪喹莫特的治疗效果优于 5-FU 的结论，让人们不得不重新审视两种药物的疗效。在全身用药方面，维莫德吉是 SMO 抑制剂，能够降低 Hh 通路活性，进而发挥治疗 BCC 的作用。对于多发性 BCC 合并着色性干皮病的患者，维莫德吉也有良好的效果[31]。

（2）PDT：氨基乙酰丙酸和甲基酮戊酸盐均属于光敏剂，都可用于浅表性 BCC 患者的治疗，且两者在蓝光和红光条件下均可发挥最佳效果。此外，PDT 在辅助治疗和抑制肿瘤复发方面的作用也值得被重视[32]。

（3）放射治疗：对于晚期、侵袭性较强、不能耐受手术的患者，可优先考虑放射治疗。分为远距放射疗法和近距放射疗法，根据肿瘤大小、侵犯深度和解剖位置选择。

（4）电离干燥刮除技术：是一种简便、快速、经济的治疗 BCC 的方法，尤其对浅表性 BCC 患者，其治愈率可达 91%～97%，但治疗后的复发率较高，因此限制了该技术在临床上的推广应用。

（三）中医治疗

皮肤癌的中医治疗主要以局部治疗为主，辅以全身调理。

1. 内治法

I   血热风燥证

主症   皮损肥厚，皮肤表面干燥，可伴少量鳞屑，或角化皲裂，或见抓痕血痂，瘙痒颇甚，病程日久，舌红苔白，脉沉细。

治法   养血润燥，疏风解毒。

方药   消风散加减。当归 10g，生地 10g，防风 10g，蝉蜕 6g，知母 10g，苦参 9g，胡麻 10g，荆芥 10g，苍术 10g，牛蒡子 10g，石膏 15g，甘草 6g，通草 6g。

II   湿毒瘀结证

主症   皮损紫红，或紫黑，肿胀，可伴瘙痒、渗液，严重可有糜烂、溃疡，伴纳差、乏力，下肢沉重，舌暗红苔白腻，脉沉。

治法 祛湿解毒，化瘀散结。

方药 除湿解毒汤合四物汤加减。白鲜皮 15g，生薏米 12g，土茯苓 12g，山栀子 6g，丹皮 9g，金银花 15g，连翘 12g，紫花地丁 9g，通草 6g，川芎 9g，生地 10g，当归 10g，赤芍 10g。

Ⅲ 气血双亏证

主症 倦怠乏力，少气懒言，动则汗出，面色苍白或萎黄，头晕眼花，心悸失眠，舌淡苔白，脉细弱。

治法 益气养血。

方药 八珍汤加减。党参 10g，黄芪 30g，茯苓 10g，甘草 6g，生地 10g，赤芍 10g，川芎 9g，当归 10g，白术 10g，鸡血藤 30g。

Ⅳ 中气下陷证

主症 脘腹重坠，少气乏力，声低懒言，头晕目眩，面色萎黄，舌淡苔白，脉弱。

治法 补中益气。

方药 补中益气汤加减。黄芪 30g，白术 10g，陈皮 9g，升麻 10g，柴胡 9g，党参 10g，甘草 6g，当归 10g，山药 10g，薏苡仁 30g。

Ⅴ 肝热气郁证

主症 皮疹暗红肥厚，表面脱屑，皮损局限，伴口苦，心烦易怒，小便黄赤，舌红苔黄，脉弦。

治法 疏肝清热，行气解郁。

方药 丹栀逍遥散。牡丹皮 10g，栀子 10g，当归 10g，白芍 10g，柴胡 9g，茯苓 10g，白术 10g，甘草 6g，薄荷 6g，生姜 9g，炒枳壳 10g。

2. 外治法

（1）20%蟾酥软膏：外敷，3 日后癌组织坏死脱落，约 18 日基本愈合。

（2）藜芦膏：单味藜芦研成粉末，以脂调膏外敷，数日 1 换。

（3）农吉利：外敷，农吉利研末油调外敷，或做成浸膏外涂，每日换药一次。

（4）五虎膏：疮面用甘草水洗净，拭干，外涂约分许厚，1 日 2 至 3 次，治疗皮肤癌。

（5）皮癌净：红砒 50g，指甲 2g，血余 5g，大枣去核 70g，碱发白面 172g。

制法 将大枣去核，红砒研成粉末，血余、指甲切碎，将以上三物混装于大枣内，外用碱发白面包裹成丸，置炭火中烧烤，翻转不令焦糊，烧成后研成粉末过筛，分装密封备用。

用法 若肿瘤破溃，可将药粉直接撒在瘤体表面。若瘤体表面干燥，用香油调敷或用皮癌净油纱布覆盖，每日或隔日换药一次，药量以每次 0.5～1g 为宜（粉剂）。待疮面焦痂四周翘起，推之能动（需 10 日左右）时，即可停药，数日后自行脱落。病变大于 5cm 者，可分批分区上药，以免中毒。用药后分泌物及时擦去，注意此药不要敷于正常皮肤上。

（6）如皮肤癌形成浸润型溃疡或向外呈菜花样肿瘤，感染流脓流血、恶臭污秽者，可在敷用外用药前，用下方煎汤泡洗。

洗药：蛇床子 30g，龙葵 30g，五倍子 15g，败酱草 30g，苦参 20g，蒲公英 30g，花椒 15g，白鲜皮 30g，煎汤浸洗患处，每日 1 至 2 次。

参 考 文 献

[1] Wang PR, Yang WT, Shen SZ, et al. Differential diagnosis and precision therapy of two typical malignant cutaneous tumors levera-ging their tumor microenvironment：A photomedicine strategy[J]. ACS Nano, 2019, 3（10）：11168-11180.

[2] Ibrahim O, Gastman B, Zhang A. Advances in diagnosis and treat-ment of nonmelanoma skin cancer[J]. Ann Plast Surg, 2014, 73（5）：615-619.

[3] 高天文, 孙东杰, 李春英, 等. 中国西部两医院 1905 例皮肤恶性肿瘤回顾分析[J]. 北京大学学报（医学版）, 2004, 36（5）：469-472.

[4] Futuxch M, Diepgen TL, Schmiu, et al. The relationship between occupaticnal sun expoure and pon-melamma skin cancer；linical basics. epidemiology. ccupational dicae evaluation, and peven- tion[J]. Dtwch Arzebl lm, 2012, 109（43）：715-720.

[5] 刘勇, 岑瑛, 许学文, 等. 236 例皮肤恶性肿瘤临床分析[J]. 华西医学, 2007, 22（2）：368-369.

[6] 汤钊猷. 现代肿瘤学[M]. 2 版. 上海：上海医科大学出版社, 2000：1066-1067.

[7] Work Group；Invited Reviewers, Kim JYS. Guidelines of care for the management of cutaneous squamous cell carcinoma[J]. J Am Acad Dermatol, 2018, 78（3）：560-578.

[8] Leiter U, Eigentler T, Garbe C. Epidemiology of skin cancer[J]. Adv Exp Med Biol, 2014, 810：120-140.

[9] Shterzer N, Heyman D, Shapiro B, et al. Human papillomavirus types detected in skin warts and cancer differ in their transforming properties but commonly counteract UVB induced protective re- sponses in human keratinocytes[J]. Virology, 2014, 468-470（11）：647-659.

[10] Aslam AM, Patel AN. Facial cutaneous squamous cell carcinoma [J]. BMJ, 2016, 352：1513.

[11] IWASAKI J K, SRIVASTAVA D, MOY R L, et al. The molecular genetics underlying basal cell carcinoma pathogenesis and links to targeted therapeutics [J]. J Am Acad Dermatol, 2012, 66（5）：e167-178.

[12] JAYARAMAN S S, RAYHAN D J, HAZANY S, et al. Mutational landscape of basal cell carcinomas by whole- exome sequencing[J]. J Invest Dermatol, 2014, 134（1）：213-220.

[13] SZEWCZYK M, PAZDROWSKI J, GOLUSIHSKI P, et al. Basal cell carcinoma in farmers：an occupation group at high risk[J]. Int Arch Occup Environ Health, 2016, 89（3）：497-501.

[14] Ragge NK, Salt A, Collin JRO. Gorlin syndrome：the PTCH gene links ocular developmental elefects and tumour formation[J]. The British Journal of Ophthal-mology, 89（8）：988-991.

[15] Dennis A Caciato. 临床肿瘤手册[M]. 第七版中文翻译版. 北京：科学出版社, 2015：544-549.

[16] Tanese K, Nakamura Y, Hirai I, et al. Updates on the systemic treatment of advanced non-melanoma skin cancer[J]. Front Med（Lausanne）, 2019, 6：160.

[17] S Farasat, SS Yu, VA Neel, et al. A new American Joint Committee on Cancer staging system for cutaneous squamous cell carcinoma：creation and rationale forinclusion of tumor（T）characteristics[J]. Journal of the American Academy of Dermatology, 2011, 64（6）：1051.

[18] A Stratigos, C Garbe, C Lebbe, et al. Diagnosis and treatment of invasive squamous cell carcinoma of the skin：European consensus-based interdisciplinary guideline. [J]. European Journal of Cancer, 2015, 51（14）：1989-2007.

[19] Furumoto H, Irahara M. Human papilloma virus（HPV）and cervical cancer[J]. The Journal of Medical Investigation, 2002, 49（3-4）：124-133.

[20] ELSTON D M, STRATMAN E J, MILLER S J. Skin biopsy：Biopsy issuesin specific diseases[J]. J AmAcad Dermatol, 2016, 74（1）：1-16.

[21] GHITA M A, CARUNTU C, ROSCA A E, et al. Reflectance confocal microscopy and dermoscopy for in vivo, non- invasive skin imaging of superficial basal cell carcinoma[J]. Oncol Lett, 2016, 11（5）：3019- 3024.

[22] Menzies SW, Westerhof FK, Rabinovitz H, et aL. Surface microscopy of pigmented basal cell carcinoma[J]. Arch Dermatol, 2000, 136（8）：1012-1016.

[23] BENS G, BINOIS R, ROUSSEL A, et al. High- resolution ultrasonography for differential diagnosis between nodular basal carcinoma and sebaceous hyperplasia of the face：a pilot study[J]. Ann Dermatol Venereol, 2015, 142（11）：646-652.

[24] van LOO E, MOSTERD K, KREKELS G A, et al. Surgical excision versus Mohs' micrographic surgery for basal cell carcinoma of the face：A randomised clinical trial with 10 year follow-up[J]. Eur J Cancer, 2014, 50（17）：3011-3020.

[25] 朱路得，王佩茹，张国龙，等. 2017 年美国皮肤病学会《皮肤鳞状细胞癌的管理指南》解读[J]. 中国循证医学杂志，2018，（18）4：289-294.

[26] RonSevic R, Aleksic V Stojcic M, et aL. Invasive, aggressive basal cell carcinoma: carcinoma basocellulare terebrans-ulcus terebrans[J]. Eur J Plast Surg, 2006, 28（6）: 379-384.

[27] WILLIAMS H C, BATH- HEXTALL F, OZOLINS M, et al. Surgery versus 5% imiquimod for nodular and superficial basal cell carcinoma: 5-year results of the SINS randomized controlled trial[J]. J Invest Dermatol, 2017, 137（3）: 614-619.

[28] BATH-HEXTALL F, OZOLINS M, ARMSTRONG S J, et al. Surgical excision versus imiquimod 5% cream for nodular and superficial basal- cell carcinoma（SINS）: a multicentre, non- inferiority, randomised controlled trial[J]. Lancet Oncol, 2014, 15（1）: 96-105.

[29] ARITS A H, MOSTERD K, ESSERS B A, et al. Photodynamic therapy versus topical imiquimod versus topical fluorouracil for treatment of superficial basal- cell carcinoma: a single blind, non- inferiority, randomised controlled trial[J]. Lancet Oncol, 2013, 14（7）: 647-654.

[30] ROOZEBOOM M H, ARITS A H M M, MOSTERD K, et al. Three- year follow- up results of photodynamic therapy vs. imiquimod vs. fluorouracil for treatment of superficial basal cell carcinoma: a single-blind, noninferiority, randomized controlled trial[J]. J Invest Dermatol, 2016, 136（8）: 1568-1574.

[31] SOURA E, PLAKA M, DESSINIOTI C, et al. Use of vismodegib for the treatment of multiple basal cell carcinomas in a patient with xeroderma pigmentosum [J]. Pediatric Dermatol, 2018, 35（6）: e334-336.

[32] LU Y G, WANG Y Y, YANG Y D, et al. Efficacy of topical ALA- PDT combined with excision in the treatment of skin malig nant tumor[J]. Photodiagnosis Photodyn Ther, 2014, 11（2）: 122-126.

第二节　恶性黑色素瘤

恶性黑色素瘤是由于神经嵴黑色素细胞恶变产生的一种少见的恶性肿瘤。好发于白色人种，国外报道该病发病率占全部恶性肿瘤的 1%～3%，欧美白色人种年发病率为（10～15）/10万，黑人 0.5/10 万，日本（1～2）/10 万[1-2]。近年本病有增加倾向，每年增加 5%～10%，全球每年新发皮肤恶性黑色素瘤 20 万余例，而中国每年新发病例达 2 万余例[3]，成为发病率增加较快的癌症之一，增长率仅次于女性肺癌。恶性黑色素瘤，多发于 30～60 岁之间，男女差异不显著。

恶性黑色素瘤的好发部位为皮肤、口腔、消化道、生殖系统的黏膜，眼球的睫状体、虹膜、脉络膜以及脑膜的脉络膜等处。其主要的转移部位为皮肤、皮下、淋巴结、肺、肝、脑、骨等。但 90%的原发病变发生于皮肤，如能早期诊断，正确治疗，很多的病人可以治愈。值得提出的是，本病恶性程度高，对肿瘤的直接刺激可引起肿瘤的转移，易发生血行播散，预后差。

一、祖国医学有关恶性黑色素瘤的论述

中医文献中没有恶性黑色素瘤的病名，但关于"黑疔""黑痣""恶疮""厉疽""脱疽"记载的临床表现与该病十分相似。如《灵枢·痈疽》记载："发于足傍，名曰厉痈……急治之，去其黑者，不消辄益，不治，百日死。发于足指，名曰脱痈。"明代《外科正宗》记载："多生于足……初生如栗，色似枣形，渐开渐大，筋骨伶仃，乌乌黑黑，痛割伤心，残残败败，污气吞人，延至踝骨，性命将倾……古人有法，截割可生。"

二、恶性黑色素瘤的病因病理

1. 病因

（1）黑痣恶变：恶性黑色素瘤多为黑痣恶变所致（占60%），其主要特征为痣呈杂色，即在粉红色的基础上，同时伴有红色、棕褐色和黑色。直径常大于5mm，边界不光整，局部刺痒或外观呈橘皮样有渗出。凡有以上表现者应引起注意。

（2）紫外线照射：是恶性黑色素瘤的病因之一。有人认为白人的恶性黑色素瘤发病率明显高于黑人，原因是白人的黑色素细胞受紫外线作用而易致恶变，而黑人的黑色皮肤保护了黑色素细胞免受紫外线照射而减少其发病。不同纬度居民发病率的差异，也是紫外线致病的又一佐证。

（3）遗传因素：国外研究资料表明，有家族史的人群中发病概率比无家族史者高1.7倍。证明该病与遗传因素有关。

（4）内分泌因素：对恶性黑色素瘤的发生、发展有一定影响，近年来发现恶性黑色素瘤细胞内存在雌激素受体，但雌激素对该病的确切影响还存在争议。

（5）局部外伤：对于先前存在的黑痣，外伤及不良刺激均是导致恶变的因素。

2. 病理　根据恶性黑色素瘤的不同形态、部位及生物学行为可将其分为11型：①雀斑型；②表浅蔓延型；③结节型；④肢端色斑型；⑤辐射生长的未分型恶性黑色素瘤；⑥巨大毛痣恶变的恶性黑色素瘤；⑦口腔、阴道、肛门黏膜来源的恶性黑色素瘤；⑧原发部位不明的恶性黑色素瘤；⑨起源于蓝痣的恶性黑色素瘤；⑩内脏恶性黑色素瘤；⑪起源于皮内痣的恶性黑色素瘤。其中以前四型最为多见。

3. 中医病机　关于其病因病机，古代文献中也有不少论述。如《诸病源候论·黑痣候》中记载："有黑痣者，风邪搏于血气，变化生也。夫人血气充盛，则皮肤润悦，不生疵瑕。若虚损则黑痣变生。"中医认为，该病是由于先天禀赋不足，或后天失养，如外感毒邪、饮食失调、内伤七情致使脏腑功能失调、气血运行不畅瘀积于肌肤而形成黑痣，瘀血结聚故肿块乌黑，瘀久化热，热毒瘀阻，则红肿溃烂，血水污黑。属虚证者多为气血亏虚，肾气不足；属实证者多为气滞血瘀，瘀毒炽盛。

三、黑色素瘤的诊断要点

1. 临床表现

（1）早期症状：原有的色素痣突然出现不明原因的快速增大，形状或颜色发生改变；也可在原来无色素痣的部位突发新生的黑褐色斑片或斑块。部分恶性黑色素瘤也可无明显的色素沉着。一般无明显疼痛或瘙痒等症状。大部分恶性黑色素瘤是新发生的，在其原位放射生长期，临床表现为扁平的皮损。识别新近发生的早期黑色素瘤的重要征象有以下几点：①皮损直径≥6mm；②皮损边缘不规则，通常为扇形；③色素沉着不规则、不均一；④皮损不对称。

（2）进展期症状：瘤体继续增大，损害隆起呈斑块状或结节状，也可呈蕈状或菜花状，表面易破溃和出血，周围可有不规则的色素晕或色素脱失。如向皮下组织生长时，呈皮下结节或肿块；向周围扩散时，可出现卫星灶，区域淋巴结可肿大。

（3）晚期症状：局部瘤体继续增大，发生明显破溃，反复不愈；区域或远隔淋巴结肿大；发生远处转移时出现相应症状，如骨转移时出现骨痛，肺转移时出现咳嗽、咯血，脑转移时出现头痛及中枢神经症状等。

（4）特殊症状：①眼恶性黑色素瘤可出现飞蚊症、瞳孔形状改变、视力模糊、视野缺损等表现。②黏膜恶性黑色素瘤的症状依据所发生部位而定。如胃肠道的恶性黑色素瘤可表现为血便、黑便、消化不良或肠梗阻等。③鼻咽部恶性黑色素瘤可表现为鼻塞、头痛、鼻出血等。

2. 辅助检查

（1）活检：所有可疑病灶均应进行活检并进行病理学分析，若高度疑诊黑色素瘤，应予以足够厚度和切缘（1~3mm）的切除，较大的切缘可能会影响前哨淋巴结活检。巨大或面部、手掌、足跖、耳、肢体远端、外生殖器、指甲下的病灶可进行切开式活检（钻孔活检或正面切开），取部分色素沉着病灶进行病理学分析，根据病理组织学所见及免疫组化染色做出明确诊断[4]。

（2）免疫组化：常与组织病理检查相结合，用于辅助诊断和鉴别诊断。检测指标主要包括反映细胞增殖的相关指标（如 Ki-67、cyclin D1 等），以及黑色素细胞的特征性标志物（如 S-100 蛋白、SOX-10.MelanA、HMB45、酪氨酸酶等）。

（3）常用于辅助判断有无远处转移和肿瘤分期。主要包括淋巴结及腹盆腔超声、胸片、胸腹部 CT 或 MRI，怀疑有骨转移时可进行骨扫描，颅内转移时行头颅 CT 或 MRI。怀疑全身广泛转移时可行全身 PET-CT 检查。

（4）皮肤镜：是近年来发展起来的一种无创性观察皮肤表面和表皮下部肉眼无法识别的形态学特征的数字图像分析技术。典型恶性黑色素瘤，皮肤镜特异性表现主要有：①不典型色素网；②不规则条纹结构；③不规则点和球结构；④不规则污斑；⑤蓝白结构；⑥血管征象：点状或发夹状不规则血管、粉红色区域。

四、鉴别诊断（表 2-15-2）

表 2-15-2 普通痣与结构不良痣的临床鉴别表

鉴别点	普通痣	结构不良痣
颜色	棕黄或棕色	杂色，常在粉红底色上掺杂棕黄色、红色、棕褐色或黑色
形状	平的或略高于皮肤的圆形或卵圆形丘疹状隆起，与周围皮肤分界清	不规则形，部分区域隐褪色而使边界参差不齐，呈锯齿状，与周围皮肤分界不清
表面	光滑	粗糙，可有鳞状脱屑或卵石状纹理
直径	<5mm	常 5~10mm 或更大
数目	一般成人 10~40 个	常超过 100 个
部位	常发生于腰部以上的暴露部位，很少位于头皮、乳房、臀部等隐蔽部位	可发生于任何部位，多发于背部，亦可发生于腰部以下或头皮、乳房、臀部等处
发生、发展	发生于青春期，但 35 岁以后很少继续增多	发生于青春期，35 岁后往往继续增多

五、恶性黑色素瘤的中西医结合治疗

（一）治疗原则

恶性黑色素瘤易于转移，任何刺激均可促进肿瘤播散，故一般不要在肿瘤部位切取活检，需要活检时应作规范性活检手术，将病灶连同周围 0.5～1cm 的正常皮肤和皮下脂肪整块切除，送检。

恶性黑色素瘤的分期治疗原则为：

（1）原位癌：切除范围应距肿瘤边缘 0.5～1cm，不作淋巴结清扫，不作化疗，可长期应用中药辨证治疗，多以理气活血，化瘀解毒为法。

（2）Ⅰ期：T1 切除肿瘤边缘 1cm，T2 距肿瘤 1.5～2cm，不作淋巴结清扫和化疗，应长期应用中药清热解毒，活血化瘀即辨证随症加减治疗。

（3）Ⅱ期：T3 距肿瘤 3cm，不作或预防性淋巴结清扫和化疗，行免疫和中药治疗。

（4）Ⅲ期：切除范围距肿瘤 3～5cm 以上，N1、N2 切除距肿瘤 5cm 根治行淋巴结清扫和生物化学治疗，长期中药辨证施治，化疗期间，益气养血，滋补肝肾，扶正治疗。

（5）Ⅳ期：以化疗为主的综合治疗，对单发转移灶可作姑息性切除，化疗中可配合应用干扰素、白介素等生物治疗，长期中药治疗，攻补兼施，益气养血，化瘀解毒，根据不同阶段，有侧重地选择药物。

（二）手术治疗

活检确诊为早期黑色素瘤后，应尽快进行原发灶扩大切除手术，根据病理报告中黑色素瘤的分期和浸润深度来选择合适的安全切缘。对于有溃疡或者病灶厚度较大的患者最好先做前哨淋巴结活检，后予完整扩大切除手术，或者两者同时进行。而对肢体移行转移特殊类型来说，手术经常难以完全切除，通常以隔离肢体热灌注化疗（ILP）或隔离肢体热输注化疗（ILI）治疗为主[5]。

（三）放射治疗

与其他恶性肿瘤相比，放疗并不能作为治疗黑色素瘤的主要手段，但放疗能缓解转移瘤的症状。因此，放疗仍是一项重要的辅助治疗手段。辅助性放疗和姑息性放疗是两类黑色素瘤的放疗方法。辅助性放疗主要针对淋巴结和一些头颈部（尤其是鼻腔）黑色素瘤，以提高局部控制率。姑息性放疗针对黑色素瘤的转移（骨和脑），比辅助性放疗更具疗效[5]。

（四）化学治疗

治疗恶性黑色素瘤的化疗药物首选氮烯咪胺（DTIC），其单药有效率为 20% 左右，缓解期 3～6 个月。由于 DTIC 应用于临床，使恶性黑色素瘤的治疗向前推进一步。其次亚硝脲类药物的有效率为 10%～20%。长春花碱酰胺（VDS）有效率为 15%～25%。联合化疗效果有所提高。常用的联合化疗方案如下：

（1）PVD 方案：DTIC 200mg/m^2 ivgtt d1～3。VDS 3mg/m^2 ivgtt d1, 8。PDD 50mg/m^2 ivgtt d4，5。3 周为一周期，3 周期为一疗程。

（2）DVB 方案：BCNU 75mg/m² ivgtt d1，2，6 周后重复一次。DTIC 200mg/m² ivgtt d3～5。VCR 1.4mg/m² ivgtt d1，8。3 周为一周期，3 周期为一疗程。

（3）PBDV 方案：BCNU 75mg/m² ivgtt d1，2，q6w。DTIC 200mg/m² ivgtt d3～5。VCR 1.4mg/m² ivgtt d3～5。PDD 30mg/m² ivgtt d5～7。3 周为一周期，3 周期为一疗程。

（4）BDVPT 方案：BCNU 75mg/m² ivgtt d1，8，q6w。DTIC 200mg/m² ivgtt d2～4。VDS 3mg/m² ivgtt d1，8；PDD 30mg/m² ivgtt d5～7。TAM 10mg/m² po bid，全疗程服用。3 周为一周期，3 周期为一疗程。

（5）晚期治疗方案（CSCO 恶性黑色素瘤诊疗指南 2019 版）：①DTIC 250mg/m² d1～5，q3～4w 或 850mg/m² d1，q3～4w；TMZ 200mg/m² d1～5，q4w；DTIC 250mg/m² d1～5，恩度 7.5mg/m² d1～14，q4w。②紫杉醇±卡铂±贝伐珠单抗：紫杉醇 175mg/m² d1，卡铂 AUC=5，±贝伐珠单抗 5mg/kg d1，15，q4w。③白蛋白结合型紫杉醇±卡铂±贝伐珠单抗：白蛋白结合型紫杉醇 260mg/m² d1，卡铂 AUC=5，±贝伐珠单抗 5mg/kg d1，15，q4w。

（五）免疫治疗

免疫治疗对恶性黑色素瘤的治疗起到一定的作用，并越来越受到重视。免疫治疗是通过增强机体的免疫反应，控制肿瘤的生长。

皮肤黑色素瘤常用的术后辅助治疗方案（CSCO 恶性黑色素瘤诊疗指南 2019 版）：

（1）大剂量 IFN-α-2b：剂量 1500 万 U/m² 连续 4w+900 万 U/m² tiw×48w 治疗 1 年。

（2）帕博利珠单抗的单药方案：200mg 或 2mg/kg q3w，治疗 1 年。

（3）纳武利尤单抗的单药方案：3mg/kg q2w，治疗 1 年。

（4）达帕菲尼联合曲美替尼方案：达帕菲尼 150mg bid，曲美替尼 2mg qd，治疗 1 年。

（5）维莫非尼的单药方案：960mg bid，治疗 1 年。

（6）伊匹木单抗方案：10mg/kg q3w ×4 次，序贯 10mg/kg q12w 治疗 3 年。

（六）内分泌治疗

基于在恶性黑色素瘤组织中发现了雌激素受体，目前已有相当多的应用雌激素受体阻断剂（三苯氧胺 TAM）治疗该病的报道。但综合来看单独应用疗效很低（有效率不足 10%），目前多提倡与联合化疗一并应用。加用三苯氧胺组疗效较单纯化疗组略有提高。

（七）分子靶向治疗

黑色素瘤患者突变基因与人类肤色有很大的相关性，BRAF 和 NRAS 基因突变常发生于白种人，KIT 基因突变常发生于亚洲人等黄种人。BRAF 抑制剂（如威罗菲尼、达拉菲尼）治疗的过程中显效时间较短且反应率较高，但反应持续时间较短。对于进展期伴有 BRAF 突变的黑色素瘤患者，BRAF 和下游的效应激酶的小分子靶向抑制药物的疗效十分显著，对于发生 c-KIT 突变的黏膜和肢端黑色素瘤，伊马替尼治疗效果较好。近年来，研究人员发现 c-KIT 基因变异在肢端和黏膜黑色素瘤中明显高于其他亚型，而这两种类型是包括中国在内的亚洲地区黑色素瘤患者中最常见的亚型。因此，c-KIT 为靶标的个体化靶向治疗的发展制约着我国黑色素瘤治疗研究的发展。近年来，多种新型的靶向药物不断涌现，如 MEK 抑制剂、PI3K 抑制剂，以及 CDK 抑制剂。但其出现的耐药性制约了它的发展，所以多种分子靶向药物联用更能达到疗效[5]。

（八）中医治疗

1. 辨证论治

I　瘀毒炽盛证

主症　肿块乌黑，或红肿，周围瘙痒，灼热疼痛，糜烂渗液，可伴身热口渴，便秘溲黄。舌质红，苔黄，脉数。

治法　清热解毒，活血祛瘀。

方药　五味消毒饮合西黄丸加减。金银花 30g，蒲公英 30g，紫花地丁 30g，野菊花 60g，紫背天葵 20g，上方配合服用西黄丸。方中以金银花清气血热毒为主，紫花地丁、蒲公英、野菊花、紫背天葵均有清热解毒之功；西黄丸中以牛黄化痰散结为主，麝香窜通消散活血开塞。五味消毒饮药渣可捣烂湿敷患处；湿毒偏盛，流污黄水者，加生薏仁 30g，金钱草 15g，车前草 15g；若肿块溃烂，流血不止，加云南白药外敷。

II　气滞血瘀证

主症　肿块坚硬，凹凸不平，或呈橘皮样，疼痛明显，日轻夜重，舌质暗，有瘀斑，脉沉细或涩。

治法　活血化瘀，理气止痛。

方药　身痛逐瘀汤加减。秦艽 6g，川芎 5g，桃仁 10g，红花 10g，甘草 10g，羌活 5g，当归 10g，五灵脂 6g，香附 5g，牛膝 10g，地龙 6g。方中桃红四物活血化瘀而养血，秦艽、羌活通痹止痛，牛膝通利血脉，香附行气活血，地龙祛瘀通络。兼气虚者加党参、黄芪；兼血虚者加熟地、阿胶。

III　肾气亏损证

主症　老年体虚患者，伴腰膝酸软，小便频数，头晕耳鸣，舌红少苔，脉沉细。

治法　滋补肝肾，壮腰强身。

方药　六味地黄汤加减。熟地 15g，山药 15g，山萸肉 10g，泽泻 10g，茯苓 10g，丹皮 10g，杜仲 10g，续断 12g，桑椹 30g。方中熟地滋肾阴，益精髓，山萸肉酸温滋肾益肝，山药滋肾补脾，泽泻泻肾降浊，丹皮泻肝火，杜仲补肝肾强筋骨，桑椹滋阴补血。形寒肢冷加制附片 8g，肉桂 3g；头昏健忘，五心烦热加麦冬 15g，沙参 15g。

IV　气血双亏证

主症　倦怠乏力，少气懒言，动则汗出，面色苍白或萎黄，头晕眼花，心悸失眠，常见于手术及放化疗后，体虚正亏，舌淡苔白，脉细弱。

治法　益气养血，扶正培本。

方药　八珍汤加减。人参 10g，白术 10g，茯苓 10g，白芍 10g，当归 12g，熟地 12g，川芎 8g，黄芪 30g，炙甘草 10g，紫河车 15g，木香 10g。方中八珍汤气血双补，加入黄芪增强补气养血之功，紫河车血肉有情之品温肾补精、益气养血，佐以木香，使补而不滞。兼有余毒未尽者加山豆根 10g，山慈菇 15g，白花蛇舌草 30g，半枝莲 20g；兼腹胀纳少，加陈皮 10g，半夏 10g，焦三仙 30g。

2. 常用单验方

（1）鸦胆子研粉，外敷于病灶上，每 1～2 日换药一次。鸦胆子性苦，寒，有小毒，具有清热解毒，腐蚀赘疣的作用。

（2）野百合研粉，或鲜草捣成糊状，外敷于病灶上，每日换药 2 次。

（3）乌金散：巴豆炒黑 7 分、红升丹 3 分，共研细末，混合均匀，涂于恶性黑色素瘤之溃烂面上，每日换药一次。

（4）蟾酥软膏：取蟾酥 10g，溶于 30mL 清洗液中，再加 40g 磺胺软膏，共调均匀，以适量敷肿块处。一般用药 3 天后癌瘤开始坏死脱落，约 18 天，创面可基本愈合。

3. 辨病常用中成药

（1）西黄丸：适用于热毒炽盛证患者。每日服 2 次，每次 3g。

（2）大黄蟅虫丸：适用于气滞血瘀证患者。每日服 2 次，每次 1 丸。

（3）十全大补丸：适用于气血两亏证患者。每日服 2 次，每次 1 丸。

（4）六味地黄丸：适用于肝肾阴虚证患者。每日服 2 次，每次 20 粒。

参 考 文 献

[1] 林千里，张文俊，汪汇，等. 皮肤黑色素瘤流行病学及防治研究进展[J]. 中国医药导报，2019，16（3）：28-32.

[2] 刘杰，朱丽萍，杨旭丽，等. 2014 年中国皮肤黑色素瘤发病与死亡分析[J]. 中国肿瘤，2018，27（4）：241-245.

[3] Guo J，Qin S，Liang J，et al. Chinese Guidelines on the Diagnosis and Treatment of Melanoma（2015 Edition）[J]. Chin Clin Oncol，2016，5（4）：57.

[4] Dennis A Caciato. 临床肿瘤手册[M]. 第七版中文翻译版. 北京：科学出版社，2015：535-536.

[5] 李治，张林梦，斯越秀，等. 恶性黑色素瘤的研究进展[J]. 药物生物技术，2018，25（1）：70-74.

第十六章

儿 童 肿 瘤

第一节 概 述

儿童肿瘤是指发病年龄低于 14 岁的患者所患的肿瘤。近年来，我国儿童肿瘤的患病率连年增长，每年的确诊人数约 4 万，是仅次于意外伤害的儿童第二大致死原因[1]，现在欧美发达国家的儿童肿瘤五年生存率接近 80%[2]，我国约为 72%[3]。位列儿童肿瘤发病前三位的分别是儿童急性白血病、中枢神经系统肿瘤和恶性淋巴瘤。

儿童肿瘤多数是先天性的，是在胚胎期某些不成熟的细胞群发育变异而成，瘤体内为胚胎时期的细胞组织，出生后逐渐膨胀性生长突然增大而引起的肿瘤。因而发病年龄小，约 70% 的患者发病年龄<5 岁。成人肿瘤多发生于上皮组织，而儿童肿瘤多属非上皮型恶性肿瘤，多见于血液系统、淋巴系统、神经系统及软组织，儿童实体肿瘤多来源于中胚叶组织。治疗上儿童肿瘤发生于胚胎未成熟的幼稚细胞，放疗敏感性较成人高，对放、化疗反应小，效果显著。儿童肿瘤的预后较成人好，有些肿瘤在已发生远处转移的情况下仍有可能长期无病生存，因此不应轻易放弃治疗。儿童肿瘤早期少有症状，发现时肿瘤负荷一般较大，生长较快，治疗初期应以手术、化疗、放疗为主，但上述治疗均有不良反应和远期影响，如肿瘤相关性性早熟、智力发育异常和第二种肿瘤等，因此在治疗的一定阶段应配合中药治疗。

儿童恶性肿瘤具有生长迅速、早期转移、恶性程度高的临床特点，男性明显多于女性，发病年龄呈双高峰趋势，35%～50%在 3 岁之内发病，多为神经母细胞瘤、肾母细胞瘤、肝母细胞瘤、恶性生殖细胞肿瘤等胚胎性肿瘤；另一发病高峰为青春前期，多为肝细胞肝癌、甲状腺癌、骨肉瘤等青春型恶性肿瘤。

一、注重小儿体质

儿童恶性肿瘤的发病特点与成人显著不同，胚胎性肿瘤占 50%～60%，其发病多在胚胎期就已经开始。如肝母细胞瘤，其可能是在胚胎发育时期肝脏细胞的增生与分化发生异常，另有文献报道肝母细胞瘤与 Aicardi 综合征有关，肝母细胞瘤患者常常可以检测到染色体异常，认为肝母细胞瘤与遗传也有一定关系。

中医认为儿童肿瘤属于"癥积"范畴。在《幼幼集成》中记载："儿之初生有病，亦惟胎弱、胎毒二者而已矣。"胎弱者，先天不足，也即现代医学所谓的染色体、胚胎异常，其易受外邪侵袭，日久气血瘀滞积而成瘤；胎毒者，母体胎孕不慎，邪毒内侵，遗患胎儿，出生后毒邪与气血搏结，聚而成瘤。然而，小儿在生理、病理上又有其特殊性；生理上，小儿脏腑娇嫩，形气未充，生机蓬勃，发育迅速，五脏六腑成而未全，全而未壮；病理上，小儿发病容易，传变迅速，形气未充，易受外邪侵袭。另外，小儿节制力差，多贪恋甜腻之品，故易积食而伤脾胃；小儿肿瘤多使用手术治疗、放化疗等，这些治疗又多伤及胃，很容易出现纳差、呕吐、腹泻等多种胃肠道症状。总之，临床上小儿之病多与脾、胃相关。

二、儿童肿瘤治疗特点

儿童肿瘤多发生于胚胎未成熟的幼稚细胞，其放化疗的敏感性较成人高，对放化疗的反应小，预后也较好。儿童肿瘤隐匿性较高，早期少有症状，或症状与其他儿科非肿瘤疾病类似，容易造成误诊漏诊，发现时一般肿瘤负荷较大，生长较快，治疗初期应以手术、放疗、化疗为主，但这些治疗都有不同程度的副作用和远期影响（如发育异常、第二肿瘤等），此时中西医结合治疗显得尤为重要，用中药健脾补肾，改善小儿体质，以达到减毒增效、延长生命的作用。放化疗后要长期用中药维持治疗。

小儿服用中药剂量较成人适当减低。大于 3 岁儿童可参考所列剂量，小于 3 岁减半。小儿肿瘤临床表现多样，证候变化快，服 3～5 剂后调方，尤其是开始服中药时，要密切观察服药后反应。小儿恶性肿瘤类型多，证型复杂，临床要辨证用药，同时也要考虑到抗肿瘤治疗。

（一）中医辨证治疗

郁仁存教授认为，正因为小儿体质偏虚，乳食未充，先天不足，因而多见发展快、分化差、恶性程度较高的肿瘤，而手术、放化疗损伤小儿元气，影响小儿食欲，导致小儿体质更加衰弱。肾主先天，故而先天不足多责之于肾，脾主后天，故后天失调多责之于脾，因而脾肾两脏在小儿肿瘤的调治中尤为重要。

郁仁存教授根据中医辨证原则，可将儿童肿瘤分为三型。

1. 脾气不足，痰毒内蕴证 症见面色少华，疲乏无力，食欲不佳，或恶心呕吐、脘腹胀满，舌淡胖，苔白腻，脉沉细弱或沉滑。治以健脾和胃，化痰解毒。对于脾的论治，以健脾、运脾为首务。小儿之病，以夹食为多见，食积伤脾，脾虚生痰，日久可见痰湿、痰热，舌苔以白腻或黄腻为主，此时虽以食积、痰湿为主，但因小儿脏腑未充，故多为实中夹虚证。治疗食积可以焦三仙、鸡内金、砂仁三药为主；重者加用保和丸；痰湿多以二陈丸加减；有热者以温胆汤、橘皮竹茹汤加减化裁；可同时使用小剂量的党参、黄芪等药补脾以助运化；或加用砂仁，既可以理气助运，又可以开郁化食；亦可使用焦鸡内金，既可以化食，又可化积，炒焦之后更有温性，不伤脾胃，张锡纯用此药软坚散结，用于小儿肿瘤，确是恰当。

2. 肾阴亏虚，邪毒内结证 症见头晕目眩，腰膝酸软，耳鸣盗汗，失眠多梦，尿黄便干，舌红少津，脉细数。治以滋补肾阴，解毒抗癌。对于肾的调治，实乃调治小儿先天，肾为五脏六腑之大主。小儿肾元不足，可用六味地黄丸加减，钱乙六味地黄丸原治肾怯失音，囟开不合，清·费伯雄云："此方非但治肝肾不足，实三阴并治之剂。有熟地之腻补肾水，即有泽泻之宣泄肾浊以济之；有萸肉之温涩肝经，即有丹皮之清泻肝火以佐之；有山药收摄脾经，即有茯苓之淡渗脾湿以和之。药止六味，而大开大合，三阴并治，洵补方之正鹄也。"故而此方为肝、肾、脾三脏同治之方，小儿常用。正常小儿肾元不虚，肿瘤患者在经历放化疗之后，伤及肾元，在六味地黄丸的基础上，肾阴虚者加用二至丸，肾精虚者加用枸杞子、菟丝子，肾阳虚者使用金匮肾气丸，由于小儿之病源自先天，亦可加用紫河车峻补先天元气，使小儿元气充足，肾气充足，五脏得以有序生化，则得以调体治病。

3. 气虚血瘀，痰瘀内结证　症见局部肿块，时有疼痛，固定不移，倦怠乏力，食欲不佳，大便秘结，舌质紫暗或有瘀斑，脉细弦或细涩。治以益气活血，化痰解毒。此证多为肿瘤进展或肿瘤晚期患者，治疗需要攻补兼施，临床多以四君子汤合桃红四物汤加减。

（二）中西医结合治疗

郁仁存教授治疗肿瘤一直倡导中西医结合，提出了中西医结合治疗肿瘤，要做到辨证与辨病相结合，扶正与祛邪相结合，整体与局部相结合；中医药与手术相结合，与化疗相结合，与放疗相结合，与靶向药物相结合。

儿童肿瘤的辨证，郁仁存教授注重脾肾，对于肝母细胞瘤、肾母细胞瘤等胚胎性肿瘤，郁仁存教授多从肾论治；对于甲状腺癌、骨肉瘤等青春型肿瘤，多从脾论治。对于不同的肿瘤，在辨证论治的基础上，郁仁存教授倡导辨证使用抗癌中药，肝母细胞瘤多用姜黄、夏枯草、草河车等药，肾母细胞瘤、骨肉瘤，因肾主骨，肾与膀胱相表里，故多用白花蛇舌草、土茯苓、野菊花等有利水作用的抗癌药，脑瘤多用蜈蚣、全蝎等虫类药。

儿童肿瘤具有与成人不同的特点，如潜伏期短、生长迅速、侵袭性强，很少与环境致癌因素有关。术前常以理气健脾、抗癌解毒为主，术后常以补益气血为主，可以十全大补汤加减；化疗后常常出现血象降低，临床多属脾肾两虚之证，以郁仁存验方升血汤（由鹿角胶、菟丝子、枸杞子、党参、生黄芪等药组成）补益脾肾加减；放疗后出现口干、乏力等气阴两虚之证，可选用麦门冬汤加味治疗。

参 考 文 献

[1] 徐荣彬，温勃，宋逸，等.1990—2016年中国青少年死亡率及主要死因变化[J].中华预防医学杂志，2018，52（8）：802-808.

[2] GATTA G，ZIGON G，CAPOCACCIA R，et al. Survival of European children and young adults with cancer diagnosed 1995-2002[J]. Eur J Cancer，2009，45（6）：992-1005.

[3] 全国肿瘤防治研究办公室. 我国儿童肿瘤5年生存率超过70%白血病居儿童肿瘤发病和死亡首位[J]. 中国肿瘤临床与康复，2014（11）：1364-1364.

第二节　小儿肝母细胞瘤

肝母细胞瘤（hepatoblastoma，HB）是儿童最常见的一种肝脏恶性肿瘤，发病率逐渐上升，约占儿童肝脏原发性恶性肿瘤的80%，在所有儿童肿瘤中所占的比例较小，约占1%[1]。肝母细胞瘤多见于婴幼儿，尤以1～2岁发病最多见，其中60%为小于1岁的婴儿，90%发生于5岁以内，男性明显多于女性。具有生长迅速，早期转移，恶性程度高的临床特点。

郁仁存教授提出的"内虚学说""平衡学说"等学术思想在儿童肿瘤的临床治疗中具有重要的指导意义，并且在治疗儿童肝母细胞瘤的过程中积累了丰富经验，从脾肾二脏论治小儿肝母细胞瘤的理论在临床上使得许多肝母细胞瘤患儿受益。

一、祖国医学有关小儿肝母细胞瘤的论述

中医历代文献中，并没有小儿肝母细胞瘤的明确记载，根据其临床表现，应属于中医"癥积"范畴。"癥"作为病名首载于《金匮要略》："病疟，以月一日发，当以十五日愈，设不差，当日尽解，如其不差，当云何？师曰：此结为癥瘕，名曰疟母。"又曰："妇人宿有癥病，经断未及三月，而得漏下不止，胎动在脐上者，为癥痼害。"癥者，征也，为有形可征，是指腹腔内有形的坚硬结块，腹中坚硬，按之应手，以不动者，名曰癥。"积"作为病名，首载于《内经》，如《灵枢·五变》："人之善病肠中积聚者，何以候之？"亦指腹腔内有形的结块。《难经》据积聚的临床表现言："积者阴气也，其始发有常处，其痛不离其部，上下有所终始，左右有所穷处。"《诸病源候论》阐述癥的形态特征："块盘牢不移动者，是癥也。"因此常将癥积合并作为病名，指代有形可征，固定不移，腹内结块或痛或胀，痛有定处的一类病症。"癥积"对应的现代病名范围很广，但以腹部包块为主的腹部恶性肿瘤是其主要病证范围。

二、小儿肝母细胞瘤的病因病理

中医方面，正如《幼幼集成》中记载："儿之初生有病，亦惟胎弱、胎毒二者而已矣。"胎弱者，先天不足，也即现代医学所谓的染色体、胚胎异常，其易受外邪侵袭，日久气血瘀滞积而成瘤；胎毒者，母体胎孕不慎，邪毒内侵，遗患胎儿，出生后毒邪与气血搏结，聚而成瘤。明代儿科大家万全根据自己的临床实践，总结出小儿五脏六腑虽然均不强壮，但各脏之情况又有不同。他认为小儿之五脏，肝常有余，因肝属木，旺于春，春乃少阳之气，万物之所资以发生者也。儿之初生曰芽儿者，谓如草木之芽，受气初生，其气方盛，亦少阳之气，方长而未已，故曰肝有余，乃阳自然有余也。从一个侧面说明小儿先天肝气旺盛，易生他变。郁仁存教授总结认为：肝母细胞瘤的患儿多存在先天禀赋不足，后天易染邪毒。

中医认为，脾胃为后天之本。脾主运化，将水谷精微灌四旁、输布全身，气血津液乃水谷精微所化。所以，人体经脉的通畅，气血的充盈，脏腑功能的强弱等均离不开脾的运化。而《难经》有云"见肝之病，则知肝当传之于脾，故先实其脾气"，故肝脾两脏在生理上相互依存，病理上相互影响。万全认为小儿脾常不足，心常有余，肺常不足，肾常不足。说明小儿先天存在脾气虚弱；而且小儿节制力差，多贪恋甜腻之品，易积食而伤脾胃。另外，小儿肿瘤多使用手术治疗、放化疗等，这些治疗又多伤及脾胃，很容易出现纳差、呕吐、腹泻等多种胃肠道症状。肝母细胞瘤患儿的临床症状多有腹胀、食欲减退、恶心、呕吐、腹泻、肝区疼痛、胁下肿块等。从这些症状来看，肝母细胞瘤患儿多存在脾胃相关症状。同时，肾乃先天之本，主人体的生长发育，为脏腑阴阳之根本。这就是中医所谓的五脏之伤，穷必及肾。肾为水火之脏，主司阴阳，脾肾两虚是小儿肝母细胞瘤发病的基本病机。总之，郁仁存教授认为小儿肝母细胞瘤的病位在肝，多与脾肾相关。

现代医学研究一般认为肝母细胞瘤是一种肝脏母细胞来源的胚胎性肿瘤，可能是在胚胎发育时期肝脏细胞的增生分化发生异常，至胎儿期或出生后肝脏内仍存在未成熟的肝脏胚胎性组织，这些组织持续异常增生，形成发育幼稚的组织块，转化为恶性肝母细胞瘤。肝母细胞瘤的发病原因尚不明确，大多数为散发，有些也与遗传畸变及家族肿瘤史有关。目前认为其发病因素包括：①胎儿出生时极低体重（＜1500g）及早产儿可增加 HB 的发病概率[2]；②与母体在怀孕期间发生过高血压[3]、羊水过多、先兆子痫等有关；③母体在怀孕期间有吸烟史和孕早期肥胖可增加儿童 HB 的发生概率[3]；④与家族性腺瘤性息肉病（familial adenomatous polyposis，FAP）、贝-维综合征（Beckwith-Wiedemann syndrome，BWS）、18-三体综合征（爱德华兹综合征）、Li-Fraumeni 综合征、糖原累积病 I 型等有关。

小儿肝母细胞瘤的组织学分型如下[4]：

（1）上皮型：①胎儿型：单纯胎儿型伴核分裂活性低（＜2/10 高倍视野）；胎儿型，高核分裂活性（≥2/10 高倍视野）；多形性胎儿型（分化差）；间变性胎儿型（核明显增大、深染、伴多形性）；②胚胎型；③小细胞未分化型（SCU）：INI-1 阳性；INI-1 阴性；④巨小梁型；⑤胆管母细胞型。

（2）上皮与间叶混合型：①伴畸胎样特征的混合型；②间质来源（不伴畸胎样特征）的混合型。

三、小儿肝母细胞瘤的诊断要点[4]

1. 临床表现 多以不规则局限性肝脏肿大为最初症状，肿块位于右腹或右上腹部。肿瘤生长迅速，有的可达脐下或超越中线，表面光滑，边缘清楚，硬度中等，略能左右移动，无压痛。起病隐匿。早期除有轻度贫血外，一般情况多良好。晚期则出现黄疸、腹水、发热、贫血、体重下降，腹壁可见静脉怒张，并可因腹内巨大肿块造成呼吸困难。

2. 实验室检查

（1）AFP：AFP 水平升高为 HB 重要的诊断标准之一，大多数 HB 病人 AFP 水平异常升高，HB 病人的临床病情与 AFP 水平密切相关（不同年龄组儿童血清 AFP 水平见表 2-16-1）。

表 2-16-1 不同年龄组儿童血清 AFP 水平

年龄	均数±标准差（ng/mL）
胎儿	134734.0±41444.0
初生新生儿	48406.0±34718.0
生后～＜2 周	33113.0±32503.0
2 周～＜1 月	9452.0±12610.0
1～＜2 月	2654.0±3080.0
2～＜3 月	323.0±278.0
3～＜4 月	88.0±87.0
4～＜5 月	74.0±56.0
5～＜6 月	46.5±19.0
6～＜7 月	12.5±9.8
7～＜8 月	9.7±7.1
8 个月及以上	8.5±5.5

（2）其他实验室检查：血常规，肝功能（谷丙转氨酶、直接胆红素）及输血前传染病筛查（乙肝、丙肝抗体、梅毒、艾滋病病毒检查），肾功能（尿素氮、肌酐、尿酸），电解质及血淀粉酶测定，乳酸脱氢酶，凝血功能，尿常规和粪常规。

（3）影像学检查：胸部 CT、腹部超声、腹部增强 CT、头颅 MRI 和骨扫描（必要时）。

（4）其他检查：心电图、超声心动图、心肌酶测定等心脏功能检查；骨髓细胞学检查（必要时）。

3. 病理检查 免疫组织化学检测：①AFP、磷脂酰肌醇蛋白多糖 3、β-连接蛋白、谷氨酰胺合成酶（GS）、波形蛋白、肝细胞抗原、整合酶相互作用因子（INI1）；②检测 CK7、CK19、CD34、Ki-67 有助于提示肿瘤是否向胆管细胞分化，明确肝血窦之间肝细胞索的数目和肿瘤细胞的增殖指数。

4. 诊断及鉴别诊断

（1）小于 5 岁儿童伴有腹部包块，存在典型 HB 影像学表现及血清甲胎蛋白异常升高。

（2）典型的影像学表现：腹部 CT 提示肝内单发或多发的实性为主的软组织包块，血供丰富，可侵犯重要血管，可见钙化灶及囊性坏死。腹部超声显示单发实质性包块，少数病例可为多发病灶，病灶边缘清晰，回声轻度增强。

（3）需根据临床表现、理化检查、病理组织学检查等，与肝细胞癌，肝脏畸胎瘤，其他儿童恶性肿瘤肝脏转移，其他肝肿大的原因如代谢性疾病、良性肝肿瘤如肝海绵状血管瘤等鉴别。

四、肝母细胞瘤的分期与危险度分组

1. 治疗前疾病进展情况（pretreatment extent of disease，PRETEXT）**分期与化疗后手术前**（post-treatment extent of disease，POST-TEXT）**分期** 根据国际儿科肿瘤学会（International Society of Pediatric Oncology，SIOP）在 1990 年时制定的标准，将肝脏分为 4 个象限，根据 B 超、CT、MRI 等影像学检查结果确定肿瘤的生长范围，肿瘤分期随肿瘤累及的象限数逐渐增加。PRETEXT 主要用于评估初诊手术完整切除的可行性；POST-TEXT 主要用于评估延期手术完整切除的可行性。

（1）PRETEXT/POST-TEXT I 期：肿瘤局限在 1 个肝区，相邻的另外 3 个肝区无肿瘤侵犯。

（2）PRETEXT/POST-TEXT II 期：肿瘤累及 1 个或 2 个肝区，相邻的另外 2 个肝区无肿瘤侵犯。

（3）PRETEXT/POST-TEXT III 期：2 个或 3 个肝区受累，另 1 个相邻的肝区未受累。

（4）PRETEXT/POST-TEXT IV 期：肿瘤累及 4 个肝区。

2. 改良的 COG Evans 分期系统

（1）I a 期：肿瘤完全切除，组织病理学类型为单纯胎儿型。

（2）I b 期：肿瘤完全切除，除单纯胎儿型以外其他组织病理学类型。

（3）II 期：肿瘤基本切除，有镜下残留。

（4）III 期：肿瘤有肉眼残留；或基本切除伴淋巴结阳性；或肿瘤破裂或腹膜内出血。

（5）IV 期：诊断时发生远处转移，不论原发病灶是否完全切除。

3. 临床危险度分组　根据 PRETEXT 分期，Evans 分期，诊断时 AFP 水平，病理亚型，是否存在远处转移等因素评估 HB 预后。可将初诊 HB 患儿分为极低危组、低危组、中危组和高危组。

（1）极低危组：术后 COG 分期为 Ⅰ 期且组织病理学类型为分化良好的单纯胎儿型患儿。

（2）低危组：符合以下任何 1 项或多项。①血清 AFP≥100ng/mL 的 PRETEXT Ⅰ 期或 Ⅱ 期，且除外侵犯门静脉（P+），侵犯下腔静脉或者肝静脉（V+），远处转移（M+），肝外腹内疾病（E+），肿瘤破裂或腹膜内出血（H+），侵犯淋巴结（N+）；②术后 COG 分期为 Ⅰ 期或 Ⅱ 期，且组织病理学类型为非单纯胎儿型和非小细胞未分化型。

（3）中危组：符合以下任何一项或者多项。①术前 PRETEXT Ⅲ 期；②术后 COG 分期为 Ⅰ 期或 Ⅱ 期，且组织病理类型为小细胞未分化型；③术后 COG 分期为 Ⅲ 期。

（4）高危组：符合以下标准任何一条。①血清 AFP＜100ng/mL；②术前 PRETEXT Ⅳ 期；③术后 COG 分期为 Ⅳ 期；④侵犯门静脉（P+），侵犯下腔静脉或者肝静脉（V+）。

五、小儿肝母细胞瘤的中医治疗

（一）辨证施治

1. 脾气不足，痰毒内蕴证

主症　面色少华，疲乏无力，食欲不佳，或恶心呕吐、脘腹胀满，舌淡胖，苔白腻，脉沉细弱或沉滑。

治法　健脾和胃，化痰解毒。

方药　四君子汤合二陈汤加减。生黄芪、党参、白术、茯苓、陈皮、半夏、焦三仙、鸡内金、砂仁、姜黄、夏枯草、海藻各 10g，鸡血藤 20g。

按语　生黄芪、白术、党参健脾益气；茯苓健脾利湿；焦三仙、鸡内金、砂仁和胃；陈皮、半夏化痰；姜黄行气破血，直达肝经；鸡血藤、夏枯草、海藻抗癌解毒。

2. 肾阴亏虚，邪毒内结证

主症　头晕目眩，腰膝酸软，耳鸣盗汗，失眠多梦，尿黄便干，舌红少津，脉细数。

治法　滋补肾阴，解毒抗癌。

方药　六味地黄丸加减。熟地黄、山药、山萸肉、茯苓、丹皮、泽泻各 12g，补骨脂、浙贝母、菟丝子、女贞子各 10g，白英、龙葵、蛇莓各 15g。

按语　熟地补肾水，泽泻宣泄肾浊；萸肉温肝经，丹皮清泻肝火；山药收摄脾经，茯苓淡渗脾湿；白英、龙葵、蛇莓抗癌解毒。

3. 脾肾不足，瘀毒互结证

主症　局部肿块，时有疼痛，固定不移，倦怠乏力，食欲不佳，大便秘结，舌质紫暗或有瘀斑，脉细弦或细涩。

治法　益气活血，化痰解毒。

方药　四君子汤合桃红四物汤加减。生黄芪 10g，党参 10g，白术 10g，茯苓 10g，桃仁 5g，红花 5g，生地 10g，赤芍 10g，当归 10g，川芎 10g，草河车 15g，白花蛇舌草 20g。

生黄芪、党参、白术、茯苓健脾益气，桃仁、红花、生地、赤芍、当归、川芎补血活血，草河车、白花蛇舌草抗癌解毒。

临床辨证加减用药：呕吐甚，加用陈皮，竹茹，厚朴，半夏，旋覆花，生赭石等。腹痛、腹胀，加用川楝子，延胡索，白屈菜，生蒲黄，五灵脂，厚朴等。腹部肿块，加用三棱，莪术，制乳香，制没药等。头晕目眩，加用菊花，钩藤等。大便燥结，加用玄参，火麻仁等。食积，加用山楂，焦三仙，鸡内金，砂仁等。黄疸，加用茵陈，姜黄，虎杖，金钱草，龙胆草，郁金等。腹水，加用泽泻，猪苓，车前子，商陆，半边莲，龙葵等。

（二）常用的抗癌中草药

姜黄，夏枯草，草河车，半枝莲，虎杖，小叶金钱草，半边莲，白英，龙葵，蛇莓，藤梨根，土茯苓，栀子，八月札，冬凌草，茵陈，莪术，土鳖虫，肿节风，石见穿，白花蛇舌草，败酱草，垂盆草，延胡索，郁金，柴胡，丹皮，赤芍，川楝子，白屈菜，乳香，苏木，生地，山萸肉，芍药，生鳖甲，生龟板，女贞子，旱莲草，沙参，丹皮，地骨皮，青蒿等。

六、小儿肝母细胞瘤的中西医结合治疗

小儿肝母细胞瘤早期少有症状，发现时一般肿瘤负荷较大，生长较快，治疗初期应以祛邪为主，可根据患者的具体病情选择手术、化疗等，但这些治疗都有不同程度的副作用和远期影响（如发育异常、第二肿瘤等），此时中西医结合治疗显得尤为重要，可用中药健脾补肾，改善小儿体质，以达到减毒增效、延长生命的作用。

1. 手术治疗 20世纪70年代，手术切除是治疗HB的最主要手段，肿瘤得以完整切除是预后的重要因素之一，但因起病隐匿，发现时肿瘤体积较大或已多发占位，60%以上的患儿在确诊时已经无法完整切除肿瘤，大大影响了预后，单纯手术治疗的生存率较低。因此并不建议所有HB患儿初诊即行手术治疗。

初诊手术切除的指征如下：①美国麻醉师协会评分1~2级；②经影像学评估，残存肝脏组织大于原体积的35%，能够满足代谢需要；③PRETEXT Ⅰ、Ⅱ期的单发肿瘤病灶，距离重要血管有足够间隙（≥1cm）；④预计镜下残留（COG Ⅱ期）无需二次手术者。

延期手术指征如下：①PRETEXT Ⅲ期、Ⅳ期患儿，在活组织检查明确诊断先行新辅助化疗后，再行延期手术；②化疗后评估为POST-TEXT Ⅰ期、Ⅱ期，或没有重要血管（门静脉或下腔静脉）累及的POST-TEXT Ⅲ期患儿，可行肝叶切除或分段切除；③对PRETEXT Ⅳ期和化疗后评估为POST-TEXT Ⅲ期并伴有下腔静脉（V+）或门静脉（P+）累及的患儿，应尽早转入具有复杂肝段切除或肝移植能力的医院治疗；④化疗后仍残留肺或脑单发转移病灶者，可行残留病灶手术切除。

术前予补益脾肾、固本益元、抗癌解毒之品；术后中医药治疗以补益气血、调理脾胃、促进恢复为主。可采用生黄芪10g，当归10g，白术6g，茯苓6g，鸡内金10g，陈皮6g，半夏6g，焦三仙15g，鸡血藤10g；如腹胀加砂仁6g，枳壳3g，木香6g。

2. 化疗 随着对HB的研究不断深入，发现化疗对90%的HB有效，对于需要延期手术或无法手术的患儿，可进行化疗（具体化疗方案见表2-16-2）。

表 2-16-2　不同研究组化疗方案

研究组	风险组	化疗方案	手术时机
COG	极低危组	无	初期
	低危组	（CDDP+5-FU+VCR）×2 周	初期
	中危组	（CDDP+5-FU+VCR+DOXO）×（6～8）周	2～4 疗程后
	高危组	（VCR+依立替康+西罗莫司）×2 周；（CDDP+5-FU+VCR+DOXO）×6 周	4～6 疗程后
SIOPEL	标准危险组	CDDP×6 周	4 疗程后
	高危组	CDDP×8 周；第 3 周起使用 DOXO×3 周	8 疗程 CDDP 后；3 疗程 DOXO 后
GPOH	标准危险组	（CDDP+DOXO）×（3～4）周	2～3 疗程后
	高危组	CDDP 与 CARBO/DOXO 交替使用×5 周	5～7 疗程后
JPLT	PRETEXT Ⅰ	（CDDP+PIRA）×4 周	初期
	PRETEXT Ⅱ	（CDDP+PIRA）×6 周	2 疗程后
	PRETEXT Ⅲ/Ⅳ 所有 V/P/E	（CDDP+PIRA）×（5～6）周；（CDDP+PIRA）×2 周+IFOS/CARBO/PIRA/ETO×（3～4）周	3～4 疗程后
	所有 PRETEXT M	额外大剂量使用 ETO/CARBO/MEL	4 疗程后

注：CDDP：顺铂；5-FU：5-氟尿嘧啶；VCR：长春新碱；DOXO：阿霉素；CARBO：卡铂；PIRA：吡柔比星；IFOS：异环磷酰胺；ETO：依托泊苷；MEL：马法兰。

COG 的中国 HB 诊疗规范（可与上表二选一）：

（1）极低危组患儿术后不需化疗，密切随访。

（2）低危组化疗方案：C5V（CDDP+5-FU+VCR），顺铂 90mg/m²，避光持续静滴≥6 小时，第 1 天；5-FU 600mg/m²，静滴 4 小时，第 2 天；VCR 1.5mg/m²，静推（单次最大剂量≤2mg），第 2 天。每 21 天 1 个化疗周期，总疗程为 4～6 个周期。

（3）中危组化疗方案：C5VD（CDDP+5-FU+VCR+DOXO）：在 C5V 方案基础上，加用 DOXO 25mg/m²，静脉滴注 6 小时，第 2、3 天。每 21 天 1 个化疗周期，化疗 2～4 个周期后择期手术，总疗程为 6～8 个周期。

（4）高危组化疗方案：①CDDP+DOXO：CDDP 80mg/m²，避光、持续静滴≥6 小时，第 1 天；DOXO 30mg/m²，静脉滴注 6 小时，第 2、3 天。②CARBO+DOXO：CARBO 500mg/m²，静脉滴注 2 小时，第 1 天；DOXO 20mg/m²，静脉滴注 6 小时，第 1、2 天。③IFOS+CARBO+ETO：IFOS 1.5g/m²，静滴 2～3 小时，第 1～5 天；CARBO 450mg/m²，静脉滴注 2～4 小时，第 1 天；ETO 100mg/m²，静脉滴注 2～4 小时，第 1～3 天。每 21 天 1 个化疗周期。CDDP+DOXO 化疗 3 个周期后评估，可行手术切除者，术后应用 CARBO+DOXO 方案继续化疗，总疗程为 6～10 个周期。CDDP+DOXO 方案化疗 3 个周期后评估，未能手术切除者，改为 IFOS+CARBO+ETO 方案，化疗 2 个周期后继续评估手术，总疗程为 8～10 个周期。

中药配合化疗可达到增效减毒的作用。化疗期间多用益气活血、健脾补肾中药。化疗中出现的消化道反应可以平胃散、旋覆代赭汤治疗；化疗后常常出现血象降低，临床多属脾肾两虚之证，可以验方升血汤（由鹿角胶、菟丝子、枸杞子、党参、生黄芪等药组成）补益脾肾，随症加减。

3. 肝移植 化疗后评估为 POST-TEXT Ⅳ 期或 POST-TEXT Ⅲ 期伴有肝静脉或下腔静脉等重要血管受累，无法进行手术的病例可考虑行肝移植。

4. 靶向治疗 目前，已有几种酪氨酸激酶靶向药物，例如索拉非尼，抑制 Her2 受体的曲妥珠单抗（赫赛汀），抑制肿瘤生长因子的舒尼替尼等药物被证实可以抑制小儿肝母细胞瘤的生长。

七、预后与预防

影响小儿肝母细胞瘤预后的重要风险因素包括 PRETEXT 分期、患儿年龄、AFP、转移性疾病、腔静脉或肝脏静脉受累（V）、门静脉受累（P）、肝外周围组织肿瘤（E）、肿瘤多灶性生长和自发性肝破裂、基因、免疫组化、β-连接蛋白等。

小儿肝母细胞瘤以年幼者（1~3 岁）多见，进展快，早期转移，目前治疗多以西医手术及化疗为主。术前化疗、手术及术后化疗的患儿气血大伤，脏腑功能受损，中医药在化疗中及围手术期均可发挥相辅相成作用。故提倡中西医结合治疗，中医药作为辅助，预防手术及化疗结束后肿瘤复发和转移，提高患儿自身的免疫力。因小儿先天不足，后天治疗特别是手术和化疗大伤脾胃，故治疗时以健脾益肾为主。恶性肿瘤中西医结合治疗的大原则是扶正祛邪，手术、化疗都是强有力的祛邪手段，但有很多的毒副反应，而中药以扶正为主，分工合作，在维持治疗期则单以中药扶正祛邪，但切忌以毒攻毒，应以防止复发和转移为主要目的，又要维护小儿的成长。小儿患病辨证论治很难，综合手术、化疗引起的毒副反应辨证施治，以提高疗效。

小儿肝母细胞瘤案例

张某，男，5 岁半。2013 年 2 月初诊。初诊时肝母细胞瘤术后 10 日，术后示患者肿瘤大小 20.8cm×13.3cm×17.3cm，查 AFP 294.65ng/mL，神经元特异性烯醇化酶（NSE）22.9mg/mL，1 月 31 日复查 AFP 244.5ng/mL。刻下症：纳寐可，大便干燥，脉细滑，舌淡胖，苔白黄，拟化疗。

辨证 脾虚湿盛，气滞毒结。

治法 健脾化湿，行气解毒。

方药 白术 10g，茯苓 10g，陈皮 10g，半夏 6g，鸡血藤 30g，山萸肉 10g，姜黄 10g，柴胡 10g，炙甘草 6g，焦三仙 30g，鸡内金 10g，砂仁 10g，延胡索 10g。20 剂，水煎服。

二诊 行 ATEC（PIRA+CAROB+ETO+IFOS）化疗方案，查血象、肝肾功能基本正常，纳寐可，二便调，偶有便秘，脉沉细，舌淡红，苔薄白。拟化疗 4~6 个疗程。原方增陈皮 10g，竹茹 10g 防治因化疗引起的恶心呕吐；增鹿角胶 8g 滋阴补血。

三诊 查 AFP 27ng/mL，脉细滑，舌暗胖，苔白。续原方。8 月份再次手术，病理：混合性上皮间质型，Ki-67 为 80%，化疗 1 个疗程，CR+5-FU+DDP。随访至 2013 年 9 月，患儿查 AFP 正常，一般症状较前好转，未出现复发转移征象。

按语 该肝母细胞瘤的患儿就诊时将进行化疗，而化学药物的运用常常会导致脾肾两虚的表现（如白细胞低下、贫血、纳差等），所以此时应以健脾补肾为主，以抗癌解毒为辅。中医认为小儿体属纯阳，明代医家万全提出小儿"三有余，四不足"，治疗方面提出"首重保胃气"

"五脏有病，或泻或补，慎勿犯胃气"，特别注重从脾肾两个方面来调治小儿疾病。郁仁存教授在前人的基础上，提出肿瘤的"内虚学说"，同样注重脾肾两脏的调治。故而面对这样的患儿，郁仁存教授予白术、茯苓健脾益气，鸡血藤、山萸肉滋补肾阴，同时予陈皮、半夏、延胡索、柴胡行气导滞、消痞散结，兼予焦三仙、鸡内金、砂仁健脾化湿，增进食欲。必要时予陈皮、竹茹降逆止呕。如此选药组方恰体现了郁仁存教授一贯治疗肝母细胞瘤的思路：小儿肿瘤要注重先天不足、后天失养这个基础，注意健脾、运脾，补肾、养肾，才能在控制肿瘤的基础上保存患儿体质。

参 考 文 献

[1] von Schweinitz D.Management of liver tumors in childhood[J]. Semin Pediatr Surg，2006，15：17-24.

[2] de Fine Licht S，Schmidt L S，Rod N H，et al. Hepatoblastoma in the Nordic countries[J]. Int J Cancer，2012，131：E555-561.

[3] Musselman J R，Georgieff M K，Ross J A，et al. Maternal pregnancy events and exposures and risk of hepatoblastoma：a children's Oncology Group（COG）study[J]. Cancer Epidemiol，2013，37：318-320.

[4] 倪鑫. 儿童肝母细胞瘤诊疗规范（2019年版）[J]. 临床肝胆病杂志，2019，35（11）：2431-2434.

3

第三篇
肿瘤常用方药

第一章

肿瘤常用方剂的应用原则

第一节 中医辨证与方剂

中医对疾病的诊治，主要是按照中医学的理法方药来进行辨证施治。因此，方药是治疗患者的手段和武器。但是，立方遣药必须在辨证立法的基础上才能运用恰当。肿瘤这类疾病临床表现多种多样，证情亦多变异，加上现代医学治疗方法和药物所带来的许多生理或病理反应，使临床证型更为错综复杂，常常出现阴阳、寒热、虚实兼有的表现。所以，在用中医方药治疗之前，应按肿瘤的辨证施治原则来确定每个病人的理法方药，在整个治疗过程中，还必须不断地根据证情变化来调整方药，才能取得较好的效果。

在恶性肿瘤的辨证施治中，有时除辨证之外，还要与辨病相结合。每一种癌症都有它的生物学特性，大致相同的发生、发展规律，有其形态学变化的共同基础及病理生理、生物化学改变的共同规律，这些就是肿瘤辨病的基础。在临床上把辨证与辨病结合起来，对于指导治疗、立方遣药都有实际意义。通过实践，不但逐步可以摸索出辨证施治的一般规律，也可以逐步探索出一套辨病治疗的经验与规律，两者相互结合，就可以提高疗效。

在讨论研究治疗肿瘤的具体方药之前，首先要了解辨证与施治、理法与方药之间的密切关系。根据中医辨证原则，掌握发生和形成肿瘤的病因和病机，根据每个患者发病后所引起的经络、脏腑、气血、阴阳等方面的不同病理变化，抓住病理变化的本质，做到"治病必求其本"。运用中医的辨证方法，对肿瘤患者辨病机、辨病位、辨病性、辨病期、辨善恶预后等，在这个基础上，制定出治疗法则和治疗方药。

第二节 中医治法与方药

在肿瘤治疗中，方药是随着治则而确定的。关于肿瘤的治疗原则和方法，已在上册总论中作过讨论。中医对于肿瘤的治疗也和其他疾病的治疗一样，尽管存在着复杂错综的病情变化，但它仍有一定的规律和原则可以遵循，例如下列总的治疗原则也适用于治疗肿瘤患者。

同病异治、异病同治：具体地说，即有是证，用是药。无论患者的病属何种，如辨证正确，是什么证，就用什么方药。如发热，症状表现是寒热往来，伴口苦、咽干、目眩、默默不欲饮食等，辨证是少阳病小柴胡汤证，就可用小柴胡汤治疗；如发热不恶寒，口渴、出汗、脉洪大，病属阳明经证热在气分，是白虎汤证，就应该用白虎汤治疗。在肿瘤患者，同一种病，例如肺癌，有的表现为痰湿蕴结，要用化痰祛湿清肺的方药治疗；如果患者的证候表现是属气阴两虚，治疗就要用益气养阴润肺的方药。另一方面，不论是肺癌、胃癌、乳腺癌患者，如在疾病的某一阶段出现脾虚气亏之证时，可用健脾益气的方药来进行治疗。这就体现了中医同病异治、异病同治的治疗原则，这也是中医辨证施治的特点之一。

虚实补泻原则：通常情况下，正虚用补，邪实用攻，虚实兼见则攻补兼施。辨明邪正虚实的程度，对治疗有重要意义。扶正祛邪这一治疗原则在肿瘤治疗中的正确运用，可以说是治疗能否取得效果的关键。肿瘤患者既有肿瘤消耗、久病致虚的一面，又有肿瘤邪毒蕴结而表现为邪实的一面，即表现为正虚邪实。所以，扶正祛邪就成为肿瘤治疗的根本治则，无论是中医或中西医结合治疗都应根据这一治疗原则来灵活运用，才能取得较好的效果。

固"先天"与保"后天"之本：肿瘤患者随着疾病的发展，肿瘤毒素的作用或抗肿瘤治疗（手术切除、放射治疗、化学药物治疗及中药治疗等），都可以给患者机体带来损伤，特别是脾胃功能受到损伤。脾胃是后天气血生化之源，水谷中的精微营养物质均赖脾胃的消化吸收功能而输养全身，所以被称为"后天之本"。治疗肿瘤时要千方百计地保护好脾胃功能，临床上健脾益气法治疗能增强消化道腺体的内、外分泌功能，增强小肠吸收功能，改善患者营养状况和精神、体力，增强患者的免疫功能，提高患者抵抗疾病的能力和对于抗肿瘤治疗的耐受力。

中医认为"肾"为先天之本，它是人体生命的泉源，是全身各脏腑组织功能的动力所在。老年人易患癌症，中医认为可能与年老肾气亏损有关。肾气亏损，各脏腑功能、气血、阴阳失调，引起疾病或使病情进一步恶化。一些研究表明，补肾可以提高和调节内分泌功能，特别是垂体-肾上腺皮质功能及性腺内分泌功能，还可以增强肿瘤患者的细胞免疫功能和免疫监视作用，此外也可以防治放射治疗、化学药物治疗对骨髓造血机能的损伤。所以，固先天之本也是治疗肿瘤的重要治疗原则之一。著者认为在肿瘤扶正治疗中，健脾补肾法（将保后天之本与固先天之本相结合）是最常用、最有用的治疗法则，值得进行深入研究。

肿瘤的中医药治疗大体上可分为内治法与外治法两大类。内治法主要为内服汤剂；外治法主要为局部治疗方法。但是，有的治疗方法如针灸、气功导引等作用于全身，亦应视为内治。从方药的角度说，内服汤药有一定的配伍、用量；外治法则讲究有效的剂型和用法。随着治法的不同，方药的组成和运用不同，药物的炮制也随之不同。特别是中医和中西医结合治疗的发展，使一些方药因特殊要求而创立，如手术切除后恢复脾胃功能的方药，配合放射线治疗时的方药，配合化学药物治疗时的方药，配合现代靶向药物治疗及生物免疫治疗的方药等，就是在传统的辨证施治的基础上，根据临床经验而逐渐产生的。因此，临床治疗方法的发展将给方药的组成和运用带来新的进展，在方剂学的发展上也一定会开创新局面。

第三节　方剂的组成

方剂是药物按一定规则配伍组织而成。这些药物通过配伍组织之后，一方面能增强它的原有作用，另一方面也能互制其毒性，消除或缓和对人体的不利影响，并能调整人体的失调，因而，方剂的效果与单味药物有所不同，即它能更好地适应患者的复杂病证，提高治疗效果。由于药物的作用很复杂，古今的有效方剂，都是历代医学家根据实践中积累起来的经验而制订的。中药方剂的组成和运用已有一套理论和基本规律，并非杂乱无章或只是药物的堆砌。

一、组 成 原 则

方剂的组成，主要是根据四诊八纲所掌握的病情，在辨证立法的基础上，适当配伍药物，规定必要的剂量组织成方。中药方剂中的药物按君臣佐使配伍。李东垣说过："主病之谓君，兼见何病，则以佐使药分别之，此制方之要也。"所谓君臣佐使的意义就是：君药是一方中的主药，是针对疾病主证，起主要治疗作用的药物。臣药是辅助和加强君药功效的药物。佐药的目的有两个，一是对主药有制约作用，适用于主药有毒性或性味太偏的，二是能协助主药治疗一些次要症状，适用于兼证较多的患者。使药，一般为引经药，引导诸药直达病所，但有时只是用以调和诸药。历代医书中，如《伤寒论》《金匮要略》的方制，非常严格，加减一味药或一味药用量的多少均起了不同的作用，将其称为另一方剂。现代的方剂则不甚严格，还有某些所谓"治癌"药方中，寒热温凉用了几十味药，不符合君臣佐使的制方用药规律，故其药效也就难以估计了。

二、组 成 变 化

在临床上，运用方剂时必须要加减化裁，才能切合病情，正如徐灵胎所指出："欲用古方，必先审病者所患之证，悉与古方前所陈列之证皆合，更与方中所用之药无一不与所现之证相合，然后施用，否则必须加减，无可加减，则另择一方。"说明所选方药必须与辨证病情相合。方剂变化有下列几种情况：

1. 药味加减化裁　药物的加减视病情变化而定，但加减是在主证未变的情况下使用的，如果主证已经改变，那就不是药味的加减变化，而是治法和方剂的改变。例如我们有时应用《温病条辨》中三仁汤（白蔻仁、杏仁、生薏苡仁、飞滑石、竹叶、通草、半夏、厚朴）治疗肿瘤病人有湿遏热伏的症状，患者湿热逗留气分，头痛身重、午后身热、胸闷不饥、面黄、苔白腻、脉濡滑者有时用三仁汤加减能使之热退。但本方减去滑石、通草、竹叶，加入藿香、豆豉、猪苓、赤苓、泽泻，就成为藿朴夏苓汤（《医原》）。两者同属芳淡宣化之剂，治湿温之邪在气分而湿邪偏重者，但三仁汤中用滑石、通草、竹叶，清热利湿作用偏胜；藿朴夏苓汤多藿香、二苓、泽泻，则它的芳香化浊、淡渗利湿之力则较强，故两者作用有区别，在应用上亦有差异。

2. 药量加减变化　古代方剂中，包含同样药物的方剂，由于药量的加减，适应证亦有不同，方名亦因之改称。最典型的例证即张仲景将大黄、枳实、厚朴三味药，按不同药量比例，变更君臣佐使，组成具有不同治疗作用的三个方剂，即小承气汤（大黄四两为君，枳实三枚为臣，厚朴二两为佐使），主治阳明腑实，大便秘结，潮热谵语等症；厚朴三物汤（厚朴八两为君，枳实五枚为臣，大黄四两为佐使），主治腹胀满，大便秘结等症；厚朴大黄汤（厚朴一尺、大黄六两为君，枳实四枚为臣使），主治支饮胸满。小承气汤证的病机是阳明腑实，故主用大黄攻下，厚朴三物汤证的病机是气机阻滞，故重用厚朴以除满；厚朴大黄汤证的病机是胸有支饮，故并用厚朴、大黄为君以开胸逐饮。三方药量不同，用意各异，故易名以示区别。在现代方剂中，药量加减仍应重视，特别在复方中有时攻补兼施，寒热并用，这时如果剂量有了变化，整个方剂的药性就可能发生变化，必须根据攻补的要求，调整药物的用量，如重点以补虚扶正为主，则按补气、补血、补阴、补阳而分别加重药量；如欲攻邪为主，则应重用解毒抗癌中药。

药味与药量之间存在着一定的辨证关系，组方严密、审证精确而又能抓住重点，就能做到药少力专，相反，采取大包围或罗列几十种药物的大方，其药物作用倒并不一定是增强了，因为许多药物相互之间是起了增强作用还是起了制约作用，还不太清楚，所以应在实践中加以研究探索。在药量方面，同样也存在着合适剂量的问题，如药量太小，达不到治疗的目的；药量过大，不但药物的溶解度有一定限制，而且有些药物超量之后会引起某些毒副反应，如曾发现一例肺癌患者，当在复方汤剂中将马兜铃的用量逐渐加至一两（30g）时，患者出现了心律不齐和传导阻滞。所以，药味多少与药量大小均应按实际情况而定。

3. 剂型的变化　根据患者证情的需要，采用适当的剂型。一般情况下，汤剂、散剂、冲剂等起效较速，药力较大。丸药则为缓治，药力较小。肿瘤患者应以服汤药为主。但近年来，在剂型改革上已取得不少进展，将汤剂制成冲剂，方便服用，或者将提取物制成浸膏片、注射剂等，但不论如何，中药汤剂可以随证加减，是最基本的剂型。有些药物只能作散剂应用，入煎即可能失效，如五味子用于降谷丙转氨酶时，入煎即无此作用。

外用药方面，根据疾病不同的需要，用膏剂、丹剂、锭剂、栓剂、饼剂、熏剂、洗剂等不同剂型，以适应不同病灶的要求。

三、剂型与用法

在方剂的应用上，要想达到较好的效果，还必须重视剂型与用法。历代医药学家经过长期的临床实践，已创制了多种剂型，如汤剂、散剂、丸剂、膏剂、丹剂、酒剂、锭剂、饼剂、栓剂、条线、浸洗、鼻吸、坐药、熏剂等，为临床所应用。

（1）汤剂：由药物组成方剂，加水煎成汤液饮服，称为汤剂。李东垣说："汤者荡也，去大病用之。"汤剂一般吸收快，作用迅速，加减灵活，故在病情较急时，多采用汤剂。肿瘤患者多需要长期与疾病斗争，要防止复发和转移，故主张以汤剂为主。著者所治病例中有坚持口服汤剂十年以上者。汤剂视病情是否稳定而可以调整每周服药剂数。一般在病情不稳定时，应坚持每日服用汤剂。

（2）散剂：有内服和外用两种。内服散剂是将药物研成细末调服；如为粗末，则多用水煎服。细末散剂可用温开水冲服，或用米汤、黄酒调服。散剂服用方便，对胃肠能直接作用。外用散剂是将药物研成极细末，撒布或用醋、酒、茶水调敷患处。

（3）丸剂：将药物研细，水泛或炼蜜或用面糊、米糊，制为丸剂。水泛为小丸，一般如梧桐子大，蜜丸小则每丸重3g，大则每丸重9g。现在为了计量准确，均以药丸潮重或干重量计算，如每丸潮重或干重1.5g或3g等。有些经过调整适用的汤剂方药也可以研细末炼蜜为丸，改作丸药。

丸药的作用比较缓慢，取其舒缓而治之意，宜于久服缓治。但另外某些峻猛毒品，不能入汤、散者，只作丸剂应用，取其缓缓显效。故丸剂在肿瘤患者中应用于下列情况：①早期病灶手术切除后，病体虚弱，正气不足，可久服丸剂；②患者经手术或放射治疗根治后，病情基本稳定，连续观察几年，可以改用丸药缓治之；③药性峻猛之剂，避免用汤剂猛攻，可用丸药治疗，如大黄䗪虫丸、舟车丸等；④一些有毒药物难以入煎剂时，可配入丸剂服用，如巴豆五物丸、蟾酥丸等；⑤一些贵重细料药物如麝香、牛黄、珍珠、冰片等不宜煎服的，可作丸药使用，如西黄丸等。

（4）膏剂：有内服与外用两种。内服膏剂，是将汤剂再三煎熬，取汁去渣，再用文火浓缩，加蜜收膏即成。滋补药多用膏剂，如黄芪膏、琼玉膏等。外用膏剂，一般作为薄贴外敷，是用油类将药物煎熬，去渣后再加黄丹等收膏，然后摊于纸上或布上，如消化膏、灭毒膏等。

（5）丹剂：分内服和外用两种。内服丹剂多为药物研成细末，再加糊状或黏性药汁制成各种形状，有些是用药品精炼而成，如三仙丹，或由贵重药品制成丸剂，但不称丸而称丹，如已成丹、至宝丹等。外用丹剂多为炼制而成，如红升丹、白降丹等，仅供外用。

（6）酒剂：是将药物浸入酒内浸泡一定时间，成为药酒，如开管酒。或隔汤煎煮，如黄药子酒及其他药酒等。有的药物的有效成分只溶于酒精中，故酒剂有其一定作用。但肿瘤患者和肝病患者以少用或不用为好。

（7）锭剂、饼剂、条剂：将药物研为极细末，用赋形剂和匀制成各种形状的剂型。锭剂可以研末调服，或化开调敷患处，如紫金锭；或制成饼剂外敷于宫颈管口或患部，或做成条剂、锭剂插入疮口或宫颈癌颈管中。

（8）线剂：将丝线或棉线放药汁中浸煮，用以结扎赘肉或有带之肿物，使瘤体自行干枯脱落，如芫花药线可用以系瘤。

（9）吸入剂：方药制成药末，用纸包成捻，置于鼻腔内，作吸入用，但应注意避免有毒药物吸入中毒。

（10）浸洗剂：用药煎汤，浸洗局部，有局部宣疏及祛邪作用，如肛管癌的坐浴方、外用洗方等，用以治疗体表恶性肿瘤已有溃烂者。

四、煎服方法

汤剂是临床上最常用的剂型，但煎药方法最为重要。历代医家对于汤剂的煎服法极为重视，认为与药物的疗效直接相关。中医认为，不同性质的药物应采取不同的煎熬法。凡含有挥发性成分的药物，均不宜久煎，而宜后下，如藿香、薄荷、鱼腥草等；介类或矿物药如生牡蛎、生鳖甲、生石膏等宜先煎；滋补厚味的药物如生地、山萸肉、黄芪等，宜小火多熬；贵重的滋补药物应不入群药而另煎兑服，如人参、西洋参、冬虫夏草等；量少而又贵重的药物可以研末冲服，如牛黄、珍珠等，无法煎出气味的犀角（水牛角代）、羚羊角等角质药物，则用水磨研或锉粉调服，新鲜多汁的药物亦可捣汁冲服。用量大而沉渣多的药物则可先水煎，取汁代水再煎其他药。有些药物用水和酒合煎，能提高药物的溶解度和药性。

现代煎药一般用砂罐，以免引起化学变化。煎煮之前先用水将药物浸泡1～2小时，浸透之后，用火煎煮，煎药时间依药性而定，一般沸后煎半小时，滋补药可适当延长，清解药则可稍短。有些药物具有毒性，需先煎数小时以减其毒，如魔芋、生附片、生半夏、生南星等。

服法：汤剂，一般每日一剂，将头煎、二煎、甚至三煎合在一起，分两次或三次服。服药一般是温服；遇频繁呕吐的患者，可以少量频服。

服药时间：病在上焦者，一般宜饭后服；病在下焦者，宜饭前服，滋补药，宜空腹服。肿瘤患者服药视情况而定，扶正中药宜空腹服用，解毒抗癌中药如空腹服有恶心呕吐现象者，则可改在两餐之间服用或少量频服。

散剂可以分冲或以水调服，或用黄酒冲服以增加药力。有些贵重细料药物。则可以装胶囊服。

第二章

肿瘤常用中草药的应用原则

第一节 中草药的性能

中国药物学的发展经历了几千年的历史，积累了药物治病的丰富经验，并总结了药物作用的一般共性和每味药物的特性。中草药品种繁多，药物的性能亦各异。药性包括药物的性味、升降浮沉的作用以及归经等多方面的性能，故在肿瘤中医辨证施治中，除了要精确的辨证诊断以外，还必须熟练地掌握中药的性能，才能正确地运用。

一、药物的性味

中药有寒、热、温、凉四种药性，也称四气。寒和凉、热和温，是程度上的不同，药性大致相同；而寒凉与温热之间却是两种对立的药性，用以治疗不同性质的疾病，故药性的寒热温凉是与病情寒热相对而言的，治寒以热药，治热以寒药。寒凉药大多具有清热、解毒、泻火等作用，用以治疗热性病证；温热药大多具有温中、散寒、助阳等作用，常用来治疗寒性病证。

中药具有辛、甘、酸、苦、咸五种药味，加上淡味，共六种。药味不同，其作用亦有不同，各种药物性味的作用如下：

辛：能散、能润、能行。具有发散、行气或润养等功效。一些发汗的药物、行气的药物，多数辛味，某些补养药亦有辛味。

甘：能补、能和、能缓。有滋补、和中或缓急的功效。一般滋补性的药物及缓急和中的药物，大多有甘味。

酸：能涩、能收。具有收敛、固涩等功效。多用于止汗、止泻及收敛。

苦：能泻、能燥、能坚。具有泻火、燥湿、通泄、下降等功效。一般可清热、解毒、泻下、燥湿和降逆的药物，大多有苦味。

咸：能下、能软坚。具有软坚、散结或泻下等功效。一般能消散结块和某些泻下通便的药物，具有咸味。

淡：能渗泄、能利窍。有渗湿、利水功效。一些能渗水利湿、通利小便的药物，多具有淡味。

药性和药味关系密切，每种药物都有性和味两种属性，不同的性和味结合一起，构成了该药的功效特点。性味不同，药物功效也有所不同，性同味不同或味同性不同的药物，在功效上也有共同之处与不同之处，所以在掌握药性时要把性味结合起来。如辛温，辛能发散，温能散寒；《素问·阴阳应象大论》提到："辛甘发散为阳，酸苦涌泄为阴。"说明性味与功效有关。

二、药物的归经

药物对人体某些脏腑、经络有着独特的作用和趋向性，称为药物归经。归经是在脏腑、经络理论的基础上，结合药物的治疗作用及药物的性味而有不同。在药物的五味上，辛入肺、甘入脾、酸入肝、苦入心、咸入肾。在脏腑归经上，如杏仁、贝母入肺经；青皮、香附治胁痛入肝经；党参味甘入脾经；黄连味苦入心经等。同样是属于火热证，但清热泻火的药物因脏腑经络不同而各异，如黄芩清肺热，竹叶、石膏等清胃热，莲子心、黄连清心热，夏枯草清肝火，知母、黄柏泻下焦肾火，栀子清三焦热。另外，同入一经的药物很多，但有补、泻、寒、热之不同，如黄芩清肺热，百合润肺补肺，干姜温肺，葶苈子泻肺等，虽都入肺经，但应用法则不一样。在其他脏腑经络方面，也是如此。

三、升 降 浮 沉

药物对于人体有不同的作用趋向。

升：即升提、上升之意，药性向上，能治病势下陷或病在上者。

降：即降逆、下降之意，药性向下，能治上逆之病，或能治病在下者。

浮：即浮散、发表之意，能治病位在表者。

沉，即沉重，内行泻利之意，能治病位在里者。

从属性来说，凡升浮的药物，都能上行、向外，如升阳、发表、散寒、催吐等作用的药物，大多药性均属升浮。凡沉降的药物，都能下行、走里，如清热、泻火、利水、平喘、止呃、收敛、泻下等作用的药物，大多药性属于沉降。

升降浮沉作为用药原则，对临床有指导意义。病势上逆者，宜降不宜升，如胃气上逆的呕吐，应用姜汁半夏降逆止呕，不能用瓜蒂等催吐涌逆；如病势下陷者，宜升不宜降，如久泻脱肛，用黄芪、党参、升麻、柴胡等益气升提，不可用大黄、枳实等通下之品；病在表，宜用发表的升浮之剂；病在里，宜用沉降之剂。如果用药不当，则将产生相反结果，反而使病情加重。升降浮沉主要取决于药物的气味厚薄和质地轻重。古人有"凡轻虚者浮而升，重实者沉而降，味薄者升而生，气薄者降而收，气厚者浮而长，味厚者沉而藏，味平者化而成。气厚味薄者浮而升，味厚气薄者沉而降，气味俱厚者能浮能沉，气味俱薄者可升可降。酸咸无升，辛甘无降，寒无浮，热无沉，此升降浮沉之义也"（《本草从新·药性总义》）。所以凡味属辛甘，性属温热的药物，大都为升浮药，味属苦、酸、咸，性属寒凉的药物，大都为沉降药，质轻的药物如菊花、薄荷、马勃等大多为升浮药，重质的药物如苏子、枳实及赭石等，大都为沉降药。但有时也有例外，如诸花皆升，旋覆花独降，苏子辛温，沉香辛微温，按理应浮升，但因为质重，所以其作用为沉降。此外，随着药物的炮制，使药性亦有转化，如酒制则升提；姜制则温散；醋炒入肝而收敛；盐制下行走肾而软坚等。米泔去燥性而和中，乳汁润枯而生血；蜂蜜甘缓而益元；黑豆、甘草汤渍，可以解毒而致令平和。

用药有的宜陈久者，取其烈性减少作用；有的需要精新者，取其气味俱全，服之才能有效。否则，药性谬误，效果亦差，因而有"朽药误新方"的说法。

第二节　药物的配伍与应用

一、药物的配伍

配伍，就是按照病情需要和药物性味功效，有选择地将一些药物组合在一起相配伍用。中医在长期的临床实践中，掌握了丰富的配伍经验，在配伍组方过程中，既能照顾错综复杂的病情需要，又能获得安全而更高的疗效。因此，药物配伍对于临证处方具有重要意义。

由于药物配伍在一起，药物与药物之间必然会出现一些相互作用，有些药物因协同作用而增强疗效；有些药物却可能互相拮抗而抵消或减弱原有功效，有的药物因为相互作用而减轻了毒性或副作用，但也有些药物反而因为相互作用而使毒性加大。这些情况，中药学中归纳成为药性的"七情"。简述如下：

（1）单行：即用单一药物来治疗疾病，不需配伍者。如独参汤单用一味人参，大补元气，治疗气脱。

（2）相须：即功用相似的药物，配伍后可以起协同作用，加强了药物的功效。如大黄配芒硝，则泻下作用更强，生石膏配知母，清热泻火作用更大。

（3）相使：即在用一种药物为主药时，配合其他药物来提高主药的功效。如脾虚浮肿时，用生黄芪配云茯苓，则补虚益气和利水消肿作用更大。

（4）相畏：即是一种药物的毒性能被另一种药物抑制或消除，如生半夏有毒，可以佐以生姜来消除它的毒性。

（5）相杀：即一种药物能消除另一种药物的毒性反应。如防风能解砒霜毒；绿豆能减轻巴豆毒性等。

（6）相恶：即两种药物配伍后，一种药物可以减弱另一种药物的功效。如人参大补元气，与莱菔子同用，就会减弱人参的补气作用。

（7）相反：即两种药物配伍应用后，可能发生较强的副作用。中医药书中载有"十八反""十九畏"，都是前人经验的总结。

总之，用药配伍的原则是当用相须、相使者为好；若有毒宜制，可用相畏相杀者；相恶、相反者则应避免。由于现代药理学的研究，对某些中药的药性和功效有了进一步的了解，使得在配伍方面亦产生新的启示。如已知药物含有大量鞣酸，在复方中就可能影响其他药物的吸收而降低疗效。

二、用药的禁忌

临床上立方遣药，要注意用药禁忌，它包括证候禁忌、配伍禁忌、妊娠用药禁忌、饮食禁忌等几方面。

1. 证候禁忌　各种药物都有其属性及气味、功效，各有它们自身的适应证。如果药不对证，轻则无效，重则可能产生不利于人体的药物反应和作用。例如麻黄辛微苦温，有发汗解表、宣肺定喘等功效，适用于外感风寒，表实无汗及肺气壅阻，咳嗽气喘等证，如患者表虚多汗或肺虚咳喘者，就不宜应用。又如大黄苦寒，具有泻热通便、荡涤积滞的功效，但只适用于大便燥结之实热证，对于年老体衰、津少便秘者，就当忌用。故凡药性与证情不合者，都应视为相对禁忌。

2. 配伍禁忌　中药配伍应尽可能做到"相须""相使"，以产生协同作用，取得更好的疗效。但如果两种以上药物相配后，药效减弱甚至消失，或者产生强烈副作用的，都应属于配伍禁忌。在药物配伍方面，中医药书中"十八反""十九畏"等的记载如下。

（1）十八反：据有人考证，最早的十八反记载以公元992年，宋王怀隐《太平圣惠方》为最早，而编成歌诀见之于张子和《儒门事亲》：本草明（李杲改为明）言十八反，半蒌贝蔹及攻乌，藻戟遂芫俱战草，诸参辛芍叛藜芦。这里的芍药包括白芍，赤芍两种，诸参包括人参、丹参、沙参、玄参、苦参等五参。对"相反"药的药味，古人未能列出相反药的具体理论和客观资料。近代学者曾进行了一些探索和研究，通过实验研究，初步证实大戟、芫花、甘遂与甘草配伍后，三药确能对小白鼠的毒性增强。同时，也证明其毒性增强的程度与甘草伍用的剂量以及药物的分浸、合浸有密切的关系，即甘草的用量越大，毒性亦越强；实验结果也表明三药共浸组的毒性较分浸组显著地提高。实验结果还表明，三药中芫花对小白鼠的毒性最大，甘遂毒性次之，大戟毒性最小。但是，从古至今也有不少方中就有一些相反药同用的例子，如汉代张仲景在《金匮要略》中用以治疗痰饮留结的甘遂半夏汤，甘遂即和甘草同用。清代《医宗金鉴》中治疗瘰疬的海藻玉壶汤，海藻即与甘草同用。现代临床上也有时将海藻与甘草同用，或将半夏与附子同用的。

（2）十九畏：除十八反外，还有十九畏，即硫黄畏朴硝，水银畏砒霜，狼毒畏密陀僧，巴豆畏牵牛，丁香畏郁金，牙硝畏三棱，川乌、草乌畏犀角，人参畏五灵脂，肉桂畏赤石脂。

有人概括成十九畏歌诀："硫黄本是火中精，朴硝一见便相争。水银莫与砒霜见，狼毒最怕密陀僧。巴豆性烈最为上，偏与牵牛不顺情。丁香莫与郁金见，牙硝难合京三棱。川乌草乌不顺犀，人参最怕五灵脂。官桂善能调冷气，若逢石脂便相欺。"便于记诵。

总之，"十八反""十九畏"的配伍禁忌，可以作为临床用药的参考，随着中药学的不断发展，"相反"所涉及的药物范围必然不局限于这些，我们应以科学态度来加以研究，通过临床实践和实验研究来加以评价。

3. 妊娠用药禁忌　妇女妊娠期间要注意药物的禁忌，因为某些药物具有滑胎、堕胎的作用，可造成流产。所以临证时要注意药物的妊娠禁忌。大多数毒性较强和药性峻烈的药物，如峻下逐水药、催吐药、破血通经药、剧毒药、通窍香窜药等属于禁用药，而许多有破气破血或辛热、滑利、沉降作用的药物，属于妊娠慎用药。但治疗孕妇疾病，应当抓住主证，如果没有必要，一般都应该避免使用上述各类药物。但是，如果孕妇患有恶性肿瘤，可根据病情需要斟酌选用药物，可根据"有故无殒，亦无殒也"的原则使用。当然，最好是终止妊娠，以便接受综合治疗。

4. 饮食禁忌　饮食禁忌就是一般所说的"忌口"，广义的说法除了食物与病情的关系外，还包括某些药物药性与饮食之间的关系，以及食物与食物之间的相反关系。

（1）食物与药物之间的禁忌和相反：在用某些药物治疗疾病时不宜同时再食用某些食物，以免减弱药物效果。如《本草纲目》有服药食忌 46 种，如地黄、何首乌忌萝卜，甘草、黄连、桔梗、乌梅忌猪肉，商陆忌犬肉，羊肉反半夏、菖蒲、薄荷忌鳖肉，鳖甲忌苋菜，常山忌生葱，土茯苓忌茶等。还有在服中药时，服绿豆汤可以减毒增效。服中药时饮茶亦有可能妨碍中药的吸收，因茶叶含有鞣酸。

（2）食物与病情之间的禁忌和相反：一般情况下，水肿时不宜吃盐，发热时不宜吃辛辣油腻食物，腹泻时不宜吃生冷瓜果，消化不良时应忌油炸坚硬食物。肿瘤患者的饮食，要因人、因病情、因治疗而异，食谱不宜太窄，忌口不宜太严。当然，各地中医均有不同的忌口主张，也不可能强求一律，只有通过大量实践，总结经验，才能进一步总结出科学的规律。

（3）食物与食物之间的相反：在古代食治及食谱等专著中，亦有相反食物，如元代忽思慧《饮膳正要》列举了 55 组 68 种相反食物，明代邝璠《便民图纂》列举禁忌食物 32 组 60 种，如葱与蜜相反，苋菜与鳖相反等，可见于专著，兹不赘述。

三、药物的用量

中药在临床上应用时的分量，应根据药物的性质、剂型的不同、疾病的轻重、配伍的关系以及患者体质强弱等情况而定。

（1）药物性能与用量的关系：药物分有毒无毒、峻猛缓和的不同。在使用剧毒药物、峻烈药物时，用量宜小，并宜从小剂量开始，视症情变化，逐渐增加，一旦病势减轻，应逐渐减少或立即停服，以免中毒或耗伤正气。又如芳香挥发性药物用量宜轻，厚味滋腻之品，用量较重。质重或不易煎出的金石、贝壳类药物较花、叶等药物用量要大，有些过于苦寒的药物，用量不宜过大，亦不宜久服。有些药物性能与用量有关，如红花轻用能养血，重用反能破血；黄连少用能健胃厚肠，重用反能化燥伤胃。

（2）剂型、配伍与用量的关系：一般情况下，汤剂的用量比丸剂、散剂要大，在复方中应用比单味药用量要小一些。

（3）病情与用量的关系：轻病、慢性病，剂量不必过重，病轻药重，反伤正气；重病或急性病，用量可适当增加，如病重药轻，则效果不好，但对肿瘤患者也不能无原则的大方大药，有的方中用药四五十味，甚至七八十味，药量累加达数十斤，可是煎出服药量只有数十毫升，其中所能溶解的有效成分有限，这样不但造成药物浪费，而且药味杂，相互作用复杂，药力不专。

（4）体质、性别、年龄与用量的关系：体质强的用量可重于体质弱的病人；儿童与老年人的用药量，应轻于一般壮年；妇女用药量一般较轻于男性患者。总之，药物用量须以病情需要为主，作全面考虑。

本书所采用的用量，一律以公制克为计算单位，如遇古书中的方药剂量则参照现代一般折算方法折算，原来中药处方中用量，是以旧制一市斤分十六两。以每市斤为 500g 计算，则一两约合 31.25g，一钱约合 3.125g，一分约合 0.3125g，为便于折算，一两均以 30g 计算，以此类推。但对于剧毒药的用量，应严格掌握，如雄黄一般只能用五厘至一分，即 0.15～0.3g。由于历代度量衡制的不断变革，造成古书中方药用量的考证困难。据考证，认为汉代一两，约折合市制 0.5165 两（西汉）及 0.4455 两（东汉）；古时的容量，西汉时一升约折合市制 0.34 市升，东汉时一升约合市制 0.2 市升。明、清两代的一两约等于现在市制的 1.194 市两，一升约折合 1.04 市升，这些在查阅古籍时可供参考。

第三节　常用给药方法

目前，抗肿瘤中草药制剂很多，常用的给药途径不外分全身和局部两大类。

全身给药除传统的汤剂、丸剂、散剂、丹剂外，还包括剂型改革的静脉注射液、肌内注射液等。全身给药途径能使药物迅速分布到全身各部位和组织中，起到抗肿瘤作用，但肿瘤局部的药物浓度往往不高，而且容易对其他正常器官和组织产生毒性反应和副作用。

局部给药除传统的局部外敷、熏洗、结扎、栓填等法外，还包括瘤内注射、腔内注射、膀胱灌洗、直肠保留灌肠等方法。局部给药能使患部有较高的药物浓度，并与肿瘤组织直接接触，能充分发挥药物的直接杀伤或抑制肿瘤细胞的作用，一般也没有全身性的毒性和副作用，但对体内肿瘤却无法应用此法。临床上在可能情况下，全身和局部用药相结合，疗效较好。但对于某一药物采用何种给药途径，要根据患者肿瘤的部位和性质，患者的体质以及该药的药理作用和毒性而定。有些药物已经制成了多种制剂，除单味或入复方煎服外，有的制成糖衣浸膏片、冲剂、静脉或肌内注射用的针剂等。但也有的药物目前只能口服才有效，如青黛；有的制剂刺激性较大，如长春花碱、长春新碱和三尖杉酯碱等，则不能口服，只适于作静脉滴注或推注；有的毒性较大，如农吉利碱，则只作局部用药。

从抗肿瘤中草药中提取有效成分，制成注射液作静脉给药、肌内注射给药，可以保证治疗所需的药物浓度，药物亦可不受消化道酶类的破坏，以及胃肠吸收功能的影响。目前这类制剂正在日益增多，但一定要在临床使用前，通过临床前药理研究及毒性试验，有的中药制剂有溶血作用，需要避免，要保证患者的安全。

第三章

肿瘤常用方剂选

肿瘤由于病种多样，病理组织来源不一，生物学特性不同，故其性质各异，临床表现证情复杂、变化多端，因而，用于临床辨证施治的方药不胜枚举。历代方剂创立繁多，均多从临证实践中总结而来，故有一定疗效。随着中医药学的不断发展，特别是中医治疗肿瘤研究工作的开展，近代又总结和报道了不少有效方剂，丰富了中医方剂学和肿瘤治疗学的内容。在肿瘤治疗中，根据中医辨证施治原则，各科常用方剂均能应用于肿瘤患者相应的病证，故不予赘述。本章仅简单介绍一些与肿瘤治疗有关的实用方剂，其中一些是用之有效的古方，一些是近年来各地报道有一定疗效的方药以及著者临证应用的经验方，供使用时参考。

正如上述，肿瘤病种多样、证情复杂多变，故决非一方一药所能完全取效，所谓有效方药，也只是在对某一种肿瘤，或某种肿瘤的某一阶段有一些疗效，也就是说，无论哪一个方剂，都有其适应证和应用范围，这就需要在临床实践中去观察和体验。特别需要在临床实践中根据中医辨证论治的原则去运用。

第一节　解毒诸方

肿瘤常为邪毒入侵、蕴蓄而成。郁毒化热，常表现为毒热之证。故清热解毒方药在肿瘤临床上最常用。但解毒不限于清热，诸如凉血、活血、化痰、滋阴、消肿等都可与解毒法结合。各地报道的抗癌中草药方剂中亦以解毒类方剂最多，现仅择其要者，供临床治疗时参考选用。

1. 解毒清热汤（《赵炳南临床经验集》）

蒲公英 30g，野菊花 30g，大青叶 30g，紫花地丁 15g，重楼 15g，天花粉 15g、赤芍 10g。

功用主治　清热解毒。可用于各种肿瘤及伴有感染、毒热壅盛者。本方为清热解毒重剂，苦寒直折，不可久服，以防伤胃。

2. 五味消毒饮（《医宗金鉴》）

紫花地丁、野菊花、蒲公英、金银花、紫背天葵各 30g。水煎，或入黄酒 100mL，再滚数沸，滤出药液，药渣如法再煎。分 3 次服。

功用主治　清热解毒。主治各种疔毒、肿瘤感染及肿瘤患者证属毒热壅盛者。

3. 黄连解毒汤（《外台秘要》引崔氏方）

黄连 10g，黄芩、黄柏各 6g，栀子 10g。以水 600mL 煮取 200mL，分 2 次服。

功用主治 泻火解毒。主治一切火热，烦躁狂乱，吐衄发斑等症。用于肿瘤合并感染，有实热证者。

4. 牛蒡解毒汤（古方）

牛蒡子 10g，甘草 6g，升麻 10g，生地、元参各 15g，天花粉 15g，连翘、白术、黄芩、桔梗、防风、青皮、葛根各 10g，山栀 9g，黄连 6g。水煎分服。

功用主治 清咽利肺，解毒清热。可用于咽喉肿痛，喉癌、舌癌、扁桃体癌及颈部肿物或转移性癌。

5. 漏芦升麻汤（《景岳全书》）

漏芦、大青叶各 10g，升麻 8g，黄芩、生甘草、玄参、牛蒡子（炒研）、苦桔梗、连翘各 5g。水煎分服。

功用主治 解毒清热。治时毒头面红肿，咽嗌堵塞，水药不下及一切红肿恶毒。可用于喉癌、扁桃体癌、肺癌、食管癌及恶性肿瘤并发感染表现为毒热壅盛者。

6. 龙蛇羊泉汤（民间经验方）

龙葵 30g，蜀羊泉 30g，蛇莓 15～30g。水煎分服。

功用主治 解毒抗癌。随辨病不同而加味，如肺癌加山海螺、鱼腥草、杏香兔耳风各 30g；食管癌加半枝莲、石见穿、石打穿各 30g；乳腺癌加蒲公英 30g，七叶一枝花、薜荔果各 15g；膀胱癌加土茯苓、龙须草、海金沙各 30g；淋巴肉瘤加黄药子、蒲黄根、海藻各 30g。水煎分服。

7. 解毒消瘤汤（经验方）

半枝莲、龙葵、草河车各 30g，白花蛇舌草 60g，北豆根 10g。水煎分服。

功用主治 清热解毒，抗癌消瘤。用于各种癌症患者具有毒热证者，方中之草药有抗肿瘤作用。

8. 三舌汤（经验方）

白花蛇舌草 30～60g，牛舌草（羊蹄根）30g，狗舌草 30g。水煎分服。

功用主治 清热解毒，凉血祛瘀。用于急性白血病、恶性淋巴瘤等，邪热壅盛或血热毒盛者，在此方基础上可加清热解毒、滋阴凉血之品。白血病可加徐长卿、墓头回、猪殃殃、七叶一枝花等，恶性淋巴瘤可加土贝母、夏枯草、僵蚕、土茯苓等。可随证加味运用。

9. 龙胆泻肝汤（《医方集解》）

龙胆草（酒炒）15g，黄芩、栀子、当归、柴胡、生地、泽泻、车前子各 10g，木通 6g，甘草 5g。水煎分服。

功用主治 泻肝清火。主治肝郁化火，肝火亢盛。乳癌肿物红肿疼痛、舌赤尿黄脉数者；耳下及颈部颌部肿物、肝癌、胆囊癌及其他癌症患者表现有肝经实火之证。如胁痛、口苦、心中烦热、目赤肿痛、耳聋耳肿、舌质红赤、舌苔黄厚而腻等，但须津液未伤者，本方苦寒直折，不能久服，免伤脾胃。

10. 当归龙荟丸（《宣明论方》）

龙胆草、黄芩、栀子、当归、黄连、黄柏各 30g，大黄、芦荟、青黛各 15g，木香 8g，麝香 1.5g（另研）。上为末，神曲糊丸，桐子大，每服 20～30 丸，姜汤、白汤任意送下。

功用主治　泻肝胆实火，清三焦毒热。此方在黄连解毒汤基础上加味而成。适用于肿瘤患者邪深热盛、肝胆实火而见头晕目眩、谵语发狂、便秘溲赤证候者。临床报道对慢性粒细胞白血病有效，并进一步研究证实，其中主要有效药物是青黛，而主要有效成分是青黛中的靛玉红。

11. 清瘤丸（《实用中医学》）

银花、白芷、大青叶、夏枯草、栀子各等量，及冰片少许，研末，炼蜜为丸，每丸重 6g，每服 1 丸，每日 2～3。

功用主治　清热解毒，消肿散结。适用于伴有实热之证的各类肿瘤患者。

12. 凉膈散（《太平惠民和剂局方》）

大黄、朴硝、甘草各 60g，山栀子、薄荷叶（去梗）、黄芩各 30g，连翘 120g。共为粗末，每用 6g，水 2 碗，入竹叶 7 片，蜜少许，煎至 7 成，弃渣，饭后温服；小儿可服 0.5g，随年龄加减服之。得利下，停服。近代用 10g，包煎；亦可用温开水调服 10g，或作汤剂，水煎服。

功用主治　清热解毒，泻火通便。用于上、中二焦热邪炽盛，烦躁口渴，面红唇焦，口舌生疮，胸膈烦热，咽痛吐衄，便秘溲赤等症。本方能使上、中二焦之邪热上清下泄，故名凉膈散。可用于肺部肿瘤、头颈部肿瘤患者具有上、中二焦邪热炽盛证候者。

13. 犀角地黄汤（《外台秘要》）

犀角（水牛角代）2～3g，生地黄 30g，芍药 12g，牡丹皮 10g，水煎分服，犀角（水牛角代）磨汁和服或犀角粉（水牛角代）冲服。

功用主治　清热解毒，凉血散瘀。主治温热之邪，深入血分，热甚动血，吐血、衄血、便血者。或热入营血，神昏谵语，斑色紫黑，舌绛起刺者。此方在急性白血病中常用，以此方为基本方，可加入清热解毒抗癌中草药，治疗急性白血病发热合并出血者。

14. 清瘟败毒饮（《疫疹一得》）

生石膏 30g，生地 20g，犀角（水牛角代）3g，川黄连 5g，栀子、黄芩、知母、赤芍、桔梗、连翘、丹皮、鲜竹叶各 10g，甘草 4g，玄参 15g。生石膏先煎沸数分钟，后下诸药，犀角（水牛角代）磨汁和服。

功用主治　清热解毒，凉血滋阴。主治一切火热邪毒之证，患者表现为大热烦躁，渴饮干呕，头痛如裂，昏狂谵语，或发斑吐衄，舌绛唇焦，脉沉细而数，或沉而数，或浮大而数等症。肿瘤患者特别是急性白血病患者，发热、热毒火邪充斥，变见诸证者，均可加减施治。本方为犀角地黄汤、黄连解毒汤、白虎汤三方加减而成，为大寒解毒之重剂。一般癌症患者发热无明显火毒证候者，效果较差。

15. 安宫牛黄丸（《温病条辨》）

牛黄、郁金、犀角（水牛角代）、黄芩、黄连、栀子、雄黄、朱砂各 30g，麝香、冰片各 8g，珍珠 15g，共为极细末，炼蜜为丸，每丸 3g，金箔为衣，蜡皮封存。脉虚者人参汤下，脉实者银花薄荷汤下，每服 1 丸。病重体实者，可日再服，甚至日 3 服。

功用主治　清热解毒，开窍安神。主治温热之邪内陷，热入心包，热闭神昏者，身热、烦躁不安以及中风窍闭等症。用于肿瘤患者有高热、神志不清及高热抽搐等症者。

16. 紫雪丹（散）（《太平惠民和剂局方》）

生寒水石、生磁石、生石膏、滑石各 1500g，捣碎，加水煎煮 2 日，出汤 3～4 次，弃渣，滤净。入青木香、沉香各 150g，丁香 30g，升麻、玄参各 500g，甘草 250g，再熬煎 1 日，出汤 2～3 次，取汁弃渣，将药液合并滤净，熬至膏状。取出，兑入玄明粉 5000g，火硝 1000g，搅匀，置阴凉通风处阴干，轧为细粉，过 130 孔箩。另将麝香 9g，朱砂粉 45g，羚羊角粉 1.8g，犀角粉（水牛角代）1.8g 分别研成细粉，与前十二味药粉 180g 兑研均匀。瓶装，每瓶 3g 或 1.5g。每次 1.5g，每日 1～2 次。市有售。

功用主治　清热解毒，镇痉开窍。主治热毒之邪内陷，高热烦躁，口渴唇焦，咽疼面肿，神昏谵语，大便燥结，小便黄赤，甚至抽搐、惊痫等症。肿瘤患者并发感染、高热不退、大便燥结者，用以清热解毒，安神镇痉。原方中有黄金入煎，《温病条辨》中将黄金删去，不用亦可。

17. 清凉甘露饮（《外科正宗》）

麦冬、知母、黄芩、石斛、枳壳（麸炒）、枇杷叶、银柴胡、犀角（水牛角代）、生地、茵陈蒿、生甘草各 3g，灯心草 20 根，淡竹叶 3g。水煎分服。

功用主治　滋阴解毒，生津润燥。主治茧唇（唇癌）脾胃积火，口渴痛硬，妨碍饮食，亦可用于口腔内舌癌、喉癌、齿龈癌等。

18. 益气养阴解毒方（经验方）

南、北沙参各 20g，石斛 15g，天冬、麦冬各 15g，生芪 20g，太子参 30g，生地 20g，玄参 15g，黄芩 10g，龙葵 30g，半枝莲 30g，七叶一枝花 15g。水煎分服。

功用主治　益气养阴，清热解毒。肿瘤患者常是气阴两虚，兼有毒热内蕴，或毒热耗伤气阴，或术后气阴已伤而毒热未尽者均可用。常用于肺癌、胃癌、肝癌、食管癌的手术治疗、放射治疗或化学治疗之后，以及白血病化学治疗后出现乏力、口干、舌红少苔、便干、干咳少痰、脉细数无力等症。

19. 加味犀黄散（经验方）

牛黄 3g，麝香 9g，乳香（去油）30g，没药（去油）30g，山豆根 30g，山慈菇 30g，田三七 30g，人参 30g。共为细末，每服 2～3g，胶囊装服，每日 2 次，或以黄酒送服。

功用主治　解毒消肿，活血止痛。主治各种癌症。根据癌症种类、部位及性质的不同，可按比例加减调整药味。

20. 神仙追毒丹（《医学纲目》）

五倍子锤破洗焙 90g，山慈菇（去皮净焙）30 克，千金子（去壳研去油取霜）30g，山豆根 30g，朱砂、雄黄、全蝎各 30g，红芽大戟（去芦洗净焙干）45g。共为细末，研入麝香 6g，以糯米饮为丸，分 40 丸，每服 1 丸，生姜、薄荷汁、井华水研服。

功用主治　解毒消肿，祛痰攻毒。主治痈疽发背及鱼脐疮，治诸风、痛、疥、肿瘤等。著者曾将此方适用于各种癌症。

21. 玉枢丹（又名太乙紫金锭《外科正宗》方）

山慈菇 60g，续随子（千金子）霜 30g，红芽大戟 45g，五倍子（去外毛内垢）60g，麝香 9g，雄黄 9g，朱砂 9g。前四味研细末过箩，后三味分别研细与上药套匀，糯米面 100g 蒸糊，搅拌均匀，压片切块，市售每锭 3g。内服每次 1～3 锭，开水化服。外用：冷开水磨化，涂敷患处，日敷数次。

功用主治　辟秽解毒，消肿散结。用于疔毒恶疮、结核肿痛、无名肿毒及肿瘤患者。治疗食管癌、胃癌及其他恶性肿瘤如淋巴肉瘤等。

22. 六神丸（市售雷允上六神丸）

麝香、牛黄、冰片、珍珠粉、明雄黄粉、蟾酥、百草霜等。每服 10 粒，每日 2～3 次。

功用主治　清热解毒，消肿止痛。主治咽喉肿痛，烂喉丹痧，喉痹失音，口舌糜烂，腮项肿痛，痈疽疮疖，无名肿毒。适用于口腔癌、喉癌、舌癌、扁桃体癌、齿龈癌等。

23. 梅花点舌丹（《疡医大金》）

乳香、没药（均醋炙）各 90g，沉香 45g，血竭 90g，白梅花 470g，葶苈子 90g，生硼砂 90g，生石决明 54g，雄黄粉 90g，蟾酥粉 180g，牛黄 45g，珍珠粉 27g，冰片 45g，麝香 27g，熊胆 27g（熬汤打丸用），朱砂 90g。前八味共研细末，过 130 孔筛，混匀，后七味分别研细粉，与上药套研均匀，用熊胆水泛丸，每百粒重 6g，每瓶内装 10 粒，每服 2～3 粒，每日 2 次。先饮水一口，将药放在舌上，以口麻为度，再用温黄酒或温开水送下。外敷用醋化开，敷患处。

功用主治　清热解毒，消肿止痛。主治无名肿毒，痈疽疔疮，乳痈乳癌，坚硬红肿，可用以治疗乳腺癌、食管癌、舌癌、喉癌、口腔癌、齿龈癌等。

24. 至宝丹（《太平惠民和剂局方》）

犀角（水牛角代）、生玳瑁、琥珀、雄黄、朱砂各 30g，牛黄 15g，麝香 3g，冰片 3g，安息香 45g。上药分别研为细粉，过 130 孔筛，兑研均匀。炼蜜为丸，每丸重 3g。如为散剂，每瓶内装 0.6g 或 1.2g。

功用主治　开窍安神，清热解毒。主治温病痰热内闭，神昏谵语，身热烦躁，痰盛气粗，舌赤苔黄，小儿急惊风，高热抽搐。肿瘤患者高热神昏、白血病脑病高热神志昏迷时用之。

第二节　散结诸方

散结消肿是肿瘤治疗的主要目的和方法之一。由于药物作用不同，有理气散结、活血散结、化痰散结、软坚散结等不同方药，现举其要者，例述如下：

1. 十六味流气饮（《万病回春》）

当归、人参、白芍、桔梗、川芎、枳壳、厚朴、白芷、苏叶、防风、乌药、槟榔各 10g，黄芪 20g，官桂、木香各 4g，甘草 6g。水煎分服。

功用主治　行气疏风，调和气血。主治乳腺癌早期有肝郁气滞、气虚血亏者。

2. 乳腺癌方（郁氏经验方）

郁金 10g，玫瑰花 10g，青皮、陈皮各 8g，橘叶、赤白芍、山慈菇、僵蚕各 10g，当归 15g，瓜蒌 30g。水煎分服。

功用主治　理气疏肝，消肿散结。主治乳腺病，乳腺癌初起，或乳腺癌手术后治疗。

3. 神效瓜蒌散（《妇人大全良方》）

瓜蒌一个研烂，当归（酒洗）、生甘草各 15g，乳香、没药各 3g。用酒煎服，如不能饮酒，以酒水各半煎服。

功用主治 通乳消肿，活血散结。本方为治疗乳腺疾病的通用方之一，治乳岩（乳癌）及一切乳腺疾病，并治瘰疬疮毒、痈疽余毒。如数剂不效，宜以补气血之药兼服之，如四君子汤或四物汤合升麻、柴胡等服之。

4. 清肝解郁汤（《外科正宗》）

当归、生地、白芍、川芎、陈皮、半夏各 8g，贝母、茯神、青皮、远志、桔梗、苏叶各 6g，生栀子、木通、生甘草各 4g，醋制香附 10g。水煎加生姜 3 片，空腹服。

功用主治 清肝解郁，理气散结。治乳中结核如梅李，按之不移，时时隐痛，皮色如常，肿物坚硬。初起形体尚实者用之。

5. 海藻玉壶汤（《外科正宗》）

海藻、昆布、贝母、陈皮、青皮、川芎、独活、海带各 10g，连翘 15g，当归身 15g，甘草 6g。水煎分服。

功用主治 化痰散结，软坚消瘿。主治石瘿（甲状腺癌），为治瘿通用方。

6. 治乳癌方（《窦太师外科全书》）

川芎、柴胡、青皮、香附各 60g，甘草、延胡索、陈皮、桔梗、黄芩、栀子、枳壳、天花粉、乌药、白芷、贝母、炒蔓荆子各 30g，砂仁 45g。共为细末，水泛为丸，每服 6g，每日 3～4 次。作煎剂服之亦可。

功用主治 疏肝理气，解毒散结。治乳腺癌初起，或乳中结核，或乳痈初起。

7. 龟甲金橘丸（《顾氏医苑》）

炙龟板 150g，金橘叶 60g。同研细末，水泛为小丸，每服 10g，每日 2 次。

功用主治 软坚解毒。治乳腺癌溃烂。

8. 治乳癌方（《疑难急症简方》）

生螃蟹壳瓦上焙焦，研末酒冲，每服 6g，以消为度。

功用主治 软坚散结。治乳腺癌初起，坚硬，肿物如豆大。

9. 噎食开关方（《增订医方易简》）

白硼砂 4.5g，青黛 3g，沉香 6g，三味研细末。白萝卜 500g 取汁，白马尿 500mL，生姜 250g 取汁。共入铜锅内熬成膏状，每次用膏 3 匙，加前药末 0.3g，酒送下，每日 3 次。

功用主治 开关通噎。治噎膈，食饮不下。适用于食管癌、贲门癌。原方称如系反胃症，则以黑驴尿 500mL 代替白马尿。反胃症包括胃癌在内。

10. 噎膈酒（《增订医方易简》）

荸荠 120g 捣末，厚朴（姜炒）30g，陈皮 30g，白豆蔻 30g，白糖 120g，橘饼 30g，冰糖 120g，蜂蜜 60g，白酒浆 1500mL，烧酒 1500mL。入酒罐泡药十数日。每日早、中、晚饮之，量不拘，不令醉。

功用主治 理气消噎。治噎膈不通，气膈不下。适用于食管癌。

11. 九仙夺命丹（《奇效良方》）

煅白矾、枳壳、豆豉各 30g，半夏、厚朴（姜炙）各 15g，木香、天南星（姜炙）各 6g，人参、甘草各 3g。以上九味共为细末，以人参、厚朴煎汤调糊为丸，每服 3g，用平胃散煎汤送下，加山楂名十圣夺命丹。切忌诸般生冷及酒。

功用主治　益气和胃，理气化痰。治噎膈反胃，体虚而气滞痰凝者，可用于胃癌偏于虚寒者。

12. 噎膈方（《良方集腋》）

威灵仙 60g，水浸一宿，次日取出，捣烂绞汁，入食盐 4.5g，刮入狗宝末 1g，共调和炖温服，服之少顷，患者觉上焦胸膈之间，气机旋扰作动，勿令呕出。次日仍用威灵仙 60g，浸之隔宿，如前捣汁，入食盐 4.5g，刮入狗宝末 1.2g，调服之，觉动处略向下，第 3 日仍如前法，狗宝末用 1.5g，调服后不久，扰动处更往下走，后大便下黑血痰涎，下之后，正气虚耗，必须预备参剂服之，则气机通利，病即得愈，愈后必食淡 1 年，庶不再发，倘不能食淡，再发不治。此方称神验噎膈方。主药为威灵仙、狗宝两味，其中威灵仙现著者亦常用于治疗食管癌。

功用主治　通利降逆，开郁解毒，消痰涎。用于噎膈，呕吐食饮不下。

13. 膈气丹方（《钟秀堂外科药方》）

沉香 6g，半夏 30g（姜汁炒），木香 6g，陈皮、甘草、枳实（炒）24g，青皮 6g，槟榔 24g，硼砂 10g（醋炒），檀香 9g。共为细末，神曲和丸，每次服 2g，砂仁汤送下。服药 3 日后，服下方：石见穿草 5～6 叶，仙人对坐草三叶，煎汤半碗，加好酒在内，食之即吐，吐后膈气即见效。

功用主治　理气消膈。治食管癌、贲门癌。

14. 一枝箭方（《外科医学心镜录》）

白及 4.5g，天花粉、白芷、牙皂各 3g，金银花 5g，乳香、半夏、川贝母各 3g，穿山甲 4g，当归 4g，甘草 1.5g。共为细末，生姜 2 片，水煎去渣，入黄酒一小杯，分 2 次服。

功用主治　活血解毒，化痰散结。治一切无名肿毒，可解毒、消肿、止痛。适用于治疗肺癌、乳腺癌及其他癌症。

15. 瘿瘤神方（《红炉点雪》）

海带、海藻、昆布、海螵蛸、海浮石各 30g，紫背天葵（晒干）60g，夏枯草（晒干）60g，带子连翘 60g，贝母 30g，桔梗、天花粉各 30g，皂刺 15g。共为细末，炼蜜为丸，梧桐子大，每次百丸，饭后白汤送下。

功用主治　软坚解毒，化痰散结。主治瘰疬、结核、瘿瘤等。

16. 夏枯草膏（《医宗金鉴》）

夏枯草 750g，当归、白芍、黑元参、乌药、浙贝母、僵蚕各 15g，昆布、桔梗、陈皮、川芎、甘草各 9g，香附（酒炒）30g，红花 6g。水煎浓汤，滤过去渣，将药汁熬稠，兑蜂蜜 250g，再熬成膏，每服 1、2 匙，热开水冲服，约合每次 15g。

功用主治　消坚散结，理气活血。主治瘰疬坚硬，亦可用于乳腺癌、恶性淋巴瘤等。可常服。

17. 鳖甲煎丸（《金匮要略》）

鳖甲 90g，射干 23g，黄芩、大黄、干姜、鼠妇、桂枝、石韦、厚朴、凌霄花、阿胶各 23g，柴胡 45g，芍药、丹皮、䗪虫各 38g，葶苈子、半夏、人参各 8g，蜂房 30g，赤硝 90g，蜣螂 45g，桃仁 16g。碾成细末，古代以清酒浸锻灶下灰，入鳖甲于内，煮烂如胶样，取汁，煎诸药为丸，如梧桐子大，空心服 7 丸，一日 3 次。近代用法，吞服 6～9g，或以 15～20g 包煎入汤剂。

功用主治 消癥化积。治胁下痞硬有块，用于腹腔包块及肝癌等。因寒热痰湿之邪与气血相搏，留滞而成癥积。本方用动物虫类药，配行气逐血之品，以搜剔蕴结之邪。病久正虚邪实，故方中攻补兼施，以达到消癥化积之效果。

18. 马氏内消乳岩方（《马培之医案》）

僵蚕、蒲公英、全瓜蒌、连翘、夏枯草、川贝母、元参、栀子、香附、当归、羚羊角、毛慈菇、青皮、橘叶、泽兰、柴胡、蜀羊泉。

功用主治 理气解郁，化痰解毒散结。治乳岩（癌），使之内消。亦可治乳中结核、乳痈初起等症。

19. 涤痰汤（《济生方》）

姜半夏、胆南星各 8g，橘红、茯苓、枳实各 6g，人参、菖蒲各 3g，竹茹 2g，甘草 1.5g。加生姜、大枣，水煎分服。

功用主治 豁痰开窍，理气调中。主治顽痰胶结、痰厥、眩晕、胸脘痞塞及中风痰厥等症。亦用于肿瘤患者具有痰证表现者。

20. 内消瘰疬丸（《疡医大全》）

夏枯草 250g，海藻、天花粉、连翘、生地、当归各 30g，玄参 150g，川贝母、海蛤粉、制大黄、桔梗、硝石各 30g，大青盐 150g，薄荷、白蔹、甘草、枳壳、各 30g。共研细粉，过箩，水泛成丸。每服 6～9g，每日 2 次，温开水送下。

功用主治 消坚散结，化痰通下。主治瘰疬鼠疮、项下结核坚硬肿痛（未溃或已溃）、大便燥结者。常用于治甲状腺肿瘤、乳腺癌，恶性淋巴瘤等。

21. 小金丹（《外科全生集》）

白胶香、草乌、五灵脂、地龙、木鳖子各 45g，乳香、没药、当归各 22g，香墨 4g。上九味共研细粉，兑研麝香 9g，糯米粉 40g，同上药末糊厚，千槌打融为丸，如芡实大，每料约 250 粒，每次服 1 至 2 粒，用黄酒或温开水送下。每日 2 次。

功用主治 化痰散结，祛瘀通络。主治痰核流注、瘰疬、乳岩（癌）、阴疽。凡肿瘤患者证属寒湿痰瘀阻络者均可使用，但证虚者不相宜。

22. 蟾酥丸（《外科正宗》）

蟾酥（酒化）6g，轻粉 1.5g、枯矾、寒水石、铜绿、乳香、没药、胆矾各 3g，麝香 3g，雄黄 6g，蜗牛 21 个，朱砂 9g。蜗牛研烂，同蟾酥和研调黏，再入其他各药（先各研为末），共捣极匀，做丸如绿豆大，每服 3 丸，用葱白 5 寸，嚼烂包药用热酒送下，盖被出汗为度。

功用主治 解毒消肿，活血定痛。主治一切恶疮、痈疽疔毒等。用于各种癌症患者，不宜过量，有心、肝、肾功能损害者慎用。

23. 西黄丸（《外科全生集》）

牛黄 1.5g，麝香 4.5g，乳香、没药各 30g。研极细末，用黄米饭 30g，捣烂为丸，晒干，每服 3～6g，陈酒送下。

功用主治 行瘀散结，解毒消肿。主治乳癌乳痈，瘰疬痰核，肺痈肠痈等。久服损胃气。

24. 醒消丸（《外科全生集》）

乳香、没药各 30g，明雄黄 15g，麝香 4.5g。乳香、没药研粉过箩混匀，后两味分别研细末兑入，每 30g 药粉，取黄米面 10g 打糊，搅匀制丸，每 900 粒干重 30g，每服 3g，每日 2次，温黄酒或温开水送下。

功用主治　消肿散结，解毒活血。主治痈毒初起，乳痈乳癌，瘰疬鼠疮，疔毒恶疮，无名肿毒等。

25. 平瘤丸（《实用中医学》）

蜂房、蛇蜕、血余炭、陈棕炭、苏地龙、木鳖子。共研细末，蜜丸重 6g，每服 1～2 丸，每日 2 次。

功用主治　消肿散结，止血止痛。用于各种癌症寒热持平者。常用于溃疡型胃癌及肿瘤患者的上消化道出血。

26. 化瘀丸（《实用中医学》）

水蛭、虻虫、王不留行、蟅虫、草河车、生牡蛎、桃仁、蔻仁、白芷、当归、郁金、陈皮、夏枯草、赤芍、红花。共研细末，炼蜜为丸，每丸重 6g，每服 1 丸，每日 2 次。

功用主治　活血化瘀，软坚散结。适用于肿核包块及癌症患者具有血瘀证候者。

27. 急灵仙方（郁氏经验方）

急性子 10g，木鳖子 10g，威灵仙 30g，半夏 10g，瓜蒌 30g，郁金 10g，老刀豆 15g，山豆根 10g。水煎分服。

功用主治　化痰解毒，降逆消噎。本方为著者临床常用经验方，治食管癌梗阻，口吐涎沫，进食发噎，大便干燥。如梗阻明显，配合上方通道散，有改善症状的效果。

28. 槿花散（《袖珍方》）

千叶白槿花，阴干为末，老米泔调服，每次 3g，每日 3～4 次。

功用主治　解毒消噎。用于食管癌、贲门癌有噎膈症者。

29. 舒肝溃坚汤（《医宗金鉴》）

夏枯草、僵蚕（炒）各 6g，香附子（酒炒）、煅石决明各 4.5g，当归、白芍（醋炒）、陈皮、柴胡、川芎、穿山甲（炒）各 3g，红花、片姜黄、甘草（生）各 1.5g，灯心为引。水煎，空腹热服。

功用主治　疏肝解郁，软坚散结。主治瘰疬、上石疽、颈部转移性癌灶、乳腺癌、恶性淋巴瘤等。

30. 琥珀黑龙丹（民间验方）

琥珀 30g，血竭 60g，京墨、五灵脂、海带、海藻、南墨各 15g，木香 10g，麝香 8g。研细末，炼蜜为丸，每丸重 3g，每服 1 丸，以热黄酒送下。

功用主治　软坚散结，破瘀消瘿。主治瘿瘤、瘰疬及颈部肿物。

31. 化毒内托散（《证治准绳》）

乳香、穿山甲、白及、知母、贝母、半夏、银花、皂角刺、天花粉各 3g。共为粗末，用米酒 1 碗煎至半碗，去渣温服。

功用主治　化痰散结，解毒消肿。凡患痈疽发背、对口恶疮、乳岩（癌）乳核、无名歹疮，能令内消。可用于乳腺癌、肺癌等，佐以解毒抗癌药味。

32. 大黄䗪虫丸（《金匮要略》）

大黄 300g，生地黄 300g，黄芩、水蛭各 60g，蛴螬、虻虫各 45g，桃仁（去皮）、杏仁（去皮炒）、芍药各 120g，甘草 90g，干漆 30g，土鳖虫 30g。共研细末，炼蜜为丸，每丸重 3g，每服 1 至 2 丸，温开水送下。

功用主治　活血消肿，去瘀散结。主治气血凝滞，血瘀不通，积聚痞块，血瘀腹痛，干血痨及腹中肿块等症。现用于治疗肝癌、卵巢癌等有腹腔肿块且有血瘀证候者，如体弱血虚无血瘀证者慎用。

第三节　攻 毒 诸 方

肿瘤为邪毒凝聚而成。毒结太深，一般解毒清热之品，无法解毒祛邪，故古今医家及民间用有毒之品，逐邪攻毒。但此类方药宜慎用。患者形体尚实时或可试，如气血已伤，正气虚亏者亦不可贸然尝试。此类方药用时应中病即止，观察细致，以免伤正。

1. 九龙丹（《外科正宗》）

儿茶、血竭、乳香、没药、木香、巴豆（不去油）各等分为末，生蜜调成 1 块，瓷盒盛之，旋丸绿豆大，每服 9 丸；空腹热酒 1 杯送下，行大便四五次方吃稀粥，肿甚者间日再用 1 服。

功用主治　活血攻毒。治鱼口便毒，横痃。可用以治疗腹腔恶性肿瘤伴有腹水者。

2. 巴豆五物丸（《存心堂集验方》）

巴豆 60g（去皮心熬勿黑，别研如脂），杏仁 30g（去皮尖，别研如脂），续随子 30g（去壳取白色者别研如泥），桔梗 60g，商陆 30g，各药均须精新，先捣桔梗、商陆为细末，将其余药和匀，又持 2 千杵，蜜和丸，如绿豆大，即巴豆五物丸。密器中贮之，莫令泄气，未食空腹服 2 丸，每日 2 次，白汤下。病重者 3～4 丸，长期服用者每日 1 丸，除去病痛有效。

功用主治　化痰逐饮，消癥攻积。治癥瘕积聚，痞结大坚，心腹痛，留饮痰癖，大腹水胀，面目四肢浮肿，妇女血结月闭，下恶物。适用于癌症及癌性胸腹水。

3. 平消丹（《癌瘤中医防治研究》）

枳壳 30g，炒干漆 6g，五灵脂 15g，郁金 18g，白矾 18g，仙鹤草 18g，火硝 18g，制马钱子 12g。共为细粉，水泛为丸，每服 1.5～6g，每日 3 次，开水送下。

功用主治　攻坚破积，祛毒消肿。用于各种恶性肿瘤，结合其他辨证施治方药。

4. 法制灵鸡蛋（《医宗金鉴》）

斑蝥（去头、足、翅）7 个，鸡蛋 1 个，顶上敲开小孔，入斑蝥在内，纸封固，于饭上蒸熟，取出去壳，切开去斑蝥，五更空心和米饭嚼服。候尿液通如米泔水或如脂样，即其验也。如大便、小便不通，即服琥珀散数帖。然后常服内消连翘丸。

功用主治　攻坚蚀疮，破积散结。此即斑蝥煮鸡蛋方，但此方斑蝥用量较大，一般放 2 个即可。此药有毒副反应，主要产生泌尿道刺激症状，尿频尿痛，甚则因肾功能损伤而导致急性尿闭，不可不防。此方用以治疗瘰疬结核，民间亦用以治疗癌症及颈部肿物。有效剂量与中毒剂量相近。故需严密观察。如尿道疼痛，可用青黛 3g 以甘草汤调下，其痛即止，或多饮绿茶。如尿不畅或尿少，服琥珀散以利尿通便，泻毒清热。附琥珀散方：琥珀、黄芩、白茯苓、乌药、车前子、瞿麦、茵陈蒿、石韦、紫草、茅根、连翘各等分，共为极细末，每服 10g，用灯心汤调下，不拘时服。内消连翘丸方：连翘 60g，核桃仁、白及、射干、夏枯草、土瓜根、泽兰叶、沙参、漏芦各 45g，共为细末，入核桃仁研匀，酒糊为丸，如梧桐子大。每服 30～50 丸，空腹或饭前服，盐汤或酒送下。

第四节　扶正诸方

肿瘤患者常见有虚证，或虚实兼见，正虚而邪实。内虚为肿瘤内因之一，在内虚基础上，外界致癌因子侵入体内而引起肿瘤发生；癌症患者久病耗伤气血，引致阴阳失调，脏腑亏虚，在临床上表现为虚证。癌症患者经过手术切除、放射治疗、化学治疗后往往出现正气虚亏表现，所以扶正培本治疗是中医治疗癌症的重要法则之一。

古今具有扶正作用的方药很多。有补阴、补阳、补气、补血等不同，应根据辨证施治原则，灵活运用。近年来，进一步开展了扶正培本法在肿瘤临床上的应用及其作用机制的研究，更显示出扶正方药在中医治疗肿瘤时的重要作用。下述代表性的扶正方药。

1. 阳和汤（《外科全生集》）

熟地黄 30g，白芥子（炒研）6g，鹿角胶 10g，肉桂（去皮研粉）3g，姜炭 1.5g，麻黄 1.5g，生甘草 3g。水煎分服。

功用主治　温补和阳，散寒通滞。主治一切阴疽、贴骨疽、流注等阴寒之证。注意选证精当，虚寒证才能服用，阳证切不可用。马培之说："乳岩万不可用。阴虚有热及破溃日久者，不可沾唇。"著者常用以治疗肿瘤有虚寒证者，或良性软组织肿瘤等。

2. 化瘤丸（《实用中医学》）

党参、熟地、紫河车、制马钱子、甘草。共研成细末，炼蜜为丸，每丸重 6g，每服 1 丸，每日 2～3 次。

功用主治　益气血，补精髓，消肿止痛。为攻补兼施之方。用于癌症患者气血大亏精血不足而肿毒恶疮未尽，不能胜任攻毒伐邪者。

3. 香贝养荣汤（《医宗金鉴》）

白术（土炒）12g，人参、茯苓、陈皮、熟地、川芎、当归、贝母、香附、白芍各 6g，桔梗、甘草各 3g。水煎分服。

功用主治　气血双补，养荣散结。主治乳癖、乳腺癌而见气血双亏、正气大衰者。亦用于其他癌症患者手术后气血双亏、正气不足者。

4. 和荣散坚丸（《医宗金鉴》）

川芎、白芍、当归、茯苓、熟地、陈皮、桔梗、香附、白术各 3g，人参、甘草（炙）、海蛤粉、昆布、贝母各 15g，升麻、红花各 10g。以夏枯草 500g 煎汤，加蜜 200g 收膏，合上药为丸，如梧桐子大，每次服 10g，白汤，（开水）送下，空腹服。

功用主治　补气养血，和荣散结。主治失荣、上石疽，局部不红不热、渐觉肿大的肿物，

如恶性淋巴瘤、颈淋巴结转移癌及其他阴疽恶疮之类伴有气血双亏者。

身热，加黄芩、柴胡；自汗、盗汗，去升麻，倍人参，加黄芪；饮食不化，加山楂、麦芽；胸膈痞闷，加泽泻、木香。咳嗽有痰，加杏仁、麦冬；口干作渴，加知母、五味子；睡眠不宁，加黄柏、远志、枣仁；惊悸健忘，加茯神、石菖蒲；有汗恶寒，加薄荷、半夏；无汗恶寒，加苍术、藿香；妇女经事不调，加延胡索、丹皮；腹胀不适，加厚朴、大腹皮；大便燥结，加大黄、玄明粉；肿核坚硬，加僵蚕、炮山甲。

5. 四君子汤（《太平惠民和剂局方》）

人参、甘草、茯苓、白术各等分。研为细末，每服 6g，煎服。

功用主治 益气健脾。凡肿瘤患者正气不足，脾虚胃弱，食少便溏，面苍白乏力者，均可以本方加减。肿瘤患者术后气虚、脾胃虚弱者亦常以本方为基础加减用药。

6. 四物汤（《太平惠民和剂局方》）

熟地黄、白芍、当归、川芎各等分。研为粗末，每服 10g，水煎热服。

功用主治 补血调血。治一切血虚血滞。肿瘤患者见有血虚证候者。临床上如兼气虚，可加人参、黄芪，兼有瘀血，可加桃仁、红花；血虚且寒，则加肉桂、炮姜；血虚而热，则加黄芩、丹皮；如欲行血则去白芍；如要止血则去川芎。本方是养血主方，亦为调经要方，常与其他扶正药合用。

7. 补中益气汤（《内外伤辨惑论》）

黄芪 15g，甘草（炙）10g，人参 10g，当归 6g，橘皮 10g，升麻 10g，柴胡 10g，白术 10g。水煎服。

功用主治 升阳益气，调理脾胃。治气虚发热、气虚下陷等证。肿瘤患者脾气亏虚、清阳不升、气血虚损而生大热者，或大便泄泻、脱肛等症均可应用。

8. 生脉散（《医学启源》）

人参 10g，麦冬 10g，五味子 6g。水煎服。

功用主治 益气养阴，生津敛汗。治气虚津亏，或热伤元气，汗多体倦，气短口渴，脉虚者。肿瘤患者手术后多见气阴两虚，或在放射治疗后出现气阴两虚，均可以本方加其他药调理。

9. 当归补血汤（《内外伤辨惑论》）

黄芪 30g，当归 6g。水煎，饭前空腹服用。

功用主治 补气生血。治气亏血虚、劳倦内伤所致血虚发热，肌热面赤，烦渴欲饮，脉洪大而虚，以及肿瘤患者失血后、溃破后或手术后气亏血虚，妇女产后血虚发热、头痛等。

10. 归脾汤（《正体类要》）

白术、茯神、黄芪（炒）、龙眼肉、酸枣仁（炒）各 30g，人参、木香各 15g，甘草（炙）、当归、远志各 3g。研粗末，每服 12g，加生姜 5 片，大枣 1 枚，水煎去渣服。

功用主治 健脾养心，益气补血。治劳伤心脾，怔忡健忘，惊悸盗汗，发热体倦，食少不寐，脾虚气弱，妇人崩中漏下。肿瘤患者具有上述心脾两虚证候者。

11. 八珍汤（《瑞竹堂经验方》）

当归、川芎、白芍、熟地黄、人参、白术、茯苓各 10g，甘草（炙）5g。水煎服，加生姜 3 片，大枣 2 枚，饭前服。

功用主治　补益气血。主治久病气血两虚，或失血过多，血虚发热，烦躁口渴。肿瘤患者久病消耗，气血两虚、面黄肌瘦者多用之。

12. 十全大补汤（《太平惠民和剂局方》）

即八珍汤加黄芪 15g，肉桂 3g。水煎服。

功用主治　补气养血，温补脾肾。治虚劳咳喘，气虚失血，月经不调，一切虚寒证候。常于肿瘤患者正气大亏、气血不足、脾肾气虚时使用。

13. 六味地黄汤（丸）（《小儿药证直诀》）

熟地黄 25g，山萸肉 12g，山药 12g，泽泻 9g，茯苓 9g，丹皮 9g。作汤剂，水煎服；作蜜丸，每丸重 9g，每服 1 丸，每日 2 次。

功用主治　滋阴补肾。主治肾阴亏损，虚火上炎。凡久病患者，出现腰膝痿软，头晕目眩，耳鸣耳聋，自汗盗汗，遗精梦泄，舌燥咽痛，齿动牙摇，足跟作痛，午后潮热等症者，均可用之。肿瘤患者在放射治疗和化学治疗后常出现阴虚证候，可以本方治疗。还有报道本方可抑制食管上皮重度增生，对防止和治疗食管癌前病变可能有益。此方补中有泻，寓泻于补，"有熟地之腻补肾水，即有泽泻之宣泄肾浊以济之；有萸肉之温涩肝经，即有丹皮之清泻肝火以佐之；有山药之收摄脾经，即有茯苓之淡渗脾湿以和之。药虽六味，而有开有合，三阴并治"。（《医方论》）。以本方为基础，加知母、黄柏，称知柏地黄丸，治阴虚火旺，潮热骨蒸等症；加枸杞子、菊花，称杞菊地黄丸，治肝肾不足，眼花目涩；加五味子，称都气丸，治肾虚气喘；加麦冬、五味子称八仙长寿丸，治肾虚喘咳等症。

14. 左归丸（《景岳全书》）

大熟地 240g，山药 120g，枸杞子 120g，山萸肉 120g，川牛膝 90g，菟丝子 120g，鹿角胶 120g，龟板胶 120g。先将熟地蒸烂，杵膏与余药研末，炼蜜为丸，如梧桐子大，用热开水或淡盐汤送下，每次百余丸。

功用主治　滋阴补肾。凡肾亏阴虚、精髓内亏、津液枯涸等证均宜用此方。肿瘤患者因放射治疗和化学治疗后引起肾亏阴虚、血象下降者均可服用。

15. 肾气丸（《金匮要略》）

干地黄 240g，山药 120g，山萸肉 120g，泽泻 90g，茯苓 90g，丹皮 90g，桂枝 30g，附子 30g。上为末，炼蜜为丸，每重 9g，每次 1 丸，每日 2～3 次，温开水或淡盐水送下。

功用主治　温肾补阳。主治肾阳不足，腰膝酸冷，小便不利，痰饮浮肿等症。本方加牛膝、车前子，称济生肾气丸，治肾虚腰沉脚肿，小便不利。

16. 右归丸（《景岳全书》）

熟地黄 240g，山药 120g，山萸肉 90g，枸杞子 120g，菟丝子 120g，鹿角胶 120g，杜仲 120g，肉桂 60g，当归 90g，附子 60g。将熟地黄蒸烂杵膏，余药研末，炼蜜为丸，每丸重 6g，每服 2 丸，每日 2 次，热开水或淡盐水送下。

功用主治　补肾温阳。主治真阳不足，神疲气怯，形寒畏冷，饮食少进，肢痛浮肿。原方提出加减法：如阳衰气虚，必加人参为之主，量由 60～180g 不等，随虚实以为增减；如阳虚精滑，或带浊便溏，加补骨脂 90g；如飧泄不止，加五味子 90g，肉豆蔻 90g；如脾胃虚寒，加干姜 90～120g，如腹痛不止，加吴茱萸 60g，如腰膝酸痛，加胡桃肉（连皮）120g；如阴虚阳痿，加巴戟肉 120g，肉苁蓉 90g。

17. 乌鸡白凤丸（《寿世保元》白凤丹方加减）

人参 128g，白芍 128g，当归 144g，鹿角霜 48g，丹参 128g，天门冬 64g，熟地黄 256g，鹿角胶 128g，牡蛎 48g，甘草 32g，鳖甲（炙）64g，香附（炙）128g，桑螵蛸 48g，乌鸡（去毛、爪、肠）640g，生地黄 256g，川芎 64g，黄芪 32g，芡实 64g，银柴胡 26g，山药 128g。制法略，市售每丸重 10g。每次服 1 丸，每日 2 次，温黄酒或开水送下。

功用主治　补气养血，滋阴补肾。主治气血两虚。应用于化学药物治疗后慢性肝功能损害。

18. 扶正祛邪方（郁氏经验方）

生黄芪 30g，太子参 30g，白术、云苓、陈皮、补骨脂各 10g，半枝莲、白花蛇舌草、白英、藤梨根、焦三仙各 30g，草河车、龙葵各 15g。水煎分服，每日 1 剂。

功用主治　健脾补肾，解毒抗癌。适用于各种癌症手术后，放射治疗后及化学治疗后的间歇期，作维持和巩固治疗用。

19. 调理脾胃方（郁氏经验方）

生黄芪 30g，党参 15g，陈皮 10g，半夏 10g，枳壳 10g，厚朴 10g，生三仙 30g，石斛 15g，砂仁 6g，内金 10g，云苓 10g。水煎分服，每日 1 剂。

功用主治　健脾和胃，益气行滞。用于肿瘤手术后的恢复；特别是消化道肿瘤手术后胃肠功能的恢复，本方不但能促进体力精神康复，而且能增加食欲，提高肿瘤患者的免疫功能。

20. 化疗扶正方（郁氏经验方）

生黄芪 30g，太子参 30g（或党参 15g），陈皮 10g，白术 10g，云茯苓 10g，焦三仙 30g，鸡血藤 30g，女贞子 15g，枸杞子 15g，菟丝子 10g，茵陈 15g，鸡内金 10g，半夏 10g。水煎分服，每日 1 剂。

功用主治　健脾补肾，调肝和胃。用于化学治疗的同时，配以此方，能减少化学治疗的毒副反应，增强效果。临证根据不同反应，酌情加减。

21. 放射治疗扶正方（郁氏经验方）

北沙参 30g，天麦冬各 15g，石斛 15g，天花粉 15g，五味子 6g，鸡血藤 30g，女贞子 15g，生黄芪 30g，麦稻芽各 10g，鸡内金 10g，竹茹 10g，橘皮 10g，生甘草 5g。必要时另加西洋参 5～6g。水煎分服，每日 1 剂。

功用主治　益气养阴，清热和胃。放射治疗的同时配以此方，能减轻放射治疗的副反应。根据不同的放射治疗部位和不同反应，可随证加减。

22. 靶向治疗扶正方（郁氏经验方）

生黄芪 30g，党参 15g，白术 10g，茯苓 10g，炙甘草 6g，白鲜皮 10g，丹皮 10g，生薏米 15g，炒扁豆 10g，山萸肉 10g，焦三仙各 10g，鸡内金 10g。

功用主治　健脾和胃除湿，祛风止痒止泻。

23. 生物免疫治疗扶正方（郁氏经验方）

生黄芪 30g，党参 15g，白术 10g，茯苓 10g，淫羊藿 10g，女贞子 15g，杜仲 10g，炙甘草 6g，鸡内金 10g，焦三仙各 10g。

功用主治　补肾健脾调胃，提高机体免疫力。

第五节　外　用　方　药

1. 北庭丹（《医宗金鉴》引清溪秘传方）

番硇砂、人中白各 1.5g，瓦上青苔、瓦松、溏鸡矢各 3g。制法：将药装于罐内，将口封严，外用盐泥封固，以炭火煅红约 1 小时，候冷开罐，将药取出。入麝香、冰片各 0.3g，共研成细末。用磁针刺破舌菌，以丹少许点上，以蒲黄盖之。

功用主治　消肿散结。治疗舌癌、舌疼痛红烂无皮，点之消缩而愈。

2. 水澄膏（《医宗金鉴》）

朱砂（水飞）6g，白及、白蔹、五倍子、郁金各 30g，雄黄、乳香各 15g。共研成细末，米醋调浓，以厚纸摊贴之。

功用主治　解毒化瘀，敛疮收涩，治疗舌癌颌下肿核溃后，外贴之。

3. 八宝珍珠散（《医宗金鉴》）

儿茶、川连末、川贝母（去心研）、青黛各 4.5g，红褐（烧灰存性）、官粉、黄柏末、鱼脑石（微煅）、琥珀末各 3g，人中白 6g，硼砂 2.4g，冰片 1.8g，牛黄、珍珠（豆腐内煮半小时取出，研末）各 1.5g，麝香 1g。各研成极细末，兑一处研匀，以细笔管吹入喉内烂肉处。

功用主治　开结通喉，解毒祛腐。主治喉痈腐烂及喉癌、舌癌、齿龈癌等。

4. 锡类散（《温热经纬》）

西瓜霜料 6g，生硼砂 6g，生寒水石 9g，青黛 18g，冰片 1.5g，珍珠（豆腐制）9g，硇砂（炙）6g，牛黄 2.4g。共研成细末。用时吹少许至患处。

功用主治　清热利咽，消肿止痛。治疗口腔糜烂、口腔溃疡、舌痈、喉菌等，近有以治疗胃溃疡者。

5. 消瘤碧玉散（《医宗金鉴》）

硼砂 10g，冰片、胆矾各 1g。共研成细末，用以点患处。

功用主治　开结通喉。治疗喉瘤、喉癌、扁桃体癌等。

6. 陀僧膏（《医宗金鉴》）

密陀僧（研末）60g，赤芍 6g，当归 6g，没药、乳香（去油研成细末）各 1.5g，赤石脂（研细）6g，百草霜 6g，苦参 12g，银黝 3g，桐油 100g，香油 50g，血竭（研成细末）、孩儿茶（研成细末）各 15g，大黄 25g。先将赤芍、当归、苦参、大黄入油内炸枯，熬至滴水不散，再下密陀僧末，用槐枝或柳枝搅至滴水成珠，然后将百草霜细筛入，搅匀，再将群药及银黝筛入，搅成极匀，倾入水盆内，扯揉千余下，收入瓷盆内，常以水浸之。

功用主治　活血止痛，消肿化瘀。专治诸般恶疮、流注瘰疬、跌扑损破、金刀误伤等症。

7. 季芝鲫鱼膏（《医宗金鉴》）

活鲫鱼肉，鲜山药（去皮）各等分，共捣如泥，加麝香少许。涂核上，觉痒极，勿搔动，7 日 1 换。

功用主治　消肿解毒。治乳岩初起，外敷。

8. 五虎膏（民间验方）

番木鳖（马钱子）240克，蜈蚣30条，天花粉10g，北细辛10g，生蒲黄3g，紫草1.5g，穿山甲片1.5g，雄黄1.5g，白芷3g。将番木鳖水煎刮去皮毛，切片晒干。先用香油300g，入蜈蚣等8味药，炸至枯，去渣，再入番木鳖炸至松黄色，不令焦黑，箩筛去渣，余油趁热入白蜡30～60g，和匀候冷即成。

功用主治 消肿拔毒，散结祛瘀。外治皮肤癌、黑色素瘤、唇癌等体表肿物。

9. 皮肤癌洗药方（经验方）

蛇床子30g，龙葵30g，五倍子15g，败酱草30g，苦参20g，蒲公英30g，花椒15g，白鲜皮30g。煎汤浸洗患处，每日1～2次，或清洗后上其他药。

功用主治 清热解毒，燥湿除秽。用于皮肤体表肿瘤溃烂疮口清洗用。

10. 化毒散膏（《赵炳南临床经验集》）

化毒散（市售）60g，去毒药粉150g。去毒药粉：马齿苋30g，薄荷3g，草红花3g，大黄30g，地丁30g，雄黄3g，败酱草30g，赤芍24g，生石膏24g，绿豆粉30g，白及6g，血竭6g，冰片3g。共研成极细末。将以上诸药共研成细末，与凡士林1250g调匀成膏。

功用主治 清热解毒，消肿止痛。主治疮痈疖肿，皮肤感染，以及化学治疗引起的静脉炎、乳痈、丹毒等。

11. 芙蓉膏（《赵炳南临床经验集》）

芙蓉叶、泽兰叶、黄柏、黄芩、黄连、大黄各等分，共研成粉末，过重箩，入冰片6g，用凡士林调成20%软膏。

功用主治 清热解毒，活血消肿。主治疮痈初起，乳腺红肿，炎性乳癌，丹毒，肿瘤伴感染者。

12. 太乙膏（《外科正宗》）

玄参、白芷、归身、肉桂、赤芍、大黄、生地、土木鳖各60g，阿魏9g，轻粉12g，柳枝、槐枝各100段，血余30g，铅丹1200g，乳香15g，没药9g，麻油2500mL。除轻粉、铅丹外，将余药入油煎，熬至药枯，滤去渣，再加入铅丹（500mL油加铅丹195g）、轻粉，充分搅匀成膏，摊纸上，敷于患处。

功用主治 解毒清火，消肿生肌。用于一切疮疡，已溃或未溃者。

13. 阳和解凝膏（《外科正宗》）

鲜牛蒡1440g，鲜白凤仙花梗120g，生附片、当归、地龙、赤芍、白及、桂枝、肉桂、生草乌、白芷、大黄、生川乌、生僵蚕、乳香、没药、白蔹各60g，川芎、荆芥、香橼、续断、五灵脂（醋炙）、陈皮、麝香、防风、木香各30g，苏合香油120g。制法：将白凤仙花梗、鲜牛蒡子梗叶根用香油5000g先煎至枯，去渣，次日除肉桂、乳香、没药、麝香、苏合香油外，余药俱入锅煎枯去渣，以净油500g加铅丹210g，搅匀，文火熬至滴水成珠，与肉桂、乳香、没药、苏合香油、麝香搅匀。半月后摊敷。

功用主治 温经和阳，化痰通络，调和气血。治疗所有阴证及流注结核，初起内消，已溃可敛。是外科外敷治里之主方。

14. 麝香回阳膏（《赵炳南临床经验集》）

麝香、梅片、红花、儿茶、乳香、没药、黄连、黄柏、白芷、血竭、独角莲、自然铜、黄芩。

功用主治　解毒止痛，化腐生肌。用于痈疽恶疮，乳痈乳核，项下结核等，敷贴患处。

15. 生肌玉红膏（《外科正宗》）

当归 60g，白芷 15g，白蜡 60g，轻粉 12g，甘草 36g，紫草 6g，血竭 12g，香油 500g。将当归、白芷、甘草、紫草四味入油内浸 3 日，大勺内慢火熬至微呈枯色，滤过，将油煎开，入血竭化尽，次下白蜡，微火化开，用茶盅 4 个，置水中，将膏倾入盅内，下研为极细的轻粉，每盅投 3g，搅匀，候 1 昼夜，膏涂纱布上，用之极效。

功用主治　活血祛腐，解毒镇痛，润肌生肌。主治一切疮疡溃烂、脓腐不脱、疼痛不止、新肉难生者。

16. 消化膏（《赵炳南临床经验集》）

炮姜 30g，红花 24g，白芥子、南星各 18g，生半夏、麻黄、黑附子各 21g，肉桂 15g，红芽大戟 6g，红娘虫 2.4g，香油 2500g。将上药用香油炸枯后，每 500g 油加入章丹 250g，熬成膏，每 500g 内兑入麝香 4.8g、藤黄面 30g。用时将膏药熔化后，摊开敷于布或纸上，外敷患处。

功用主治　回阳散寒，活血消肿。用于阴疽、痰核及无名肿核，皮下包块、乳腺肿核及良性体表肿瘤等。

17. 灭毒膏（《实用中医学》）

川椒 36g，菖蒲、生川乌、松香、荜茇、生南星、细辛各 36g，白芷 90g，甘松 72g，千金子、蓖麻子各 54g，生草乌、生半夏各 27g，乱发一团，蜈蚣 9 条，蛇蜕 10g，大葱 24 根，章丹 1000g，桐油 250g，香油 750g。制法：用香油、桐油将上药炸枯去渣，武火熬至滴水成珠，离火后将章丹兑入，搅匀成膏，出火气，溶化后兑入麝香 9g，搅匀成膏。

功用主治　消瘀解毒，软坚散结。治疗肿物初起，乳癌乳核，皮下肿物，骨疽阴毒等证。

18. 紫色疽疮膏（《实用中医学》）

轻粉 15g，红粉 15g，琥珀 45g，乳香 30g，血竭 36g，冰片 3.6g，珍珠粉 1.5g，蜂蜡 150g，香油 500g。锅内盛油待数沸后离火，将前 5 味药兑入油内，熔匀，再入蜂蜡使之全熔，待冷却时兑入冰片、珍珠粉，搅匀成膏。

功用主治　化腐生肌，煨脓长肉。治疗瘰疬恶疮已溃，慢性溃疡，褥疮，放射性溃疡。注意急性炎症及新鲜肉芽勿用，因含汞，大面积使用注意吸收中毒。

19. 稀释新拔膏（《赵炳南临床经验集》）

鲜羊蹄根、梗、叶 60g，鲜凤仙花 60g，大枫子 90g，百部 60g，皂刺 60g，鸦胆子、闹羊花、透骨草、马钱子、苦杏仁、银杏、蜂房各 30g，穿山甲 15g，川乌、草乌、全蝎、斑蝥各 15g，金头蜈蚣 15 条。另药面：白及面 30g，藤黄面 15g，轻粉 15g，硇砂面 10g。制法：香油 4000g、生桐油 1000g 倾入铜锅内，文火上将前药炸至深黄色，去渣，加入松香 600g，离火过滤，再将油置武火熬至滴水成珠，每 500g 药油加章丹 30g，官粉 210g，药面 30g，待成糊状时，兑入药面搅匀，收炼成膏，将膏药置冷水盆中去火毒，临用时以热水烫软，敷贴患处。

功用主治　破瘀软坚，拔毒提脓。治瘢痕疙瘩、赘疣及肿核。

20. 黑将丹（《实用中医学》）

鸡蛋黄 20 斤熬油，置入适量头发，过滤去渣即得。

功用主治　去瘀生新，生肌止血。用于久不愈合的溃疡，营养不良性溃疡，口腔溃疡，褥疮，放射性皮肤溃疡。可内服或直肠、膀胱灌注治疗放射性直肠炎、放射性膀胱炎。

21. 黑倍膏（《实用中医学》）

黑将丹 60g，五倍子 15g，冰片 6g，苦参 15g，调匀后外用。

功用主治　清热解毒，消炎止血，生肌收敛，保护疮面。用于癌性疮面及宫颈癌外用。

22. 八将丹（《疡科心得集》）

腰黄（飞）12g，冰片 1.2g，蝉衣 6g，蜈蚣（炙）10 条，全蝎（炙）10 个，五倍子（炙）24g，穿山甲（炙）9g，麝香 0.9g。研极细末。掺在膏药或药膏上贴之。

功用主治　消肿解毒，提脓祛腐。治疗疽痈疔疮，不论已溃或未溃，皆可应用。

23. 三品一条枪（《外科正宗》）

白砒 45g，明矾 60g，雄黄 7.2g，乳香 3.6g。制法：将白砒、明矾研成细末，入小罐内，煅至青烟尽白烟起，至上下通红，去火，置 1 宿，取出研末约得 30g，再加雄黄、乳香，共研细末，厚糊搓线，阴干备用。用时将药条插入患处。

功用主治　腐肉蚀疮。治疗瘰疬，肛瘘，宫颈癌。江西省妇幼保健院以没药代乳香，制成三品饼、杆，对早期宫颈癌作药物锥切，取得成效。

24. 制癌粉副号（《实用中医学》）

蟾蜍 15g，雄黄 3g，白及 12g，炙砒 1.5g，五倍子 1.5g，明矾 60g，紫硇砂 0.3g，三七 3g，外加消炎粉：磺胺类 60g。共为细末，外用，每日或隔日一次，宫颈局部上药，用时以黑倍膏为底，上撒制癌粉副号，外敷于宫颈口。

功用主治　解毒化腐，收敛生肌。为治疗宫颈癌外用药，能减少出血，有防止感染、保护创面的作用。对早期宫颈癌菜花型、糜烂型效果较好。但腐脱作用较弱，需长期上药，对宫颈管内癌灶作用较小。

25. 催脱钉（北京宫颈癌协作组方）

山慈菇 18g，炙砒 9g，雄黄 12g，蛇床子 3g，麝香 0.9g，硼砂 3g，枯矾 18g，冰片 3g。将上药研末加适量江米糊，制成 1cm 长钉状栓剂外用宫颈局部。

功用主治　燥湿去腐，解毒催脱。适用于创面清洁，局部无感染的菜花、糜烂型宫颈癌，局部上药后如有腹痛灼热反应者应暂停药。

26. 黑虎丹（《疡科纲要》）

全蝎 7 只，蜈蚣（炙）大者七条，蜘蛛（炙）大者七只，山甲片 7 片，白僵蚕（炙）7 条，磁石（煅）3g，公丁香、母丁香各 3g，牛黄 6g，麝香 3g，冰片 6g，百草霜 15g。各研极细末，和匀，瓷瓶密贮；每用少许，掺疮口上，以薄贴膏药盖之。

功用主治　消肿提脓。治痈、疽、瘰疬、流痰等顽毒之证，以及溃后脓腐不净，经久不愈。凡虚寒疮疡疾患，或溃后阳虚、恶肉不脱者，均可掺用。

27. 五虎拔毒丹（《疡科纲要》）

露蜂房（有子者佳，瓦上煅炭）6g，蝉蜕、蜈蚣各 6g（炒炭），守宫（炒炭）10 只，三仙丹 15g，明腰黄 12g，麝香 1.5g，研细和匀。每用少许，掺疮口上，以薄膏贴之。

功用主治 此方为上方之变法，凡大毒顽证，需以此二方为主，始能有效，但黑虎丹利于虚寒之证，故湿热病忌用。五虎拔毒丹阳证亦可用。二方略有区别。

28. 如意金黄散（《外科正宗》）

天花粉 48g，黄柏 48g，大黄 48g，姜黄 48g，白芷 18g，厚朴 18g，陈皮 18g，苍术 18g，生南星 18g，甘草 18g，共研细粉，过筛。用清茶或醋调敷患处。已破者不用。

功用主治 清热解毒，消肿止痛。主治疮疡初起，无名肿毒，乳痈乳疮，坚硬无头肿物，丹毒，蜂窝组织炎，肿瘤患者局部感染或化学治疗药液外漏引起局部红肿时亦可应用。

29. 化毒散（《幼科三种痘疹金镜录》）

又名赛金化毒散。乳香、没药（均醋炙）各 60g，川贝母、黄连各 60g，赤芍、天花粉、大黄各 120g，甘草 45g，珍珠粉 24g，牛黄 12g，冰片 15g，雄黄粉 60g。前八味研细粉过筛混匀，与后四味套研均匀，瓶装。每瓶内装 1.2g，每日 2 次，每次 0.6～1.2g，温开水冲服，小儿酌减。外用：醋或清茶调敷患处。

功用主治 清热化毒，活血消肿。治小儿积热蕴毒，疮疖溃烂，红肿疼痛。肿瘤患者皮肤感染，丹毒，蜂窝组织炎等均可外用，配成化毒散膏外敷效果较好。

30. 紫色消肿膏（《赵炳南临床经验集》）

紫草 15g，升麻 30g，贯众 6g，赤芍 30g，紫荆皮 15g，当归 60g，防风 15g，白芷 60g，草红花 15g，羌活 15g，荆芥穗 15g，荆芥 15g，儿茶 15g，神曲 15g。上药共研细面过重筛，每 120g 药粉加血竭、花粉各 3g，山奈粉 6g，乳香、没药各 6g，凡士林 120g，调匀备用。

功用主治 活血化瘀，消肿止痛。治乳核，瘰疬流注，阴疽，慢性丹毒，亦可用于化学药液外漏引起的肿痛及静脉炎。

31. 珍珠散（《外科正宗》）

白石脂 90g，龙骨 150g，石膏 60g，石决明 750g。以上四味均煅过，共研细粉，再加入麝香 7.5g，冰片 30g，珍珠粉 7.5g，共兑研均匀，每瓶装 1.5g 或 3g。

功用主治 解毒消肿，生肌长肉。治疮疡溃烂，疔毒恶疮，流脓流水，肌肉不生，疮口不敛。复方珍珠散治白血病口腔溃疡，即以珍珠散 3g，地塞米松 0.75mg，四环素 0.5g，混合外涂，有较好疗效。

32. 口腔溃疡散（经验方）

紫雪散 3g，冰片 0.15g，青黛 10g。

功用主治 清热解毒，消肿止痛。治白血病口腔溃疡，或肿瘤放射治疗、化学治疗后口腔溃疡。

33. 外敷麻药（《医宗金鉴》）

川乌尖 15g，草乌尖 15g，蟾酥 12g，胡椒 30g，生南星、生半夏各 15g。诸药研成细末，用烧酒调敷。一方加荜茇 15g，一方加细辛 30g。

功用主治 麻木镇痛。敷于肿瘤或肿毒上，可以止痛。

34. 拔毒散（《证治准绳》）

天花粉、木鳖子、黄柏、黄芩、大黄、无名异、牡蛎各等分。共研成细末，醋调敷。

功用主治 消肿解毒，治诸恶疮。

35. 神异膏（《外科精要》）

露蜂房 30g，全蛇蜕（盐水洗净，焙干）、元参各 15g，黄芪 23g，黄丹 150g，杏仁（去皮尖）30g，乱发一团（鸡蛋大），香油 500g。先将乱发油煎熔尽，再下杏仁，炸至变黑，去渣。再下芪、元参，以慢火煎 1～2 小时，离火，候半小时。加入蜂房、蛇蜕，以柳枝急搅，再用慢火熬至黄紫色，下火去渣。趁冷下黄丹，再用文、武火慢熬，搅动至滴水成珠，置水盆中出火毒。每用少许摊贴患处。

　　功用主治　拔毒散肿。可治诸般恶疮、毒疖、痈疽等。

36. 鳖甲散（《证治准绳》）

鳖甲、露蜂房、蛇蜕、猪后悬蹄、刺猬皮各 6g，麝香 0.3g。除麝香另研外，余俱烧存性，研末，再与麝香和匀，每服 3g，空腹时用生地黄煎汤调服，更以药末外涂患处。

　　功用主治　解毒消肿。治五种痔漏脓血淋漓，或肿痛坚硬下坠，可用以治疗肛管癌。

37. 敛瘤方（《外科大成》）

海螵蛸、龙骨、象皮、血竭、轻粉、乳香各 3g，各研极细，和匀。用鸡蛋 15 个，煮熟，将鸡蛋黄熬油一小盅调上药末。先以甘草汤将患处洗净，然后以鸡翎蘸药涂之，膏药盖之，每日早晚各敷洗一次。

　　功用主治　敛疮生肌。用枯瘤药将瘤蚀去后，用此生肌。

38. 紫归油（《外科证治全书》）

紫草 30g，当归 30g，麻油 300mL，用麻油熬上药，炸枯去渣，出火气，以棉球蘸油频润之。

　　功用主治　和血润燥，解毒消肿。治疗茧唇（唇癌）、唇风，以及湿毒疮等证。

39. 真君妙贴散（《外科正宗》）

硫黄 500g，荞麦面、白面各 250g，共研，清水拌匀，擀成薄片，阴干，再研极细，用新汲水调敷。如皮破血流湿烂疼痛等症，用麻油调搽。天疱、火丹、粉刺，用染布青汁（即蓝靛汁）调搽。

　　功用主治　化阴回阳，逐寒除湿。用于治疗痈疽诸毒及顽硬大恶歹疮走散不作脓者。

第六节　艾　　灸

　　用艾灸治肿瘤，尚少见报道，但因其性味辛苦而温，能温经络，逐寒燥湿，又能杀虫抗癌，可用以治疗阴疽及肿瘤邪毒内陷者。在外治应用艾灸法时，可分为直接灸与间接灸两种。

　　1. 直接灸　即以艾绒作炷，或以艾绒和药作炷，直灼患处，用于治疗阴疽久肿不溃。

　　（1）雌雄霹雳火（《医宗金鉴》）：雌黄、雄黄、丁香各 6g，麝香 0.3g，共为细末。用艾绒 6g，将药末搓入艾内如豌豆大，置于患处灸之。毋论痛痒，以肉焦为度。如毒已走散，就红晕尽处，排炷灸之，痛则灸至痒，痒则灸之痛，以疮红活为妙。治阴疽，脱疽。

　　（2）雷火针（《疡医大全》）：桃树皮 3g，穿山甲（醋炙）3g，没药、乳香（均醋炙）各 3g，生川乌、生草乌各 3g，以上六味碾为粗粉，另朱砂粉 3g，雄黄 3g，硫黄 3g，麝香 1.5g，各研为细粉，前六味粗粉过 26 孔箩后与细粉套研均匀。以艾绒 30g 平铺纸上，取药粉 9g 撒布艾绒上，以夹纸卷成筒。用法：折叠旧布数层，垫于患处，将雷火针用火燃着，吹熄，隔布按于患处，灸至局部热极为止。

2. 间接灸　用灸药置于患处，再将艾炷安放在药上灸之，借艾火以行药力，所用灸药有不同。

（1）隔蒜灸：将独头蒜横切成约1分厚的蒜片，置于患处，以梧桐子大之艾炷灸之，每数壮换一新片。灸至患处知痛为止，勿令过热以免灼伤皮肉。如艾炷之力仍差，则可捣蒜如泥，铺敷患处，约2分厚，以艾绒铺蒜上灸之，宜用于阴疮日久。《证治准绳》中载瘰疬灸法中，用穿山甲（土炒）、斑蝥等分，和艾为炷，黄豆大，于患处隔蒜灸之。此法可治阴疽，兼收艾灸与发泡疗法的作用。

（2）商陆饼灸（《千金翼方》）：生商陆根捣作饼，置瘰疬上，以艾炷于上灸三、四壮，治疗瘰疬。

（3）豆豉饼灸（《景岳全书》）：用江西豆豉饼为细末；唾津（或用黄酒）和做饼子如分币大，约2分厚，置患处以艾炷于饼上灸之，干则再换，治疗疮疡肿毒硬而不溃及溃而不敛，并治疗一切顽疮恶疮。

肿瘤患者如用灸法作为辅助治疗，应注意选择适应证。作为外治法主要是用于体表肿瘤及药力所能达到之处，阴证初起塌陷不起或大结大滞、历久不散的肿物，空肿而不痛，用灸法可使阴凝开散，故可用于阴疽、瘰疬、石疽等证。同时患者应无阴虚内热或实热之证，有阳证者不适用。

体内各种癌症患者，因久病耗伤气血，正虚而邪实，寒热夹杂，故灸治当慎重，但从临床实践中看，辨证取穴的灸治，常能明显提高肿瘤患者的机体抵抗力和细胞免疫功能。

第四章

肿瘤常用中草药

第一节　清热解毒药

1. 七叶一枝花　百合科植物云南重楼 *Paris polyphylla* Smith var.yunnanensis（Franch.）Hand.–Mazz. 的干燥根茎，又名重楼。主要分布在西南各省区，如云南、贵州、四川等地。

性味功效　苦，微寒，有小毒。归肝经。清热解毒，消肿止痛，凉肝定惊。

主治　用于疗疮痈肿，咽喉肿痛，蛇虫咬伤，跌仆伤痛，惊风抽搐。①用于各种癌症。肺癌、肝癌、乳腺癌、脑瘤、恶性淋巴瘤、白血病等，并止癌痛。常与石见穿、半枝莲、龙葵、山豆根、夏枯草等同用。②热疖疗疮肿毒：配蒲公英、连翘等。③蛇虫咬伤：嚼服或研末开水送服，或与鬼针草、两面针根等同用，亦可外敷配青木香、青牛胆等。④咽喉肿痛：与金果榄、土牛膝配伍。⑤小儿高热惊风抽搐：与钩藤、蝉蜕等伍用。⑥气管炎：与盐肤木、地龙伍用治疗慢性支气管炎。⑦脱肛：根茎用醋磨汁，外涂患处，以纱布压送还纳，每日涂 2~3 次，效果较好。

用量用法　10~15g，水煎服。外用研粉，用醋、酒或水调敷患处。

成分药理　（1）化学成分：含有甾体皂苷类、胆甾烷醇类、C21 甾体化合物、植物甾醇类、植物蜕皮激素类、黄酮类、三萜类、脂肪酸类、多糖、氨基酸类和微量元素等多种化学成分。其中，甾体皂苷是重楼的主要活性成分。本品按干燥品计算，含重楼皂苷 I（$C_{44}H_{70}O_{16}$）、重楼皂苷 II（$C_{51}H_{82}O_{20}$）、重楼皂苷 VI（$C_{39}H_{62}O_{13}$）和重楼皂苷 VII（$C_{51}H_{82}O_{21}$）的总量不少于 0.6%。

（2）药理作用及抗肿瘤机制：①抗菌：有广谱抗菌作用，在临床上广泛用于支气管肺炎、尿路感染、口腔感染、痤疮等各种感染性疾病的治疗。②止血：可促进子宫平滑肌收缩，可诱导血小板发生不可逆聚集，从而减少子宫内膜的异常出血。③镇静镇痛：具有显著的镇静镇痛作用。④通过降低胆固醇、拮抗内皮素以达到减少患心血管疾病风险的药理作用。⑤通过抑制系膜细胞增殖、抑制炎症反应、抑制细胞外基质产生、调节免疫功能等作用，对肾脏发挥保护作用，延缓慢性肾脏病进展。⑥对肺癌、肝癌、胃癌、乳腺癌、直肠癌、肾癌、胰腺癌、前列腺癌和宫颈癌等多种实体瘤均有一定的抑制作用。抗肿瘤作用机制为抑制细胞增殖、转移，诱导肿瘤细胞凋亡，增强机体免疫监视功能。

古籍摘要　始载于《神农本草经》，原名蚤休，曰："主惊痫、癫疾、痈疮、阴蚀、下三虫、去蛇毒。"《本草纲目》："俗谚云：七叶一枝花，深山是我家，痈疽如遇者，一似手拈拿，是也。"

按语　本品有小毒，中毒时恶心、呕吐、头痛，严重者可引起痉挛，可予洗胃、导泻，及内服米醋、生姜汁、甘草水等。

2. 广豆根　豆科蔓生性矮小灌木植物越南槐 *Sophora tonkinensis* Gagnep. 的干燥根及根茎，又名山豆根，苦豆，柔枝槐，主产于广东、广西、江西、贵州等省。

性味功效　苦，寒，归肺、胃经。清热解毒，利咽消肿。

主治　①咽喉、齿龈肿痛：与玄参、桔梗、板蓝根、草河车等同用。②钩端螺旋体病：与大青叶、生甘草伍用。③治疗癌症：主要用于治疗食管癌、肺癌、肝癌、喉癌、舌癌等。常与鱼腥草、白花蛇舌草、大青叶、草河车等伍用。④广豆根总碱对多种类型心律失常有对抗作用，为广谱型抗心律失常药。

用量用法　6～10g，水煎服。或研磨送服，外用适量。

成分药理　（1）化学成分：山豆根主要含有苦参碱、氧化苦参碱、甲基金雀花碱、黄酮类化合物及酚类化合物，还有少量的微量元素。

（2）药理作用及抗肿瘤机制：①对肺癌、肝癌、直肠癌、肾癌、胰腺癌、前列腺癌、宫颈癌及血液病等多种肿瘤均有一定的抑制作用，抗肿瘤作用机制为降低谷氨酸脱氢酶、苹果酸脱氢酶和乳酸脱氢酶等相关酶的活性，抑制细胞线粒体代谢及影响细胞 DNA 复制等。②有明显的抗炎镇痛抑菌作用，尤其对甲型链球菌、乙型链球菌抑菌效果更明显。③山豆根碱能增强 ATP 酶、SOD、谷胱甘肽过氧化物酶（GSH-Px）等活性，并能降低 MDA 的含量，从而对脑缺血再灌注损伤有一定的保护作用。④山豆根多糖（SSP）通过改变机体内自由基相关酶的活性来影响体内自由基的产生和清除能力，使机体免疫器官免受过氧化损伤。

古籍摘要　《开宝本草》谓之"解诸药毒，止痛，消疮肿毒"；《本草图经》载"采根用，今人寸截含之，以解咽喉肿痛极妙"。《本草经疏》："入散乳毒药中，能消乳岩。"《本草备要》："消肿止痛，治喉痈喉风。"

按语　本品一般剂量无刺激性，如剂量过大，易致头晕、头疼、恶心、呕吐，如用量超过 30g 则能引起中毒而发生呕吐、腹泻、胸闷、心悸等。卫生部门曾通报限量。

3. 了哥王　瑞香科南岭荛花 *Wikstroemia indica* C. A. Mey. 的干燥根或根皮，又名九信菜、鸡子麻、山黄皮、铺银草、雀儿麻、指皮麻、山棉皮、消山药、地棉根等。主要分布于广东、广西、福建、台湾、浙江、江西、湖南、四川等地。

性味功效　苦、辛，寒，有毒，入肺、肝经。清热解毒，化痰散结，通经利水。

主治　①用于肺热证，如上呼吸道感染，急慢性支气管炎，肺炎，百日咳，可清热解毒。②用于淋巴管炎，淋巴结结核，结核溃疡，咽喉肿痛，疔疮肿毒，痄腮等，可化痰散结、解毒。

用量用法　10～15g，水煎 3 小时服。外用鲜叶捣烂敷患处，或研末调敷，或煎水洗。

成分药理　（1）化学成分：香豆素类化合物是瑞香科中发现最早且分布最广的一类成分，也是瑞香科植物的有效成分，另外含有多种黄酮类、木脂素类、挥发油类、甾体类及其他酰胺类化合物。

（2）药理作用及抗肿瘤机制：①抗菌：对乙型溶血性链球菌、肺炎双球菌、金黄色葡萄球菌、绿脓杆菌和大肠杆菌具有较强的抑菌作用。②抗病毒：对流感病毒、腺病毒、疱疹病毒、艾滋病毒等有明显抑制作用。③抗炎镇痛：除对早期炎症和增殖期炎症有抑制作用外，还有镇痛作用。④了哥王对多种实验动物具有中期引产作用。⑤利尿：南岭荛花素有利尿作用。⑥祛痰止咳：羟基芫花素具有祛痰、止咳作用。⑦根皮对皮肤有刺激，其所含树脂有较强的泻下作用。⑧了哥王中的多种化学成分，如木质素类、黄酮类，及西瑞香素等对肺腺癌、肝癌、P388 淋巴细胞性白血病、小鼠淋巴肉瘤-1 号腹水型、艾氏腹水癌、子宫颈癌均有明显的抑制作用。

古籍摘要　《生草药性备要》："清热毒疮，手指生狗皮头。可撕皮扎之。"《岭南采药录》："叶和盐捣烂外敷。能去皮肤红黑瘀血，拔毒消肿。"《南宁市药物志》："杀虫解毒，消肿，止痛，清热，泻下。治麻风，梅毒，痈疮，无名肿毒，风湿痛，肺痨，瘰气，百日咳，痢症。"《广西中药志》："叶，捣烂加油敷跌伤，痈肿（无油会起泡）。"《生草药性备要》："十蒸九晒，治跌打，煲酒服。亦治恶疮，捶蜜敷亦效。"《岭南采药录》："解花柳毒，治恶疮和蜜捣敷。以之为末，遇损伤敷之，能止血。"《福建民间草药》："消坚破瘀，利尿逐水。"《陆川本草》："解热，利尿，破积，治瘰积，跌打，疮毒。"《广西中药志》："杀虫拔毒，治麻风，恶疮，白浊。"

按语　本品有毒，宜久煎 3 小时以上，以减其毒性。中毒后恶心呕吐、腹泻，或泄泻不止，头晕等。解救方法为：若服药不久，则先洗胃，后服浓茶，服活性炭或鞣酸蛋白；大量饮盐水或用 5%葡萄糖生理盐水静脉滴注；针足三里、中脘穴；民间服食冷白粥以解毒。

4. 三白草　三白草科植物三白草 *Saururus chinensis*（Lour.）Baill. 的干燥根茎或全草。分布河北、山东、安徽、江苏、浙江、广东、湖南、湖北、江西、四川等地。

性味功效　甘、辛，寒。归肺、膀胱经。清热解毒，利尿消肿。

主治　①用于小便不利，淋沥涩痛，白带，尿路感染，肾炎水肿。②外治疮疡肿毒，湿疹，与蒲公英、连翘、紫花地丁伍用。③抗癌：尤其是对肝癌有较好的疗效，亦治肝癌腹水。

用量用法　15～30g，不能久煎；外用鲜品适量，捣烂敷患处。

成分药理　（1）化学成分：全草含挥发油，油中主成分为甲基正壬酮。茎含可水解鞣质 1.722%。叶含槲皮素、槲皮苷、异槲皮苷、萹蓄苷、金丝桃苷、芸香苷和可水解鞣质 0.544%。

（2）药理作用及抗肿瘤机制：①对金黄色葡萄球菌、伤寒杆菌有抑制作用。②本品所含萹蓄苷有显著的利尿作用，强度不如氨茶碱，但其毒性仅为氨茶碱的 1/4。③所含金丝桃苷具有明显的抗炎作用。④三白草所含的槲皮素和槲皮苷等为醛糖还原酶抑制剂，能抑制葡萄糖和半乳糖还原成相应的多元醇，对于阻止由糖尿病引起的白内障、神经病和血管类疾病的发生具有重要作用。⑤三白草中的 2 个黄酮醇葡萄糖醛酸苷及 3 个非对映木脂素三白草酮、三白草酮 A 和 1'-epi-三白草酮能显著降低四氯化碳（CCL$_4$）损伤的大鼠肝细胞中谷丙转氨酶的分泌，提示其具有明显的保肝作用。⑥抑瘤作用，机制可能与对环氧酶 Rel 癌蛋白、一氧化氮合酶、肿瘤坏死因子 α、前列腺素 E2 的抑制作用有关。

古籍摘要　《唐本草》："主水肿，脚气，利大小便，消痰破癖，除积聚，消疔肿。"《本草拾遗》："捣绞汁服，令人吐逆，除胸膈热痰，亦主疟及小儿痞满。"《植物名实图考》："治筋骨及妇人调经多用之。"《岭南采药录》："治淋浊，利小便，消热毒。"《广西中药志》："治妇女白带及瘰气。"《本草推陈》："治火淋，虚淋，黄疸。"《湖南药物志》："治痢疾，蛇咬伤。"

按语　脾胃虚寒者忌服。

5. 天葵子　毛茛科植物天葵 *Semiaquilegia adoxoides*（DC.）Makino 的干燥块根，又名紫

背天葵、天葵、天葵草、千年老鼠屎、金耗子屎、夏无踪、散血珠。主要分布于江苏、湖南、湖北。此外，安徽、广西、贵州、云南、江西、浙江等地亦产。

性味功效　甘，苦，寒，有小毒。归肝、胃经。清热解毒，消肿散结。

主治　用于痈肿疔疮，乳痈，瘰疬，毒蛇咬伤。①常与象贝、牡蛎、夏枯草、玄参等配伍治疗瘰疬；②与蒲公英、鹿角霜等配伍治疗乳痈；③与金银花、连翘、紫花地丁等配伍治疗疮痈等证；④用于肝癌、乳癌、淋巴瘤等疾病，常与白花蛇舌草、半枝莲、七叶一枝花、八月札等配合应用。

用量用法　9～15g，水煎服。

成分药理　（1）化学成分：目前从天葵中分离出的主要成分有生物碱、内酯类、氰苷硝基类、酚类等成分。

（2）药理作用及抗肿瘤机制：①抑菌、抗炎：对金黄色葡萄球菌的抑菌效果最为显著，其次为枯草芽孢杆菌和大肠杆菌。②抗氧化损伤：降低脂质过氧化产物 MDA 的含量，具有明显的抗氧化作用，对过氧化氢诱导的人晶状体上皮细胞 SRA01/04 的氧化损伤具有保护作用。③降血糖：无论是空腹血糖、随机进食血糖，还是糖耐量实验，天葵提取物均有短期内调节血糖的作用。④调节机体免疫功能：天葵富含铁、维生素 A 原、黄酮类化合物及锰等无机元素。⑤降血脂及抗凝：降低血液黏稠度，抑制血小板凝聚，扩张血管，改善微循环，增加纤溶酶活性，促进血栓溶解。⑥抗肿瘤：抗肿瘤活性成分（如喜树碱、秋水仙碱、长春碱等），对 S180 肉瘤、人肝癌 HepG2 和 SMMC-7721 细胞株具有明显的抑制作用。

古籍摘要　《滇南本草》"散诸疮肿，攻痈疽，排脓定痛，治瘰疬，消散结核，治妇人奶结，乳汁不通，红肿疼痛，乳痈，乳岩坚硬如石，服之或散或溃。"《百草镜》："清热，治痈疽肿毒，疔疮，跌仆，疯犬伤，疝气，痔疮，劳伤。"《本草求原》："主内伤痰火，消瘰疬恶疮，浸酒佳。"

按语　本品清热解毒、消肿散结力量较强，常用以治疗多种实体瘤及肿瘤患者并发感染，亦用于泌尿系统肿瘤及癌性胸腹水，因其有利尿作用。

6. 土茯苓　百合科植物光叶菝葜 Smilax glabra Roxb. 的干燥根茎，又名禹余粮、白余粮、草禹余粮、刺猪苓、土草薢。生长于山坡、荒山及林边的半阴地。主产广东、湖南、湖北、浙江、四川、安徽等地，此外福建、江西、广西、江苏等地亦产。

性味功效　甘，淡，平。归肝、胃经。清热解毒，除湿，通利关节。

主治　用于湿热淋浊，带下，痈肿，瘰疬，疥癣，梅毒及汞中毒所致的肢体拘挛，筋骨疼痛。①关节酸痛，筋骨拘挛，风湿性关节炎。②湿热疮毒，常与白鲜皮、地肤子、苦参、苍术同用，为治梅毒主药。③适用于泌尿系统肿瘤、消化道肿瘤、肝癌等。

用量用法　30～60g，水煎服。外用：研末调敷。

成分药理　（1）化学成分：根茎中含落新妇苷，黄杞苷，3-O-咖啡酰莽草酸，莽草酸，阿魏酸，β-谷甾醇，葡萄糖。

（2）药理作用及抗肿瘤机制：①抗肿瘤：对宫颈癌、艾氏腹水癌（EAC）、肉瘤 S180 和肝癌（H22）细胞均具有一定的细胞毒性，对 AFB1 致肝癌有一定的抑制作用。②解毒：可缓解棉酚中毒所致的肝脏病理损伤，拮抗小鼠急性和亚急性棉酚中毒。③抗菌：土茯苓含有生物碱、落新妇苷、异黄杞苷、甾醇、皂苷、鞣质等成分，对铜绿假单胞菌、大肠埃希菌、金黄色葡萄球菌、粪肠球菌、肺炎克雷伯菌有较好的抗菌作用。④心血管系统：抗心肌缺血和对心脏缺血再灌注损伤的保护作用；β-受体阻滞作用；抗动脉粥样硬化和抗血栓作用。⑤细胞免疫抑制：选择性地抑制致敏 T 淋巴细胞释放淋巴因子以后的炎症过程，即选择性地抑制细胞免疫反应，而不抑制体液免疫反应。⑥其他：利尿，镇痛，保护胃黏膜等。

古籍摘要 《本草拾遗》："调中止泄。"《本草图经》："敷疮毒。"《滇南本草》："治五淋白浊，兼治杨梅疮毒、丹毒。"《本草纲目》："健脾胃，强筋骨，去风湿，利关节，止泄泻。治拘挛骨痛，恶疮痈肿。解汞粉、银朱毒。"《本草正》："疗痈肿、喉痹，除周身寒湿、恶疮。"《生草药性备要》："消毒疮、疔疮，炙汁涂敷之，煲酒亦可。"

按语 忌茶。著者常用以治肾癌、膀胱癌、肝癌、直肠癌等。本品与菝葜为同属植物，功效相通。

7. 马勃 灰包科脱皮马勃属植物脱皮马勃 *Lasiosphaera fenzlii* Reich. 和马勃属植物大马勃 *Calvatia gigantea*（Batsch. ex Pers.）Lloyd 或紫色马勃 *Calvatia lilacina*（Mont.et Berk）Lloyd 的近成熟子实体，又名马疕、马庀菌、灰菇、马屁包、地烟。紫色秃马勃分布于吉林、辽宁、河北、山西、青海、新疆、山东、江苏、安徽、福建、河南、湖北、广东、广西、四川等地。大秃马勃分布于辽宁、内蒙古、山西、宁夏、甘肃、青海、新疆、四川、西藏等地。

性味功效 辛，平，归肺经。清热解毒，利咽止血。

主治 ①治疗咽喉肿痛，痄腮发颐，肺热咳嗽等，与金银花、牛蒡子、板蓝根、射干、大青叶等同用。②用于喉癌、鼻咽癌、舌癌、肺癌等，与其他抗癌药同用。③鼻衄、牙龈出血、外伤出血、冻疮溃烂均外用。

用量用法 3～6g，水煎服。外用：粉末按敷止血。或马勃制成絮垫，灭菌后用于小伤口出血。

成分药理 （1）化学成分：含磷酸钠、马勃素（gemmatein，$C_{17}H_{12}O_7$）、麦角甾醇、亮氨酸（leucine）、酪氨酸（tyrosine）等氨基酸及尿素、类脂质等。

（2）药理作用及抗肿瘤机制：①抗炎与止咳：马勃可不同程度延长咳嗽潜伏期及抑制二甲苯所致的小鼠耳壳肿胀。②止血：对肝、膀胱、皮肤黏膜及肌肉等处的创伤出血均有立即止血的功效，其主要机制为孢子粉或孢丝的机械止血作用。③抗菌：除抑制真菌活性外，还能抑制金黄色葡萄球菌、炭疽杆菌等多种病菌，亦可抗流感病毒活性。④清除氧自由基：水溶性多糖对超氧阴离子自由基和羟基均有清除作用，从而避免了过多氧自由基损伤生物大分子、破坏细胞的结构和功能、损伤 DNA、使蛋白质变性及酶活力丧失的可能性。⑤抗肿瘤：对乳腺癌、肺癌、鼻咽癌、喉癌等生长具有抑制作用，该作用与免疫调节及抑制 PI3K/Akt/mTOR 信号通路的激活有关。

古籍摘要 陶弘景："敷诸疮。"《本草衍义》："去膜，以蜜揉拌，少以水调呷，治喉闭咽痛。"《本草纲目》："清肺，散血热，解毒。""能清肺热咳嗽，喉痹，衄血，失音诸病。"

按语 同科植物埃蕈（又名：有柄马勃）的干燥子实体，亦同等入药。风寒劳咳失音者忌用。

8. 水杨梅根 为茜草科植物细叶水团花 *Adina rubella* Hance 的根，又名细叶水团花，别名水杨柳、追风七、五气朝阳草、水毕鸡、串鱼木、水石榴、水金铃、水红桃、水荔枝。分布于江苏、安徽、浙江、江西、福建、台湾、湖北、湖南、广东、广西、四川、云南等地。

性味功效　苦、辛，平。归胃、小肠经。清热解表，活血解毒，散瘀止痛，祛风利湿。

主治　①流感、上呼吸道感染。②细菌性痢疾、肠炎。③治疗消化道癌、淋巴肉瘤、宫颈癌。常与石见穿、龙葵、白英、半枝莲、藤梨根等伍用。治疗宫颈癌与漏芦、莪术等伍用。

用量用法　15～30g，水煎服。外用：茎叶适量，捣敷或煎水熏洗。

成分药理　（1）化学成分：花果序中含儿茶素类化合物。另有熊果酸、齐墩果叶酸、β-谷甾醇、水杨梅甲素及生物碱等。

（2）药理作用及抗肿瘤机制：①抗肿瘤：乙酸乙酯提取部位是水杨酸抗肿瘤活性的主要部位。具有良好的抗肿瘤活性，尤其是对消化道肿瘤如胃癌、胰腺癌、肠癌等，对子宫颈癌、金生肉瘤、瓦克氏癌瘤及白血病均有抑制作用，作用机制与免疫调节有关。②抗菌：水杨酸对总菌、变形链球菌及乳杆菌等都有良好的抑制作用，其抑菌作用近似于厚朴酚，对细菌的抑制率可达到 80%左右，对变形链球菌的杀菌效果较好。③抗病毒：其中黄酮类化合物的体外抗呼吸道合胞病毒（RSV）和柯萨奇 B3 型病毒（CVB3）有不同程度的抗病毒活性。④黏膜保护：可以使溃疡面被新生的腺体组织覆盖，并且增生纤维结缔组织和肌层。⑤解痉：十二指肠的自主节律运动呈抑制作用，使平滑肌舒张；并能对抗组胺、乙酰胆碱或氯化钡引起的离体小肠痉挛，呈解痉作用。

古籍摘要　《广西中草药》："治肺热咳嗽。"《浙江民间常用草药》："抗菌消炎，散瘀活血。"

按语　本品与蔷薇科植物草本水杨梅、日本水杨梅、蓝布正等为不同科属植物，不可混用，后者亦称水杨梅，应注意加以区别。

9. 凤尾草　凤尾蕨科多年生草本植物凤尾草 *Pteris multifida* poir 的全草，又名金鸡尾、鸡脚草、井栏边草。主产长江流域及以南各省、区，北方的陕西、河北、山东等省也有分布。

性味功效　微苦，寒。入肾、胃经。清热利湿，解毒凉血。

主治　①治疗菌痢肠炎，可配以马齿苋、秦皮、黄柏等。②用于咽喉肿痛，与桔梗、板蓝根同用。③治疗尿血、便血、痔疮出血等症，常与大小蓟、地榆炭、炒槐花等伍用。④适用于胃肠道癌症、肺癌、肝癌、乳腺癌及各种肿瘤，常与半枝莲、白英、龙葵、藤梨根等配合应用。⑤治疗黄疸型肝炎、带下等湿热证。

用量用法　15～30g，水煎服。外用：茎叶适量，捣敷或煎水熏洗。

成分药理　（1）化学成分：含鞣质、黄酮类、甾醇、氨基酸、内脂或脂类、酚类物质。

（2）药理作用及抗肿瘤机制：①抗肿瘤：凤尾草叶的甲醇提取物对 HeLa、NCL-H460 和 MCF-7 肿瘤细胞有一定的抑制活性，并且具有很强的抗氧化活性，而乙醇提取物仅对 HeLa 和 NCL-H460 表现出一定的活性。②抗菌：对金黄色葡萄球菌、枯草芽孢杆菌、大肠杆菌、青霉、黑曲霉菌均有不同程度的抑菌效果。③抗氧化：对 DPPH 和羟基自由基等具有很强的清除活性和还原能力，具有很强的抗氧化活性以及清除超氧离子的活性，并且呈剂量依赖性。④治疗良性前列腺相关疾病：对丙酸睾酮诱导的去势大鼠前列腺增生具有明显治疗作用，能明显改善模型大鼠前列腺组织结构破坏及间质水肿，降低炎性细胞浸润水平。

古籍摘要　《生草药性备要》："治蛇咬诸毒，刀伤，能止血生肌，春汁调酒服，渣敷患处。研末收贮治气痛。"《岭南采药录》："晒干为末，治气痛热痛。"《植物名实图考》："治五淋，止小便痛。"《分类草药性》："治一切热毒，消肿，清火。治痈疮，乳痈，淋症。"

按语　本品因具有良好的清热、解毒、利湿、凉血止血等作用，故用于多种癌症治疗，对癌性发热、癌性感染、癌性胸腹水、癌性出血等均可应用。但因性寒，故脾虚便溏者慎用。

10. 牛蒡子　菊科植物牛蒡 *Arctium lappa* L. 的成熟果实，又名大力子、恶实、鼠粘子、鼠尖子。分布于东北三省、华北等地。

性味功效　辛、苦，寒。归肺经、胃经。疏散风热、宣肺透疹、消肿解毒。

主治　①风热感冒：伍用荆芥、连翘、金银花。②咽喉肿痛：配桔梗、山豆根、马勃等。③治疗流行性腮腺炎。④与其他抗肿瘤药物配用治疗喉癌、肺癌、食管癌、恶性淋巴瘤等。

用量用法　10～15g，水煎服。外敷，捣烂贴疮肿及翻花疮。

成分药理　（1）化学成分：本品含新牛蒡乙素、牛蒡苷、牛蒡苷元、牛蒡酚、亚油酸、棕榈酸、硬脂酸、花生酸糖等成分。

（2）药理作用及抗肿瘤机制：①抗肿瘤：牛蒡苷元可抑制癌细胞的增殖，诱导细胞凋亡，对牛蒡苷元识别的肿瘤特异性细胞具有选择性杀伤作用，对肺腺癌、肝癌和胃癌细胞有特异性细胞毒性，且对正常细胞几乎无细胞毒性。②抗炎及抗病毒：牛蒡苷元可改善结肠炎引起的黏膜水肿、溃烂、炎性因子的渗透等结肠损伤，其机制可能与调节免疫应答，降低中性粒细胞和巨噬细胞浸润，抑制巨噬细胞活性、淋巴细胞增殖等有关。③调节血脂及抗动脉粥样硬化：牛蒡根提取物可明显降低血清中 TG、TC 和动脉硬化指数（arterial stiffness index，AI），提高 HDL 含量，从而发挥降血脂和抗动脉硬化作用。④降血糖：其改善糖耐量及降低糖化血红蛋白水平的主要机制为刺激胰岛素分泌、促进胰高血糖素样肽-1（glucagon like peptide-1，GLP-1）的释放。⑤降血压及靶器官保护：牛蒡苷元降低血浆血栓素 B2 及动脉超氧阴离子水平，并且通过抑制主动脉还原型烟酰胺腺嘌呤二核苷酸磷酸氧化酶的表达，增加一氧化氮的产生改善血管内皮功能并降低收缩压。

古籍摘要　《本草经疏》："恶实，为散风除热解毒之要药。辛能散结，苦能泄热，热结散则脏气清明，故明目而补中。风之所伤，卫气必壅，壅则发热，辛凉解散则表气和，风无所留矣。藏器主风毒肿诸瘘；元素主润肺、散结气、利咽膈、去皮肤风、通十二经络者，悉此意耳。故用以治瘾疹、痘疮，尤获奇验。"《药性论》："除诸风，去丹毒，主明目，利腰脚，又散诸结节、筋骨烦热毒。"《本草拾遗》："主风毒肿，诸瘘。"

按语　牛蒡苷元能增强癌细胞对化疗药物顺铂的敏感性，牛蒡子联合化疗药物用于癌症可作为一项新的潜在治疗策略。牛蒡根、叶、子都显示了一定的抗癌活性，且不同部位抗癌活性成分不同。

11. 石上柏　为卷柏科卷柏属植物深绿卷柏 *Selaginella doederleinii* Hieron.，以全草入药，又名深绿卷柏、地侧柏、梭罗草、地梭罗、金龙草、龙鳞草。分布于西南及安徽、浙江、江西、福建、台湾、湖南、广东、广西等地。

性味功效　甘，平。归肺经、大肠经。清热解毒，抗癌，止血。

主治　①治疗上呼吸道感染、咽喉肿痛、风热咳嗽、疮疖等。②用于湿热黄疸、胆囊炎、肝硬化等，能退黄和改善肝功能。③用于治疗鼻咽癌、喉癌、肺癌、绒毛膜上皮癌、恶性葡萄胎等有效，可与放射治疗或化学治疗合用。

用量用法　15～20g，水煎服，治疗癌症时可用 30～60g。

成分药理　（1）化学成分：含大麦芽碱-O-α-L-吡喃鼠李糖苷，N-甲基酪胺-O-α-L-吡喃鼠李糖苷，（E）-大麦芽碱-（6-O-肉桂酰-β-D-吡喃葡萄糖基）-（1→3）-α-L-吡喃鼠李糖苷，

（E）-大麦芽碱-[6-O-（4-羟基肉桂酰）-β-D-吡喃葡萄糖基]-（1→3）-α-L-吡喃鼠李糖苷。

（2）药理作用及抗肿瘤机制：①抗肿瘤：其机制可能与抑制蛋白激酶C、诱导肿瘤细胞周期阻滞于S期、下调Bcl-2的表达以及与上调Bax的表达等有关。②抗炎及抗病毒：具有明显的抗炎作用，尤其对急性扁桃腺炎、上呼吸道感染以及肺炎等呼吸系统炎症效果更显著。③抗氧化活性：石上柏中有九种双黄酮类化合物能清除DPPH自由基，存在潜在的抗氧化作用。④提高机体免疫力：能够抑制小鼠S180、U14、L16等瘤株并延长实体型肿瘤小鼠生存期，并使小鼠肾上腺皮质束状带增宽；能使真性红细胞增多症的血红蛋白及红细胞数目缓慢降于正常，对白细胞无杀灭作用。

古籍摘要　《神农本草经》："主五脏邪气，女子阴中寒热痛，癥瘕，血闭，绝子。"《本草从新》："治癥瘕淋结。"

按语　本品无明显毒性，一般无不良反应，长期服用亦无骨髓抑制，个别病例有头晕现象，可能与煎煮时间不足有关。同属植物薄叶卷柏分布于华东、华南及西南等地，全草与深绿卷柏同供药用。

12. 白英　白英为茄科植物白英 *Solanum Lyratum* Thunb. 的全草，俗称白毛藤、毛风藤，主产于浙江、江苏、江西、安徽、湖南等地，资源丰富。

性味功效　苦，微寒，有小毒。入肝、胆、胃经。清热解毒、祛风化痰、利湿退黄、抗癌。

主治　①治疗各种癌症，以胃肠道癌及肝癌、肺癌、膀胱癌、乳腺癌、宫颈癌等为主，与龙葵、蛇莓合成龙蛇羊泉汤，为治疗各种癌症的基本方之一。②用于湿热黄疸，以鲜草60～90g配以茵陈、栀子、黄柏，水煎服；治疗湿热带下、宫颈糜烂，可与黄柏、龙葵等配伍。③风湿痹痛，可与威灵仙、防己、独活、秦艽等伍用。

用量用法　15～30g，水煎服。

成分药理　（1）化学成分：甾体类（非生物碱型和生物碱型）、生物碱类、黄酮类、萜类、蒽醌类、香豆素类及其他类。其中白英总苷、白英甾体皂苷、白英碱等为其主要成分。

（2）药理作用及抗肿瘤机制：①抗肿瘤：可以抑制多种实体瘤的生长，机制为通过抑制肿瘤细胞生长、诱导肿瘤细胞凋亡、促进肿瘤细胞死亡、干扰细胞周期、调节免疫等作用来抑制肿瘤的生长。②抗过敏：可增加肥大细胞组胺的释放量。③增强免疫功能：白英生物碱（醇提取物）对机体抗体形成及γ-球蛋白均有促进作用，白英水提取物及醇提取物均能增加动物机体吞噬细胞的吞噬功能，对促进机体的免疫功能具有重要作用。④抗菌：白英所含的甾体皂苷能与细菌细胞膜中胆甾醇形成复合物而具有抗菌活性。⑤护肝：大大减少了聚丙酮转氨酶和山梨醇脱氢酶的释放，保留谷胱肽物以及超氧化物歧化酶的活性，并同时抑制丙二醛（MDA）的生成。

古籍摘要　《本草纲目拾遗》："治病串。"《名医别录》："疗女子阴中内伤，皮间实积。"

按语　本品性味苦寒，久服易伤胃气，宜配以红枣，或与瘦肉炖服，以减轻反应。剂量过大可引起咽部灼热及恶心、呕吐、眩晕，甚则瞳孔散大，肌肉抽搐，全身性衰弱等中毒反应，应予注意。马兜铃科的寻骨风亦称白毛藤，但系两种不同植物，应加以区别。

13. 白花蛇舌草　茜草科耳草属植物白花蛇舌草 *Hedyotis diffusa* Willd.[*Oldenlandia diffusa*（Willd.）Roxb.]的全草，又名蛇舌草、蛇舌癀、蛇针草、蛇总管、二叶葎、白花十字草、尖刀草、甲猛草、龙舌草。主要分布在云南、广东、广西、福建、浙江、江苏、安徽等地。

性味功效　甘、淡，凉。入胃、大肠、小肠经。清热解毒，利尿消肿，活血止痛。

主治　①各种感染：上呼吸道感染、尿路感染、急性阑尾炎、急性肝炎等。常与其他清热解毒药同用。②用于各种癌症如消化道癌症、肝癌、淋巴肉瘤、子宫颈癌、喉癌等。与半枝莲、猪殃殃、藤梨根、香茶菜、肿节风、珍珠菜、蛇莓、草河车、龙葵、白英等结合应用，能改善症状或控制病情。③疮疖痈肿、肠炎痢疾、毒蛇咬伤等。

用量用法　30～60g，水煎服。鲜品可90～120g，水煎服。外用鲜草捣烂敷患处。有白花蛇舌草干糖浆、白花蛇舌草注射液等制剂。

成分药理　（1）化学成分：白花蛇舌草主要包括环烯醚萜类化合物、黄酮类化合物、蒽醌类化合物、酚酸类化合物及其衍生物、甾醇类化合物、挥发油类化合物、其他类化合物（生物碱、多糖类、环肽、香豆素、生物碱）等活性成分，还含有一些微量元素、氨基酸。

（2）药理作用及抗肿瘤机制：①抗菌抗炎：抑制金黄色葡萄球菌、痢疾杆菌、变形杆菌、伤寒杆菌和绿脓杆菌的生长；能够很好地控制热势，在短时间内快速控制大鼠的炎性病理状态，有效抑制细菌在大鼠体内的生长。②抗氧化：白花蛇舌草中提取出来的羟基蒽醌、黄酮类化合物、萜类及分类化合物均具有显著的抗氧化作用，是白花蛇舌草发挥抗氧化作用的主要活性物质。③神经保护：黄酮醇苷类的化合物和环烯醚萜苷类化合物，具有减弱谷氨酸盐诱导的神经毒性的作用。④抗肿瘤—实体瘤：机制为抑制肿瘤细胞的增殖，并诱导细胞凋亡，导致DNA碎裂，质膜不对称丢失，线粒体膜电位塌陷，活化胱天蛋白酶9（Caspase-9）和胱天蛋白酶3（Caspase-3），激活促凋亡基因B细胞淋巴瘤/白血病-2相关X蛋白（BAX），并下调B细胞淋巴瘤-2（Bcl-2）、细胞周期蛋白D1（cyclin D1）mRNA、增殖细胞核抗原（PCNA）、周期蛋白依赖性激酶4（CDK4）的表达。⑤抗肿瘤—白血病：2-羟基-3-甲基蒽醌能够诱导细胞凋亡，并具有时间和剂量依赖性，其作用机制与磷酸化p38丝裂原活化蛋白酶（p-p38MAPK）和磷酸化的胞外信号调节激酶1/（p-ERK1/2）及Caspase-3活性的增强有关。

古籍摘要　《潮州志·物产志》："茎叶榨汁饮服，治盲肠炎，又可治一切肠病。"《广西中药志》："治小儿疳积，毒蛇咬伤，癌肿。外治白泡疮、蛇癞疮。"《闽南民间草药》："清热解毒，消炎止痛。"《泉州本草》："清热散瘀，消痈解毒。治痈疽疮疡，瘰疬。又能清肺火，泻肺热。治肺热喘促、嗽逆胸闷。"

按语　本品能直接抑制癌细胞生长，又能增强机体的免疫功能，且无明显的毒副作用，故为临床上最常用的抗癌中草药之一，广泛应用于各种恶性肿瘤。

14. 龙葵　为茄科茄属植物龙葵 *Solanum nigrum* L.，以全草入药，又名龙葵草、天茄子、黑天天、苦葵、野辣椒、黑茄子、野葡萄。全国各地均有分布。少花龙葵 *Solanum nigrum* L var pauciflorun Liou 分布于南部各省，也做龙葵入药。

性味功效　苦，寒，有小毒。清热解毒，利水消肿。

主治　①用于治疗多种癌症：肺癌、胃癌、肝癌、膀胱癌及滋养叶细胞瘤等。对癌性胸腹水有一定疗效。②治疗疮痈肿毒，皮肤湿疹：鲜草捣烂外敷。③治疗水肿及小便不利：与泽泻、木通、车前子等药配合应用。

用量用法　15～30g，水煎服。鲜草可用60～120g煎服，治癌性胸腹水。与核桃树枝配伍成核葵注射液，每日一次，每次4mL，肌内注射，治晚期癌症。

成分药理　（1）化学成分：含甾体类、有机酸类、木脂素类及其他类，其中，甾体类成分是龙葵抗肿瘤作用的主要活性成分，又具体分为甾体皂苷和甾体生物碱。而在龙葵含有的甾体生物碱中，澳洲茄碱与澳洲茄边碱含量较多。

（2）药理作用及抗肿瘤机制：①抗炎、抗休克、抗过敏：澳洲茄碱有可的松样作用，能降低血管通透性及抑制透明质酸酶的活性；龙葵果对急性扁桃体炎、前列腺炎、急性肾炎具有明显的治疗作用；龙葵碱能抑制豚鼠对马血清的过敏反应，对豚鼠2, 4-二硝基氯苯所致皮肤迟发型过敏反应，也有抑制作用。②抗病原体：对金黄色葡萄球菌、伤寒杆菌、变形杆菌、大肠杆菌、绿脓杆菌和猪霍乱杆菌有一定的抑制作用；龙葵多糖具有一定的抑制乙肝病毒和艾滋病病毒复制的作用；龙葵碱也有较强的抗真菌作用。③心血管：降压的同时还能减少心肌耗氧量；澳洲茄碱、澳洲茄胺皆有正性肌力作用，对平滑肌具有兴奋作用，具有类阿托品样作用。④呼吸系统：龙葵果浸膏、三氯甲烷提取物、石油醚提取物及水溶部分有明显的祛痰及镇咳作用。⑤泌尿系统：对羟基自由基具有显著的清除能力，起到对肾脏细胞保护作用。⑥消化系统：龙葵糖蛋白能够提高肝药酶的活性，同时抑制体内 HMG-CoA 还原酶活性，起到护肝作用；能显著地降低由阿司匹林诱导的胃溃疡的溃疡指数。⑦抗肿瘤：促进细胞凋亡——降低 p53 突变，增加 Bax 与 Bcl-2 的比值，促进 Caspase-3 活化，从而诱导胃癌细胞 MGC-803 凋亡；调控细胞周期——龙葵浆果多酚提取物导致前列腺癌细胞 PZ-HPV-7 在 G2/M 期阻滞；抗侵袭转移——通过降低 Akt 的活性，PKCα，RAS，和 NF-κB 蛋白的表达；调控 Vimentin、E-cadherin 表达，抑制上皮细胞-间质转化；调控 MMPs 基因转录，抑制肿瘤侵袭转移；抑制 ERK、PI3K、Akt 的磷酸化，干扰肿瘤信号通路；下调致癌基因 miR-21，上调抑癌基因 miR-138 表达；免疫调节——血清中 TNF-α 水平，IFN-γ 和 IL-4γ 均升高，而 IL-6 水平明显降低；龙葵多糖激活巨噬细胞，提高吞噬作用，拮抗肿瘤；红细胞具有清除循环免疫复合物、增强 T 细胞依赖性应答等作用。

古籍摘要　《唐本草》："食之解劳少睡，去虚热肿。"《食疗本草》："主丁肿，患火丹疮。和土杵，敷之。"《本草图经》："叶：入醋细研，治小儿火焰丹，消赤肿。"《救荒本草》："敷贴肿毒、金疮，拔毒。"《滇南本草》："治小儿风热，攻疮毒，洗疥瘰痒痛，祛皮肤风热。"

按语　本品为临床上常用的抗癌中草药之一，常与白英、蛇莓伍用，称龙蛇羊泉汤，为治疗多种恶性肿瘤基本方之一。本品有利水作用，但过量服用可引起头痛、腹痛、呕吐、腹泻、瞳孔散大，甚至昏迷等毒性反应。久服、多服可引起白细胞下降及肝功能损害，宜慎重。

15. 大黄　蓼科植物掌叶大黄 *Rheum palmatum* L.、唐古特大黄 *Rheum tanguticum* Maxim. ex Balf. 或药用大黄 *Rheum officinale* Baill. 的干燥根及根茎，又名黄良、火参、肤如、将军、锦纹大黄、川军。主要分布于陕西、湖北、四川和云南等省区。

性味功效　苦，寒。归脾、胃、大肠、肝、心包经。泻热通肠，凉血解毒，逐瘀通经。

主治　①用于实热邪毒壅滞引起的肠胃积滞、便秘、腹胀满，以及发热便秘，苔黄脉数等证候。常与枳实、芒硝、厚朴等同用组成承气汤以泻热通下，急下存阴。②用于湿热引起的黄疸、痢疾、肠痈以及流感等。③用于邪热壅盛热迫血溢所致吐血、衄血、皮下出血，配以其他凉血止血中药，如丹皮、黄芩、黄连、栀子等。④血瘀经闭，产后腹痛，跌打损伤，癥瘕积聚等，常与活血止痛药伍用；还用于烧伤、烫伤。⑤肿瘤患者具有实热邪毒瘀结及便秘者。多用于消化道肿瘤及其引起的梗阻等。

用量用法　4～10g，水煎服。泻热通便用生大黄后下；出血用炭大黄；缓下用制大黄。外用粉末，用姜汁调涂跌打损伤瘀肿；用醋调敷痛肿；用蜜调治烧烫伤。大量能荡涤肠胃积滞，清泻血分实热。与软坚散结药、理气药、活血药配合治疗多种肿瘤。

成分药理 （1）化学成分：掌叶大黄、大黄及鸡爪大黄的根状茎和根中含有蒽醌类化合物约3%，包括游离和结合状态的大黄酚、大黄酸、芦荟大黄素、大黄素、蜈蚣苔素、大黄素甲醚，其主要的泻下成分为结合性大黄酸蒽酮-番泻苷A、B、C，其中番泻苷A为主要有效成分。此外，尚含鞣质约5%以及游离没食子酸、桂皮酸及其脂类等。叶含槲皮苷，掌叶大黄的叶以金丝桃苷含量最多。

（2）药理作用及抗肿瘤机制：①抗菌：大黄的抗菌作用强，抗菌谱广，其有效成分已证明为蒽醌衍生物，其中以大黄酸、大黄素和芦荟大黄素的抗菌作用最好。大黄酸和大黄素对金黄色葡萄球菌的最低抑菌浓度分别为15μg/mL及10μg/mL。此外对痢疾杆菌、伤寒杆菌、霍乱弧菌、大肠杆菌、绿脓杆菌、葡萄球菌、链球菌、肺炎双球菌、白喉杆菌、炭疽杆菌及皮肤真菌等均有抗菌作用。②止血：有增加血小板、促进血液凝固等止血作用。③消化系统：可促进胆汁等消化液分泌，有利胆、排石和增进消化作用；本品有降低血清高胆固醇的作用。④呼吸系统：大黄素对抗乙酰胆碱引起的小鼠离体肠痉挛作用强于对抗豚鼠气管痉挛的作用。⑤心血管：大黄酊剂、浸剂经家兔试验有降压作用，其中以酊剂效果较好；本品有降低血清高胆固醇的作用。⑥利尿：掌叶大黄及大黄酸、大黄素均有利尿作用，以大黄酸作用最强。⑦抗肿瘤：大黄素具有抗肿瘤的作用，作用机制涉及到细胞凋亡、细胞周期、血管新生及细胞迁移至相关蛋白。大黄中的大黄酸、大黄素、蒽酮衍生物等有明显作用，可以通过抑制肿瘤细胞增殖，促进其凋亡来控制肿瘤的发展。

古籍摘要 《神农本草经》："下瘀血，血闭，寒热，破症瘕积聚，留饮宿食，荡涤肠胃，推陈致新，通利水谷（"水谷"一作"水谷道"），调中化食，安和五脏。"《名医别录》："平胃，下气，除痰实，肠间结热，心腹胀满，女子寒血闭胀，小腹痛，诸老血留结。"《药性论》："主寒热，消食，炼五脏，通女子经候，利水肿，破痰实，冷热积聚，宿食，利大小肠，贴热毒肿，主小儿寒热时疾，烦热，蚀脓，破留血。"《日华子本草》："通宣一切气，调血脉，利关节，泄塑滞、水气，四肢冷热不调，温瘴热痰，利大小便，并敷一切疮疖痈毒。"《本草纲目》："主治下痢亦白，里急腹痛，小便淋沥，实热燥结，潮热谵语，黄疸，诸火疮。"

按语 本品生用并后下，抗癌及泻下力强，但正虚之人宜用制大黄。凡表证未罢，血虚气弱，脾胃虚寒，无实热、积滞、瘀结，以及胎前、产后，均应慎服。

16. 冬凌草 唇形科香茶菜属植物碎米桠 *Rabdosia rubescens*（Hamsl.）Hara，以全株入药，又名冰凌花、冰凌草、六月令、山荏、破血丹、明镜草、彩花草、山香草、雪花草。主要分布于河北、山西、陕西、甘肃、安徽、浙江、江西、河南、湖北、湖南、广西、四川、贵州。

性味功效 苦、甘，微寒。清热解毒，活血止痛。

主治 ①对食管癌、贲门癌、肝癌、乳腺癌、直肠癌有一定缓解作用。②可防治放射治疗的副反应。③用于治疗急、慢性咽炎，扁桃体炎，腮腺炎，气管炎，慢性迁延性肝炎等。

用量用法 单用生药每日30～60g，水煎服。冬凌草流浸膏（每毫升含生药1～2g），每日3次，每次10～30mL。冬凌草注射液（每毫升含生药1～2g），每日一次，每次4mL，肌内注射。冬凌草素注射液（每支25mg），每日一次，每次3～4g，加入葡萄糖液滴注。

成分药理 （1）化学成分：茎叶含挥发油0.05%，主要为α-蒎烯，β-蒎烯，柠檬烯，1，

8 桉叶素，对-聚伞花素，壬醛，癸醛，β-榄香烯，棕榈酸等。叶含冬凌草甲素，冬凌草乙素，α-香树脂醇。卢氏冬凌草甲素，冬凌草甲素，熊果酸，信阳冬凌草乙素，鲁山冬凌草乙、丙、丁素，贵州冬凌草素，β-谷甾醇，β-谷甾醇-D-葡萄糖苷，2α-羟基熊果酸，线蓟素。

（2）药理作用及抗肿瘤机制：①抗菌：冬凌草甲素可以通过减少 NO、TNF-α、IL-1β、IL-6 释放，停止或减轻炎症反应，同时抑制 DNA 与转录因子 NF-κB 结合，另外冬凌草甲素对神经营养因子有正调节作用；冬凌草甲素对金黄色葡萄球菌及甲、乙型溶血性链球菌有明显抗菌作用。②增强免疫：冬凌草多糖体外对刀豆素 A（ConA）诱导的 T 淋巴细胞增殖以及脂多糖诱导的 B 淋巴细胞增殖均有促进作用。③抗氧化：冬凌草甲素能明显清除黄嘌呤氧化酶系统产生的超氧自由基以及 Fenton 反应中的羟自由基。④抗肿瘤：冬凌草甲素体外抗肿瘤的分子机制可能包括阻遏细胞周期、下调端粒酶活性、抑制细胞膜钠泵活性、诱导肿瘤细胞凋亡、逆转多药耐药、诱导肿瘤细胞自噬等，对一种肿瘤细胞的抑制，可能是一种或多种机制共同作用的结果。⑤其他：冬凌草还具有降压作用和抗突变作用。

古籍摘要　《中华本草》："主咽喉肿痛；感冒头痛；气管炎；慢性肝炎；风湿关节痛；蛇虫咬伤。"

按语　①同属植物蓝萼香茶菜（香茶菜，回菜花）R.japonica（Burm. F.）Hara var. glaucocalyx（Maxim.）Hara 及毛叶香茶菜 R.japonica.Maxim 的全草。亦适用于癌症，亦有清热消炎作用。②冬凌草各种制剂及冬凌草素临床常用剂量未见明显毒性和副作用，对血象、肝、肾功能亦未见明显影响。少数患者服药后有轻度腹痛、肠鸣及腹泻、恶心、呕吐。

17. 羊蹄　为蓼科酸模属植物皱叶酸模 *Rumex crispus* L 或羊蹄 *R. japonicus Houtt.*，以根或全草入药，又名土大黄、牛舌头、羊舌头、野菠菜、羊蹄叶。分布于分布我国东北、华北、华东、华中、华南各地。

性味功效　苦、酸，寒，有小毒。清热解毒，止血，通便，杀虫。

主治　①各型白血病，常与猪殃殃、紫草根、丹皮伍用；治疗恶性淋巴瘤，常与其他抗肿瘤药同用。②放射治疗及化学治疗引起的血小板减少症、出血症等。③肿毒初起，鲜根叶捣烂外敷。

用量用法　15～30g，水煎服。

成分药理　（1）化学成分：羊蹄根及根茎含有结合及游离的大黄素、大黄素甲醚、大黄酚，总量 1.73%，其中结合型 0.27%，游离型 1.46%。还含有酸模素即是尼泊尔羊蹄素。

（2）药理作用及抗肿瘤机制：①抗菌：对葡萄球菌属金黄色葡萄球菌、枯草芽孢杆菌、大肠杆菌、痢疾志贺氏菌、霍乱弧菌、炭疽杆菌、乙型溶血性链球菌和白喉杆菌有抑制作用。②抗氧化：能够有效清除 DPPH 和 NO 自由基；乙酸乙酯化学部位具有抑制酪氨酸酶作用；大黄素和大黄酸对血卟啉诱导的光氧化反应具有抗氧化作用。③抗肿瘤：白血病患者的血细胞呼吸链中的脱氢酶有抑制作用；单体化合物 2-甲氧基-6-乙酰基-7-甲基胡桃醌对人肝癌 HepG2 细胞、人宫颈癌 Hela 细胞和肺癌 A549 细胞都具有中等强度的抑制作用；大黄素甲醚 8-β-吡喃葡糖苷通过调节 EMMPRIN 抑制结肠癌 HCT116 细胞缺氧诱导的上皮间质转化。羊蹄和尼泊尔酸模分离得到的单体化合物大黄素甲醚-8-O-β-吡喃葡萄糖苷对肝癌、宫颈癌、口腔鳞癌和肺癌 A549 的生长、侵袭及转移具有显著抑制作用。另外羊蹄素和大黄素对人体肿瘤细胞显示细胞毒效应，具有抗肿瘤作用。④其他：大黄素、大黄酚和羊蹄素药理作用主要包括 7 个方面：免疫调节作用、抗炎作用、肝脏保护作用、生发作用、抗糖尿病作用、抗骨质疏松作用和活血作用。

古籍摘要 《神农本草经》："主头秃、疥瘙，除热，女子阴蚀。"《名医别录》："主浸淫疽痔，杀虫。"《日华子本草》："治癣，杀一切虫肿毒，醋摩贴。"《滇南本草》："治诸热毒，泻六腑实火，泻六经客热，退虚劳发烧，利小便，治热淋。杀虫，搽癣疮、癞疮。"

按语 ①本品为治疗白血病及血小板减少症的常用中药之一，著者治白血病经验方三舌汤即由牛舌草（羊蹄根）、狗舌草、白花蛇舌草组成。②服用过量时可引起呕吐、腹泻等症，可对症处理，内服活性炭或鞣酸蛋白。

18. 仙人掌 为仙人掌科植物仙人掌 *Opuntia stricta*（Haw.）Haw. var. *dillenii*（Ker-Gawl.）Benson 及绿仙人掌 *Opuntia monacantha*（Willd.）Haw. 的根及茎。仙人掌分布于西南、华南及浙江、江西、福建等地；绿仙人掌分布于广西、四川、贵州、云南等地。

性味功效 苦，凉。有小毒。清热解毒，消肿止泻。

主治 ①鲜品去刺捣烂外敷治烫伤、蛇咬伤、肿瘤局部肿物。②腮腺炎、乳腺炎、疖肿痈疮等。③细菌性痢疾，心胃痛。

用量用法 鲜品 30～60g，干品 15～30g，水煎服。

成分药理 （1）化学成分：仙人掌中所含主要化学成分包括生物碱类、黄酮类、甾醇类、萜类、多糖、有机酸及挥发油等。

（2）药理作用及抗肿瘤机制：①抗菌抗氧化：仙人掌总皂苷对大肠杆菌、巨大芽孢杆菌、青霉菌都有抑制作用；仙人掌总皂苷具有清除羟基的作用，且呈明显的量效关系，也具有一定的抗氧化活性。②降脂、降糖及抗动脉粥样硬化：仙人掌多糖可明显改善动脉粥样硬化大鼠的血管舒张功能，同时有显著抗动脉粥样硬化作用，还可抑制肝脏载脂蛋白 B 及二酰基甘油酰基转移酶蛋白的表达，进而降低血浆总胆固醇、三酰甘油及低密度脂蛋白水平。③抗炎：仙人掌总黄酮可明显抑制肿胀反应及毛细血管通透性增加，可减轻肿胀和渗出等局部炎症反应。④免疫调节：仙人掌多糖主要组分（ODPI）可调节糖尿病小鼠体内 CO 至正常水平，显著增强巨噬细胞的吞噬功能，提高其血清免疫球蛋白 M 或免疫球蛋白 G 的含量；提高其 T、B 淋巴细胞的增殖能力，且使之恢复至正常水平。⑤抗肿瘤：仙人掌多糖对 SK-MES-1 肺鳞癌细胞有抑制作用，亦可缓解癌性疼痛。⑥其他：神经保护，改善记忆功能，改善绝望状态。

古籍摘要 《本草求原》："消诸痞初起，敷之。洗痔妙。"《本草纲目拾遗》："云南通志：仙人掌，叶肥厚如掌，多刺，相接成枝，花名玉英，色红黄，实似山瓜，可食。"

按语 其汁入目，使人失眠。孕妇慎服。忌吃酸、辣等刺激性食物。

19. 墓头回 败酱科败酱属植物异叶败酱 *Patrinia heterophylla* Bunge 及糙叶败酱 P. *scabra* Bunge，以根或全草入药。分布于辽宁、河北、山西、河南、陕西、甘肃、广西等地。

性味功效 苦、微酸、涩，凉。入心、肝经。燥湿止带，收敛止血，清热解毒。

主治 ①用于宫颈癌、宫体癌、肝癌、大肠癌、白血病、恶性淋巴瘤、胃癌，能缓解症状，部分达到有效。用药后白血病患者白细胞下降幅度大，并使血中幼稚细胞相应下降，但对慢粒白血病疗效较差。②赤白带下，崩漏，泄泻痢疾，黄疸，疟疾，肠痈，疮疡肿毒，跌打损伤。

用量用法 10～15g，水煎服。本品有特殊难闻臭气，易败胃，故用量不宜过大。

成分药理 （1）化学成分：糙叶败酱根及根茎含挥发油，其中主成分有：β-丁香烯；

α-葎草烯；十氢-4, 8, 8-三甲基-9-亚甲基-1, 4-亚甲基薁；3, 7, 11-三甲基-1, 3, 6, 10-十二碳四烯；δ-荜澄茄醇；β-芹子烯等。

（2）药理作用及抗肿瘤机制：①抗肿瘤：其中皂苷类化合物、植物多糖的细胞毒作用和抗核分裂作用，其发挥抗癌的机制之一是影响肿瘤细胞的周期，使其阻滞于 G0 /G1 期；亦可以诱导细胞发生凋亡。木脂素类化合物具有阻断 DNA 的合成和原癌基因 RNA 表达的能力并且能直接抑制肿瘤细胞的增殖，另外通过抗氧化作用以及雌激素的代谢间接使肿瘤细胞的生长改变。脂溶性环烯醚萜酯（PHEBB），体内外均具有一定抗肿瘤作用，且其抗肿瘤机制可能与诱导肿瘤细胞凋亡及抑制肿瘤微血管有关，其凋亡途径是通过内在凋亡途径、线粒体途径。②免疫调节：其大孔吸附树脂提取物可以调节红细胞免疫功能，通过增加 C3b 受体花环率，胞膜CD35、CD44s 受体等途径，进而减少免疫逃逸，发挥抗肿瘤作用，另外还可以降低红细胞免疫复合物花环率；糙叶败酱的总环烯醚萜苷元在体外能显著增强 T、B 淋巴细胞增殖，有效地提高机体免疫功能。③抑菌、抗病毒：多种细菌如枯草杆菌或大肠杆菌等在特定比例的乙醇提取物作用下生长会被抑制，皂苷类化合物对于肝脏有改善肝功能、抗炎促再生的功能。

古籍摘要　《本草原始》："治伤寒，温疟。"《河南中药手册》："洗脚，治脚痛。"《山西中药志》："敛肝燥湿，止血。治妇人髋疽，赤白带下。"《广西中药志》："祛瘀，消肿。治跌打。"

按语　江苏所用的墓头回为菊科植物苦荬菜的干燥全草。

20. 茅莓　蔷薇科悬钩子属植物茅莓 *Rubus parvifolius* L.，以根或茎、叶入药，又名蛇泡簕、三月泡、红梅消、虎波草、薅秧藨，分布于华东、中南及四川、河北、山西、陕西等地。

性味功效　苦、涩，凉。清热凉血，散结，止痛，利尿消肿。

主治　①用于感冒发热，咽喉肿痛，咯血，吐血，痢疾，肠炎，肝炎，肝脾肿大，肾炎水肿，泌尿系感染，结石，月经不调，白带，风湿骨痛，跌打肿痛。②外用治湿疹，皮炎。

用量用法　15～30g，水煎服。

成分药理　（1）化学成分：除了黄酮和三萜及三萜皂苷以外，还有植物甾醇类成分，如 β-谷甾醇、β-胡萝卜苷、邻硝基苯酚、月桂酸等成分。

（2）药理作用及抗肿瘤机制：①抗脑缺血：茅莓总皂苷能增加 Bcl-2 阳性细胞的表达，降低 Bax 阳性细胞的表达，提高 Bcl-2/Bax 的表达比例，能够使损伤脑组织中 SOD、GSH-Px 活力增加，MDA 生成减少，并降低损伤脑组织兴奋性氨基酸含量，减轻损伤脑组织细胞内的钙离子浓度。②抗病毒：茅莓根提取物乙酸乙酯部位在体外能够下调 HBsAg 和 HBeAg 的表达，并呈现出浓度和时间依赖性。③止血与活血化瘀：茅莓水提物可以缩短小鼠出血时间和凝血时间，有促进血凝和止血作用；同时可以缩短家兔优球蛋白溶解时间，提高纤维蛋白溶解酶的活性，从而抑制体内血栓形成。④抗菌：茅莓叶挥发油对大肠杆菌、巴氏杆菌等革兰氏阴性菌有明显的抑菌活性。⑤抗肿瘤：茅莓总皂苷对多种肿瘤细胞具有抑制活性。茅莓总皂苷可以将HR8348 直肠癌细胞阻滞在 S 期而不能进入 M 期，阻断肿瘤细胞进行有丝分裂，从而抑制HR8348 直肠腺癌细胞的生长。

按语　孕妇慎服。

21. 蛇莓　蔷薇科蛇莓属植物蛇莓 *Duchesnea indica*（Andr.）Focke，以全草入药，又名蛇泡草、蛇盘草、蛇果草、龙吐珠、宝珠草、三匹风、三叶莓、地杨梅。分布于辽宁、河北、河南、江苏、安徽、湖北、湖南、四川、浙江、江西、福建、广东、广西、云南、贵州等地。

性味功效 甘、酸，寒，有小毒。清热解毒，散结消肿。

主治 ①感冒发热，咳嗽，小儿高热惊风，咽喉肿痛，痢疾、肠炎。②颈淋巴结结核、疔疮肿毒、蛇虫咬伤。③治疗多种癌症，常与白英、龙葵合用，称龙蛇羊泉汤。适用于癌症之实热型，并随辨病而加味。

用量用法 15～30g，水煎服。

成分药理 （1）化学成分：种子油中的脂肪酸主要是亚油酸（53.1%），非皂化物质有烃、醇和甾醇，甾醇中的主要成分是 β-谷甾醇（占总甾醇量的 89.5%）。

（2）药理作用及抗肿瘤机制：①抗肿瘤：蛇莓可产生轻度的合成细胞 DNA 抑制效果，对癌细胞有丝分裂的抑制能够使蛇莓对细胞 DNA 的合成有轻度抑制作用；蛇莓总酚的抗肿瘤活性较高，能够直接作用于肿瘤细胞，增强 B 细胞抗体的分泌和 T 细胞增殖，也能够通过提高机体细胞和体液免疫力发挥其体内抗肿瘤作用；蛇莓抑制血管新生的作用可能与减缓血管内皮细胞的增殖凋亡有关。②降压：蛇莓乙醇流浸膏所具有的降压功能较为短暂，能够产生抑制心脏收缩和心率过快的功能，能够增加冠状动脉血流量。③抗菌：蛇莓醇提物能够减缓脑膜炎双球菌和伤寒杆菌的增殖，且蛇莓里包含能够被水溶解的成分和能够被丙酮溶解而不能被水溶解的成分对绿脓杆菌、志贺痢疾杆菌、金黄色葡萄球菌的生长也会产生抑制效果。④抗氧化：蛇莓总多酚具有很强的抗氧化活性和自由基清除作用，是天然的抗氧化活性剂，还原能力显著，有一定的清除 1, 1-二苯基-2-苦基肼自由基活性作用和明显的清除羟自由基活性作用。⑤抗炎：抑制转录因子（NF-κB）的活化，TNF-α、诱导型一氧化氮合酶（NOS）、血红素氧合酶 1（HO-1）的 mRNA 水平相对降低且呈剂量依赖型关系，HO-1 的蛋白水平也有显著提升。

古籍摘要 《名医别录》："主胸腹大热不止。"陶弘景："疗伤寒太热。"《食疗本草》："主胸胃热气；主孩子口噤，以汁灌口中。"《日华子本草》："通月经，熁疮肿，敷蛇虫咬。"《本草纲目》："敷汤火伤。"《生草药性备要》："治跌打，消肿止痛，去瘀生新，浸酒壮筋骨。"

按语 用于痈肿疔毒、瘰疬结核，可配蒲公英、地丁草、野菊花、夏枯草等药同用；用于癌肿，可配合白花蛇舌草、七叶一枝花等药同用；用于水火烫伤，可配虎杖根同用。

22. 半枝莲 本品为唇形科植物半枝莲 *Scutellaria barbata* D. Don（S. rivularis Wall）的干燥全草，又名并头草、狭叶韩信草、牙刷草、四方马兰。分布于华东、华南，西南有河北、陕西南部、湖南、湖北、湖南。

性味功效 辛、苦，寒。归肺、肝、肾经。清热解毒，化瘀利尿。

主治 ①用于毒蛇咬伤及疮痈肿毒等症。②用于肝炎、肝肿大、肝硬化腹水、癌肿及吐血损伤出血等症。③用于肺癌，常与蜀羊泉、寻骨风、鱼腥草等配合应用；用于胃肠道癌症，常与白花蛇舌草、石见穿、八月札、半边莲等同用。

用量用法 30～60g 水煎服。

成分药理 （1）化学成分：主要化学成分黄酮类，二萜及其内脂类，多糖类化合物，富含人体所必需的多种微量金属元素以及抗肿瘤活性的酮、酸、醇、苷类等化合物。

（2）药理作用及抗肿瘤机制：①抗肿瘤：半枝莲能显著提高 Caspase 家族蛋白的活性，增加 Bax/Bcl-2 的比率，引起肿瘤细胞的细胞周期停滞，从而诱导肿瘤细胞凋亡；半枝莲还能通过抑制肿瘤血管生成来阻断人体对肿瘤细胞的供养，从而达到抑制肿瘤细胞增殖和转移的目的。②抗菌：半枝莲中分离得到的芹菜素和木犀草素对耐甲氧西林金黄色葡萄球菌（MRSA）

和甲氧西林敏感性金黄色葡萄球菌（MSSA）均有抑制作用；半枝莲挥发油对革兰氏阳性菌的抑制作用强于革兰氏阴性菌，包括 MRSA 和 MSSA，其抗菌活性成分主要是薄荷醇及芳樟醇、1-辛烯-3-醇等长链醇。③抗氧化：半枝莲粗多糖、经脱色后的多糖 SBP、经十六烷基三甲基溴化铵（CTAB）处理后的多糖 SBP1 清除羟基自由基作用随其浓度升高逐渐增强。④其他：半枝莲还具有保肝、抗病毒和利尿排石等活性，半枝莲多糖 SPS 对四氯化碳致小鼠肝损伤具有保护作用，可降低四氯化碳肝损伤小鼠血清 ALT 和 AST 的活性、肝组织 MDA 的含量和肝体指数，增加肝组织 NO 含量和 NOS 活性。

古籍摘要 《南京民间药草》："破血通经。"《广西药植图志》："消炎，散瘀，止血。治跌打伤，血痢。"《南宁市药物志》："消肿，止痛。治跌打，刀伤，疮疡。"《泉州本草》："清热，解毒，祛风，散血，行气，利水，通络，破瘀，止痛。内服主血淋，吐血，衄血；外用治毒蛇咬伤，痈疽，疔疮，无名肿毒。"

按语 血虚者不宜，孕妇慎服。

23. 农吉利 本品为豆科植物野百合 *Crotalaria sessiliflora* L. 的干燥全草，又名油麻、野芝麻、芝麻响铃铃。主要分布于山东及长江以南各地。

性味功效 甘、淡，平，有毒。清热解毒，化瘀利尿。

主治 ①恶性肿瘤。主要外用治疗皮肤癌、直肠癌、阴茎癌、宫颈癌等，亦可内服或肌内注射。②治疗疮，疖肿，毒蛇咬伤。③治耳鸣耳聋，头目眩晕，慢性气管炎，咳嗽喘息，痢疾，小儿黄疸，疳积。

用量用法 外用粉剂，将全草研末，消毒后用盐水调敷，或将药末撒在疮面上。或鲜草捣烂外敷。栓剂纳阴道内治疗宫颈癌。

成分药理 （1）化学成分：主要有生物碱、黄酮类、氨基酸、多糖。有效成分为碱性部分，可分离出农吉利碱Ⅰ和农吉利碱Ⅱ，农吉利碱Ⅰ抗肿瘤活性明显，将该有效成分称为农吉利甲素（也称野百合碱）

（2）药理作用及抗肿瘤机制：①保护心脏降压：提高心肌组织抗氧化能力，改善心肌能量代谢；降压。②促进平滑肌收缩：农吉利甲素可增加家兔和豚鼠的离体回肠收缩张力和幅度，大鼠和豚鼠的子宫收缩增大。③呼吸系统：农吉利甲素可暂时轻度抑制呼吸频率和深度。④抗肿瘤：抗肿瘤的活性部位为伯羟基酯化的烯丙酯基团和双稠吡咯啶环 1、2 位的双键，该双键既是发挥抗癌作用的活性基团，也是导致肝脏毒性的原因所在，农吉利甲素发挥抗癌作用的机制是其在肝内代谢为具有很强烷化能力的双稠吡咯啶衍生物导致的，该衍生物可选择性地烷化细胞 DNA 分子上的特定区，进而阻止细胞 DNA 的合成，并阻止其进入有丝分裂区，从而引起染色体畸变或断裂，进而达到抑制 DNA 复制与转录、干扰细胞蛋白质合成的目的。

按语 本品有毒，内服宜慎。有肝肾疾患者禁服。

24. 芦荟 本品为百合科植物库拉索芦荟 *Aloe barbadensis* Miller、好望角芦荟 *Aloe ferox* Miller 或其他同属近缘植物叶的汁液浓缩干燥物。库拉索芦荟习称"老芦荟"，好望角芦荟习称"新芦荟"。分布于华东、华南、西南（河北、陕西南部、湖南、湖北、湖南）。

性味功效 苦，寒。归肝、胃、大肠经。清肝热，通便，杀虫。

主治 叶、芦荟膏：肝经实热头晕、头痛、耳鸣、烦躁、便秘，小儿惊痫，疳积。叶：外用治龋齿，疮痈肿毒，烧烫伤，湿癣。花：咳血，吐血，尿血。①治热结便秘、头晕目赤、烦躁失眠等症，可与茯苓、朱砂等配伍应用。②治疗肝经实火的躁狂易怒、惊悸抽搐等症，常与龙胆草、黄芩、黄柏、黄连、大黄、当归等同用。③蛔虫腹痛，可与使君子、苦楝根皮等配合应用。④外用有杀虫之功，可用治癣疾。

用量用法　2～5g 作散、丸用。如更衣丸（芦荟、朱砂），润肠通便，每日1～5次，每次1.5～3g。

成分药理　（1）化学成分：库拉索芦荟叶的新鲜汁液含芦荟大黄素苷、对香豆酸、少量 α-葡萄糖、一种戊醛糖、蛋白质及许多草酸钙的结晶。好望角芦荟叶的新鲜汁液含芦荟大黄素苷及异芦荟大黄素苷。

（2）药理作用及抗肿瘤机制：①调节机体免疫力：免疫抑制作用可能与其抑制炎症介质高迁移率族蛋白 B1（HMGB1）的转位释放有关。②抗炎：芦荟能够直接抑制环氧酶通路，减少前列腺素 E2 的产生，在炎症反应中起着重要作用，芦荟也可以下调外周血单核细胞中基质金属蛋白酶（MMP）-9 的表达来发挥抗炎作用。③改善肠道吸收：芦荟凝胶和全叶提取物能够显著减少人结肠癌细胞 Caco-2 单分子层的跨膜电阻值，从而增加相邻细胞之间的紧密连接能力。④抗溃疡：芦荟对胃溃疡大鼠的保护机制可能与提高 SOD 活性、清除自由基以及减轻脂质过氧化反应有关。⑤心血管系统：芦荟可通过抑制炎症反应以及诱导白色脂肪组织和肝脏中抗炎细胞因子的表达来发挥降血糖作用；降低大鼠血浆三酰甘油和低密度脂蛋白胆固醇水平，增加高密度脂蛋白胆固醇水平。⑥保肝：芦荟中提取的植物甾醇可减少脂肪酸合成，增加肝脏中脂肪酸的氧化反应；芦荟凝胶提取物通过抑制肝脏中脂肪生成基因的 mRNA 表达而对乙醇诱发的脂肪肝起预防作用。⑦抗肿瘤：芦荟大黄素能够抑制乳腺 MDA-MB-231 细胞侵袭重组基底膜能力，降低纤维连接蛋白和层连蛋白的黏附能力，抑制 MDA-MB-231 细胞的侵袭和迁移过程；芦荟苷可以阻断人脐静脉内皮细胞（HUVEC）中血管内皮生长因子受体2（VEGFR2）和信号传导与转录激活因子3（STAT3）的磷酸化，从而显著抑制 HUVEC 细胞的增殖、迁移和血管生成。

古籍摘要　《药性论》："杀小儿疳蛔。主吹鼻杀脑疳，除鼻痒。"《海药本草》："主小儿诸疳热。"《开宝本草》："主热风烦闷，胸膈间热气，明目镇心，小儿癫痫惊风，疗五疳，杀三虫及痔病疮瘘。解巴豆毒。"《本草图经》："治湿痒，搔之有黄汁者；又治匿齿。"

按语　孕妇忌服。《本草经疏》："凡儿脾胃虚寒作泻及不思食者禁用。"

25. 八角金盘　为五加科植物八角金盘 *Fatsia japonica*（Thunb.）Decne.et Planch 的叶或根皮，又名八角莲，独脚莲，独叶一枝花，分布于华北、华东、云南昆明等地。

性味功效　温，辛，苦，入肺经。化痰止咳，散风除湿，化瘀止痛。

主治　①用于癌症，如乳腺癌、皮肤癌及直肠癌等。②治疗瘰疬结核、腮腺炎。③咳喘，风湿痹痛，痛风，跌打损伤。

用量用法　3～10g，水煎服。外用：研末加酒、醋调涂局部治疗乳腺癌、皮肤癌。

成分药理　（1）化学成分：主要化学成分为：鬼臼毒素、去氧鬼臼毒素、4-去甲基鬼臼毒素、鬼臼酮、去氢鬼臼毒素、4-去甲基脱氢鬼臼毒素、13-足叶草脂素奈酚、槲皮素、槲皮苷、芦丁、β-谷甾醇、苦鬼臼素葡萄糖苷、鬼臼毒素葡萄糖苷、香草酸和胡萝卜苷、正十六烷酸。

（2）药理作用及抗肿瘤机制：①抗肿瘤：抑制细胞中期的有丝分裂，对动物肿瘤有明显抑制作用。小鼠腹腔注射能抑制艾氏腹水癌。②抗病毒：含鬼臼毒素成分的八角莲类中药八角莲、秕鳞八角莲、桃儿七及南方山荷叶根茎的甲醇提取物对单纯疱疹病毒皆有较好的抑制作用；槲皮素-3-O-β呋喃葡萄糖苷对 HSV-1 有抑制作用，山柰酚和苦鬼臼毒素对 CBV 和 HSV-1 有明显抑制作用。③保肝：对四氯化碳所致的血清 GPT 升高有明显的抑制作用。④抗菌：山柰酚对金黄色葡萄球菌及伤寒绿脓杆菌等均有抑制作用。⑤其他：八角莲根中提取的结晶性物质作用类似足叶草素，对离体蛙心有兴奋作用，能使其停于收缩状态。对兔耳血管有扩张作用；对蛙后肢血管、家兔小肠及肾血管则有轻度的收缩作用。对平滑肌有直接作用，抑制离体兔肠，兴奋兔及豚鼠的离体子宫。

古籍摘要　《本草纲目拾遗》："治一切毒蛇伤。"《贵州民间方药集》："治虚弱脱肛；外用消伤肿，并治蛇咬伤，疔疮。"《福建民间草药》："散结活瘀，消瘰解毒。"《广西中药志》："清热化痰，解蛇虫毒。治肺热痰咳，虫蛇咬伤，单双蛾喉痛，疮疖。"《四川中药志》："治劳伤吐血、腰痛，疥癣白秃。"

按语　同属植物川八角莲分布于四川、云南、贵州。其根茎，在贵州地区与八角莲同等入药，功效相同。孕妇禁服，体质虚弱者慎服。

26. 马尾连　为毛茛科唐松草属植物多叶唐松草 *Thalictrum foliolosum* DC. 及高原唐松草 *T.cultratum Wall.*[*T.deciternatum Boiv*]，以根部入药，又名马尾黄连，金丝黄连，草黄连，分布于甘肃南部、四川、云南、西藏等省区。

性味功效　苦，寒，入心、肝、胆、大肠经。清热燥湿，泻火解毒。

主治　①肠炎痢疾、肝炎等湿热呕吐。②口舌生疮，痈肿疮痛。③常用于治疗肠癌、肝癌及消化道癌。

用量用法　10～15g，水煎服。

成分药理　（1）化学成分：金丝马尾连根及根茎含小檗流，小檗胺，原阿片碱，鹤氏唐松草碱，木兰花碱，药根碱，掌叶防己碱，黄连碱，非洲防己碱，芬氏唐松草定碱，四去氢碎叶紫堇碱，芬氏唐松草碱，异芬氏唐松草碱，隐品碱，伊米任碱，O-甲基罗氏唐松草碱。

（2）药理作用及抗肿瘤机制：①抗肿瘤：唐松草碱对多种肿瘤有抑制作用；其总碱对 P38 白血病有较明显的抑制作用。碱甲是总碱的主要组分，对 P388 及 5180 腹水型有治疗作用，其作用机制可能为使 G1 细胞进入 S 期受阻。②抗炎：马尾连乙醇提取物的抗炎及消肿作用。

古籍摘要　《本草纲目拾遗》："去皮里膜外及筋络之邪热、小儿伤风及痘科用。"《西藏常用中草药》："清热解毒，祛风凉血，消炎止痢。治结膜炎，传染性肝炎，痈肿疮疖，痢疾。叶、花治关节炎。"《新疆中草药手册》："清热燥湿。"

按语　同属植物香唐松草（分布于西藏、四川、青海、甘肃、陕西、山西、河北、内蒙古、新疆）、狭序唐松草（又名：水黄连，分布云南、四川、西藏）、高原唐松草（分布于云南、四川、西藏、甘肃）、昭通唐松草（分布于云南），以及贝加尔唐松草长柱变种（分布于四川、甘肃）等，亦同等入药。

27. 肿节风　本品为金粟兰科植物草珊瑚 *Sarcandra glabra*（Thunb.）Makai 的干燥全株，又名接骨金粟兰、九节茶、九节花、九节风、竹节茶、接骨莲。分布于华东、中南、西南。

性味功效　苦、辛，平。归心、肝经。清热凉血，活血消斑，祛风通络。

主治　①跌打损伤、关节疼痛，与活血药同用。②流感、肺炎，与蒲公英、黄芩、金银花等同用。③治疗消化道癌、食管癌、胰腺癌、胃癌、肝癌、肠癌及脑膜瘤等。

用量用法 20～30g，水煎服。现已制成片剂及注射液，草珊瑚含片，每日 3 次，每次 4 片。肿节风注射液，每日 1～2 次，每次 4mL，肌内注射。

成分药理 （1）化学成分：全株含左旋类没药素甲、异嗪皮啶、延胡索酸、琥珀酸、黄酮苷及香豆精衍生物事。此外，还含 0.15%～0.2%的挥发油。

（2）药理作用及抗肿瘤机制：①抗肿瘤：肿节风总黄酮对小剂量化疗药 CTX 有增效作用和对大剂量 CTX 有减毒的作用。肿节风挥发油、浸膏对白血病 615 细胞、TM775、肺腺癌 615、自发乳腺癌 615、自发腹水型 AL771、艾氏腹水癌、瓦克癌 256 均有一定抑制作用。本品是细胞呼吸抑制剂，对瘤细胞和荷瘤动物肝脏的耗氧能力均有直接的抑制作用。②抗菌：肿节风对金黄色葡萄球菌及其耐药菌株、甲型溶血型链球菌、肺炎链球菌、卡他球菌、痢疾杆菌、伤寒杆菌、副伤寒杆菌、大肠杆菌、绿脓杆菌等都有不同程度的抑制作用。抑菌有效成分为延胡索酸、琥珀酸。③白细胞和血小板：能显著缩短断尾小鼠出血、凝血时间；缩短兔血块收缩作用，加强血小板收缩功能。④抗胃溃疡：肿节风浸膏与硫酸铝具有相似的抗溃疡作用，并能促进溃疡的修复和黏膜再生。⑤平喘、祛痰：治疗老年性支气管炎、小儿急性上呼吸道感染也有显著效果。⑥促进骨折愈合：促进早期骨外膜、骨内膜的成骨细胞增生以及骨断端连接及骨髓腔再通。

古籍摘要 《生草药性备要》："煲水饮，退热。"《分类草药性》："治一切跌打损伤，风湿麻木，筋骨疼痛。"《湖南药物志》："通经。治产后腹痛。"《全国中草药汇编》："主治流行性感冒，流行性乙型脑炎，麻疹，肺炎，小儿肺炎，大叶性肺炎，细菌性痢疾，急性阑尾炎，疮疡肿毒，骨折，跌打损伤，风湿关节痛。"

按语 阴虚火旺及孕妇禁服。《广西民族药简编》："孕妇忌服。忌食酸、辣、萝卜等食物。"

28. 苦参 本品为豆科植物苦参 *Sophora flavescens* Ait. 的干燥根，又名地槐、好汉枝、苦骨、地骨、地槐、山槐子。全国各地均产，以山西、湖北、河南、河北产量较大。

性味功效 苦，寒。归心、肝、胃、大肠、膀胱经。清热燥湿，杀虫，利尿。

主治 ①治疗湿热菌痢、黄疸、赤白带下、阴道炎等，常与黄柏、龙胆草同用。②用于皮疹、瘙痒、疥疮顽癣，常与地肤子、白鲜皮、蛇床子等同用。③治疗湿热较重的癌症患者，如肺癌、肠癌、胃癌、肝胆系统癌症及皮肤癌、膀胱癌等。④用于急慢性肾炎，水肿及心律不齐。

用量用法 6～10g，水煎服。

成分药理 （1）化学成分：苦参中分离获得了生物碱类化合物 41 个，黄酮类化合物 108 个，三萜及三萜皂苷类化合物 8 个，木质素类化合物 4 个，苯甲酸衍生物 10 个，苯丙素类化合物 4 个，香豆素类化合物 2 个。

（2）药理作用及抗肿瘤机制：①抗肿瘤：苦参素能阻滞 HepG2 和 QGY 细胞的细胞周期进程同时诱导细胞凋亡；苦参素对肝癌细胞端粒酶的活性发挥抑制作用；苦参碱对癌细胞的增殖具有显著的抑制作用，使癌细胞的细胞周期被阻滞于 G0/G1 期，且与给药剂量及药物作用时间具有正相关关系，表明苦参碱能够有效阻滞癌细胞细胞周期；并可以显著减少 hTERT 基因的表达。②抗菌：苦参总黄酮类对大肠埃希菌及金黄色葡萄球菌具有较优的抑菌效果，其抑菌效果明显优于苦参生物碱类，且槐属二氢黄酮 G 抑菌作用最强。③抗心律失常：苦参总碱对心肌细胞损伤具有保护作用，实验推测其机制可能与调控相关基因表达，减缓心肌细胞凋亡进程有关；苦参碱能够显著改善异丙肾上腺素引起的大鼠左室肥厚症状，同时能够调控引起心脏肥厚的细胞因子。④平喘祛痰：苦参碱主要是通过兴奋 β 受体，尤其是兴奋中枢的 β 受体，解除支气管痉挛及抑制抗体和慢反应物质的释放而产生平喘作用的。苦参碱在有钙或无钙克氏营养液中，均能对抗乙酰胆碱氯化钡兴奋离体豚鼠、大鼠气管和肠管的作用。⑤抗炎：苦参药物具备镇痛、抗菌、缓解炎症反应及减弱毛细血管通透性的功能。⑥免疫抑制：苦参碱可降低过敏介质的释放，为免疫抑制剂。对被动或主动皮肤过敏反应均有明显抑制作用，并对兔血清 IgE 抗体形成有明显抑制作用。⑦其他：肌内注射氧化苦参碱能明显对抗巴豆油、角叉菜胶（大鼠）和冰醋酸（小鼠）诱发的渗出性炎症。兔灌胃、皮下注射、静脉注射、腹腔注射和肌内注射苦参煎剂、苦参注射液及苦参碱均有利尿作用，尿中氯化钠量有显著增加。苦参 50%甲醇浸膏具有抗盐酸乙醇所致溃疡的作用，其活性成分为苦参酮。

古籍摘要 《神农本草经》："主心腹结气，癥瘕积聚，黄疸，尿有余沥，逐水，除痈肿，补中，明目止泪。"《名医别录》："养肝胆气，安五脏，定志益精，利九窍，除伏热肠澼，止渴，醒酒，小便黄赤，疗恶疮下部匿，平胃气，令人嗜食。"陶弘景："恶病人酒渍饮之，患疥者服亦除，盖能杀虫。"《药性论》："治热毒风，皮肌烦燥生疮，赤癞眉脱，主除大热嗜睡，治腹中冷痛，中恶腹痛，除体闷，治心腹积聚。"《唐本草》："治胫酸，疗恶虫。"

按语 脾胃虚寒者忌服。《本草经集注》："玄参为之使。恶贝母、漏芦、菟丝子。反藜芦。"《医学入门》："胃弱者慎用。"《本草经疏》："久服能损肾气，肝、肾虚而无大热者勿服。"

29. 狗舌草 菊科千里光属植物狗舌草 Senecio kirilowii Turcz. 的全草，又名狗舌头草、白火丹草、铜交杯、糯米青、铜盘一枝香。分布于东北以至华东、西南各地。

性味功效 苦，寒。清热解毒，利水消肿，杀虫。

主治 ①用于肺热咳嗽，肺脓肿，疖肿疮疡。②尿路感染，肾炎水肿。③白血病，网织细胞肉瘤，常与猪殃殃、牛舌草、白花蛇舌草同用。方剂中三舌汤即本品与羊蹄、白花蛇舌草，再加入其他抗癌中草药，著者用其治疗白血病，淋巴肉瘤之有热象者。

用量用法 15～30g，水煎服。

成分药理 （1）化学成分：主要化学成分黄酮类、多种双稠吡咯生物碱类、挥发油类和蛋白质类。

（2）药理作用及抗肿瘤机制：①抗肿瘤：狗舌草中的总黄酮呈浓度依赖性抑制 L1210 细胞生长，对 L1210 细胞的增殖具有显著抑制作用，从而阻断了细胞周期的正常发展；狗舌草提取物对人类骨髓瘤细胞 U266 有细胞凋亡作用，且存在剂量依赖关系；并且，可以改变 U266 细胞的细胞周期（动员细胞进入周期，在 S 期、G2/M 期诱导细胞凋亡/杀伤细胞，将细胞阻滞在 S 期、G2/M 期）；白桦脂酸对人体肺癌细胞 VA-13、人体肝癌细胞 HepG2 表现出一定的细胞毒活性。②中枢抑制：对中枢有抑制作用，能增强小剂量硫酸镁的中枢抑制作用。③降压：其作用原理可能亦为中枢性。

古籍摘要 《唐本草》："主疥、瘑疮，杀小虫。"《履巉岩本草》："治髭痈，收疮口。为细末，用少许贴患处。"《浙江民间常用草药》："解毒，利水，活血消肿。"

30. 黄芩 是唇形科黄芩属植物黄芩 Scutellaria baicalensis Georgi 的干燥根，又名山茶根、土金茶根。产于黑龙江，辽宁，内蒙古，河北，河南，甘肃，陕西，山西，山东，四川等地，中国北方多数省区都可种植。

性味功效 苦，寒。归肺、胆、脾、大肠、小肠经。清热燥湿，泻火解毒，止血，安胎。

主治 ①治温病高热烦渴，湿热泻痢、湿热黄疸等，常与黄连、黄柏、木香、大黄等同用。②治疗肺热肺痈，血热妄行致出血、疖肿疮疡等。③用于肺癌、肝癌、肠癌及其他肿瘤具有毒热证候者。本品为清上焦、中焦及肝胆湿热邪火的常用药，以泻肺热为主。④用于湿温、暑湿，胸闷呕恶，湿热痞满，泻痢，黄疸，高热烦渴，血热吐衄，痈肿疮毒，胎动不安。

用量用法 10～20g，水煎服。

成分药理 （1）化学成分：主要化学成分含黄酮类化合物：黄芩素、黄芩新素（黄芩黄酮Ⅱ）、黄芩苷、汉黄芩素、汉黄芩苷、木蝴蝶素A、7-甲氧基黄芩素、黄芩黄酮Ⅰ等。

（2）药理作用及抗肿瘤机制：①抗肿瘤：黄芩苷、黄芩素、汉黄芩苷及汉黄芩素等成分是黄芩抗肿瘤作用的物质基础，黄芩苷可通过诱导肿瘤细胞凋亡，抑制大鼠胰岛细胞瘤细胞增殖。黄芩素可使人脐静脉内皮细胞停滞在 G1/S 期，抑制新生血管形成从而产生抗肿瘤作用；黄芩素还可抑制皮肤癌 A431 细胞的迁移和侵袭达到抗肿瘤目的。最新研究发现，汉黄芩苷能通过诱导肿瘤细胞凋亡而抑制恶性胶质瘤的生长，而汉黄芩素能上调自然杀伤细胞(NK 细胞)GraB 等的表达，增强 NK 细胞对胃癌 MKN45 细胞的影响，能通过抑制瘤体端粒酶基因 hTERT 的表达而抑制人卵巢癌细胞株 SKOV3 裸鼠移植瘤的生长。黄芩茎叶总黄酮也有抗 Walker-256 瘤株肿瘤细胞转移、侵袭的作用。②抗菌：黄芩苷和黄芩素能够通过干扰花生四烯酸的代谢通路、抑制细胞因子的活性等产生解热抗炎作用；黄芩苷可能通过减少 TNF-α 的量和抑制下丘脑中 N-甲基-N-天冬氨酸受体依赖羟基旁路而发挥解热作用；黄芩素能够抑制环氧合酶 COX-2 基因的表达，以阻止转录因子 C/EBPβ 与 DNA 结合，从而抑制花生四烯酸的代谢而产生抗炎作用。③抗微生物：黄芩苷对幽门螺杆菌、金黄色葡萄球菌、酵母型真菌、肺炎衣原体等均表现出了一定的抑制作用，其机制可能与黄芩苷抑制琥珀酸脱氢酶（SDH）、Ca^{2+}、Mg^{2+} ATP 酶的活性，增加细胞质中 Ca^{2+} 的量及破坏白色念珠菌的超微结构有关。④清除自由基、抗氧化：黄芩素、黄芩苷是黄芩中有效的抗氧化剂，对多种自由基，如超氧化物阴离子、氢过氧化物酶、烷过氧自由基、羟自由基等均具有强大的清除作用。⑤保肝、抗溃疡：作用机制与其抑制炎症介质的分泌以及清除自由基、抗氧化密切相关。黄芩苷可能通过降低转化生长因子-β1（TGF-β1），TNF-α、IL-6 的量以及抑制血小板衍生因子-β（PDGF-β）受体的表达，起到改善四氯化碳所致的大鼠肝纤维化的作用；黄芩苷可能通过促 $CD4^+$、$CD29^+$ 增殖作用，调节溃疡性结肠炎外周血维甲酸相关孤儿核受体(RORC)、叉头状转录因子 P3(Foxp3)mRNA 的表达水平及其他多方面的免疫抑制调节免疫平衡而缓解溃疡性结肠炎的炎症反应。⑥调节免疫：黄芩苷对刀豆蛋白（ConA）、佛波醇酯类多克隆刺激剂（PDB）和离子霉素（Lon）诱导的小鼠 $CD3^+$ T 细胞增殖有明显抑制作用且表现出明显的周期特异性。

古籍摘要 《本草纲目》："治风热湿热头疼，奔豚热痛，火咳，肺痿喉腥，诸失血。"《名医别录》："疗痰热胃中热，小腹绞痛，消谷，利小肠，女子血闭，淋露下血，小儿腹痛。"《神农本草经》："诸热黄疸，肠澼泄痢，逐水，下血闭，恶疮疽蚀火疡。"《本经逢原》："苦寒，无毒。中空者为枯芩入肺，细实者为子芩入大肠，并煮熟酒炒用。"

按语 脾胃虚寒者不宜使用。

31. 黄连 本品为毛茛科植物黄连 *Coptis chinensis* Franch.、三角叶黄连 *Coptis deltoidea* C. Y. et Hsiao 或云连 *Coptis teeta* Wall. 的干燥根茎，又名云连、雅连、川连、味连、鸡爪连。分

布于四川、贵州、湖北、陕西等地。

性味功效　苦，寒。归心、脾、胃、肝、胆、大肠经。清热燥湿，泻火解毒。

主治　①用于毒热内蕴的发热、黄疸、吐泻、痢疾等症。②用于高热烦渴，神昏谵语，目赤肿痛，口舌生疮，血热妄行等症。③用于肿瘤并发各种感染及热毒、湿热内结者。黄连泻心、胃、肝胆之实火，清肠胃积之湿热，清心除烦，消痈止血，常与其他解毒清热药同用。

用量用法　3～9g，水煎服。黄连面，每日 2～3 次，每次 1～3g。黄连素片，每日 3 次，每次 3 片，但黄连素口服吸收慢且少，维生素 B_2、烟酰胺及对羟基苯甲酸等对它有拮抗作用。

成分药理　（1）化学成分：黄连含小檗碱 7%～9%、黄连碱、甲基黄连碱、掌叶防己碱、非洲防己碱等生物碱，并含黄柏酮、黄柏内酯。峨眉野连中分离出小檗碱、甲基黄连碱、药根碱、掌叶防己碱，以及两种非酚性生物碱，两种酚性生物碱。

（2）药理作用及抗肿瘤机制：①抗肿瘤：黄连素抗肿瘤的机制主要有：调节自噬、增敏增效、逆转耐药、抑制肿瘤细胞侵袭及转移、抗血管生成、调控细胞周期、抑制细胞增殖、清除自由基等。黄连素促进了腺苷酸活化蛋白激酶（AMPK）的磷酸化，活化的 AMPK 进一步抑制了自噬负调控因子哺乳动物雷帕霉素靶蛋白的激酶活性，从而增强了自噬起始激酶复合体活性；此外，活化的 AMPK 也能直接磷酸化修饰自噬基因 beclinl，最终促使肿瘤自噬的发生；通过上调 p21 来促进癌细胞的凋亡；黄连素可以通过抑制 ABC 转运体的表达，抑制乳腺癌细胞的耐药，黄连素也可通过下调细胞 DNA 拓扑异构酶Ⅱ的表达，增强肿瘤细胞内药物活性，下调耐药细胞内转录活化因子 3 表达水平；黄连素可以通过增加活性氧的产生，激活促凋亡c-Jun 氨基末端激酶信号通路，而磷酸化 JNK 可以通过触发线粒体膜电位去极化和促凋亡蛋白Bax 的上调、抗凋亡蛋白 Bcl-2 的下调，导致细胞色素 C 和细胞凋亡诱导因子从线粒体释放，最终激活天冬氨酸特异性半胱氨酸蛋白酶的内源性凋亡途径，发挥阻滞人乳腺癌细胞（MCF7 和 MDA-MB-231 细胞）周期的作用。②抗菌：对革兰氏阳性菌（如肺炎双球菌、金黄色葡萄球菌、白喉杆菌等）、革兰氏阴性菌（如伤寒杆菌、大肠杆菌、霍乱弧菌等）以及真菌（如白色念珠菌、红色毛癣菌等）均具有显著的抑制作用。③抗病毒：黄连有着抗病毒的药理作用，可对抗多种病毒，如流感病毒、单纯疱疹病毒、流感病毒等。④对心脑血管：抗心律失常，改善心力衰竭，保护心肌缺血，改善急性脑缺血、缺氧。⑤改善血糖血压：黄连碱能使 L-NAME 诱导高血压大鼠血管平滑肌对细胞内钙释放引起的收缩反应显著增强，并使外钙内流引起的血管收缩能力得到降低。

古籍摘要　《神农本草经》："主热气目痛，眦伤泣出，明目，肠澼腹痛下痢，妇人阴中肿痛。"《本草经集注》："解巴豆毒。"《名医别录》："主五脏冷热，久下泄脓血，止消渴，大惊，除水利骨，调胃厚肠，益胆，疗口疮。"《药性论》："杀小儿疳虫，点赤眼昏痛，镇肝去热毒。"《日华子本草》："治五劳七伤，益气，止心腹痛。惊悸烦躁，润心肺，长肉，止血；并疮疥，盗汗，天行热疾；猪肚蒸为丸，治小儿疳气。"《本草经疏》："凡病人血少气虚，脾胃薄弱，血不足，以致惊悸不眠，而兼烦热燥渴，及产后不眠，血虚发热，泄泻腹痛；小儿痘疮阳虚作泄，行浆后泄泻；老人脾胃虚寒作泻；阴虚人天明溏泄，病名肾泄；真阴不足，内热烦躁诸证，法咸忌之，犯之使人危殆。"

按语　短萼黄连（分布于广西、广东、福建、安徽、浙江、江西、湖南、贵州，少有栽培），五裂黄连（分布于云南东南部），亦同供药用。植物短萼黄连的根，商品多称为"土黄连"或"土川连"，各地有少量生产；植物五裂黄连的根，在云南亦作"云连"使用。黄连加工过程的剩余部分——黄连须（须根）、剪口连（叶柄基部）、千子连（全部叶柄）、黄连叶（叶片）、黄连渣（撞笼中撞下的渣子）在少数地区亦代黄连使用。

32. 猪殃殃　茜草科拉拉藤属植物猪殃殃 *Galium aparine* L. var. tenerum（Gren. et Godr.）Reichb. 的全草，又名拉拉藤、锯锯藤、细叶茜草、锯子草、小锯子草、活血草、小禾镰草、锯耳草。

性味功效　辛、苦，凉。清热解毒，利尿消肿。

主治　①感染性疾病如疮疖痈肿、肠痈、尿路感染等症。②治疗便血、尿血。③用于急性白血病、乳腺癌、癌性溃疡、淋巴肉瘤、肝癌等。④感冒，牙龈出血，急、慢性阑尾炎，泌尿系感染，水肿，痛经，崩漏，白带。⑤外用治乳腺炎初起，痈疖肿毒，跌打损伤。

用量用法　15～30g，水煎服。鲜草 30～60g，煎服。外用可用鲜草捣汁涂敷伤口。

成分药理　（1）化学成分：主要含有挥发油、多酚类、酚酸类、黄酮类、蒽醌类、生物碱类、萜类和甾体类等多种活性物质。

（2）药理作用及抗肿瘤机制：①抗肿瘤：猪殃殃提取物含有抑制肿瘤细胞增殖的生物活性成分，如蒽醌类化合物、黄酮类化合物和生物碱。②抗菌：猪殃殃提取物对大肠杆菌、金黄色葡萄球菌和真菌都有一定的抑制作用。③抗病毒：有较强的抗 H5N1 病毒作用。④抗氧化：猪殃殃提取液对 1,1-二苯基-2-三硝基苯肼（DPPH）、2,2-联氮-二（3-乙基-苯并噻唑-6-磺酸）二铵盐（ABTS）、羟基、过氧化氢和超氧自由基都有清除能力，其中水提取液的自由基清除能力最强。

33. 漏芦　本品为菊科植物祁州漏芦 *Rhaponticum uniforum*（L.）DC. 的干燥根，又名野兰、鹿骊、鬼油麻、和尚头、大头翁、狼头花。分布于黑龙江、吉林、辽宁、内蒙古、河北、山东、山西、陕西、甘肃等地。

性味功效　苦，寒。归胃经。清热解毒，消痈，下乳，舒筋通脉。

主治　①治乳房肿痛，乳汁不下，乳癌初起，与蒲公英、瓜蒌、土贝母等伍用。②治疗痈疖初起，常与连翘、大黄、生甘草伍用。③治疗瘰疬结核，与夏枯草、猫爪草等伍用。④用于胃癌及其他肿瘤。古方有漏芦汤治脏腑积热发毒、头面红肿及咽喉阻塞，水药不下，一切危急疫疠。

用量用法　4.5～10g，水煎服。有用至 30g 者。

成分药理　（1）化学成分：主要含有丰富的植物蜕皮激素、黄酮、噻吩及挥发油等化学成分。

（2）药理作用及抗肿瘤机制：①抗肿瘤：大剂量时可发挥直接抑瘤抗癌作用，小剂量时可发挥突出的逆转耐药作用，有助于重新让耐药细胞株对化疗药敏感；漏芦水提物浓度依赖性抑制 CYP2E1 酶活性，在转录水平下调大鼠肝细胞 CY2E1 的表达。②降脂：漏芦水提物降低总胆固醇、甘油三酯、低密度脂蛋白含量，可以改善肾病综合征病人的脂质代谢紊乱。③抗氧化：能提高 D-半乳糖致衰老小鼠脑组织中一氧化氮合酶活性及 NO 含量，降低脂褐素含量，得出漏芦具有抗衰老作用；增加小鼠血清中 SOD 活性和降低过氧化脂质（LPO）含量。④保肝：显著降低因 CCL4 所致急性肝损伤大鼠血清天冬氨酸转氨酶、丙氨酸转氨酶的升高，对急性肝损伤血清 SOD、谷胱甘肽-过氧化物酶的活性有明显的升高作用及降低 MDA 的含量。⑤其他：抗炎、镇痛、耐缺氧及抗疲劳作用。

古籍摘要 《神农本草经》："主皮肤热，恶疮疽痔，湿痹，下乳汁。"《名医别录》："止遗溺，热气疮痒如麻豆，可作浴汤。"陶弘景："疗诸瘘疥。"《药性论》："治身上热毒风生恶疮，皮肌瘙痒瘾疹。"《本草拾遗》："杀虫，洗疮疥用之。"《日华子本草》："治小儿壮热，通小肠，（治）泄精，尿血，风赤眼，乳痈，发背，瘰疬，肠风，排脓，补血，治扑损，续筋骨，敷金疮，止血长肉，通经脉。"

按语 在江苏等地尚有以菊科植物东南蓝刺头的根作禹州漏芦使用。在新疆地区又以菊科植物新疆蓝刺头的根作漏芦使用。

34. 蒲公英 本品为菊科植物蒲公英 *Taraxacum mongolicum* Hand. Mazz.、碱地蒲公英 *Taraxacum sinicum* Kitag. 或同属数种植物的干燥全草，又名黄花地丁、婆婆丁、奶汁草。全国大部地区均有分布。

性味功效 苦、甘，寒。归肝、胃经。清热解毒，消肿散结，利尿通淋。

主治 ①治疗乳腺炎及各种急性感染，疔疮、疖肿、肠痈、肺痈、乳痈。②治疗肝炎、胆囊炎等肝胆瘀热。③用于肝癌、乳腺癌、肺癌、胃癌等各种癌症。

用量用法 15～30g，水煎服。

成分药理 （1）化学成分：蒲公英全草含蒲公英甾醇，胆碱，菊糖，果胶。

（2）药理作用及抗肿瘤机制：①抗肿瘤：抑制肿瘤细胞的增殖。过诱导癌细胞凋亡、抑制癌细胞增殖、抑制肿瘤新生血管的形成；植物甾醇类物质可抑制癌细胞的发生、生长，并且可诱导癌细胞的分化。作用于肿瘤微环境。抑制 IFN-γ 的表达，从而抑制新生血管形成，减少对肿瘤细胞的营养供应，减缓肿瘤细胞的生长与浸润速度。减轻抗肿瘤药物的副作用。可抑制脂类过氧化作用，可有效保护肝脏功能，减轻化疗药物带来的消化道症状；蒲公英具有提高免疫力的作用，可与化疗药物杀细胞而降低抵抗力的作用互补。②抗菌：对革兰氏阳性菌、革兰氏阴性菌、真菌、螺旋体等多种病原微生物均有不同程度的抑制作用。③抗氧化：增强肝细胞再生能力，从而对四氯化碳诱导的肝硬化起到治疗作用。④抗炎：蒲公英对治疗哺乳期急性乳腺炎、溃疡性结肠炎和急性化脓性扁桃体炎有良好的效果和安全性。⑤其他：蒲公英还具有胃肠保护作用，可减轻胃溃疡或胃炎对胃肠道的损害，对胃黏膜损伤具有修复作用，可促进胃肠蠕动，蒲公英多糖具有抗疲劳的作用，蒲公英还可以降血糖、降血脂及增强机体的免疫功能。可促进哺乳期妇女的乳汁分泌。

古籍摘要 《唐本草》："主妇人乳痈肿。"《本草图经》："水煮汁以疗妇人乳痈，又捣以敷疮。"《滇南本草》："敷诸疮肿毒，疔癞癣疮；祛风，消诸疮毒，散瘰疬结核；止小便血，治五淋癃闭，利膀胱。"《本草纲目》："乌须发，壮筋骨。"《医林纂要探源》："补脾和胃，泻火，通乳汁，治噎膈。"《本草纲目拾遗》："疗一切毒虫蛇伤。"

按语 有多种同属植物，如：碱地蒲公英、异苞蒲公英、热河蒲公英、西藏蒲公英等，均可同等入药。

35. 青黛 本品为爵床科植物马蓝 *Baphicacanthus cusia*（Nees）Bremek.、蓼科植物蓼蓝 *Polygonum tinctorium* Ait. 或十字花科植物菘蓝 *Isatis indigotica* Fort. 的叶或茎叶经加工制得的干燥粉末或团块，又名靛、靛花、靛沫、蓝靛。主产于福建、云南、江苏、安徽等地。此外，江西、河南、四川等地亦产。福建所产的品质最佳，称建青黛。

性味功效 咸，寒。归肝经。清热解毒，凉血，定惊。

主治 ①治疗慢性粒细胞白血病。②用于热盛出血。③治疗肺热咳嗽、慢性气管炎，配以蛤粉，亦标黛蛤散。④治疗黄疸用黛矾散（青黛、枯矾各等分为末），每服 0.9g，每日 3 次，胶囊装服。⑤治疗口疮、咽痛、舌癌等。配以黄柏、冰片，研末，局部涂。

用量用法 0.3～3g，水煎服。外用：适量涂敷患处。

成分药理 （1）化学成分：主要化学成分为靛玉红、靛蓝，还含有靛红、十九烷、异靛蓝、谷甾醇两个异构体、色胺酮、吲哚醌、青黛酮、正廿九烷等。

（2）药理作用及抗肿瘤机制：①抗肿瘤：靛玉红抗肿瘤作用机制主要为抑制肿瘤细胞 DNA 合成，具有体外抑制膀胱癌、人胃癌细胞株、人淋巴瘤细胞株、人宫颈癌细胞株 Hela 等活性作用，也可抑制肿瘤血管内皮细胞增殖、迁移、血管形成。②抗炎、调节免疫作用：青黛与其单一成分靛玉红均可以下调 CD4$^+$T 细胞水平，修复结肠损伤；靛玉红可抑制 IL-18 和 IL-6 的促炎症细胞因子的释放，用于治疗多种炎症疾病；靛玉红抑制 MAP 激酶活性，有助于其抗过敏和抗炎，靛玉红也可抑制 ERK、JNK 和 p38 信号通路，降低血清总 IgE 水平和细胞炎症因子的产生。③抗白血病：靛玉红对非 M3 型急性髓系白血病（AML）KG1a 细胞株具有增殖抑制和诱导其凋亡作用，与 As_2S_2 联合用药对细胞增殖抑制率、凋亡率作用更明显，作用机制与抑制 BCL-2、XIAP-1、c-IAP 蛋白表达，促进 Caspase-3、Smac 蛋白表达相关。④抗微生物：主要活性成分为色胺酮，对多种皮肤病真菌有较好的抑制作用；靛蓝对幽门螺杆菌抗菌活性较好，且有抗病毒作用；靛红具有抗微生物感染活性；青黛悬浊液对白假丝酵母菌有抑制和杀菌作用。⑤抗氧化：具有清除羟自由基和抑制油脂的氧化活性作用。⑥其他：青黛还有保肝利胆、抗银屑病及镇痛等药理作用。

古籍摘要 《药性论》："解小儿疳热、消瘦，杀虫。"《本草拾遗》："解毒。小儿丹热，和水服之。"《开宝本草》："主解诸药毒，小儿诸热，惊痫发热，天行头痛寒热，煎水研服之。亦摩敷热疮、恶肿、金疮、下血、蛇犬等毒。"《本草纲目》："去热烦，吐血，咯血，斑疮，阴疮，杀恶虫。"《本经逢原》："治温毒发斑及产后热痢下重。"

按语 治疗鼻衄：用鼻钳扩大鼻前孔，查明出血部位，然后用消毒棉球蘸青黛粉塞入鼻腔，压迫出血点。上药时，应嘱患者暂停吸气，以防青黛吸入引起咳嗽。

36. 菝葜 百合科菝葜属植物菝葜 *Smilax china* L. 的根状茎。其叶也入药，又名金刚藤、铁菱角、马加勒、筋骨柱子、红灯果。分布我国长江以南各地。

性味功效 甘、酸，平。祛风利湿，解毒消肿。

主治 ①用于消化道癌、鼻咽癌、脑瘤等。②用于风湿性关节痛。③治疗急性软组织感染，如痈、疖、疮肿等。

用量用法 15～30g，水煎服。

成分药理 （1）化学成分：根茎含薯蓣皂苷元和多种由薯蓣皂苷元构成的皂苷。又含生物碱、酚类、氨基酸、有机酸、糖类。种子油含粗脂肪 11.2%，其脂肪酸中含油酸 48.4%，亚油酸 39.1%。

（2）药理作用及抗肿瘤机制：①抗肿瘤：菝葜可以有效抑制肺癌 A549 细胞增殖，其机制是经过菝葜处理后的 A549 细胞中切割的菝葜半胱天冬酶 3 蛋白量明显增多，增加了菝葜中黄酮类与鞣酸类，增加了 Bax 的表达，降低了 Bcl-2 的表达，提升了细胞色素 C 的释放，最终引起 A549 细胞凋亡。该细胞凋亡路径是由于菝葜干扰了线粒体途径与打破了 MDM2-p53 的平衡双途径来实现的；菝葜提取物可以通过抑制核因子 NF-κB，有效将 A2780 细胞周期抑制在 G2/M 期，并通过激活 CAS-PASE-3，PARP 和 Bax 引起细胞凋亡。②抗炎：菝葜的黄酮类成分，可以有效通过抑制细胞外调节蛋白激酶和 TGF-β-Smad2/3 两条信号通路，从而抑制细胞外调节蛋白激酶和 Smad2/3 蛋白磷酸化，从而改善子宫的纤维化程度，增加子宫组织中的基质金属蛋白酶的含量；菝葜的大孔树脂部分提取物可有效抑制丙酸睾酮引起的前列腺肥大，减少血清中的二氢睾酮水平，并同时改善前列腺的形态。③抗氧化：乙酸乙酯部位提取物抗氧化活性最强，且呈浓度依赖性，并且菝葜的不同溶剂提取物均具有抗氧化作用。④降脂：菝葜的乙醇提取物可以激活 AMPK 通路，随后通过抑制固醇调节因子连接蛋白 2 和 3-氢氧根-3-甲基戊二酰辅酶 A 还原酶来实现；菝葜水提物模拟了 cAMP-PKA-HSL 信号通路，其脂肪分解作用是通过激活 β-肾上腺素接收器来实现的。

古籍摘要　《名医别录》："主腰背寒痛，风痹，益血气，止小便利。"《本草品汇精要》："散肿毒。"《本草纲目》："治消渴，血崩，下利。"《医林纂要探源》："缓肝坚肾，清小肠火，化膀胱水。治恶疮，毒疮，虫毒。"《南京民间药草》："化痰止咳。浸酒服，可治筋骨麻木。"

按语　本植物的叶（菝葜叶）亦供药用。

37. 鸦胆子　本品为苦木科植物鸦胆子 *Brucea javanica*（L.）Merr. 的干燥成熟果实，又名老鸦胆、鸦胆、苦榛子、苦参子、鸦蛋子、鸭蛋子。分布于福建、台湾、广东、海南、广西贵州、云南等地。

性味功效　苦，寒，有小毒。归大肠、肝经。清热解毒，截疟，止痢，腐蚀赘疣。

主治　①治疗阿米巴痢疾，常用本品装胶囊服用。②治疗皮肤赘疣，鸡眼。用鸦胆子仁捣烂涂敷（以胶布保护健康皮肤）。③治疗胃癌、结肠癌、直肠癌、肝癌等。

用量用法　10～15 粒，用胶囊装，吞服。或用 10% 鸦胆子乳剂注射液静脉滴注，每日 10～20mL。

成分药理　（1）化学成分：主要化学成分生物碱（鸦胆子碱和鸦胆宁等）、糖苷（鸦胆灵、鸦胆子苷等）、酚性成分（鸦胆子酚等）和一种羟基羧酸称鸦胆子酸等。

（2）药理作用及抗肿瘤机制：①抗肿瘤：鸦胆子油可明显抑制肉瘤细胞、肝癌细胞、肺癌细胞以及宫颈癌细胞等肿瘤细胞的生长，是较好的抗肿瘤药物，抗肿瘤机制为抑制肿瘤细胞DNA 合成。通过干扰拓扑异构酶 II 改变 DNA 拓扑构型或激活相关基因，可能最终导致细胞死亡，抑制肿瘤细胞生长。诱导细胞凋亡和分化。可通过诱导细胞的线粒体凋亡通路和死亡受体凋亡通路，从而达到诱导急性髓系白血病细胞死亡的目标。除了能诱导细胞凋亡，鸦胆子提取物还可以诱导细胞分化，鸦胆子苦醇通过激活核转录因子 NF-κB。耐药逆转。鸦胆子油能有效降低细胞耐药相关基因即切除修复交叉互补基因 1（ERCC1）mRNA 和 ERCC1 蛋白的表达，降低细胞对顺铂的耐药性。鸦胆子油也可被 P-糖蛋白（P-gp）识别，从而与其他化疗药物竞争 P-gp 结合位点，使胞内药物浓度增加，减小耐药性。②抗菌抗炎：鸦胆子提取物对这 7 种口腔念珠菌均具有较强的生长抑制作用；可以降低 NO、IL-1β、IL-6 等炎症介质的水平并诱导抗炎因子 IL-10 的产生，黄花菜木脂素 A、E 可能是鸦胆子抗炎成分之一。③其他：抗氧化、降血糖、杀虫、蚀疣等。

古籍摘要 《生草药性备要》:"凉血,去脾家疮,理跌打。"《本草纲目拾遗》:"治痢,痔。"《岭南采药录》:"治冷痢,久泻。又能杀虫。"《医学衷中参西录》:"凉血解毒,善治热性赤痢,二便因热下血。""治梅毒及花柳毒淋。捣烂醋调敷疗毒。善治疣。"《科学的民间药草》:"截疟和治阿米巴痢疾。""制成油质,可治外耳道乳状瘤,乳头瘤,以及尖锐性湿疣。"

按语 脾胃虚弱,呕吐者忌服。《广西中草药》:"孕妇和小儿慎用。"

38. 藤梨根 本品为猕猴桃科植物软枣猕猴桃 *Actinidia arguta*（Sieb. et Zucc）Planch. ex Miq. 的根,又名阳桃根、猕猴桃根、猕猴梨根、圆枣子、藤梨、洋桃藤等。分布于东北地区及河北、山西、陕西、山东、安徽、浙江、江西、河南、湖北、云南等地。

性味功效 酸、涩,凉。清热解毒,祛风除湿,利尿止血。

主治 ①常与野葡萄藤、半枝莲、半边莲、白茅根等配伍,应用于各种癌症,尤其对于胃肠道方面的癌症应用更多。②配合寻骨风、络石藤、防己等用于风湿骨痛。③配合蒲公英、田基黄等治黄疸。

用量用法 30～60g,水煎服。

成分药理 （1）化学成分:主要化学成分五环三萜类化合物 38 个,黄酮类化合物 16 个,蒽醌类化合物 6 个,甾体类化合物 5 个,生物碱类化合物 5 个和其他类化合物 25 个。

（2）药理作用及抗肿瘤机制:①抗肿瘤:使细胞中 Bax 蛋白表达明显增强而 Bcl-2 蛋白表达减弱,使细胞中 Caspase-3 及 Caspase-9 蛋白表达明显增强,而 Caspase-8 表达轻度增强;抑制胃癌细胞的分子机制系通过下调细胞周期调控的调节因子 CyclinE 和上调抑癌基因 TP53 的表达来抑制细胞恶性增殖;并通过上调肿瘤坏死因子 TRAILR2 基因及下调生长因子受体 C-erbB-2 基因的表达来诱导和促进细胞凋亡、分化;藤梨根能下调 uPA、uPAR、FGFR2 基因表达,提示对肿瘤的新生血管有抑制作用,可能对肿瘤的侵袭和迁移有预防作用。②降糖降脂及护肝降酶:可以通过抑制胰脂肪酶减少脂肪的吸收同时增加细胞中脂肪的分解;猕猴桃根乙酸乙酯中提取 2 种含有 γ-内酰胺的黄烷-3-醇,并证实其能在体外抑制糖化终产物的形成（AGEs）;通过刺激肝细胞 DNA 的合成,促使肝细胞增殖;提高某些抗氧化酶的活性,清除自由基,保护肝细胞膜的完整性,减少其破损,从而抑制血清或血浆中 ALT 和 AST 活性。

按语 同属植物镊合猕猴桃的根为猫人参,功能清热解毒,近年亦用于治疗癌症,一般用量为 15～30g,煎服。

39. 野葡萄藤 本品为葡萄科植物毛葡萄的全株及叶葡萄科蛇葡萄属植物蛇葡萄 *Ampelopsisbrevipedunculata*（Maxim）Tranev 的根皮。产于华北等地,江苏、浙江、广东等省亦产。

性味功效 甘,平。清热消肿,利尿祛湿。

主治 ①治疗关节肿痛,小便不利。②治疗湿热黄疸,消化道出血。③用于恶性淋巴瘤、乳腺癌、肝癌等。

用量用法 30～60g,水煎服。

成分药理 （1）化学成分:黄酮类化合物、酚类及鞣质、低聚芪类等,具有抗癌活性的物质为三棱素 A 和蛇葡萄素 B。

（2）药理作用及抗肿瘤机制:①抗肿瘤:对多种肿瘤细胞均有抑制作用,抗肿瘤机制可能为抑制细胞的 DNA 合成、降低 Bcl-2∶Bax 的比例及激活 Caspase-3 诱导肿瘤细胞凋亡、免疫增强等。②抗炎镇痛、祛痰止咳：水提取液对小鼠巴豆油性耳郭水肿、大鼠角叉菜胶性、甲醛性足趾肿胀及腹腔毛细血管通透性均有抑制作用；能显著增强小鼠呼吸道酚红排出量和减少氢氧化铵实验性咳嗽次数，提示具有祛痰、止咳作用。③抗病毒：对腺病毒3型、副流感病毒（仙台病毒）A3型和细胞感染单纯疱疹病毒1（HSV-1）型均有明显的抗病毒活性。

40. 野菊花 本品为菊科植物野菊 *Chrysanthemum indicum* L. 的干燥头状花序，又名野菊、野黄菊、苦薏。主产江苏、四川、广西、山东等地。

性味功效 苦、辛，微寒。归肝、心经。清热解毒。

主治 ①用于各种癌症患者伴有毒热壅盛者，适用于肝癌、甲状腺癌、肺癌、恶性淋巴瘤、白血病等。②治疗瘰疬、疖肿疔毒，外敷（鲜品）或煎服均可。③治疗流行性感冒，与贯众、大黄伍用甚效。

用量用法 15～30g，煎服。鲜品捣烂外敷。

成分药理 （1）化学成分：萜类和挥发油包括单萜、倍半萜、二聚倍半萜、三萜及其含氧衍生物等，其中大部分存在于挥发油中；黄酮类化合物包括木樨黄酮苷、刺槐素苷、木樨草素、洋芹素等黄酮类化合物；还含有多糖、蛋白质、氨基酸、叶绿素、维生素等及各种微量元素，主要药效部分是黄酮类化合物。

（2）药理作用及抗肿瘤机制：①抗肿瘤：对人前列腺癌细胞株 PC3、人原髓细胞白血病细胞株 HL60、小鼠淋巴白细胞 L1210、人胃癌 803 细胞系和人宫颈癌 Hela 细胞有明显的抑制作用；野菊花提取物能通过抑制异丙肾上腺素诱导的人肝癌细胞有丝分裂的作用来抑制肝肿瘤细胞的生长。②抗菌：对金黄色葡萄球菌、溶血性链球菌、类白喉杆菌、肺炎克雷伯菌、铜绿假单胞菌、大肠埃希菌、福氏志贺菌、表皮葡萄球菌、卡他布兰汉菌、黏液奈瑟菌、普通变形杆菌、草绿色链球菌均有一定的抑制作用。③抗病毒：对呼吸道合胞病毒可以在体外多环节中发挥作用，它既可在与病毒共同温育时直接灭活病毒，又能抑制病毒吸附和穿入细胞膜感染细胞，同时它还能对已经侵入细胞的病毒有一定抑制作用。④抗炎和免疫调节：可显著降低慢性支气管炎大鼠血清和肺泡灌洗液中的 TNF-α 水平，降低中性粒细胞吞噬功能及抑制呼吸爆发强度的异常升高，从而减轻其炎症效应；在提升免疫器官指数、提高巨噬细胞活性、增加外周血溶菌酶含量、增强 T 淋巴细胞功能、提高 IL-2 的水平和提高 B 淋巴细胞功能等多方面促进机体的免疫功能。⑤其他：保肝及保护神经，降低肝匀浆中 MDA 含量，增强 SOD 的活性，降低 TNF-α 的表达，并且减轻 CCL$_4$ 对肝组织的病理损伤；抑制细胞毒性和改善细胞活力，降低活性氧簇的水平，加速细胞凋亡蛋白酶-3 和 DNA 修复酶的蛋白水解。

古籍摘要 《本草汇言》："破血疏肝，解疗散毒。主妇人腹内宿血，解天行火毒丹疗。洗疮疥，又能去风杀虫。"《现代实用中药》："用于痈疽疔肿化脓病。"《苏州本产药材》："解毒疏风。治目疾眩晕。"《浙江中药手册》："排脓解毒，消肿止痛。治痈肿疔毒，天泡湿疮。"《江苏植药志》："治霍乱，腹痛。"

按语 脾胃虚寒者，孕妇慎用。同属植物北野菊及甘菊功效类同。

41. 大蓟 为菊科蓟属植物大蓟 *Cirsium japonicum* DC.，以全草及根入药，又名大刺儿菜、大刺盖、老虎腩、山萝卜、刺萝卜、牛喳口、鸡母刺、大恶鸡婆、山老鼠簕。分布于全国大部分地区。

性味功效 甘，凉。凉血止血，散瘀消肿。

主治 用于淋巴肉瘤、肺癌、肝癌、肠癌、膀胱癌等，特别是当肿瘤患者有热毒证候及出血倾向者。据报道，用本品120g，伍用龙葵、臭牡丹各60g，再随不同癌症辨证配伍，对恶性淋巴瘤、肺癌、肠癌、甲状腺癌有一定疗效。此外，本品尚用于痈肿疔疮，血热出血诸证，以及高血压等。

用量用法 15~60g，水煎服。

成分药理 （1）化学成分：黄酮类、木脂素类、三萜类、甾醇类、烯醇类、挥发油类、酸类、苷类及其他类化学成分。

（2）药理作用及抗肿瘤机制：①抗肿瘤：大蓟提取液对人白血病细胞系 K562、胃癌细胞系 BGC823、肝癌细胞系 HepG2、宫颈癌细胞系 Hela、结肠癌细胞 HT-29，均有明显的体外抑制作用，抗肿瘤成分主要为黄酮及黄酮苷类，其抗肿瘤机理是通过提高机体的免疫力、诱导肿瘤细胞凋亡从而达到抗肿瘤的作用。②抗菌：对结核杆菌、脑膜炎球菌、炭疽杆菌、白色念珠菌、克柔念珠菌、热带念珠菌等多种病原菌均有抑制作用。③止血：有效成分柳穿鱼黄素，同时大蓟炭疏松多孔的性状和鞣质、炭素含量增加，共同增强大蓟炭止血作用。④增强免疫：大蓟提取物十七碳炔烯醇及其醋酸酯等在体外具有抑制 KB 细胞生长作用。

古籍摘要 《名医别录》："根，主养精保血。主女子赤白沃，安胎，止吐血鼻衄。"《药性论》："根，止崩中血下。"《唐本草》："根，疗痈肿。"《日华子本草》："叶，治肠痈，腹藏瘀血，血运扑损，可生研，酒并小便任服；恶疮疥癣，盐研罯敷。"《滇南本草》："消瘀血，生新血，止吐血、鼻血。治小儿尿血，妇人红崩下血，生补诸经之血，消疮毒，散瘰疬结核，疮痈久不收口者，生肌排脓。"

按语 华北地区及山东、江苏、安徽、四川、浙江、福建等地多用全草；中南及西南地区多用根；古代本草书籍亦以用根为主。有"土人参""土洋参"之名。

42. 小蓟 本品为菊科刺儿菜属植物刺儿菜 *Cirsium arvense* var. *integrifolium* 干燥地上部分（带花全草），根状茎亦可入药，又名刺儿菜、刺菜、曲曲菜、青青菜、荠荠菜、刺角菜、白鸡角刺、小鸡角刺、小牛扎口、野红花。全国各地均产。

性味功效 甘、苦，凉。归心、肝经。凉血止血，祛瘀消肿。

主治 ①治疗胃癌、肠癌、肝癌、膀胱癌、子宫颈癌等。功效与大蓟基本相似。对癌症患者出血及感染等常用。有用本品治疗急性白血病的报道。②用于衄血、吐血、尿血、便血、崩漏下血、外伤出血，痈肿疮毒。

用量用法 10~15g，水煎服。

成分药理 （1）化学成分：主要化学成分黄酮类、二萜及其内脂类、多糖类化合物，富含人体所必需的多种微量金属元素以及抗肿瘤活性的酮、酸、醇、苷类等化合物。

（2）药理作用及抗肿瘤机制：①抗肿瘤：小蓟对人肝癌 HepG2 细胞、宫颈癌 Hela 细胞、白血病 K562 细胞和胃癌 BGC823 细胞的生长有抑制作用。小蓟提取物对人肺癌 A549 细胞、乳腺癌 MDA-MB-231 细胞等肿瘤细胞有抑制生长和诱导凋亡的作用。②抗菌：小蓟具有良好的抗菌、抗炎活性，对金黄色葡萄球菌、溶血性链球菌、肺炎链球菌、大肠杆菌等细菌所致的常见感染均有一定的抑制作用；小蓟有效成分可以提高体内谷胱甘肽过氧化物酶、过氧化氢酶及过氧化物酶的活性以及抑制羟自由基的能力，增强机体清除活性氧的能力，从而起到抑制细胞膜脂质过氧化、保护蛋白质和核酸、减少细胞坏死的作用。③止血凝血：小蓟能收缩血管，升高血小板数目，促进血小板聚集及增高凝血酶活性，抑制纤维蛋白的溶解，从而加速凝血止血。④其他：小蓟含儿茶酚胺类物质，小蓟煎剂有直接的拟交感神经药的作用，能激动 α、β 受体，起到加强心肌收缩力，提高心肌兴奋性，收缩皮肤黏膜血管平滑肌，升高血压的作用；小蓟总黄酮成分可降低血糖、胆固醇、甘油三酯和低密度脂蛋白水平，从而改善机体的血糖、脂质代谢紊乱，改善胰岛 β 细胞功能，有治疗糖尿病的作用；小蓟还具有抗衰老、抗疲劳、镇静、收缩胃肠道、支气管平滑肌的作用。

古籍摘要 《食疗本草》："取菜煮食之，除风热。根，主崩中，又女子月候伤过，捣汁半升服之。金疮血不止，按叶封之。夏月热，烦闷不止，捣叶取汁半升服之。"《本草拾遗》："破宿血，止新血，暴下血，血痢（'痢'一作'崩'），金疮出血，呕吐等，绞取汁温服；作煎和糖，合金疮及蜘蛛蛇蝎毒，服之亦佳。"《日华子本草》："根，治热毒风并胸脯烦闷，开胃下食，退热，补虚损。苗，去烦热，生研汁服。"《本草图经》："生捣根绞汁服，以止吐血、衄血、下血。"《本草纲目拾遗》："清火疏风豁痰，解一切疔疮痈疽肿毒。"

按语 同属植物刻叶刺儿菜的全草在东北及河北亦同等使用。脾胃虚寒而无瘀滞者忌服。《本草品汇精要》："忌犯铁器。"《本草经疏》："不利于胃弱泄泻及血虚极、脾胃弱不思饮食之证。"《本草汇言》："不利于气虚。"

43. 鬼针草 本品为菊科植物鬼针草 *Bidens bipinnata* L. 的全草，又名鬼钗草、鬼黄花、山东老鸦草、婆婆针、鬼骨针、盲肠草。全国大部分地区有分布。

性味功效 苦，微寒。清热解毒，祛风除湿，活血消肿。

主治 ①肿瘤感染（上呼吸道，胃肠道）。②治疟疾，腹泻，痢疾，肝炎，急性肾炎，胃痛，噎膈，肠痈，咽喉肿痛，跌打损伤，蛇虫咬伤（嫩叶捣烂外敷及煎服）。

用量用法 10～15g，水煎服。咽痛可煎水含漱；蛇虫咬伤可用嫩叶捣烂外敷。

成分药理 （1）化学成分：主要化学成分包括黄酮类、有机酸类、甾醇类、聚炔类、香豆素类、苯丙素类、苷类化合物等，还含有大量的胡萝卜素、维生素、胆碱、氨基酸以及人体必需的无机元素，其中，黄酮类化合物是鬼针草属植物中的主要有效成分。

（2）药理作用及抗肿瘤机制：①抗肿瘤：矢车菊黄素，其为鬼针草抗肿瘤活性成分，具有较强的抑制肿瘤细胞增殖及诱导肿瘤细胞凋亡作用；鬼针草煎剂的抑瘤机制可能与提高小鼠 IL-2、TNF-α 水平有关。②抗炎：主要体现在抑制炎症早期的水肿和渗出，抑制炎症晚期的组织增生和肉芽组织的形成；鬼针草乙酸乙酯提取物中槲皮素和查耳酮类，具有抗炎和镇痛作用；鬼针草乙醇提取物能显著降低血管内皮细胞中转录因子 NF-κB 和趋化因子 fractalkine 的表达，抑制炎症介质。③降压降脂降糖：三叶鬼针草的主要活性成分脑苷脂类物质及黄酮类物质具有一定的降压活性，其降压作用与阻断 α 和 β 受体无关；鬼针草具有降低血浆胆固醇含量、提高血浆高密度脂蛋白含量、调节脂代谢、降低氧化应激损伤和保护血管内皮的作用；鬼针草黄酮具有改善细胞胰岛素抵抗的作用，其机制可能是通过调控 PI3K/AKT1/GLUT4 信号通路中转录因子的基因及蛋白表达，从而改善细胞胰岛素抵抗状态，增加细胞的葡萄糖转运能力，提高葡萄糖利用率。④促泪腺分泌：鬼针草的化学成分中含有大量胆碱，具有促进唾液腺、泪腺分泌等拟胆碱作用，故而临床常作为治疗干眼症的理想用药。

古籍摘要 《本草拾遗》："主蛇及蜘蛛咬，杵碎敷之，亦杵绞汁服。"《本草纲目》："涂蝎虿伤。"《福建民间草药》："散瘀活血，消痈解毒。"《江苏植药志》："捣汁敷，止血。"《中国药植图鉴》："煎服，治痢疾，咽喉肿痛，噎膈反胃，贲门痉挛及食道扩张等症。有解毒，止泻，解热功效。近用治盲肠炎。"

按语 《泉州本草》："孕妇忌服。"

44. 天名精 本品为菊科植物天名精 *Carpesium abrotanoides* L. 的全草，又名蚵蚾、豕首、麦句姜、虾蟆蓝、天芜菁、天门精、玉门精、蟾颅、蟾蜍兰、觐、地菘、天蔓菁、鹤虱草、土牛膝。广布于我国各地。

性味功效 苦、辛，寒。归肝，肺经。清热，化痰，解毒，杀虫，破瘀，止血。

主治 ①用于各种癌症患者有毒热瘀阻者，可用于肠癌、乳腺癌、鼻咽癌、喉癌等。②治无名肿毒、恶疮及毒蛇咬伤，鲜草捣汁一小杯饮服；药渣敷患处，每日数次。③治疗肠寄生虫病，如蛔虫病、绦虫病、蛲虫病：用果实 6～9g（小儿酌减），水煎空腹服或研末内服。④治乳蛾，喉痹，疟疾，急性肝炎，急慢惊风，血瘕，衄血，血淋，皮肤痒疹。

用量用法 10～15g，水煎服。

成分药理 （1）化学成分：全草含倍半萜内酯，天名精内酯酮、鹤虱内酯、大叶土木香内酯、依瓦菊素、天名精内酯醇、依生依瓦菊素、11（13）-去氢腋生依瓦菊素、特勒内酯、异腋生依瓦菊素及 11（13）-二氢特勒内酯。

（2）药理作用及抗肿瘤机制：①抗肿瘤：对肝癌、乳腺癌、肺癌、卵巢癌、结肠癌、胃癌、宫颈癌、前列腺癌、黑色素瘤、白血病等均有抑制作用，其中 α-亚甲基，γ-丁基内酯环是使某些倍半萜内酯具有抗肿瘤和细胞毒活性的有效基团。②抗炎：抑制 NF-κB 的激活，从而抑制 iNOS 基因表达而产生抗炎作用；能通过作用于 NF-κB 和 ERK1/2 信号通路，减少炎症细胞的浸润来缓解急性肺损伤引起的炎症反应。还能抑制炎症因子 IFN-γ、TNF-α、IL-17A、IL-1β 和 IL-6 的表达，抑制 STAT3/p38 信号通路，增强 p53 信号通路而发挥保肝抗炎作用。③其他：杀菌、抗寄生虫等。

古籍摘要 《神农本草经》："主瘀血、血瘕。下血、止血，利小便。"《名医别录》："除小虫，去痹，除胸中结热，止烦渴，逐水，大吐下。"《药性论》："治疮，止血及鼻衄不止。"《唐本草》："主破血，生肌，止渴，利小便，杀三虫。除诸毒肿疔疮，瘘痔，金疮内射。身痒瘾疹不止者，揩之立已。"

按语 《本草经集注》："垣衣为之使。"《本草经疏》："脾胃寒薄，性不喜食冷，易泄无渴者勿服。"

45. 拳参 本品为蓼科植物拳参 *Polygonum bistorta* L. 的干燥根茎，又名紫参、草河车、刀剪药、铜罗、虾参、地虾、山虾。分布华北、西北及河南、湖北、山东、江苏、浙江。

性味功效 苦、涩，微寒。归肺、肝、大肠经。清热解毒，消肿，止血。

主治 ①治疗各种恶性肿瘤，常用于头颈部癌、食管癌、肠癌、肝癌及乳腺癌等，亦用于恶性淋巴瘤和白血病患者。②治疗肠炎、痢疾、痈疮肿毒、口咽炎症及瘰疬等。

用量用法 10～15g，水煎服；或研末作丸散内服。外用：鲜根茎捣烂敷患处。

成分药理 （1）化学成分：主要化学成分没食子酸，并没食子酸以及可水解鞣质和缩合鞣质。还含右旋儿茶酚，左旋表茶酚，6-没食子酰葡萄糖，3，6-二没食子酸葡萄糖。又含羟基甲基蒽醌、维生素、β-谷甾醇的异构体等。

（2）药理作用及抗肿瘤机制：①抗肿瘤：对鼻咽癌、直肠癌、宫颈癌、食管癌、胰腺癌、头颈部恶性肿瘤等多种肿瘤细胞均有抑制作用。②抗菌：对金黄色葡萄球菌、大肠杆菌、枯草芽孢杆菌、变形杆菌、产气杆菌、绿脓杆菌和肺炎链球菌有一定的抑菌活性。③镇痛：拳参水提取物能显著减少由于醋酸（H^+）所引起的腹腔深部大面积较持久的疼痛刺激，还能显著提高热板法致痛小鼠痛阈值，提高了点刺激法的致痛小鼠的镇痛率。④保护心肌：其机理可能是通过提高心肌组织的超氧化物歧化酶和降低丙二醛，清除自由基，防止脂质过氧化而产生保护心肌的作用；而且其对大鼠心肌缺血再灌注后引起的乳酸脱氢酶和磷酸肌酸激酶升高有降低作用。⑤增强免疫：拳参提取液能够显著增加正常小鼠免疫器官的胸腺指数和脾脏指数，增强正常小鼠单核巨噬细胞的吞噬能力，促进 T 淋巴细胞增殖，提高血清溶血素水平及血清 IL-2 水平。

古籍摘要　《本草图经》："捣末，淋渫肿气。"《现代实用中药》："内服治赤痢；含漱作口腔炎之收敛剂；外用治痔疮及肿疡。"《中药志》："清热解毒，散结消肿。治热病惊痫，手足抽搐，破伤风，痈肿瘰疬，蛇虫咬伤。"《广西中药志》："治肠胃湿热，赤痢，外用治口糜，痈肿，火伤。民间作产后补血药。"

按语　①本品在药物商品中称"草河车"或"重楼"。与七叶一枝花的别名相同，故易混淆。本品与七叶一枝花为两种不同科属的植物，都有清热解毒及抗肿瘤作用，但拳参无毒，副作用小。因根茎剖面呈粉红色俗称"红蚤休"；七叶一枝花根茎剖面呈白色，故称"白蚤休"。②本品含大量鞣质，故如大量用于煎剂则常可使其他药物的吸收受到影响，减低疗效。

46. 苦豆子　本品为豆科槐属植物苦豆子 *Sophora alopecuroides* L.，以全草、根、种子入药，又名苦豆根、苦甘草、布亚。分布于内蒙古、新疆、西藏等地。

性味功效　苦，寒，有毒。清热利湿，止痛，杀虫。

主治　①对恶性葡萄胎、宫颈癌、白血病、胃癌、大肠癌等有一定效果。②可用以治疗痢疾、喘息性气管炎、咽喉肿痛、阴道滴虫。③外用治疗湿疹、顽癣等。

用量用法　内服：用根或全草，每次 3～6g，煎服；或种子（炒至冒烟呈黑色为度）研末内服，每日 3 次，每次 1g。外用：煎水洗。

成分药理　（1）化学成分：苦豆子生物碱主要包括苦参碱、氧化苦参碱、槐果碱、槐定碱、苦豆碱、金雀花碱和拉马宁碱，以及黄酮类及各种挥发油等。

（2）药理作用及抗肿瘤机制：①抗肿瘤：苦参碱可通过周期阻滞、抑制酶活性来抑制肿瘤细胞的增殖；通过增强或抑制肿瘤细胞相关基因的表达，干扰信号转导途径等诱导肿瘤细胞发生凋亡；槐定碱能够对细胞进行周期阻滞，从而达到抑制肿瘤的效果，并可诱导细胞凋亡。②抗病毒、抗炎及免疫调节：其机制可能与调节脂多糖（LPS）的识别受体进而影响下游炎症因子表达有关。③中枢神经系统：主要活性成分为苦参碱、槐定碱和槐果碱等生物碱，药理作用以镇静、镇痛及降温为主。④心血管系统：苦豆子对心血管系统具有重要的药理作用，如抗心律失常、降压、心肌缺血和心肌梗死的保护作用。机制为氧化苦参碱对缺血缺氧性左心室流出道慢反应自律细胞具有明显的电生理保护作用；对酸化条件及长期心肌缺血后心室肌细胞的快速延迟整流钾通道（IKr），苦参碱具有明显抑制作用。

按语　本品有小毒，生物碱注射液有时可引起头晕、恶心、腹胀等症状，宜掌握使用。

47. 臭牡丹　本品为马鞭草科赪桐属植物臭牡丹 *Clerodendrum bungei* Steud.，以根及叶入药。又名矮桐子、大红花、臭枫根、臭八宝、臭芙蓉、矮脚桐。分布于河北、河南、陕西、浙江、安徽、江西、湖北、湖南、四川、云南、贵州、广东等地。

性味功效 苦、辛，平。祛风除湿，解毒散瘀。

主治 ①治疗各种恶性肿瘤。适用于肝癌、肺癌及肿瘤患者放射线治疗后。与龙葵、小蓟合用或单用，配合砷制剂外敷，对患者有缓解症状、稳定病情的作用。②根：风湿关节痛，跌打损伤，高血压病，头晕头痛，肺脓肿。③叶：外用治痈疖疮疡，痔疮发炎，湿疹，还可作灭蛆用。

用量用法 10～20g，水煎服。

成分药理 （1）化学成分：臭牡丹叶和茎含有琥珀酸、茴香酸、香草鞣酸、乳酸镁、硝酸钾和麦芽醇。

（2）药理作用及抗肿瘤机制：①抗肿瘤：能延缓小鼠 S180 和小鼠 H22 肿瘤的生长；皮下注射还能干扰 S180 动物移植性肿瘤的 DNA 代谢，但对艾氏腹水癌（EAC）和 Lewis 肺癌小鼠无明显影响，而且发现臭牡丹提取物 C 部分对 H22 肿瘤也有抑制作用。抗肿瘤细胞增殖的主要成分为咖啡酸糖酯和次要成分异咖啡酸糖酯。②镇痛：臭牡丹根提取物对神经病理性痛的镇痛机制可能与降低大鼠腰段脊髓细胞因子 IL-1β、IL-6、TNF-α 表达上调有关。而且臭牡丹缓解神经病理性痛的热痛敏和机械痛敏作用可能是通过细胞因子途径来实现的。③其他：镇静、催眠及局麻作用。

古籍摘要 《本草纲目拾遗》："洗痔疮，治疗，一切痈疽，脱肛。"《福建民间草药》："活血散瘀，拔毒消痈。"《民间常用草药汇编》："健脾，养血，平肝。治崩带及小儿疳气。"《浙江民间常用草药》："清热利湿，消肿解毒，止痛。"

按语 同科植物海州常山别名臭牡丹、臭梧桐，具有镇静和镇痛作用。煎剂对慢性肾性高血压有缓慢而持久的降低血压作用。

48. 鱼腥草 本品为三白草科植物蕺菜 *Houttuynia cordata* Thunb. 的干燥地上部分，又名侧耳根、猪鼻孔、臭草、鱼鳞草。主产于江苏、浙江、江西、安徽、四川、云南、贵州、广东、广西。

性味功效 辛，微寒。归肺经。清热解毒，消痈排脓，利尿通淋。

主治 ①治疗肺癌、大肠癌、绒毛膜上皮癌，外用治体表恶性肿瘤。对于晚期癌症患者并发感染，本品有清热解毒、镇痛消肿等作用，对改善症状有较好效果。亦用以治疗癌性胸腹水，与利尿药半边莲、葶苈子、赤小豆等合用。②治肺痈、痈肿恶疮、泌尿系感染。肺痈可配以冬瓜子、桃仁、鲜芦根、桔梗、生薏苡仁、金荞麦等。

用量用法 15～25g，不宜久煎；鲜品用量加倍，水煎或捣汁服。外用适量，捣敷或煎汤熏洗患处。

成分药理 （1）化学成分：主要化学成分为挥发油，内含抗菌有效成分癸酰乙醛，月桂醛、α-蒎烯和芳樟醇，前两者并有特异臭气。还含甲基正壬基甲酮、樟烯、月桂烯、柠檬烯、乙酸龙脑酯、丁香烯。通常所说的鱼腥草素指的是癸酸乙醛的亚硫酸氢钠的加成物。另含阿福苷、金丝桃苷、芸香苷、绿原酸、β-谷甾醇、硬脂酸、油酸、亚油酸。

（2）药理作用及抗肿瘤机制：①抗肿瘤：对多种实体瘤有抑制效果，鱼腥草生物碱类成分可以诱导肺癌细胞凋亡，从而达到抗癌效果；黄酮提取物可抑制肿瘤细胞的生长并且可以诱导其死亡。②抗菌：鱼腥草素对大肠杆菌、金黄色葡萄球菌、铜绿假单胞菌、白色念珠菌、假丝酵母菌等均有一定的抑菌效果，其中对金黄色葡萄球菌和白色念珠菌作用最为明显；体内抗菌实验表明对金黄色葡萄球菌有明显抑制作用。③抗病毒：鱼腥草挥发油对呼吸道合胞病毒、人巨细胞病毒（HCMV）有抑制作用。④增强机体免疫力：能明显增加环磷酰胺所致免疫功能低下模型小鼠的脾脏指数、外周血淋巴细胞 ANAE 阳性百分率，增强单核巨噬细胞吞噬功能、迟发型超敏反应强度及 ConA 诱导的脾脏 T 淋巴细胞增殖能力。⑤抗过敏、平喘：鱼腥草油能明显拮抗慢反应物质（SRS-A），对豚鼠离体回肠和离体肺脏的作用，静注能拮抗 SRS-A 增加豚鼠肺溢流的作用，并能明显抑制致敏豚鼠回肠痉挛性收缩和对抗组胺。

古籍摘要　《名医别录》："主蟚蝼溺疮。"《日华子本草》："淡竹筒内煨，敷恶疮白秃。"《履巉岩本草》："大治中暑伏热闷乱，不省人事。"《滇南本草》："治肺痈咳嗽带脓血，痰有腥臭，大肠热毒，疗痔疮。"《本草纲目》："散热毒痈肿，疮痔脱肛，断痁疾，解硇毒。"《医林纂要探源》："行水，攻坚，去瘴，解暑。疗蛇虫毒，治脚气，溃痈疽，去瘀血。"

按语　本品主要有效成分在挥发油内，故不宜久煎。

49. 白毛夏枯草　本品为唇形科植物筋骨草 *Ajuga decumbens* Thunb. 的全草，又名雪里青、见血青、白头翁、退血草、散血草、白夏枯草、散血丹。分布于华东、中南及西南地区。

性味功效　苦，甘，性寒。归肺，肝经。清热解毒，化痰止咳，凉血散血。

主治　①治疗肺癌、鼻咽癌、喉癌、乳腺癌等，因有止咳、消炎、祛痰、平喘等作用，故常用于各型肺癌。②气管炎、肺炎，与鱼腥草配用或单用。③咽喉肿痛。④胆道感染，阑尾炎。⑤乳腺炎，配蒲公英、漏芦。

用量用法　15～30g，水煎服。外用鲜草可至 60g。

成分药理　（1）化学成分：主要化学成分含黄酮苷及皂苷、生物碱、有机酸、鞣质、酚性物质、甾体化合物、还原糖等。甾体化合物中，含杯苋甾酮、蜕皮甾酮以及微量的筋骨草甾酮 C 等昆虫变态激素；另含一种与此激素作用相反的成分筋骨草内酯。根的主要成分为筋骨草糖。

（2）药理作用及抗肿瘤机制：①抗肿瘤：白毛夏枯草中分离得的杯苋甾酮与 8-O-乙酰基哈帕苷对肿瘤细胞生长 TPA 诱导产生 EB 病毒具有强烈的抑制作用，表现出良好的抗肿瘤活性。②抗菌：复方白毛夏枯草水煎剂在体外对金黄色葡萄球菌、乙型链球菌和绿脓杆菌有一定的抑菌作用；复方白毛夏枯草可明显降低 IL-1β、TNF-α，提示其能通过抑制炎症介质的释放，达到控制支气管炎症反应的功效。同时还发现复方白毛夏枯草能降低白细胞总数及各类炎症细胞的计数，从而降低炎症细胞的浸润程度。③免疫调节：小鼠血清中测定的免疫球蛋白 IgG 含量明显增高，腹腔巨噬细胞的数量明显增多，吞噬能力也增强，脾脏淋巴细胞的增殖力显著提高。④镇咳祛痰：白毛夏枯草中乙酸乙酯提取物是镇咳、祛痰的有效成分。⑤抗纤维化：木犀草素可降低肺重量指数和羟脯氨酸含量，并抑制肺组织中 TGF-β1mRNA 的表达，证实了木犀草素有延缓肺纤维化的作用。⑥降压：三物降压汤能使自发性高血压大鼠的血压下降，同时淋巴细胞激活的杀伤细胞（LAK）增殖、活性及其所表达的 SOD 样物质和其自由基的清除效应均较前明显增强，由此推断三物降压汤能够增强 LKA 细胞增殖与活性、SOD 样物质的表达。

古籍摘要　《本草拾遗》："主金疮止血，长肌，断鼻中衄血，取叶按碎敷之；亦煮服断血瘀及卒下血。"《本草纲目拾遗》："专清肝火。"《木草再新》："清火开气。"《植物名实图考》"养筋，和血，散寒，酒煎服"，"捣敷疮毒"。《分类草药性》："退火散血，消肿毒。跌打损伤，泡酒服。"《福建中草药》："清热泻火，消肿解毒。治痢疾，白喉，喉炎，扁桃腺炎，婴儿头面湿疹，疔疮，牙痛，牙痛，乳痛，狂犬咬伤。"

按语 同属植物缘毛筋骨草 Bunge 亦入药，具有清热凉血、消肿解毒功效。

50. 肺形草 龙胆科双蝴蝶属植物双蝴蝶 *Tripterospermum affine*（Wall.）H. Smith 的全草，又名穿藤金兰花、铁交杯、蝴蝶草、山蝴蝶、金丝蝴蝶、石板肯、铜交杯、金交杯、大叶竹叶青、四脚喜、花蝴蝶。分布华中、华南及西南等地。

性味功效 辛、甘、苦，寒。归肺、肾经。清肺止咳，凉血止血，利尿解毒。

主治 ①气管炎、肺炎、肺热咳嗽。②肺癌、乳腺癌。③肺结核咯血。④乳痈、疔疮疖肿。

用量用法 15～30g，水煎服。外用：适量鲜品捣烂敷患处。

成分药理 （1）化学成分：主要化学成分含生物碱、苷类等。

（2）药理作用及抗肿瘤机制：①抗肿瘤：对胃癌细胞有特殊的敏感性，有抑制胃癌细胞生长的作用，对恶性淋巴瘤有一定抑制作用。②抗菌：对金黄色葡萄球菌有一定的抑制作用。

古籍摘要 《植物名实图考》："捣敷诸毒。"《药用植物图说》："治咯血。"《浙江民间草药》："除寒热，治肺痨、肺痈。"《江西植物志》："止刀伤血。"《广西药植名录》："治乳疮、久痢，月经不调。"

按语 同属植物华肺形草亦作肺形草使用。

51. 木槿 锦葵科落叶灌木植物木槿 *Hibiscus syriacus* Linn. 的花和果实，又名木棉、荆条、喇叭花、樣、日及、朝开暮落花、藩篱草、花奴玉蒸。原产于我国中部各地。华东、中南、西南及河北、陕西、台湾等地，均有栽培。

性味功效 苦，寒（花）；苦，平（种子）。归脾、肺、肝经（花）；归肺、心、肝经（种子）。清热解毒，凉血解毒（花）；清肺化痰，止头痛，解毒（种子）。

主治 ①用于治疗肺癌、胃癌、肠癌、宫颈癌等。②赤白近晒、头面钱癣、牛皮癣、痔疮肿痛、大肠脱肛、风痰逆、黄水脓疮等。

用量用法 花 6～10g，煎服，或焙干研末，每日 2～3 次，每次 1.5～3g。果实 10～15g，水煎服。外用煎汤熏洗。

成分药理 （1）化学成分：木脂素、萜类、环肽、黄酮、有机酸及曼宋酮类。

（2）药理作用及抗肿瘤机制：①抗菌抗炎：木芙蓉叶有效组分能较好地抑制特异性炎症肿胀。②抗氧化：从木槿树根皮中分离出的 2 个五环三萜咖啡酸酯，2 个木脂素，一些酚类衍生物等均具有显著的抗氧化作用，是木槿花抗氧化作用的主要活性物质。③抗生育作用：木槿花的乙醇提取物对小鼠胚胎发育有明显的抑制作用，并对小鼠离体子宫平滑肌有较强的收缩作用，但对小鼠的怀孕率无明显影响；从中所提纯的扶桑甾醇氧化物具有抗生育活性。④抗肿瘤——实体瘤：从木槿树根皮中分离出的 2 个三萜化合物 3β，23，28-trihydroxy-12-oleanene-23-caffeate 和 3β,23,28-trihydroxy-12-oleanene-3β-caffeate；前者对人体癌细胞（ACHN、SW620、HCT15、SF539）有显著细胞毒性，后者对人体癌细胞（SW620、HCT15）有显著细胞毒性。用红木槿花、果制成注射液，对小白鼠移植性肿瘤抑制作用的观察，结果显示木槿花、果对其产生不同程度抑制作用。对 CD-1 雌性鼠实验结果表明，原儿茶酸可望成为一种预防癌细胞增殖的化学物质。玫瑰茄花所含原儿茶酸可作为人白血病细胞 HE60 细胞凋亡的诱导剂。

9, 9′-Di-O-（E）-feruloylsecoisolariciresinol 对人体肺癌细胞（A549）和乳腺癌细胞（MCF-7）表现出强细胞毒性。

　　按语　花治肠癌腹痛便血者；果实名木槿子、朝天子，有清肺化痰作用，用于治肺癌血痰。

　　52. 木芙蓉　锦葵科木槿属植物木芙蓉 *Hibiscus mutabilis* L. 的花（芙蓉花）、叶（芙蓉叶）和根入药，又名三变花、九头花、拒霜花、铁箍散、转观花、清凉膏、地芙蓉、木莲、华木、桦木、拒霜。全国大部分地区均有栽培。

　　性味功效　（叶和花）微辛，平，无毒。入肺、肝经。清热解毒，消肿排脓，凉血止血。

　　主治　①治疗肺癌、乳腺癌、胃癌、白血病、皮肤癌等。②乳痈、肺痈、疔疮痈肿、水火烫伤、腮腺炎等。

　　用量用法　10～15g（鲜品 15～30g）；外用适量，以鲜叶、花捣烂敷患处或干叶、花研末用油、凡士林、酒、醋或浓茶调敷。

　　成分药理　（1）化学成分：黄酮、有机酸、挥发性成分，以及豆甾、蒽醌、香豆素、三萜、木脂素和无机元素等其他成分。

　　（2）药理作用及抗肿瘤机制：①抗菌抗炎：木芙蓉乙醇洗脱物对大肠杆菌、枯草芽孢杆菌、铜绿假单胞菌、藤黄微球菌、粪肠球菌和普通变形杆菌均有不同程度抑制作用，对大肠杆菌的抑菌圈直径为 18mm，抑菌效果最好。木芙蓉叶对非特异性炎症引起的红、肿、热、痛具有较好疗效，其 3 个有效组分 MFR-A、MFR-B 和 MFR-C 对大鼠足跖非特异性肿胀有不同程度抑制作用，尤以 MFR-C 组分作用最明显。木芙蓉叶 70%醇提水沉液经聚酰胺柱色谱纯化所得 95%乙醇洗脱物对大鼠肉芽的抑制率与空白组相比差异显著；木芙蓉叶 70%乙醇提取物能显著降低关节炎模型大鼠血清中 TNF-α、IL-6 和 NO 等炎症因子水平，提高大鼠生存状态，且呈明显的剂量依赖关系。②抗病毒：木芙蓉叶分别经水提醇沉及大孔吸附树脂纯化后所得 25%乙醇洗脱物对呼吸道合胞病毒（RSV）、甲型流感病毒（FluA）和副流感病毒（HPIVs）均有不同程度体外抑制作用，尤其能显著抑制 RSV 增殖。③抗肾病：MFR 对大鼠肾缺血再灌注损伤有保护作用，其机制可能与抑制 TNF-α 和 IL-1 等炎性细胞因子的活性及生成有关。④抗肝病：木芙蓉叶可能通过提高肝细胞抗氧化能力、对抗四氯化碳引起的膜脂质过氧化及保护肝细胞膜结构的完整性而实现的保肝及抗肝纤维化的作用机制。⑤抗寄生虫和抗过敏：从木芙蓉叶甲醇粗提物中分离得到的阿魏酸具有显著的体外抗鹿鬃丝成虫、微丝蚴及牛副丝虫活性。木芙蓉花的甲醇提取物（200mg/kg, po）及其进一步分离得到的 2 个单体化合物 β-D-吡喃半乳糖和槲皮素 3-O-[β-D-木吡喃糖基]-β-D-半乳糖苷能显著提高鸡蛋清溶菌酶诱导的小鼠尾静脉血流减少。⑥抗肿瘤：木芙蓉叶和木芙蓉根均有一定的抗肿瘤活性，有研究表明，木芙蓉根在该方面活性更为广泛。不同质量浓度木芙蓉叶（30～480μg/mL）作用于人肝癌细胞 HepG2 一定时间后，细胞生长和 DNA 合成均受不同程度抑制，同一质量浓度随时间延长其抑制率增加，同一时间随质量浓度增加其抑制率亦增加，各给药质量浓度与对照组相比具有显著差异（P<0.01）；随木芙蓉叶质量浓度增加，其诱导细胞凋亡率也增加；经不同质量浓度木芙蓉处理后，G0/G1期细胞数比例明显增多，S 期细胞数比例明显下降，G2/M 期细胞也有不同程度下降，说明木芙蓉叶主要阻滞细胞周期的 G0/G1 期。木芙蓉根的乙酸乙酯萃取物对急性早幼粒细胞白血病细胞株 HL-60、慢性粒细胞白血病细胞株 K562、K562 耐阿霉素细胞株、人乳腺癌细胞株 MCF-7

和人胃癌细胞株 AGS 细胞的增殖具有较明显的抑制作用（IC50 分别为 332、93、54、128、500μg/mL），并在 1.6～1000μg/mL 范围内有良好的剂量依赖性，但其对人恶性淋巴瘤细胞株 CA-46 的增殖无明显抑制作用。

古籍摘要　《本草从新》"清肺凉血，散热止痛，消肿排脓。治一切痈疽肿毒，有殊功"。《本草备要》：疡科秘其名为清凉膏，清露散，铁箍散皆此物也"。

53. 栀子　茜草科植物栀子 *Gardenia jasminoides* Ellis 的干燥成熟果实，又名黄果子、山黄栀、黄栀、山栀子、水栀子、越桃、木丹。在山东、河南、江苏、安徽、浙江、江西、福建、台湾、湖北、湖南、广东、香港、广西、海南、四川、贵州、云南、河北、陕西和甘肃等地均有栽培。

性味功效　苦，寒。入心、肺、三焦经。泻火除烦，清热利湿，凉血解毒；外用消肿止痛。

主治　①治疗肝癌、胰头癌、胆管癌及癌症患者合并感染者，或者因血热而有出血者。②疮疡肿毒：配伍连翘、黄柏、金银花、公英等。③黄疸肝炎、胆道感染：配伍茵陈、大黄、垂盆草、过路黄、黄芩等。④口舌糜烂、小便涩痛：配伍生地黄、淡竹叶、川黄连、黄柏等。⑤吐血、衄血：配白茅根、大小蓟、侧柏叶、丹皮等。

用量用法　6～10g，水煎服。外用生品适量，研末调服。

成分药理　（1）化学成分：主要包括环烯醚萜类、二萜类、三萜类、黄酮类、有机酸酯类、甾醇类、三萜皂苷类及色素等。

（2）药理作用及抗肿瘤机制：①保肝护胆：预先给小鼠灌胃京尼平苷能降低 CCL4 肝中毒小鼠血清中谷丙转氨酶和天门冬氨酸氨基转移酶的活性以及增加肝脏内谷胱甘肽的浓度，藏红花酸对有毒物质引起的早期急性肝损害有预防作用。栀子中二萜类成分藏红花酸能够促进胆汁分泌和排泄，有希望用于慢性胆囊炎的治疗。②治疗胰腺炎：栀子提取液对经胆胰管逆行注射 1.5%去氧胆酸钠引起的大鼠重症急性胰腺炎具有明显治疗作用。③保护心血管：栀子提取物可促进血液循环，防治动脉粥样硬化、血栓、脑出血。④中枢神经作用：西红花总苷可抑制中枢神经系统，熊果酸可能是镇静、降温作用的有效成分，能提高戊四氮所致的小鼠半数惊厥剂量，有明显的抗惊厥作用。⑤抗炎作用：栀子醇提物能明显抑制甲醛导致的小鼠足趾肿胀和二甲苯导致的耳郭肿胀；同时对小鼠和家兔的软组织损伤有显著的治疗作用。⑥抗肿瘤：栀子中藏红花苷类成分具有抑制肿瘤细胞生长的作用，研究表明其在胃癌、肝癌、肠癌、前列腺癌和乳腺癌等癌症的治疗上效果明显，其机制可能与抑制原癌基因的启动以及抑制癌细胞 RNA、DNA 的合成有关。

古籍摘要　《本草衍义》："栀子虽寒无毒，治胃中热气，既亡血、亡津液，腑脏无润养，内生虚热，非此物不可去。又治心经留热，小便亦涩，用去皮山栀子、火煨大黄、连翘、甘草（炙），等分，末之，水煎三钱服，无不利也。"《本草崇原》："言栀子生用则吐，炒黑则不吐，且以栀子豉汤为吐剂，愚每用生栀子及栀子豉汤，并未曾吐。"《本草经疏》："栀子，清少阴之热，则五内邪气自去，胃中热气亦除。"《汤液本草》："或用栀子利小便，实非利小便，清肺也，肺气清而化，膀胱为津液之府，小便得此气化而出也。栀子豉汤治烦躁，烦者气也，躁者血也，气主肺，血主肾，故用栀子以治肺烦，用香豉以治肾躁。躁者，懊憹不得眠也。"

按语　本品生用能泻三焦实热，清肝胆湿热，故用于肿瘤患者具有热毒实火之证者，因其性味苦寒，久服可伤脾胃，脾虚者应慎用。本品炒炭常用于血热出血患者，亦有治疗急性淋巴细胞性白血病儿童见效的个例报道。

54. 胡黄连　玄参科植物胡黄连 *Picrorhiza scrophulariiflora* Pennell. 的干燥根茎，又名假黄连。生于高山草地。分布于喜马拉雅山区。

性味功效　苦，寒。入肝、胃、大肠经。退虚热，除疳热，清湿热。

主治　①用于治疗白血病、大肠癌、肛管癌。②骨蒸潮热。③小儿疳热。④湿热泻痢。⑤黄疸尿赤。⑥痔疮肿痛，配伍猪胆汁，冰片外敷。

用量用法　3～10g，水煎服。

成分药理　（1）化学成分：环烯醚萜苷、苯乙醇苷、酚苷、葫芦烷型三萜和极少量的黄酮及芳香酸类成分。

（2）药理作用及抗肿瘤机制：①保肝：大量研究明确表明胡黄连苷Ⅱ、胡黄连总苷、胡黄连苷和胡黄连活素具有保肝作用。②保肾：实验发现胡黄连苷Ⅱ在肾脏缺血再灌注损伤时有保护肾的功能。③抗炎和免疫调节：胡黄连苷Ⅱ明显降低细胞和小鼠中 TNF-α、IL-1β 和 IL-6 的浓度。此外。免疫印迹和免疫荧光分析表明，与 LPS 刺激比较，胡黄连苷Ⅱ抑制了 p65 NF-κB 信号通路的活化。藏黄连咖啡酸苷 A、胡黄连正丁醇溶剂萃取层中 caffeoyl glycoside（CG）单体成分能增强机体的免疫力。④骨保护：胡黄连苷Ⅱ作为抗骨吸收的破骨细胞的阻断剂。⑤神经保护：胡黄连苷Ⅱ可减轻缺血再灌注对神经细胞的损伤。胡黄连苷Ⅰ和Ⅱ能显著增强神经生长因子诱导的 PC12D 细胞中轴突的生长。⑥保护心肌细胞：胡黄连乙醇提取液、胡黄连苷Ⅱ可保护心肌细胞。⑦抗肿瘤：桃叶珊瑚苷及胡黄连苷Ⅰ具有抑制 EB 病毒所致肿瘤的作用。研究指出胡黄连提取物的抗癌作用可能与其清除氧自由基的能力相关。

古籍摘要　《唐本草》："主骨蒸劳热，补肝胆，明目。治冷热泄痢，益颜色，厚肠胃，治妇人胎蒸虚惊，三消五痔，大人五心烦热；以人乳浸点目甚良。"《开宝本草》："主久痢成疳，伤寒咳嗽，温疟，骨热，理腰肾，去阴汗，小儿惊痫，寒热，不下食，霍乱下痢。"《丹溪心法》："去果子积。"《本草正》："治吐血、衄血。"

按语　本品既能直接抑制癌细胞生长，又能增强机体的免疫功能，且无明显的毒副作用，故为临床上最常用的抗癌中草药之一，广泛应用于各种恶性肿瘤。

55. 紫草　紫草科植物新疆软紫草 *Arnebiaeuchroma*（Royle）Johnst.、紫草 *Lithospermum erythrorhizon* Sieb.et Zucc. 或内蒙紫草 *Arnebia guttata* Bunge 的干燥根，又名藐、茈草、紫丹、紫芴、地血、茈蒽、紫草茸、鸦衔草、山紫草、紫草根、红石根。主要分布在辽宁、河北、山东、山西、河南、江西、湖南、湖北、广西北部、贵州、四川、陕西至甘肃东南部。

性味功效　甘、咸，寒。入心、肝经。清热凉血，活血解毒，透疹消斑。

主治　①治疗绒毛膜上皮癌、白血病、肺癌、肝癌、宫颈癌、胃癌等。②血热毒盛，斑疹紫黑，麻疹不透，疮疡，湿疹，水火烫伤等。

用量用法　5～10g。外用适量，熬膏或用植物油浸泡涂擦。

成分药理　（1）化学成分：主要成分有紫草萘醌类、单萜苯、醌类及苯酚类、生物碱类、酚酸类等多种具有生物活性的化合物。

（2）药理作用及抗肿瘤机制：①抑菌抗炎：3 种滇紫草属植物滇紫草、新疆紫草和露蕊滇紫草的提取物对金黄色葡萄球菌、溶血性链球菌、大肠杆菌和变形杆菌有抑制作用，且有较好的热稳定性。紫草萘醌类化合物通过抑制了 Th1 细胞因子的表达发挥抗炎作用，可促进炎性细胞浸润，新生血管细胞增加，成纤维细胞及胶原含量增加，从而促进大鼠肉芽组织增生；抑制磷酸化 ERK 使得 NF-κB 活性降低从而抑制 iNOS 蛋白的表达来发挥抗炎作用。②抗氧化：紫草色素对二苯代苦味酰基自由基（DPPH·）和超氧自由基（O_{2-}·）均有较强的清除能力，并且对亚油酸自氧化体系有明显的抑制作用，说明 O_{2-}·紫草的药理作用可能与紫草色素较强的抗氧化能力有关。③抗生育：酚酸盐类化合物具有显著的促进人蜕膜细胞变性坏死及增强大鼠离体孕子宫肌收缩强度的作用，为一种天然的抗生育活性成分。④抗肿瘤和免疫调节：紫草粗多糖具有体外抑制 HPV-DNA 活性，具有明显的抗人乳头瘤病毒作用。紫草多糖粗品对肿瘤细胞体外增殖有抑制作用并推测其可能借助于介导宿主的免疫调节而实现抗肿瘤作用。与此同时，紫草多糖可提高免疫低下小鼠的脏器指数、吞噬指数和血清溶血素水平，可以改善免疫抑制小鼠低下的脾淋巴细胞增殖反应；能显著促进 ConA 刺激的 T 淋巴细胞增殖，对 HepG2 肿瘤细胞有显著杀伤作用，也对小鼠肉瘤、绒毛膜上皮癌及白血病细胞有抑制作用。

古籍摘要 《神农本草经》："主心腹邪气，五疸，补中益气，利九窍，通水道。"《名医别录》："疗腹肿胀满痛。以合膏，疗小儿疮及面齄。"《药性论》："治恶疮、瘑癣。"《本草图经》："治伤寒时疾，发疮疹不出者，以此作药，使其发出。"《本草纲目》："治斑疹、痘毒，活血凉血，利大肠。"《医林纂要探源》："补心，疏肝，散瘀，活血。"

按语 紫草在临床上主要用于白血病、绒毛膜上皮癌、肝癌、肺癌等。同时，对晚期癌症患者有癌性发热或出血症者，有清热凉血作用。但本品性寒，故脾虚便溏者慎用。

56. 佛甲草 景天科植物佛甲草 *Sedum lineare* Thunb. 的全草，又名火烧草、火焰草、佛指甲、半支连、狗牙半支、铁指甲、禾雀舌、禾雀蜊、万年草、午时花、小叶刀掀草、金枪药、狗牙瓣、小佛指甲、尖叶佛甲草、枉开口、鼠牙半枝莲、猪牙齿、土三七、养鸡草。主要分布在中南地区及陕西、甘肃、江苏、安徽、浙江、江西、福建、台湾、四川、贵州、云南等地。

性味功效 甘、淡，寒。入心、肺、肝、脾经。清热解毒，利湿，止血。

主治 ①治疗肝癌、胆管癌、胰腺癌。②治乳痈红肿：狗牙瓣、蒲公英、金银花。加甜酒捣烂外敷。③带状疱疹、漆疮、烫伤、毒蛇咬伤：鲜草捣烂敷患处。

用量用法 鲜草 60～120g，配伍荠菜（鲜）9～18g，煎服，治胰腺癌有效。外用：鲜草捣烂敷患处。

成分药理 （1）化学成分：主要包括含金圣草素、红车轴草素、香豌豆苷、香豌豆苷-3'-甲醚、三十三烷及 δ-谷甾醇。

（2）药理作用及抗肿瘤机制：①抗炎：佛甲草水提物具有抑制急慢性炎症的作用，通过下调血清中 TNF-α 和 IL-6 水平，显著缓解大鼠佐剂性关节炎引起的原发性和继发性足肿胀，胸腺和脾脏指数显著减少。它也可通过抑制小鼠的氧化应激反应进而起到抗炎作用。②护肝：实验结果显示，佛甲草能显著降低 CCL_4 中毒大鼠的 ALT、AST，抑制 MDA 的产生，增加 SOD、GSH-Px 的活性，减少血清透明质酸（HA）、层粘连蛋白（LN）、Ⅲ型前胶原（PCⅢ）、Ⅳ型胶原（CIV）含量，增强抗超氧阴离子自由基（O_2·⁻）活力并能调节 NO 含量，防止 NO 过度产生或者过度下降。在硫代乙酰胺诱导的肝损伤模型中发现，佛甲草乙酸乙酯提取物可以改善肝功能，缓解肝损伤。③提高耐缺氧力：采用常压耐缺氧法、对抗特异性心肌缺氧法、对抗亚硝酸钠法及对抗脑缺血缺氧法来探究佛甲草对小鼠耐缺氧性的影响，实验发现，佛甲草能明显提高以上四种缺氧条件下小鼠的存活时间。④抗疲劳作用：佛甲草能有效延长小鼠耐寒、耐热的存活及负重游泳时间，而耐寒、耐热和游泳时间的长短是机体疲劳的一个重要指标，因此，佛甲草有很好的抗疲劳作用。⑤抗肿瘤：佛甲草及其组分抗肿瘤作用。在研究佛甲草体内抗肿瘤活性的实验中，$4g \cdot kg^{-1}$ 的佛甲草对 S180 荷瘤小鼠有明显的抑瘤作用，抑瘤率高达 84.26%。佛甲草通过调节机体免疫功能起抗肿瘤作用。最近研究发现，给予佛甲草的荷瘤小鼠能够通过促进 $CD4^+T$ 细胞分泌，刺激血清细胞因子 IL-6、IL-10、TNF-α 的生成等，并通过激活 NF-κB 抑制因子 α 信号通路，上调 S180 小鼠荷瘤组织中的 IL-10、TNF-α、NF-κB/ P65 及 NF-κB/P50 的表达，从而上调免疫细胞因子，起到改善免疫系统状态并抗肿瘤的目的。通过抑制氧化应激起抗肿瘤作用。实验证明佛甲草能作用于 S180 荷瘤小鼠，抑制 S180 荷瘤小鼠的氧化应激反应，升高 S180 荷瘤小鼠血清 SOD、GSH-PX 活性，降低血清 MDA 活性，达到抗肿瘤的作用。

古籍摘要　《本草图经》记载："烂眼如膏，以贴汤火疮毒"。《本草纲目拾遗》记载："治痈疔，便毒，黄疸，喉癣。"《广州植物志》记载："捣汁服能退热，止渴，止赤、白痢。"《贵阳民间药草》记载："清湿热，解火毒。"

按语　本品既能直接抑制癌细胞生长，又能增强机体的免疫功能，且可护肝，是临床上常用的抗癌中草药之一。

57. 垂盆草　景天科植物垂盆草 *Sedum sarmentosum* Bunge 的新鲜或干燥全草，又名狗牙半支、石指甲、半支莲、养鸡草、狗牙齿、瓜子草。主要分布在吉林、辽宁、河北、山西、陕西、甘肃、山东、江苏、安徽、浙江、江西、福建、河南、湖北、湖南、四川、贵州等地。

性味功效　甘、淡、微酸，凉。入肝、胆、小肠经。清热利湿，解毒消肿。

主治　①适用于肺癌，配伍白英、龙葵等；亦用于肝病合并肝炎患者。②痈肿恶疮，水火烫伤：鲜草 30g 洗净捣汁外涂，或捣汁和黄酒内服；或捣烂加食盐少许外敷。③毒蛇咬伤。本品善解蛇毒，为民间治疗毒蛇咬伤的常用药之一，用鲜草 250g 冷开水洗净，捣烂绞汁内服，每日 1～2 次，并用鲜草洗净捣烂外敷，每小时换药一次。④各型传染性肝炎的活动期。用本品 30～60g，加当归 10g，红枣 10 枚，水煎服，每日 1 剂。

用量用法　内服：煎汤，15～30g；鲜品 250g；或捣汁。外用：适量，捣敷，或研末调搽，或取汁外涂，或煎水湿敷。脾胃虚寒者慎服。

成分药理　（1）化学成分：主要含有 δ-香树脂酮、δ-香树脂醇、3-表-δ-香树脂醇、β-谷甾醇、木犀草素、α-香树脂醇、齐墩果酸、山奈素、异鼠李素、金丝桃苷、小麦黄素-7-O-β-D-葡萄糖苷、芹菜素、香草酸、槲皮苷、胡萝卜苷、槲皮素、豆甾醇、没食子酸、木犀草素-7-O-β-D-葡萄糖苷。

（2）药理作用及抗肿瘤机制：①护肝：从垂盆草中提取的垂盆草苷、盆草总黄酮（槲皮素、山奈素、木犀草素等 8 种物质的总黄酮成分）可使小鼠 ALT 和 AST 的含量显著降低，并对肝脏有明显的保护作用。②免疫调节作用：垂盆草提取物对 gp120-CD4 有很强的交互抑制作用；小麦黄素-7-O-β-D-葡萄糖苷对小鼠细胞免疫及体液免疫功能均有免疫抑制作用；黄酮苷类成分具有显著的免疫抑制活性。③雌激素样作用：研究发现垂盆草有可能对更年期妇女的生活起到调节的作用。垂盆草提取物对切除卵巢大鼠的雌激素具有下调作用，结果显示乙醚和乙酸乙酯部位的治疗活性比 17-雌二醇强，垂盆草剂量的增加可使免疫血清中甘油三酯的含量显著减少，又可扭转硬骨、软骨组织中胶原质含量的降低。④血管紧张素转化酶（ACE）抑制作用：垂盆草乙酸乙酯部位可以抑制血管紧张素转化酶的活性。⑤增强肌力作用：垂盆草可以增加运动训练大鼠体内糖的贮备,降低蛋白质分解代谢的速率,保证多种组织的能量供给,保持肌力,延缓运动疲劳,提高运动能力。⑥抗肿瘤作用:研究垂盆草中生物碱粗提物对鼠科动物和人体由滤过性毒菌引起的肝癌细胞的影响,结果表明垂盆草生物碱粗提取物可呈剂量依赖性地抑制肝癌细胞的增殖且其抑制增殖作用发生在细胞增殖的 G1 期。研究垂盆草乙酸乙酯和正丁醇部位及总黄酮提取物对体外状态下的人肝癌细胞株 HepG2、人结肠癌细胞株 SW480 及人食管癌细胞株 EC109 的增殖抑制作用,证实了两种部位提取物和总黄酮提取物都有显著地抗肿瘤作用,且总黄酮提取物抗肿瘤作用最强。另,垂盆草水提物和醇提物对肝癌细胞的增殖均具有抑制作用。

按语 本品与同属植物佛甲草功用近似。

58. 荠菜 十字花科荠菜属植物荠菜 *Capsella bursapastoris*(L.)Medic. 的全草,又名枕头草、粽子菜、三角草、荠荠菜、菱角菜、地菜。全国均有分布。

性味功效 甘、淡,凉。入肝、心、肺经。凉肝止血,平肝明目,清热利湿。

主治 ①胃癌、慢性萎缩性胃炎;与佛甲草伍用治胰腺癌、肝癌。②吐血、便血、产后子宫出血、月经过多。③乳糜尿、肾炎。④肠炎、痢疾。⑤花有降压作用,治疗高血压。

用量用法 内服:煎汤,15~30g;鲜品 60~120g;或入丸、散。外用:适量,捣汁点眼。

成分药理 (1)化学成分:全株含草酸、酒石酸、氨基酸、糖类、维生素、二氢非瑟素、山奈酚-4'-甲醚、槲皮素-3-甲醚、棉花皮素六甲醚、香叶木苷、3,4',7-三羟基黄烷酮、洋槐黄素又名刺槐乙素、芸香苷、木犀草素-7-芸香糖苷、胆碱、乙酸胆碱、棕榈酸、黑芥子苷、芥子碱、育亨宾、麦角克碱、延胡索酸等。

(2)药理作用及抗肿瘤机制:①抗炎:较大剂量荠菜水煎液有明显的抗炎作用,其对急性及慢性炎症模型均表现出明显对抗作用。所用冰醋酸致炎,主要在于冰醋酸释放出 H+ 的局部作用,以小鼠腹腔毛细血管扩张及通透性亢进为主要病理过程的急性炎症。荠菜水煎液亦能抑制以肉芽组织增生为特征的慢性炎症。②止血:荠菜水煎液 21.2g·kg^{-1} 和 53.0g·kg^{-1} 剂量灌胃给药,可明显缩短小鼠出血时间,说明其具有止血作用;并能明显缩短 RT,说明其止血作用与影响内凝血因子而促凝血有关。③抗肿瘤作用:日本报道,荠菜对动物肿瘤以及致癌物诱发肿瘤有抑制作用。

古籍摘要 《名医别录》:"主利肝气,和中。"《药性论》:"烧灰(服),能治赤白痢。"《千金要方·食治》:"杀诸毒。根,主目涩痛。"崔禹锡《食经》:"补心脾。"《日用本草》:"凉肝明目。"《本草纲目》:"明目,益胃。"《现代实用中药》:"止血。治肺出血,子宫出血,流产出血,月经过多,头痛、目痛或视网膜出血。"《陆川本草》:"消肿解毒,治疮疖,赤眼。"《南宁市药物志》:"治乳糜尿。"《广西中药志》:"健胃消食,化积滞。"《本草从新》:"利五脏,益肝和中。根益胃明目,治目痛;同叶烧灰,治赤白痢极效。"

按语 本品可作菜食,《本草纲目》将荠列于菜部。

59. 漆姑草 为石竹科植物漆姑草 *Sagina japonica*(Sw.)Ohwi 的全草,又名珍珠草、瓜槌草、牛毛粘、地松、大龙叶、羊儿草。主要分布在东北、华北、华东、中南、西南及陕西、广西等地。

性味功效 甘、咸,寒,入心、肝经。止血凉血。

主治 ①治疗白血病、恶性淋巴瘤:配以徐长卿、狗舌草、墓头回等。②痈疽肿毒及瘰疬,内服及鲜草捣烂外敷。③鼻炎、鼻窦炎：鲜叶揉烂塞鼻；干草研末，内服 3g。

用量用法　内服：煎汤，10～30g；研末或绞汁。外用：适量，捣敷；或绞汁涂。孕妇忌服。

成分药理　（1）化学成分：主要包括萘醌类、苯醌类、生物碱类、苯酚、酚酸类、三萜酸、甾醇类、黄酮类以及多糖类等物质。

（2）药理作用及抗肿瘤机制：漆姑草所含黄酮苷对小鼠宫颈癌 U14 有明显的体内抗癌作用。漆姑草皂苷对人白血病细胞株 K562 和 HL-60 均显示有一定的抑制作用，特别是对 HL-60 细胞株的抑制作用已呈现出一定的量效关系。

古籍摘要　陶弘景："疗漆疮。"《滇南本草》："治面寒疼。新瓦焙干为末，热烧酒服。"《植物名实图考》："利小便。治小儿乳积。"《国药的药理学》："绞取其汁，治恶疮、秃疮及漆疮，又疗龋齿。"《贵州民间方药集》："外用治痈肿、疮毒；口含治虫牙；塞鼻治鼻匿。"《四川中药志》："提脓拔毒；治瘰疬结核。"

按语　本品常用于白血病治疗，同时有泻火敛疮的功效。

60. 苦地胆　菊科植物地胆草 *Elephantopus scaber* L. 或白花地胆草 *Elephantopus tomentosus* L. 的全草，又名天芥菜、鸡疴粘、土柴胡、马驾百兴、草鞋底、地胆头、磨地胆、牛插鼻、铁烛台、披地挂、地枇杷、牛托鼻、土蒲公英、吹火根、毛兜细辛、铺地娘、铁扫帚、铁答杯、铁丁镜、一刺针、铁灯柱、毛刷子、地苦胆。主要分布于江西、福建、台湾、广东、广西贵州及云南等地。

性味功效　苦、辛，寒。入肺、肝、肾经。凉血，清热，利水，解毒。

主治　①用于肉瘤、白血病、鼻咽癌。②治鼻衄，黄疸，淋病，脚气，水肿，痈肿，疔疮，蛇虫咬伤等。

用量用法　内服：煎汤，6～15g，鲜品 30～60g；或捣汁。外用：适量，捣敷；或煎水熏洗。

成分药理　（1）化学成分：地胆草主要包括吡喃葡萄糖苷，去酰洋蓟苦素，葡萄糖中美菊素 C，还阳参属苷，4,5-二咖啡酰奎宁酸，3,5-二咖啡酰奎宁酸，11,13-二氢脱氧地胆草内酯，士气以地胆草内酯，白花地胆草内酯 A、B，地胆草内酯及地胆草新内酯。

（2）药理作用及抗肿瘤机制：①解痉作用：苦地胆水煎剂及水提醇沉液使豚鼠回肠、空肠收缩，并导致组织胺引起的肠肌强直性收缩，有类似阿托品的解痉作用。其水提醇沉液能短暂地抑制在体兔肠肌收缩。其水煎剂能使兔及豚鼠离体子宫松弛，能解除麦角引起的子宫收缩作用，并能起到麻醉与快速降压作用。②抗肿瘤作用：异体移植瘤模型表明苦地胆煎剂对小鼠肉瘤 S180 有明显抑制作用。

古籍摘要　《生草药性备要》："散疮，凉血，消毒，去痰。理鼠咬、蛇伤，亦能止血。治肠风下血。"《本草纲目拾遗》："叶：可贴热毒疮。"《广州植物志》："治湿热。"《福建民间草药》："利尿消胀。"《南宁市药物志》："叶：敷热毒疮，乳痈，跌打。"《广西中药志》："清热解毒。治瘰气热病，捣烂敷热疮，煎汤熏洗兼内服治眼睛上膜。"《闽东本草》："温脾利水，宽中下气。治水肿，腹胀，咳嗽，疳积，疝气。"

按语　本品能抑制肉瘤细胞生长，且无明显毒副作用，临床可用于肉瘤的治疗。

61. 穿心莲　爵床科植物穿心莲 *Andrographis paniculata*（Burm.F.）Nees 的干燥地上部分，

又名春莲秋柳、一见喜、榄核莲、苦胆草、金香草、金耳钩、印度草、苦草等。主要分布在我国福建、广东、海南、广西、云南。

性味功效 苦、寒。入心、肺、大肠、膀胱经。清热解毒，利尿消肿，凉血消肿。

主治 ①治疗恶性葡萄胎及绒毛膜上皮癌。有报道，单用本品治疗绒毛膜上皮癌3例、恶性葡萄胎9例均获治愈。亦可用于白血病。②感冒发热、咽喉肿痛、口舌生疮、顿咳劳嗽。③急性肠炎、菌痢。④疖肿疮毒、蛇虫咬伤：水煎服，外用鲜草捣烂酒调涂敷。⑤肿瘤患者合并感染具有热证表现者。

用量用法 6～9g，外用适量。

成分药理 （1）化学成分：叶含二萜内酯化合物、14-去氧-11-氧化穿心莲内酯、14-去氧-11,12-二去氢穿心莲内酯，甾醇皂苷、糖类及缩合鞣质等酚类物质。

（2）药理作用及抗肿瘤机制：①抑菌抗炎：穿心莲乙醇提取物对枯草杆菌、大肠埃希菌、黑曲霉、青霉都有明显的抑菌效果，其主要的抗菌物质基础为穿心莲的二萜内酯类成分。其抑菌活性对热稳定性较差，pH 4～7的条件下抑菌效果最佳。穿心莲内酯、异穿心莲内酯、去氧穿心莲内酯、脱水穿心莲内酯、新穿心莲内酯、穿心莲酸都有抗炎活性报道，其中异穿心莲内酯活性最强。②保肝：穿心莲内酯单体降低氧化反应基因 mRNA 的表达，同时也显著降低了血清乳酸脱氢酶和髓过氧化物酶活性，进而防止肝脏的损伤。穿心莲叶的水提物对六氯环己烷造成的小鼠肝损伤有保护作用，通过降低谷氨酰转肽酶、谷胱甘肽转移酶和脂质过氧化的表达来保护肝脏。③抗病毒：穿心莲流浸膏抗人巨细胞病毒，其抗病毒作用高于金银花、鱼腥草、大青叶。其对呼吸道合胞病毒（RSV）有体外抑制作用，可能是通过抑制生物合成来发挥抗RSV 作用。④保护心血管：脱水穿心莲内酯和去氧穿心莲内酯。此外穿心莲内酯和新穿心莲内酯也可以降低高血脂大鼠和小鼠模型的血脂，从而保护心血管。⑤降糖：体内实验表明，穿心莲水煎、穿心莲内酯、脱水穿心莲内酯均有降糖作用。⑥抑制血小板聚集：穿心莲内酯和脱水穿心莲内酯具有抑制血小板聚集作用，其中脱水穿心莲内酯的作用最强且具有时间依赖性，其作用机制与抑制细胞外信号调控激酶 1/2 的通路有关。此外，穿心莲总黄酮提取液可明显抑制二磷酸腺苷、肾上腺素、花生四烯酸诱导的血小板聚集，并呈明显的正相关，机制可能与升高血小板内的 cAMP 水平有关。⑦抗肿瘤：体外抗肿瘤细胞实验表明，穿心莲内酯可抑制人肝癌 HepG2 细胞的增殖，可能与其抑制 HepG2 细胞中多耐药基因 1（MDR1）、谷胱甘肽 S 转移酶-π（GST-π）mRNA 和蛋白的表达有关，且其表达量与穿心莲内酯呈明显的时间及浓度依赖性。异穿心莲内酯、去氧穿心莲内酯、脱水穿心莲内酯可显著抑制人结肠癌细胞（HT-29）的增殖。体内抗肿瘤实验表明，穿心莲二萜内酯有效部位对小鼠接种的 H22 肝癌皮下瘤和Lewis 肺癌皮下瘤均有一定的抑制作用，且低、中、高浓度抗肿瘤作用均强于穿心莲内酯单体，同时对脾脏和胸腺这2种免疫器官无明显毒副作用。以上实验结果表明穿心莲二萜内酯类化合物在体内外均有一定的抗肿瘤活性，而穿心莲中的其他成分的抗肿瘤活性报道较少。⑧其他：穿心莲内酯还有止泻作用。此外穿心莲提取物对豚鼠口腔溃疡也有治疗作用。煎剂腹腔注射对小鼠的妊娠以及兔的早期妊娠均有终止作用。穿心莲对胎盘绒毛膜滋养层细胞有损伤作用，使细胞退化，妊娠功能受影响。若同时给予孕酮或黄体生成素释放激素，可对抗穿心莲引起的流产，提示穿心莲可能具有抗孕酮的作用。穿心莲的各种制剂口服均可吸收。穿心莲内酯进入体内后能较快通过血脑屏障，在脊髓中有较多蓄积。穿心莲粗制品及其内酯的毒性均低，常用剂量下无明显毒性和副作用。

古籍摘要　《岭南采药录》："能解蛇毒，又能理内伤咳嗽。"《泉州本草》："清热解毒，消炎退肿。治咽喉炎症，痢疾，高热。"《江西草药》："清热凉血，消肿止痛，治胆囊炎，支气管炎，高血压，百日咳。"《广西中草药》："止血凉血，拔毒生肌，治肺脓疡，口腔炎。"《福建中草药》："清热泻火。治肺结核发热，热淋，鼻窦炎，中耳炎，胃火牙痛，汤火伤。"

按语　本品能直接抑制癌细胞生长，又能增强机体的免疫功能，且无明显的毒副作用，故为临床上最常用的抗癌中草药之一，广泛应用于各种恶性肿瘤。

62. 三尖杉　三尖杉科植物三尖杉 *Cephalotaxus fortunei* Hook. f . 的小枝叶，又名桃松、山榧树。主要分布在长江流域以南各地。

性味功效　苦、涩、寒。抗癌。

主治　①主治白血病。三尖杉酯碱及高三尖杉酯碱对急性粒细胞性白血病、急性单核细胞性白血病的近期疗效好，总缓解率达 50%以上，高三尖杉酯碱及三尖杉酯碱对慢性细胞性白血病亦有效，但对急性淋巴细胞性白血病和慢性粒细胞性白血病急变者疗效较差。②对其他恶性肿瘤如恶性葡萄胎、淋巴肉瘤、肺癌、嗜伊红细胞肉芽肿有主客观疗效。对平滑肌肉瘤、滑膜肉瘤、胃癌、食管癌、直肠癌的部分病例有效。治疗真性红细胞增多症效果较好。临床应用表明，三尖杉生物碱与其他抗癌药物联合使用较单独应用效果更好。

用量用法　种子：15～18g，早晚饭前各服一次，或炒熟食。枝叶：一般提取其中的生物碱，制成注射剂使用。总碱用量成人每天（2±0.5）mg/kg，分两次肌内注射。根：10～60g。

成分药理　（1）化学成分：主要成分有三尖杉碱类生物碱、高刺桐碱类生物碱、海南粗榧内酯、海南粗榧内酯醇及芹菜素、金圣草素、红杉醇、D-1-O-甲基黏肌醇、蒎立醇，其中主要活性物质为三尖杉碱类生物碱。

（2）药理作用及抗肿瘤机制：①抗关节炎：高三尖杉酯碱可能是通过强烈抑制佐剂性关节炎大鼠血清与滑膜中的 TNF-α、IL-1β 的量，以及血浆、滑膜中 P 物质的分泌和释放，起到治疗佐剂性关节炎的作用。这一发现将会为治疗风湿性关节炎提供安全、有效的药物。②抗肿瘤：早在 20 世纪 60～70 年代，研究表明三尖杉生物碱对动物移植性白血病 P388、L1210 有抑制作用。作用比较明显的三尖杉生物碱主要是三尖杉酯碱、高三尖杉酯碱、异三尖杉酯碱以及去氧三尖杉酯碱。主要的抗肿瘤机制体现在抑制蛋白基因的表达（抑制蛋白合成的起始阶段、抑制肽链的延长、抑制蛋白性基因的表达）、诱导细胞凋亡（高三尖杉酯碱能诱导 HL-60 细胞凋亡，其影响强度与作用时间及剂量呈相关性；Bel-2、Bax、MAPK 途径和 Caspase-3 参与了高三尖杉酯碱启动 HL-60 细胞凋亡的信号转录）和细胞分化[高三尖杉酯碱可能通过下调 CD44 基因，进而提高 p27 和 p21 表达，抑制 cyclin E 活性而对 HL-60 细胞产生诱导分化作用。K562 细胞用高三尖杉酯碱处理后，明显上调其多个与细胞分化相关基因的表达水平，如上调转录因子（T/A）GATA（A/G）、过氧化物酶体增生物激活受体、红细胞谷胱甘肽还原酶等的表达]等方面。

按语　本品应用过程中有一定毒性和副作用，用药后，患者可有疲乏、消瘦、食欲降低、恶心、头晕、口咽干燥等症状，停药后可逐渐恢复正常。如同时合并中医药治疗，则可减轻药物的毒副作用。

63. 柿叶　为柿科植物柿 *Diospyros kaki* Thunb. 的叶。主要分布在华东、中南及辽宁、河北、山西、陕西、甘肃、台湾等地。

性味功效 苦，寒。入肺经。止咳定喘，生津止渴，活血止血。

主治 ①治疗消化道出血，防治食管上皮轻度增生。②柿叶茶能降低血压、扩张冠状动脉。③治疗咳喘、消渴。④各种内出血、臁疮。

用量用法 内服：煎汤，3～9g；或适量泡茶。外用：适量，研末敷。

成分药理 （1）化学成分：黄酮苷，鞣质，酚类，树脂，香豆精类化合物，还原糖，多糖，挥发油，有机酸，叶绿素等。

（2）药理作用及抗肿瘤机制：①降血糖：实验结果表明柿叶提取物具有显著的降血糖作用，并能增加肝糖原的量。②抗氧化作用：柿叶总黄酮具有一定的还原能力，对超氧自由基有一定的清除能力，且黄酮类化合物的添加量在实验范围内与其抗氧化活性呈正相关。③抗菌：柿叶乙醇提取物和醋酸乙酯萃取物对细菌有较强的抑制作用；柿叶水提取物有较强的抑制作用，但对细菌有较小抑制作用；石油醚相对真菌和细菌几乎无抑制作用；正丁醇萃取物对细菌有不同程度的抑制作用，而对真菌无抑制作用。④保护心脑血管：黄酮苷和异槲皮素等可降压保护心脑血管。⑤止血：柿叶对早孕和中孕大鼠药物流产后子宫出血有一定的止血作用。⑥调节血脂：柿叶提取物可明显降低链脲佐菌素所致糖尿病小鼠血糖，明显降低糖尿病模型小鼠血清中总胆固醇、甘油三酯及 LDL-C，明显升高 HDL-C，有调节血脂的作用。⑦抗肿瘤：用 MTT 法检测其对人宫颈癌细胞 HeLa 和鼠肝癌细胞 H22 的生长抑制率，柿叶不同提取物在一定浓度下对 HeLa 和 H22 细胞均有明显的增殖抑制作用，且具有明显的量效关系。柿叶中 4 种黄酮类化合物具有抗炎作用，通过标准 NIH 法实验，发现萘醌的环氧化物 diospquinone 对多种癌细胞都有毒杀作用。从分子生物学角度对柿叶 isodeospyrin 的抗癌作用的细胞靶向位置及作用机制进行了研究，发现 isodeospyrin 通过与 DNA 拓扑异构酶 I（DNA topoisomerase I）直接键合而阻止其进入 DNA。

古籍摘要 《滇南本草》："经霜叶敷臁疮。"《本草再新》："治咳嗽吐血，止渴生津。"《分类草药性》："治咳嗽气喘，消肺气胀。"

64. 牛黄 牛科动物牛 *Bos taurus domesticus* Gmelin 干燥的胆结石，又名犀黄、西黄、丑宝、天然牛黄。主要分布于西北和东北。

性味功效 甘，凉。入心、肝经。清心，豁痰，开窍，凉肝，息风，解毒。

主治 ①治疗白血病及各种恶性肿瘤。与麝香、乳香、没药等配制成西黄丸治疗乳腺癌、瘰疬；加味犀黄散治疗各种癌症。牛黄解毒片治疗慢性骨髓增多症（如慢性粒细胞白血病、真性红细胞增多症、原发性血小板增多症、嗜酸性细胞肉芽肿等）。②癌症患者高热、昏迷亦有效。③小儿高热、神昏、惊厥、抽搐等。④治疗牙疳、咽喉肿、口舌生疮、痈疽、疔毒等。

用量用法 内服：研末，每次 0.15～0.5g；或入丸剂。外用：适量，研末撒或调敷。

成分药理 （1）化学成分：胆红素、胆汁酸、脱氧胆酸、胆汁酸盐、胆甾醇、麦角甾醇、脂肪酸、卵磷脂、维生素 D、无机元素等，尚含类胡萝卜素、丙氨酸、甘氨酸、牛磺酸、天冬氨酸、精氨酸、亮氨酸、蛋氨酸等多种氨基酸，及两种酸性肽类成分：平滑肌收缩物质 SMC-S2 和 SMC-F。

（2）药理作用及抗肿瘤机制：①保护中枢神经系统：牛黄及其代用品具有镇静、催眠、抗惊厥、抗癫痫、解热镇痛以及抗脑损伤保护脑血管作用。②保护心血管：牛黄、培植牛黄和人工牛黄对血压和心脏具有相同的作用,静脉注射时可降低麻醉动物血压,对心衰模型心脏的正性肌力作用最强;体外培育牛黄能显著或极显著地降低动物正常血压。③消化系统:牛黄及其代用品对胃肠道运动及肠道平滑肌具有解痉、刺激肠蠕动、通便和较明显的利胆保肝作用。④呼吸系统:牛黄及其代用品具有镇咳和祛痰作用,胆汁酸可能是发挥镇咳和祛痰作用的有效成分。⑤抗炎抗氧化:牛黄及其代用品都具有显著的抗炎作用,抑制炎症的渗出和肉芽组织增生,对急性、慢性炎症模型均有效。牛黄及其代用品中的胆红素是机体抵抗脂质过氧化、清除自由基的一种天然抗氧化剂,胆红素对正己烷诱发的氧化损伤毒性可能具有一定的保护作用,在防御氧化毒性方面起着重要作用,是机体拮抗自由基氧化损伤的主要防御机制之一。⑥抗肿瘤:有研究表明,其在体内具有抑制肉瘤生长的作用,其作用机制可能与抑制 PI3K/AKT 通路从而促进细胞凋亡有关。但此类单纯牛黄相关研究较少,多在成方(如西黄丸等)中研究和使用。

古籍摘要 《医学纲目》:"中脏,痰涎昏冒,宜至宝之类镇坠;若中血脉、中府之病,初不宜用龙、麝、牛黄,为麝香治脾入肉,牛黄入肝治筋,龙脑入肾治骨,恐引风药入骨髓,如油入面,莫之能出。"《本草纲目》:"《别录》言牛黄恶龙胆,而钱乙治小儿急惊、疳病,凉惊丸、麝香丸皆两用之,何哉?龙胆治惊痫,解热杀虫,与牛黄主治相近,亦肝经药也,不应相恶如此。"

按语 天然牛黄产量少、价格昂贵。经研究人工牛黄功效相似,故应推荐使用人工牛黄。

65. 熊胆 熊科动物黑熊 *Selenarctos thibctanus*(G. Covier)、东北马熊 *Uesus arctos* lasiotus Gray 或棕熊 *Ursus arctos* L. 胆囊内的干燥胆汁,又名狗熊胆、黑瞎子胆。主要分布在云南、黑龙江、吉林。此外,贵州、四川、青海、西藏、新疆、甘肃、湖北、湖南、陕西、福建等地亦产。

性味功效 苦,寒。入肝、胆、心、胃经。清心平肝,解毒杀虫。

主治 ①肿瘤患者具有高热、抽搐及黄疸者。②食管癌、胃癌、肝癌等。与山豆根、山慈菇、千金子霜、全蝎、红芽大戟等配伍。③目赤翳障、疔疮:用之点眼或涂患处。④暑湿泻痢、多种出血。

用量用法 内服:入丸散,0.2~0.5g。外用:适量,研末调敷或点眼。

成分药理 (1)化学成分:主要成分为胆汁酸类的碱金属盐,又含胆甾醇及胆色素。从黑熊胆中可得约 20%的牛磺脱氧胆酸,此是熊胆主要成分,被水解则生成牛磺酸与熊脱氧胆酸。熊胆又含少量鹅脱氧胆酸及胆酸。熊脱氧胆酸为鹅脱氧胆酸的立体异构物,为熊胆的特殊成分,可与其他的胆相区别。

(2)药理作用及抗肿瘤机制:①保肝:熊胆粉有治疗及预防肝脂肪变性的作用,并有抑制 DMN 诱发大鼠肝纤维化的作用。②活血:注射精制熊胆粉后,能明显延长大鼠体内血栓形成时间,可抑制血栓形成。③解热镇痛:熊胆粉对 2, 4-二硝基苯酚致热及热板、醋酸致痛动物模型的影响。实验结果显示熊胆粉能有效减轻 2, 4-二硝基苯酚所致的大鼠体温升高,具有一定的解热作用,对热板及醋酸所致疼痛有明显抑制作用。④利胆、溶胆结石:熊胆粉所含胆汁酸盐有利胆作用,可显著增加胆汁分泌量。对熊胆粉体外、体内溶石胆结试验的各组数据对比,进一步明确了熊胆粉能降低胆汁中胆固醇、黏液含量,增加总胆汁酸含量的作用,能明显改善成石胆汁成分。⑤解痉作用:用小白鼠离体肠管,以乙酰胆碱造成的痉挛,研究了 8 个地区的熊胆以及野熊、野猪胆的解痉作用，其中以西藏产者解痉效力最强，其他地区所产黑熊胆及日本产琥珀色熊胆解痉效力也较强，解痉作用的主要成分是牛磺脱氧胆酸，其解痉原理与罂粟碱相似。⑥抗惊厥作用：熊脱氧胆酸钠对士的宁引起的小鼠中毒有解毒作用，与鹅脱氧胆酸钠及胆酸钠合用能增强其解毒作用。⑦明目：用熊胆粉、蒸馏水、眼膏基质制成的熊胆眼膏，对结膜炎有很好的治疗作用，同时对看书、看电视时间过久而引起的眼肌疲劳，有减轻或消除的作用。⑧抗肿瘤：熊胆粉有抑制肿瘤细胞生长、延长生存期、提高免疫功能的作用。孙铁民等用熊胆粉对 K562、SP202 肿瘤细胞株和小鼠 S180 腹水癌抑瘤实验，发现 1mg/mL 浓度熊胆液对人白血病细胞株 K562 细胞、20μg/mL 对小鼠的骨髓瘤细胞 SP20 有明显抑制作用，细胞崩解死亡。2mg/mL 浓度熊胆与 S180 腹水癌混合接种昆明鼠腹腔，30 只小鼠有 5 只长期存活（60天以上）；而单纯腹腔接种 S180 腹水癌昆明鼠（对照组）9 天全部死亡。可见熊胆粉对培养的瘤细胞有抑制作用。

古籍摘要　《本草经疏》："熊胆气味与象胆同，其所主亦相似。凡胆皆极苦寒，而能走肝、胆二经，泻有余之热。小儿疳积，多致目内生翳障者，以肝、脾二脏邪热壅滞，则二脏之气血日虚、闭塞日甚故也。用此泻肝、胆、脾家之热，则内邪清而外障去矣。如不因疳证而目生翳障，及痘后蒙闭者，多因肝、肾两虚，宜滋阴、养血、清热为急，诸胆皆不得用。"《药性论》："主小儿五疳，杀虫，治恶疮。"《唐本草》："疗时气热盛变为黄疸，暑月久利，心痛。"《日华子本草》："治疳疮，真鼻疮，及诸疳疾。"《医学入门》："点眼去翳开盲。除恶疮、痔瘘。"《本草纲目》："退热，清心，平肝，明目去翳，杀蛔、蛲虫。"《本草述》："治喉痹。"《本草求原》："治蓄血，血淋。"《随息居饮食谱》："治疗疸。"

按语　虚证禁服。

66. 蟛蜞菊　菊科蟛蜞菊属植物蟛蜞菊 *Wedelia chinensis*（Osb.）Merr. 的全草，又名黄花蟛蜞草、黄花墨菜、黄花龙舌草、田黄菊、卤地菊、马兰草、蟛蜞花。主要分布于沿海地区的水沟边或湿地上。

性味功效　甘、微酸，凉。入肺、肝经。清热解毒，凉血散瘀。

主治　①治疗喉癌、舌癌、齿龈癌、肺癌、大肠癌。②白喉、咽喉肿痛。③肺热咳嗽。④疔疮疖肿等。

用量用法　内服：煎汤，15～30g，鲜品 30～60g。外用：适量，捣敷；或捣汁含漱。

成分药理　（1）化学成分：三十烷酸，二十四烷酸，豆甾醇，豆甾醇葡萄糖苷，左旋-贝壳杉烯酸。

（2）药理作用及抗肿瘤机制：①抑菌：煎剂 1∶128 对白喉杆菌有抑制作用，1∶30 对金黄色葡萄球菌有抑制作用，1∶81 对乙型链球菌有抑制作用。②抗肿瘤：全草的水提取物腹腔注射对小鼠艾氏腹水癌有一定的抑制作用。

古籍摘要　《生草药性备要》："散疮，清热，咄脓，穿疮，并痔、痔。其根能脱牙。"《广西药用植物名录》："破瘀，消肿。治跌打，腹痛，风湿。"《福建中医药》："清热解毒。治白喉，百日咳，肺痨发热咳嗽，痢疾，肝火旺盛，烦热不眠，咽喉肿痛，齿龈炎。"

按语　同属植物尖刀草产于浙江、福建、广东，性味功效主治同上。

67. 白鲜皮　为芸香科植物白鲜 *Dictamnus dasycarpus* Turcz. 的根皮，又名北鲜皮、藓皮、野花椒根皮、臭根皮。主要分布在东北、华北、华东及陕西、甘肃、河南、四川、贵州。

性味功效　苦，寒。入脾、胃、膀胱经。清热燥湿，祛风解毒。

主治　①治疗肝癌、皮肤癌、恶性淋巴瘤皮肤病变、食管癌、胃癌、胆管癌等。亦用于膀胱癌、宫颈癌等具有下焦湿热证者。②治疗黄疸、风热疮毒、风湿痹痛、皮肤瘙痒。

用量用法　5～10g。外用适量，煎汤洗或研粉敷。

成分药理　（1）化学成分：主要含棒酮、白鲜碱、黄柏酮、茵芋碱、γ-花椒碱、异白鲜碱、白鲜内酯、白鲜脑交酯、β-谷甾醇和少量挥发油等成分。

（2）药理作用及抗肿瘤机制：①免疫抑制与抗炎、抗过敏作用：白鲜皮对细胞免疫和体液免疫均有抑制作用，白鲜皮抑制体液免疫，对抗体生成细胞的增殖和循环抗体的生成均有抑制作用，并且在免疫抑制的同时，不导致脾脏萎缩。白鲜皮可能通过抑制效应期 T 细胞，阻止效应 T 细胞释放各种淋巴因子，从而机体对过敏原的应激反应有抑制作用，避免了炎症造成的组织损伤，抑制了亢进的过敏反应，有助于机体恢复正常的免疫功能。②抗真菌、止痒作用：白鲜碱影响真菌遗传物质的正常合成，导致其不能完成正常细胞周期。白鲜皮提取物能抑制抗原与IgE结合，从而减少肥大细胞释放组胺等炎症介质，减少机体瘙痒，所以具有一定的抗瘙痒作用。③对血液循环系统的作用：Wang H，Li S Y 等曾报道白鲜皮醇提物中存在 $β2$-肾上腺素受体激动剂。白鲜碱能刺激环磷酸腺苷依赖性囊性纤维变性跨膜电导调节因子（CFTR）的氯离子转运，推测白鲜碱是 $β2$-肾上腺素受体激动剂。④抗肿瘤作用：白鲜皮能够抑制肿瘤细胞的核酸代谢，产生抗肿瘤作用。伊红染色法结果表明本品非极性溶剂提取物及挥发油有体外抗癌活性，从本品乙醚提取物中分离得到岑皮酮，白鲜碱及得自挥发油的一种无色透明液体为其体外抗癌的有效成分，其45%的浓度能杀死艾氏腹水癌、S180 及 U14 细胞，而黄柏酮、柠檬苦素及 β-谷甾醇无效。⑤其他：抗衰老、抗生育、杀虫、解热、止血、抗溃疡、神经保护等药理作用。

古籍摘要　《本草纲目》："白鲜皮，气寒善行，味苦性燥，为诸黄风痹要药，世医止施之疮科，浅矣。"《本草原始》："白鲜皮，入肺经，故能去风，入小肠经，故能去湿，夫风湿既除，则血气自活而热亦去。治一切疥癞、恶风、疥癣、杨梅、诸疮热毒。"《神农本草经》："主头风，黄疸，咳逆，淋沥，女子阴中肿痛，湿痹死肌，不可屈伸、起止、行步。"《名医别录》："疗四肢不安，时行腹中大热，饮水、欲走、大呼，小儿惊痫，妇人产后余痛。"《药性论》："治一切热毒风，恶风，风疮、疥癣赤烂，眉发脱脆，皮肌急，壮热恶寒；主解热黄、酒黄、急黄、谷黄、劳黄等。"《日华子本草》："通关节，利九窍及血脉，并一切风痹筋骨弱乏，通小肠水气，天行时疾，头痛眼疼。根皮良，花功用同上。"

按语　虚寒证忌服。

68. 虎杖　蓼科植物虎杖 *Polygonum cuspidatum* Sieb. et Zucc. 的干燥根茎和根，又名花斑竹、酸筒杆、酸汤梗、川筋龙、斑庄、斑杖根、大叶蛇总管、黄地榆。主要分布在我国中部及南部。

性味功效　微苦，微寒。入肝、胆、肺经。祛风利湿，散瘀定痛，止咳化痰。

主治　①治疗肝癌、胰腺癌、胆管癌、卵巢癌、癌性胸腹水等。②化学治疗、放射治疗所致白细胞减少症。③治疗黄疸湿热、淋浊带下、癥瘕积聚、痔漏下血、痈肿疮毒、风湿痹痛等。④水火烫伤，跌仆损伤，咳嗽痰多等。

用量用法　15～30g。外用适量，制成煎液、研末或油膏涂敷。

成分药理 （1）化学成分：主要含有二苯乙烯类（白藜芦醇及它的糖苷类、硫酸盐类、二聚体化合物和糖苷类衍生物）、醌类化合物（大黄素、大黄素甲醚、大黄酚等）、黄酮类（黄酮、黄酮醇、儿茶素、芦丁、槲皮素及其糖苷类等）等。其他还有香豆素类化合物、木脂素类、甾体、酚类化合物、少数氨基酸、多糖、挥发油等也被报道。

（2）药理作用及抗肿瘤机制：①抗菌、抗病毒：虎杖及有效成分具有调节免疫系统功能的作用，抑制病毒的复制，增强镇痛抗炎等功效。②保护心血管：虎杖苷可扩张血管、降低血压、阻止血栓的生成，能阻止血小板积聚，改善离体心脏的收缩。③防治脑缺血：降低脑缺血再灌注损伤所引发的氧自由基伤害，优化脑组织微循环和治疗缺氧、缺血等病症。④抗炎镇痛：虎杖酒煮品、酒炙品及酒润品可以降低二甲苯导致小鼠耳郭肿胀的情况，虎杖生品、酒煮品、酒炙品、酒润品及酒泡品都能镇痛。⑤抗氧化：白藜芦醇对体内过多的氧自由基有消除的能力。⑥抗肿瘤：虎杖提取物可通过降低 Ki-67 和 p21ras 的蛋白表达将肺癌 A549 细胞阻滞于 G0/G1 期，白藜芦醇苷可呈剂量—效应关系，减少细胞周期调节基因 cyclin D1 的表达，从而抑制肿瘤细胞增长；白藜芦醇对 DPPH 自由基的清除超过了 90%，显示了较高的抗氧化活性，从而在癌症的引发阶段发挥其抗突变作用；然而，有研究发现长时间暴露于白藜芦醇中会加剧 ROS 造成的 DNA 损伤，提示白藜芦醇可能具有双向调节作用；白藜芦醇可通过抑制 JAK2 磷酸化阻断 STAT3 信号通路发挥抗肿瘤作用。通过线粒体通路、JNK-MAPK 通路或 NF-κB 通路诱导肿瘤细胞凋亡。调控肿瘤细胞转移相关蛋白（E-Cadherin、β-catenin 等），抑制肿瘤组织血管生成，从而控制肿瘤细胞转移。化疗药物增敏机制可能与下调多药耐药基因 mdr-1 基因表达产物 P-gp 有关。

古籍摘要 《本草述》："虎杖之主治，其行血似与天名精类，其疗风似与王不留行类，第前哲多谓其最解暑毒，是则从血所生化之原以除结热，故手厥阴之血脏与足厥阴之风脏，其治如鼓应桴也。方书用以疗疼病者，同于诸清热之味，以其功用为切耳，然于他证用之亦鲜，何哉？方书用以治淋，即丹溪疗老人气血受伤之淋，亦以为要药，于补剂中用之矣。谓虚人服之有损者，与补剂并行，其庶几乎？"《名医别录》："主通利月水，破留血癥结。"陶弘景："主暴瘕，酒渍服之。"《药性论》："治大热烦躁，止渴，利小便，压一切热毒。"《本草拾遗》："主风在骨节间及血瘀。煮汁作酒服之。"《日华子本草》："治产后恶血不下，心腹胀满。排脓，主疮疖痈毒，妇人血晕，扑损瘀血，破风毒结气。"《滇南本草》："攻诸肿毒，止咽喉疼痛，利小便，走经络。治五淋白浊，痔漏，疮痈，妇人赤白带下。"《医林纂要探源》："坚肾，强阳益精，壮筋骨，增气力。敷跌伤折损处，可续筋接骨。"《岭南采药录》："治蛇伤，脓疱疮，止损伤痛。"《贵州民间方药集》："收敛止血，治痔瘘，去风湿，发表散寒，散瘀血，外用治火伤。"

按语 本品具有清热解毒、利湿退黄之功，故常用于肝癌、胆管癌虚证伴有黄疸者，常与小叶金钱草、姜黄等同用。又有抗炎作用，亦常用于感染患者。又因其活血、泻下的作用，故脾虚泄泻者及孕妇勿服。

69. 射干 鸢尾科植物射干 *Belamcanda chinensis*（L.）DC. 的干燥根茎，又名乌扇、扁竹、绞剪草、剪刀草、山蒲扇、野萱花、蝴蝶花。全国各省均有分布。

性味功效 苦，寒。入肺经。清热解毒，消痰，利咽。

主治 ①用于治疗呼吸道肿瘤：咽癌、喉癌、支气管肺癌，亦可用于肝癌。②热毒痰火郁结，咽喉肿痛，痰涎壅盛，咳嗽气喘，瘰疬结核。

用量用法 3~10g，水煎服。外用：鲜根捣烂，敷于患处。本品有小毒，又味苦性寒，故脾虚滑精、无实火者不宜用，孕妇忌服。

成分药理 （1）化学成分：主要含有酮类、醌类、酚类、二环三萜类、甾类化合物等。

（2）药理作用及抗肿瘤机制：①抗炎、抗菌、抗病毒：射干主要成分鸢尾苷、芒果素、1,4-苯醌、白藜芦醇、茶叶花宁、异丹叶大黄素等均具有抗炎作用。射干脂溶性成分为抗皮肤癣菌的有效成分。射干对肺炎球菌、结核杆菌、绿脓杆菌具有抑制作用。②雌激素样作用：从射干中提取的鸢尾苷、鸢尾黄素可作为具器官选择性的雌性激素样药物，选择性地治疗小动脉硬化、骨质疏松、潮热。③抗肿瘤：体外实验提示其对人子宫颈癌细胞株培养系 JTC-26 有抑制作用，抑制率在 90% 以上；体内实验提示其提取物显著抑制小鼠移植性 S180 肉瘤生长。

古籍摘要 《神农本草经》："主咳逆上气，喉痹咽痛，不得消息，散结气，腹中邪逆，食饮大热。"《名医别录》："疗老血在心肝脾间，咳唾，言语气臭，散胸中热气。"陶弘景："疗毒肿。"《药性论》："治喉痹水浆不入，能通女人月闭，治疰气，消瘀血。"《日华子本草》："消痰，破症结，胸膈满，腹胀，气喘，痃癖，开胃下食，消肿毒，镇肝明目。"《珍珠囊》："疗咽闭而清痈毒。"《滇南本草》："治咽喉肿痛，咽闭喉风，乳蛾，疰腮红肿，牙根肿烂，疗咽喉热毒，攻散疮痈一切热毒等症。"《本草纲目》："降实火，利大肠，治疟母。射干，能降火，故古方治喉痹咽痛为要药。"《本草衍义补遗》："射干，行太阴、厥阴之积痰，使结核自消甚捷。又治便毒，此足厥阴湿气，因疲劳而发，取射干三寸，与生姜同煎，食前服，利三、两行效。又治喉痛，切一片，噙之效。"《本草经疏》："射干，苦能下泄，故善降；兼辛，故善散。故主咳逆上气，喉痹咽痛，不得消息，散结气，胸中邪逆。既降且散，益以微寒，故主食饮大热。"

按语 同科植物蝴蝶花（铁扁担）的全草或根茎有的地区将其与射干混用，应加以区别。

第二节 活血化瘀药

1. 三棱 黑三棱科植物黑三棱 *Sparganium stoloniferum* Buch.-Ham. 的干燥块茎，又名京三棱，荆三棱，黑三棱，红蒲根，分布于我国东北地区、黄河流域、长江中下游及西藏地区，野生资源丰富。

性味功效 辛、苦，平。归肝、脾经。破血行气，消积止痛。

主治 ①癥瘕痞块，积聚结块，腹内包块，气滞作胀。常与莪术同用，酒煎服。②血滞经闭、腹腔肿瘤及卵巢癌、肝癌等。

用量用法 4.5~9g，水煎服。

成分药理 （1）化学成分：块茎含挥发油、多种有机酸；叶、根含生物碱；地上茎含维生素 C。

（2）药理作用及抗肿瘤机制：①抗血小板聚集和抗血栓：三棱水煎液、总黄酮及乙酸乙酯与正丁醇提取物均具有显著抗凝血及抗血栓作用，其中，以总黄酮作用最为显著。②抗炎镇痛：用小鼠扭体法、热板法进行研究发现，三棱总黄酮能显著减少小鼠扭体反应次数，提高痛阈值，具有较强镇痛作用。三棱与莪术配伍制成的复方制剂也具有较显著的镇痛、抗炎活性。③抗肿瘤：三棱可通过阻断 NF-κB 信号通路诱导胃癌细胞凋亡，也可通过提高血浆中细胞因子 TNF、

IL-2 的水平，增强 H22 荷瘤鼠免疫功能抑制癌转移。三棱与莪术配伍通过诱导肿瘤细胞的凋亡、抑制血管内皮生长因子 VEGF 蛋白和 mRNA 的表达，从而抑制子宫肌瘤、B16 小鼠恶性黑色素瘤作用。④抗纤维化：三棱常与莪术联合应用，发挥抗肺纤维化、肝纤维化和肠道纤维化的作用。⑤保护心脑血管：三棱可通过抑制平滑肌细胞增殖、抗动脉粥样硬化，不同程度地改善主动脉及冠状动脉粥样硬化病灶症状，从而保护心血管。

古籍摘要　《开宝本草》："主老癖癥瘕结块。"《日华子本草》："治妇人血脉不调……消恶血。"

按语　本品为较强的破血行气药，具有活血化瘀、行气止痛作用，主要适用于各种癌症有气滞血瘀证者。孕妇禁用。

2. 莪术　姜科植物莪术 *Curcuma phaeocaulis* Val.、广西莪术 *Curcuma kwangsiensis* S.G.Lee et C.F.Liang 或温郁金 *Curcuma wenyujin* Y.H.Chen et C.Ling 的干燥根茎，又名温莪术、蓬莪术、山姜黄、芋儿七、广茂。生于山谷、溪旁及林边等阴湿处，主产于广西、四川。

性味功效　苦、辛，温。归肝、脾经。行气破血，祛瘀消积。

主治　①腹内包块，血瘀腹痛。②血滞经闭，食滞腹胀。③治疗子宫颈癌、肝癌、胆管癌、胃癌、卵巢癌、肺癌、肠癌、淋巴癌、白血病等。复发莪术油栓：用于治疗宫颈癌及子宫颈糜烂，其中用 1% 莪术油治疗子宫颈癌（局部注射），总有效率在 56% 以上。莪术油软膏：用于外阴瘙痒及外阴炎。莪术油注射液：用于各种癌症。复方莪术注射液（三棱、莪术）加葡萄糖液，静脉滴注，治疗胃肠癌时，对微循环有一定改善作用，而微循环障碍会导致内脏器官及网状内皮系统功能下降。

用量用法　6～9g，入煎剂服。

成分药理　（1）化学成分：莪术根茎含挥发油，以及抗氧化剂活性的姜黄素类化合物。

（2）药理作用及抗肿瘤机制：①抗肿瘤作用：莪术油制剂在体外对小鼠艾氏腹水癌细胞、615 纯系小鼠的 L615 白血病及腹水型肝癌细胞等多种瘤株的生长有明显抑制和破坏作用。从莪术挥发油中得到的单体，莪术醇和莪术二酮 75mg/kg 皮下注射时，对小鼠肉瘤 S37，宫颈癌 U14、艾氏腹水癌（ECA）均有较高的抑制率。②放疗增敏：莪术油腹腔注射加照射组比单纯照射组有明显的肿瘤生长延迟效果，可使放射治疗效果提高 42%，达到中等增敏作用。③提高免疫：小鼠腹腔注射莪术油和莪术醇可明显对抗由腹腔注射环磷酰胺所引起的白细胞减少，并促进白细胞回升；同时用莪术处理的瘤苗接种动物，能明显提高动物的免疫机能。④抗菌抗病毒：温莪术油对大肠埃希菌、金黄色葡萄球菌有较好的抗菌性；莪术油可通过抑制人乳头状瘤病毒（HPV）16 亚型 E6E7 的表达，抑制宫颈癌细胞系 SiHa、Caski 和宫颈永生化细胞 H8 的增殖生长，具有抑制 HPV 的作用。⑤保护心血管：莪术可降低血液黏度，抗血小板聚集，改善血液流变性，抗动脉粥样硬化。⑥抗纤维化：温莪术油可通过减少转化生长因子 β（TGF-β）的表达来抑制结缔组织生长因子（CTGF）的分泌，从而减少细胞外基质的分泌和沉聚，减轻肾间质纤维化的损伤，抗肾纤维化；从莪术中分离提取的 β-榄香烯可降低肝星状细胞鸟苷酸交换因子（GEF）的表达，上调 GDP 解离抑制因子（GDIβ）的表达，从而干扰 GEF/GDIβ-ROCK 通路，发挥抗肝纤维化的作用；此外，三棱和莪术能减少肺组织细胞过度凋亡，延缓肺纤维化进程，有效抑制肺纤维化形成。

古籍摘要　《药品化义》："蓬术味辛性烈，专攻气中之血，主破积削坚，有星移电闪之能。

去积聚癖块，经闭血瘀，扑损疼痛。与三棱功用颇同，亦勿过服。"

按语 三棱莪术注射液或 5% 莪术油宫颈局部注射或静脉滴注（加至葡萄糖液中），逐渐加量。静脉给药时，有的患者有面潮红、心率快等反应。孕妇禁用。①莪术与郁金、姜黄属同科植物。郁金辛、苦、寒，破血行瘀，又能利气解郁，凡气滞血凝之胸腹疼痛、胁肋胀满均常用；还有利胆消黄作用。姜黄辛、苦，温，破血行气，通经止痛，活血行气之力较强，横行肢臂，治风痹痛用。②三棱、莪术皆有行气破血之功，三棱破血作用较强，莪术破气之功较大，二者配伍，则可加强消坚破积的作用。体虚之人慎用，或配以人参、白术等同用。

3. 喜树 珙桐科旱莲属植物喜树 *Camptotheca acuminata* Decne.，根、果及树皮、树枝、叶均入药，又名千张树、水桐树、旱莲木，多产于我国西南及中南各地。

性味功效 苦、涩，寒，有毒。归脾、胃、肝经。化瘀散结，抗癌祛毒。

主治 用于胃癌，结肠癌，直肠癌，膀胱癌，慢性粒细胞性白血病，急性淋巴细胞性白血病；外用治牛皮癣。

用量用法 内服：煎汤，根皮 9～15g，果实 3～9g；或研末吞；或制成针剂、片剂。喜树碱：静脉注射——常规剂量为 5～10mg，加生理盐水 20mL，每日一次；或 15～20mg，加生理盐水 20mL，隔日一次，总量均以 100mg 为一疗程。大剂量用 20mg，加生理盐水 20mL，每日一次，以总量 300mg 为一疗程。动脉注射——少数肝癌或头颈部肿瘤患者，采用动脉插管注射；少数胃癌患者在手术时注射于胃网膜动脉内。每次 5～10mg，加入生理盐水 10～20mL；或加入生理盐水 250mL 中行动脉滴注，每日一次。胸腹腔注射——用于癌性胸水与腹水患者。抽水后（胸水尽量抽出，腹水抽出部分），用 10～20mg 或 30mg 加入生理盐水 20mL 或 30mL 中注入，每周 2 次。肿瘤局部注射——每次用 5～10mg 直接注射于转移性肿块内，每日或隔日一次。膀胱灌注——用 20mL 或 30mg 加入生理盐水 20mL 或 30mL 中，排空小便后进行膀胱灌注。每日一次，一般连用 3 次；或每周 2～3 次。喜树果浸膏：每日量约相当于生药 2～3 钱，分 3～4 次服。注射液——每 2mL 含生药 8g。每日用 2～8mL 肌内注射、静脉注射或静脉滴注。

成分药理 （1）化学成分：全株含喜树碱，根中含率约 0.008%，根、根皮、树皮、果实、树枝含量分别为 1∶2∶1∶2.5∶0.4。根中还含喜树次碱即印度鸭脚树碱，（3，3′，4′）-三甲基并没食子酸及谷甾醇。干木中还含羟基喜树碱，甲氧基喜树碱。果实中还含羟基喜树碱、脱氧喜树碱、喜树次碱、白桦脂酸和喜果苷及异长春花苷内酰胺。

（2）药理作用及抗肿瘤机制：①抗癌：喜树根、茎、叶、果各部分的醇提溶液，在对小鼠白血病 L-615、腹水型网状细胞肉瘤及病毒性白血病试验中，证明果、根可使白细胞总数下降，脾重减轻，腹水减少，腹水中活瘤细胞数降低，茎、叶无效；临床上羟基喜树碱联合化疗，能有效提升胃肠癌、食管癌、肺癌、肝癌、膀胱癌患者的化疗有效率，改善患者的生存质量，延长患者的生命。②抗病毒杀虫：喜树果有较强的抗单纯疱疹病毒 2 型（HSV-2）作用；喜树叶的提取物对假眼小绿叶蝉进行田间药效实验，结果表明提取物不管为乳油剂还是水剂都起到一定的防效作用，且浓度越高杀虫效果越好。

按语 喜树碱是从我国特有的珙桐科植物喜树中分离得到的具有很强抗癌活性的天然化合物。但是因为其水溶性差、体内代谢不稳定、副作用大等因素，使其临床应用受到限制。

4. 水红花子 蓼科植物红蓼 *Polygonum orientale* L. 的干燥成熟果实，又名荭草、家辣蓼、东方蓼、狗尾巴花、天蓼，广布于全国各地。

性味功效　咸，微寒。归肝、胃经。活血消积，化痞利水。

主治　用于癥瘕痞块，瘿瘤肿痛，食积不消，胃脘胀痛。①治疗胃癌、肠癌、肝癌，常与半枝莲、八月札、白英等伍用。②痞块腹胀（包括腹腔、盆腔肿瘤、癌性胸腹水等），蓼花熬膏内服及外敷。③痈疡疮肿（包括恶性淋巴瘤）。

用量用法　15～30g，入煎剂服或熬膏内服。外用适量，熬膏敷患处。

成分药理　（1）化学成分：含牡荆素、荭草苷、槲皮苷、β-谷甾醇等。

（2）药理作用及抗肿瘤机制：①抗肿瘤作用：水煎剂、酊剂或石油醚提取物对艾氏腹水癌（腹水型及实体型）和 S180 肉瘤有一定的抑制作用。②抑菌作用：水煎剂对志贺氏和福氏痢疾杆菌有抑菌作用。③对免疫功能及迟发型超敏反应的抑制作用：王红梅等测定小鼠淋巴细胞转化率、T 淋巴细胞数量、抗体 IgM 分泌量、单核—巨噬细胞的吞噬活性以及迟发型变态反应强度，显示水红花子可抑制小鼠的细胞和体液免疫功能及单核—巨噬细胞的吞噬活性。④利尿作用：陈方良等用大白鼠做利尿试验，按 10g/kg 投以水红花子煎剂与对照组比较，6 小时尿量分别为 6.14±0.65 和 4.54±0.62mL/100g（$P<0.05$）；流浸膏剂分别为 6.96±1.32 和 5.6±0.96mL/100g（$P<0.05$），均有明显的利尿作用。其利尿机理可能为给药后引起血液胶体渗透压的增加，使水分大量进入血循环，导致肾小球滤过量增加，同时抑制了远端肾小管对水的重吸收所致。

古籍摘要　《滇南本草》："破血，治小儿痞块积聚，消一切年深坚积，疗妇人石瘕症。"

按语　本品有较好的消痞散结作用，故多用于治疗腹腔及盆腔肿瘤。有报道以水红花子为主，配芒硝、川乌、草乌、生南星、生半夏等中草药为末，用醋及蜜调糊外敷脾肿大处，治疗慢性粒细胞性白血病的脾大有效。

5. 急性子　凤仙花科一年生草本植物凤仙花 *Impatiens balsamina* L. 的干燥成熟的种子，又名凤仙花，透骨草，指甲花，凤仙子，金凤花子，全草在南方地区作透骨草用，花名凤仙花、指甲花。全国各地均有栽培。

性味功效　微苦，温，有小毒。归肺、肝经。破血软坚，消积。

主治　治疗癥瘕痞块，经闭，噎膈，食管癌、贲门癌、胃癌、鱼骨哽喉，骨瘤疼痛等。治疗食管癌、贲门癌噎塞不下时，以本品与威灵仙、木鳖子配伍使用。

用量用法　3～4.5g，水煎分服。

成分药理　（1）化学成分：凤仙甾醇、帕灵锐酸、皂苷、脂肪油、多糖、蛋白质、氨基酸、挥发油，以及槲皮素的多糖苷和山柰酚的衍生物等黄酮类。

（2）药理作用及抗肿瘤机制：①抗肿瘤作用：急性子分离提取的酮类化合物以及槲皮素可体内外抑制肺癌、乳腺癌细胞增殖。②抗菌：水煎剂对金黄色葡萄球菌、溶血性链球菌、绿脓杆菌、福氏痢疾杆菌、宋内氏痢疾杆菌、伤寒杆菌均有不同程度的抑制作用。③兴奋子宫平滑肌、抗生育：急性子煎剂、酊剂、水浸剂对兔鼠离体子宫均有明显兴奋作用。水煎剂喂养雌鼠能抑制小鼠发情期，降低卵巢及子宫重量，呈显著避孕作用。④改善血凝：水煎剂可改善血液的浓黏凝聚作用。

古籍摘要　《本草纲目》："治积块，噎膈，下骨鲠，透骨通窍。"《本草从新》："治产难积块，噎膈骨哽，透骨通窍……凡服者，不可着齿，多用亦戟人咽。"

按语　本品具有明显的食管开通作用，故各地均以之治食管癌。孕妇慎用。

6. 泽兰　唇形科植物毛叶地瓜儿苗 *Lycopus lucidusTurcz.* var. hirtus Regel 的干燥地上部分，又名地瓜儿苗、蛇王草、毛叶地茅、虎兰，全国各地均有分布。

性味功效　苦、辛，微温。归肝、脾经。活血化瘀，行水消肿。

主治　①血滞闭经，痛经，产后腹疼。②腹中癥块，痈肿疼痛。③肝癌、胃癌等具有血瘀证候者，以及卵巢癌及输卵管癌、癌性胸腹水、鼻咽癌等。

用量用法　6~12g，入煎剂服。

成分药理　（1）化学成分：含挥发油、葡萄糖苷、鞣质和树脂，还含黄酮苷、酚类、氨基酸、有机酸、皂苷、葡萄糖、半乳糖、泽兰糖、蔗糖、棉子糖、水苏糖、果糖。

（2）药理作用及抗肿瘤机制：①对人鼻咽癌细胞及 W258 有抑制作用。②保护胃黏膜：泽兰甲醇提取物可抗胃黏膜损伤，增强胃黏膜防御力，提高胃溃疡愈合质量，减少复发等，其机制可能与抗氧化、抑制脂质过氧化、促进 NO 合成等机制有关。③抗血栓、改善血凝：泽兰的乙醇提取物可通过影响内源性和外源性凝血因子发挥调节凝血功能的作用。④保肝护肾：泽兰诸多成分如黄酮类、三萜酸类等具有保肝、护肝、抗急性肝衰竭的作用；泽兰对大鼠慢性肾衰竭有改善作用，其机制与泽兰纠正肾衰竭时贫血、低钙血症、氮质血症，及减少肿瘤坏死因子对肾脏的纤维化损害有关；全草制剂有强心利尿作用。

古籍摘要　《本草从新》："通九窍，利关节，破宿血，通月经，消癥瘕，散水肿。"本品走血分，为治妇科肿瘤要药。

按语　其性味苦能泄热，甘能和血，辛能散郁，香能舒脾，微温而行血，故常用于血瘀气滞、腹中癥块等证。

7. 王不留行　石竹科植物麦蓝菜 *Vaccaria segetatis*（Neck.）Garcke 的干燥成熟种子，又名王不留行、奶米、大麦牛、金盏银台、麦兰子，除华南外，全国各地均有分布。

性味功效　苦，平。归肝，胃经。活血通经，下乳消肿。

主治　用于乳汁不下，经闭，痛经，乳痈肿痛。①乳痈肿痛，常与蒲公英、瓜蒌、夏枯草伍用。②产后通乳及子宫恢复，经闭痛经。③乳腺癌、肝癌、肺癌及乳腺良性肿块。

用量用法　4.5~9g，水煎服。外用研末调敷。

成分药理　（1）化学成分：王不留行皂苷，王不留行黄酮苷，生物碱及香豆素等。

（2）药理作用及抗肿瘤机制：①催乳：王不留行具有雌激素样活性，这可能是其促进泌乳的机理。②防治骨质疏松：通过探讨王不留行对去势大鼠骨质疏松症的防治作用，发现王不留行可明显降低血清中的炎症因子水平，抑制破骨细胞功能，从而抑制骨质丢失，起到防治骨质疏松症的作用。③抗炎镇痛：炒王不留行的乙酸乙酯部位的抗炎活性和正丁醇部位的镇痛活性都是最强的，且远远大于生王不留行。④抗肿瘤：王不留行与其他传统中草药配伍使用时，因为具有败毒抗癌作用，所以被用作治疗乳腺癌、甲状腺癌、颅内肿瘤等疾病。⑤抗凝血：王不留行与丹参配伍之后在延长凝血时间、降低全血黏度等方面具有协同增效作用；水煎剂及乙醇浸液对大鼠离体子宫有收缩作用，有抗凝血作用。⑥提高免疫：王不留行配伍黄芪、白芍、党参、益母草等中草药构成复方中药饲料添加剂，通过改善白细胞的免疫活性提高红细胞的免疫黏附能力，从而提高机体的免疫力。

古籍摘要　《本草从新》："走血分，通血脉……除风去痹，止血定痛，利便通经，催生下乳。"《名医别录》："止心烦鼻衄，痈疽恶疮，瘘乳。"

按语 王不留行以善于行血而知名，"虽有王命不能留其行"，所以叫"王不留行"，但流血不止者，它又可以止血。本品行而不住，有活血消肿止痛作用，用于各种肿瘤有血瘀证者。孕妇慎用。

8. 楤木 五加科落叶灌木植物楤木 *Aralia chinensis* L. 的树皮及根，又名鸟不宿、老虎刺、刺老包、仙人杖、红桐刺，分布华北、华东及中南各地。

性味功效 微苦，温。活血消肿，祛风止痛。

主治 治疗胃癌、肠癌、胆囊癌及肺癌。曾有报道，用楤木与狭叶韩信草（即半枝莲）各30g，每日煎服治1例肺癌（周围型）有效。本药还有健胃利胆作用，对胃炎及胃溃疡均有疗效。

用量用法 15～30g，水煎服。

成分药理 （1）化学成分：根皮含皂苷，其苷元为齐墩果叶酸。另含黄酮类、挥发油等。

（2）药理作用及抗肿瘤机制：①抗氧化：皂苷药理作用的主要机制，太白楤木总皂苷能够显著降低叔丁基过氧化氢诱导的细胞氧化应激损伤水平，显现出较好的抗氧化作用。②降糖降脂：楤木在我国、日本和韩国民间常被用作降血糖降血脂的药用植物，太白楤木根皮水煎液具有明显的降血糖降血脂作用，其降糖作用的发挥与竹节参皂苷有关。③保肝护心：楤木根皮总皂苷能使小鼠 ALT、AST 的活性明显降低，亦可调节肝组织胶原纤维代谢进而改善肝脏纤维化程度从而保护肝脏。楤木总皂苷预处理细胞24小时，可保护高糖引起的心肌细胞损伤，降低心肌损伤指标 LDH、CK-MB，以及脂质过氧化损伤指标 MDA 含量，提示其具有保护心肌和抗脂质氧化损伤的作用。④抗肿瘤：有研究发现太白楤木总皂苷能够抑制人胃癌 SGC-7901、人白血病 K562 细胞增殖。楤木对小鼠移植性肿瘤 SAK、肝癌实体型有抑制作用。

按语 同属植物我国产 21 种和 3 个变种，其中几种亦入药用。①黄毛楤木 Aralia decaisneana Hance 别名鸟不企、大鹰不扑、刺龙苞（广东）。②辽东楤木 A.elata（Miq.）Seem 根含楤木皂苷 A、B 及 C，以及生物碱、挥发油、香豆精等。根皮有与人参类似的兴奋作用，并有抗辐射作用；密木总甫 10mg/kg 给兔静脉注射，能增强神经细胞的兴奋性和适应性。注于大鼠，能增加心跳幅度并减慢心率。

9. 柘木 桑科落叶灌木或小乔木植物柘树 *Cudrania tricuspidata*（Carr.）Bur. 的树皮及根，又名刺桑、奴柘、野荔枝、黄桑，分布于华东、中南、西南及河北、陕西、甘肃等地。

性味功效 甘、温。归肝、脾经。祛瘀止痛，化痰散结。

主治 ①主虚损，妇女崩中血结，疟疾。②治疗消化道肿瘤：食管癌、胃癌、肠癌，亦用于肺癌、肝癌。曾报道以本品治疗晚期消化道肿瘤 266 例，在一些病例中可见到肿块缩小或稳定，腹水消退，梗阻改善，疼痛减轻或消失，食欲及体重增加，抵抗力增强，恶病质改善，生存期延长等作用，总有效率为 71.8%。③虚劳咳嗽，气管炎，风湿痛及外伤。

用量用法 60～120g，大剂量可至200g，水煎服。柘木注射液（每支 2mL，含生药 4g），每日 2 次，每次 2～4mL，肌内注射，三个月为一疗程。柘木糖浆（每毫升相当于生药 2g）每日 3 次，每次 20mL，口服。民间以它与柞树混用于治疗肿瘤。

成分药理 （1）化学成分：含黄酮类、谷甾醇、生物碱、酚、有机酸及氨基酸等。

（2）药理作用及抗肿瘤机制：①抗肿瘤：对艾氏腹水癌有抑制作用，体外试验对食管癌、胃癌、白血病细胞株有细胞毒样作用。②抗氧化：柘木茎水提物的抗氧化作用比叶和根茎强，果实富含多酚化合物，抗氧化作用最强。③抗炎镇痛：用乙醇提取物灌胃小鼠，发现其有镇痛及对巴豆油诱导的小鼠耳郭急性炎性肿胀和纸片埋藏诱导的慢性肉芽肿均有显著抑制作用。

古籍摘要　《本草拾遗》："主老血瘕，男子疝癖，闷痞。"《日华子本草》："妇人崩中，血结及主疟疾兼堪染黄。"

10. 土鳖虫　鳖蠊科动物地鳖 *Eupolyphaga sinensis* Walker 及冀地鳖 *Polyphaga plancyi* Boleny 的雌虫干燥体，又名魔虫、地鳖虫、地乌龟、土元，产于华北、东北及华中各地。

性味功效　咸，寒，有小毒。归肝经。活血散瘀，通经止痛。

主治　用于跌打损伤，筋伤骨折，血瘀经闭，产后瘀阻腹痛，癥瘕痞块，骨肉瘤、肝癌、宫颈癌等。

用量用法　3～10g，入煎剂。或炒后研粉服，每日1～2次，每次0.9～1.5g。

成分药理　（1）化学成分：富含多种活性蛋白、氨基酸、脂肪酸、生物碱以及脂溶性和水溶性元素等。

（2）药理作用及抗肿瘤机制：①抗肿瘤及抑制血管：有研究通过分离纯化中华真地鳖中抗肿瘤活性成分，得到抗肿瘤蛋白（EPS72），并采用 MTT 法考察其抗肿瘤活性，发现该蛋白对肝癌 Bel-7402 细胞、肺癌 A549 细胞等多种人癌细胞株具有较强的增殖抑制作用，同时地鳖纤溶活性蛋白（EFP）含药血清能有效抑制血管内皮细胞的增殖。②抗凝血抗血栓：土鳖虫抗凝组分 F2-2 可显著降低模型大鼠体内凝血酶原激活物的生成，降低纤维蛋白原含量，抑制血小板聚集并降低血液凝固程度，具有良好的体内抗凝药效。③提高免疫：利用木瓜蛋白酶水解土鳖虫制备得到的土鳖虫多肽可提高小鼠胸腺和脾脏指数及血清 IL-2 的水平，增强小鼠碳粒廓清能力，表明了土鳖虫多肽具有良好的免疫调节作用。④抗菌：地鳖虫中各生物碱对金黄色葡萄球菌、大肠杆菌及枯草芽孢杆菌均有抑制作用。

古籍摘要　《神农本草经》："主……血积癥瘕，破坚，下血闭。"《本草从新》："去血积……主折伤，补接至妙。"

按语　本品攻坚破瘀的作用较强，治疗肿瘤时，常与扶正药同用。体虚之人慎用。孕妇禁用。

11. 牡丹皮　毛茛科小灌木植物牡丹 *Paeonia suffruticosa* Andr. 的干燥根皮，又名丹皮、粉丹皮、木芍药、条丹皮、洛阳花，全国各地均有栽培。

性味功效　辛、苦，微寒。归心、肝、肾经。清热凉血，活血散瘀。

主治　①用于治疗温热病，热入营血，高热，舌绛，身发斑疹。②血热妄行，吐血、衄血、尿血，配伍侧柏叶、白茅根、紫草、山栀等。③阴虚发热，配知母、鳖甲、青蒿、地骨皮等。④白血病、肝癌有血热证及出血倾向者。⑤疮痈肿毒，肠痈等证。

用量用法　6～12g，水煎服。

成分药理　（1）化学成分：根含牡丹酚、牡丹酚苷、牡丹酚原苷、芍药苷。尚含挥发油0.15%～0.4%及植物甾醇等。

（2）药理作用及抗肿瘤机制：①抗菌作用：煎剂对金黄色葡萄球菌、福氏痢疾杆菌、伤寒杆菌、副伤寒杆菌、甲链球菌、肺炎球菌、变形杆菌、绿脓杆菌及皮肤真菌均有抑制作用；②降压作用：煎剂可使动物血压降低；③抗凝作用：牡丹皮水提物及芍药酚均能抑制血小板花生四烯酸产生血栓素 A2，进而抑制血小板聚集；④提高免疫：芍药苷、氧化芍药苷在体内外能增强巨噬细胞的吞噬功能；⑤抗肿瘤：丹皮酚可上调抑癌基因 PTNE 的表达，下调致癌基因 AKT 的表达，抑制肝癌细胞的增殖；通过调控细胞周期和促进凋亡可显著抑制人卵巢癌、乳腺癌、食管癌、肺癌细胞的增殖；⑥此外，牡丹酚有中枢镇静作用及抗炎、镇痛、解痉、抗动脉粥样硬化作用。

古籍摘要　《本草纲目》："和血，生血，凉血。治血中伏火，除烦热。"《医学入门》："泻火伏，养真血气，破结蓄。"《滇南本草》："破血，行血，消症瘕，破血块，除血分之热。"

12. 雪上一枝蒿　毛茛科多年生草本植物雪上一枝蒿 *Aconitum bullatifolium* L. var homotrichum、短柄乌头 A. brachypodum Diels、铁棒槌 A.szechenyianum Gay 等的块根。分布于云南高寒山区。

性味功效　苦、辛，热，有大毒。归肝经。活血止痛，祛风散结。

主治　用于风湿骨痛、跌打损伤、肢体疼痛、牙痛、疮疡肿毒、癌性疼痛。

用量用法　本品剧毒，未经炮制，不宜内服；治疗剂量与中毒剂量比较接近，必须严格控制用量。孕妇、老弱、婴幼儿及心脏病、溃疡病患者均禁服。止痛常用白酒浸泡内服或局部涂布，或直接将块根研粉内服；口服每月总量不得超过 150mg。或以本品制成注射液，成人每次肌注 10～25mg（儿童 3～5mg），每日 1～2 次。曾用注射液治疗 72 人次，59 例有效，其中创伤及术后疼痛者 36 例，全部在用药后 15～20 分钟显效，药效可持续 12～36 小时。

成分药理　（1）化学成分：含有乌头碱、次乌头碱、一枝蒿甲素、乙素、丙素、丁素、戊素、己素和庚素。

（2）药理作用及抗肿瘤机制：①镇痛：雪上一枝蒿甲、乙、丙及丁碱的盐对小白鼠表现镇痛作用。一枝蒿甲素 100mg/kg 皮下注射，能提高小鼠痛阈 47%。②抗肿瘤：小鼠腹腔注射乌头碱，可抑制小鼠前胃癌和肉瘤的生长，并可抑制 Lewis 肺癌自发转移。

按语　雪上一枝蒿对蛙心有近似洋地黄样作用，中毒时表现副交感神经兴奋之症状，认为阿托品、普鲁卡因胺及奎尼丁是较有效的对抗剂，用之及时，可以获效。

13. 斑蝥　芫菁科昆虫动物南方大斑蝥 *Mylabris phalerata* Pallas 或黄黑小斑蝥 *Mylabris cichorii* Linnaeus 的干燥体，又名斑猫、芫菁、花壳虫、章瓦，全国大部分地区均产。

性味功效　辛、寒，有大毒。归肝、胃、肾经。破血消癥，攻毒蚀疮，引赤发疱。

主治应用　用于癥瘕肿块，积年顽癣，瘰疬，赘疣，痈疽不溃，恶疮死肌。①斑蝥素、斑蝥酸钠用于治疗原发性肝癌、食管癌、肺癌、乳腺癌等多种癌症，有一定近期疗效。斑蝥素及其衍生物在治疗过程中能提高免疫机能，不降低周围血象中的白细胞。②颈淋巴结结核、顽癣，研末敷，或酒浸涂患处，但面积不宜过大。③迁延性、慢性肝炎，服用除去斑蝥素的虫体水煎后的醇提取物制剂，有近期疗效。④用斑蝥虫的酒浸液作发疱剂。

用量用法　0.03～0.06g，炮制后多入丸散用。外用适量，研末或浸酒醋，或制油膏涂敷患处，不宜大面积用。本品有大毒，内服慎用，孕妇禁用。斑蝥素片：每片含斑蝥素 0.25mg，口服，开始时每日 2 次，每次 1 片，以后可渐增至每日 2～4mg。复方斑蝥素片：每片含斑蝥素 0.5mg，白及粉 40mg，海螵蛸 60mg，每日 3 次，每次 1 片。斑蝥酸钠片：每日 2～3 次，每次 1～2 片。羟基斑蝥胺片：每片含羟基斑蝥胺 25mg，每日 3 次，每次 50～100mg。迁肝片：提取除去斑蝥素后的虫体，再加水，隔水煎 2 次，煎液浓缩后乙醇提取。然后乙醇提取物

200mg 与氢氧化铝 50mg、三硅酸镁 20mg、青黛粉 50mg、白及粉 50mg 混匀，制粒或压片，包糖衣。每日 3 次，每次 2～4 片。

成分药理　（1）化学成分：南方大斑蝥含斑蝥素 1%～1.2%，脂肪 12% 及树脂、蚁酸、色素等。黄黑小斑蝥（台湾产者）含斑蝥素 0.97%，但亦有达 1.3%者。此外，一般斑蝥属含斑蝥素 1%～1.5%。

（2）药理作用及抗肿瘤机制：①抗肿瘤：斑蝥素能抑制肿瘤细胞的蛋白质合成，继而影响 RNA 和 DNA 的合成及细胞周期的进程，促进肿瘤细胞凋亡，抑制肿瘤细胞增殖。②增强免疫：去甲斑蝥素的抗癌机制之一是对淋巴细胞潜在细胞毒性的刺激作用，抑制逆转录病毒的感染并增强免疫功能；此外，斑蝥素能够刺激骨髓引起白细胞数升高。

古籍摘要　《本草纲目》："治瘰癧，解疔毒。"《本草从新》："外用蚀死肌，敷疥癣恶疮。内用破石淋，拔瘰疬疔肿。"

按语　本品为剧毒药。服斑蝥制剂后如尿血、腹痛不止，应立即停药。民间以青黛或生绿豆粉用冷开水调服，或用黄连水煎服以解毒。服药期间多饮开水或绿茶水以减少泌尿系统反应。本品宜饭后服。民间偏方斑蝥煮鸡蛋，服用时应严格掌握剂量，以免中毒。用斑蝥 1～2 只（去头、足、翅），塞于 1 个鸡蛋（顶上开一小口）内，隔水蒸熟，吃蛋，每日 1 个，治疗肝癌、胃癌，均获得一定疗效。

14. 丹参　唇形科植物丹参 *Salvia miltiorrhiza* Bunge. 的干燥根及根茎，又名红根、大红袍、血参根、血山根、红丹参、紫丹参，主要产于河北、安徽、江苏、四川等。

性味功效　苦，微寒。归心、肝经。祛瘀止痛，活血通经，清心除烦。

主治　①月经不调，痛经，闭经，产后恶露不净，腹痛等。②血瘀气滞心腹诸痛。③热毒疮疡，特别是总丹参酮对耐药金黄色葡萄球菌感染有效。

用量用法　10～15g，水煎服。制剂较多，有丹参酒、丹参舒心片、复方丹参注射液（每毫升相当于含丹参、降香各 1g），适用于冠心病，每日 1～2 次，每次 2mL，肌内注射。如静脉滴注，可以 4～10mL 加至 5%或 10%葡萄糖液中。如有热原反应，即应停药。丹参用于肿瘤患者要慎重，主要适用于有气血瘀滞证候的肿瘤患者。

成分药理　（1）化学成分：含丹参酮甲、丹参酮 IA、丹参酮 IB、隐丹参酮、异丹参酮 I 及丹参新酮、丹参酮甲酯、鼠尾草酚、维生素 E 等。

（2）药理作用及抗肿瘤机制：①改善血液循环：能够降低血液的黏稠度，减少血小板激活和动脉血栓的形成；能够阻止低密度脂蛋白氧化，降低脂质代谢酶活性，改善脂质代谢过程；有扩张血管的作用，可提升心脏冠脉的血通量。②保肝护胃：丹参能够提升肝脏细胞的血流量并修复一些已经受损的肝细胞，能够减少肝纤维化有害蛋白质的表达，抑制肝脏细胞的进一步受损；丹参中的丹参素能够快速清除溃疡部分坏死组织，增强细胞的再生能力，具有加快溃疡愈合效果。③抗菌抗炎：丹参煎剂对多种革兰氏阴性杆菌包括绿脓杆菌，及多种革兰氏阳性球菌包括金黄色葡萄球菌等均有抑制作用。④抗肿瘤：丹参的多种化学成分具有杀伤肿瘤细胞，抑制癌细胞成长与繁殖，诱导细胞凋亡和抑制转移作用。

古籍摘要　《本草经疏》："丹参，《本经》味苦微寒；陶云性热无毒，观其主心腹邪气，肠鸣幽幽如走水，寒热积聚，破癥除瘕，则似非寒药；止烦满，益气，及《别录》养血，去心腹痼疾结气，腰脊强，脚痹，除风邪留热，久服利人，又决非热药；当是味苦平微温。入手、足少阴、足厥阴经。心虚则邪气客之，为烦满结气，久则成痼疾；肝虚则热甚风生，肝家气血凝滞，则为癥瘕，寒热积聚；肾虚而寒湿邪客之，则腰脊强，脚痹；入三经而除所苦，则上来诸证自除。苦能泄，温能散，故又主肠鸣幽幽如走水。久服利人益气，养血之验也。北方产者胜。"

15. 降真香　芸香科常绿乔木植物山油柑（降真香）*Acronychia pedunculata*（L.）Miq. 的叶、根、心材及果，又名山橘、山油柑、山塘梨，分布于广东、广西、云南等省。

性味功效　甘，平。归肝、脾、肺、心经。行气止痛，活血止血。果实健脾消食。

主治　①治疗消化道癌、肝癌、宫颈癌、白血病等。②跌打肿痛，肝胃气痛，风湿痹痛。③吐血、咳血等。果实可用以治疗食欲不振、消化不良。

用量用法　15～30g，水煎服。果实用 10～15g。

成分药理　（1）化学成分：叶含挥发油，油中含 α-蒎烯及柠檬烯。茎皮含三菇类化合物山油柑菇醇及草酸钾，心材含 β-谷甾醇，同属植物鲍氏山油柑 A. baueri Schott 含山油柑碱。

（2）药理作用及抗肿瘤机制：①抗肿瘤：山油柑碱具有广谱抗癌作用，经研究，对小鼠白血病 815 有明显疗效；对小鼠肝癌、小鼠宫颈癌、腺癌、骨髓性白血病，浆细胞性骨髓瘤等均有效；同时，降真香双素对前列腺 U145、黑色素瘤 A2058 细胞系均有细胞毒性作用。②抗菌：对金黄色葡萄球菌、耐甲氧西林金黄色葡萄球菌、铜绿假单胞菌、鼠伤寒沙门氏菌、腐生葡萄球菌、甲型溶血性链球菌、乙型溶血性链球菌具有较好的抑制作用。

古籍摘要　《本经逢原》："降真香色赤，入血分而下降，故内服能行血破滞，外涂可止血定痛。又虚损吐红，色瘀味不鲜者宜加用之，其功与花蕊石散不殊。"

按语　豆科植物降香黄檀（花梨母）Dalbergia odorifera T. Che 的心材，亦称降真香，产于我国海南岛，与豆科植物印度黄檀 Dalbergia sisso Roxb. 同称降真香，又称紫降香。市售降香，多为豆科植物，而不是芸香科植物降真香。豆科植物降香黄檀性味辛，温。功能辟秽止痛，散瘀止血。每用 3～6g，水煎服。散剂 0.6～1.5g，冲服。外用止血定痛，消肿生肌。为避免与豆科植物降真香混淆，《中草药学》将芸香科植物降真香改名为山油柑，而山油柑碱的抗癌作用已经动物实验证明。两者科属不同，应注意区别。

16. 鬼箭羽　卫矛科植物卫矛的具翅状物的枝条或翅状附属物，又名卫矛、鬼箭、四棱树、见肿消，分布于我国东北、华北、华东及西南各地。

性味功效　苦，寒。归肝、脾经。行血通经，化瘀止痛。

主治　①治疗乳腺癌、卵巢癌、胃癌、肠癌等恶性肿瘤及癌症患者疼痛而有血瘀证者。②闭经，产后血瘀腹痛，下腹部肿物等。

用量用法　10～15g，水煎服。或入散、丸中。

成分药理　（1）化学成分：叶含表无羁萜醇、无羁萜、槲皮素、卫矛醇。种子油中含饱和脂肪酸（20%）、油酸、亚油酸、亚麻酸、己酸、乙酸和苯甲酸、草乙酸等。

（2）药理作用及抗肿瘤机制：①抗肿瘤：卫矛属植物的抗肿瘤活性，主要集中在鬼箭羽的正丁醇部位以及同属其他植物中的萜类、咖啡酸成分上。可抑制急性髓细胞性白血病细胞株生长。②降糖降压：鬼箭羽的水提物有调节异常代谢过程和增进胰岛素分泌的作用，可显著降糖降压，改善胰腺的病理损伤，调节小鼠由于高血糖引起的糖代谢紊乱。③抗心肌缺血：单味鬼箭羽即可起到降低全血黏度、提高模型大鼠血清 SOD、NO 含量，从而表现出一定的抗心肌缺血及保护心肌细胞的作用。④抗菌：鬼箭羽醇提取物能抑制金黄色葡萄球菌和大肠埃希菌，抑制 DTH，表现出了一定的抑菌、抗炎作用，鬼箭羽抗炎活性有效成分主要集中在三萜类成分上。

古籍摘要　《本经逢原》："鬼箭，专散恶血，故《本经》有崩中下血之治。《别录》治中恶腹痛，去白虫，消皮肤风毒肿，即腹满汗出、除邪杀鬼毒蛊症之治。今人治贼风历节诸痹，妇人产后血晕，血结聚于胸中，或偏于胁肋少腹者，四物倍归，加鬼箭羽、红花、玄胡索煎服。以其性专破血，力能堕胎，妊娠禁服。"

17. 苏木　豆科云实属植物苏木 *Caesalpinia sappan* L. 的干燥心材，又名苏方木，我国广东、广西、台湾等省及西南各地均有分布。

性味功效　甘、咸、辛，平。归心、肝、脾经。行血破瘀，消肿止痛。

主治　①治疗胃肠道癌、肝癌及癌性疼痛而具有血瘀证者。②闭经腹痛及产后血瘀腹痛。③跌打损伤。

用量用法　3～9g，水煎服。外用：研末调敷。

成分药理　（1）化学成分：木部含无色的原色素——巴西苏木素约 2%。巴西苏木素遇空气即氧化为巴西苏木红素。另含苏木酚，可做有机试剂，检查铝离子。又含挥发油，油的主要成分为水芹烯及罗勒烯。还含鞣质。

（2）药理作用及抗肿瘤机制：①抗炎：苏木乙醇提取物可以有效地抑制 IL-1 诱导的炎症介质在人软骨细胞表达水平；苏木浸剂、煎剂在体外对肺炎双球菌、金黄色葡萄球菌、溶血性链球菌、白喉杆菌、流行性感冒杆菌、副伤寒杆菌、弗氏痢疾杆菌等均有显著的抑制作用。②免疫抑制：苏木水提物可抑制脾脏淋巴细胞增殖能力，降低 IFN-Ⅲ水平，促进细胞因子 IL-10 的分泌，具有免疫抑制作用。③抗肿瘤：苏木提取物的体内、外实验表明苏木具有药物浓度依赖性抑制膀胱癌细胞、头颈癌细胞、浆液性囊腺卵巢癌细胞、肺癌 A549 细胞以及高转移人肺巨细胞癌细胞系的生长活性。④保护血管：现代药理研究证实苏木提取物具有扩张血管，抗动脉粥样硬化，保护血管内皮作用；乙醇苏木提取物具有清除自由基、超氧阴离子，可起到抗氧化的作用。

古籍摘要　《本经逢原》："苏木阳中之阴，降多升少，肝经血分药也。性能破血，产后血肿胀闷欲死者，苦酒煮浓汁服之。本虚不可攻者，用二味参苏饮补中寓泻之法，凛然可宗。但能开泄大便，临证宜审。若因恼怒气阻经闭者，宜加用之，少用则和血，多用则破血；如产后恶露已净，而血虚腹痛、大便不实者，禁用。"

18. 红花　菊科植物红花 *Carthamus tinctorius* L. 的干燥花，又名红蓝花、草红花、刺红花、杜红花，全国各地均有栽培。

性味功效　辛，温。归心、肝经。活血通经，祛瘀养血，消肿止痛。

主治　①治疗胃癌、肝癌、子宫体癌、卵巢癌、骨巨细胞瘤等具有血瘀证候者。②与川芎制成川红注射液，配合放射线治疗鼻咽癌；及与其他活血药伍用，配合化学药物治疗食管癌有增效作用。③闭经，血瘀痛经，癥瘕，跌打损伤等。

用量用法　3～10g，入煎剂。外用：研末撒局部。亦可制成红花酊（干红花按 1%的比例浸入 40%的乙醇中 1 周，待红花呈黄白色沉于瓶底后，用纱布过滤），用时加 1 倍蒸馏水稀释，以脱脂棉浸湿外敷。用红花制成 5%的注射液，在痛点或循经取穴注射。

成分药理 （1）化学成分：红花含红花黄色素及红花苷。红花苷经盐酸水解，得葡萄糖和红花素。还含15α，20β-二羟基-Δ4-孕烯-3-酮。另尚含脂肪油称红花油，是棕榈酸、硬脂酸、花生酸、油酸、亚油酸、亚麻酸等的甘油酯类。

（2）药理作用及抗肿瘤机制：①血液循环：红花水煎剂、水提取物具有明显血管扩张作用。红花注射液可降低血液黏度，抑制血小板聚集。由于红花可使侧支循环扩张，增加脑缺血区的血流量，从而减轻脑水肿。②镇痛：红花甲醇提取物及水提取物能够提高热板法和甩尾法中小鼠的痛阈。③抗肿瘤：红花注射液对宫颈癌、肝癌、胃癌、慢性粒细胞白血病 K562 细胞的增殖具有显著的抑制作用。④免疫调节作用：红花多糖能促进淋巴细胞转化，增加脾细胞对羊红细胞空斑形成的细胞数，对抗强的松龙的免疫抑制作用。

古籍摘要 《药品化义》："红花……善通利经脉，为血中气药，能泻而又能补，各有妙义。"

按语 鸢尾科多年生草本植物番红花 Crocus sativus L. 的干燥花柱头称藏红花，过去多自印度、伊朗经西藏输入，现我国已引种成功。其性甘、寒，其功用主治同红花，但力量较强。红花为常用活血祛瘀药，少量应用时有养血作用，多量则有散瘀作用，常与桃仁伍用。孕妇慎用。

19. 桃仁 蔷薇科植物桃 *Prunus persica*（L.）Batsch 或山桃 *Prunus davidiana*（Carr.）Franch. 的干燥成熟种子，又名大桃仁，毛桃仁，扁桃仁，全国各地均有栽培。

性味功效 苦、甘、平。归心、肝、大肠经。活血祛瘀，润肠通便。

主治 用于经闭，痛经，癥瘕痞块，跌仆损伤，肠燥便秘。

用量用法 5～10g，入煎剂；或入丸、散。

成分药理 （1）化学成分：桃仁含苦杏仁苷约 3.6%，挥发油 0.4%，脂肪油 45%；油中主要含有油酸甘油酯和少量亚油酸甘油酯。另含苦杏仁酶等。

（2）药理作用及抗肿瘤机制：①血液循环：桃仁的醇提取物有抗凝血作用和弱的溶血作用，其所含三油酸甘油酯具有抗凝血活性，凝血时间延长率为 37%，其对改善血液流变性有一定作用；桃仁提取物注射液对肝脏表面的微循环有一定的改善作用，对胆汁分泌有轻微作用。②神经保护：桃仁水提物对于中央胆碱能系统的长效作用使其有望用于治疗阿尔茨海默病药物的开发；桃仁提取物改善鼠类学习记忆能力的行为学及其机制研究多有报道。③免疫调节：桃仁及其提取物对于免疫系统具有双向调节的作用。针对免疫低下的状况，桃仁能提高机体的免疫功能；而对于免疫亢进所引起的炎症反应，桃仁则具有一定的调节免疫、抑制机体炎症反应的作用。④抗肿瘤：桃仁总蛋白能促进荷 S180 肉瘤小鼠的 IL-2、IL-4 分泌，使 CD4$^+$/CD8$^+$ 值上升，抑制体内肉瘤的生长。

古籍摘要 《名医别录》："主咳逆上气，消心下坚，除卒暴击血，破癥瘕，通月水，止痛。"《本经逢原》："桃仁，为血瘀血闭之专药。苦以泄滞血，甘以生新血。毕竟破血之功居多，观《本经》主治可知。仲景桃核承气、抵当汤，皆取破血之用。又治热入血室，瘀积癥瘕，经闭，疟母，心腹痛，大肠秘结，亦取散肝经之血结。

按语 孕妇慎用。

20. 娃儿藤 萝摩科娃儿藤属多年生蔓性草本植物卵叶娃儿藤 *Tylophora ovata*（Lindl）Hook et Steud 的根及全草，又名老君须、老虎须、三十六荡，分布于广东、贵州、江西、福建、浙江、湖南、广西等省。

性味功效　辛，温，有小毒。归肝经。祛瘀化痰，解毒定痛。

主治　主要用于急性及慢性白血病、红白血病、恶性淋巴瘤等。临床试验表明，对儿童白血病疗效更好，与强的松并用及连续用药比本品单用及间歇用药为好。本品民间还用之治风湿骨痛，跌打损伤，毒蛇咬伤，咳喘等。

用量用法　娃儿藤总碱注射液（每毫升含总碱 1mg），成人每日 10mg 开始，逐日增加 2mg，最大用量至每日 20mg，加于 5%葡萄糖注射液 250mL 中，静脉缓慢滴注，同时配用一般剂量的强的松。儿童按每日 0.2～0.4mg/kg 体重计算。治非肿瘤性疾病，每日用根 5～10g 或全草 5～12g。治毒蛇咬伤用全草鲜品 30～60g 捣烂外敷。

成分药理　（1）化学成分：同属植物含娃儿藤碱、异娃儿藤碱、娃儿藤宁碱，均有抗肿瘤作用。

（2）药理作用及抗肿瘤机制：①抗肿瘤：娃儿藤碱对腺癌-755、淋巴肉瘤、淋巴细胞性白血病 P-388、小鼠淋巴白血病 L-1210 均有显著抗肿瘤作用，已进入临床试验，但由于试验中发现对中枢神经系统有不可逆的毒性，因而停止使用。②抑菌：水煎液及非水溶性总碱能抑制金黄色葡萄球菌、卡他球菌、奈氏球菌、流感嗜血杆菌及甲型链球菌等。

按语　①本品有毒，体弱患者及孕妇忌用。临床应用时有胃肠道反应，主要有食欲不振、恶心、呕吐、腹泻等，用量较大时会出现中毒症状，如头晕、呕吐、四肢麻木、出血，严重者呼吸困难，心脏跳动由强变弱，甚至心脏停止跳动而死亡。预防和解救方法：密切观察，及时发现中毒反应，及早停药。急性中毒时可按一般急性药物中毒原则处理。②同属植物双飞蝴蝶、三分丹、通脉丹等亦供药用，可能与娃儿藤含有相同生物碱及抗肿瘤活性物质。

21. 水蛭　水蛭科动物蚂蟥 *Whitmania pigra* Whitman、水蛭 *Hirudo nipponica* Whitman 或柳叶蚂蟥 *Whit-mania acranulata* Whitman 的干燥体，又名蚂蝗、马鳖、肉钻子，全国大部分地区均有分布。

性味功效　咸、苦，平，有小毒。归肝经。破血祛瘀，消癥散积。

主治　①治疗食管癌、胃癌、直肠癌、肝癌、卵巢癌、宫颈癌等有血瘀见证者。②闭经，癥瘕，积聚，跌打损伤，瘀血作痛。

用量用法　1.5～3g，水煎 2～3 小时服；或焙干研末，每日 2 次，每次 0.3～0.6g，白开水送服；或研末入丸、散服。

成分药理　（1）化学成分：水蛭主要含蛋白质。新鲜水蛭唾液中含有一种抗凝血物质名水蛭素，还含有肝素、抗血栓素等。

（2）药理作用及抗肿瘤机制：①抗凝血抗血栓：水蛭素是凝血酶抑制剂，有抗凝血作用；水蛭素对细菌内毒素引起的大鼠血栓形成有预防作用，且能减少大鼠的死亡率；水蛭素可显著加快血瘀大白兔的血流速度，具有明显活血化瘀、改善血瘀大白兔血液流变学异常和抑制血小板聚集的作用。②抗肿瘤：水蛭能通过改善肿瘤缺氧微环境抑制肿瘤血管生成来发挥抗肿瘤作用；有研究发现水蛭提取物对人白血病 HL-60 细胞具有抑制作用。③脑保护：水蛭多肽对于大鼠脑缺血再灌注损伤具有保护作用，其作用机制可能与抑制脂质过氧化、提高抗氧化酶活性有关。

古籍摘要　《神农本草经》："主逐恶血、瘀血、月闭，破血瘕积聚，无子，利水道。"《本草从新》："治恶血积聚……肿毒初生。"

按语　本品破血攻瘀之力较强，有显著的抗凝血作用，故有出血倾向的患者忌用；无血瘀证者亦应慎用。至于本品有无抗肿瘤转移或促肿瘤转移作用，尚待研究。

22. 蜣螂　鞘翅目金龟子科昆虫蜣螂 *Catharsius molossus* L. 的干燥全虫，又名推车虫、推粪虫、黑牛儿、夜游将军、牛屎虫，全国大部分地区均有分布。

性味功效　咸，寒，有毒。归胃、大肠经。破瘀解毒，消肿止痛。

主治应用　①治疗食管癌、贲门癌、胃癌，亦用于鼻咽癌、膀胱癌。②血痢、痔漏、便秘、癥瘕、反胃、噎膈。③恶疮外敷用。

用量用法　1.5～3g，入煎剂；或入丸、散服。外用：研粉撒患处。

成分药理　（1）化学成分：含有毒成分约 1%。有效物质能溶于水、乙醇及氯仿，但不溶于乙醚。100℃加热，经 30 分钟也被破坏。

（2）药理作用及抗肿瘤机制：①抗肿瘤：其抗癌作用的有效成分主要在腿部。有研究表明这种有效成分可能是一种由 16 个氨基酸组成的蛋白质，其对 W-256 肌肉型实体瘤具有较高的抑制活性作用，对 P-388 淋巴性白血病细胞具有边缘活性。②抗前列腺增生：蜣螂提取物对丙酸睾丸素引起的小鼠前列腺增生具有明显的抑制作用；同时对消痔灵所致的大鼠慢性前列腺炎具有良好的治疗作用。③神经麻痹：蜣螂毒素对神经肌肉有麻痹作用；对家兔肠管及子宫有抑制作用，对蟾蜍的神经肌肉标本有麻痹作用。

古籍摘要　《本草经疏》："《别录》主手足端寒、支满者，以脾胃主四肢而治中焦，肺气结滞则血液不能通行灌溉于手足，胃家热壅及大肠结实，则中焦不治而气逆支满，行三焦之壅滞则所苦减除矣。咸能软坚入肾，故又主奔豚也。"

按语　本品能通关止痛，故常用以治疗食管癌噎塞不通、呕吐痰涎、胸膈疼痛者。本品性猛有毒，孕妇忌服，脾虚者亦非所宜。

23. 五灵脂　鼯鼠科动物橙足鼯鼠 *Trogopterus Xanthipes* Milne-Edwards 或飞鼠科动物小飞鼠 *Pteromys volans* L. 的干燥粪便，又名灵脂、糖灵脂、灵脂米、灵脂块，分布于华北、西北及东北等地。

性味功效　甘，温。入肝、脾经。活血化瘀，消肿止痛。

主治　①治疗胃癌、肝癌、妇科恶性肿瘤等有血瘀证及疼痛者。②月经不调，痛经，产后瘀滞腹痛。③崩漏下血：用本品炒炭配以当归、阿胶等。

用量用法　5～10g，入煎剂服。

成分药理　（1）化学成分：含多量树脂、尿素、尿酸及维生素 A 类物质。

（2）药理作用及抗肿瘤机制：①心血管影响：五灵脂 20mg/kg 股动脉注入使麻醉狗股动脉血流量增加，血管阻力降低。五灵脂水提液 200μg/mL 可显著降低大鼠乳鼠体外培养心肌细胞的耗氧量。此外，还具有缓解平滑肌痉挛的作用，临床上也曾用于心绞痛。②抗凝作用：五灵脂水提液 2g/mL 有增强体外纤维蛋白溶解作用。③抗结核、抑菌：五灵脂对结核杆菌及多种皮肤真菌有不同程度的抑制作用。

古籍摘要　《本草经疏》："五灵脂，其功长于破血行血，故凡瘀血停滞作痛，产后血晕，恶血冲心，少腹儿枕痛，留血经闭，瘀血心胃间作痛，血滞经脉，气不得行，攻刺疼痛等证，在所必用。"

按语　忌与人参伍用。

24. 乳香　橄榄科乳香树属植物乳香树 *Boswellia carterii* Birdw.、药胶香树 *B. bhawdajiana* Birdw. 及野乳香树 *B. neglecta* M. Moore 等，以其树干皮部伤口渗出的油胶树脂入药，又名滴乳香、乳头香、天泽香、浴香，主要产于非洲及阿拉伯半岛南部。

性味功效　辛、苦，温。入心、肝、脾经。活血止痛，消肿生肌。

主治　用于心腹诸痛，筋脉拘挛，跌打损伤，疮痈肿痛；外用消肿生肌。①各种实体癌瘤及良性肿瘤。在治疗乳癌乳痈、瘰疬恶疮等的"西黄丸""醒消丸""乳香丸"等中均为主药之一。②痈疽恶疮肿毒及跌打损伤瘀血。③心腹诸痛。

用量用法　3～9g，入煎剂。常与没药伍用。或入丸、散。外用：研末调敷。

成分药理　（1）化学成分：含树脂 60%～70%，树胶 27%～35%，挥发油 3%～8%。树脂的主要成分为游离 α、β-乳香脂酸 33%，结合乳香脂酸 1.5%，乳香树脂烃 33%。树胶为阿糖酸的钙盐和镁盐 20%，西黄芪胶黏素 6%；此外，尚含苦味质 0.5%。挥发油呈淡黄色，有芳香，含蒎烯，消旋-柠檬烯及 α、β-水芹烯，其主要的芳香成分未明。

（2）药理作用及抗肿瘤机制：①抗菌抗炎：乳香提取物和其含有的三萜类成分乳香酸类化合物对多种急性和慢性炎症模型均具有抗炎活性；此外，乳香胶中的 β-石竹烯、芳樟醇、γ-萜品烯、α-萜品醇、反式茴香烯在相对较低浓度时即表现出体外抗幽门螺杆菌作用。②抗肿瘤：乳香中乳香酸类化合物及挥发油类具有抑制肿瘤细胞增殖、诱导细胞分化和凋亡等抗肿瘤作用。乳香挥发油中的大环二萜类化合物对人肝癌细胞、宫颈癌细胞、结肠癌细胞增殖有不同程度的抑制作用。乳香中乳香酸类化合物乙酰乳香酸是一种细胞分化诱导剂，可抑制 B16F10 小鼠黑色素瘤细胞和 MV-3 人黑色素瘤细胞生长，诱导其细胞形态改变，减弱细胞运动能力。③护胃：乳香提取物能提高醋酸致胃溃疡大鼠溃疡再生黏膜结构和功能成熟度，提高溃疡愈合质量。

古籍摘要　《本草汇言》："乳香，活血去风，舒筋止痛之药也。陈氏发明云，香烈走窜，故入疡科，方用极多。又跌扑斗打，折伤筋骨，又产后气血攻刺，心腹疼痛，恒用此，咸取其香辛走散，散血排脓，通气化滞为专功也。故痈疡可理，折伤可续，产后瘀血留滞可行，癥块痞积，伏血冷瘕可去矣，性燥气烈，去风活血，追毒定痛，除痈疡、产后及伤筋骨之外，皆不须用。"

按语　本品为常用活血化瘀药，有活血止痛作用，常用于多种癌症患者有血瘀证及肿块者，亦用于癌性疼痛。生用对胃有刺激，炒制后性稍缓。漆树科植物粘胶乳香树（熏陆香）的树干切口后流出的树脂，亦作乳香用。

25. 威灵仙　毛茛科植物威灵仙 *Clematis chinensis* Osbeck、棉团铁线莲 *Clematis hexapetala* Pall. 或东北铁线莲 *Clematis manshurica* Rupr. 的干燥根及根茎，又名铁脚威灵仙、灵仙藤、铁扫帚，分布于华东、中南、西南等地，陕西、河南两省亦有分布。

性味功效　辛、微苦，温。归膀胱经。消痰散积，通络止痛，祛风除湿。

主治　①治疗食管癌噎膈不通、喉癌、胃癌、骨癌、骨肉瘤等。②风湿痹痛，肢体麻木。③鱼骨哽喉：15～30g，醋适量，水煎取汁缓咽。④癥瘕积聚，痰核瘰疬。

用量用法　治噎膈反胃（食管癌、贲门癌、胃癌）：本品60g，青盐3g，捣如泥，加浆水1杯，搅匀后去渣，调狗宝末 0.3g，每日服 2 次，愈后调补。又威灵仙1把，醋、蜜各半碗，煎至半碗，口服，吐出宿痰。治疗食管癌、胃癌：以30g入煎剂。治疗其他非肿瘤疾病：10～

15g，煎服。亦可酒浸或入丸、散用。

成分药理 （1）化学成分：全株含原白头翁素、笛醇、糖类、皂苷等。

（2）药理作用及抗肿瘤机制：①抗炎镇痛：威灵仙总皂苷可能是通过抑制 T 淋巴细胞的过度增殖、抑制细胞因子和 PEG2 来发挥抗类风湿性关节炎作用；威灵仙注射液可以通过抑制 IL-1β 的水平对骨关节炎起防治作用；威灵仙总皂苷能明显延长小鼠热板痛阈时间，减少醋酸致小鼠扭体次数，减轻二甲苯致小鼠耳肿胀程度，威灵仙总皂苷对大鼠鸡蛋清诱导的足肿胀及棉球诱导的大鼠肉芽肿均有显著的抑制作用。②抗肿瘤：从东北铁线莲根和根茎中分离得到的曼陀罗苷对人类结肠癌细胞、直肠癌细胞有明显抑制作用；从东北铁线莲中分离得到的单体化合物齐墩果酸和槲皮素对宫颈癌细胞具有较强的毒性作用。威灵仙中的总皂苷对体外培养的艾氏腹水癌、肉瘤 S180（腹水型）、肝癌腹水型均有一定抑制作用。③抗菌：威灵仙抗菌抑菌活性成分主要是白头翁素和原白头翁素，原白头翁素不稳定，易聚合为白头翁素，而白头翁素具有显著的抗菌作用，对葡萄球菌、链球菌、白喉杆菌的抑菌浓度为 1∶12500，对结核杆菌为 1∶50 000，对大肠杆菌也有类似抑菌作用，对革兰氏阴性菌有效，与链霉素有协同作用，且有显著杀真菌作用。④利胆：威灵仙的水煎剂及醇提取物能促进大鼠肝胆汁分泌，给麻醉犬静注威灵仙的醇提取液可以促使犬体内胆红素和胆总管灌流量增加，并可以使胆管括约肌松弛；威灵仙注射液能明显促进肝内胆汁分泌，有效促进胆管的泥沙样结石及胆囊内的小结石排出。⑤免疫抑制：威灵仙和棉团铁线莲水煎液对非特异性免疫的影响发现，其能抑制小鼠单核巨噬细胞和腹腔巨噬细胞的吞噬作用，从而降低机体非特异性免疫力。

古籍摘要 《唐本草》："主腰肾，脚膝积聚，肠内诸冷，病积年不瘥者，久服之，无不立效。"《本草从新》："治中风痛风，头风顽痹，癥瘕积聚，痰水宿脓，黄疸浮肿，大小肠秘，风湿痰气，一切冷痛。性极快利，积疴不瘥者，服之有捷效，治诸骨鲠颇验。大走真气，耗人血，不得已而后用之可也。"

按语 同属植物中作威灵仙入药的主要有：棉团铁线莲产于东北、华北。东北铁线莲又称山辣椒秧子，产于东北。本品种含铁线莲皂苷，皂苷元为齐墩果叶酸。锥花铁线莲又称铜脚威灵仙。产于江苏、浙江及长江中、下游各省。山木通（铁皮威灵仙）分布于长江中、下游各省。小木通的根亦作威灵仙用。

26. 茜草 茜草科植物茜草 *Rubia cordifolia* L. 的干燥根及根茎，又名血见愁、活血丹、拉拉蔓、锯锯藤、拉拉秧、小血藤、过山龙，全国大部分地区均有分布。

性味功效 苦，寒。归肝经。凉血止血，活血祛瘀。

主治 ①治疗食管癌、胃癌、肠癌、肝癌、鼻咽癌、白血病等。②放射治疗后引起的血小板减少症，与虎杖、女贞子、旱莲草、石韦、大枣等同用。③吐血、衄血、便血伴血热者，与生地、茅根、小蓟、地榆等同用。④血瘀闭经，痛经。⑤跌打损伤。

用量用法 10～15g，水煎服。或入丸、散。治疗痈肿：鲜品茎、叶捣烂外敷。忌铁。

成分药理 （1）化学成分：茜草根含蒽醌衍生物、萘醌衍生物、萘氢醌衍生物、三萜化合物等。

（2）药理作用及抗肿瘤机制：①止血化瘀：有研究者利用皮下注射肾上腺素加冰水浸泡法复制大鼠急性血瘀模型，在灌胃给予茜草或茜草炭后，发现全血黏度及血浆黏度有所降低，血浆纤维蛋白原的含量升高，而且茜草能够显著延长凝血酶原时间，缩短凝血酶时间和活化部分凝血活酶时间。②抗氧化：茜草乙醇提物能够提高超氧化物歧化酶和过氧化氢酶的活力以及还原型谷胱甘肽的含量，抑制脂质过氧化。③抗炎：茜草及其小分子成分具有与食管炎、结肠炎、乳腺炎等多种炎症疾病相关的药理活性。④抗肿瘤：茜草环己肽以及针对这些环肽进行化学修饰而获得的衍生物等均能够抑制小鼠白血病、腹水瘤、黑色素瘤、结肠癌、Lewis 肺癌等相关癌细胞的增殖，显示出良好的抗肿瘤活性。⑤免疫调节：茜草有效成分芳香环的酚羧酸苷能够促进实验动物骨髓造血细胞的增殖和分化，升高外周血白细胞数量，在临床试验中对患者经放疗、化疗后引起的白细胞数量降低有良好的防治效果。⑥抗菌：茜草丙酮提取物对致病性大肠杆菌、金黄色葡萄球菌和枯草芽孢杆菌的抑菌率较高，可达到 60%。

古籍摘要　《本草从新》："治风痹黄疸，崩晕扑损，痔瘘疮疖。无瘀滞者忌投。"

按语　茜草生用能行血活血、消瘀通经，炒炭后其寒性降低，药性收敛，止血作用增强，是传统止血方剂"十灰散"的主药之一。

第三节　软坚散结药

1. 夏枯草　唇形科植物夏枯草 *Prunella vulgaris* L. 的干燥果穗。又名棒槌草、铁色草、大头花、夏枯头。全国大部分地区均有分布。

性味功效　辛、苦，寒。归肝、胆经。清火，明目，散结，消肿。

主治　①清肝明目：用于肝热目赤肿痛，及肝阳上亢之头痛、目眩（如高血压病），可配苦丁茶、野菊花。②清热散结：用于乳腺炎、腮腺炎，可配柴胡、赤芍、浙贝母。用于瘰疬（如淋巴结结核）、瘿瘤（如单纯性甲状腺肿大），常配牡蛎、浙贝母。

用量用法　9～15g，水煎服。鲜品可捣敷。有夏枯草口服液、夏枯草膏等制剂。

成分药理　（1）化学成分：全草含三萜皂苷，其苷元是齐墩果酸，尚含游离的齐墩果酸、熊果酸、芸香苷、金丝桃苷、顺-咖啡酸、反-咖啡酸、维生素 B_1、维生素 C、维生素 K、胡萝卜素、树脂、苦味质、鞣质、挥发油、生物碱、水溶性盐类等。花穗含飞燕草素和矢车菊素的花色苷、d-樟脑、d-小茴香酮、熊果酸。

（2）药理作用及抗肿瘤机制：①抗肿瘤作用：夏枯草有明显的抗肿瘤活性，其作用机制可能与其具有细胞毒作用、抗肿瘤细胞增殖、作用于细胞周期、诱导细胞凋亡、抗氧化、抗自由基、上调肿瘤基因表达、直接杀伤肿瘤细胞等有关。有研究夏枯草醇提物对人脐静脉内皮细胞增殖、迁移、血管形成等的影响，认为夏枯草有显著抑制肿瘤血管新生的作用。②抗菌作用：据体外初步试验，夏枯草煎剂对痢疾杆菌、伤寒杆菌、霍乱弧菌、大肠杆菌、变形杆菌、绿脓杆菌和葡萄球菌、链球菌有抑制作用，抗菌谱亦较广。其水浸剂（1∶4）在试管内对某些常见的致病性皮肤真菌也有些抑制作用。对小鼠的实验性结核病，夏枯草可使肺部病变有所减轻。③降压作用：夏枯草提取物对麻醉动物有降压作用。肾性高血压犬，服药 2 周也有一定的降压作用，但停药后恢复原水平，亦有认为其降压作用与本品所含的无机盐有密切关系。④调节免疫：以往国内外研究认为夏枯草为一种免疫调节剂，近些年来认为其总体表现为免疫增强作用。复方白毛夏枯草能使小鼠腹腔巨噬细胞的数量明显增加，吞噬能力明显增强；血清 IgG 的含量明显升高，而血清 IgM 的含量无明显变化；脾脏淋巴细胞增殖能力显著提高，因此认为复方白毛夏枯草对实验小鼠免疫功能总体上表现为免疫增强效应。

古籍摘要 《本草正义》："夏枯草之性,《本经》本言苦辛,并无寒字,孙氏问经堂本可证。而自《千金》以后,皆加一寒字于辛字之下,然此草夏至自枯,故得此名。丹溪谓其禀纯阳之气,得阴气而即死,观其主瘰疬,破癥散结,脚肿湿痹,皆以宣通泄化见长,必具有温和之气,方能消释坚凝,疏通室滞,不当有寒凉之作用。石顽《逢原》改为苦辛温,自有至理,苦能泄降,辛能疏化,温能流通,善于宣泄肝胆木火之郁室,而顺利气血之运行。凡凝痰结气,风寒痹着,皆其专职。"

按语 夏枯草性寒,不宜长期大量服用,脾胃虚弱及气虚者应谨慎使用;有报道夏枯草不能和铁剂同用。本品入肝经,性能宣泄消散,肝经所过处之肿瘤,皆可辨证应用。现代药理研究证实了其直接的抗肿瘤作用及对免疫功能的调节作用。本品还可外敷或制成注射剂用于肿瘤局部,曾试用于少数癌溃疡面贴敷,亦见肿瘤缩小,创面出现修复现象。一般无任何不良反应。

2. 黄药子 薯蓣科黄独 *Dioscorea bulbifera* L. 的根茎。又名黄独、黄金山药、黄药根。分布于河南、陕西及我国华东、中南、华南和西南地区。

性味功效 味苦、辛,凉,有小毒。归肝、心经。清热,凉血,解毒,消瘿。

主治 ①治疗食管癌、胃癌、肠癌、甲状腺癌、肺癌、宫颈癌等,酒浸泡制剂称黄药子酒。古代民间用以治瘿瘤。②治疗甲状腺腺瘤及甲状腺肿大。③凉血止血,用于热盛所致出血症。④无名肿毒,疮疖痈肿。

用量用法 用量3～6g,水煎服。外用捣敷或研末调敷患处。本品有肝毒性,内服剂量不宜过大。

成分药理 (1)化学成分:含少量薯蓣皂苷、薯蓣毒皂苷以及黄药子萜 A、黄药子萜 B、黄药子萜 C 等呋喃去甲基二萜类化合物。

(2)药理作用及抗肿瘤机制:①对甲状腺的作用:黄药子对大鼠自发性甲状腺肿有改善作用,对缺碘食物所致的甲状腺肿有一定治疗作用。其原因可能是黄药子中含碘,服药后增加患者甲状腺聚碘,迅速合成甲状腺素,从而抑制垂体前叶分泌过多的促甲状腺素,起到治疗作用。②抗肿瘤作用:黄药子甲素、乙素、丙素以及薯蓣皂苷等均具有抗肿瘤作用,尤其对甲状腺腺瘤有独特疗效。③抗菌作用:黄药子有较强的抑菌作用,其水煎剂(1:3)对多种皮肤真菌均有不同程度的抑制作用,50% 的水煎剂体外试验对金黄色葡萄球菌有抑制作用。这为治疗多种皮肤感染性疾病提供了药理学依据。④止血作用:用黄药子止血,古已有之。如宋代《博济方》黄药子、汉防己各取一两为末,每服一钱,小麦汤食后调服,治咯血不止。还可用于多种出血疾病,止血机理未明。仅有动物实验证明,在小鼠剪尾前半小时,给小鼠腹腔注射黄独流浸膏,有止血作用。⑤其他作用:黄药子还有其他药理作用。如用于治疗银屑病、梅毒溃烂,外敷可治疗毒蛇咬伤、老年人前列腺肥大尿潴留。日本有人用黄药子降血糖。另外,还可以治疗慢性气管炎、百日咳、小儿顽固性哮喘、睾丸炎、淋巴结结核、慢性宫颈炎、阴囊湿疹、扁平疣等。

古籍摘要 《本草图经》引《千金月令》:"疗忽生瘿疾一二年者,以万州黄药子半斤,须紧重者为上。如轻虚,即是佗州者,力慢,须用一倍。取无灰酒一斗,投药其中,固济瓶口,以糠火烧一复时,停腾,待酒冷即开。患者时时饮一盏,不令绝酒气。经三、五日后,常须把镜自照,觉销即停饮,不尔便令人项细也。"

按语　黄药子可谓是甲状腺要药，尤以浸酒入药为特色。《串雅内编》载有黄药子酒：黄药子 1.2kg，海藻 1.2kg，浙贝母 900g，白酒 7000～8000mL，将药材一起研成粗末，放入干净的器皿内；倒入白酒，隔水加热，不时搅拌至沸；取出，连酒带药倒入坛中，趁热封闭；静置10 天，滤过装瓶备用，每次服 10mL，每日 3 次。有软坚散结之功效，性寒清热，味苦降泄，消瘿解毒，化痰散结，主治地方性甲状腺肿，也可用于甲状腺癌的治疗。但本品有毒，剂量过大可能引起口、舌、喉部烧灼而痛，并有流涎、恶心、呕吐、腹痛腹泻、瞳孔缩小等反应，严重时可能致死，长期用药可能引起肝功能严重损害。

3. 山慈菇　兰科植物杜鹃兰 *Cremastra appendiculata*（D.Don）Makino、独蒜兰 *Pleione bulbocodioides*（Franch.）Rolfe 或云南独蒜兰 *Pleione yunnanensis* Rolfe 的干燥假鳞茎。前者习称"毛慈菇"，分布于华东、华南、西南及陕西、甘肃、湖北等地。后二者习称"冰球子"，分布于云南、贵州。我国中部地区以及山东、云南等省以百合科郁金香属植物老鸦瓣 *Tulipa edulis*（Miq.）Bak. 的鳞茎为山慈菇。其鳞茎含秋水仙碱等多种生物碱，并含有淀粉。新疆地区则以伊犁光慈菇 *Tulipa iliensis* Regel 的鳞茎为山慈菇。

性味功效　甘、微辛，凉。归肝、脾经。清热解毒，化痰散结。

主治　①治疗乳腺癌、何杰金氏病、白血病、胃癌、食管癌、肺癌等，其中以乳腺癌效果较好。②急性痛风性关节炎。③用于痈肿疔毒，瘰疬痰核，淋巴结结核，蛇虫咬伤。

用量用法　3～9g，水煎服。外用适量，捣烂或醋磨涂患处。

成分药理　（1）化学成分：山慈菇不同来源的药材有效成分略有不同，三种来源的山慈菇都含有菲类和联苄类化合物，而独蒜兰还含有一些二氢菲类化合物、黄酮类、苷类、甾类化合物，杜鹃兰与独蒜兰成分相近，另外还含有萜类、糖及糖苷类化合物。

（2）药理作用及抗肿瘤机制：①抗肿瘤作用：山慈菇作为临床抗肿瘤的常用中药，可用于治疗多种癌症。已有多篇报道证实，药材提取物对小鼠 Lewis 肺癌、肝癌、乳腺癌及人乳腺癌 MDA-MB-231 细胞等均有显著抑制作用，其抗肿瘤作用表现为 4 点。细胞毒作用。胡文娟等发现山慈菇总碱使肿瘤细胞停止在分裂中期，进而抑制肿瘤细胞增殖；阮小丽等发现杜鹃兰可能通过细胞毒作用对小鼠 Lewis 肺癌、小鼠 S180 肉瘤及小鼠肝癌起到抑制作用。抑制肿瘤细胞增殖作用。郑丹童等发现山慈菇可通过影响 Tscca 细胞中 AKT 信号通路关键磷酸化位点蛋白与 G1/S-特异性周期蛋白-D1（cyclinD1）的表达抑制肿瘤细胞增殖。诱导肿瘤细胞凋亡作用。于林楠等通过检测 HT29 细胞凋亡情况，得出山慈菇提取物能够促进细胞凋亡，并且抑制作用与剂量和时间呈正相关。抑制肿瘤新生血管生成作用。杨雪威等发现山慈菇提取液可降低肿瘤组织微血管密度及血清血管内皮生长因子与基质金属蛋白酶-9 表达水平，防止新生血管生成从而抑制肿瘤生长。②抗菌作用：阮小丽等将灭菌的杜鹃兰提取液加入到肉汤培养基中，测定其最低抑菌浓度。结果显示山慈菇具有显著抑菌作用，其中对金黄色葡萄球菌最小抑制浓度为 0.063g/mL。③抗氧化作用：山慈菇在体外有较强的抗氧化作用，清除自由基效率与山慈菇多糖浓度成正相关，另外当山慈菇多糖溶液浓度为 0.5mg/mL 时，对羟自由基的清除力度远高于维生素 C。④抗痛风作用：马子密等认为清热解毒药山慈菇中含有秋水仙碱，可治疗急性痛风性关节炎，能在几小时内缓解关节红肿热痛症状。山慈菇中所含化学成分秋水仙碱是治疗痛风性关节炎的常用药物，通过改变细胞膜功能、减少局部细胞产生 IL-6 等炎性因子来起到治疗作用，在肿瘤中秋水仙碱也能阻止癌细胞的有丝分裂，在动物中对多种肿瘤有抑制作用，但同时具有较大的毒性。

古籍摘要　《本草拾遗》："主痈肿疮瘘，瘰疬结核等，醋磨敷之，亦除皯。"《本草新编》："山慈菇，玉枢丹中为君，可治怪病。大约怪病多起于痰，山慈菇正消痰之药，治痰而怪病自除也。或疑山慈菇非消痰之药，乃散毒之药也。不知毒之未成者为痰，而痰之已结者为毒，是痰与毒，正未可二视也。"

按语　本品可治疗多种肿瘤，古方中常用，如紫金锭及神仙追毒丹中，均有本药。本品有小毒，大量久服可引起胃肠道不良反应、白细胞减少或多发性神经炎。近年来对于山慈菇抗肿瘤的机制研究较多，可以从多角度阐释其抗肿瘤作用，临床中也常配伍用于方剂中。临床应用中应警惕山慈菇的毒性，应注重对于其不同制剂的开发，以期能够减毒增效，提高临床使用价值。

4. 葵树子　棕榈科植物蒲葵 *Livistona chinensis* 的种子。又名蒲葵子。分布于我国南部。本品在广东新会县栽培较多。

性味功效　甘、苦，平，小毒。活血化瘀，软坚散结。

主治　①用于治疗脑肿瘤、鼻咽癌、白血病、食管癌、绒毛膜上皮癌等，常与半枝莲、白花蛇舌草等药同用。有报道以本品配伍蛇泡簕、生南星、生半夏等煎服，治疗鼻咽癌有一定疗效。②临床上常用于慢性肝病、癥瘕积聚的治疗，取其散结消癥之效。

用量用法　常用 15～30g，水煎服。

成分药理　（1）化学成分：含有鞣质、酚类、黄酮、生物碱、甾体、糖及脂肪酸等多种化学成分。

（2）药理作用及抗肿瘤机制：蒲葵子的药理活性主要体现为抗肿瘤活性。体外细胞毒活性实验发现蒲葵子水提物对人脐静脉内皮细胞（HUVECs）及多种肿瘤细胞系（包括 FSA, Mcf-7 和 Ht-29）具有显著抑制作用，且这种抑制作用具有剂量依赖性。有研究发现蒲葵子乙醇提取物（EELC）能够显著降低肝细胞癌异种移植小鼠肿瘤中的微血管密度（MVD），表明 EELC 可抑制小鼠体内肿瘤血管的生成。同时 EELC 降低了肿瘤组织中 VEGF-A、VEGFR-2、Notch、Dll4 和 Jagged1 的表达。结果显示，EELC 通过抑制 Notch 及肿瘤血管的生成从而发挥抗肿瘤活性。薯蓣皂苷元是蒲葵子中具有抗肿瘤作用的重要活性成分，据文献报道，它能够影响肿瘤发生发展过程中的各个阶段，包括肿瘤细胞的增殖、凋亡、上皮间充质转移、细胞迁移和血管生成等。

按语　蒲葵子属于我国民间常用中草药，其具有较强的抗癌活性，且在民间有长久的食用历史，安全性高，毒性及不良反应小。目前在临床应用较少，值得临床医生挖掘其使用价值。

5. 半夏　天南星科植物半夏 *Pinellia ternata* 的干燥块茎。又名三叶半夏、三叶老、三步跳、麻玉果、燕子尾。全国大部分地区均产，主产于四川、湖北、安徽、江苏、河南、浙江等地，其中四川产量大、质量好。

性味功效　辛，温，有毒。归脾、胃、肺经。燥湿化痰，降逆止呕，消痞散结。

主治　①以毒攻毒抗肿瘤：生半夏联合生南星抗肿瘤，发挥扶正基础上的以毒攻毒作用，生半夏、生南星皆为有毒之品，其化痰散结力强，而现代多认为肿瘤的发病进展无不与痰气周流，郁而成结，邪毒内蕴有关。痰气阻滞故需化痰消瘤，散有形之结；邪毒蕴结，非攻不克，则可用以毒攻毒之法。②燥湿化痰：用于痰清稀而多之湿痰、寒痰，常配陈皮。临证中肺癌或肺转移病人常出现咳嗽痰多，胸闷不适，中医学认为"肺为贮痰之器"，故可应用半夏，入肺胃经，发挥化痰消瘤，减轻症状的作用。③降逆止呕：半夏降逆止呕之功颇著，可用于各种呕吐，尤宜于湿浊中阻所致的脘闷呕吐，常配生姜、茯苓。癌症病人由于化疗出现的恶心呕吐等症，也可用半夏降逆止呕。④消肿止痛：外用治疮痈肿毒、毒蛇咬伤。大剂量生半夏还可治疗癌性疼痛，于福年认为在辨证准确的基础上，生半夏可用至 50～120g，大剂量应用生半夏治疗癌痛无论外用或内服均有明显疗效，临床中常以生半夏、生川乌、生草乌各 30g 等毒性制品浸泡制成酊剂后涂擦未破损肿瘤疼痛之处，其止痛效果明显，关于其制剂目前正处于研发阶段。

　　用量用法　3～9g，水煎服。外用适量，磨汁涂或研末以酒调敷患处。

　　成分药理　（1）化学成分：块茎含挥发油、少量脂肪（其脂肪酸约 34% 为固体酸、66% 为液体酸）、淀粉、烟碱、黏液质、天门冬氨酸、谷氨酸、精氨酸、β-氨基丁酸、β-谷甾醇、胆碱、β-谷甾醇-β-D-葡萄糖苷、（3,4）-二羟基苯甲醛，又含药理作用与毒芹碱及烟碱相似的生物碱，类似原白头翁素刺激皮肤的物质。

　　（2）药理作用及抗肿瘤机制：①抗肿瘤作用：目前普遍认为半夏提取物以及半夏化学成分中的半夏蛋白、半夏总生物碱、谷甾醇、半夏多糖等都具有抗肿瘤作用。杨钧显等研究半夏生物碱的作用，通过实验研究得出葡萄糖转运蛋白 78 在抗肿瘤凋亡、帮助肿瘤细胞逃逸方面具有重要的作用，而半夏生物碱能通过葡萄糖转运蛋白 78/Bad 途径介导 786-0 细胞凋亡，从而达到抑制肾细胞癌生长目的。张彩群等采用小鼠实体瘤模型，探讨半夏多糖体内抗肿瘤活性，结果表明半夏多糖具有抗肿瘤作用，且半夏多糖剂量越高，抗肿瘤效果越显著，其机制可能是通过清除体内自由基而达到抗肿瘤的效果。最新实验研究发现半夏脂溶性成分提取物能显著提高 HPV+TC-1 细胞的凋亡和坏死率，阻断细胞周期的形成并通过浸润 $CD8^+$ 和 $CD4^+$ T 细胞，直接抑制肿瘤生长和对血管坏死的抗性。②镇咳作用：生半夏、姜半夏、姜浸半夏和明矾半夏的煎剂，0.6～1g/kg 对碘液注入猫胸腔或电刺激喉上神经所致的咳嗽有明显的镇咳作用，且可维持 5 小时以上。0.6g/kg 的镇咳作用接近于可待因 1mg/kg 的作用。③抑制腺体分泌的作用：半夏制剂对毛果芸香碱引起的唾液分泌有显著抑制作用。④镇吐和催吐作用：半夏加热炮制或加明矾、姜汁炮制的各种制剂，对去水吗啡、洋地黄、硫酸铜引起的呕吐，都有一定的镇吐作用。上述 3 种催吐剂的作用机制不同，而半夏都可显示镇吐作用，推测其镇吐作用机制是对呕吐中枢的抑制。

　　古籍摘要　《名医别录》："消心腹胸膈痰热满结，咳嗽上气，心下急痛坚痞，时气呕逆；消痈肿，胎堕，治痿黄，悦泽面目。生令人吐，熟令人下。"《药性论》："消痰涎，开胃健脾，止呕吐，去胸中痰满，下肺气，主咳结。新生者摩涂痈肿不消，能除瘤瘿。气虚而有痰气，加而用之。"

　　按语　本品有毒，需控制用量，煎煮后毒性减小，不宜与乌头类药物同用。

　　半夏临床应用极广，因其有毒，临床常用炮制品，如用清半夏、姜半夏、法半夏以缓其毒性。在肿瘤治疗中，有人用生品，保留其毒性，不仅可以毒攻毒，更能发挥镇痛作用。癌病非平常病机所能尽数概括，在用药上大胆尝试、小心求证，有机会使更多病人受益。

　　6. 天花粉　葫芦科植物栝楼 *Trichosanthes kirilowii* Maxim. 或双边栝楼 *Trichosan-thes rosthornii* Herms 的干燥根。又名栝楼根、蒌根、白药、瑞雪、天瓜粉、花粉、屎瓜根、瓜蒌

粉、蒌粉。全国大部分地区有产，主产于河南、广西、山东、江苏、贵州、安徽等地。

性味功效　甘、微苦，微寒。归肺、胃经。清热生津，消肿排脓。

主治应用　①治疗绒毛膜上皮癌及恶性葡萄胎、食管癌、喉癌等。②治疗放射性治疗时的副反应。③本品能清肺润燥，生津解渴，故临床上用于肺热燥咳，可与沙参、麦冬等配伍；用于热病伤津及消渴等症，可与麦冬、知母等配伍。④用于痈肿疮疡。本品对疮疡未溃者有消肿作用，已溃脓出不畅者有排脓作用，但均以热毒炽盛者为宜，常与连翘、蒲公英、浙贝母等药同用。

用量用法　10～15g，水煎服。

成分药理　（1）化学成分：从鲜根汁中分离出天花粉蛋白及多种氨基酸，以及肽类、核糖、木糖、阿拉伯糖、葡萄糖、半乳糖等；根含具有降血糖作用的多糖，栝楼根多糖 A、B、C、D、E；根茎含具有抗癌和免疫活性的多糖；鲜根还含 7-豆甾烯-3β-醇、泻根醇酸、葫芦苦素 B 及 D、（23，24）-二氢葫芦苦素。

（2）药理作用及抗肿瘤机制：①抗肿瘤作用：庄静等将天花粉蛋白作用于人肺癌 A549 细胞，发现在 19.6μg/mL 以下能抑制细胞生长，并呈剂量依赖性；天花粉蛋白能体外抑制鼻咽癌细胞株 CNE2 的增殖，降低其克隆形成能力，并诱导 CNE2 细胞凋亡；天花粉蛋白能明显抑制乳腺癌细胞的增殖。天花粉蛋白下调 Notch 信号通路是其抑制肿瘤细胞增殖的机制之一；天花粉蛋白可以通过激活 Caspase-3 凋亡通路、诱导内质网应激等方式诱导肿瘤细胞凋亡；天花粉蛋白还能通过改变细胞骨架、抑制肿瘤血管生成拟态、诱导自噬及去甲基化等机制发挥抗癌效果。②抗早孕：天花粉蛋白直接作用在胎盘的滋养层细胞，它选择性地引起胎盘绒毛的合体滋养层细胞的损害，坏死破裂的细胞碎片和团块进入到胎盘的血循环中造成凝血，因而造成胎盘血循环的障碍，结果导致组织及胎儿的坏死而最终发生流产，同时 HCG 和甾体激素迅速下降到先兆流产的临界水平之下。天花粉蛋白对胎盘滋养层的选择性细胞毒作用，促使人们考虑天花粉蛋白对和滋养层有关的肿瘤如葡萄胎、恶性葡萄胎和绒癌等是否具有抗癌作用，这一想法也已经在体内外实验中取得验证。③对免疫功能的影响：为荷瘤小鼠皮下注射天花粉，可增强荷瘤小鼠红细胞黏附免疫复合物的能力，调节生物体内的免疫功能。④抗艾滋病病毒：体外实验表明，天花粉蛋白可抑制艾滋病病毒（HIV）在感染的免疫细胞内的复制，减少免疫细胞中受病毒感染的活细胞数，其有效抑制浓度为（0.05～10）μg/mL。一种能抑制 HIV 感染和复制的蛋白质称为抗-HIVTA29。临床资料亦表明有一定的治疗效果。

古籍摘要　《本草求真》："天花粉，较之栝楼，其性稍平，不似蒌性急迫，而有推墙倒壁之功也。至《经》有言安中续绝，似非正说，不过云其热除自安之意。"《医学衷中参西录》："天花粉……为其能生津止渴，故能润肺，化肺中燥痰，宁肺止嗽，治肺病结核，又善通行经络，解一切疮家热毒，疗痈初起者，与连翘、山甲并用即消；疮疡已溃者，与黄芪、甘草（皆须用生者）并用，更能生肌排脓，即溃烂至深，旁串他处，不能敷药者，亦可自内生长肌肉，徐徐将脓排出。"

按语　天花粉不宜与乌头类药材同用，脾胃虚寒大便溏泄者慎服。对天花粉药理作用的研究已经较为成熟，启发人们在临床特定肿瘤中应用该药并取得了良好的临床效果。

7. 瓜蒌　葫芦科植物瓜蒌 *Trichosanthes kirilowii* Maxim. 或双边瓜蒌 *Trichosan-thes rosthornii* Harms 的干燥成熟果实。又名天撤、苦瓜、山金匏、药瓜皮。分布于华北、中南、

华东及辽宁、陕西、甘肃、四川、贵州、云南。

性味功效 寒，甘、微苦。清热涤痰，宽胸散结，润肠。

主治 ①清热化痰：用于痰热咳喘。本品甘寒清润，有清肺化痰之功，用于肺热咳嗽，痰稠不易咳出之症。②利气宽胸：用于胸痹、结胸。本品既能清化痰热，又能宽胸散结，故可通利胸膈之痹塞，为治胸痹、结胸要药。③消痈散结：用于肺痈、肠痈、乳痈等。本品能消肿散结。治肺痈咳吐脓血，配鱼腥草、芦根等同用。治肠痈，则配败酱草、红藤等同用。治乳痈初起，红肿热痛，可配蒲公英、金银花、牛蒡子等同用。④润肠通便：用于肠燥便秘。瓜蒌仁质润多油，有润肠通便之功。

用量用法 9~15g，入汤剂煎服，或入丸、散。注意不宜与乌头类药物同用。

成分药理 （1）化学成分：果实含三萜皂苷、氨基酸、糖类、有机酸；种子含油酸、亚油酸及甾醇类化合物。

（2）药理作用及抗肿瘤机制：①祛痰作用：动物实验表明，从瓜蒌皮中分得的总氨基酸有良好的祛痰效果。②泻下作用：瓜蒌含致泻物质，有泻下作用。瓜蒌皮作用较弱，仁作用强，瓜蒌霜则作用缓和。③对心血管系统的作用：瓜蒌皮（35%）子（65%）水煎醇沉浓缩剂，以及瓜蒌皮浸膏经阳离子树脂交换所得的部分制成的注射液（简称瓜蒌注射液），均对豚鼠离体心脏有扩张冠脉的作用，而以后者更为显著。每 1mL 灌注液中含生药量为 2.5mg 或 50mg 时，可使冠脉流量分别增加 55%或 71%。④抗菌作用：（1∶5）~（1∶1）瓜蒌煎剂或浸剂，在体外对大肠杆菌等革兰氏阴性肠内致病菌有抑制作用；并对葡萄球菌、肺炎双球菌、甲型溶血性链球菌、流感杆菌、奥杜盎氏小芽孢癣菌及星形奴卡氏菌等也有一定抑制作用。⑤抗癌作用：1∶5 瓜蒌煎剂在体外（玻片法）能杀死小鼠腹水癌细胞。瓜蒌皮的体外抗癌效果比瓜蒌仁好，且以 60%乙醇提取物作用最强。自瓜蒌皮的醚浸出液中得到的类白色非晶体粉末也有体外抗癌作用，动物实验表明，瓜蒌对肉瘤有一定的抑制作用。

古籍摘要 《本经逢原》："栝楼实，其性较栝楼根稍平，而无寒郁之患。"

按语 脾胃虚寒，大便不实，有寒痰、湿痰者不宜用瓜蒌。

8. 天南星 天南星科植物天南星 Arisaema erubescens、异叶天南星 Arisaema heterophyllum Blume 或东北天南星 Arisaema amurense Maxim. 的干燥块茎。又名半夏精、鬼南星、虎膏、蛇芋、野芋头、蛇木芋、山苞米、蛇包谷、山棒子。主产于四川、河南、贵州、云南、广西等地。

性味功效 苦、辛，温，有毒。归肺、肝、脾经。燥湿化痰，祛风止痉，散结消肿。

主治 ①风痰诸证：天南星之功，以祛风痰为著。②湿痰壅肺，咳嗽痰稠，胸膈胀闷：天南星可燥湿化痰。③痈肿、瘰疬：天南星辛散，外用能散结消肿。④跌仆损伤，血瘀肿痛：天南星能散血而消肿止痛。⑤毒蛇咬伤：天南星能解毒消肿。⑥治疗子宫颈癌：采取阴道局部用药与口服相结合的治疗方法。内服药：生天南星煎汤代茶，局部外用天南星鲜品，可采用不同的剂型及用药途径，如栓剂。

用量用法 一般炮制后用，3~9g；外用生品适量，研末以醋或酒调敷患处。

成分药理 （1）化学成分：虎掌的根、茎含多种生物碱和环二肽类化合物成分，含 β-谷甾醇-D-葡萄糖苷及氨基酸。东北天南星含植物凝集素。

（2）药理作用及抗肿瘤机制：①抗惊厥作用：腹腔注射天南星水煎剂 3g/kg，可明显对抗士的宁，五甲烯四氮唑及咖啡因引起的惊厥，但不能对抗电休克的发作，且品种不同其抗惊强度有所差异，但也有报道指出，天南星不能对抗士的宁所致的惊厥和死亡，但能对抗烟碱所致的惊厥死亡，尚能消除其肌肉震颤症状；对小鼠肌内注射破伤风毒素所致的惊厥，天南星能推迟动物死亡的效果。②镇静、镇痛作用：兔及大鼠腹腔注射天南星煎剂后，均呈活动减少、安静、翻正反射迟钝。并能延长小鼠服用巴比妥钠后的睡眠时间，且有明显的镇痛作用。③祛痰作用：采用小鼠酚红排泄法进行实验，表明天南星水剂有祛痰作用，给药组自呼吸道排出酚红量分别为对照组的 150%及 170%。④抗肿瘤作用：鲜天南星（未鉴定品种）的水提取液经醇沉淀后浓缩制剂，体外对 Hela 细胞有抑制作用，对小鼠实验性肿瘤如肉瘤 S180、HCA 实体型及 U14 等均有一定抑制作用，并证实 D-甘露醇可能是抗癌有效成分。⑤抗氧化作用：天南星所含两种生物碱可不同程度地清除超氧阴离子自由基，抑制肝线粒体脂质过氧化反应等活性。

古籍摘要　《本草汇言》："天南星，开结闭。散风痰之药也。但其性味辛燥而烈，与半夏略同，而毒则过之。半夏之性，燥而稍缓，南星之性，燥而颇急；半夏之辛，劣而能守，南星之辛，劣而善行。若风痰湿痰，急闭涎痰，非南星不能散。"

按语　天南星有毒，临床使用应当慎重，外用毒性较小。天南星中毒，可致舌、喉发痒而灼热、肿大，严重者窒息、呼吸停止。轻者可服稀醋或鞣酸及浓茶、蛋清、甘草水、姜汤等解之。如呼吸困难则给氧气，必要时作气管切开。

9. 猫爪草　毛茛科植物小毛茛 *Ranunculus ternatus* Thunb. 的干燥块根。又名小毛茛。产于江南各省。

性味功效　甘、辛，温。归肝、肺经。散结，消肿。

主治　①用于瘰疬未溃、淋巴结结核、淋巴结炎、咽喉炎。②外敷药：10% 猫爪草提取液，浸无菌纱条，用于坏死组织或干酪样物质较多的溃疡创面或瘘管；30% 猫爪草软膏，用于有混合感染或已形成溃疡的患处；或制成猫爪草凡士林纱条，适于引流或填塞瘘管之用，治疗过程中未发现不良反应。

用量用法　15～30g，单味药可用至120g，水煎服。抗肿瘤的猫爪草胶囊已投入生产。

成分药理　（1）化学成分：猫爪草有机酸类、糖类、黄酮类、皂苷类、挥发油类、石油醚类等成分。

（2）药理作用及抗肿瘤机制：①抗肿瘤作用：有研究证明不同剂量猫爪草总皂苷的抑瘤率可达 13.8%～32.6%，其作用是促进机体非特异性免疫功能，间接地抑制肿瘤生长，促进正常细胞生长，减慢肿瘤的生长速度。②抗结核：猫爪草乙醇提取物对结核杆菌有明显的抑制作用，相对于异烟肼、利福平毒性小，并且在一定剂量下无急性毒性。③调节免疫活性：王会敏等发现猫爪草多糖具有免疫调节作用，能够增强 ANA-1 细胞增殖能力，可明显提高正常小鼠腹腔巨噬细胞吞噬百分率和吞噬指数，促进小鼠脾脏淋巴细胞、胸腺细胞、腹腔巨噬细胞增殖作用。④抑菌、保肝、抗氧化：猫爪草还具有抑菌、保肝、抗氧化的作用，其中石油醚、内酯化合物、醇类化合物发挥了重要的作用。有研究发现猫爪草石油醚提取物能够显著抑制多药耐药结核菌株的生长，从而达到抑菌效果。

按语　猫爪草因具备抗肿瘤活性等良好的药理作用而逐渐受到重视，且本品毒副作用较小，现已成为国家重点发展三类药材之一。当前，猫爪草主要应用在肿瘤、肺结核方面，随着技术不断发展，临床实践证明它在淋巴结结核、结节性红斑、肠系膜淋巴炎、甲亢等方面亦有重要的应用价值。

10. 昆布　海带科植物海带 *Laminaria japonica* Aresch. 或翅藻科植物昆布（鹅掌菜）*Ecklonia kurome* Okam. 的干燥叶状体。别名纶布、海昆布、坤布。分布于山东、辽宁一带沿海地区。

性味功效　咸，寒。归肝、胃、肾经。软坚散结，消痰，利水。

主治　①用于治疗甲状腺癌、食管癌、子宫体癌、恶性淋巴瘤、肺癌及淋巴结转移癌。②用于治疗瘰疬、瘿瘤、噎膈、水肿、睾丸肿痛等。③藻胶酸可用于免疫功能低下。

用量用法　6～12g，入汤剂。

成分药理　（1）化学成分：海带、昆布、裙带菜均含有多糖类成分藻胶酸和甘露醇、氨基酸、无机盐、碘等成分。

（2）药理作用及抗肿瘤机制：①对甲状腺的作用：其作用是由于所含的碘、碘化物引起的。昆布可用来纠正由缺碘而引起的甲状腺机能不足，同时也可以暂时抑制甲状腺功能亢进症，可作为手术前的准备。②降压作用：海带氨酸具有降压作用。③平喘镇咳作用：海带根粗提取液对豚鼠有平喘作用（组织胺法），对大鼠（0.59%二氧化硫法）、猫（电刺激喉上神经法）的咳嗽有一定的镇咳作用。④抗肿瘤活性：昆布多糖具有抗肿瘤活性，经硫酸酯化修饰后抗肿瘤活性明显增强。⑤抗放射作用：海带多糖一次注射，能明显地提高 900rad 照射小鼠存活率，并随给药剂量增加存活率提高，能显著保护照射动物的造血组织。因此，海带多糖对于预防放疗所致造血组织损伤，刺激造血恢复及增强癌症患者的免疫功能，合并放射治疗可能有一定实际意义。

古籍摘要　《玉楸药解》"泻水去湿，破积软坚""咸寒清利，治气鼓水胀，瘿瘤瘰疬，癀疝恶疮，与海带、海藻同功"。

按语　昆布常与海藻配伍使用。

11. 海藻　本品为马尾藻科植物海蒿子 *Sargassum pallidum* 或羊栖菜 *Sargassum fusiforme* 的干燥藻体。前者习称"大叶海藻"，后者习称"小叶海藻"。分布辽宁、山东等沿海地区。

性味功效　苦、咸，寒。归肝、胃、肾经。软坚散结，消痰利水。

主治　用于瘰疬、瘿瘤、积聚、水肿、脚气、睾丸肿痛及各种癌症。

用量用法　6～12g，水煎服，浸酒或入丸、散。

成分药理　（1）化学成分：含藻胶酸、马尾藻多糖，甘露醇、无机盐等成分。

（2）药理作用及抗肿瘤机制：①对血液的作用：藻胶酸本身可防止血凝障碍。藻胶酸钙做成外科敷料，有止血作用。②抗肿瘤作用：大量研究表明，多糖的抗肿瘤活性与其免疫调节功能密切相关，多糖可通过增强机体免疫功能，抑制或杀死肿瘤细胞。已有研究表明，马尾藻多糖和羊栖菜多糖具有较强的抗肿瘤活性。康凯等研究大型海藻孔石莼中的活性化学成分，并证明多糖是其主要抗肿瘤活性物质。研究发现海藻硫酸化多糖能通过抑制肿瘤细胞拓扑异构酶的活性，进而干预肿瘤细胞恶性增殖。

古籍摘要　《本草蒙筌》："治项间瘰疬，消颈下瘿囊，利水道，通癃闭成淋，泻水气，除胀满作肿。"

按语　海藻和昆布都属于咸寒之品，脾胃虚寒者应慎用。海藻与甘草为反药，但也有报道海藻与甘草同用，治疗实体瘤，消瘀破积，取相反相激之意，对癌症有治疗作用，且没有明显的不良反应。

12. 牡蛎 牡蛎科动物长牡蛎 *Ostrea gigas* Thunberg、大连湾牡蛎 *Ostrea talienwhanensis* Crosse 或近江牡蛎 *Ostrea rivularis* Gould 的贝壳。我国沿海均有分布。

性味功效 咸，微寒。归肝、胆、肾经。重镇安神，潜阳补阴，软坚散结。

主治 ①益阴潜阳：生用治阴虚阳亢之潮热盗汗、头痛眩晕、烦躁失眠等症。②软坚散结：生用治瘰疬、肿块。③固涩：煅用治多汗、遗精、带下、崩漏、泄泻等，常与龙骨配伍。④收敛制酸：也可用于胃酸过多，常配乌贼骨。

用量用法 9～30g，先煎。

成分药理 （1）化学成分：牡蛎的主要成分是碳酸钙、磷酸钙及硫酸钙，并含镁、铝、硅及氧化铁等。煅烧后碳酸盐分解，产生氧化钙等，有机质则被破坏。

（2）药理作用及抗肿瘤机制：①有收敛、镇静、解毒、镇痛的作用。②牡蛎的酸性提取物在活体中对脊髓灰质炎病毒抑制作用，使感染的鼠死亡率降低。

古籍摘要 《名医别录》："除留热在关节荣卫，虚热去来不定，烦满；止汗，心痛气结，止渴，除老血，涩大小肠，止大小便，疗泄精，喉痹，咳嗽，心胁下痞热。"

按语 牡蛎可以收敛固涩，主要能固阴止汗，镇静敛神。在肿瘤治疗中使用这类药物有助于安定神志，固护阴津，可改善病人生活质量。但本品收涩力强，多服久服，易引起便秘和消化不良。

13. 蛤壳 帘蛤科动物青蛤等几种海蛤的贝壳。又称海蛤、海蛤壳。我国沿海均有分布。主产江苏、浙江、山东、福建等地。

性味功效 咸，平。入心、肾二经。清热，利水，化痰，软坚。

主治 ①治疗乳腺癌、肺癌、甲状腺癌、淋巴肉瘤等。②胃痛反酸，以蛤粉（煅）、香附等分共为细末，1日3次，每次9g。③治痰热喘嗽，水肿，淋病，瘿、瘤，积聚，血结胸痛，血痢，痔疮，崩漏，带下。

用量用法 10～15g，先煎。

成分药理 （1）化学成分：含碳酸钙、壳角质等。

（2）药理作用及抗肿瘤机制：现代研究证明，海蛤提取物能抑制 Hela 细胞及小鼠9180、K-2 癌细胞的生长。去壳全蛤的水相提物和蛤肭的部分提纯的提取物（Paoin3）治疗小鼠 L1210 白血病，使动物寿命达 40%以上；体内外试验对罗氏肉瘤病毒（RSV）有抑制作用。因此，海蛤粉既能化痰祛痰，更兼有抗癌作用，适合痰多质黏难咳的肺癌病人使用。

古籍摘要 《药性论》："治水气浮肿，下小便，治嗽逆上气，项下瘤瘿。"《日华子本草》："治呕逆，阴痿，胸胁胀急，腰痛，五痔，妇人崩中、带下病。"

按语 《本草汇言》："病因热邪痰结气闭者宜之，若气虚有寒，中阳不运而为此证者，切勿轻授。"可见脾胃虚寒者不宜使用本品。现用药材海蛤壳，除上述一种外，尚有同科动物文蛤的贝壳，亦同等使用。

14. 僵蚕 蚕蛾科昆虫家蚕 *Bombyx mori* Linnaeus. 的幼虫感染（或人工接种）白僵菌 *Beauveria bassiana*（Bals.）Vuillant 而致死的幼虫干燥体。别称白僵蚕、僵虫、天虫。我国大部分地区均有饲养。

性味功效 咸、辛，平。归肝、肺、胃经。祛风定惊，化痰散结。

主治　①息风止痉，兼能化痰：用于肝风内动或挟痰热所致惊风抽搐，可与全蝎、天麻、胆南星等同用。用于脾虚久泻，慢惊抽搐，可与党参、白术、天麻等同用，如醒脾散。用于中风口眼㖞斜，常与全蝎、白附子配伍，即牵正散。②祛风止痛：用于肝经风热，头痛目赤，常与桑叶、荆芥等同用。用于风热咽喉肿痛、声音嘶哑，可与防风、桔梗、甘草等同用。③祛风止痒：用于风疹瘙痒，多与蝉蜕、薄荷等同用。④化痰散结：用于痰气互结的瘰疬痰核，常与夏枯草、玄参、浙贝母等同用。⑤治疗白血病、恶性淋巴瘤、肺癌、喉癌、脑瘤等。

　　用量用法　入煎剂，5～9g，或入丸、散。

　　成分药理　（1）化学成分：白僵蚕中含有蛋白质、多肽、氨基酸、核苷、挥发油、有机酸和衍生物、甾体、香豆素、黄酮、多糖、微量元素等。

　　（2）药理作用及抗肿瘤机制：①抗凝、抗血栓、促进微循环：僵蚕水提物具有潜在的抗凝活性。彭延古等制作大鼠 beyers 静脉血栓模型，静脉滴注僵蚕注射液后，血栓症状明显减轻，纤溶酶原含量、优球蛋白溶解时间明显减少，同时还可以延长凝血活酶时间、凝血酶原时间和凝血酶时间。②抗惊厥：僵蚕能对抗士的宁（二甲氧马钱子碱）引起的小鼠惊厥，而且效果与氯化铵相似。僵蚕中的白僵菌素具有抗惊厥活性。③抗癌：僵蚕中分离纯化得到寡聚糖 BBPW-2 体外抗肿瘤检测对肿瘤细胞株 HeLa 和 HepG2 具有直接的细胞毒活性，对 MCF-7 细胞株具有长期抗增殖效应，细胞周期阻断在 G0/G1 和 G2/M 期。而白僵蚕黄酮类化合物对癌细胞增殖的抑制作用明显且对正常细胞没有毒性，并具有良好的抗癌效果。④增强免疫：白僵蚕多糖可从多方面促进正常小鼠和免疫抑制小鼠的体液免疫和细胞免疫，对正常小鼠免疫功能的提高和免疫抑制小鼠免疫功能的恢复有较强的促进作用。⑤神经营养和保护：从僵蚕中分离纯化得到的磷脂与鞘脂类化合物可能通过刺激神经生长因子（NGF）合成来发挥神经营养性效应。另外，僵蚕提取物能对抗兴奋性氨基酸诱导的神经毒性，从而保护海马神经元，降低脑缺血及其他神经损害导致的神经损伤。提示僵蚕可能对人脑有保护作用。

　　古籍摘要　《本草纲目》："散风痰结核，瘰疬，头风，风虫齿痛，皮肤风疮，丹毒作痒，痰疟癥结，妇人乳汁不通，崩中下血，小儿疳蚀鳞体，一切金疮，疔肿风痔。"

　　按语　白僵蚕是感染白僵菌病死的蚕的干燥品，故《神农本草经百种录》记载："僵蚕感风而僵，凡风气之疾，皆能治之，盖借其气以相感也。僵蚕因风以僵，而反能治风者，何也？盖邪之中人也，有气而无形，穿经透络，愈久愈深，以气类相反之药投之，则拒而不入，必得与之同类者，和入诸药，使为乡道，则药力至于病所，而邪与药相从，药性渐发，邪或从毛孔出，或从二便出，不能复留矣，此即从治之法也。"详细论述了僵蚕因风治风的原理。肿瘤的致病因子癌毒，其性善走窜而富变化，正应风邪"善行数变"之特征，与肿瘤转移不无关系，故于散结之外，叠加治风之力，对于控制肿瘤的浸润转移是有帮助的。此外，《本草经疏》："凡中风口噤，小儿惊痫夜啼，由于心虚神魂不宁，血虚经络劲急所致，而无外邪为病者忌之。女子崩中，产后余痛，非风寒客入者，亦不宜用。"可见白僵蚕虽去风效佳，但毕竟属于风燥之品，血虚阴虚生风者勿用。

　　15. 魔芋　天南星科魔芋属植物魔芋 *Anorphophallus konjac* K. Koch，以球状块茎入药。别名蒟蒻、魔芋、花杆南星、花杆莲、麻芋子、花伞把、蛇六谷等。分布于陕西、宁夏、甘肃至长江流域以南各地。

　　性味功效　辛，寒，有毒。消肿散结，解毒止痛。

主治 ①治疗鼻咽癌、肺癌、脑瘤、脑转移癌、淋巴肉瘤等，也可用作乳腺癌、皮肤癌的外用药。②治疗颈淋巴结结核。③外用治痈疖肿毒，毒蛇咬伤。

用量用法 内服：煎汤，9～15g（需久煎 2 小时以上）。不宜生服，不宜过量。误食生品或炮制品及过量服用易产生中毒症状，表现为舌、咽喉灼热、痒痛、肿大。外用：适量，捣敷；或磨醋涂。

成分药理 （1）化学成分：魔芋含葡萄甘露聚糖，甘露聚糖，甘油，枸橼酸，阿魏酸，桂皮酸，甲基棕榈酸，二十一碳烯，β-谷甾醇等。另外，还含有多种氨基酸，粗蛋白及脂类。

（2）药理作用及抗肿瘤机制：①抑癌作用：魔芋对甲硝基亚甲基胍（MNNG）诱发 LACA 小鼠肺癌有抑制和预防作用，其发病率下降，每只小鼠平均肺癌瘤数减少，肺腺瘤样增生灶的数目从减少，异型增生灶减少，肺瘤恶变的百分率降低。魔芋制品对小鼠移植 S180 肉瘤、艾氏（ESC）癌、肝癌实体瘤（Heps）、U14 宫颈癌均有抑瘤效果，而且能提高动物免疫能力，使巨噬细胞吞噬功能和 T 淋巴细胞转化率增加。②通便作用：魔芋精粉富含膳食纤维，主要有效成分为葡萄甘露聚糖。便秘者服魔芋后，其含有的纤维吸水性强，使其体积膨胀 80～100 倍，从而增加粪便的含水量，软化大便。魔芋经结肠时，被细菌分解，产生短链脂肪酸，刺激肠蠕动，缩短排便间隔时间和一次排便时间，并加速肠内细菌的代谢产物以及致癌的脱氧胆酸、石胆酸等随纤维迅速排出体外，具有良好的防治便秘作用。③降脂作用：魔芋葡萄聚糖在结肠内被细菌发酵分解，产生丙酸等短链脂肪酸，吸收后产生降血脂作用。

古籍摘要 《本草图经》："江南吴中，又有白蒟蒻亦曰鬼芋，根都似天南星，生下平泽极多。皆杂采以为天南星，了不可辨，市中所收往往是也。但天南星小，柔腻肌细，炮之易裂，差可辨尔。"

按语 本品不宜生服。内服不宜过量。误食生品及炮制品，过量服用易产生中毒症状：舌、咽喉灼热，痒痛，肿大。《安徽中草药》："本品有毒，外用时间不可太长，以免起泡；内服不可过量，宜久煎 2～3 小时，可以减少毒性。"天南星科植物疏毛魔芋、野魔芋、东川魔芋的块茎也做魔芋入药。本品能透过血脑屏障，对脑部肿瘤有效。

16. 皂角刺 豆科植物皂荚 *Gleditsia sinensis* Lam. 的干燥棘刺。别名天丁、皂丁。主产江苏、湖北、河北、山西、河南、山东。

性味功效 辛，温。归肝、胃经。消肿托毒，排脓，杀虫。

主治 ①痈肿疮疡，未成能消，已成能溃。②治疗乳腺癌、宫颈癌、肺癌、肠癌等，与其他抗癌中草药配伍使用。③加米醋熬汁涂能治顽癣。

用量用法 内服：煎汤，3～9g，或入丸、散。外用：适量，醋煎涂，或研末撒，或调敷。

成分药理 （1）化学成分：含黄酮苷、酚类、氨基酸。黄酮类化合物为黄颜木素、非瑟素，并含有无色花青素。

（2）药理作用及抗肿瘤机制：①抗菌：皂角刺水提取物及醇提取物在体外对金黄色葡萄球菌有杀菌抑菌作用，且随着浓度的增高杀菌抑菌作用越强。②抗病毒：T.Fujioka 等于 1994 年首次发现了白桦脂酸的抗 HIV 活性，而李万华等从皂角刺中提取出 5 个白桦脂酸型三萜，通过实验得出其中三种白桦脂酸型三萜化合物抗 HIV 活性强烈，且三萜抗 HIV 活性是通过阻止 HIV 进入宿主细胞和阻止 HIV 在宿主细胞中成熟两个途径来实现，与既往抗病毒药物通过作用于病毒的逆转录酶和蛋白酶这两个靶点的作用机理不同。③抗肿瘤作用：皂角刺的黄酮类成分为其抗肿瘤的主要活性成分,且通过实验分离的二氢黄酮类化合物及黄酮类化合物均表现出较强的细胞毒活性,尤其对于肝癌、食管癌抑制作用优于对肺癌细胞的抑制。袁丁等发现从皂角刺中提取的皂角刺皂苷对非雄性激素依赖型前列腺癌 PC3 细胞具有抑制增殖和诱导凋亡作用,并且该作用随浓度增加而增强。④抗凝血、抑制血栓形成:胡慧娟等用皂角刺水煎液给小鼠和家兔灌胃,发现皂角刺水煎液能明显延长凝血酶时间和血浆复钙时间,能抑制体外血小板聚集,从而具有预防动静脉血栓形成的作用。

古籍摘要 《本草纲目》:"皂荚刺治风杀虫,功与荚同,但其锐利直达病所为异耳。"

按语 皂角刺消痈溃脓作用强,气锐利能直达病所,可用于体表及体腔内肿瘤的治疗,与通络活血等药物配伍能起到佐使的作用。《本草经疏》:"凡痈疽已溃不宜服,孕妇亦忌之。"提示需谨慎使用皂角刺。

17. 前胡 伞形科植物白花前胡 *Peucedanum praeruptorum* Dunn 或紫花前胡 *Peucedanum decursivum* Maxim. 的干燥根。白花前胡又名妈菜、水前胡、野芹菜、南石防风鸡脚前胡、岩川芎;紫花前胡又名土当归、鸭脚七、山芫荽、鸭脚前胡、鸭脚板。主产于浙江、安徽、江西。此外,山东、山西、陕西等地亦产。

性味功效 苦、辛,微寒。归肺经。散风清热,降气化痰。

主治 治疗肺癌、肺转移癌及肿瘤患者咳痰不爽、外受风邪后咳嗽喘满等症。

用量用法 3~9g,水煎服。

成分药理 (1)化学成分:紫花前胡根含呋喃香豆精类:前胡苷约 1.61%。还含海绵甾醇、甘露醇、挥发油。挥发油的主要成分为爱草脑及柠檬烯。白花前胡根含白花前胡甲素、乙素、丙素、丁素。

(2)药理作用及抗肿瘤机制:①钙拮抗剂作用:白花前胡乙醇提取物对抗由乙酰胆碱和组胺引起的离体豚鼠回肠收缩,较水提液或丁醇提取液强,这种作用是非竞争性的。白花前胡甲素可非竞争性缓解由乙酰胆碱引起的回肠收缩,还能抑制由于细胞外 Ca^{2+} 的流入引起的豚鼠结肠带 K 去极化的收缩作用,抑制 Ca^{2+} 进入平滑肌。白花前胡甲素和 pd-c-Ⅱ、pd-c-Ⅲ可抑制由 ConA 和磷脂酰丝氨酸引起的大鼠肥大细胞释放过敏性介质,其 IC50 分别为 79、100、102μm。②对血小板凝集的作用:Nodakenin、Nodakenetin 对由 2μmol/lADP 引起的原发性和继发性血小板凝集有强烈的抑制作用。即白花前胡甲素对原发性血小板凝集有促进作用。③祛痰作用:用麻醉猫收集呼吸道分泌的方法,灌服前胡煎剂 1g/kg,能增加呼吸道分泌液,说明有祛痰作用,且作用时间较长。④扩张冠脉作用:白花前胡丙素能增加心冠脉流量,但不影响心主率和心收缩力。白花前胡素(E)对小鼠具有耐缺氧作用。⑤抗肿瘤机制:白花前胡中的香豆素类成分具有明显的 RXRα 转录抑制活性,并且呈现浓度依赖性,可诱导肿瘤细胞内的 PARP 蛋白产生凋亡切割带,说明其可能是通过细胞凋亡来抑制肿瘤细胞生长。

古籍摘要 《名医别录》:"主治痰满胸胁中痞,心腹结气,风头痛,去痰实,下气。治伤寒寒热,推陈致新,明目益精。"

按语 前胡直接抗肿瘤作用较弱,主要是与抗肿瘤中草药配伍使用,应对肿瘤患者出现的咳痰喘满等症状。《本草经疏》:"不可施诸气虚血少之病。故凡阴虚火炽,煎熬真阴,凝结为痰而发咳嗽;真气虚而气不归元,以致胸胁逆满;头痛不因于痰,而因于阴血虚;内热心烦,外现寒热而非外感者,法并禁用。"前胡擅止咳,但不能见咳用之,对于气虚血少之咳嗽,前胡的辛燥之性也是不宜使用的。

18. 硇砂 卤化物类矿物硇砂 *Sal Ammoniac* 的晶体。别名北庭砂、狄盐、气砂。有紫硇砂、白硇砂之分。产于青海、甘肃、新疆等地。

性味功效 咸、苦、辛，温，有毒。入肝、脾、胃经。消积软坚，破瘀散结。

主治 ①噎膈反胃，积块内藏。②痈疽疔毒，鼻中息肉。③鼻咽癌、食管癌、贲门癌等肿物阻塞，用以通道开噎、消积祛瘀。

用量用法 内服：入丸、散，0.3～0.9g。外用：研末点、撒或调敷，或入膏药中贴，或化水点涂。

成分药理 （1）化学成分：紫硇砂主要含氯化钠。白硇砂主要含氯化铵。

（2）药理作用及抗肿瘤机制：硇砂有祛痰利尿作用，并有细胞毒作用。有人用硇砂、瑞香狼毒、甘草等复方制成的硇砂提取液，给荷瘤小鼠灌胃，发现有明显的抑瘤效果且不损伤免疫系统，具体机制有待进一步实验验证。

古籍摘要 《唐本草》："主积聚，破结血，烂胎，止痛下气，疗咳嗽，宿冷，去恶肉，生好肌。"《日华子本草》："补水脏，暖子宫，消冷癖瘀血，宿食不消，气块痃癖及血崩带下，恶疮息肉，食肉饱胀，夜多小便，女人血气心疼，丈夫腰胯酸重，四肢不任。"

按语 紫硇砂为紫色食盐，白硇砂为含氯化铵类的一种矿石，通常硇砂指紫硇砂。白硇砂可由人工合成。体虚无实邪积聚者及孕妇忌服本品。

19. 常山 虎耳草科植物常山 *Dichroa febrifuga* Lour. 的干燥根。又名黄常山、鸡骨常山、鸡骨风、风骨木、白常山、大金刀。产于南方各省。

性味功效 苦、辛，寒，有毒。归肺、肝、心经。截疟，截痰。

主治 ①用于疟疾，常与槟榔、草果等药相配伍。②痰饮停积，配以甘草、蜂蜜煎汤温服，取吐以消胸膈胀满。适用于体质尚好、痰浊较甚的消化道肿瘤。

用量用法 5～9g，水煎服。不可过量，体虚及孕妇慎用。

成分药理 （1）化学成分：黄常山含有效成分黄常山碱，简称常山碱，根含生物碱总量约 0.1%，主要为黄常山碱甲、乙及丙，三者为互变异构体。还含黄常山定以及 4-喹唑酮、伞形花内酯等。

（2）药理作用及抗肿瘤机制：①抗疟作用：常山根水浸膏对鸡疟有显著疗效，常山叶（蜀漆）抗疟效价为根的 5 倍。但不能防止复发。常山全碱的抗疟效价约为奎宁的 26 倍。②抗阿米巴作用：常山碱乙体外抗阿米巴原虫的作用较强；对幼大鼠感染阿米巴原虫后的疗效较依米丁高。③解热作用：常山粗制浸膏对人工发热的家兔有退热作用。大鼠口服常山碱丙，其退热作用比乙酰水杨酸还强。④催吐作用：鸽静脉注射常山碱甲、乙、丙可引起呕吐，常山碱乙的催吐作用与刺激胃肠道的反射作用有关。狗和猫出现呕吐的剂量分别为 0.04mg/kg 和 0.15mg/kg。⑤抗肿瘤作用：常山总碱对小鼠艾氏腹水癌、肉瘤 S180 及腹水型肝癌有抑制作用。常山碱乙对小鼠艾氏腹水癌的抑瘤率为 50%～100%，对艾氏腹水癌实体型为 45%，对肉瘤 S180 为 45%，对小鼠黑色素瘤为 75%，对大鼠腹水肝癌为 55%，对大鼠肉瘤 45 为 30%，对大鼠瓦克癌为 45%。常山碱丙体外试验对艾氏腹水癌细胞也有一定杀伤作用。常山碱的衍生物常山酮可以通过抑制肿瘤细胞增殖和诱导肿瘤细胞凋亡来发挥抗肿瘤作用，其诱导凋亡作用可能归功于对 p38MAPK 的激活作用，常山酮诱导 c-jun 蛋白及下游 c-jun 的 N 端激酶（JNKs）磷酸化，激活 JNK 是调节肿瘤细胞凋亡的重要途径之一，JNKs 通过反式激活特异性转录因子上调促凋亡基因，或通过磷酸化事件直接调节线粒体促凋亡蛋白的活性。此外，常山酮还能影响血管新生进程中诸多重要环节，诸如抑制血管内皮细胞中金属蛋白酶 2 基因的表达、基底膜侵袭、毛细管形成、血管出芽，以及皮下细胞外基质（ECM）沉积，从而有效抑制血管新生，阻止肿瘤细胞的生长、转移和扩散。

古籍摘要　《本草衍义补遗》："常山，性暴悍，善驱逐，能伤其真气，切不可偃过也。病人稍近虚怯，勿可用也。"《药性论》："治诸疟，吐痰涎，去寒热，治项下瘤瘿。"

按语　常山有催吐副作用，用量不宜过大，孕妇慎用。常山有毒，且治疗量和中毒量相距较近，临床使用受限。

20. 杏仁　蔷薇科植物杏 *Armeniaca vulgaris* Lam. 或山杏 *Armeniaca sibirica*（L.）Lam 等味苦的干燥种子。又名杏核仁、杏子、木落子、苦杏仁、杏梅仁、杏、甜梅。主产于东北、华北各省。

性味功效　苦，温，有毒。入肺、大肠经。祛痰止咳，平喘，润肠。

主治　①治疗肺癌、肠癌、食管癌等。②治外感咳嗽，喘满，喉痹，肠燥便秘。③外用：制成杏仁油外用或制成栓剂可治疗外阴瘙痒。

用量用法　5～9g，水煎服，或入丸散。

成分药理　（1）化学成分：苦杏仁的主要化学成分有苦杏仁苷、脂肪油、苦杏仁酶、苦杏仁苷酶、樱叶酶、多种维生素及矿物质元素等。

（2）药理作用及抗肿瘤机制：①抗炎：杏仁球蛋白组分 KR-A40mg/kg、KR-B5mg/kg，白蛋白组分 KR-A0.5mg/kg、AR-B0.5mg/kg 静脉注射，对角叉菜胶引起的大鼠足跖肿胀有抑制作用。②镇痛：杏仁球蛋白组分 KR-A5mg/kg、KR-B5mg/kg，白蛋白组分 AR-A5mg/kg、AR-B0.5mg/kg 静脉注射，对小鼠苯醌扭体法试验，表明有镇痛作用。③对胃酸的作用：苦杏仁苷可被胃酸或苦杏仁酶水解，产生氢氰酸和苯甲醛，普通 1g 杏仁约可产生 2.5mg 氢氰酸。氢氰酸是剧毒物质，人的致死量大约为 0.05g，苯甲醛可抑制胃蛋白酶的消化功能。服用小量杏仁，在体内慢慢水解，逐渐产生微量的氢氰酸，不致引起中毒，而呈镇静呼吸中枢的作用，因此能使呼吸运动趋于安静而显镇咳平喘的功效。④抗肿瘤作用：苦杏仁苷对癌性胸水有一定程度的控制和缓解作用。Makarevi 等将苦杏仁苷作用于膀胱癌细胞（UMUC-3、RT112、TCCSUP）每周 3 次，连续 2 周后发现苦杏仁苷剂量依赖性地抑制肿瘤细胞生长繁殖，使其停滞于 G0/G1 期，且 10g/L 时效果最佳。在此基础上又对其作用机制深入研究，证实在 10g/L 剂量的苦杏仁苷作用下，UMUC-3 和 RT112 的附着、迁徙能力均明显下降，但 TCCSUP 的迁徙能力却增加，提示苦杏仁苷能够调节整联蛋白 β1 或 β4，从而影响膀胱癌细胞的附着和迁徙，其效果与细胞类型有关。

古籍摘要　《本草纲目》："治风寒肺病药中，亦有连皮尖用者，取其发散也。杏仁能散能降，故解肌、散风、降气、润燥、清积，治伤损药中用之。治疮杀虫，用其毒也。"

按语　①在国外苦杏仁中苦杏仁苷的抗癌疗效有很大争议，一部分人认为苦杏仁苷可以根除癌症，可作为癌症治疗的替代药物，而另一部分人则认为苦杏仁苷对于癌症不仅没有治疗的作用反而具有很强的毒性。美国在 1982 年进行了临床试验，得出的结论是苦杏仁苷没有治疗癌症的临床价值，也没有减轻症状和提高生存质量的显著意义，且患者在服用了大剂量的抗坏血酸后采用苦仁苷作为癌症的治疗药物时存在很大的毒副作用；但有学者证明苦杏仁苷在杀死癌细胞的同时不会出现化疗后的系统毒性，对不能手术治疗的肺癌具有缓解作用并且对人体没有毒副作用。中药成分制剂的抗肿瘤作用常常存在争议，但在中医临床中对于控制肺癌病人的咳喘症状具有优良的效果。中药配伍使用可不必过多考虑现代药理学研究，但对于有价值的研究仍需恰当地借鉴。②杏仁有毒，过量服用苦杏仁，可发生中毒，表现为眩晕、突然晕倒、心悸、头疼、恶心呕吐、惊厥、昏迷、紫绀、瞳孔散大、对光反应消失、脉搏弱慢、呼吸急促或缓慢而不规则。若不及时抢救，可因呼吸衰竭而死亡。中毒者内服杏树皮或杏树根煎剂可以解救。

21. 马兜铃　马兜铃科植物北马兜铃 *Aristolochia contorta* Bge. 或马兜铃 *Aristolochia debilis* Sieb. et Zucc. 的干燥成熟果实。别名马兜零、马兜苓、水马香果、葫芦罐、蛇参果等。分布于吉林、黑龙江、辽宁、河北、河南、内蒙古、山西、陕西、甘肃、山东等地。

性味功效　苦，微寒。归肺、大肠经。清肺降气，止咳平喘，清肠消痔。

主治　①治疗肺癌、大肠癌、恶性淋巴瘤、食管癌等。特别是肿瘤患者有肺热咳嗽、痰多不爽者，常配以瓜蒌、杏仁、前胡、鱼腥草等。②清热润燥：用于肺热喘咳，痰中带血，肠热痔血，痔疮肿痛。③痔疮肿痛、皮肤湿疹可用马兜铃煎汤熏洗。

用量用法　3～9g，水煎服。外用适量。

成分药理　（1）化学成分：北马兜铃成熟干燥果实含马兜铃酸 A、C、D，β-谷甾醇和木兰花碱。马兜铃果实和种子含有马兜铃酸 A 和季铵生物碱。

（2）药理作用和抗肿瘤机制：①止咳作用：从小鼠食道给磷酸可待因 60mg/kg、马兜铃 50%乙醇浸液浓缩液 10g/kg（2g/mL）及同体积水，连续给药 3 日，于末次给药 1 小时恒压（0.5kg/cm）喷雾浓氨水（25%～28%）刺激一定时间后，观察 1 分钟内出现 3 次典型咳嗽为阳性反应。以引起半数小鼠咳嗽的喷雾时间（EDT50）为指标，实验按序贯法进行。实验结果表明马兜铃对氢氧化铵喷雾引咳法模型有明显镇咳作用，作用强度与磷酸可待因相当。②平喘作用：离体豚鼠支气管肺灌流试验证明 1%浸剂可使其舒张，并能对抗毛果芸香碱、乙酰胆碱及组胺所致的支气管痉挛，但不能对抗氯化钡引起的痉挛。③抗肿瘤作用：马兜铃酸对小鼠腹水癌有抑制作用；马兜铃酸 A 有抗甲基胆蒽的致癌作用。天仙藤（马兜铃的地上部分）的丙酮提取物对小鼠腹水癌亦有抑制作用。

按语　马兜铃用量不能过大，否则引起恶心呕吐，可能引起心律不齐等后果。马兜铃属植物中所含的马兜铃酸容易引起肝肾功能损害，使用时应慎重。

22. 望江南　豆科决明属植物望江南 *Cassia occidentalis* Linn，以种子和茎、叶入药。别名羊角豆、山绿豆、假决明、狗屎豆、假槐花。分布于河北、山东、江苏、安徽、浙江、福建、台湾、广东、广西、云南等地。

性味功效　甘、苦，平，有小毒。止咳化痰，消肿散结，清肝明目。种子尚能润肠通便。

主治　①治疗肺癌、鼻咽癌、喉癌。②咳嗽哮喘，肝热目赤，肝阳上亢，高血压，便秘等。

用量用法　10～15g，水煎服。茎、叶外用适量，捣烂敷患处。

成分药理　（1）化学成分：叶含二蒽酮葡萄糖苷。根含（1，8）-二羟基蒽醌、α-羟基蒽醌、大黄素、槲皮素以及由大黄素甲醚与大黄酚结合成的混二蒽酮等。嫩根含有大黄酚等。

（2）药理作用及抗肿瘤机制：①抑菌作用：叶、根、种子中所含的挥发油，对多种细菌有抑制作用，也有报道无抗菌作用。水提取物对某些真菌有抑制作用。叶及茎的水煎剂及醇沉淀后的煎剂对豚鼠回肠、大鼠子宫有兴奋作用，使狗血压下降，前者对离体兔心有轻度兴奋作用，后者显著减少大鼠后肢灌流的流量。②抗肿瘤作用：望江南对小鼠艾氏腹水癌及人体肺癌细胞有抑制作用。

按语　本品有毒，误食过量的种子和根可引起吐泻等中毒症状。

23. 枸橘　芸香科枳属植物枳 *Poncirus trifoliata*（L.）Raf. 的果实；其叶也供药用。又名铁篱寨、臭橘、枸橘李、枳、臭杞。全国大部分地区有分布。

性味功效　辛、苦，温。入肝、胃经。疏肝和胃，理气止痛，消积化滞。

主治　①治疗乳腺癌、恶性淋巴瘤、胃癌、肝癌等。②治胸胁胀满，脘腹胀痛，乳房结块，疝气疼痛，睾丸肿痛，跌打损伤，食积，便秘，子宫脱垂等症。

用量用法　10～15g，水煎服，或煅存性研末冲服。

成分药理　（1）化学成分：果实含枳属苷、橙皮苷、野漆树苷、柚皮苷、新橙皮苷等黄酮类。柚皮苷只存在于果皮，果肉中不含。早年从果实中分出的枸橘苷即是枳属苷，还含生物碱茵芋碱。

（2）药理作用及抗肿瘤机制：枸橘苷可以诱导 AGS 胃癌细胞凋亡：枸橘苷能够以剂量和时间依赖性方式抑制 AGS 肿瘤细胞增殖，以剂量依赖性方式诱导细胞凋亡；枸橘苷对于 AGS 细胞的抑制作用涉及 Caspase 的激活。枸橘苷诱导细胞死亡是通过上调 FasL 外源性凋亡途径，但是不依赖于线粒体介导的凋亡途径。通过上调 FasL 蛋白表达，相继激活 Caspase-8 和 Caspase-3，切割 PARP，而切割的 PARP 是活化 Caspase-3 的底物蛋白。

古籍摘要　《橘录》："枸橘，色青气烈，小者似枳实，大者似枳壳。近时难得枳实，人多植枸橘于篱落间，收其实，剖干之，以之和药，味与商州之枳几逼真矣。"《本草纲目》："枸橘，处处有之，树叶并与橘同，但干多刺，三月开白花，青蕊不香，结实大如弹丸，形如枳实，而壳薄不香。"

按语　枸橘即枳实，行气疏肝效果较佳。肿瘤患者因情志抑郁，或癌阻气道，容易出现气滞胸闷等表现，可用枳实，多与柴胡、木香等配伍。本品有破气之效，邪实及脾胃虚弱者慎用，孕妇慎用。

24. 乌药　樟科植物乌药 *Lindera aggregata*（Sims）Kosterm. 的干燥块根。又名天台乌、台乌、矮樟、香桂樟、铜钱柴、班皮柴。分布于安徽、江苏、浙江、福建、台湾、广东、广西、江西、湖北、湖南、陕西等地。

性味功效　辛，温。入脾、肺、肾、膀胱经。顺气，开郁，散寒，止痛。

主治　①治疗胃癌、大肠癌、胰腺癌、肝癌等具有虚寒证者，常与降香、郁金等伍用。②胃寒气滞，脘腹疼痛或呃逆，常与香附、丁香、砂仁等伍用。③温暖下焦，行气利水：治疗寒疝，脚气，小便频数。

成分药理　（1）化学成分：根含多种倍半萜类成分香樟烯、香樟内酯、羟基香樟内酯、乌药醇、乌药醚、异乌药醚、乌药酮。

（2）药理作用及抗肿瘤机制：①抗肿瘤作用：乌药提取物能够诱导小鼠产生细胞生长抑制因子，抑制肿瘤的生长，延长患肺癌小鼠的生存时间，而对于正常细胞来说，不显示任何毒性，疗效与剂量呈现正相关。②挥发油的兴奋作用：内服时，有兴奋大脑皮质的作用，并有促进呼吸，兴奋心肌，加速血循环，升高血压及发汗的作用。局部外用使局部血管扩张，血循环加速，缓和肌肉痉挛性疼痛。③抑菌作用：对金黄色葡萄球菌、甲型溶血性链球菌、伤寒杆菌、变形杆菌、绿脓杆菌、大肠杆菌均有抑制作用。④对消化道的影响：有报道乌药对胃肠平滑肌有双重作用，此外，乌药能增加消化液的分泌。⑤止血作用：体外实验证明，乌药干粉能明显缩短家兔血浆再钙化时间，促进血凝及良好的止血作用。

古籍摘要　《本草衍义》："乌药，和来气少，走泄多，但不甚刚猛，与沉香同磨作汤，点治胸腹冷气，甚稳当。"《本草求真》："乌药，功与木香、香附同为一类，但木香苦温，入脾爽滞，每于食积则宜；香附辛苦，入肝、胆二经，开郁散结，每于忧郁则妙；此则逆邪横胸，无处不达，故用以为胸腹逆邪要药耳。"

按语　乌药温经理气作用较好，对于肿瘤患者气滞不通导滞的小腹冷痛、小便频可酌情配伍使用。但气虚、内热者忌服。

25. 土贝母　葫芦科植物土贝母 *Bolbostemma paniculatum*(Maxim.)Franquet 的干燥块茎。别称地苦胆、草贝、大贝母。主产于河南、陕西、山西、河北等地。

性味功效　苦，微寒。归肺、脾经。散结，消肿，解毒。

主治　①治疗鼻咽癌、乳腺癌、淋巴肉瘤、白血病、胃癌、大肠癌等。②用于乳痈、瘰疬，乳腺炎，颈淋巴结结核，慢性淋巴结炎，肥厚性鼻炎。

用量用法　10～30g，入煎剂或入丸、散。治乳痈可打粉外敷用。

成分药理　（1）化学成分：含土贝母苷甲。块茎中含有麦芽糖，而在干燥以后则含有蔗糖，叶柄主要含还原糖。叶主要含蔗糖。

（2）药理作用及抗肿瘤机制：①抗肿瘤作用：山西医学院肿瘤研究组用改进的 Murphy 氏法基础上加以改良，建立小鼠宫颈癌模型。进行土贝母等的筛选。土贝母用水煎剂（1：1 浓度）剂量100mg ig 给药，连续15w，土贝母治疗组 15 只小鼠，实验结束后处死。肉眼可见 8 只有肿瘤，位于子宫颈处，镜检：8 只为宫颈鳞癌，余未见，诱癌率为 53%，存活率为 75%，与对照组比较 $P < 0.05$，差异显著（对照组诱癌率为 85%）。提示土贝母水煎剂对小鼠宫颈癌治疗上不仅有一定的抑制率，且能提高其存活率。②杀精子作用：西安医科大学附属医院药厂制备的土贝母总皂苷及其 A、D 成分均有较强的杀精作用，其瞬间杀精作用的有效浓度分别为 0.04%、0.04%和 0.03%，其杀精机理主要是破坏精子的生物膜系统，用固定明胶底物薄膜法测定单个精子顶体酶变化的结果表明，3 种成分在浓度 0.05%时均可显著降低单个精子顶体酶的活性。且作用后不活动的精子用生理盐水洗去药液后活动力未能恢复，表明其损伤作用是不可逆的。

古籍摘要　《本草纲目拾遗》："能散痈毒，化脓行滞，解广疮结毒，除风湿，利痰，敷恶疮敛疮口。"

按语　本品无显著毒性，毒理实验表明其所含的土贝母皂苷大量使用时可引起食欲减退。

26. 阿魏　伞形科植物新疆阿魏 *Ferula sinkiangensis* K. M. Shen 或阜康阿魏 *Ferula fukanensis* K. M. Shen 的树脂。又名臭阿魏、细叶阿魏。生长于多沙地带。分布于中亚细亚地区及伊朗、阿富汗。

性味功效　苦、辛，温。归脾、胃经。消积，散痞，杀虫。

主治　①可用于治疗食管癌、肝癌、卵巢癌及多种恶性、良性肿瘤。②用于肉食积滞，瘀血癥瘕，腹中痞块，虫积腹痛。

用量用法　本品不入煎剂，只入丸、散中内服，常用量为 0.9～1.5g（每日量），如《丹溪心法》中"阿魏丸"。或入膏药外敷，如外科及肿瘤用以贴痞块。

成分药理　（1）化学成分：阿魏含挥发油、树脂及树胶等。挥发油中含蒎烯，并伴有多种二硫化合物，其中仲丁基丙烯基二硫化物约占 45%，是本品特殊臭味的原因。树脂中含阿魏酸及其酯类等。

（2）药理作用及抗肿瘤机制：①抗过敏作用：新疆阿魏挥发油水乳剂能阻止过敏介质释放及肥大细胞脱颗粒作用，并能直接拮抗组胺和过敏性慢反应物质（SRS-A）对气道平滑肌的收缩反应。②对心脏的作用：新疆阿魏水煎剂及水（醇）提取液能降低离体蛙心的心跳振幅，增加心率。③抑菌杀虫作用：阿魏煎剂在体外对人型结核杆菌有抑制作用（1∶1600），与硫黄、槟榔及肉桂合用。做成煎剂预先给小鼠灌胃，可减少小鼠感染血吸虫尾蚴后成虫发育率。④抑制血小板聚集作用：不同浓度的阿魏酸乙酯对二磷酸腺苷诱导的血小板聚集均有抑制作用，且抑制率明显高于等浓度的阿魏酸水平，其机制可能是减少钙离子的释放。⑤抗肿瘤作用：实验证明阿魏对小鼠肉瘤 S180 细胞及人类子宫颈癌细胞抑制率较高。

古籍摘要　《本草汇言》："阿魏化积、堕胎、杀虫疗蛊之药也。其气辛烈而臭，元人入食料中，能辟一切禽兽鱼龟腥荤诸毒。凡水果、蔬菜、米、麦、谷、豆之类，停留成积者，服此立消。气味虽有秽恶，然不大损胃气，故方脉科每需用而不弃也。"

按语　脾胃虚弱者及孕妇忌服。

27. 穿山甲　鲮鲤科动物穿山甲 *Manis pentadactyla* Linnaeus 的鳞甲。又称山甲片、甲片。主产于广东、广西、云南、贵州，浙江、福建、湖南、安徽等地亦产。

性味功效　咸，凉。入肝、胃经。消肿溃痈，搜风活络，通经下乳。

主治　①治疗乳腺癌、食管癌、肝癌、皮肤癌、白血病及恶性淋巴瘤等。②乳痈，痈疽恶疮，乳汁不通，经闭。③对外科痈疽，有溃脓托疮之效。

用量用法　6～10g。一般炮炙后用。入煎剂需先煎，或打粉冲服。或入丸、散。

成分药理　（1）化学成分：含穿山甲碱、各种氨基酸等。

（2）药理作用及抗肿瘤机制：①降低血液黏度作用：穿山甲片的水煎液有明显延长大白鼠凝血时间的作用和降低大白鼠血液黏度的作用。②抗炎作用：穿山甲片的水提液、醇提液均有明显的抗巴油引起的小白鼠耳部炎症作用（$P<0.01$，$P<0.05$）。③对小白鼠常压缺氧的耐受能力的影响：穿山甲片中的环二肽Ⅵ和Ⅶ能够提高小白鼠常压缺氧的耐受能力。④抗肿瘤作用：体外试验中对白血病细胞有杀伤作用，临床实践发现穿山甲能增强机体免疫功能。

古籍摘要　《本草纲目》："穿山甲，古方鲜用，近世风疟疮科通经下乳，用为要药，盖此物穴山而居，寓水而食。出阴入阳，能窜经络达于病所故也。谚曰：穿山甲、王不留，妇人食了乳长流，亦言其迅速也。李仲南言其性专行散，中病即止，不可过服。又按《德生堂经验方》云：凡风湿冷痹之证，因水湿所致，浑身上下，强直不能屈伸，痛不可忍者，于五积散加穿山甲七片，看病在左右手足，或臂胁疼痛处，即于鲮鲤身上取甲炮熟，同全蝎（炒）十一个，葱、姜同水煎，入无灰酒一匙，热服，取汗（避风）甚良。"

按语　穿山甲为濒临灭绝的野生动物，价值高昂，药理作用不甚明确，临床用到穿山甲时应尽量用同类药如土鳖虫、路路通、王不留行等替代。

28. 狼毒　瑞香科狼毒属植物瑞香狼毒 *Stellera chamaejasme* L. 的根。又名红狼毒、绵大戟、一把香、山萝卜、红火柴头花、断肠草。分布于东北、华北、西北、西南等地。

性味功效　辛、苦，平，有毒。散结，逐水，止痛，杀虫。

主治　①治疗消化道癌、乳腺癌、宫颈癌等。②治疗淋巴结结核、疥癣、痈肿恶疮、痰积、食积、虫积。③外用治疗牛皮癣等多种皮肤病。

用量用法　内服：煎汤，0.3~2.4分；或入丸、散。外用：磨汁涂或研末调敷。

成分药理　（1）化学成分：瑞香狼毒的根含甾醇、酚性成分、氨基酸、三萜类及有毒的高分子有机酸。可能还含蒽苷。

（2）药理作用及抗肿瘤机制：①抗菌作用：从瑞香狼毒根中提得一种狼毒苷，原称川狼毒素的抗菌物质，其毒性很低。②治疗便秘：叶、根中可能含有蒽苷，能增强小肠蠕动，可治疗便秘。③抗肿瘤：瑞香狼毒石油醚提取物和醇提取物具高效抗肿瘤作用；瑞香狼毒水提物在不同质量浓度和不同治疗时间均显示出很强的抑制肿瘤细胞增殖的作用；瑞香狼毒所含的二萜类化合物（尼地吗啉）具有抗癌活性；瑞香狼毒浸出液对小鼠（腹水型）肝癌生长和淋巴结转移型肝癌均具有抑制作用；瑞香狼毒醇提物可通过下调 Smad4 介导的 TGF-β 信号通路来抑制肝癌细胞的增殖活动。

按语　①民间用狼毒治疗肿瘤：取狼毒 1 钱放入 200mL 水中煮后捞出，再打入鸡蛋 2 只煮熟后吃蛋喝汤。用于治疗胃癌、肝癌、肺癌、甲状腺乳头状腺癌等 25 例，治后症状减轻，少数病例可见肿瘤缩小。也可用狼毒与鸡血藤、薏米、半枝莲等制成复方狼毒注射液，每日一次，每次 20~40mL，加入 5%葡萄糖液行静脉滴注；或制成复方狼毒片内服。治疗 20 例晚期胃癌，在术前用药可以缓解症状，为手术治疗创造条件；在术后用药，可以巩固疗效，稳定病情。用药后一般具有止痛、增进食欲等作用。常见副作用有恶心、呕吐、头晕、轻度腹泻，未发现对肝、肾及神经方面的毒性表现。②本品有大毒，中毒则腹痛、腹泻，里急后重，孕妇可致流产。冲捣时需戴口罩，否则易引起过敏性皮炎等。

29. 小茴香　伞形科植物茴香 *Foeniculum vulgare* Mill. 的干燥成熟果实；其根、叶和全草也可药用。

性味功效　辛，温。归肝、肾、脾、胃经。散寒止痛，理气和胃。

主治　①治疗胃癌、肠癌患者表现为脘腹冷痛、虚寒内结者。②少腹冷痛，脘腹胀痛，食少吐泻等寒症。③盐小茴香暖肾散寒止痛。用于寒疝腹痛，睾丸偏坠，经寒腹痛。

成分药理　（1）化学成分：含反式-茴香脑、茴香醚、α-茴香酮、甲基胡椒酚、茴香醛及多种微量元素等。

（2）药理作用及抗肿瘤机制：①对消化道系统的作用：小茴香对家兔在体肠蠕动有促进作用。②利胆作用：小茴香有利胆作用，能促进胆汁分泌，并使胆汁固体成分增加。③小茴香挥发油、茴香脑对青蛙都有中枢麻痹作用，对蛙心肌开始稍有兴奋，接着引起麻痹。对神经肌肉呈箭毒样麻痹，肌肉自身的兴奋性减弱。④抗菌作用：小茴香挥发油对真菌孢子、鸟型结核杆菌、金黄色葡萄球菌，有灭菌作用。⑤抗肿瘤作用：由小茴香提取的植物聚多糖有抗肿瘤作用。有研究表明小茴香中丰富的微量元素可能与其抗肿瘤作用有关。Ca、Mg 是必需的生命元素，在整个细胞和代谢中起着结构作用和催化作用，缺 Mg 可导致多种癌症。Fe 与肿瘤的治疗有关，其机理是一些抗肿瘤药物可通过二价及三价 Fe 离子络合并与 DNA 结合，产生羟自由基，使肿瘤细胞的 DNA 发生裂解而产生抗癌作用。Fe 是一些抗癌药物发挥作用必不可少的一种元素。Zn 是细胞膜的组成成分之一，是参与免疫功能的一种重要元素，主要是通过各种 Zn 依赖酶参与并调节免疫功能使细胞免受氧自由基的损害，目前比较普遍的观点是 Zn 可预防肿瘤，拮抗致癌效应，降低动物肿瘤发生率。癌症患者缺 Zn 会降低抗癌药物的疗效。Mn 参与 SOD 组成，有一种称为外源凝集素的含 Mn 蛋白质，具有抑制肿瘤生长的作用，医学地理调查结果也显示土壤 Mn 含量与癌症发病率呈负相关。

按语　小茴香温通下焦，癌症患者尤其是妇科癌症患者若出现小腹冷痛可酌情使用。《本草述》："若小肠、膀胱并胃腑之证患于热者，投之反增其疾也。"阴虚火旺者禁服。

第四节　消肿止痛药

1. 马钱子　马钱科植物马钱 *Strychnos nuxvomica* L. 的干燥成熟种子。又称番木鳖、苦实、把豆儿。生长于热带。分布于印度、越南、缅甸、泰国、斯里兰卡等地。

性味功效　苦，温，有大毒。归肝、脾经。通络止痛，散结消肿。

主治　①用于多种癌症，经严格炮制加工后，配以甘草等解毒药物制成丸剂应用，如化瘤丸。临床有一定的近期疗效，能减轻患者症状。②祛风湿，通经络：用于风湿闭阻所致的痹病，症见关节疼痛、臂痛腰痛、肢体肌肉萎缩。③小儿麻痹后遗症。

用量用法　0.3～0.6g，炮制后入丸散用。不宜生用、多服久服；孕妇禁用。

成分药理　（1）化学成分：含番木鳖碱、马钱子碱、α 及 β-可鲁勃、番木鳖次碱、马钱子新碱、依卡精、番木鳖苷等。

（2）药理作用及抗肿瘤机制：①对中枢神经系统的作用：本品所含的番木鳖碱对整个中枢神经系统都有兴奋作用，首先兴奋脊髓的反射机能，其次兴奋延髓的呼吸中枢及血管运动中枢，并能提高大脑皮质的感觉中枢机能。②对延髓的作用：据资料记载，给箭毒麻痹的犬静脉注射 2mg/kg 的硝酸番木鳖碱，血压立刻升高（10～20mmHg），并长时间持续在高度水平。但如破坏动物的延髓，血压随即下降，增大番木鳖碱剂量，血压也不再上升，说明番木鳖碱能提高血管运动中枢的兴奋性，增进血液循环。番木鳖碱还具有兴奋迷走神经中枢作用，可出现心动徐缓。番木鳖碱亦能提高呼吸中枢的兴奋性，使呼吸加深加快，特别是在上述中枢被抑制时这些作用更加明显。③对大脑皮质的作用：小剂量的番木鳖碱能加强皮质的兴奋过程，促使处于抑制状态的病人苏醒。还能提高味觉、触觉、听觉和视觉等感觉器官的功能。治疗剂量的番木鳖碱对犬和猴的实验性神经官能症呈现良好作用，能促使兴奋和抑制过程之间的正常关系的恢复。大剂量的番木鳖碱（接近中毒量），在短暂的提高兴奋过程后，即发生超限抑制现象。④对人体淋巴细胞的作用：刘德祥等观察了马钱子粉煎液不同剂量对体外培养人淋巴细胞有丝分裂指数的影响，结果表明，马钱子粉煎液有促进淋巴细胞分裂的作用。⑤抗肿瘤作用：现代药理研究发现，马钱子水煎液和马钱子碱对结肠癌、肺癌、肝癌、乳腺癌及其骨转移、白血病等多癌症都具有显著疗效。同时研究发现，马钱子主要通过抑制癌细胞的增殖，诱导癌细胞凋亡，阻止癌细胞迁移实现抗肿瘤作用，并与用药剂量和时间呈依赖性。马钱子碱对乳腺癌的作用机制可能与下调血管生成拟态标志蛋白（VEGF/VE-cadherin/ EphA2/ MMP-9/MMP-2）的表达有关，对白血病的作用机制可能与下调 Bcl-2 基因的表达和上调 Bax 基因的表达有关。

古籍摘要 《本草原始》："番木鳖形圆，色白有毛，细切捣烂，和肉内毒鼠即死。勿令猫食之"《本草经疏》："番木鳖，性大寒，味至苦，凡病人气血虚弱，脾胃不实者，慎勿用之。"

按语 本品有毒，使用时需严格掌握剂量，不可久服。如过量中毒，将出现口唇麻木，肢颤拘挛，甚则强直性痉挛，角弓反张。须急投巴比妥类药物或水合氯醛灌肠以缓解惊厥，并用高锰酸钾洗胃、灌绿豆汤或肉桂汤，以缓其毒。

2. 全蝎 钳蝎科动物东亚钳蝎 *Buthus martensii* Karsch 的干燥体。又名全虫、蚕。全国各地均有分布，以长江以北地区为多。

性味功效 辛，平，有毒。归肝经。息风镇痉，攻毒散结，通络止痛。

主治 ①常用于晚期癌症疼痛、脑瘤、脑转移瘤，常与蜈蚣、僵蚕配伍。②用于小儿惊风，抽搐痉挛，中风口歪，半身不遂，破伤风，风湿顽痹，偏正头痛等症。

用量用法 用量 3～6g，水煎服，也可打粉冲服。

成分药理 （1）化学成分：含蝎毒，系一种类似蛇毒神经毒的蛋白质。此外，并含三甲胺、甜菜碱、牛磺酸、软脂酸、硬脂酸、胆甾醇、卵磷脂及铵盐等。欧洲及北非产蝎的毒液中含神经毒Ⅰ及Ⅱ，其神经毒Ⅱ为一条由 64 氨基酸组成的肽链。

（2）药理作用及抗肿瘤机制：①抗惊厥作用：小鼠口服止痉散（全蝎和蜈蚣干粉等量混合而成）每天 1g，连服 1、3、9 天后对五甲烯四氮唑、士的宁及烟碱引起的惊厥均有对抗作用，对抗士的宁惊厥的效果最为显著，烟碱次之，五甲烯四氮唑更差，可卡因则无。每天单独应用全蝎与蜈蚣 1g 亦有效，但全蝎的效果较蜈蚣差。②对心血管系统的作用：静脉注射全蝎浸剂及煎剂均可使兔、犬血压一时性下降（少数可见暂时上升），但很快恢复，接着出现持久的血压下降，维持 1～3 小时以上。灌胃或肌内注射给药仍有显著持久的降压作用，重复用药不出现快速耐受现象。降压原理为抑制血管运动中枢、扩张血管、直接抑制心脏以及对抗肾上腺素的升压作用，对清醒动物有明显镇静作用，但并不使动物入眠，也可能与降压有关。从全蝎中分离出的蝎酸钠盐给麻醉兔静脉注射产生暂时性血压下降，但对离体蛙心呈兴奋作用，对蛙后肢及离体兔耳血管则均呈收缩作用。③抗肿瘤作用：国内外学者对全蝎抗肿瘤作用已经进行了广泛的研究，从全蝎提取液到全蝎酶解产物，从大分子量蛋白质到小分子多肽，其抗肿瘤作用不断得到证实，机制主要有抑制肿瘤细胞增长，诱导其凋亡；抑制或上调基因表达；抑制其新生血管生成；直接杀伤；增强细胞免疫力。全蝎在常氧和乏氧状态下均有抑制癌细胞和对血管生成相关细胞因子调控的作用。

古籍摘要 《开宝本草》："疗诸风瘾疹，及中风半身不遂，口眼㖞斜，语涩，手足抽掣。"《玉楸药解》："穿筋透骨，逐湿除风。"

按语 全蝎的药理作用非常广泛，目前研究较多且比较深入的是其抗肿瘤作用，而公认的主要有效成分是蝎毒，分子机制的研究有待深入。蝎毒具有毒性：从华北产活蝎的腹节毒腺提得的毒素，小鼠静脉注射 0.5～1mg/kg 可产生流涎和惊厥，给兔静脉注射 0.07～0.1mg/kg 导致瞳孔缩小、流涎、强直性惊厥，最后窒息而死。蝎粗毒的小鼠腹腔注射（ip）LD50 为 2.4mg/kg，蝎毒中哺乳动物神经毒素Ⅰ和Ⅱ的小鼠 ip LD50 分别为 0.48mg/kg 和 0.63mg/kg。同时血虚生风者忌用全蝎。

3. 钩吻 马钱科植物胡蔓藤 *Gelsemium elegans*（Gardn.Et Champ.）Benth. 的全草。又名

野葛、秦钩吻、毒根。生于向阳的山坡、路边的草丛或灌丛中。分布于浙江、福建、广东、广西、贵州、云南。

性味功效　辛、苦，温，有毒。祛风攻毒，散结消肿，止痛。

主治　①适用于食管癌、肝癌、胃癌。②治疗疥癣、湿疹、瘰疬、痈肿、疔疮等，捣烂外敷或煎汤洗患处。③跌打损伤，风湿痹痛，神经痛。

用量用法　外用：适量，捣敷；或研末调敷；或煎水洗；或烟熏。

成分药理　（1）化学成分：钩吻的主要成分是生物碱。从根中曾分离出 7 种单一的生物碱：钩吻碱子，钩吻碱丑即是钩吻碱，钩吻碱寅，钩吻碱卯，钩吻碱丙即是常绿钩吻碱，钩吻碱丁，钩吻碱戊；从茎中分离出钩吻碱子和常绿钩吻碱；从叶中分离出钩吻碱子、丑、丁和钩吻碱辰等。

（2）药理作用及抗肿瘤机制：①镇痛作用：钩吻素甲对小鼠有镇痛作用，其有效剂量与中毒剂量相近。但也有报道，如与阿司匹林合用则镇痛作用增强，胜过单用时之效力，并称在临床上也获得较好效果。临床上有用钩吻素甲治疗神经痛，特别是三叉神经痛，也有用其酊剂治急性脊髓灰质炎。②对心血管系统的作用：钩吻素甲能阻断电刺激心迷走神经或注射乙酰胆碱引起的降压反应。它有微弱的 5-羟色胺样作用，能加强肾上腺素的升压作用。对犬、兔小肠及子宫，小量略兴奋，大量抑制，对平滑肌有直接作用。③抗肿瘤作用：研究表明，钩吻总碱注射液对肿瘤细胞具有毒性作用，可以抑制其增殖能力，钩吻抗肿瘤活性机制可能是通过调控细胞周期来起到抗癌的目的。在体外试验中，钩吻素子能阻止人结肠癌细胞 SW480 的细胞周期由 DNA 合成期向合成后期转移，也可使 LoVo 细胞阻滞于 DNA 合成前期，防止向合成期转移。

古籍摘要　《生草药性备要》："祛风毒，洗螆癞。"《广西药用植物图志》："捣烂外敷治跌打瘀肿，外伤出血，梅毒恶疮，风痹；制膏敷贴消肿瘤，又可作杀虫药。"

按语　本品极毒，一般只作外用。由于其治疗剂量与中毒剂量相距甚近，故应用时需十分小心，严密观察，特别是呼吸的情况。局部可用于扩瞳，但刺激性大，因而限制了它的应用。

4. 蜈蚣　蜈蚣科动物少棘巨蜈蚣 *Scolopendra subspinipes* mutilans L. Koch 的干燥体。又名百足虫、千足虫、金头蜈蚣、百脚。全国各地均有分布。

性味功效　辛，温，有毒。归肝经。息风镇痉，攻毒散结，通络止痛。

主治　①活血祛瘀、攻毒散结：用于治疗脑瘤、脑转移瘤、骨癌或晚期癌症剧痛者。常与僵蚕、全蝎同用。②息风镇痉：用于小儿惊风，抽搐痉挛，中风口歪，半身不遂，破伤风等症。③疮疡，瘰疬，毒蛇咬伤，常与雄黄配伍用于外敷。

用量用法　3～5g。孕妇禁用。

成分药理　（1）化学成分：含二种类似蜂毒的有毒成分，即组胺样物质及溶血性蛋白质；还含脂肪油、胆甾醇、蚁酸等。含多种氨基酸。

（2）药理作用及抗肿瘤机制：①抗肿瘤作用：体外实验表明，蜈蚣可抑制肿瘤细胞增殖，诱导肿瘤细胞凋亡且能阻止血管新生。蜈蚣水蛭注射液能使小白鼠的精原细胞发生坏死、消失，说明对肿瘤细胞有抑制作用；蜈蚣水蛭对小白鼠肝癌瘤体的抑制率为 26%，属于微效，对网状内皮细胞机能有增强作用，但长期应用对肝脏有损伤。化癌丹（内含昆布、海藻、龙胆草、全蝎、蜈蚣、醋炒大米等）对小白鼠艾氏腹水癌有抑制作用，用灌胃法较药物混入饲料中喂食的方法所得效果为好。②止痉作用：止痉散（全蝎、蜈蚣）每天 1g，连服 1、3、9 天之后，对卡地阿佐、士的宁、纯烟碱的半数惊厥量引起的小鼠惊厥均有对抗作用，在同剂量时蜈蚣抗上述 3 药的惊厥效价比全蝎高，而对盐酸古柯碱性惊厥则无效。③抗真菌作用：蜈蚣水浸剂（1：4），在试管内对堇色毛癣菌、许兰氏黄癣菌、奥杜盎氏小芽孢癣菌、腹股沟表皮癣菌、红色表皮癣菌、紧密着色芽生菌等皮肤真菌有不同程度的抑制作用。

古籍摘要 《本草纲目》："按杨士瀛《直指方》云，蜈蚣有毒，惟风气暴烈者可以当之，风气暴烈，非蜈蚣能截能擒，亦不易止，但贵药病相当耳。"《医学衷中参西录》："蜈蚣，走窜主力最速，内而脏腑，外而经络，凡气血凝聚之处皆能开之。性有微毒，而转善解毒，凡一切疮疡诸毒皆能消之。"

按语 蜈蚣所含有毒成分具有溶血作用，并能引起过敏反应。大量蜈蚣能使心肌麻痹，并能抑制呼吸中枢。中毒表现为恶心呕吐、腹痛腹泻、不省人事、心跳缓慢、呼吸困难、体温下降、血压下降等。故应严格掌握剂量，过敏体质者忌用。

5. 蟾酥 蟾蜍科动物中华大蟾蜍 *Bufo bufo gargarizans* Cantor 或黑眶蟾蜍 *B. melanostictus* Schneider 的干燥分泌物。俗称蛤蟆酥、蛤蟆浆、癞蛤蟆酥。

性味功效 辛，温，有毒。归心经。解毒，止痛，开窍醒神。

主治 ①消化系统肿瘤常用。中成药华蟾素胶囊是临床常用药。②配合放疗及化疗应用，具有保护血象的作用。③用于痈疽疔疮，咽喉肿痛，中暑神昏，腹痛吐泻。

用量用法 0.015～0.03g，多入丸散用。外用适量。孕妇慎用。

成分药理 （1）化学成分：蟾蜍浆液经加工干燥所成的固体物，名为蟾酥。浆液成分复杂，包括蟾蜍精等甾族化合物、蟾蜍二烯内酯类、华蟾蜍毒素、肾上腺素、胆甾醇、辛二酸等物质。

（2）药理作用及抗肿瘤机制：①抗炎作用：蟾酥有很好的抗炎作用，其中的甾醇类物质能抑制血管通透性。对局部感染金黄色葡萄球菌的家兔，肌内注射蟾酥注射液能阻止病灶扩散，使周围红肿消退，但在体外无抗菌作用。②抗肿瘤作用：蟾蜍皮提取物对小鼠肉瘤 S180、兔 B.P. 瘤有效，延长患精原细胞瘤、腹水癌和肝癌小鼠的生存期，并增强网状内皮细胞的功能。③抗放射作用：蟾蜍特宁对 X 射线（800R，50kV）局部照射的豚鼠的脱毛具有一定的保护作用。④强心作用：蟾酥毒有洋地黄样作用，小剂量能加强离体蟾蜍心脏收缩，大剂量则使心脏停于收缩期。从国内外 10 种蟾蜍中曾分离出有强心作用的化合物约 20 种，并系统研究了它们的化学结构与作用的关系。很多蟾蜍苷元都有典型的强心苷样作用，如注射于蛙淋巴囊内，均可使蛙心在 1 小时内停止于收缩期；对麻醉犬静脉灌注，心电图显示心率减慢、P-R 间期延长、T 波倒置、异位节律、束支传导阻滞以及心室颤动等。⑤对呼吸、血压的作用：蟾蜍灵、华蟾蜍精、惹斯蟾蜍苷元、华蟾蜍它灵及日本蟾蜍它灵静脉注射（0.05mg/kg），均可引起麻醉兔的呼吸兴奋和血压上升。呼吸兴奋是中枢性的。惹斯蟾蜍苷元除对兔外，对猫也能兴奋呼吸，其作用比尼可刹米、戊四氮、洛贝林等还强，并能拮抗吗啡的呼吸抑制。⑥局部麻醉作用：蟾酥 80%乙醇提取物有表面麻醉作用，兔角膜及人舌试验证明其作用比的卡因慢而持久，有局部刺激性。蟾酥中以蟾蜍灵局麻作用最强，相当于可卡因的 90 倍。其余依次为华蟾蜍它灵、华蟾蜍精、日本蟾蜍它灵等。

古籍摘要 《本草汇言》"蟾酥，通行十二经络、脏腑、膜原、溪谷、关节诸处"，"蟾酥，疗疳积，消膨胀，解疗毒之药也。能化解一切瘀郁壅滞诸疾，如积毒、积块、积胀、内疗痈肿之证，有攻毒拔毒之功也"。

按语　一些地区以蟾皮制成注射液，适用于各种癌症，观察到有止痛、利水的效果。蟾酥有毒，其中各种成分对小鼠 LD50（mg/kg）如下：蟾酥为 41（静脉），96.6（皮下），36.24（腹腔）；蟾蜍灵为 2.2（腹腔）；华蟾蜍精为 4.38（腹腔）；惹斯蟾蜍苷元为 4.25（快速静脉注射），15（慢速静脉注射），14（腹腔），124.5（皮下），64（口服）；蟾蜍特尼定为 1.3（静脉）；蟾蜍它灵对狗的 LD50 接近 0.36（静脉），口服最小致死量接近 0.98。静脉或腹腔注射蟾酥注射液，小鼠急性中毒为呼吸急促、肌肉痉挛、心律不齐，最后麻痹而死，阿托品对此有一定的解毒作用，肾上腺素则无，蟾酥经煮沸后毒性大减；人中毒后，可按洋地黄类强心药中毒时的急救原则处理。

6. 守宫　守宫科动物无疣壁虎 *Gekko subpalmatus* Gunther，以干燥全体入药。别名壁虎、爬壁虎、爬墙虎、蝎虎、天龙。分布于华北一带。

性味功效　咸，寒，有小毒。祛风，活络，散结。

主治　①用于中风瘫痪，风湿关节痛，骨髓炎。②治疗淋巴结结核、恶性肿瘤。③治疗神经衰弱等：取壁虎剔除肠杂，制成注射液应用，患者睡眠可明显改善，食欲增加。

用量用法　炒研细粉，每服 3~5 分；或 0.5~1.5 钱，水煎服。

成分药理　（1）化学成分：多疣壁虎含多种无机元素、脂肪油、氨基酸。

（2）药理作用及抗肿瘤机制：干、鲜壁虎均可抑制小鼠 S180 肉瘤的生长，且抑瘤作用相近，其机制可能与提高机体的细胞免疫功能有关。含壁虎的复方牛黄天龙胶囊对小鼠宫颈癌、人卵巢癌 SK 细胞和小鼠肉瘤 S180 细胞有抑制作用。田彦玲等研究发现，牛黄天龙胶囊（含药血清）能够使人子宫内膜癌 HEC-B 细胞生长阻滞在 G0/G1 期并可诱导人子宫内膜癌 HEC-B 细胞凋亡；并可降低凋亡抑制蛋白 survivin 表达，同时可提高凋亡效应蛋白 Caspase-3 表达，这可能是其诱导人子宫内膜癌 HEC-B 细胞凋亡的机制之一。

古籍摘要　《本草纲目》："守宫，旧附见于石龙下，云不入药用。近时术家多用之。杨仁斋言：惊痫皆心血不足，其血与心血相类，故治惊痫。取其血以补心。其说近似，而实不然。盖守宫食蝎蛊，蝎蛊乃治风要药。故守宫所治风痉惊痫诸病，亦犹蜈、蝎之性能透经络也。且入血分，故又治血病疮疡。守宫祛风，石龙利水，功用自别，不可不知。中风瘫痪，手足不举，或历节风痛，及风痉惊痫，小儿疳痢，血积成痞，疬风瘰疬，疗蝎螫。"

按语　毒理学研究表明壁虎安全无毒，可放心应用于临床。

7. 藤黄　藤黄科藤黄属植物藤黄 *Garciniahamburgy* Hook. f. 的树脂（将茎干皮部作螺旋状割伤可获得），又名玉黄、月黄。原产于东南亚，现中国广东、广西有引种栽培。

性味功效　酸，涩，有毒。攻毒消肿，祛腐敛疮，止血，杀虫，峻下。

主治　①痈疽、肿毒、溃疡、湿疮、顽癣、跌打肿痛、创伤出血及烫伤等。②恶性肿瘤：肺癌、肝癌、宫颈癌、乳腺癌、前列腺癌等。③为峻下剂，可治疗绦虫及水肿。

用量用法　内服：0.03~0.06g，入丸剂；外用：研末调敷、磨汁涂或熬膏涂。有藤黄片、藤黄注射液等制剂。本品毒性较大，多作外用，内服少量即致腹泻，误服过量可引起头晕、呕吐、腹痛、泄泻，甚或致死。

成分药理　（1）化学成分：藤黄主要含笼状口山酮类化合物和三萜类化合物，包括藤黄酸、别藤黄酸、新藤黄酸、藤黄素、异藤黄素 B、脱氧藤黄素、异藤黄酸等。

（2）药理作用及抗肿瘤机制：①抗肿瘤作用：藤黄酸和别藤黄酸在体内外实验中对小鼠艾氏腹水癌、人肝癌（BEL-7402、SMMC-7721）、宫颈癌（HeLa）、乳腺癌（MCF-7）、前列腺癌（PC-3）、非小细胞肺癌（SPC-A1）细胞均有显著抑制和杀伤作用，其机制如下：下调 C-myc 基因表达，降低逆转录酶合成，抑制肿瘤细胞 DNA 合成；干扰肿瘤细胞的增殖周期，导致 G2 期细胞堆积，S 期细胞比例减少，促进细胞色素 C 和凋亡诱导因子 AIF 释放，诱发细胞凋亡；特异性降低血管内皮细胞增殖和活性；抑制整合蛋白 b1/rho 家族 GTP 酶信号通路的激活，抑制与细胞骨架和转移相关的肌动蛋白的表达，减少细胞侵袭过程中金属蛋白酶 MMP-2、MMP-9 和转录因子 NF-κB 的表达。②镇静镇痛作用：通过对戊巴比妥钠下催眠剂量的影响和醋酸扭体反应，表明藤黄有明显的镇痛镇静作用。③藤黄乙醇提取物的水混悬液低浓度兴奋、高浓度抑制兔离体十二指肠平滑肌。④抗菌作用：藤黄 0.04～0.16mg/mL 在试管内对金黄色葡萄球菌、八叠球菌、枯草杆菌有抑制作用。

古籍摘要　《本经逢原》："藤黄性毒，而能攻毒，故治虫牙蛀齿，点之即落。毒能损骨，伤肾可知。"《本草纲目拾遗》："性酸、涩，有毒……治痈疽，止血化毒，敛金疮，亦能杀虫。治刀斧木石及汤火，竹木刺入肉，一切诸伤。"

按语　藤黄及其活性成分藤黄酸等化合物具有显著的抗肿瘤活性，但毒性较强，使其成药性和应用受到限制。

8. 雷公藤　卫矛科雷公藤属植物雷公藤 *Tripterygium wilfordii* Hook. F. 的木质部（皮部因毒性大常被刮去），又名震龙根、蒸龙草、水莽子、水莽兜、红柴根、菜虫药、断肠草、黄藤根、黄腊藤等。分布于我国长江流域以南地区及西南各地。

性味功效　苦、辛，凉，大毒。祛风除湿，杀虫解毒。

主治　①免疫系统疾病：类风湿性关节炎、风湿性关节炎、红斑狼疮、干燥综合征、白塞氏病。②肾小球肾炎、肾病综合征。③银屑病、疥疮、顽癣、湿疹。④麻风病。⑤恶性肿瘤：乳腺癌、早幼粒白血病、霍奇金淋巴瘤等。

用量用法　内服：煎汤，去皮根木质部分 15～25g，带皮根 10～12g，文火煎汤 1～2 小时；研粉装胶囊，每次 0.5～1.5g，每日 3 次。外用：研粉或捣烂敷。有糖浆、浸膏片、酊剂、软膏等制剂。

成分药理　（1）化学成分：雷公藤主要含多种生物碱（雷公藤定碱、雷公藤扔碱、雷公藤晋碱、雷公藤春碱和雷公藤增碱等）、三萜类化合物、南蛇藤醇、卫矛醇、雷公藤甲素及葡萄糖、鞣质等。

（2）药理作用及抗肿瘤机制：①抗炎作用：雷公藤具有促皮质激素或皮质激素样作用，可作用于下丘脑，随后兴奋垂体-肾上腺皮质系统而产生抗炎作用，其提取物对大鼠多发性关节炎、蛋清性关节炎、棉球肉芽肿均有抑制作用，也可抑制炎症介质组胺、5-羟色胺。②雷公藤对小鼠非特异性免疫、细胞免疫、体液免疫均有调节作用。③抗肿瘤作用：雷公藤内酯二醇、雷公藤内酯酮、雷公藤甲素等主要化学成分可通过激活 Caspase 通路、诱导 p53 表达、活化 MAPK 信号通路、抑制 NF-κB 表达、影响 RNA 聚合酶活性等多种途径影响肿瘤细胞的信号转导，从而抑制肿瘤细胞增殖，诱导肿瘤细胞凋亡，诱导肿瘤细胞自噬，阻滞肿瘤细胞周期，抑制肿瘤细胞迁移、侵袭和转移，逆转肿瘤多药耐药，介导肿瘤免疫和抑制肿瘤血管生成；对鼻咽癌 KB 细胞、人早幼粒白血病 HL-60 细胞、人霍奇金淋巴瘤细胞、人乳腺癌和胃癌细胞有抑制作用。④其他：雷公藤通过清除氧自由基和（或）抑制脂质过氧化、修复肾小球滤过膜（阴电荷屏障）完整性对多种肾炎模型起预防和保护作用，同时具有杀虫、抗微生物、抗生育等作用。

按语　雷公藤早期作为杀虫剂保护农作物，后发现其在治疗免疫系统疾病方面有显著疗效，近期研究表明其抗癌谱较广，抗癌活性较强，是前景广阔的抗肿瘤中药。

9. 麝香　鹿科麝属动物林麝 *Moschus berezovskii* Flerov、马麝 *M. sifanicus* Przewalski、原麝 *M. moschiferus* Linnaeus 成熟雄体香囊中的干燥分泌物，又名遗香、当门子、元寸香等。林麝分布于山西、湖北、四川、贵州、西藏、陕西、甘肃、青海、宁夏、新疆等地区，马麝分布于青藏高原、四川、云南、甘肃等地区，原麝分布于河北、吉林、黑龙江等地区。近年来，人工麝香已研制成功并推广应用。

性味功效　辛、温，归心、肝、脾经。开窍醒神，活血散结，消肿止痛。

主治　①热病神昏，中风痰厥，气郁暴厥，中恶昏迷，血瘀闭经，心腹急痛，跌打损伤，痹痛麻木，痈疽恶疮，喉痹，口疮，牙疳，脓耳。②癥瘕积聚，食管癌、胃癌、结肠癌、膀胱癌。

用量用法　内服：入丸散，0.03～0.1g，一般不入汤剂；外用：研末掺、调敷或入膏药中敷贴。本品无论内服外敷均能堕胎，故孕妇禁用。

成分药理　（1）化学成分：主要含有大分子环酮（麝香酮、麝香吡啶、羟基麝香吡啶）、雄性激素、胆甾醇、胆甾醇酯等。

（2）药理作用及抗肿瘤机制：①抗炎作用：麝香能抑制环氧酶活性，影响花生四烯酸代谢，刺激肾上腺功能，提高外周血皮质酮含量，其水提物对小鼠巴豆油耳部炎症、大鼠琼脂性关节肿、酵母性关节肿、佐剂型多发关节炎有抑制作用。②对中枢神经的作用：麝香对中枢系统表现为兴奋与抑制的双重作用，麝香与麝香酮均能使动物自发活动减少，对大鼠实验性脑缺血神经元损伤有保护作用，麝香酮又能使痴呆小鼠的血清 SOD 活力升高，降低 MDA 含量和 MAO 活力，拮抗痴呆。③对心血管系统的作用：对心脏的影响。天然麝香对离体蟾蜍心脏呈兴奋作用，在体蟾蜍心脏呈抑制作用，麝香酮反之。对血压的影响。使血压下降、心率增快、呼吸频率和深度增加。对肾上腺素能 β 受体的影响。麝香的有效成分能激活腺苷酸环化酶、蛋白激酶 C，引起 β 肾上腺素能作用增强。对血液系统的作用。麝香酮能溶解家兔的红细胞，使血小板聚集率明显下降，影响血小板收缩蛋白功能，缩短家兔凝血时间。④对子宫的作用：麝香使家兔、大鼠、豚鼠的离体子宫兴奋，麝香酮在不影响孕鼠健康及未出现任何神经系统异常情况下表现出抗着床和抗早孕作用。⑤抗肿瘤作用：麝香或麝香酮对小鼠艾氏腹水瘤、小鼠肉瘤 S37 和 S180 的细胞有抑制作用，对人食管鳞癌、胃腺癌、膀胱癌、结肠癌组织有抑制作用，对接种乳腺癌实体瘤的 BALB/C 小鼠不仅有延长生命、缩小肿瘤的作用，还能提高机体免疫力。⑥其他：麝香中的雄甾酮有雄激素样作用，麝香混悬液可促进大鼠胃壁慢性实验性溃疡愈合。

古籍摘要　《神农本草经》："味辛，温。主辟恶气，杀鬼精物，温疟，蛊毒，痫痓，去三虫，久服除邪，不梦寤厌寐。"《名医别录》："主治诸凶邪鬼气，中恶，心腹暴痛胀急，痞满，风毒，妇人难产，堕胎，去面䵟，目中肤翳。"《药性论》："除百邪魅鬼疰、心痛，小儿惊痫、客忤,镇心安神,以当门子一粒,细研,熟水灌下,止小便利。能蚀一切痈疮脓。"《本草纲目》:"通诸窍,开经络,透肌骨,解酒毒,消瓜果食积,治中风、中气、中恶、痰厥、积聚癥瘕……盖麝香走窜,能通诸窍之不利,开经络之壅遏,若诸风、诸气、诸血、诸痛、惊痫、癥瘕诸病,经络壅闭,孔窍不利者,安得不用为引导以开之、通之耶?非不可用也,但不可过耳。"

按语 麝香能治"痞块癥瘕诸证",是传统抗肿瘤中成药西黄丸的组成成分之一,"盖取此辛香芳烈,借其气以达病所,推陈而致新也"。

10. 长春花 夹竹桃科长春花属植物长春花 *Catharanthus roseus*(L.)G. Don,又名雁来红、日日新、四时春、三万花。分布于非洲东部,中国华东、中南、西南。

性味功效 苦,寒,有毒。解毒抗癌,清热平肝。

主治 主治多种癌症,高血压病,痈肿疮毒,烫伤。

用量用法 内服:煎汤,5~10g。外用:捣敷,或研末调敷。多用其提取物静脉注射,可引起白细胞减少、食欲减退、恶心呕吐、腹痛便秘、肌肉酸痛、手指麻木、深肌腱反射消失、复视、脱发等副作用,注射局部刺激可引起栓塞性静脉炎。

成分药理 (1)化学成分:长春花中含有吲哚类生物碱 70 余种(长春碱、长春新碱等)、环烯醚萜苷(马钱子苷、断马钱子酸等)、甾类(6-去氧栗木甾酮)、肌醇、琥珀酸及挥发性成分。

(2)药理作用及抗肿瘤机制:①抗肿瘤作用:长春花所含生物碱中只有长春碱(VBL)、长春新碱(VCR)、环氧长春碱、异长春碱具有明显抗肿瘤作用。VBL 和 VCR 对微管蛋白结合的亲和力高,可使中后期有丝分裂停止,纺锤体受损畸形,还能抑制 DNA 依赖性 RNA 聚合酶活性,抑制核糖体蛋白的 RNA 前体生成。②其他:降血压、扩张冠脉、降血糖、降血脂作用。

按语 长春花化学成分 VBL 和 VCR 作为化疗药物广泛应用于各种恶性肿瘤临床治疗。

11. 石蒜 石蒜科石蒜属植物石蒜 *Lycoris radiata*(L'Herit)Herb. 或中国石蒜 *L. chinensis* Traub 鳞茎,又名老鸦蒜、乌蒜、独蒜、龙爪草头等。石蒜分布于中国华东、中南、西南、陕西等地区,中国石蒜分布于江苏、浙江、河南等地。

性味功效 辛、甘,温,有毒。祛痰催吐,解毒散结。

主治 主治喉风、乳蛾、痰喘、食物中毒、胸腹积水、疔疮肿毒、痰核瘰疬。

用量用法 内服:煎汤,1.5~3g,或捣汁。外用:捣敷,或绞汁涂,或煎水熏洗。

成分药理 (1)化学成分:石蒜鳞茎含糖类、生物碱类(石蒜碱、多花水仙碱等)、糖苷类(石蒜-R-葡萄甘露聚糖)等,中国石蒜含抗肿瘤化合物水仙克拉辛、石蒜碱、雪花莲胺碱、石蒜胺、表石蒜胺、高石蒜碱、文殊兰碱、网球花定碱、小星蒜碱、雨石蒜碱及石蒜伦碱。

(2)药理作用及抗肿瘤机制:①石蒜中的石蒜碱具有镇静、降低体温、增强吗啡或延胡索镇痛的作用。②石蒜中的雪花莲胺碱、石蒜胺对家兔全血、肌肉、脑匀浆中的胆碱酯酶活性均有抑制作用,可兴奋骨骼肌和平滑肌。③抗炎、抗病毒作用:石蒜碱能兴奋垂体-肾上腺皮质,抑制家兔甲醛性及大鼠蛋清性足肿胀,也可抑制脊髓灰质炎病毒。伪石蒜碱对 EMC、JBE、ICM 病毒、嗜神经组织 RNA 病毒感染的小鼠具有对抗活性、抑制逆转录酶活性的作用。④抗肿瘤作用:石蒜碱具有抑制肿瘤侵袭和转移、调节免疫功能、影响肿瘤微环境的作用,机制如下:石蒜碱使肿瘤细胞阻滞于 G2 期,使其快速增殖受到抑制;石蒜碱通过诱导 Mcl-1 等凋亡相关蛋白、诱导自噬等途径诱导肿瘤细胞凋亡，在肝癌、结直肠癌、食管癌、膀胱癌等恶性肿瘤中已得到证实；石蒜碱能降低 β-catenin 和上皮细胞间充质转化（EMT）相关标志蛋白水平、抑制靶基因 STAT3 的磷酸化和转录活性，从而抑制肿瘤细胞的侵袭和转移；石蒜碱通过下调 VE-cadherin 抑制肿瘤血管生成和血管生成拟态；石蒜碱以剂量依赖的方式抑制 TGF-α、IL-6 等炎症因子表达，在免疫功能缺陷模型（BALB/cNude 小鼠）中，石蒜碱与免疫检测点抑制剂 CTLA-4 联用能下调 Treg 细胞，上调效应 T 细胞和记忆 T 细胞，从而刺激免疫记忆的产生。

古籍摘要　《本草纲目》："疗疮恶核，可水煎服，取汗，及捣敷之；又中溪毒者，酒煎半升服，取吐良。"《本草纲目拾遗》："治喉风，痰核，白火丹，肺痈，煎酒服。"

按语　石蒜的有效成分石蒜碱抗肿瘤活性明确，并通过多途径、多机制实现对肿瘤细胞增殖、侵袭、转移的抑制。

12. 大蒜　本品为百合科植物大蒜 *Allium sativum* L. 的鳞茎。夏季叶枯时采挖，除去须根和泥沙，通风晾晒至外皮干燥。南北各地均有分布。

性味功效　辛，温。归脾、胃、肺经。解毒消肿，杀虫，止痢。

主治　主治脘腹冷痛，痢疾，泄泻，肺痨，百日咳，感冒，痈疖肿毒，肠痈，癣疮，蛇虫咬伤，钩虫病，蛲虫病，带下阴痒，疟疾，喉痹，水肿。

用量用法　煎汤，9～15g，生食、煨食或捣泥为丸。外用：捣敷、作栓剂或切片灸。

成分药理　（1）化学成分：本品含挥发油、蒜氨酸、大蒜素（即二烯丙基硫代磺酸酯）、环蒜氨酸、脂类和多种低聚肽类等。蒜氨酸被蒜中的蒜酶分解后可产生不稳定的蒜辣素，放置后即产生大蒜素。

（2）药理作用及抗肿瘤机制：①抗菌作用：蒜辣素对化脓性球菌、痢疾杆菌等有明显的抗菌或杀菌作用，体外实验中对常见致病真菌（如白色念珠菌）、阿米巴原虫、阴道滴虫也有抑制作用。人工合成的大蒜素现已用于痢疾、滴虫性阴道炎及深部霉菌感染。②抗肿瘤作用：大蒜素中的有机硫化合物已被证实具有明确的抗肿瘤作用：大蒜素可以改变 Bcl-2、P16INK4 等癌基因/抑癌基因 mRNA 的表达，并通过激活 P38/MARK 通路、上调凋亡基因 Fas 诱导细胞凋亡；大蒜素可以通过氧化磷酸化、细胞内泛素-蛋白酶体系等多途径影响 CDK1 和 CyclinB1、CyclinD1、p27Kip1 的表达，阻滞细胞周期，与长春新碱联用有协同作用；大蒜素可导致体外培养的纤维母细胞的微管蛋白解聚，这与临床上抑制细胞分裂药诺考达唑的作用相似，故推测大蒜素通过影响微管蛋白抑制了肿瘤细胞的分裂、分化和迁移。③其他：大蒜精油能降低血清胆固醇水平，抑制试验性动脉粥样硬化斑块的形成，其所含硫化物可阻止血栓烷的合成，抗血小板聚集，提高纤维蛋白溶解活性，防治冠心病。

古籍摘要　《本草拾遗》："去水恶瘴气，除风湿，破冷气，烂痃癖，伏邪恶，宣通温补，无以加之，初食不利目，多食却明，久食令人血清，使毛发白，疗疮癣。生食，去蛇虫溪蛊等毒。"

按语　大蒜素既可以通过特异性阻滞细胞周期、调节癌基因和抑癌基因的表达、诱导细胞凋亡等机制直接发挥抗肿瘤作用，又可以通过抗炎抗氧化间接发挥抗肿瘤作用，药食同源，未发现明显毒副作用，值得推广。

13. 雄黄　硫化物类矿物雄黄族雄黄，主含二硫化二砷（As$_2$S$_2$）。产于湖南慈利、石门，贵州郎岱、思南。

性味功效　辛，温。归肝、大肠经。解毒杀虫，燥湿祛痰，截疟。

主治　用于痈肿疔疮，蛇虫咬伤，虫积腹痛，惊痫，疟疾。

用量用法　0.05～0.1g，入丸散用。外用适量，熏涂患处。内服宜慎，不可久用，孕妇禁用。

成分药理　（1）化学成分：本品为硫化物类矿物雄黄族雄黄，主含二硫化二砷（As$_2$S$_2$）。采挖后，除去杂质。或由低品位矿石浮选生产的精矿粉。

（2）药理作用及抗肿瘤机制：①抗菌作用：雄黄水浸剂（1∶2）在试管内对多种皮肤真菌有不同程度的抑制作用。其 1/100 的浓度于黄豆固体培养基上试验，对人型、牛型结核杆菌及耻垢杆菌有抑制生长的作用。用菖蒲、艾叶、雄黄合剂烟熏 2～4 小时以上，对金黄色葡萄球菌、变形杆菌、绿脓杆菌均有杀菌作用。②抗血吸虫作用：感染日本血吸虫尾蚴的小鼠，于感染前 3 天开始给雄黄、槟榔、阿魏、肉桂合剂 0.2mL/20g，感染后继续给药 12 天，成虫减少率达 75.27%，动物无虫率达 14.29%，无雌虫率达 42.86%。③抗肿瘤作用：雄黄的主要成分 As$_2$S$_2$ 能激活 Caspase-3，进而破坏肿瘤细胞骨架蛋白导致 DNA 断裂，最终诱导细胞凋亡；参与上皮细胞—间充质转化过程，通过上调 P53 增高 E-钙黏素的表达，抑制肿瘤细胞的迁移能力；通过抑制 b-FGF、MMP-9 的表达有效地发挥其抗血管生成作用。据临床研究，雄黄治疗 APL、CML 等缓解率较高，且具备低毒副作用、无交叉耐药性、减少 DIC 等并发症的优势。经适当配伍后可治疗宫颈癌及癌前病变，使宫颈核异质细胞逆转，是探索抗宫颈癌药物的新方向。

古籍摘要　《本草纲目》："雄黄，乃治疮杀毒要药也，而入肝经气分，故肝风，肝气，惊痫，痰涎，头痛眩晕，暑疟泄痢，积聚诸病，用之有殊功；又能化血为水。而方士乃炼治服饵，神异其说，被其毒者多矣。"《本草经疏》："雄黄，《本经》味苦平，气寒有毒。《别录》加甘、大温，甄权言辛，大毒，察其功用，应是辛苦温之药，而甘寒则非也。其主……寒热，鼠瘘，恶疮，疽痔，死肌，疥虫，䘌疮诸证，皆湿热留滞肌肉所致，久则浸淫而生虫，此药苦辛，能燥湿杀虫，故为疮家要药。其主鼻中息肉者，肺气结也；癖气者，大肠积滞也；筋骨断绝者，气血不续也。辛能散结滞，温能通行气血，辛温相合而杀虫，故能搜剔百节中大风积聚也。"

按语　雄黄临床应用广泛、历史悠久，其抗肿瘤机制复杂，临床常用于血液系统恶性肿瘤，在实体瘤治疗中具备一定潜力，有望成为抗宫颈癌新药。

14. 入地金牛　芸香科植物两面针 *Zanthoxylum nitidum*（Roxb.）DC.[Fagara nitidum Roxb.] 的根或枝叶。分布于浙江、福建、台湾、湖南、广东、海南、广西、四川、云南。又名蔓椒、豕椒、猪椒、蟟椒、豨椒、狗椒、金椒、金牛公、两边针、山椒、上山虎。

性味功效　辛、苦，微温。归肝、胃经。祛风通络，胜湿止痛，消肿解毒。

主治　用于治疗牙痛、神经痛、胃痛、咽喉肿痛、风湿性关节病、毒蛇咬伤等多种病症，此外还具有抗肿瘤作用。

用量用法　内服：煎汤，4.5～9g；研末，1.5～3g；或浸酒。外用：适量，煎水洗，或含漱；或鲜品捣敷。孕妇禁服。用量过大会出现头晕、眼花、腹痛、呕吐等中毒症状。

成分药理　（1）化学成分：根及根皮含光叶花椒碱、光叶花椒酮碱等。根皮又含香叶木苷。光叶花椒碱对动物有抗癌与镇痛作用。根皮水提取液对胃痛及关节肌肉痛有一定缓解作用。提取物可诱发僵住症。其成分也有强心作用。

（2）药理作用及抗肿瘤机制：①抗炎作用：两面针所含的香叶木苷有明显的抗炎作用，腹腔注射给药抗菌素大鼠角叉菜胶性足肿的 ED50 为 100mg/kg。②镇痛作用：两面针提取的褐色油状物 N-4，50mg/kg 腹腔注射，使小鼠自发活动明显减少，40mg/kg 和 60mg/kg 腹腔注射，与阈下剂量的戊巴比妥钠有协同作用。③抗菌作用：两面针中药的提取液（生药重量：乙醇重量=1∶1），对溶血性链球菌及金黄色葡萄球菌有较强的抑制作用。④对心血管系统的作用：氯化两面针碱和 6-乙氧基-(5,6)-二氢白屈菜红碱有明显的强心作用，氯化两面针碱 10mg/kg、15mg/kg、20mg/kg 在 60 分钟内给麻醉犬静滴，使心率、心输出量和呼吸频率明显增强，但对血压及肺循环和全身循环的血管阻力无明显影响。⑤解痉作用：从两面针根中提取的"结晶-8"成分，以 30mg/kg 腹腔注射对醋酸引起的扭体反应小鼠试验，结果能明显抑制小鼠的扭体反应（$P<0.001$）；家兔 K^+ 透入测痛实验，40mg/kg 腹腔注射，能显著提高痛阈；离体豚鼠回肠实验，对乙酰基胆碱及氯化钡所致肠肌收缩有明显的抑制作用。⑥抗肿瘤作用：其机制为抑制 DNA 合成，不同剂量作用存在差异。以氯化两面针碱 40mg/kg 腹腔注射，在 6 小时内使小鼠艾氏腹水癌细胞分裂指数下降，细胞比例增加；在 48 小时内能明显阻止癌细胞的增殖，并表明细胞被阻滞于 G2 期；当剂量达 40mg/kg 时，可杀伤处于 S 期的肿瘤细胞。

古籍摘要　《神农本草经》："主风寒湿痹，历节疼，除四肢厥气，膝痛。"《食疗本草》："主贼风挛急。"《本草求原》："治痰火病核，并急喉痰闭危笃。"《湖南药物志》："祛风活络，散瘀止痛，解毒消肿。"《广西本草选编》："行气，主治腰肌劳损，寒疝腹痛。"《本草纲目》："《尔雅》云：椒木樧、丑椒，谓其子丛生也。陶氏所谓樛子，当做椒子，诸椒之通称，非独蔓椒也。"

按语　两面针碱的抗癌作用较强，对鼻咽癌、非小细胞肺癌等多种癌症均有效。

15. 寻骨风　马兜铃科马兜铃属植物寻骨风 *Aristolochia mollissima* Hance 的全草。又名绵毛马兜铃。分布于江苏、浙江、江西、河南、湖南、贵州、陕西等地。

性味功效　辛、苦，平。归肝、胃经。祛风除湿，通络止痛。

主治　①风湿关节痛：风湿痹痛、肢体麻木、筋骨拘急。②脘腹疼痛。③跌打损伤及痈肿：睾丸肿痛、跌打伤痛、乳痈。④治疗钩虫皮炎。

用量用法　内服：煎汤，10～20g；或浸酒。孕妇禁服。

成分药理　（1）化学成分：马兜铃内酯、马兜铃酸 A、马兜铃酸萜酯Ⅰ、β-谷甾醇、银袋内酯乙。

（2）药理作用及抗肿瘤机制：①抗炎、镇痛作用：绵毛马兜铃挥发油及提出的总生物碱对大鼠蛋清性关节炎有明显的预防作用，非生物碱部分无效，冷浸剂经乙醇沉淀一次所得的制剂对蛋清性及甲醛性关节炎均有效果，但如沉淀两次，并经高压灭菌者即失去作用。②抗肿瘤作用：寻骨风全草的粉末混于饲料中喂食小鼠，对艾氏腹水癌和腹水总细胞数均有明显的抑制作用，对艾氏癌皮下型瘤亦有明显效果，煎剂内服亦有效。经初步分析，有效成分能溶解于水和乙醇，不溶于氯仿，受热不被破坏。其抗肿瘤机制尚待探索。③终止妊娠作用：寻骨风醇提取物对大鼠和小鼠具有显著的抗着床作用。

古籍摘要　《饮片新参》："苦，平……散风痹，通络，治骨节痛。"

按语　寻骨风为祛风湿类中药，常用于治疗风湿性、类风湿性关节炎，同时具有一定抗肿瘤作用，但关于其抗肿瘤机制的相关研究较为匮乏。

16. 白屈菜　罂粟科白屈菜属植物白屈菜 *Chelidonium majus* L. 的全草，又名地黄连、牛金花、八步紧等。分布于华北、东北、西北、江苏、江西、四川等地。

性味功效　苦，凉，有毒。归肺、胃经。镇痛止咳，利尿解毒。

主治　①久咳：百日咳、慢性气管炎。②黄疸。③疥癣疮肿、蛇虫咬伤。④用作镇痛解痉剂治疗胃痛腹痛、肠炎痢疾等。⑤消化系统肿瘤：胃癌、食管癌。

用量用法　内服：煎汤，3～6g。外用：捣敷，捣汁涂，或研粉调涂。

成分药理　（1）化学成分：地上部分含白屈菜碱、原阿片碱、消旋金罂粟碱、左旋金罂粟碱、别隐品碱、血根碱、白屈菜红碱、黄连碱、左旋金罂粟碱β-甲羟化物、左旋金罂粟碱α-甲羟化物、小檗碱等生物碱。白屈菜根茎生物碱含量最高。屈菜乳汁含血根碱、白屈菜红碱、小檗碱、黄连碱等生物碱，还含酚类化合物及白屈菜酸。白屈菜在开花期，叶中维生素 C 含量可高达 834mg/100g。

（2）药理作用及抗肿瘤机制：①对肌肉的作用：在化学上与罂粟碱同属苯异喹啉类，作用亦相似，能抑制各种平滑肌，有解痉作用，而毒性则较低。对平滑肌的抑制属直接作用，因为它不仅能对抗匹罗卡品，且可对抗组织胺甚至氯化钡（毛果芸香碱、白屈菜总碱）的作用，对兔离体小肠的解痉效力，以重量计，约为罂粟碱的 53%，白屈菜注射液还能解除豚鼠离体肠管由抗原—抗体反应引起的痉挛收缩。也有人报道，低浓度能提高离体兔肠、子宫的张力，而较高浓度方呈抑制作用，大剂量还能抑制心肌、减慢心率、停止于扩张期，对横纹肌也有抑制作用。白屈菜总碱对平滑肌呈兴奋作用。②对神经系统的作用：白屈菜碱属原鸦片碱一类，也能抑制中枢。与吗啡相比，它对末梢的作用较强，而对中枢则较弱，有某些镇痛及催眠作用，白屈菜注射液对小鼠能产生中枢抑制作用，使自发活动减少，热板法、醋酸扭体法实验表明对小鼠有镇痛作用。治疗剂量不抑制呼吸，大量可减慢之；对反射无明显抑制，亦无脊髓性兴奋；能麻痹感觉及运动神经末梢，但对神经干无作用。③抗肿瘤作用：白屈菜碱可使小鼠移植性腹水癌细胞的三倍体的中、晚期分裂指数发生改变，呈显著阻断分裂作用，给予 125mg/kg 后 12 小时，停止于中期分裂的占 23.1%；在体外能抑制纤维母细胞的有丝分裂，延缓恶性肿瘤的生长。对小鼠肉瘤、艾氏瘤虽有抑制作用，但毒性较大。

古籍摘要　《中国药用植物志》："治胃肠疼痛及溃疡。外用为疥癣药及消肿药，以生汁涂布之。"《山西中药志》："下心火，退烧解热，消炎杀菌，镇痛镇静。"《四川中药志》："治肝硬化，皮肤结核，脚气病，胆囊病及水肿黄疸。"《陕西中药志》："治毒蛇咬伤，止疼消肿。"

按语　白屈菜含多种生物碱，可干扰肿瘤细胞的有丝分裂，但存在较大毒性，临床应用需控制剂量。

17. 苍耳　苍耳 *Xanthium sibiricum* Patrin ex Widder 是菊科，苍耳属一年生草本植物，高可达 90cm。全国各地均有分布。

性味功效　辛、苦，温，有毒。归肺经。散风寒，通鼻窍，祛风湿。

主治　①治疗鼻咽癌、脑瘤、甲状腺癌、骨肉瘤、鼻腔及副鼻窦癌。常与重楼、贯众、蕗蒻伍用。②慢性鼻窦炎，过敏性鼻炎，头痛，风湿痛。③疥疮及皮肤化脓性感染等。用于风寒头痛，鼻塞流涕，鼻鼽，鼻渊，风疹瘙痒，湿痹拘挛。

用量用法　3～9g。

成分药理　（1）化学成分：挥发油及脂肪酸类、酚酸及其衍生物、木脂素类、倍半萜内酯类、水溶性苷类、其他成分。

（2）药理作用及抗肿瘤机制：①抗炎、镇痛作用：苍耳子乙醇提取物有较强的抗炎镇痛作用，能显著减轻热刺激产生的疼痛，抑制二甲苯所致的耳郭肿胀。含苍耳子正丁醇萃取部位 6～10mg/mL 的滴鼻剂可不同程度地保护豚鼠鼻黏膜，临床多用于治疗变应性鼻炎。②抗菌作用：苍耳子中黄酮类成分有抑菌活性，对大肠杆菌的抑制效果优于枯草芽孢杆菌。③降糖作用：苍耳子炒制前后水提物具有降血糖的作用，且降糖作用与给药剂量呈正相关，在降低血糖的同时，对糖尿病小鼠的血脂代谢水平也有明显改善作用。④抗肿瘤作用：苍耳子提取物有细胞毒性，可抑制人肝癌细胞增殖，其抑制率可达 68.12%，肝癌细胞凋亡率达 16.3%。苍耳子提取物可抑制 S180 肉瘤生长，抑瘤率与给药浓度呈正相关，因此推断出苍耳子提取物具有抗肿瘤作用。倍半萜内酯类化合物苍耳亭能显著抑制小鼠黑色素瘤细胞生长。⑤毒性：苍耳全株有毒，而以幼苗及种仁毒性最大，除苍耳苷具有毒性之外，尚含有氢醌。据报道，口服氢醌 1g 时，即出现耳鸣、恶心、呕吐、知觉消失、呼吸短促、发绀、惊厥、谵妄及虚脱等中毒症状；家畜如食用相当于体重 0.3%的种子或 1.5%的幼苗即可中毒致死。解救方法：口服者应及时洗胃、导泻，及 2%生理盐水高位灌肠，另给予输液、保肝药物及维生素 C、K 等，并对症处理。

古籍摘要　《神农本草经》："主治风头寒痛，风湿周痹，四肢拘挛痛，恶肉死肌，膝痛，久服益气。"《本草纲目》："炒香浸酒服，去风补益。"

按语　苍耳善祛头面风寒湿邪，可用于鼻咽癌、脑瘤、甲状腺癌的治疗，全株毒性较大。

18. 野艾　艾蒿 *Artemisia argyi* 又称艾草，为菊科蒿属多年生草本植物，主产于湖北、安徽、山东、河北。

性味功效　辛、苦，温，有小毒。归肝、脾、肾经。温经止血，散寒止痛，除痰散结，解毒抗癌；外用祛湿止痒。

主治　①适用于胃癌、乳腺癌、乳腺小叶增生等。据报道，有缓解症状、控制病情恶化的作用。亦用于甲状腺癌、肠癌、恶性淋巴瘤等。②肝炎，前列腺炎。③防治喜树碱、斑蝥等引起的血尿和尿路刺激症状。④支气管炎，支气管哮喘。⑤月经不调，漏下等虚寒性出血及宫冷不孕。⑥外用祛湿止痒。⑦用于吐血，衄血，崩漏，少腹冷痛；外治皮肤瘙痒。醋艾炭温经止血。

用量用法　煎剂：3～9g。

成分药理　（1）化学成分：艾叶的主要药物活性成分有挥发油、黄酮类化合物、鞣质类化合物、多糖类化合物、三萜类化合物、微量元素及绿原酸等。

（2）药理作用及抗肿瘤机制：①抗肿瘤作用：倍半萜二聚体及黄酮类化合物具有抑制蛋白转移酶活性的作用，可抑制 HCT-15 等肿瘤细胞株的增殖。艾叶中的倍半萜类化合物对多种肿瘤细胞株具有直接的毒性作用。②抗炎作用：艾叶中的挥发油具有平喘抑菌的功效，黄酮类化合物、绿原酸及倍半萜类化合物具有抗炎的功效。③对凝血功能的影响：鞣质类化合物具有收敛止血的功效。艾叶中的甾体类化合物及黄酮类化合物可抑制血小板的聚集。这说明，艾叶可能具有促凝血和抗凝血的双向调节作用。

古籍摘要　《肘后备急方》："治伤寒及时气温病及头痛壮热脉大……又方，取干艾三斤，以水一斗，煮取一升，去滓，顿服取汗。"《妇人大全良方》："治妊娠因感外风，如中风状，不省人事。熟艾三两，上以米醋炒，令极热，乘热以绢帛裹，熨脐下，良久即省。"

按语　野艾药性温燥，阴虚血热者慎用。有小毒，不可过量服用。

19. 白芷　伞形科植物白芷 *Angelica dahurica*（Fisch.ex Hoffm. Benth. et Hook.f.）或杭白芷 *Angelica dahurica*（Fisch.ex Hoffm.）Benth.et Hook.f. var.formosana（Boiss.）Shan et Yuan 的干燥根。兴安白芷分布于东北，现各地均有栽培；杭白芷分布于福建、浙江、台湾等地；川白芷分布于东北及河北等地。山东、浙江、江西、四川等省亦有栽培。

性味功效　辛，温。归肺、脾、胃经。解表散寒，祛风止痛，通鼻窍，燥湿止带，消肿排脓，祛风止痒。

主治　①治疗乳腺癌，常与草河车、土贝母伍用。②脑瘤头痛。③痈肿疼痛。④眉棱骨痛，偏头痛，常与川芎等伍用。⑤鼻衄、鼻渊。⑥寒湿腹痛，肠风痔漏。⑦赤白带下。⑧痈疽疮疡。⑨皮肤燥痒。

用量用法　3～10g，水煎服。

成分药理　（1）化学成分：①挥发油类成分：白芷中挥发油成分主要是单萜和倍半萜居多。如 3-蒈烯、樟脑萜、1R-α-蒎烯、萜品烯、莰烯、柠檬烯、松油烯、莰酮、聚伞花素等。②香豆素类成分：欧前胡素和异欧前胡素等多种香豆素类成分。③其他活性成分如木脂素、生物碱、多糖、甾醇类等。

（2）药理作用及抗肿瘤机制：①解热镇痛活性：白芷水提物解热作用强，乙酸乙酯提取物、白芷醇提物、白芷挥发油有明显的镇痛作用。②抗氧化和美白活性：白芷中挥发油类成分对 DPPH 自由基有明显的清除作用，白芷醇提取物有抗衰老、抗氧化作用；白芷中前胡素有明显的抗氧化活性，其机理是抑制 NADPH 氧化酶的激活和抑制 MAPK 通路。白芷中的欧前胡素羟基氢醌水合物、黄嘌呤醇、伯醇和 5-甲氧基-8-羟基补骨脂素具有 DPPH-和 ABTS+清除活性，白芷水提物对酪氨酸酶的抑制作用，能减少小鼠皮肤标记的黑色素面积。③抗菌抗炎活性：白芷香豆素提取物对细菌、霉菌和酵母菌都有一定的抑制作用。白芷乙酸乙酯提取物对大肠杆菌有多靶点的抑制作用，异欧前胡素对结核分枝杆菌有抑菌作用。香豆素能显著抑制巴豆油、冰醋酸和角叉菜胶诱导的急性炎症。白芷可下调促炎介质 IL-1β、IL-6、IL-8、IFN-γ、NF-κB、COX-2 和 iNOS 等来改善牙龈上皮层的增生，抑制牙周炎。④血管舒张作用：白芷提取物诱导组胺升高，从而舒张血管；欧前胡素有血管舒张作用，机制与 NO 调节有关。⑤降血糖活性：白芷中的珊瑚菜素有一定的降血糖作用，可有效诱导脂肪细胞分化，是 PPAR 激动剂，有类似胰岛素的分化诱导活性，也可增加葡萄糖耐受，促进胰岛素分泌。⑥抗肿瘤作用：白芷的主要化学成分呋喃香豆素类可通过增加 NO 和 TNF-α 产物，激活 MAPK 通路的 ERK1/2、JNK 和 P38 蛋白表达发挥免疫调节作用，进而抑制肿瘤细胞增殖。

古籍摘要　《本草纲目》："白芷，色白味辛，行手阳明庚金；性温气厚，行足阳明戊土；芳香上达，入手太阴肺经。肺者，庚之弟，戊之子也。故所主之病不离三经。如头、目、眉、齿诸病，三经之风热也；如漏、带、痈疽诸病，三经之湿热也；风热者辛以散之，湿热者温以除之。为阳明主药，故又能治血病、胎病，而排脓生肌止痛。治鼻渊、鼻衄、齿痛、眉棱骨痛，大肠风秘，小便去血，妇人血风眩运，翻胃吐食；解砒毒，蛇伤，刀箭金疮。"《本草经疏》："白芷，味辛气温无毒，其香气烈，亦芳草也。入手足阳明、足太阴，走气分，亦走血分，升多于降，阳也。性善祛风，能蚀脓，故主妇人漏下赤白。辛以散之，温以和之，香气入脾，故主血闭阴肿，寒热，头风侵目泪出。辛香散结而入血止痛，故长肌肤。芬芳而辛，故能润泽。辛香温散得金气，故疗风邪久泻，风能胜湿也。香入脾，所以止呕吐。疗两胁风痛，头眩目痒，祛风之效也。"

按语　白芷善治脑瘤头痛，其抑制增殖、调节免疫的药理作用为开发新型抗肿瘤药物提供了可能。

20. 徐长卿　萝藦科植物徐长卿 *Cynanchum paniculatum*（Bge.）Kitag. 的干燥根和根茎。全国各地均有分布。

性味功效　辛，温。归肝、胃经。祛风，化湿，止痛，止痒。

主治　用于风湿痹痛，胃痛胀满，牙痛、腰痛，跌仆伤痛，风疹、湿疹。

用量用法　3～12g，后下。

成分药理　（1）化学成分：含有 β-谷甾醇、β-胡萝卜苷、牡丹酚苷 A、丹皮酚原苷、santamarin、丹皮酚、annobraine、落叶松脂醇、α-细辛醚、7-angelyheliotridine 等。

（2）药理作用及抗肿瘤机制：①抗病毒：徐长卿水提物在体外细胞培养中对乙肝抗原的分泌有较好的抑制作用。②抗肿瘤：徐长卿提取物显著逆转人胃癌耐药细胞株 SGC-7901/VCR 和人结肠癌耐药细胞株 HCT-8/VCR 对 5-FU 的耐药作用；徐长卿多糖灌胃给药对小鼠移植性腹水癌 H22 和 EAC、实体瘤 S180 生长具有抑制作用。③抗炎、镇痛：徐长卿水煎剂可使小鼠肉芽肿质量明显减轻，2 小时痛阈值明显延长，扭体反应潜伏期延长，扭体次数明显减少。徐长卿提取液腹腔注射有对抗眼镜蛇毒 CTX 毒性的作用。

古籍摘要　《神农本草经》："主鬼物，百精，蛊毒，疫疾邪恶气，温疟。"《生草药性备要》："浸酒，除风湿。"

按语　本品具有抗病毒、抗肿瘤作用，体弱者慎服。

21. 鹅不食草（石胡荽）　本品为菊科植物鹅不食草 *Centipeda minima*（L.）A. Br. et Aschers. 的干燥全草。分布于东北、华北、华中、华东、华南、西南等地。

性味功效　辛，温。归肺经。发散风寒，通鼻窍，止咳，解毒。

主治　①用于风寒头痛，咳嗽痰多，鼻塞不通，鼻渊流涕。②肿毒疮疖：鲜草捣烂外敷。

用量用法　内服：煎汤，6～9g；或捣汁。外用：适量，捣敷；或捣烂塞鼻或研末嗞鼻。

成分药理　（1）化学成分：化学成分全草中含多种三萜成分、蒲公英赛醇、蒲公英甾醇、山金车烯二醇及另一种未知的三萜二醇，还含有豆甾醇、谷甾醇、黄酮类、挥发油、有机酸等。

（2）药理作用及抗肿瘤机制：①抑菌作用：煎剂对金黄色葡萄球菌有抑制作用，对流感病毒亦有抑制作用。挥发油和乙醇提取液有止咳、祛痰、平喘作用，沉淀部分止咳效果不明显，无祛痰作用。浓度在 25%～50%的鹅不食草煎剂在马铃薯鸡蛋固体培养基内对结核杆菌存在抑制作用。②抗肿瘤作用：倍半萜内酯化合物是鹅不食草抗肿瘤的活性成分，体外实验表明，该类化合物具有一定的抑制肿瘤细胞生长的作用，但缺乏机制研究。

古籍摘要　《本草纲目》："鹅不食草，上达头脑，而治顶痛目病，通鼻气而落息肉；内达肺经而治齁齁、痰疟，散疮肿；其除翳之功，尤显神妙。"《本草汇言》："石胡荽，利九窍，通鼻气之药也。其味辛烈，其气辛熏，其性升散，能通肺经，上达头脑，故主齁齁痰喘，气闭不通，鼻塞鼻痔，胀闷不利，去目中翳障，并头中寒邪、头风脑痛诸疾，皆取辛温升散之功也。"

按语　鹅不食草气辛熏不堪食，鹅亦不食，故名。体外实验有抑瘤作用，但机制不清。临床上有个别患者服后胃脘不适，减量或停药即可消失。

22. 常春藤 五加科植物中华常春藤 *Hedera nepalensis* K. Koch var.sinensis（Tobl.）Rehd. 的全株，又名爬山虎、三角枫藤、追风藤、上树蜈蚣。分布于华北、华东、华南、西南等地区。

性味功效 辛、苦、甘，平。入肝、肾经。祛风利湿，活血消肿。

主治 ①用于治疗胃癌、肠癌、肝癌等。②风湿痹痛。③月经不调。

用量用法 10～15g，水煎服。

成分药理 （1）化学成分：常春藤主要含五环三萜皂苷、黄酮类、多酚类和有机酸等化合物，五环三萜皂苷中尤以常春藤皂苷和齐墩果烷型为主。

（2）药理作用及抗肿瘤机制：①抑制肿瘤细胞增殖：α-常春藤皂苷可通过影响 DNA 的合成能力和抑制一些生长调节因子及相应受体的表达从而提高人组织细胞淋巴瘤细胞 U937、人乳腺癌细胞 MCF-7、小鼠淋巴细胞白血病细胞 P388、人肝癌细胞 HepG2 等增殖。②诱导细胞凋亡：α-常春藤皂苷可能通过诱导肿瘤细胞的线粒体膜电位渐进性丢失，使得诱导细胞凋亡的基因活化，促进细胞凋亡。③溶血活性：α-常春藤皂苷与脂质单层强烈相互作用增加了肿瘤细胞膜的分解活性。④增加化疗药物敏感性：α-常春藤皂苷可以通过改变溶酶体 pH 和阻断 NSCLC 细胞中的晚期自噬通量，抑制溶酶体组织蛋白酶 D 成熟，促进紫杉醇对 NSCLC 细胞的杀伤作用。

古籍摘要 《日华子本草》云："常春藤一名龙鳞薜荔。"《本草图经》云："薜荔茎叶粗大如藤状，近入用其茎叶治背痛，干末服之，下利即愈。"

按语 常春藤性平，以藤达络，深达机体各个部分，能抑制肿瘤细胞增殖，诱导肿瘤细胞凋亡，增加化疗药物敏感性，主要适用于消化道肿瘤的治疗。

23. 柞木 大风子科长绿灌木或小乔木植物柞木 *Xylosma Congestum*（Lour.）Merr. 的树皮、根皮，又名柞树、凿头木、红檬、鼠木，分布于江西、湖北、湖南及四川等地区。

性味功效 苦、涩，微寒。入脾、肾经。清热利湿，散瘀消肿。

主治 ①适用于胃癌、食管癌。②黄疸，瘰疬，肿毒恶疮。③跌打肿痛，外伤出血。

用量用法 胃癌：柞木 500g，糖 150g，防腐剂适量，制成糖浆，每日 3 次，每次 10～20mL。

成分药理 （1）化学成分：（−）-丁香树脂酚，丁香树脂酚-4-O-β-D-葡萄糖苷，丁香树脂酚-4，4′-O-β-D-双葡萄糖苷，（±）-儿茶素，儿茶素-3-O-β-D-葡萄糖苷，儿茶素-5-O-β-D-葡萄糖苷，（1，3）-bis（4-hydroxy-3，5-dimethoxyphenyl）-（1，3）-propanediol，（R）-（+）-大风子油酸，木栓酮，尿嘧啶，苯甲酸，香草酸，对羟基苯甲酸。

（2）药理作用及抗肿瘤机制：动物实验证明，柞木可降低小鼠胃上皮癌前病变及癌的发生率，对于小鼠食管癌也有抑制作用，抗肿瘤机制不清。

古籍摘要 《神农本草经疏》："味苦气平无毒。然其性又善下达。主黄疸病者，盖黄疸因湿热郁于肠胃而发，此药苦能燥湿，微寒能除热，兼得下走利窍之性，则湿热皆从小便出而黄自退矣。今世又以为治难产、催生之要药，亦取其下达利窍之性耳。"《本草纲目拾遗》："治黄疸病，烧末，水服方寸匕，日三。"《本草求原》："平肝降火，益阴，堕胎，破块。"《本草从新》："下行利窍，主难产催生。此木坚韧，可为凿柄，故俗名凿子木……叶，治肿毒痈疽。"

按语 本品性平，下行利窍，清热利湿，对于恶性肿瘤表现为湿热者有较好的疗效，但有实验表明随着使用时间的延长其抑癌效果逐渐降低，因此本品适用于恶性肿瘤治疗早期，更多应用仍需继续研究。

24. 蜂房　胡蜂科昆虫果马蜂 *Polistes olivaceous*（DeGeer）、日本长脚蜂 *Polistes japonicus* Saussure 或异腹蜂 *Parapolybia varia* Fabricius 的巢，又名露蜂房、马蜂窝、黄蜂窝、胡蜂亮。中国大部地区均有分布。

性味功效　甘，平，有小毒。入胃经。攻毒杀虫，祛风止痛。

主治　①治疗胃癌，特别是溃疡性癌，食管癌等。还可用以治疗鼻咽癌、乳腺癌、骨肉瘤、肺癌等。②痈疽瘰疬，风疹疮癣：焙炒研末，甘草油调敷或适量煎汤熏洗。

用量用法　10～15g 入煎剂。或烧存性研末，每次 0.6～1.5g。

成分药理　（1）化学成分：蜂房主要含挥发油（蜂房油），包含对苯二酚、原儿茶酸、对羟基苯甲酸、8-羟基喹啉-4-酮、咖啡酸、胸腺嘧啶脱氧核苷。

（2）药理作用及抗肿瘤机制：①抗炎、抗过敏作用。露蜂房提取物对透明质酸酶活性具有明显的抑制作用，从而具有抗过敏作用，但其作用呈浓度依赖性。②抗菌作用。蜂房水提液和醇提液均对金黄色葡萄球菌、表皮葡萄球菌、铜绿假单胞菌、乙型溶血性链球菌、肺炎链球菌菌株有一定的抑制效果，且抑菌效果醇提液优于水提液，并呈浓度依赖效应。③抗肿瘤作用：蜂房甲醇提取物作用于人胃腺癌细胞 SGC7901、人口腔上皮癌细胞 KB、人宫颈癌细胞 HeLa、人肺癌细胞 H460、人肝癌细胞 HepG2 等，均表现出抑制作用。蜂房纯化蛋白可使细胞阻滞于 G1 期，通过增加细胞周期蛋白依赖性激酶抑制因子（P21、P27）的表达及降低细胞周期依赖性蛋白激酶 2（CDK2）的表达，从而达到抑制肝癌细胞增殖作用。④镇痛。⑤本品乙醇、乙醚、丙酮浸剂有止血、强心、利尿作用。⑥驱绦虫作用，但毒性强，可致急性肾损害，故不宜作驱虫药。

古籍摘要　《本草从新》："治惊痫瘛疭，附骨痈疽，根在脏腑。涂瘰疬成瘘，止风虫牙痛，敷小儿重舌。其用以毒攻毒，痈疽溃后禁之。"

按语　北京中医医院肿瘤科用蜂房、蛇蜕、血余炭、棕炭、木鳖子等制碎平丸，用于各种恶性肿瘤患者表现为寒热持平者，有一定效果。

25. 玉簪花　百合科多年生草本植物玉簪 *Hosta plantaginea*（Lam.）Ascherson. 的全草或根及花，又名白鹤仙、玉泡花、白萼。中国各地区均有栽培。

性味功效　甘、苦，寒，有毒。入肺、肾、膀胱经。解毒拔脓，消肿生肌，利水通经。

主治　①治疗乳腺癌、皮肤癌、淋巴瘤。②乳痈、疮痈、肿毒：鲜草捣烂外敷。③瘰疬：鲜根捣烂外敷。

用量用法　本品有毒，通常只作外用。3～6g，捣汁服，凡服者不可着牙。

成分药理　（1）化学成分：玉簪花主要含有甾体皂苷（如吉托皂苷元的苷类）、生物碱、黄酮类（如山柰酚、槲皮素）、香豆素、糖类、氨基酸、多肽、蛋白质、油脂及挥发油、鞣质和醌类等化学成分。

（2）药理作用及抗肿瘤机制：①抗肿瘤活性：实验证明从玉簪花中分离得到的甾体皂苷对3 种白血病肿瘤细胞株（HL-60、Jurkat、K562）和 3 种贴壁实体瘤细胞株（肝癌 HepG2、乳腺癌 MCF7、胃癌 SGC7901）及肺癌 A549 细胞有较强细胞毒性。②抑菌作用：玉簪花的乙酸乙酯和正丁醇萃取部位对金黄色葡萄球菌、白色葡萄球菌、绿脓杆菌、大肠杆菌、痢疾杆菌有明显的抑菌活性。③镇痛作用：对玉簪花中的生物碱进行研究发现，其对烟草花叶病毒及乙酰胆碱酯酶的活性有较强的抑制作用。

古籍摘要 《本草从新》："捣汁服，解一切毒，下骨哽，涂痈肿。凡服者不可着牙。损齿极速。"《本草纲目》："拔脓解毒，生肌。"《本草纲目拾遗》："治小便不通。"《分类草药性》："治遗精，吐血，气肿，白带，咽喉红肿。"

按语 从古代文献记载可知玉簪花的化腐之力较强，故可用于体表肿物的治疗，但其毒性较强，故临床使用时注意玉簪花的用量和使用方法，谨慎使用。

26. 珍珠菜 报春花科多年生草本植物珍珠菜 *Lysimachia clethroides* Duby. 的根或全草，别名为大田基黄、红根草（广东）。主要分布于华东、华中及华南等地区。

性味功效 辛、微涩，平。入肝、肾、肺经。解毒散结，祛瘀消肿。

主治 ①治疗多种恶性肿瘤，如消化道恶性肿瘤、肝癌、甲状腺癌、宫颈癌、白血病及淋巴肉瘤等。可配合其他抗癌中草药辨证施治。有报道：珍珠菜配伍马兰、韩信草、一枝黄花等治疗甲状腺癌有较好疗效。②瘰疬，乳痈，月经不调等。③外用可治疗痈疖、蛇咬伤。

用量用法 20～30g，水煎服。外用：煎水洗或捣敷。

成分药理 （1）化学成分：珍珠菜含黄酮苷、皂苷，水解分离得报春花皂苷元 A、山茶皂苷元 A，种子含脂肪油高达 32%。

（2）药理作用及抗肿瘤机制：①抗肿瘤作用：珍珠菜中黄酮苷类成分对多种动物移植性肿瘤的生长有较明显的抑制作用。其抗肿瘤作用机制与其对多种功能基因及蛋白的调控从而调节细胞凋亡或影响血管内皮生长因子有关。②抗氧化作用：实验证明珍珠菜甲醇提取物清除 DPPH 自由基、ABTS 自由基的能力和还原 Fe^{3+} 的能力都较强，也有抗菌消炎的功效。

古籍摘要 《救荒本草》："珍珠菜生密县山野中。苗高二尺许，茎似蒿秆，微带红色，其叶状似柳叶而极细小；又似地梢瓜叶，头出穗状类鼠尾草穗，开白花，结子小如绿豆粒，黄褐色。叶味苦涩。采叶煠熟，换水浸去涩味，淘净，油盐调食。"《植物名实图考》："散血。"《贵州民间方药集》："利尿。治水肿，小儿疳积。"《贵阳民间药草》："行血调经，外洗消肿。"《浙江中药资源名录》："治腰背四肢扭伤。"

按语 珍珠菜是具备药食同源特点的抗肿瘤中药。

27. 铁树 苏铁科苏铁属植物云南苏铁 *Cycas siamemsis* Miq.，以花、叶和根入药。随时可采，鲜用或晒干。又别名苏铁、象尾菜、凤尾蕉等。分布于云南西南部思茅、景洪、澜沧、潞西等地区，广东、广西有栽培。

性味功效 甘、涩，平，有小毒。化湿理气，清热解毒，散瘀止血。

主治 ①胃痛、慢性肝炎、急性黄疸型肝炎。②经闭，吐血，便血，外伤出血，跌打损伤，痢疾。③痈疮、肿毒。④用于胃癌、肝癌、肺癌、宫颈癌等肿瘤治疗。

用量用法 内服：煎汤，9～15g；或烧存性，研末。外用：适量，烧灰；或煅存性研末敷。

成分药理 （1）化学成分：双黄酮类（穗花杉双黄酮、罗汉松黄酮甲、（2S）-2, 3-二氢扁柏双黄酮等）、苏铁苷、大查米苷、松香烷型二萜类（5, 6-去氢柳杉酚、6-羟基-5, 6-去氢柳杉酚、6α-羟基-7-氧代弥罗松酚等）等。

（2）药理作用及抗肿瘤机制：①抗肿瘤作用：苏铁总黄酮通过抑制 VEGF、bFGF、HIF-1α、NF-κB 的 mRNA 表达和相应蛋白功能，抑制肿瘤细胞的侵袭和转移；苏铁双黄酮通过上调胞内活性氧（ROS）水平，使其线粒体膜电位崩溃，诱发 G0/G1 期的周期阻滞和内源性凋亡，从而抑制恶性肿瘤细胞增殖；苏铁总黄酮能调节免疫细胞因子 IL-2、IL-10，提高 Lewis 肺癌小鼠的免疫力。②致癌作用：苏铁毒苷有抑制肿瘤细胞增殖作用，但经过2～3周的连续饲喂后，可诱导大鼠肾脏及肝脏肿瘤，其致癌机制为苏铁苷元在体内使核酸碱基甲基化，进而引起染色体变形和基因突变。

古籍摘要　《本草求原》："铁树叶散瘀止血，活筋骨中血。治下血、吐血，煎肉食。跌打肿痛，同原酒糟敷之；加葱头、醋敷之，拔一切毒风、酒风。"《本草纲目拾遗》："铁树叶治一切心胃及气痛。"

按语　铁树种子所含苏铁苷、大查米苷具有慢性肝毒性，苏铁苷在体内转化为苏铁苷元后可导致核酸碱基甲基化，具有致癌作用，故抗肿瘤多用其叶。

第五节　利湿逐水药

1. 茯苓　多孔菌科真菌茯苓 *Poria cocos*（Schw.）Wolf 的干燥菌核，挖出后除去泥沙，堆置"发汗"后，摊开晾至表面干燥，再"发汗"，反复数次至现皱纹、内部水分大部散失后，阴干，称为"茯苓个"；或将鲜茯苓按不同部位切制，阴干，分别称为"茯苓块"和"茯苓片"。分布于河北、河南、山东、安徽、浙江、福建、广东、广西、湖南、湖北、四川、贵州、云南、山西等地。主产于安徽、云南、湖北。

性味功效　甘、淡，平。归心、肺、脾、肾经。利水渗湿，健脾，宁心。

主治　①炎症疾病：慢性盆腔炎、盆腔炎、支气管炎等炎症疾病。②良性肿瘤：子宫肌瘤等。③妇科疾病：卵巢囊肿、多囊卵巢综合征、原发性痛经等。④各类恶性肿瘤：肺癌、肝癌、淋巴瘤等。

用量用法　10～15g，水煎服。

成分药理　（1）化学成分：β-茯苓聚糖、羊毛甾烷型三萜化合物[羊毛甾-8-烯型三萜、羊毛甾-7,9（11）-二烯型三萜、3,4-开环-羊毛甾-7,9（11）-二烯型三萜、3，4-开环-羊毛甾-8-烯型三萜等]、羧甲基茯苓多糖、木聚糖、茯苓次聚糖、μ-茯苓多糖、f-茯苓多糖、（1,3）-（1,6）-β-D-葡聚糖、纤维素等其他氨基酸成分。

（2）药理作用及抗肿瘤机制：①利尿作用：茯苓的利尿作用机制与茯苓素具有潜在的拮抗醛固酮受体活性有关，茯苓素对细胞中总 ATP 酶和 Na^+-K^+-ATP 酶有一定的激活作用，能促进机体水盐代谢，改进心肌运动。②抗炎作用：通过减弱白细胞与微血管内皮细胞间的黏附，抑制肠黏膜微血管内皮细胞的过量分泌，阻止过多白细胞到达炎症部位和过度炎症反应，发挥抗炎作用。③保肝作用：降低转氨酶活性，加快肝再生速度，增加肝质量，防止肝细胞坏死。④抗肿瘤作用：茯苓多糖对小鼠外周血免疫球蛋白 IgA、IgG 和 IgM 的合成存在剂量—效应关系（正相关），活化派氏结 B 淋巴细胞，上调派氏结中 CD19$^+$和 IFN-γ，激活免疫系统，杀伤肿瘤细胞；茯苓三萜诱导 ROS 产生，激活 c-Jun N-末端激酶和内质网凋亡途径，进而诱导细胞周期 G2/M 阻滞和凋亡；茯苓酸能明显抑制胃癌 SGC-7901 细胞的活力，呈浓度依赖性诱导 G0/G1 细胞周期阻滞，抑制细胞分裂。

古籍摘要　《本草纲目》："茯苓气味淡而渗，其性上行，生津液，开腠理，滋水之源而下降，利小便，故张洁古谓其属阳，浮而升，言其性也；东垣谓其为阳中之阴，降而下，言其功也。"《本草衍义》："茯苓、茯神，行水之功多，益心脾不可阙也。"《本草正》："能利窍去湿，利窍则开心益智，导浊生津；去湿则逐水燥脾，补中健胃；祛惊痫，厚肠脏，治痰之本，助药之降。以其味有微甘，故曰补阳。但补少利多。"

按语 茯苓属于无毒的中药。

2. 猪苓 非褶菌目多孔菌科树花属药用真菌。又名豕苓、粉猪苓、野猪粪、地乌桃、猪茯苓、猪灵芝、豭猪矢、豕橐。在我国分布较广。主要分布于北京、河北、山西、内蒙古、吉林、黑龙江、湖南、甘肃、四川、贵州、陕西、青海、宁夏。

性味功效 甘、淡，平。归心、脾、胃、肺、肾经。利水渗湿。

主治 ①水湿停留：表现为水肿尿少，如胸水、腹水等。②提取物可用于与其他抗癌药物结合治疗肿瘤。③提高免疫力、调节免疫功能。

用量用法 6～12g，水煎服。

成分药理 （1）化学成分：主要化学成分是水溶性多聚糖、甾体、非甾体类化合物、氨基酸、维生素等。

（2）药理作用及抗肿瘤机制：①利尿作用：猪苓提取液可显著增加尿量，调节降低肾脏髓质水通道蛋白（AQP2）表达，并降低肾脏髓质抗利尿激素 V2 型受体（V2R）表达，具有利尿活性。②抗肿瘤作用：猪苓多糖协同卡介苗可抑制大鼠膀胱癌，并降低卡介苗在体内的副作用，同时增加了大鼠腹腔巨噬细胞和膀胱上皮细胞 CD86、CD40、TLR4/CD14 的表达，癌组织上皮细胞 CD86 未被癌细胞表达；猪苓多糖具有双向调节作用，可以极化巨噬细胞为 M1 型，增加 M1 炎症因子的表达；猪苓多糖主要经 TLR4 信号通路抑制相关基因表达、NF-κB p65 DNA 结合活性与胞核表达，从而抑制肿瘤生长；猪苓多糖可通过上调膀胱癌大鼠外周血的 CD8$^+$、CD3$^+$、CD28$^+$ 及 TCRγδ$^+$T 淋巴细胞水平，增强对抗原的免疫应答水平，促进机体免疫功能，发挥抗肿瘤作用。③免疫调节作用：猪苓多糖可增加小鼠脾脏淋巴细胞的杀伤能力，促进小鼠 B 和 T 细胞的增殖，同时抑制大肠杆菌和金黄色葡萄球菌，具有免疫作用；可作为安全的疫苗佐剂。④保肝作用：猪苓多糖能够抑制 CCL$_4$ 造成的肝细胞损伤，降低 ALT、AST 和 MDA 活性，提高肝细胞成活率，同时显著诱导 CYP3A mRNA 表达，具有保护肝细胞的作用。⑤保护肾脏作用：猪苓乙酸乙酯浸膏对大鼠肾损伤有明显改善作用，同时可降低血清尿素氮和肌酐的浓度，减轻肾小管扩张，抑制肾小管上皮细胞的肿胀、变性、坏死及脱落，具有明显的肾功能保护作用。⑥抗氧化作用：猪苓多糖 PUP60S2 具有抗氧化活性。⑦抑菌作用：提取液对枯草芽孢杆菌、大肠杆菌、金黄色葡萄球菌具有抑制作用。⑧抗突变作用：猪苓多糖能降低由环磷酰胺诱发小鼠较高的骨髓细胞微核率和精子畸形率。⑨抗辐射作用：猪苓多糖对大鼠造血功能和免疫功能具有一定的防护作用。⑩抗炎作用：猪苓多糖降低了炎症因子的升高，同时降低了丝裂原活化蛋白激酶 p38、p65 磷酸化和细胞核因子 ERK42/44 的表达，可能通过丝裂原活化蛋白激酶信号通路来降低炎症损伤。⑪促进小鼠毛发生长。

古籍摘要 《神农本草经》："主痎疟，解毒蛊。"《本草纲目》："开腠理，治淋、肿、脚气、白浊，带下，妊娠子淋，胎肿，小便不利。"

按语 猪苓通过多种途径抑制肿瘤的生长，其提取物猪苓多糖可与其他药物联合使用，发挥抗肿瘤作用。

3. 泽漆 大戟科草本植物泽漆 *Euphorbia helioscopiaL.* 的地上部分。又名五朵云、猫眼草、五凤草。我国大部分地区均产，以安徽、江苏产量较多，湖南、湖北、四川、贵州均有。

性味功效　辛、苦，微寒，有小毒。归肺、小肠、大肠经。行水消肿，化痰止咳，解毒杀虫。

主治　①各类水肿，如腹水、全身水肿。②肺结核、瘰疬结核。③淋巴肉瘤、癌性胸水及腹水、肝癌等。

用量用法　3～9g，水煎服；外用适量。

成分药理　（1）化学成分：正三十一烷醇、β-谷甾醇、金色酰胺醇酯、槲皮素、5-羟基-6，7-二甲氧基黄酮、山奈酚香豆酰基葡萄吡喃糖苷、柚皮素、异嗪皮啶、松脂素、（14α，15β）-二乙酰氧基-（3α，7β）-二苯甲酰基-9-氧代-（2β，13α）-麻风树-（5E，11E）-二烯、euphoscopin B、大戟苷Ⅰ。

（2）药理作用及抗肿瘤机制：①抗肿瘤作用：通过 Bax/细胞色素 C/Caspase-3 途径（线粒体通路）诱导肿瘤细胞凋亡；泽漆根水提取液对人肝癌 7721 细胞、人宫颈癌 HeLa 细胞、人胃癌 MKN-45 细胞均有明显的细胞毒作用；调节免疫与抑制肿瘤细胞逃逸，下调瘤组织内的 TGF-β1 阳性表达，而 TGF-β1 有抑制 T 和 B 淋巴细胞增殖分化及分泌 IL-2、INF-γ 抑制 NK 细胞和单核细胞的作用，使肿瘤细胞逃逸机体的"免疫监视"；泽漆提取液的抗肿瘤作用与降低体内脂质过氧化反应，清除体内过多自由基，以及增强机体免疫力有关。②平喘止咳：多酚类化合物 helioscopinin-A，可通过抑制白三烯 D4 诱导的反应而发挥抗变态反应和平喘的作用。③抑菌作用：泽漆醋酸乙酯粗提物对小麦赤霉病菌、小麦根腐病菌、番茄早疫病菌、苹果炭疽病菌、西瓜枯萎病菌、苹果腐烂病菌、葡萄白腐病菌、烟草赤星病菌等 8 种常见的植物病原菌有抑菌作用。

古籍摘要　《本草纲目》："去大腹水气，四肢面目浮肿。十肿水气，取汁熬膏，酒服。"《神农本草经》："皮肤热，大腹水气，四肢面目浮肿，丈夫阴气不足。"《名医别录》："利大小肠，明目轻身。"

按语　本品有直接的抑癌作用，可用于各类癌性水肿，但其有小毒，不可长期使用。

4. 防己　防己科植物粉防己（汉防己）*Stephania tetrandra* S. Moore 的根。又名粉防己、石蟾蜍、蟾蜍薯、倒地拱、白木香。分布于湖南、湖北、华东、华南、西南等省区。

性味功效　苦，寒。归膀胱、肺经。祛风止痛，利水消肿。

主治　①水肿、小便不利。②湿疹疮毒。③肺癌、肝癌及癌性胸水、腹水。

用量用法　5～10g 水煎服。

成分药理　（1）化学成分：①双苄基异喹啉类生物碱：汉防己甲素、氧化防己碱和防己诺林碱。②苄基异喹啉类生物碱。③原小檗碱类生物碱：轮环藤酚碱。④阿朴啡类生物碱：防己醌碱、氧化南天竹啡碱、紫堇醌碱、无根藤新碱、无根藤米里丁和南天竹啡碱等。⑤菲类生物碱：防己菲碱。⑥其他类生物碱：N-羟基二乙胺等。

（2）药理作用及抗肿瘤机制：①抗肿瘤作用：汉防己甲素通过抑制 VEGF 的表达抑制肿瘤血管生成，从而显著降低肿瘤生长速度；汉防己甲素通过诱导细胞内活性氧簇及其下游 Akt 的激活诱导肿瘤细胞凋亡；汉防己甲素和经典化疗增敏剂维拉帕米均能通过诱导鼻咽癌细胞 G1 期阻滞从而产生化疗增敏作用；汉防己甲素通过促进 P-gp 降解、缩短半衰期和下调 MEK-ERK 信号途径逆转肿瘤的多药耐药。②抗自由基损伤作用：防己对中性粒细胞产生自由基能够起抑制作用；汉防己甲素能够清除嗜酸性粒细胞产生的超氧阴离子，清除 UV 照射后过氧化氢水溶液产生的氢氧根离子，抑制 LPS 诱导的巨噬细胞氧耗和氧自由基和巨噬细胞吞噬活性；防己诺林碱通过抑制氧自由基的生成达到抗氧化损伤的作用，对大鼠肝脏缺血再灌注动物实验模型的损伤具有一定的保护作用。③抗神经毒性作用：在氰化物诱导的鼠小脑颗粒细胞神经毒性实验中发现防己诺林碱作为一种钙离子通道阻滞剂，能够影响钙离子内流，达到抑制谷氨酸盐释放，降低氰化钠诱导的神经元细胞死亡的作用。通过粉防己碱与 β-淀粉样蛋白相互作用能够显著降低由 Aβ 诱导的鼠 BV2 胶质细胞产生的 IL-1β、TNF-α、NF-κB 等炎症因子。④抗菌抗病毒作用：汉防己甲素可与 β-内酰胺酶发生协同作用，诱导病菌细胞壁损伤，防己诺林碱对 HIV-1 的实验室株 NL4-3、LAI 和 Ba L 具有抗病毒作用。⑤抗血小板聚集作用：汉防己甲素能够通过抑制内源性花生四烯酸的释放，从而减少血栓素 A2 的生成，达到对抗血小板聚集的作用。⑥对心血管系统作用：防己对心血管系统存在降压、抗心律失调和抗心肌缺血及抗再灌注损伤的药理活性。⑦对脏器保护作用：汉防己甲素能够明显抑制模型动物体内血清 Ⅲ 型前胶原、肝胶原、肝内炎症因子、透明质酸和储脂细胞等，对由 CCL_4 导致的大鼠肝纤维化有效进行治疗，发挥抗脂肪变性和抗肝纤维化的作用。

古籍摘要 《本草纲目》："中风湿，不语拘挛，口目斜，泻血中湿热。"《神农本草经》："风寒温疟，热气诸痫，除邪，利大小便。"《名医别录》："伤寒寒热邪气，中风手脚挛急，通腠理，利九窍，止泄，散痈肿恶结，诸疥癣虫疮。"

按语 本品存在直接的抑癌作用，对多种恶性肿瘤存在明显的抑制作用，且对于各脏器存在保护作用，可以作为临床常用抗癌药之一。

5. 木通 木通科植物木通 *Akebia quinata*（Thunb.）Decne.、三叶木通 *Akebia trifoliata*（Thunb.）Koidz. 或白木通 *Akebia trifoliata*（Thunb.）Koidz.var.australis（Diels）Rehd. 的干燥藤茎。又名八月札藤、活血藤、野木瓜。产于我国南方各省。

性味功效 苦，寒。归心、小肠、膀胱经。利尿通淋，清心除烦，通经下乳。

主治 ①心火上炎，口舌生疮；小便淋痛。②乳汁不通，闭经，与王不留行、红花、牛膝等同用。③舌癌、膀胱癌，以及肝癌腹水、乳腺癌等。

用量用法 3～6g 水煎服，有时可用至 10～15g。

成分药理 （1）化学成分：木通主要包括三萜及三萜皂苷、木脂素类化合物、黄酮类化合物、酚醇及其苷类化合物、脂肪酸类、有机酸类化合物、多糖类、其他类化合物（胡萝卜苷、肌醇、豆甾醇、白桦脂醇、β-谷甾醇）等活性成分，还有 17 种氨基酸与丰富的微量元素。

（2）药理作用及抗肿瘤机制：①利尿：木通中皂苷类化合物有利尿作用，其机制研究不充分，可能是作用在 Na^+-K^+-ATP 酶和（或）肾小管上皮细胞膜上其他与盐转运相关的蛋白质上，从而产生利尿作用。②抗炎镇痛：木通中齐墩果酸和常春藤皂苷元可以阻止脂质过氧化作用以及氢氧自由基的产生，具有与 SOD 相似的作用。③抗菌：对革兰氏阳性及阴性杆菌、堇色毛癣菌、真菌均有抑制作用。④抗肿瘤：从木通中分离的三萜皂苷 guaianin N，collinsonidin，kalopanaxsaponin A（即 akeboside Stc），hederoside D2（即 akeboside Std）和 patrinia glycoside B-Ⅱ 对试验细胞 A549、SK-OV-3、SK-MEL-2、XF498、HCT15 均表现显著的细胞毒活性（IC_{50}：1～8μg·mL^{-1}），特别是对 SK-OV-3、HCT15 作用显著，其中 kalopanaxsaponin A 活性最强（IC_{50}：1～9μg·mL^{-1}）；同时所有化合物对 LPS 诱导的巨噬细胞表现出不同程度的抑制作用。

齐墩果酸可通过延缓肿瘤细胞的转移和侵袭发挥抗癌作用。

古籍摘要　《药性论》："主治五淋，利小便，开关格，治人多睡，主水肿浮大，除烦热。"《食疗本草》："煮饮之，通妇人血气，又除寒热不通之气，消鼠瘘、金疮、踒折，煮汁酿酒妙。"《本草拾遗》："利大小便，令人心宽下气。"

按语　本品是具有抗肿瘤功效的利尿通淋药。木通的果实预知子（八月札），甘、寒，能理气散结，健胃疏肝。常用于治疗胃癌和肝癌。

6. 薏苡仁　本品为禾本科植物薏苡 *Coix lacryma-jobi* L.var.mayuen（Roman.）Stapf 的干燥成熟种仁。又名薏米、川谷。全国各地均有栽培。

性味功效　甘、淡，凉。归脾、胃、肺经。健脾利湿，清热排脓。

主治　①湿热内蕴，发热，便溏，纳少苔腻。以本品与蔻仁、杏仁、滑石、半夏等同用，清热化湿。②肺痈、肠痈。肺痈配桃仁、冬瓜仁、芦根等；肠痈配败酱草、牡丹皮。③皮肤疣及湿疹。④用于治疗肺癌、胃癌、肠癌、宫颈癌。

用量用法　15～30g，水煎服。

成分药理　（1）化学成分：薏苡仁主要包括脂肪酸及其脂类、糖类、甾醇类、生物碱类及三萜类等化合物，以及丰富的蛋白质类、矿物类、维生素及其他物质（膳食纤维、多酚类化合物、萜类化合物）。

（2）药理作用及抗肿瘤机制：①抗炎：薏苡仁中的薏苡仁酯、薏苡仁内酯等多种脂类可抑制炎症反应，薏苡仁蛋白调控 IKK/NF-κB 信号通路的激活，控制炎症因子的产生与分泌，薏苡仁多糖也有相似效果，但效果不及薏苡仁蛋白显著。②抗菌：薏苡仁的甲醇提取物可抑制细菌、霉菌和酵母菌的生长，具有广谱的抑菌活性；α-单亚麻酯对 Epstein-Barr 病毒早期抗原激活作用有强烈的抑制作用。③提高机体免疫：薏苡仁多糖可促进刀豆蛋白诱生的淋巴细胞增殖，激活巨噬细胞的吞噬功能，修复脾脏和胸腺的免疫损伤。④降血糖：薏苡仁中的薏苡仁多糖和薏苡仁蛋白均有降血糖活性。⑤降血脂：薏苡仁提取物可提高脂蛋白脂酶和肝酯酶活性，抑制脂肪酸合成酶活性。⑥抗氧化：薏苡仁多糖可抑制多种油脂的氧化，能清除活性氧簇，特别是清除超氧阴离子自由基和羟基自由基的作用十分明显，且可迅速解除由 CCL_4 引起的肝中毒现象。⑦抗肿瘤：薏苡仁甲醇提取物通过诱导肿瘤细胞周期停滞在 G1 期和 S 期之间，诱导多二磷酸腺苷核糖多聚酶（PARP）降解，抑制细胞周期素 A 的表达，并具有时间和剂量依赖性，致肿瘤细胞凋亡；抑制肿瘤组织环氧合酶-2（COX-2）基因的表达；抑制肿瘤血管增生，下调肿瘤 VEGF、bFGF 的表达；增加 T 细胞和 NK 细胞的活性，增强机体免疫力。

古籍摘要　《本草纲目》："薏苡仁属土阳明药也，故能健脾益胃。虚则补其母，故肺痿肺痈用之。筋骨之病，以治阳明为本，故拘挛筋急，风痹者用之。土能生水除湿，故泄痢水肿用之。"《本草经疏》："性燥能除湿，味甘能入脾补脾，兼淡能渗湿，故主筋急拘挛不可屈伸及风湿痹，除筋骨邪气不仁，利肠胃，消水肿令人能食。"《本草新编》："最善利水，又不损耗真阴之气，凡湿感在下身者，最宜用之。"

按语　本品的有效成分薏苡仁酯能延长胃癌生存期。

7. 竹叶　本品为禾本科植物淡竹叶 *Lophatherum gracile* Brongn. 的干燥茎叶。又名淡竹叶。产于长江以南各地。

性味功效　甘、淡，寒。归心、胃、小肠经。清热除烦，利尿通淋。

主治　①热病烦渴，口舌生疮。②小便淋痛，湿热黄疸。③用于治疗唇癌、舌癌、齿龈癌及胃癌、肝癌、膀胱癌等。

用量用法　10～15g，水煎服。

成分药理　（1）化学成分：竹叶主要包括黄酮类化合物、三萜类化合物、多糖类化合物、酚酸类化合物、挥发油类、氨基酸多糖、微量元素及其他成分（叶绿素、胸腺嘧啶、腺嘌呤、尿嘧啶、β-谷甾醇和胡萝卜苷）。

（2）药理作用及抗肿瘤机制：①抗氧化：淡竹叶黄酮对 $O_2^-\cdot$、OH、DPPH 三种自由基具有一定的清除作用，且清除效果随淡竹叶黄酮质量浓度的增大而增强。②抑菌：可抑制金黄色葡萄球菌、溶血性链球菌、绿脓杆菌、大肠杆菌。③抗心肌缺血：淡竹叶总黄酮能清除氧自由基，抑制氧自由基产生，抑制脂质过氧化的作用，增加 NO 水平，抑制 NF-κB 和 TNF-α 的活性，下调 Caspase-3 蛋白表达。④收缩血管：淡竹叶黄酮能明显收缩腹主动脉，其机制可能与激动 α 受体有关。⑤保肝：淡竹叶黄酮可明显降低 ALT 活性、肝组织 MDA 含量和 NO 含量，显著提高血浆和肝组织的抗氧化能力。⑥抗肿瘤：淡竹叶黄酮有一定体内抗肿瘤作用，可增强机体免疫作用，对艾氏腹水癌有抑制作用，其作用机制有待进一步实验证明。

古籍摘要　《本草纲目》："煎浓汁，漱齿中出血，洗脱肛不收。"《草木便方》："消痰，止渴。治烦热，咳喘，吐血，呕哕，小儿惊痫。"《本草再新》："清心火，利小便，除烦止渴，小儿痘毒，外症恶毒。"

按语　本品的有效成分淡竹叶黄酮具有抗肿瘤作用，其作用机制尚待实验证明。

8. 石韦　本品为水龙骨科植物庐山石韦 *Pyrrosia sheareri*（Bak.）Ching、石韦 *Pyrrosia lingua*（Thunb.）Farwell 或有柄石韦 *Pyrrosia petiolosa*（Christ）Ching 的干燥叶。又名肺心草、小石韦。石韦、庐山石韦产于长江以南各地，有柄石韦产于东北、华北、华东和西南等地。

性味功效　甘、苦，微寒。归肺、膀胱经。利湿通淋，祛痰止咳，上清肺热，下利膀胱。

主治　①尿路感染，淋沥涩痛。②肺热咳喘。③肺癌咳嗽，痰多胸痛，膀胱肿瘤引起的尿血，放射治疗及化学治疗引起的血象下降及膀胱炎。

用量用法　15～30g，水煎服。

成分药理　（1）化学成分：主要包括黄酮类化合物、三萜类化合物、皂苷类化合物、挥发油类物质、多酚类化合物、其他化合物（豆甾醇、蔗糖、脂肪酸类化合物），还有微量元素及多糖。

（2）药理作用及抗肿瘤机制：①抗炎镇痛：抑制毛细血管扩张、渗出水肿。②抑菌：石韦中的总黄酮和多糖抑菌谱较为广泛，总皂苷仅对金黄色葡萄球菌和枯草芽孢杆菌有抑制作用。③抗病毒：对Ⅰ型单纯疱疹病毒有明显抑制作用。④镇咳祛痰：石韦的提取物有镇咳祛痰的作用，其机制有待进一步探索。⑤双向调节免疫系统：可增强单核—巨噬细胞系统功能，又在非特异性免疫、细胞免疫、体液免疫、器官移植免疫排斥反应等环节抑制免疫应答。⑥抗泌尿系结石：增加尿中草酸钙结晶的排泄，减少其在肾内堆积。⑦降血压：石韦中的黄酮类化合物对血管紧张素转化酶（ACE）活性及血管紧张素Ⅱ（AngⅡ）生成有抑制作用，对血管内皮素有抑制作用。⑧抗肿瘤：石韦对化学治疗或放射治疗所引起的白细胞减少有提升作用。还有提高网状内皮系统局部吞噬能力。

古籍摘要　《神农本草经》："劳热邪气，五癃闭不通，利小便水道。"《本草纲目》："主崩漏金疮，清肺气。"《日华子本草》："治淋沥遗溺。"《闽东本草》："治痢疾。"《植物名实图考》："治痰火，同瘦肉蒸服。"

按语 黔产石韦水提、醇提和正丁醇提能明显升高小鼠外周血白细胞数，而水提物的升白效果尤为显著。

9. 葫芦 葫芦科植物匏瓜 *Lagenaria siceraria Standl.*var.depressa Ser. 及葫芦 *L.siceraria*（*Molina*）*Standl* 的果壳。又名葫芦瓢、抽葫芦。全国各地均有栽培。

性味功效 甘、平。入肺、胃、肾经。利水消肿。

主治 ①癌性胸、腹水。②肿胀，肝硬化腹水等。

用量用法 15～30g，水煎服。

成分药理 （1）化学成分：葫芦中主要含葫芦素 B、葫芦素 D（又称喷瓜素 A）、黄酮类化合物、氨基酸、三萜类化合物、多糖、脂肪族醛等物质。

（2）药理作用及抗肿瘤机制：①降血脂：葫芦对胰脂肪酶的活性具有一定的抑制作用，抑制脂质消化，从而减少脂质进入体内。②抑制血管新生：葫芦素 D 呈剂量依赖性抑制 HUVEC 和 HepG2 细胞增殖，诱导 HUVEC 细胞凋亡并抑制其迁移，抑制 HUVEC 形成毛细管状结构。③利尿：在动物实验中证明葫芦有利尿作用，目前其具体作用机制研究不足。④抗肿瘤：葫芦素 B、D 对体外 KB 细胞与海拉细胞均有明显的抑制作用（ED50 0.005～0.01μg/mL）；对小鼠 S180 肉瘤和艾氏腹水癌亦有抑制作用，但毒性亦较大，葫芦素 D 对 S37、Blank 肉瘤等也有抑制作用；葫芦素 E 能直接破坏肿瘤细胞骨架，产生细胞毒性并诱导细胞凋亡或死亡，通过下调细胞周期相关蛋白 cyclin B1 与 cyclinA、CKD1 以及 CDC25C，发挥阻滞细胞周期的作用，通过抑制转录因子 STAT3 的磷酸化，对肿瘤细胞的迁移和侵袭起抑制作用；同时还能够通过抑制多种信号通路抑制肿瘤血管新生，诱导 G2/M 周期阻滞和凋亡抑制膀胱癌细胞的增殖；诱导人膀胱癌细胞 T24 发生自噬，LC3A/B2 的表达和 LC3A/B2/1 比值的升高，同时自噬经典底物蛋白 p26 表达的减少；葫芦素 B 通过抑制 MAPK 信号通路和 AKT 信号通路，抑制骨肉瘤细胞增殖、迁移和侵袭，并促其凋亡。

古籍摘要 《药性论》："治水浮肿，面目肢节肿胀。下大水气疾。"《植物名实图考》："能吐人，凡瘴毒多以吐解。"

按语 葫芦利尿作用较强且持久，可用于癌性胸腹水的控制。

10. 千金子 大戟科植物续随子 *Euphorbia lathyris* L. 的干燥成熟种子。主要分布于河北、浙江、四川等地。夏、秋二季果实成熟时采收，除去杂质，干燥。生用或制霜用。

性味功效 辛，温，有毒。归肝、肾、大肠经。泻下逐水，破血消癥；外用疗癣蚀疣。

主治 ①水肿胀满：本品性峻猛，能泻下逐水。单用有效，或与防己、槟榔、葶苈子等药同用，以增强逐水消肿之功。②癥瘕积聚。③各种肿瘤：对各种癌症如妇科恶性肿瘤、食道癌、膀胱癌、皮肤癌等有很好的治疗效果。④镇静催眠作用及镇痛抗炎作用。⑤外用可治疗顽癣、恶疮肿毒及毒蛇咬伤等。

用量用法 生千金子：1～2g，去壳，去油用，多入丸散服；外用适量，捣烂敷患处。千金子霜：0.5～1g，多入丸散服；外用适量。

成分药理 （1）化学成分：含脂肪油 40%～50%，油中含毒性成分，油中分离出千金子甾醇、巨大戟萜醇-20-棕榈酸酯等，及含萜的酯类化合物。又含白瑞香素、续随子素、马栗树皮苷等。

（2）药理作用及抗肿瘤机制：①致泻作用：千金子中的脂肪油，新鲜时无味无色，但很快变恶臭而有强辛辣味，对胃肠有刺激，可产生峻泻，致泻成分为千金子甾醇。②抗肿瘤作用：千金子甲醇提取物是千金子抑瘤的主要成分。千金子中分离纯化的大戟因子 L3 对宫颈癌细胞、卵巢透明癌和卵巢囊腺癌细胞增殖均有明显的抑制作用。千金子的氯仿、丙酮提取物对 K562、U937 和 HepG2 细胞株具有抑瘤作用。③抗肿瘤多药耐药性的化疗增敏剂：千金子素 L1 可浓度依赖性地逆转 ABCB1（一种 P-糖蛋白）介导的肿瘤多药耐药，阐明千金子素 L1 可有效逆转 ABCB1 介导的多药耐药。④镇静催眠作用及镇痛抗炎作用：千金子镇痛作用的有效成分为瑞香素，其治疗指数为 20.9，虽略低于磷酸可待因，但仍较安全。瑞香素还有一定的抗炎作用，等剂量下其抗炎作用稍弱于水杨酸钠。

古籍摘要 《蜀本草》："治积聚痰饮，不下食，呕逆及腹内诸疾。"《开宝本草》："主妇人血结月闭，癥瘕痃癖瘀血，蛊毒……心腹痛，冷气胀满；利大小肠。"

按语 本品能抑制癌细胞生长，又具有抗肿瘤多药耐药作用，在临床上广泛应用。使用时需要注意本品有毒，多入丸散服。

11. 瞿麦 本品为石竹科植物瞿麦 *Dianthus superbus* L. 或石竹 *Dianthus chinensis* L. 的干燥地上部分。主要分布于河北、辽宁。夏、秋二季花果期采割，除去杂质，干燥。切段，生用。

性味功效 苦，寒。归心、小肠经。利尿通淋，活血通经。

主治 ①抗肿瘤作用：用于各种癌症如食管癌、胃癌、膀胱癌等。②泌尿系统疾病：本品苦寒，入心、小肠经，可清心与小肠之火，导热下行，有利尿通淋的作用。常与萹蓄、木通、车前子、石韦、滑石配伍。对泌尿系结石、泌尿系感染亦有效。

用量用法 煎服，9～15g。

成分药理 （1）化学成分：从瞿麦中分离得到的化合物主要有皂苷类、环肽类、黄酮类、蒽醌类及有机酸类成分，还含有少量的挥发油类、生物碱类、维生素及色素。

（2）药理作用及抗肿瘤机制：瞿麦煎剂有利尿作用，其穗作用较茎强。还有兴奋肠管，抑制心脏，降低血压，影响肾血容积作用。对杆菌和葡萄球菌均有抑制作用。体外试验表明对人体贲门癌及膀胱癌细胞有抑制作用。

古籍摘要 《外台秘要》："瞿麦子捣为末，酒服方寸匕，日三服，至一二日当下石。用于小便石淋，宜破血。"《太平圣惠方》："瞿麦炒黄为末，以鹅涎调涂头即开。或捣汁涂之。用于目赤肿痛浸淫等疮。"

按语 本品对肿瘤细胞有抑制作用，无明显的毒副作用，为临床上常用的抗癌中草药。

12. 杠板归 本品为蓼科植物杠板归 *Polygonum perfoliatum* L. 的干燥地上部分，又名犁头刺藤。分布于我国南北各地，夏季开花时采割，晒干。

性味功效 酸，微寒。归肺、膀胱经。清热解毒，利水消肿，止咳。

主治 ①急性肾炎。②肠炎腹泻。③带状疱疹，痔疮肛瘘。④蛇咬蜂刺，鲜草捣敷。⑤放射治疗及化学治疗所引起的白细胞减少。⑥恶性肿瘤，如黑色素瘤。

用量用法 15～30g。外用适量，煎汤熏洗。

成分药理 （1）化学成分：主要是黄酮类、蒽醌类、萜类、酚羧酸类化合物、酰胺类、挥发油等化学成分。

（2）药理作用及抗肿瘤机制：①抗病毒：杠板归中分离得到黄酮类化合物能有效抑制病毒的复制和病毒在细胞间的传递。②抗氧化：杠板归的提取物乙酸乙酯和甲醇提取部分有一定的抗氧化作用，对 ABTS 自由基、DPPH 自由基的清除能力随浓度增大而增强，其中甲醇提取部分的抗氧化作用更好。杠板归的乙酸乙酯提取物、甲醇提取物、石油醚提取物对 α-葡萄糖苷酶的活性均有抑制作用。③抑菌：杠板归的 75%乙醇提取部分对金黄色葡萄球菌、枯草杆菌、变形杆菌和绿脓杆菌有抑制作用；乙酸乙酯提取物和正丁醇提取物对枯草杆菌和绿脓杆菌有较强抑制作用。乙酸乙酯部分对金黄色葡萄球菌、粪链球菌、大肠杆菌、铜绿假单胞菌有明显抑制作用，对白色链球菌有一定抑制作用。④抗肿瘤：杠板归提取物对人胃腺癌 SGC-7901 细胞、人结肠腺癌 Colo320 细胞、人前列腺癌 PC-3 细胞、人急性髓性白血病 HL60 细胞等的增殖有抑制作用。杠板归的乙酸乙酯提取部分对小鼠 S180 肉瘤有明显抑制作用。杠板归多糖对人非小细胞肺癌细胞株 A549 有显著的增殖抑制作用，并呈现浓度和时间依赖性，其机制可能涉及线粒体介导的细胞凋亡途径。临床上还观察到其对放射治疗及化学治疗引起的白细胞减少有防治作用。

古籍摘要　《本草纲目拾遗》："治臌胀、水肿，痞积，黄白疸，疟疾久不愈，鱼口便毒，跌打，一切毒蛇伤。"

按语　杠板归在肿瘤的治疗中有较为悠久的历史并已广泛应用。目前对抗肿瘤活性成分及机制等暂不明确，有待进一步研究。

13. 半边莲　本品为桔梗科植物半边莲 Lobelia chinensis Lour. 的干燥全草。主要分布于安徽、江苏、浙江。夏季采收，除去泥沙，洗净，晒干，切断，生用。

性味功效　辛，平。归心、小肠、肺经。清热解毒，利尿消肿。

主治　①治疗肺癌、肝癌、胃癌、卵巢癌、肾盂癌、膀胱癌等及恶性胸、腹水。②肝硬化，肾炎水肿，黄疸，痢疾。③痈疮肿毒，蛇伤，跌打损伤等。

用量用法　煎服，9～15g。外用适量。

成分药理　（1）化学成分：本品含生物碱，主要有山梗菜碱、山梗菜酮碱、山梗菜醇碱、异山梗菜酮碱和去甲山梗菜酮碱等。还含有皂苷、黄酮苷、氨基酸等。

（2）药理作用及抗肿瘤机制：动物实验证明，对小鼠肉瘤细胞有抑制作用。浸剂对大鼠有强而持久的利尿作用。半边莲口服有显著而持久的利尿作用，其尿量、氯化物和钠排出量均显著增加。半边莲吸入有扩张支气管作用；肌注有催吐作用，对神经系统有先兴奋后抑制的作用；煎剂对金黄色葡萄球菌、福氏痢疾杆菌、伤寒杆菌及大肠杆菌均有抑菌作用。此外，尚有止血及抗真菌作用。

古籍摘要　《本草纲目》："蛇虺伤，捣汁饮，以滓围涂之。"《生草药性备要》："敷疮消肿毒。"《陆川本草》："解毒消炎，利尿，止血生肌。治腹水，小儿惊风，双单乳蛾，漆疮，外伤出血，皮肤疥癣，蛇蜂蝎伤。"

按语　据载本品过量服用可引起头痛、恶心、流涎、腹泻、血压升高及脉搏先缓后速，严重者痉挛、瞳孔散大，最后因呼吸中枢麻痹而死。解救方法：先催吐，洗胃，后饮浓茶，注射葡萄糖液，并对症治疗。

14. 泽泻　本品为泽泻科植物泽泻 Alisma orientate（Sam.）Juzep. 的干燥块茎。冬季茎叶开始枯萎时采挖，洗净，干燥，除去须根和粗皮。分布于福建、四川，分为建泽泻、川泽泻。

性味功效　甘、淡，寒。归肾、膀胱经。利水渗湿，泻热，化浊降脂。用于小便不利，水肿胀满，泄泻尿少，痰饮眩晕，热淋涩痛，高脂血症。

主治　①治疗肺癌、膀胱癌、肾癌、肾盂癌、白血病等；本品淡渗，利水渗湿作用较强，可用于治疗恶性胸、腹水及癌症患者的水肿。②肾性水肿，高血压病，高脂血症。③淋病，泻痢，小便不利。

用量用法　内服：煎汤，6～10g，或入丸散。

成分药理　（1）化学成分：块茎含挥发油与树脂。另外，含泽泻萜醇 A、B、C，生物碱，氨基酸及多糖类物质等。

（2）药理作用及抗肿瘤机制：①抗肿瘤：体外实验表明对实体肿瘤细胞有抑制作用；荧光显微镜法筛选抗白血病细胞指数为 60%～80%（超过 25%为有抗白血病细胞作用）。②利尿作用：动物实验证明，煎剂有利尿作用，能增加尿量，增加尿素与氯化物的排泄。③降低血压及降低血糖的作用：提取物能抑制血胆固醇的上升，有降血脂、抗脂肪肝的作用。④对金黄色葡萄球菌、肺炎双球菌、结核杆菌有抑制作用。

古籍摘要　《本草衍义》："其功尤长于行水。"《本草汇言》："利水之主药。利水，人皆知之矣；丹溪又谓能利膀胱、包络之火，膀胱包络有火，病癃闭结胀者，火泻则水行，水行则火降矣，水火二义，并行不悖。"《药品化义》："除湿热，通淋沥分消痞满，逐三焦蓄热停水，此为利水第一良品。"

按语　本品体外试验表明对实体肿瘤细胞有抑制作用。另，因其利水渗湿作用较强，还可治疗恶性胸、腹水等，在临床上广泛应用。

15. 商陆　商陆科植物商陆 *Phytolacca acinosa* Roxb. 或垂序商陆 *Phytolacca americana* L. 的干燥根。秋季至次春采挖，除去须根及泥沙，切成块或片，晒干或阴干。又名花商陆、见肿消、土冬瓜、抱母鸡、土母鸡、地萝卜、章柳、金七娘、裁羊菜、山萝卜，分布于贵州、云南、四川、广西、福建等地区。

性味功效　苦，寒，有毒。归肺、脾、肾、大肠经。逐水消肿，通利二便，解毒散结。

主治　用于水肿胀满，二便不通；外治痈肿疮毒。

用量用法　3～9g。内服煎汤；外用鲜品捣烂或干品研末涂敷。

成分药理　（1）化学成分：含商陆碱、多量硝酸钾、皂苷。

（2）药理作用及抗肿瘤机制：①利尿作用：商陆根提取物灌注蟾蜍肾脏，可明显增加尿流量，直接滴于蛙肾或蹼，则见毛细血管扩张，血流量增加。经研究，商陆中的钾盐不是起利尿的主导作用，而是附加作用，麻醉狗静脉注射商陆浸膏，未见明显利尿作用，对血压也无显著影响。亦有报道，商陆浸膏片无利尿作用。②祛痰、镇咳及平喘作用：商陆根的水浸剂、煎剂和酊剂，均有显著祛痰作用。其有效化学成分主要为商陆皂苷元，其次为去甲基商陆皂苷元。商陆浸膏片治疗慢性气管炎时，具有良好的祛痰、止咳、平喘作用，对肾上腺素皮质功能不足的患者，商陆醇浸膏治疗慢性气管炎的机理之一可能是通过提高肾上腺皮质功能，从而使过敏状态有所改善。③抗菌作用：商陆浸液对许兰氏黄癣菌、奥杜益氏小芽孢癣菌有抑制作用。商陆煎剂及酊剂对流感杆菌、肺炎双球菌（部分菌株）有一定抑制作用，并认为此作用与其临床疗效有一定关系。商陆皂苷甲对急性或慢性炎症都有抑制作用。2-羟基商陆酸也具有抗炎作用。④抗肿瘤作用：中国商陆皂苷可诱生 γ-IFN、IL-2 及淋巴毒素，对人肺癌细胞株、Hela 细胞、人肝癌细胞株、Jurkat 及 Malt-4 细胞等均有不同程度的细胞毒性作用。此外，商陆总皂苷和商陆皂苷甲能显著促进小鼠白细胞的吞噬功能，总皂苷还能对抗由羟基脲引起的 DNA 转化率的下降，使 DNA 的合成保持在正常水平。

古籍摘要　《神农本草经》："主水胀，疝瘕，痹；熨除痈肿。"《名医别录》："疗胸中邪气，水肿，痿痹，腹满洪直，疏五脏，散水气。"《药性论》："能泻十种水病；喉痹不通，薄切醋熬，喉肿处外薄之瘥。"《日华子本草》："通大小肠，泻蛊毒，堕胎，熁肿毒，敷恶疮。"《医林纂要探源》："磨涂疮癣，杀虫。"《贵州民间方药集》："治黄疸。"

按语　现在治癌方中常用商陆。

16. 石见穿　石见穿 *Salvia chinensis* Benth 系唇形科植物华鼠尾草的干燥地上部分。

性味功效　苦、辛，平。清热解毒，活血镇痛。

主治　①治急、慢性肝炎，脘胁胀痛，骨痛，痛经，赤白带下，瘰疬。②捣敷治面神经麻痹，痈肿。

用量用法　煎服：9～15g。

成分药理　（1）化学成分：本品含齐墩果酸、熊果酸、β-乳香脂酸、β-谷甾醇、原儿茶醛等。

（2）药理作用及抗肿瘤机制：①抗肿瘤：石见穿多糖在体外对人肝癌细胞增殖有抑制作用。采用噻唑蓝（MTT）测定石见穿多糖的抗癌活性，实验证明，肝癌细胞的生长受到抑制，且随着剂量增加而抑制作用增强，高、中、低剂量的石见穿多糖对肝癌细胞生长的抑制率分别为 26.92%、18.26%、5.95%，明显高于对照组（$P < 0.05$）。②抗氧化：石见穿总酚酸对受 CCL_4 损伤的小鼠肝脏保护作用及其可能机制，结果表明石见穿总酚酸对小鼠 CCL_4 急性肝损伤具有一定的保护作用，作用机制可能与其抗氧化作用有关，石见穿总酚酸可增强组织抗氧化能力，降低 CCL_4 引起的脂类过氧化，保护细胞膜免受损伤。③妇科疾病：石见穿能增强大鼠子宫内膜异位症病灶局部组织细胞凋亡敏感性，抑制异位内膜生长。

古籍摘要　《药镜·拾遗赋》述其功效"味苦辛平入肺脏，穿肠穿胃能攻坚"。

按语　对食管癌及黄疸型肝炎等有较好的疗效。

17. 乌骨藤　番荔枝科瓜馥木属植物白叶瓜馥木 *Fissistigma glaucescens*（Hance）Merr. 的根。植物白叶瓜馥木，分布于我国广西、广东、福建和台湾。

性味功效　微辛、涩，温。入肝经。祛风湿，通经活血，止血。

主治　风湿痹痛，月经不调，跌打损伤，骨折，外伤出血。

用量用法　内服：煎汤，10～20g；或酒泡服。外用：适量，研末调敷。

成分药理　（1）化学成分：其有效成分为甾体苷、生物碱和多糖。

（2）药理作用及抗肿瘤机制：①抗癌作用：乌骨藤提取物对多种恶性肿瘤细胞有明显的抑制作用。现代药理研究发现乌骨藤中独特的化学成分"新 C21-甾体苷"具有诱导和促使微管（肿瘤细胞赖以分裂、扩散的甾体）蛋白聚合、微管装配与微管稳定的独特作用机制，从而彻底铲除肿瘤细胞有丝分裂的原生动力。②平喘作用：从乌骨藤茎中提取出的苦味甾体酯苷（通光散苷）对呼吸系统有平喘作用。用组胺喷雾引喘法，予豚鼠静脉滴注从乌骨藤茎中提取出的苦味甾体酯苷（通光散苷）100mg/kg，有一定的平喘作用。③降压作用：苦味甾体酯苷对离体兔耳血管灌注有直接血管扩张作用；麻醉犬静脉注射通光散苷有短暂、轻度的降压作用，无快速耐受现象，其降压似与中枢无关；离体兔耳血管灌流实验表明，它能直接扩张血管。④其他作用：乌骨藤有明显的提高机体免疫的作用，能有效地提高人体的免疫功能，其抗癌作用的实现可能不是细胞毒性作用，而是通过加强机体免疫力来达到抗癌效果。⑤毒性：小鼠用通光散苷灌胃至 1500mg/kg，未见中毒和死亡；小鼠静脉注射的 LD50 为 247mg/kg。

古籍摘要　《贵州民间药物》："治痨伤，除风湿。"

按语　乌骨藤临床应用广泛，最多用于治疗各种肿瘤。

18. 车前子　为车前科植物车前 *Plantago asiatica* L. 或平车前 *Plantagodepressa* Willd. 的干燥成熟种子。分布于江西、河南、河北、辽宁、山西、四川等地。

性味功效　甘，寒。归肝、肾、肺、小肠经。清热利尿通淋，渗湿止泻，明目，祛痰。

主治　用于热淋涩痛，水肿胀满，暑湿泄泻，目赤肿痛，痰热咳嗽。

用量用法　煎服，9～15g，宜包煎。

成分药理　（1）化学成分：主要化学成分为苯乙酰咖啡酰糖酯类（大车前苷、洋丁香酚苷等）、环烯醚萜、黄酮及其苷类（芹菜素、木犀草素、高车前素等）、生物碱类化合物等。

（2）药理作用及抗肿瘤机制：①利尿作用：车前子和车前草提取物有利尿作用，实验结果表明 10g/kg 剂量的车前子和车前草乙醇提取物均能增加大鼠排尿量和尿中 Na^+、K^+ 和 Ca^{2+} 离子含量，相同浓度下车前子作用略强于车前草，但水提物则无利尿作用。②降血糖作用：大车前提取物对健康小鼠和四氧嘧啶糖尿病型小鼠有降血糖作用,结果表明正己烷和二氯甲烷提取物的降血糖效果明显优于甲醇提取物。③降血脂作用：车前子可以提高高脂血症大鼠血清和心肌中 SOD 活性、GSH-Px 的活性，降低脂质过氧化物（LPO）含量。④抗氧化作用：车前子可降低大鼠血清总胆固醇、三酰甘油和 LPO 水平，并提高 SOD 活性，在浓度为 15g/kg 时车前子清除氧自由基、抗氧化的作用最明显。⑤祛痰镇咳作用：车前子提取液高低剂量组的祛痰镇咳作用有显著差异。⑥抗肿瘤作用：大车前苷通过抑制 MMP-9 的活性来抑制肿瘤细胞的迁移和侵袭能力，减少血管生成，发挥抗肿瘤作用；高车前素通过抑制 SphK1 的活性，调节细胞内神经酰胺（Cer）和 S1P 之间的平衡来影响肾癌细胞增殖、凋亡、迁移、侵袭；高车前素通过调控 JAK2/STAT3 信号通路下调 PIM1 靶点来抑制结肠癌细胞的生长和转移。

古籍摘要　《名医别录》："金疮，止血衄鼻，瘀血血瘕，下血，小便赤，止烦下气，除小虫。"《本草纲目》："王旻《山居录》，有种车前剪苗食法，则昔人常以为蔬矣。今野人犹采食之。"

按语　车前叶亦具有抗肿瘤功效。

19. 马鞭草　马鞭草科植物马鞭草 *Verbena officinalis* L. 的干燥地上部分。6～8 月花开时采割，除去杂质，晒干。马鞭草又叫马鞭梢、铁马鞭、白马鞭、疟马鞭、凤颈草、紫顶龙芽草、野荆芥。分布于湖北、江苏、广西、贵州等地区。

性味功效　苦，凉。入肝经、脾经。清热解毒，活血散瘀，利水消肿。

主治　治疗疟疾。其中以针剂的疗效较佳，丸剂的疗效略低。对久疟或慢性疟疾，经其他抗疟药物治疗无效者，用马鞭草往往能收到效果。

用量用法　4.5～9g。煎服。孕妇慎服。

成分药理　（1）化学成分：戟叶马鞭草苷、香叶木素、8-羟基-柚皮素-4′-甲基醚、甘草素、二氢咖啡酸丙酯、2-（3,4-二羟基苯基）-乙醇乙酸酯、2-羟基-3-甲氧基蒽醌。

（2）药理作用及抗肿瘤机制：①抗炎止痛作用：水及醇提取物对滴入家兔结膜囊内芥子油引起的炎症均有抗炎作用，后者的抗炎作用比前者好。后者中的水溶部分又较水不溶部分为佳。水提取物对电刺激家兔齿髓引起的疼痛有镇痛作用，给药后 1 小时开始，3 小时消失；醇提物的镇痛作用在 6 小时后尚未完全消失，水溶部分作用更大，而水不溶部分则无镇痛作用。②镇咳作用：马鞭草水煎液有一定镇咳作用，其镇咳的有效成分为 β-谷甾醇和马鞭草苷。③对子宫的作用：马鞭草在浓度为 $1.6×10^{-2}$g/mL 时，对大白鼠子宫肌条及非妊娠人体子宫肌条均有一定的兴奋作用。动情期的大白鼠子宫肌条标本对马鞭草最为敏感，加入马鞭草后常引起紧张性和收缩振幅同时增加；而其他各期的标本常常只是收缩振幅有所增加。人的子宫肌条对马鞭草的反应较弱，一般只是紧张性发生变化。在大白鼠子宫肌条实验中马鞭草和 PGE2 有相互增强作用，而和 PGF2a 则只有相加作用。马鞭草在足以兴奋子宫平滑肌的浓度时，对空肠平滑肌没有明显作用，也不能增强 PGE2 对空肠平滑肌的作用。④抗肿瘤：有学者发现马鞭草抗感染、抗肿瘤的作用可能与其增强小鼠 T、B 细胞功能使免疫增强有关。马鞭草醇提取液对人绒毛膜癌 JAR 细胞具有抑制作用，可能与抑制 EFGR 的表达有关。

古籍摘要　《本草经疏》："马鞭草，本是凉血破血之药。下部脓疮者，血热之极，兼之湿热，故血污浊而成疮，且有虫也。血凉热解，污浊者破而行之，靡不瘥矣。陈藏器谓其破血杀虫，亦此意耳。"《本草拾遗》："主癥癖血瘕，久疟，破血。作煎如糖，酒服。"

按语　马鞭草提取物，无明显毒副作用，有望成为治疗难治、耐药肿瘤的有效药物。

20. 天胡荽　伞形科天胡荽属植物天胡荽 *Hydrocotyle sibthorpioides* Lam. 的全草。又名千里光、鸡肠菜、破铜钱、千光草、滴滴金、翳草。主要分布在西南及陕西、江苏、安徽、浙江、江西、福建、台湾、湖南、湖北、广东、广西等地。

性味功效　辛、微苦，凉。入肺、脾经。清热利湿，解毒消肿。

主治　①治疗肝癌、肾癌、肾盂癌、膀胱癌、白血病等。②用于急性黄疸性肝炎，急性肾炎，尿路结石及血尿。③目翳眼赤，咽喉肿痛。④带状疱疹，脚癣，丹毒。鲜品捣烂取汁擦涂或乙醇浸剂外涂。

用量用法　10～15g，水煎服。外用：鲜品捣汁或捣烂贴敷。

成分药理　（1）化学成分：天胡荽化学成分主要包括黄酮类化合物、三萜类化合物、挥发油类化合物、植物甾醇类化合物等活性成分，以及一些人体必需的微量元素。

（2）药理作用及抗肿瘤机制：①抗肿瘤作用：研究表明天胡荽中正丁醇层萃取物在高浓度 800μg/mL 时对 LA795 细胞株具有较强的抑制作用，齐墩果烷型三萜皂苷对口腔瘤、髓母细胞瘤和结肠癌都具有一定的细胞毒性。体内实验表明天胡荽提取物连续 10 天每天每只小鼠给药量在 1.5g/kg 及 3.0g/kg 时对小鼠移植性肿瘤 U14、Hep、S180 具有较强的抑制作用。②抗病毒作用：包括Ⅱ型单纯疱疹病毒、乙型肝炎病毒等。③抗菌杀虫作用：有研究表明天胡荽对大豆蚜虫、白蚁等具有杀伤作用，且可抑制金黄色葡萄球菌、变形杆菌、福氏痢疾杆菌、伤寒沙门氏菌、铜绿假单胞菌、枯草芽孢杆菌的活性。④肝损伤保护作用。⑤对神经系统疾病具有改善作用。⑥其他：利尿、降血糖等作用。

古籍摘要　《生草药性备要》："治癞，臭耳，鼻上头风，痘眼去膜，消肿，敷跌打大疮。"《本草推陈》："治急性扁桃腺炎及咽喉炎，疥癣，蛇咬伤，痈疽，漆疮，风湿痛，挫伤等。"《千金要方·食治》："疗痔。"《草木便方》："治头疮，白秃，风瘙，疥癞。"

按语 曾有报道以本品为主（60g），配以生薏苡仁、半枝莲、石见穿各30g，每日1剂，内服，对治疗肝癌有一定的疗效。本品在江西亦作金钱草入药。在四川地区，毛叶天胡荽与本种同样使用。

21. 过路黄 报春花科珍珠菜属植物过路黄 *Lysimachia christinae* Hance 的全草，又名金钱草、真金草、金银花、走游草、铺地莲等。主要分布在云南、四川、贵州、陕西（南部）、河南、湖北、湖南、广西等地。

性味功效 甘、微苦，凉。入肝、胆、肾、膀胱经。利尿排石，清热解毒，散瘀消肿，祛风散寒。

主治 ①治疗肝癌、胆管癌及胰头癌所致的黄疸，常配伍虎杖、姜黄、茵陈、瓦松、半边莲等。②黄疸型肝炎：配伍茵陈、板蓝根、虎杖、垂盆草等。③胆结石、肾结石、膀胱结石：配伍冬葵子、海金沙、芒硝、玉米须、鱼枕骨等。④其他：风寒感冒，头身疼痛，腹泻等。外用治疗化脓性炎症、烧烫伤。

用量用法 鲜品30～100g，干品15～30g，水煎服。

成分药理 （1）化学成分：全草含三萜皂苷类、黄酮类、有机酸、挥发油、甾醇、醌类、长链烷烃、生物碱等。

（2）药理作用及抗肿瘤机制：①利胆排石作用：煎剂能促进肝细胞分泌胆汁，并使奥氏括约肌松弛，使胆汁排出而具有利胆作用。②抗肿瘤作用：体外实验表明，过路黄干燥全草提取物具有显著抑制肿瘤细胞生长活性的作用。其中自过路黄中提取的化合物西克拉敏 A 糖苷 A-3-O-{β-D-吡喃木糖基-（1→2）-β-D-吡喃葡萄糖基-（1→2）-[β-D-吡喃葡萄糖基-（1→4）]-α-L-吡喃阿拉伯糖苷}对人宫颈癌细胞株 HeLa、人骨肉瘤细胞株 U20S、人神经母细胞瘤细胞株 SY5Y、人肺腺癌细胞株 PC-9、人结肠癌细胞株 CT-26 的生长均有一定的抑制作用。③心血管系统：对血管平滑肌具有松弛作用。

古籍摘要 《四川中药志》："除风，清热。治腹泻。"《草木便方》："治脐风腹痛，痰嗽，咽喉风痹，蛇伤。"

按语 过路黄无毒性，但不可过量或长期使用。

22. 海金沙 海金沙科海金沙属植物海金沙 *Lygodium japonicum*（Thunb.）Sw. 的成熟孢子茎藤或根茎。又名铁线藤、蛤蟆藤、龙须草等。主要分布在中国广东、浙江等地。

性味功效 甘，寒。入小肠、膀胱经。清热利湿通淋。

主治 ①治疗膀胱癌、肾盂癌、肾癌等：常与白英、龙葵、土茯苓配伍用。②泌尿系统结石、血尿：配伍金钱草、石韦、车前草等。③小便不利、水肿：配伍泽泻、猪苓、防己、木通等。④伤寒狂热：配伍栀子、芒硝、硼砂。

用量用法 海金沙（布袋包）6～12g，水煎服。或海金沙草15～30g，水煎服。

成分药理 （1）化学成分：包括黄酮类、甾体类、酚酸及糖类，以及挥发油类化合物。

（2）药理作用及抗肿瘤机制：①利胆作用：体内实验表明海金沙中含有的反式对香豆酸能增加大鼠胆汁中水分的分泌，从而增加胆汁量。②防治结石的作用：可降低草酸含量，保护肾组织上皮细胞，增加排尿量，减弱成石因素，降低结石形成风险。③抑菌作用：全草煎剂可抑制金黄色葡萄球菌、绿脓杆菌、伤寒杆菌、福氏痢疾杆菌等。④抗肿瘤作用：体外实验表明，海金沙对于肿瘤具有抑制作用。有研究显示，海金沙可通过抑制肿瘤内血管生成对肿瘤的发生、浸润、转移、复发和预后产生影响。⑤其他作用：抗氧化作用，促毛发生长及抗雄性激素作用，降血糖作用，促进创面愈合作用等。

古籍摘要　《本草纲目》："治湿热肿满，小便热淋、膏淋、血淋、石淋，茎痛，解热毒气。"《嘉祐本草》："主通利小肠，得栀子、马牙硝、蓬砂共疗伤寒热狂，或丸或散。"

按语　肾阴亏虚者慎服。

23. 桑白皮　本品为桑科桑属植物桑 *Morus alba* L. 的干燥根皮。又名桑根白皮、桑根皮、桑皮、白桑皮等。主要分布在安徽、河南、浙江、江苏、湖南等地，全国各地均有栽培。

性味功效　甘，寒。入肺、脾经。泻肺平喘，利水消肿。

主治　①用于治疗肺癌，肺癌胸膜转移，癌性胸、腹水，胃癌，体表恶性肿瘤初起等。②临床上还用于治疗肺热咳喘、水饮停肺、肺热吐血、水肿、脚气、小便不利等。

用量用法　内服：10～15g，水煎服。或入丸、散。外用：治石痈坚如石，不作脓者，桑根白皮，阴干为末，烊胶，以酒和敷肿物处（《千金要方》）。另治癌性胸水：桑白皮 15g，葶苈子 15g，车前草 15g，半边莲 15g，龙葵 20g，泽漆 15g，大枣 5 枚，地骨皮 30g。

成分药理　（1）化学成分：含伞形花内酯、东莨菪素、桑色呋喃、桑糖朊和黄酮成分桑根皮素、桑素、桑色烯、环桑素、环桑色烯等。又含有作用类似乙酰胆碱的降压成分。

（2）药理作用及抗肿瘤机制：①利尿作用：桑白皮水提物给大鼠灌胃或腹腔注射，尿量及钠、钾离子和氯化物排出量均增加。②抗炎镇痛作用：桑根酮醇 O、桑根酮 C 可有效抑制 IL-1B、TNF-α、IL-6 等炎性因子，桑白皮总黄酮可明显起到镇痛的作用。③镇咳平喘作用：桑白皮醇、桑白皮总黄酮、桑白皮丙酮提取物、氯仿提取物、碳酸氢钠提取物、碱提取物等均具有良好的镇咳平喘作用。④抗病毒、抑菌作用：研究表明桑白皮中的有效成分对于艾滋病病毒、流感病毒等具有抑制作用，同时对金黄色葡萄球菌、伤寒杆菌、福氏痢疾杆菌也有抑制作用。⑤抗肿瘤作用：桑白皮低聚壳聚糖可抑制小鼠移植性 S180 肉瘤，延长荷瘤小鼠的生存时间。也有研究表明桑白皮素可影响肿瘤细胞中 EGFR 以及 VEGF 的表达从而对肿瘤产生抑制作用。⑥其他作用：降血糖、降血压、降血脂作用，增强免疫作用，抗过敏作用等。

古籍摘要　《药性论》："治肺气喘满，水气浮肿，主伤绝，利水道，消水气，虚劳客热，头痛，内补不足。"《滇南本草》："止肺热咳嗽。"李杲："桑白皮，甘以固元气之不足而补虚，辛以泻肺气之有余而止嗽。又桑白皮泻肺，然性不纯良，不宜多用。"《本草纲目》："桑白皮，长于利小水，乃实则泻其子也，故肺中有水气及肺火有余者宜之。'十剂'云，燥可去湿，桑白皮、赤小豆之属是矣。宋医钱乙治肺气热盛，咳嗽而后喘，面肿身热，泻白散……桑白皮、地骨皮皆能泻火从小便去，甘草泻火而缓中，粳米清肺而养血，此乃泻肺诸方之准绳也。元医罗天益言其泻肺中伏火而补正气，泻邪所以补正也。若肺虚而小便利者，不宜用之。"

按语　肺虚无火，小便多及风寒咳嗽忌服。

24. 茵陈蒿　本品为菊科蒿属植物滨蒿 *Artemisia scoparia* Waldst. et Kit. 或茵陈蒿 *Artemisia capillaris* Thunb. 的干燥地上部分。又名绵茵陈、茵陈蒿、白蒿、绒蒿、猴子毛。主要分布在中国辽宁、河北、陕西、山东、江苏、安徽、浙江、江西等地，全国各地均有分布。

性味功效　辛，苦，微寒。入脾、胃、肝、胆经。清湿热，退黄疸。

主治　①用于治疗肝胆系统恶性肿瘤及胰腺癌、癌性胸腹水，亦用于治疗胃癌、腹腔肿瘤。

②肝炎湿热黄疸，小便不利，疮疥湿疹。

用量用法　15～30g，水煎服。外用：适量，煎水洗患处。

成分药理　（1）化学成分：主要包括蒿属香豆素、挥发油、色原酮类、黄酮类以及绿原酸等。

（2）药理作用及抗肿瘤机制：①利胆作用：研究表明茵陈蒿含有的（6,7）-二甲氧基香豆素、绿原酸、对羟基苯乙酮、茵陈酮、叶酸等有利于排泄胆汁的作用。②抗病毒、抑菌作用：茵陈蒿中的茵陈炔酮可显著抑制金黄色葡萄球菌、卡他球菌、甲型链球菌、绿脓杆菌等，同时也表现出明显地抑制沙眼衣原体的活性。③保肝作用：多项体内实验表明，茵陈蒿可降低大鼠急性肝损伤，降低血清 ALT 和 AST 含量，保护肝细胞。④抗肿瘤作用：有研究表明，从茵陈蒿中提取的茵陈素可有效抑制肺癌细胞增殖。除此之外茵陈蒿中所含香豆素、色原酮、萜类、香豆酸、黄酮类、绿原酸等均可发挥抗肿瘤的作用。⑤解热镇痛抗炎作用：茵陈蒿中的蒿属香豆精及（6,7）-二甲氧基香豆素具有降温、镇痛的作用。

古籍摘要　《名医别录》："治通身发黄，小便不利，除头热，去伏瘕。"《本草从新》："为治黄疸之君药。又治伤寒时疾，狂热瘴疟，头痛头旋，女人瘕疝"《本草经疏》："茵陈，其主风湿寒热，邪气热结，黄疸，通身发黄，小便不利及头热，皆湿热在阳明、太阴所生病也。苦寒能燥湿除热，湿热去，则诸症自退矣。除湿散热结之要药也。"《本草图解》："发黄有阴阳两种，茵陈同栀子、黄柏以治阳黄，同附子、干姜以治阴黄。总之，茵陈为君，随佐使之寒热而理黄证之阴阳也。"

按语　同属植物猪毛蒿又称滨蒿，亦作茵陈入药。非因湿热引起的发黄忌服。现代药理学显示茵陈素毒性为中枢抑制，表现为嗜睡、流涎。

第五章

肿瘤患者常用食物简介

在本书总论第十二章中，曾提到肿瘤患者的营养与饮食治疗，并详细讨论了肿瘤对机体营养状态的影响，抗肿瘤治疗对患者营养状态的影响，肿瘤患者合理营养的必要性，以及肿瘤患者营养治疗的原则。着重讨论了中医药学对食物营养的认识，并提出了食补和食疗的原则和方法，把食物营养与食物治疗结合起来。指出了不但要对肿瘤患者"辨证施治"，而且要"辨证施食"，要根据患者脾胃消化吸收功能的强弱以及病情的寒热虚实来选择适当的饮食。事实证明，合理的饮食，能保持脾胃功能正常，使后天化源充沛，常能提高机体对手术、化学治疗、放射治疗的耐受力，改善全身状况，加强扶正祛邪作用，从而获得较好的远期疗效。

为了使肿瘤患者更好地选择食物，更好地掌握常用食物的性味功能，特将肿瘤患者常用食物的性味功效作简单介绍，其中与第四章重复的食（药）物不再介绍。

第一节 全 草 类

1. 韭菜 韭菜 *Allium tuberosum* Roxb. 为百合科多年生草本植物。又名起阳草，全草均可食用。

性味功效 甘、辛，温，无毒。健胃温中，助阳固精。根、叶生用捣汁有止血、止痛、消噎及散瘀逐痰之功。

主治 治噎膈反胃（包括食管癌、贲门癌、胃癌）：生韭叶或根，洗净捣汁，每次以韭汁1匙，和入牛乳半杯，煮沸后，待温缓缓咽下，1日数次。

古籍摘要 《本草从新》："温脾益胃，止泻痢而散逆冷。助肾补阳，固精气而暖腰膝。散瘀血，逐停痰。入血分而行气，治吐衄损伤，一切血病。噎膈反胃，胃脘痛。解药毒，食毒，狂犬蛇虫毒。多食神昏目暗，忌蜜。韭子，辛甘而温，补肝肾，助命门，暖腰膝。治筋痿遗尿，泄精溺血，白带白淫。下部有火而阴气不固者，勿服。"

按语 韭菜有温阳作用，可用于遗尿、尿频而清长，阳痿，遗精。韭菜子炒熟研末，与桑螵蛸、龙骨等分，每日2次，每次3g，盐汤送下。

2. 葱 葱 *Allium fistulosum* L. 为百合科多年生草本植物。药用为鳞茎部分，称葱白。

性味功效 辛，温，无毒。发汗解表，散寒通阳。

主治 治伤风感冒、头痛鼻塞，亦可预防流感。鲜葱外用治疗毒恶疮，用老葱白、鲜蒲公英、蜂蜜各等分，共捣如泥状，贴患处。本书肿瘤常用方剂中外用药抑癌散（膏）是一民间偏方，可改善患者症状。

古籍摘要　《本草从新》"发汗解肌，通上下阳气，治伤寒头痛，时疾热狂，阴毒腹痛，脚气奔豚，益目睛，利耳鸣，通二便。气通则血活，故治吐血衄血，便血痢血，折伤也血。乳痈风痹，通乳安胎，通气故能解毒，杀药毒、鱼肉毒、蚯蚓毒……多食令人神昏发落，虚气上冲。取白连须用。同蜜食杀人。"

按语　本品尚有较强的杀菌作用，特别是对痢疾杆菌及皮肤真菌抑制作用较明显。

3. 芹菜　芹菜有水芹 *Oenanthe javanica*、旱芹 *Apium graveolens* L.var.dulce DC. 两种，属伞形科。旱芹香气较浓，又名香芹，叶柄及嫩茎作蔬菜。

性味功效　旱芹：甘，寒。泻热散结，除心下烦热。水芹：甘，平。去伏热及头中风热，利口齿及大小肠。

主治　旱芹治疗鼠瘘瘰疬，结核聚气，下瘀血，止霍乱。水芹治烦渴，崩中带下，黄疸及尿血。

古籍摘要　《神农本草经》："止血养精，保血脉，益气，令人肥健嗜食。"《本草从新》："石龙芮，苦平。补阴气不足，治失精茎冷，令人皮肤光泽，有子。逐诸风，利关节，止烦渴，明耳目。"

按语　芹菜是指伞形科的芹，而非毛茛科的野芹菜，不可混用。

4. 荠菜　荠菜 *Capsella burse-pastoris*（L）Medic. 为十字花科植物荠的全草，初春采其嫩苗作为食物用，清明前后采带花的全草供药用。又名荠菜花、上巳菜、荠菜。

性味功效　甘、淡、微酸，凉，无毒。清热解毒，凉血止血，清利湿热。适宜有热象的肿瘤患者食用（详见清热解毒药一节）。

5. 空心菜　空心菜 *Ipomoea aquatic* Forsk. 为旋花科植物。又名薤菜、蕹菜，其梗中空。为南方夏季常食菜蔬之一。

性味功效　甘，平，无毒。清热凉血，解毒利尿。

主治　能解毒蕈类中毒，若误食野菌、毒菇、断肠草、毒鱼藤或砒霜中毒等，可将鲜菜捣汁大量灌服以解毒急救。食物中毒亦治。另治疗肺热咳血、鼻衄或尿血、痈疮、疔毒等亦可内服及外用。

6. 莼菜　莼菜 *Brasenia schreberi* J.F.Gmel. 为睡莲科的一种水草。又名蓴菜。我国黄河以南所有沼泽池塘均有生长，以江苏、浙江湖泊中多产。莼菜尚未露出水面的嫩叶可作为食物食用，为地方名菜，形似马蹄，三月至八月，味甜体软可口，为菜中之最美者。

性味功效　甘，寒，滑，无毒。泻热解毒，止呕止泻。

主治　治胃病，呕吐反胃，胃炎，胃溃疡。胃癌：用鲜莼菜与鲜鲫鱼同煮食，亦有单用莼菜煮食治疗胃癌者。还可治疗高血压、痈疽疔肿、无名肿毒，方法：用鲜莼菜、鲜大青叶适量，一起捣烂，加白糖再捣如泥，敷于患部，干即更换。同时，另用温黄酒送服此药半杯，一日 2 次。

古籍摘要　《本草从新》："治消渴，热痹热疽。逐水。解百药毒并蛊毒。下气止呕，疗诸肿毒并诸疮。"

7. 卷心菜　卷心菜 *Brassica oleracea* L.var.capitata L. 亦称结球甘蓝，俗称"包心菜""洋

白菜""莲花白"。十字花科，甘蓝的一个变种，为我国各地主要蔬菜之一。

性味功效　甘，平，无毒。益胃消食。

主治　胃及十二指肠溃疡疼痛，除作蔬菜食用外，新鲜菜汁 1 杯（200mL），略加温，饭前饮服，一日 2 次，连续服用 10 日为一疗程，对胃、十二指肠溃疡有止痛及促进愈合作用，亦可用于溃疡性胃癌。另外，常服本品对预防胃癌可能有益。

8. 芜菁　芜菁 *Brassica napobrassica* Mill. 又名"蔓菁"，亦称"诸葛菜"，俗称大头菜（根）。十字花科植物，1 年生或 2 年生草本。根和叶作蔬菜，鲜食或盐腌、制干后食用。

性味功效　苦，辛，平。泻热解毒，利水明目。

主治　黄疸、腹胀，捣研，滤汁饮，或吐或泻下，饮后觉腹中宽舒。此外治癥瘕积聚、一切疮疽。叶：利五脏，消食下气，治咳。

古籍摘要　《本草从新》："泻热解毒，利水明目。治黄疸，腹胀，癥瘕积聚，小儿血痢，一切疮疽，敷蜘蛛咬毒。实热相宜，虚寒勿使。根，解酒毒，涂诸热毒……捣敷阴囊肿大如斗。"

9. 白菜　白菜 *Brassica pekinsis*. 原名"菘"，亦称"结球白菜"，俗称"大白菜""黄芽菜"。十字花科，一年生草本植物，是我国北方的主要蔬菜之一。

性味功效　甘，平。利肠胃，除胸中烦，解酒渴，消食下气，和中，利大小便。

主治　利小便，养胃。

按语　茎圆厚者名白菜；茎扁而白，黄嫩脆美者，名黄芽菜，后者尤味美而益人。

10. 油菜　油菜 *Brassica campestris* L. 又名芸苔。十字花科植物，一年生草本植物，种子榨油，即菜油。

性味功效　辛，温。散血消肿。

主治　捣贴治游风丹毒及乳痈。多食动疾发疮。种子行滞血，治产后诸疾，并治难产。

按语　菜蔬中，古人认为亦有荤辛类菜蔬，一般忌口中所提忌荤辛类是指这类，荤并非单指肉食。《本草从新》指出："炼形家以小蒜、大蒜、韭、芸苔、胡荽为五荤；道家以韭、薤（即小蒜）、大蒜、芸苔、胡荽为五荤；佛家以大蒜、小蒜、兴渠（即胡荽）、慈葱（冬葱）、茗葱（山葱）为五荤。"总之，认为这些菜蔬多食损神伐性。从现在来看，对肿瘤患者并非禁忌，但多食亦无必要。

11. 墨菜　墨菜 *Eclipta prostrata*.（E.alba）又名墨旱莲、鳢肠，为菊科植物，全国各地均有分布。嫩苗叶可食，为著名止血药。

性味功效　甘、酸，寒。滋阴补肾，补血止血。

主治　治吐血、咯血、鼻衄，胃、十二指肠溃疡出血及癌症患者出血。

古籍摘要　《本草从新》："黑发乌须，赤痢变粪。止血，固齿，功善益血凉血。"

12. 荠苨　荠苨 *Adenophora remotiflora* Miq. 又名甜桔梗、杏叶沙参，为桔梗科植物。根似桔梗，嫩苗供食用，为良好的野菜之一，味甘美。

性味功效　甘，寒，无毒。

主治　清热解毒，化痰。治燥咳，喉痛，消渴，疗疮肿毒。治误食草药中毒，本品 30～60g，煎浓汤频频灌服。治疗疮肿毒以鲜草及根捣烂绞汁服，以渣敷患部（《千金要方》）。

古籍摘要　《日华子本草》："治蚊虫咬，热狂温疾，署毒箭。"《本草纲目》："主咳嗽，消渴强中，疮毒疔肿。"

13. 番杏　番杏 *Tetragonia expansa* Murr. 亦名海滨莴苣，为番杏科多年生草本植物，生长于海滨盐碱砂地，或栽培。茎叶多带肉质，嫩叶供食用。全草入药。番杏产于福建、浙江、台湾等省。

性味功效　甘、涩，平。凉血解毒，利尿消疮肿。

主治　治胃癌、食管癌时用番杏叶（鲜）90～120g，薏苡仁 30g，草决明子 12g，菱草（鲜）120g，水煎服。治毒蛇咬伤时用鲜草适量，捣烂绞汁服半杯，并以渣敷伤口。治无名肿毒时用鲜根捣烂敷患部，1 日 2～3 次，消肿止痛。

14. 费菜　费菜 *sedum aizoon* L. 又名土三七，为景天科多年生的肉质草本植物景天三七，广泛分布于我国东北、华北、华东等地。

性味功效　甘、微酸，平。止血，安神宁心。

主治　对金黄色葡萄球菌及绿脓杆菌有较强的抑制效果。治疗各种出血，可用景天三七 30g，水煎服，或鲜品捣汁，每次服半杯，1 日 2～3 次，凉开水冲服。治神经衰弱失眠，可以本品鲜草 30g 与甘草 6g，水煎去渣，睡前冷服。

15. 东风菜　东风菜 *aster scaber* thunb. 又名土苍术、山白菜，为菊科植物，全草及根作药用。

性味功效　辛、甘，寒，有小毒。清热解毒，祛风止痛。

主治　治咽喉肿痛，疮疖，毒蛇咬伤及各种癌症。

16. 竹叶菜　竹叶菜又名鸭跖草 *Commelina communis* L. 竹节菜。为鸭跖草科一年生草本植物，鸭跖草的全草。生长在田地阴湿地，叶似竹叶。李时珍谓："三、四月出苗，紫茎竹叶，嫩时可食，四、五月开花如蛾形，两叶如翅，碧色可爱，结角尖细如鸟喙，实在角中。"

性味功效　甘、淡，寒。清热解毒，利水消肿。

主治　主治急性上呼吸道感染，尿路感染，急性热病，高热烦渴，细菌性痢疾，预防流行性感冒。亦用于治疗肿瘤患者的急性感染，泌尿道感染及膀胱癌、肾盂癌等。

按语　鸭跖草具有较好的抗菌消炎作用，对金黄色葡萄球菌、大肠杆菌有抑制作用，常用于肿瘤患者的各种感染发热，用量较大，鲜草可用至 150～250g，煎汤代茶饮。亦可以鲜草洗净捣汁，频频含服，可治疗咽喉炎、鼻咽癌、喉癌、扁桃体癌、口腔肿瘤等。

17. 巢菜　巢菜 *vicia cracca.* 又名翘摇、紫云英、红花菜等。豆科植物，长江以南各地常于冬季栽培于田中作绿肥，全草可食，并可和种子入药，种子药材名草蒺藜。苏东坡云，菜云美者，蜀乡之巢。

性味功效　辛，平，无毒。利五脏，明耳目，祛风利水，清热解毒。

主治　治小便不利，尿频、尿急或尿血：紫云英根 30～60g，水煎分饮。治黄疸、鼻衄：鲜草 30～60g，水煎服。

古籍摘要　《本草从新》："利五脏，明耳目，去热风，止热疟……活血平胃，长食不厌，甚益人，令人轻健，俗名花草。花草子，活血明目。"

18. 香茶菜　香茶菜 *plectranthus amethystoides* benth. 为唇形科多年生草本植物。主要分布于浙江、江西、湖北、广东、广西、云南等省。

性味功效　辛、苦，凉。散瘀消肿，清热解毒。

主治　治疗跌打损伤肿痛，劳伤筋骨，用 15～25g，加黄酒炖服。治乳痈疮毒，用全

草 30g，金荞麦 15g，甘草 3g，水煎服。治毒蛇咬伤，用根 30g，徐长卿 15g，水煎服，并以渣捣敷。

第二节　根　茎　类

1. 荸荠　荸荠 Eleocharis tuberosa（Roxb.）Roem.et Schult 又名地栗，或称乌芋。莎草科植物，梗名通天草。荸荠可作菜食，清脆可口，苗及根茎均入药。

性味功效　甘、寒。通天草苦、平。下丹石热毒，清热利尿。梗可通淋利尿。

主治　常用于治疗高血压病及慢性支气管炎。清代名医王士雄所制"雪羹汤"，即荸荠、海蜇头（洗去盐分）各 60～120g，煎汤，一日 3 次分服。还可治疗痔疮出血，即以鲜荸荠 500g，洗净，加红糖 90g，水煮沸 1 小时，服汤，1 日多次分服，连续服 3 天。

古籍摘要　《本草纲目》："味甘，微寒，滑，无毒。主消渴痹热，温中益气，下丹石，消风毒，除胸中实热气。可作粉食，明耳目，消黄疸，开胃下食，厚人肠胃，不饥，能解毒……治误吞铜物，主血痢，下血，血崩，辟蛊毒。"《本草从新》："消食攻积，除胸中实热，治五种噎膈。消渴黄疸，血证蛊毒，能毁铜。性极凉泻，有冷气人不可食，致腹胀气满，小儿食多，脐下结痛，孕妇尤为大忌。"

按语　本品有抗菌作用，对金黄色葡萄球菌、大肠杆菌及绿脓杆菌有效。但不耐热。

2. 马铃薯　马铃薯 Solanum tuberosum L. 又名土豆，为茄科植物，我国各地均有栽培，供食用。

性味功效　甘、平。健脾益气，调中和胃。

主治　治胃、十二指肠溃疡疼痛，用鲜马铃薯，洗净（不去皮），切碎，捣烂，用纱布包挤汁，每日早晨空腹服 1～2 匙，可酌加蜂蜜适量，连服 2～3 周。据研究，马铃薯除含大量淀粉、蛋白质、维生素外，尚含有龙葵素，阳光暴晒后还可增加浓度，发芽时含量更高。大量的龙葵素可引起人体中毒，出现恶心呕吐、头晕腹泻等症状，甚至中毒死亡，故发芽的马铃薯，应禁止食用。

3. 山药　山药 Dioscirea batatas Decne. 又名薯蓣，为薯蓣科缠绕性草本植物。全国各地均有栽培，为常见食用佳品。

性味功效　甘，平。健脾益气，补肺涩精。

主治　治虚损劳伤，用于肿瘤患者手术后或化疗后便溏、小便频数等症。

古籍摘要　《名医别录》："平，无毒。主头面游风，头风眼眩，下气，止腰痛，补虚劳羸瘦，充五脏，除烦热，强阴。"《本草从新》"色白入肺，味甘归脾，补其不足，清其虚热。润皮毛，化痰涎，固肠胃，止泻痢……益肾强阴。治虚损劳伤……健忘遗精。生捣敷痈疮，消肿硬毒"，"零余子，山药藤上所结子，甘温，功用强于山药，益肾强腰脚，补虚损，食之不饥"。

4. 萝卜　萝卜 raphanus sativua L. 又名莱菔，为十字花科植物。叶称莱菔秧，种子名莱菔子。萝卜为主要菜蔬之一，全国各地均有栽培。

性味功效　甘、辛，平、微凉。健胃消食，顺气化痰。

主治 治流行性感冒，咽痛，白喉，下痢，咳嗽，慢性支气管炎，气滞腹痛，胃痛。莱菔膏治骨结核及淋巴结结核之溃疡。莱菔子，辛、温，可用于肺癌患者或肿瘤患者并有慢性支气管炎者，亦可用于胃癌患者。萝卜生吃升气嗳气，熟食降气顺气。莱菔子生用能吐风痰、散风寒、发疮疹，炒熟能定咳嗽痰喘。

古籍摘要 《本草从新》："莱菔辛甘平，生食升气，熟食降气，宽中消食，化痰散瘀，治吐衄、咳嗽、吞酸。利二便，解酒毒……生捣涂跌打汤火伤，治曝口痢。耗气渗血。"《新修本草》："大下气，消谷，去痰癖，肥健人。生捣汁服，主消渴……其嫩叶为生菜食之，大叶熟啖，消食和中。功效在芜菁之上。"

5. 胡萝卜 胡萝卜 *Daucus carota* L. 又称黄萝卜，根有黄赤两种，为伞形科植物。有野生及栽培，现栽培作菜蔬之一，生食熟食均可。

性味功效 甘、辛，微温。补中安脏。

主治 常服能预防因缺乏维生素 A 而引起的疾病。

古籍摘要 《本草从新》："甘，平。宽中下气，散肠胃滞气。"《本草纲目》："甘、辛，微温。无毒。下气补中，利胸膈肠胃，安五脏，令人健食，有益无损。"

按语 本品根、茎含有丰富的维生素而维生素 A 在黏膜及皮肤上皮细胞的代谢中有重要作用，在预防上皮细胞癌变的过程中有一定作用。古代用于防治夜盲症。

6. 慈菇 慈菇 *Sagittaria sagittifolia* L.var *sinensis* Sims. 又名燕尾草。为泽泻科多年生草本植物。我国中、南部栽种较多，球茎作蔬菜，也可制淀粉。李时珍谓："慈姑一根岁产十二子，如慈姑之乳诸子，故以名之。燕尾，其叶像燕尾分叉，故有此名也。"

性味功效 甘、苦，微寒，无毒。解百毒。

主治 治恶疮丹毒，毒蛇咬伤。下石淋。鲜慈菇捣烂敷患部治毒蛇咬伤、无名肿毒等，并用全草捣汁服，或以温黄酒和服，治难产及产后胞衣不下。

按语 本品不宜多服，多食发肠风痔漏，崩中带下，使人干呕，损牙齿，失颜色，皮肉干燥。

7. 芋头 芋头 *Colocasia esculenta*（L.）Schott 又名毛芋，芋艿。为天南星科植物，我国南方有栽培。块茎通常为卵圆形，富含淀粉，煮熟后可作食品，入药用生芋。

性味功效 甘、辛，寒，有小毒。益脾胃，调中气，止热嗽。

主治 生研内服，解诸药毒。治淋巴结肿大，外用可消肿止痛。古方"芋艿丸"用生芋艿头 3000g，研细，另用陈海蜇 300g（洗去盐），荸荠 300g，二味加水煮烂去渣，和入芋艿粉制成丸，如绿豆大，以温水送服，每日 2～3 次，每次 3～6g。治瘰疬、结核、无名肿毒或疖肿。亦可用生芋捣烂，加食盐少许，敷患部，早晚更换。

8. 芦根 芦根 *Phragmites communis* Trin. 又名苇根，为禾本科植物，即芦苇之地下茎。嫩芽如竹笋，故又称芦笋，可食用，亦作药用。

性味功效 甘，寒。和胃止呕，解毒利尿。

主治 主治呕哕反胃，热病口渴，小便赤涩。解鱼、蟹、河豚毒，利胆消黄。治肺痈肺热，用鲜芦根 60g，冬瓜仁 15～30g，瓜蒌仁 15g，鱼腥草 30g，水煎服。或千金苇茎汤：芦根 30g，薏苡仁 15g，桃仁 10g，冬瓜仁 15g，煎汤，一日 2 次分服。

9. 甘蔗 甘蔗 *Saccharum* Spp. 又名竿蔗，为禾本科多年生草本植物，茎汁可饮用，为制糖主要原料之一。

性味功效 甘，平。汁甘、寒。和中健胃，利大小肠，止渴消痰，除烦解酒。

主治 用于肿瘤患者手术后伤津及食管癌、胃癌进食困难或呕吐反胃者，可以甘蔗汁 1 杯，生姜汁 1 小匙，和匀，温饮。从甘蔗渣中提取的多糖有增强机体免疫及抑制肿瘤细胞的作用。

第三节 花、果、种子类

1. 玫瑰花 玫瑰花 *Rosa rugosa* Thunb. 为蔷薇科落叶灌木，花可作蜜饯、糕点等食品的配料，亦可入药用。

性味功效 甘、微苦，温，气香。行气活血，散瘀止痛。

主治 用于妇女月经过多，赤白带下，下痢，肠炎。临床上常用于胃癌、肝癌及乳腺癌等，入煎剂，或入丸、散中服；或玫瑰花研末，开水冲服，每次服 1～1.5g。

2. 桂花 桂花 *Osmamthus fragrans* Lour. 为木犀科植物。糖渍蜜饯供糖果食品佐料用。果实、枝叶、花均作药用。

性味功效 甘、辛，温。温中散寒，暖胃止痛。

主治 用于胃寒证。治胃寒疼痛，嗳气饱闷，用桂花子 3g 研末，玫瑰花 0.3g，开水冲泡，1 日 2～3 次，温饮。

3. 紫藤花 紫藤花 *Wistaria sinensis* Sweet. 又名朱藤，为豆科植物。花可炒作菜食，茎、叶供药用。高大木质藤本。

性味功效 甘，微温，有小毒。利水消肿。花利小便。

主治 藤上赘瘤及茎可用于治疗胃癌；紫藤瘤（无瘤则用茎、叶）3～6g，生薏苡仁、野菱、诃子等量，水煎汤，1 日 2 次分服。

4. 黄花菜 黄花菜 *Hemerocallis flava* L. 又名金针菜，药用名萱草，古称忘忧。为百合科植物。多人工栽培，其花供食用。

性味功效 花：甘、凉；根有毒。花为菜食，根入药。清热利湿，解毒消肿止痛。

主治 治小便赤涩，去烦热，除湿痹，利胸膈，安五脏，轻身明目。根治砂淋，下水气，除黄疸，乳腺肿物等。

5. 落花生 落花生 *Arachis hypogaea* L. 又名长生果，为豆科植物。

性味功效 甘、平。润肺补脾。

主治 近年有报道花生米可使凝血时间缩短，其有效成分在花生果衣中含量最高。用于治疗血友病、紫癜、齿衄、鼻衄等，亦用于肿瘤患者经放疗或化疗后出现血小板下降及有出血倾向者。花生果衣 15g，红枣 10 枚，水煎服。

按语 药理研究认为，花生果衣能抗纤维蛋白的溶解，能促进骨髓制造血小板，缩短出血时间，从而起到止血作用，或与提高和改善血小板的质和量，改善凝血因子的缺陷等因素有关。

6. 赤豆 赤豆 *Phaseolus angularis* Wight. 又名小豆，以粒紧小、色紫赤者为佳。为豆科 1

年生草本植物，种子含淀粉、蛋白质及 B 族维生素等，可做粮食和副食品，并供药用。

性味功效 甘、酸，平。清热解毒，散血消肿，行水。

主治 水肿，疮疖痈疽，丹毒，脚气等。可用于肺癌、直肠癌、肝癌等有湿热瘀毒证者。

古籍摘要 《神农本草经》："主下水肿，排痈肿脓血。"《本草从新》："行水，散血消肿，排脓清热解毒，治泻痢呕吐脚气，敷一切疮疽，止渴解酒，通乳汁，下胞胎。最渗津液，久服令人枯瘦身重"。

按语 有的药肆中，把广东等地出产的"相思子"作"红豆"，而相思子 Abrus precatorius L. 的种子，苦、平，有毒，为涌吐剂，吐心腹邪气，治风痰瘴疟及杀虫。两者应予区别，相思子为广卵形，一端朱红色，一端黑色，可作小装饰品。

7. 绿豆 绿豆 *phaseolus mungo* L. 为豆科植物。我国各地普遍栽培，可煮食及作糕饼，为消暑生津之佳品，常作夏季清凉饮料。绿豆芽为蔬菜中佳品，清脆可口。

性味功效 甘，寒，无毒。清热解毒，消暑生津，利水消肿。

主治 适用于暑热烦渴，尚可解酒毒、食物中毒、药草中毒、金石药毒等；煎汤可利尿、消肿。外用水磨取汁涂敷，治痈肿疮毒。

按语 绿豆为豆类中最善解毒者，常用来作为解毒急救之品。《本草求真》："能厚（胸胃），能润（皮肤），能和（五脏），能资（脾胃）者，缘因毒邪内炽，凡脏腑经络皮肤脾胃，无一不受毒扰，服此性善解毒，故凡一切痈肿等证无不用之奏效。"《食鉴本草》中指出："清热解毒，不可去皮，去皮壅气，作枕明目，服药不可食，令药无力。"故常说服中药时不喝绿豆汤，以免减低药力。

8. 扁豆 扁豆 *dolichos lablab* L. 又叫白扁豆，眉豆。为豆科植物，各地均有栽培。可做菜，亦供药用，种子、花、种皮（名扁豆衣）均入药。

性味功效 甘，微温。健脾和中，清暑化湿。

主治 扁豆熟食能治脾胃虚弱，纳少呕逆，久泄不止，妇人带下等。煎汤或入药常用于暑湿吐泻，头昏胸闷者，为夏季常用食疗之品。

按语 白扁豆含蛋白质、维生素 B 及 C、胡萝卜素及糖类，另含具有毒性的植物凝集素（PHA）。本品 100% 煎剂用平板纸片法对痢疾杆菌有抑制作用。本品含有抗病毒作用的物质，并对食物中毒引起的呕吐、急性胃肠炎等有解毒作用。药用其种子。

9. 豌豆 豌豆 *pisum sativum* L. 为豆科植物，嫩苗色青名豌豆苗，可作汤佐食，味清香。种子可食，煮粥做羹做糕，味美养人。

性味功效 甘，平。益气和中，利湿解毒。

主治 用于脾胃不和之呃逆呕吐，心腹胀痛，口渴泄痢等症。煎汤内服可以利湿，调营卫。研末涂痈肿有解毒之效。

古籍摘要 《随息居饮食谱》："煮食，和中生津，止渴下气，通乳消胀。"《本草从新》："治吐逆泄痢，消渴腹胀。研末，涂痈肿痘疮。"

10. 豇豆 豇豆 *vigna sinensis* （L.）Savi. 为豆科植物，有普通豇豆、饭豇豆 V.cylindrica 及长豇豆 V.sesquipedalis 三种。菜食之豇豆主要为长豇豆（又名裙带豆）。一名豆角。

性味功效 甘、涩，平。散血消肿，清热解毒，健脾补肾。

主治 豇豆荚熟食能治消渴吐逆。蒸食或煎水饮，治肾精不固，尿频，白带白浊。

按语 本品在本草中对其功用评说不一,《本草纲目》中李时珍谓其补肾;而《本草从新》中吴仪洛谓其仅入肾而不补肾,功在利水解毒,有"散血消肿,清热解毒"之功。

11. 黄大豆 黄大豆 *Glycine max* L. 亦名黄豆,为豆科植物,我国广为栽种,为经济作物。可以榨油,称豆油。

性味功效 甘、平。补脾益气,清热解毒。

主治 黄豆煮熟食用或磨豆成浆煮沸饮服对久病体虚、乏力纳差、乳汁不下者,可作食疗。生豆浆饮之催吐,治食物中毒;黄豆煎水服,治小儿疳积泄痢,消水肿,治肿毒。生豆浸捣,外涂治诸疮痛。豆油外涂疮疥。

12. 黑豆 黑豆 *Glycine max* (L.) Merr. 又名黑大豆,为豆科植物。大豆之色黑者,可加工为大豆卷、黑豆衣等入药。

性味功效 甘、寒。下气利水,清热解毒,补肾镇心,豆卷可解表退热,黑豆衣止汗补虚。

主治 黑豆煎服能治一切湿毒水肿,煮汁服治热毒疮肿,乳岩乳痛,赤痢下血。生用浸捣成膏外敷,治疮疖、烫伤。本品熟食能除胃肠积热,通利二便,能除胸闷烦热。

古籍摘要 《名医别录》:"逐水胀,除胃中热痹,伤中淋露,下瘀血,散五脏结积内寒,杀乌头毒。炒为屑,主胃中热,去肿除痹,消谷,止腹胀。"《本草从新》:"甘寒色黑,属水似肾,故能补肾镇心,明目,下气利水,除热祛风,活血解毒,消肿止痛。捣涂一切肿毒,煮食利大便。紧小者入药更佳,盐水煮食,尤能补肾。畏五参、龙胆、猪肉。忌厚朴。得诸胆汁、石蜜、牡蛎、杏仁、前胡良。"

13. 刀豆 刀豆 *Canavalia gladiata* (Jucq.) Dc 为豆科植物,产于我国南方诸省。种子入药称刀豆子。刀豆有两种,一为半直立缠绕草本,种子红色或褐色,种脐约为种子全长的 3/4;另一种为矮刀豆 *Canavalia ensiformis* (L.) DC,茎直立,种子白色,种脐长为种子全长的 1/2。

性味功效 甘、温。温中下气,补肾益中。

主治 熟食用于脾肾虚寒所致的呃逆、呕吐、腹胀、腰酸、痰喘等症。老刀豆带壳烧存性,研细末,每服 3~6g,以温黄酒调服治鼻渊、头痛、神经痛。本品入药煎水有通利胃气,消食下气的作用,治虚寒呃逆,胸中痞满。亦可用于治疗食管癌、胃癌、肝癌等有呃逆不止而证属虚寒者,常与丁香、柿蒂同用。

古籍摘要 《本草纲目》:"主温中下气,利肠胃,止呃逆,益肾补元。"

第四节 谷 类

1. 粳米 粳米 *Oryza sativa* L. 为禾本科植物,俗称大米。我国南北各省均种植。蒸食煮粥,老幼皆宜。

性味功效 甘、平。补脾和胃,益精强身。为人们喜爱的主食之一。

主治 烦躁口渴,赤痢热燥,伤暑发热。

2. 籼米 籼米 *Oryza sativa* L. var.glutinosa matsum 又称机米、南米。南方一年两熟或三熟,故称早籼、中籼、晚籼。为南方主食之一。

性味功效 甘、温。养胃和脾,补中益气。

主治 主脾胃虚寒泄泻。

3. 糯米 糯米 *oryza sativa* L.*var*.glutinosa *Matsum* 又称江米，为禾本科栽培作物。常用其蒸糕、包粽子及煮粥。

性味功效 甘，温。补中益气，和胃止泻。

主治 此品性黏滞，多令人热，大便坚，脾虚胃弱者不宜多食，癌症患者特别是消化道肿瘤患者应少服食。

4. 小麦 小麦 *tricum aestivum* L. 为禾本科栽培作物。为制作面食的主要材料。不沉于水的干瘪麦粒，称浮小麦。

性味功效 甘，平。常人久食补心气，养肝血，补五脏，厚胃肠，强气力，除热止渴。浮小麦敛汗。

主治 浮小麦用于手术后或病后虚汗过多。小麦主治脏躁、烦热，消渴，泄利，痈肿，外伤出血，烫伤。

5. 大麦 大麦 *hordeum vulgare* L. 为禾本科栽培作物。药用麦芽即大麦芽。

性味功效 甘、咸，微寒，无毒。调中益气，止渴除烦，化食下气。常人煮食可补虚弱，养五脏，壮血脉，使头发不白。

主治 生用损人，多食消肾，炒食则上火。肿瘤患者可用，但不宜多食。

按语 食滞泄泻，小便淋痛，水肿，烫伤。

6. 燕麦 燕麦 *avena sativa* L. 为禾本科植物。

性味功效 甘、平。煮食补益脾胃。

主治 用于病后体虚气弱、食欲不振者。本品尚能滑利大便，用于大便不畅者。

按语 燕麦片系燕麦之细面加工制成，可用开水调服。但便溏及孕妇慎用。

7. 荞麦 荞麦 *fagopyrum esculentum* moench. 为蓼科植物。我国北方有栽培。

性味功效 甘，寒。益气宽肠，祛湿热，化滞磨积。

主治 用于胃肠积滞而致的泻痢或心腹闷胀疼痛等症。亦适用于红肿热疮，妇女带下。治丹毒、疮疖、无名肿毒，用荞麦面炒黄，以米醋调如糊状，涂于患处，早晚更换。茎和叶适用于高血压病、眼底出血、紫癜、毛细血管脆性增高等症。

8. 粟米 粟米 *setaria italica*（L. Beauv）又名小米，为禾本科栽培作物。华北及东北盛产。按子粒黏性可分糯粟（秫）和硬粟，供食用或酿酒。古时有一特佳品种称之为"粱"，今已无区别。

性味功效 甘、微寒。补中益气，和脾益肾。

主治 适用于脾胃虚弱而发生的不思饮食，消化不良，反胃呕吐；或身形消瘦，虚汗乏力；或脾肾不足，虚弱无力，烦渴，小便不利；或病后、妇人产后及小儿体弱，均宜食用，蒸饭煮粥均良。可用于肿瘤患者手术后或脾胃虚弱，或化疗、放疗时食欲不振、呕吐恶心者，用小米及粳米等分，煮粥食之以养胃气。

9. 黍米 黍米 *panicum miliaceum.* 又称黄米，为禾本科一年生草本植物，我国北方栽培较多。子粒供食用或酿酒，秆、叶及子粒可作饲料。一般分为黍和稷两种，秆上有毛，偏穗，子粒黏者为"黍"；秆上无毛，散穗，子粒不黏者为"稷""糜子"。

性味功效 黍：甘，平。稷：甘，寒。补中益气，健脾养胃。

主治　黍为肺之谷，肺病宜食。稷炒焦后煎水，可凉血祛暑解渴。

按语　本品不宜多服，以免助热，小儿不宜久食。

10. 高粱　高粱 *Sorghum umlgare* Pers. 又名蜀黍、蜀秫。为禾本科一年生草本植物。各地均有栽培，以东北各地较为普遍。种子供食用或酿酒。

性味功效　甘，平。健脾益中，渗湿止痢。

主治　煮粥或煎水可用于治疗湿热下痢、小便不利等症。

11. 玉米　玉米 *Zea mays* L. 又称苞米、玉蜀黍、包谷等。为禾本科栽培作物。我国北方各省均为主要产区，为主要粮食之一。种子供食用，并可作淀粉、酒精、塑料等原料。花柱、根和叶均可作药用。

性味功效　甘，平。补中健脾，除湿利尿，利胆降压。玉米熟食补益脾胃、充饥强身。玉米粥可作病后食疗之品。玉米须及玉米轴心均有渗湿利水之功。

主治　煎水饮服治水肿、黄疸、脚气、肾炎、小便不利及高血压，胆囊炎、胆结石等。玉米须常用于肝癌腹水等症。

12. 芡实　芡实 *euryala ferox* Salisb. 又上名鸡头米。为睡莲科的一种水生植物的果实。我国南方及中部各省均产。果实可食用，亦作药用。

性味功效　甘、涩，平。补中益气，涩肠固精。

主治　凡因脾肾不足而引起的久泻不止、遗尿、遗精、女子带下过多等皆可辅食。用于补脾止泻时加入山药、茯苓同煮。如用于补肾涩精，可与莲子肉同煮服用。

第五节　瓜　果　类

1. 冬瓜　冬瓜 *benincasa hispida* cogn. 为葫芦科植物，皮上有白粉，故又称白冬瓜。为夏秋蔬菜之一。

性味功效　甘、淡，微寒。清热利水，解毒生津。

主治　冬瓜汤可用于湿热所致水肿胀满，腹泻，痢疾，小便不利。生冬瓜捣汁饮，可治暑热伤津，发热口渴及小儿惊风，解酒毒、鱼毒；生冬瓜外敷可治疮痈疖肿，痱毒。冬瓜子可用于治疗肺痈（肺炎、肺脓肿），肠痈（阑尾炎），热咳等。嫩叶熟食止泄痢。冬瓜皮可治疗水肿、泄泻、荨麻疹。

按语　本品性凉，不宜生食，脾胃虚寒者尤忌。

2. 南瓜　南瓜 *cucurbita moschata* Duch. 又名倭瓜、北瓜、番瓜。为葫芦科一年生植物。我国各地普遍栽培。果作蔬菜、杂粮及饲料；种子、瓜蒂作药用。

性味功效　甘，温。补脾利水，解毒杀虫。南瓜熟食有补益及利水作用，并可做粮食。生食有驱虫（蛔虫）作用。

主治　生南瓜捣敷治火烫伤。南瓜子炒黄研细口服，治绦虫、蛔虫。与砂糖汤调服，治百日咳。南瓜蒂焙末外敷治疗疮痈肿及烫伤；亦治血吸虫病腹水、浮肿、小便不利，每日 3 次，每次 0.5g，口服。南瓜蒂还可用以保胎，用南瓜蒂 3～5 个，水煎，1 日 2 次分服。南瓜蒂，烧炭存性，研末，每次服 2 个，用黄酒 60g 调服，早晚各服一次，治乳癌、乳疽、乳痈。治肺癌用南瓜藤 3～5 斤，水煎，在 2～3 日内服完。

古籍摘要　《本草纲目拾遗》载："伏月收老皮瓢连子装入瓶内，愈久愈佳，凡遇汤火伤者，以此敷之，即定疼如神。"

3. 甜瓜　甜瓜 cucumis melo L. 又名香瓜，为葫芦科一年生草本植物。果肉质脆或绵软，味香而甜，我国各地普遍栽培，品种较多，华北、西北产的香甜味浓，为夏季优良果品之一，著名的新疆哈密瓜，即为甜瓜变种。甜瓜瓜蒂名甜瓜蒂，入药用，以新而味苦者较好。

性味功效　甜瓜：甘，寒。清热止渴。甜瓜蒂：苦，寒，有毒。

主治　甜瓜主口鼻疮，治风湿麻木，四肢疼痛。甜瓜子治蛔虫、绦虫。

按语　甜瓜蒂有毒，大量服用可致消化道出血或其他脏器出血或瘀血，故有出血倾向及体虚者不可服用甜瓜蒂。

4. 菜瓜　菜瓜 cucumis melo var. conomon 为葫芦科植物。是甜瓜的一个变种，其品种亦多，我国各地普遍栽培，果作蔬菜或酱腌。其中菜瓜只宜酱腌，不宜生食，生瓜、梢瓜只宜生食，不宜腌制；越瓜生食或酱腌均可。

性味功效　甘，寒。清热利尿，生津解毒。

主治　凡病属热性、身热口渴、心烦、小便不利者，可生食或煎汤饮，亦解酒毒。但《食物本草》中指出："生食多冷中动气，令人心痛，脐下症结，发诸疮。又令人虚弱不能行，天行病后不可食。"

5. 瓠瓜　瓠瓜 Lagenaria siceraria var.clavata 也称瓠子，葫芦科一年生攀援草本植物，是葫芦（蒲芦）的一个变种，我国普遍栽培，嫩果作蔬菜。

性味功效　甘，平，滑。清热利水，解毒止渴。

主治　可用于恶疮烂肉。

古籍摘要　《千金要方》："主消渴恶疮，鼻口中肉烂痛。"《食鉴本草》："滑肠冷气，人食之反甚。葫芦瓠有小毒，多食令人吐，烦闷。苦者不宜食。"故脾虚内寒者不宜食。

6. 丝瓜　丝瓜 Luffa cylindsrica Roem 为葫芦科一年生草本植物，嫩瓜作蔬菜，做汤及炒食俱良。丝瓜络入药。全国各地均有栽培。

性味功效　甘，凉。清热凉血，去瘀解毒。丝瓜熟食能清湿热，凉血热，除热利肠。丝瓜络能祛风湿，通经络，行血脉，下乳汁。

主治　凡症见热痢、黄疸、血淋、肠风便血、崩漏带下者可用。肝癌、胃癌、结肠癌、大肠癌、宫颈癌、膀胱癌、乳腺癌等有热象者均可作辅助食疗。丝瓜焙干研末内服，或生捣外涂患部，有化瘀消肿的作用。丝瓜络用于治疗食管癌、乳腺癌。

古籍摘要　《本草纲目》："煮食除热利肠。老者烧存性服，去风化痰，凉血解毒，杀虫，通经络，行血脉，下乳汁。治大小便下血，痔漏崩中，黄积，疝痛卵肿，血气作痛，痈疽疮肿。"

7. 苦瓜　苦瓜 Momordica charantia. 亦名癞瓜，锦荔枝。葫芦科一年生草本植物。未成熟嫩果作蔬菜，成熟果瓢呈鲜红色，可生食，味甜。根供药用，我国南方各省有栽培。

性味功效　苦，寒。清热祛暑，明目，解毒。苦瓜熟食，对肿瘤患者伴身热渴饮者有清热作用。鲜苦瓜捣汁或煎汤，清热作用较强。

主治　凡热毒内蕴、胃热烦渴脘痛、目赤目痛肝火上炎的肿瘤患者，皆可辅助食疗。鲜苦瓜捣烂外敷，可治疗痈肿，丹毒，恶疮。

古籍摘要　《滇南本草》："治丹火毒气，疗恶疮肿毒，或遍身已成芝麻疔疮，疼痛难忍。泻心经实火，清暑，益气，止渴。"

按语　苦瓜味极苦，脾虚胃寒者勿生食。

8. 黄瓜　黄瓜 *cucumis sativus* L. 原名胡瓜，为葫芦科一年生草本植物。各地普遍栽培，为北方喜食之蔬菜之一。

性味功效　甘，寒。清热止渴，利水解毒。生食黄瓜能清邪热，生津止渴。

主治　在暑天及患热性病、身热口渴、胸中烦热者，可辅助食疗。黄瓜煮水有利水作用，可用于水肿、小便不利者，鲜黄瓜浸汁外敷，治外伤焮肿，烫火伤等。

9. 西瓜　西瓜 *citrullus lanatus*（Thunb.）Mansfeld 为葫芦科一年生草本植物，品种甚多，我国除少数寒冷地区外，各地都有栽种，为夏令消暑佳品。瓤多汁而甜，浓红、淡红、黄或白色。如系采种子为目的的品种，则果小、味淡、子多而大。种子作茶食。药用瓜汁和瓜皮（称"西瓜翠衣"）。

性味功效　甘，寒。清热解暑，生津利尿。夏令暑热，西瓜生食或取汁饮，有清热消暑、生津利尿的作用，俗称"天然白虎汤"。

主治　可用于治疗肿瘤患者毒热内结、心烦口渴、小便短赤、咽疼热咳等症。西瓜翠衣性味甘、凉，治暑热烦渴，黄疸水肿，口舌生疮等。

10. 番茄　番茄 *lycopersicum esculentum.* 又名西红柿，为茄科一年生草本植物。各地普遍栽种，果实含丰富维生素 C，为主要蔬菜之一。

性味功效　甘、酸，微寒。生津止渴，健胃消食。

主治　适用于热性病口渴、食欲不振，生食可代水果，老幼皆宜。肿瘤患者具有热象者宜常服之。

11. 茄子　茄子 *Solanum melongena* L. 亦称落苏，为茄科一年生草本植物，我国普遍栽培，是夏季主要蔬菜之一。根、茎、叶、果实均作药用。

性味功效　甘，寒。清热解毒，散血消肿。茄子熟食，有清解热毒之功。

主治　凡热毒蕴结者，均可辅食。鲜茄生捣泥或焙研末，外敷治痈疮红肿及无名肿毒。茄蒂可治疗多种疾病，如对口疮、子宫脱垂、牙痛龋齿（茄蒂烧存性，细辛研细末，等分混合，擦涂患处）。治疗痔肿肛垂时，用茄根 60g，苦参 15g，煎汤熏洗，并温罨上托，纳入肛门。

按语　本品甘、寒，散血宽肠，不可多食，否则损人动气，发疮及成痼疾。

12. 辣椒　辣椒 *capsicum frutescens* L. 为茄科一年生草本植物，我国品种较多，根据辣味的有无，可分为辣椒（秦椒、海椒）和甜椒（柿子椒），为常用蔬菜，我国普遍栽培。

性味功效　辛，热。温中散寒，除湿开胃。

主治　胃寒气滞，脘腹胀痛，呕吐，泻痢，风湿痛，冻疮。

古籍摘要　《食物宜忌》："辛苦、大热。温中下气，散寒除湿，开郁去痰，消食，杀虫解毒。治呕逆，疗噎嗝，止泻痢，祛脚气。"《药性考》："多食眩晕，动火故也。久食发痔，令人齿痛咽肿。"

按语　辣椒性热，能散脾胃虚寒，少量食用有健胃消食作用，过量则刺激消化道黏膜，上火。阴虚内热者勿食，肿瘤患者在放疗期间，应少服。甜椒作蔬菜，熟食无碍。

13. 香蕉　香蕉 *Musa paradisiaca* L.var.sapientum 为芭蕉科植物，产于我国南方。别名

甘蔗。

性味功效 甘，寒。清热生津，润肺滑肠。生食可清肺热，生津滑肠。香蕉根清热、利尿、泻下。

主治 凡温热病口干渴、肠燥便秘者，可作为食疗果品。鲜香蕉根茎或叶捣烂绞汁，涂敷局部治痈肿、疖肿。凡痔疮出血，大便干结者每日早晨空腹吃香蕉 1～2 个。

按语 我国栽培的香蕉有两种：甘蕉，植株高大，叶柄长达 30cm 以上，果形短而稍圆。粉蕉，矮于甘蕉，高不过 2m，叶柄长不过 15cm，果形小而微弯。另有芭蕉，为高大直立草本植物，叶长而宽大，花后结香蕉式的果实，其根茎可作药用。

14. 梨 梨 *pyrus* sp 属蔷薇科落叶乔木。品种甚多，各地产品不一，如"京白梨"属秋子梨的一种，熟后食用；白梨中以"鸭梨""茌梨"为著名；沙梨分布较广，如广西柳城"雪梨"、安徽砀山"酥梨"、四川苍溪"雪梨"等均属之，果肉脆而多汁，供生用或制成多种加工品。

性味功效 甘、寒，微酸。润肺清心，止咳化痰。熟梨滋阴。

主治 肺癌患者或乳腺癌患者放射治疗伤津，咽干烦渴，可食之滋润。生梨一个，洗净后连皮切碎，加冰糖炖水服；或大生梨 1 个，去皮挖去核心，加入川贝母 3g，合盖，置碗内隔水蒸熟，喝汤吃梨，治支气管炎咳嗽。治噎膈用大梨一个，巴豆49粒（不要破烂者），红糖 30g，将梨劈开去核，放入巴豆再合住，与糖共置碗内蒸 1 小时，去净巴豆，吃梨喝汤。

按语 梨润肺消痰，降火除烦。生食，清六腑之热；熟食，滋五脏之阴，解渴止嗽，润咽喉干燥，却心肺烦热，利二便，疗痰喘。中风失音、脾虚泄泻者忌用。

15. 苹果 苹果 *Malus pumila* 为蔷薇科落叶乔木苹果树的果实，与"沙果"（即林檎）果实同类。我国广为栽培，果供生食及制多种加工品。

性味功效 酸、甘，平。本品营养丰富，作为水果食之，可下气消痰，生津润肺，除烦，解暑，开胃，醒酒。沙果止痢。

主治 津少口渴，脾虚泄泻，食后腹胀，饮酒过度。

16. 枇杷 枇杷 *eriobotrya japonica* 属蔷薇科植物。品种颇多，产于我国南方，果供生食，花为良好蜜源。药用其叶。

性味功效 果：甘、酸，平。叶：苦，平。果肉生津止渴。叶祛痰镇咳。

主治 叶治肺热咳嗽，咳逆呕吐。以鲜枇杷叶 30g，洗净去毛，竹茹 15g，陈皮 6g，水煎，兑蜂蜜调服。治阴疽、恶疮、癥块、肿瘤：枇杷叶切细，以湿粗纸包裹，于灰火中煨熟，装入布袋，趁热温熨患部，冷则更换，1 日 2～3 次。

17. 桃 桃 *Prunus persica*（L.）Bat; sch 属蔷薇科植物，果实称桃子、水蜜桃等，供生食，以桃肉汁多味甜者为佳品。

性味功效 甘、酸，温。补气生津，活血消积。鲜桃生食有益气血、生津液作用。

主治 用于体虚津伤、肠燥便秘者，为滋补果品。内有瘀血肿块或腹中痞块者亦可服用。

18. 李子 李 *prumus salicina* lindl. 为蔷薇科落叶乔木。果称李子，除生食外，还可制蜜饯和果脯。

性味功效 甘、酸，平。清热生津，泻肝利水。李子肉泻肝胆湿热，利水消瘀。鲜李子生食，有清虚热、生津止渴作用。

主治 阴虚内热、消渴引饮者，可作辅助食疗。可用于肝胆湿热、小便不利者。

按语　多食令人虚，生痰助湿。脾虚者忌之。

19. 杏　杏 *prunus armeniaca* L. 属蔷薇科落叶乔木。果肉味甜多汁，西北、华北、东北等地分布最广。

性味功效　酸、甘，温。生津止渴，润肺定喘。鲜杏生食或曝干后含食，有生津止渴作用；杏脯有润肺止咳定喘作用。

主治　肺燥咳嗽，津伤口渴。

按语　本品性温，不宜多食，多食可致膈热烦心，或生痈疖。有热象者慎服。

20. 橘　橘 *Citrus reticulata* blanco. 属芸香科植物，又称柑。通常把果实直径大于 5cm，果皮橙黄色、较粗厚，顶端常有嘴的称柑。果实直径小于 5cm，果皮朱红色或橙黄色、较细薄，顶端常无嘴的称为橘（桔）。果肉可食，皮及种子、橘络、橘叶均作药用。产于我国南方各省。

性味功效　肉：甘、酸，凉。皮：苦、辛，温。叶：苦、辛，平。络：甘、苦，平。核：苦，平。果肉生食或取汁饮，有清热生津、理气和胃之功。橘汁润肺化痰。橘叶疏肝理气，化痰消肿。橘皮理气调中，燥湿化痰。橘络理气化痰通络。橘核理气止痛，治疝气。

主治　凡肺胃蕴热，口渴烦热，胸膈痞满，呕逆食少者可食。

21. 甜橙　甜橙 *citrus sinensis*. 又名广柑、广橘、黄果，属芸香科。原产我国东南部，现已广布于世界各热带果区。果实品质优良，供生食及加工。

性味功效　甘，凉。清热生津，理气化痰。能清肺胃之热，除烦醒酒。橙皮功用同橘皮。

主治　肿瘤患者肺胃有热者可辅食之。

22. 柚　柚 *citrus grandis* Osbeck. 又名文旦，为芸香科植物。果供生食或加工，果皮可制蜜饯。产于我国南方各省。"文旦柚""沙田柚"等均属本种。

性味功效　甘、酸，寒。消食和胃，下气快膈，化痰解酒，是芳香健胃、消食化痰药。

主治　可作为健胃食疗果品。尚能除口中恶气。

23. 石榴　石榴 *punica granatum* L. 属石榴科植物。根皮、果皮均作药用。甜石榴甘酸味美，可供食用；酸石榴酸涩，只供药用。

性味功效　甘、酸、涩，温。生津止渴，杀虫止痢。

主治　石榴捣汁或煎汤服，能杀虫、止泄痢，治小儿疳积或久痢。石榴根皮能驱绦虫、蛔虫、姜片虫，每次用 12～15g（成人），水煎后去渣，加入白糖，空腹顿服，每日一次服完，连服 3 日。石榴果皮有很强的抑菌及收涩作用，可用于直肠癌患者大便脓血、便次频数者，用果皮 12～18g，水煎后加适量红糖矫味，1 日 2 次分服。

24. 菠萝　菠萝 *ananas comosus*. 又名凤梨，属凤梨科植物，我国广东、广西、云南、台湾、福建等省普遍栽培。果形如松球大，多汁，味甜美，可生吃及加工后食。

性味功效　甘、微涩，平。清暑解渴，补益脾肾。菠萝生食（宜去净外皮，以淡盐水渍之食）有生津止渴、和胃调中作用。

主治　凡脘中痞闷，饮食不思，头昏神倦，舌苔厚腻者，可作食疗果品。肿瘤患者食欲不振、体倦乏力、口渴脘闷者可作辅助食疗。

古籍摘要　《本草纲目》："补脾胃，固元气，制伏亢阳，扶持衰土，壮精神，益血，宽痞，消痰，解酒毒，止酒后发渴，利头目，开心益志。"

25. 葡萄　葡萄 *vitis vinifera* L. 又名草龙珠，为葡萄科植物。我国各地广为栽培。果生可

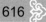

食，制葡萄干和酿酒；藤及根供药用。葡萄品种甚多，品质有异，但功效相似。

性味功效　甘、酸，平。滋阴生津，益气利尿。葡萄生食，能滋肝肾之阴。葡萄干重于补益气血；葡萄酒擅于通行血脉，治疗风湿骨痛。

主治　凡干咳痨嗽、腰酸腿软者，可作食补之品。脾虚气弱、气短乏力、小便不利之患者可常食。

26. 桂圆　桂圆 *euphorialongan*（*Lour.*）Steud. 属无患子科植物。产于我国南方诸省。果供生食或制成桂圆干，为著名营养滋品。

性味功效　甘，平。开胃益脾，养心益智。龙眼肉有安神补血之效。

主治　用于治疗病后衰弱，心悸怔忡，失眠盗汗等，龙眼肉与五味子、远志等煎水，睡前服。果核焙干研细末，撒伤口止外伤出血。

27. 荔枝　荔枝 *litchi chinensis.* 名丹荔，为无患子科植物。与龙眼相似，为著名果品，产于我国东南、南部及西南各省，果与核均可药用。

性味功效　甘、微酸，平。生津和胃，补益气血，消痈止血。鲜荔枝生食，能生津止渴，和胃平逆。干荔枝煎水或煮粥食，有补肝肾、健脾胃、益气血的功效。荔枝核甘温，功能温中理气。

主治　凡胃燥气逆、津液不足、口干渴者，鲜荔枝可做食疗果品。干荔枝可用于病后体虚，中虚呃逆，五更泄泻等。鲜荔枝肉外敷治疗疮恶肿，瘰疬溃烂，干荔枝肉研末外掺，可止外伤出血。荔枝核主治胃脘疼痛，疝气腹痛。

28. 罗汉果　罗汉果 *Momordica growenosi* Swingl. 属葫芦科植物。分布于我国南方。味极清甜，胜如甘草。

性味功效　甘，寒。消暑止渴，清肺化痰。

主治　治疗喉痛失音及喉癌、鼻咽癌、肺癌患者放疗时咽痛不适、咳嗽等，以罗汉果切碎泡水代茶饮。

29. 桑椹　桑椹通称桑果，为桑科植物桑 *Morua alba* L. 所结的一种聚合果。嫩时色青，味酸，成熟时色紫黑，味甜，多汁。桑皮、桑叶、桑枝、桑椹子均可入药。

性味功效　甘，寒。滋阴清热，补益肝肾。桑椹子洗净生食能滋阴生津，凡阴虚有火、消渴便秘者皆可作为食疗。如患者肝肾不足，头昏目暗，耳聋耳鸣，脱发早白等，可以桑椹煎汤或兑蜜熬膏，或制果酒，有补益肝肾、滋阴息风之效，酒煎祛风邪。脾胃虚寒泄泻者慎服。

30. 橄榄　橄榄 *Canarium album*（*Lour*）Raeusch. 亦名青果，属橄榄科常绿乔木。产于广东、福建、台湾等省。果供生食或渍制。

性味功效　甘、酸、涩，平。清肺利咽，解毒。

主治　鲜果口含，嚼汁频咽，或煎汤饮，有清肺利咽的作用，肺热咽痛、烦渴咳血，及因放疗所致咽痛少津者，均可含嚼。鲜橄榄磨汁饮或煎浓汁服，可解酒毒，及河豚、鳖诸毒。

31. 白果　白果 *ginkgo biloba.* 又名银杏，属银杏科落叶乔木。我国特产，普遍栽培。种仁供食用，多食可引起中毒。

性味功效　甘、苦、涩，平。敛肺定喘，止带缩便，解毒敛疮。白果煮熟或炒熟去皮食用，有敛肺定喘之功。

主治　哮喘痰多者可作辅助食疗品。熟食亦对气虚小便频数、白带白浊、遗尿遗精等有益。

生白果去壳捣烂，外涂治头癣，无名肿毒，乳痈溃烂等症。

按语　生白果有毒，多食可出现呕吐，发热烦躁，呼吸困难，面色青紫，昏睡抽搐，甚至死亡等中毒现象，如中毒应及时抢救。

32. 莲子　莲子亦名莲实，为睡莲科植物莲 *nelumbo nucigera* gacrth. 的果实。各地均有栽培。

性味功效　甘、涩，平。补中益气，养心益神。交心肾，厚肠胃，固精气，强筋骨，补虚损，利耳目，除寒湿。生用养胃清心，鲜莲子生嚼食，除烦止渴消暑；蒸煮熟食，健脾益气，涩肠固精。

主治　凡脾虚久泄、久痢、遗精、崩漏带下者，皆可作为食疗补品。

按语　冰糖莲子为小吃中上品。莲肉煎汤或入药，有补心脾，交心肾之功。

33. 柿子　柿子 *dopspyros kaki* L.f. 为柿树科落叶乔木柿树的果实。种类甚多，诸柿色青未熟者味涩，熟透时味甜。生、干果实供食用，柿饼、柿霜、柿蒂、柿叶均入药用。全国各地均有栽培。

性味功效　甘、涩，寒。润肺止咳，清热生津，化瘿软坚。鲜柿生食，有润肺化痰止咳的作用。

主治　肺癌、喉癌、咳嗽痰多有虚热者，均可作为食疗果品，亦可治疗放疗导致的口干心烦等症。

34. 猕猴桃　猕猴桃 *actinidia chinenis* 又名藤梨，阳桃，山洋梨，红藤梨等，为猕猴桃科植物藤梨的果实。果和根供药用，果实肉汁，子多，可生食，含丰富维生素及营养品。我国大部分地区均有分布。用果实制成的猕猴桃汁、猕猴桃酱均受欢迎。

性味功效　甘、酸，寒。具滋养强壮，清热止渴，润肠通淋。

主治　本品可洗净鲜食，香甜而微酸，曾以其治疗直肠癌之有毒热蕴结者，有开胃助食欲及润燥之功。亦治烦热、消渴、黄疸、石淋等症。其根称藤梨根，用于治疗消化道癌，详见本书清热解毒类药一节。

古籍摘要　《本草纲目》"调中下气。主骨节风，瘫痪不随，长年白发"，"藤中汁，主治反胃，又下石淋"。《开宝本草》："主消渴，解烦热，冷脾胃，动泄澼，压丹石，下石淋热壅。反胃者取瓤和生姜汁服之。"

按语　本品性寒，能滑肠，故脾胃虚寒者慎服。

35. 香榧子　香榧子为紫杉科常绿乔木榧 *torreya grandis*. 的种子。产于我国浙江、安徽、江西、福建等省。

性味功效　甘、涩，平。杀虫疗痔，消食化积。本品炒香食之，能开胃消食，常食可强筋、明目、轻身。

主治　用本品 5～30g，炒后嚼服，可杀寸白虫（蛲虫）。

按语　榧子尚有滑肠缓泻之功，故患痔之人宜服，但脾胃虚弱者不可多食。

36. 松子　松子为松科植物红松 *pinus koraiensis*（海松、果松）、华山松 P.armandii 及白皮松 P.（虎皮松）等的种子。个大饱满者含油量高。种子可食。我国各地均产，根据地域不同，品种亦不同。

性味功效　甘，平。补益气血，润燥滑肠。

主治　松子炒香熟食，可作为病后体虚、消瘦少气、燥咳痰少、皮肤干燥者的滋补食疗佳品。松子煎汤或入药剂中，有滋阴液、润五脏之功，可治头晕目眩，口渴便秘，盗汗心悸等。松子亦可入粥、作馅及做成松子糖果等食用。

37. 大枣　大枣 zizyphus jujuba Mill. 亦名红枣，为鼠李科植物枣树的成熟果实。我国南北各地均有分布。果可供食用。

性味功效　甘，温。养脾和胃，益气补血。大枣熟食，补中益气，缓中，补五脏，和百药，治虚损，久服有益。

主治　肿瘤患者贫血及因放射治疗、化学治疗所致的血色素低下、血小板减少及白细胞减少症，均可服本品，常与人参、枸杞子、生黄芪、党参等同用，煎汤服用。用人参 10g，枸杞子 10g，大枣 10 枚，煎水服，治疗胃癌手术后因化学治疗而致贫血的患者。

古籍摘要　《食物本草会纂》："久服轻身延年，补中益气坚志，强力，除烦闷，润心肺，止嗽，补五脏，治虚损，小儿秋痢。杀乌头、附子、天雄毒。妇人脏躁，妊娠腹痛，烦闷不眠，诸疮久坏。"《食鉴本草》："生食损脾作泻，令人寒热腹胀，滑肠难化，瘦弱便不可食。熟食补脾，和诸药。凡中满、腹胀、牙痛者，俱不可食。小儿多食生疳。忌同葱食。"

按语　枣的品种颇多，山东乐陵"金丝小枣"、河北沧县和山东庆云"无核枣"及浙江"义乌大枣"等均为枣中佳品。有另一种酸枣，常野生，酸枣的核仁称酸枣仁，具宁心安神敛汗安眠作用。枣树皮可治菌痢和多种感染；酸枣树皮有止血、止泻的作用。

38. 向日葵　向日葵 helianthus annuus. 又名朝阳花，属菊科植物，种子称葵花子，含油量很高。果盘、茎、叶、茎髓均作药用。全国各地广为栽培。

性味功效　甘，平。清湿热，消滞气。葵花子炒或熟食，有健脾胃、润肠燥的作用，为佐茶干果品，煎汤有透痈脓作用。

主治　有报道将向日葵秆剥去外皮，取内白心（茎髓），每日 6g，煎汤当茶饮，治 1 例晚期胃癌伴转移（病理为腺癌转移），服此煎汤 1 年，自觉症状消失，饮食好转，6 年后钡餐复查称"无器质病变"。另治百日咳、小便淋痛等。向日葵果盘煎水治头痛眩晕，花盘煎水服治胃痛。

第六节　菌　　类

1. 木耳　木耳 auricularia auricula. 亦称云耳，桑耳，黑木耳。为担子菌纲木耳科菌类，生于桑、槐、柳、榆、楮、柘等朽树上，古称五木耳。形似人耳，又名木蛾。可人工栽培，我国东北、东南、西南各地均产。供食用。

性味功效　甘、平。补气益志，凉血止血。黑木耳生或熟食均有补益功效。

主治　凡久病体虚、脾肾虚弱者均可食。近代报道，其所含多糖物质有抗肿瘤作用。黑木耳炒炭存性，研末冲服，有止血作用，可用于便血、血痢、血淋、崩漏及痔疮等。

2. 地耳　地耳 gyrophora sp. 为地衣类植物，生于地上，状如木耳，春夏生雨中，雨后即采之，江南农村常作野菜炒食。

性味功效　甘，寒，无毒。清热解毒，凉血明目。

主治　可用于肿瘤患者之有热象者。本品阴干，水煎服。或新鲜地耳洗净炒食。

3. 石耳　石耳 gyrophora esculenta miyoshi. 又名石壁花，为地衣门石耳科植物。多见山地的悬崖石壁上。植物体呈叶状，通常背面呈灰白色或灰绿色，腹面呈黑褐色或黄褐色，革质易脆折，腹面中央有脐状突出物，借此着生在基质上。李时珍云："作茹，胜于木耳，佳品也。"

性味功效　甘，平，无毒。清热解毒，止血利尿。

主治　用于治疗肠炎痢疾时，焙干研末，每服 3g，米粥调服。鼻衄、吐血：石耳 15g，鸭蛋 1 个，同煮，喝汤吃蛋及服药。

4. 蘑菇　蘑菇 agaricus bisporus. 为担子菌类科中的多种蕈的通称。寄生于橘树上或朽根土中。种类很多，其蕈体与柄白色柔软者皆可供食用，为鲜美蔬品。近多为人工栽培。产于内蒙古自治区和河北西北部的牧场草地的"口蘑"tricholoma gambosum，色白肉厚，味香鲜美，为上品；雨季常生于南方田野的白蚁窝上的"鸡枞"味鲜美，为著名的食用菌；夏秋生于松林地上的"松蕈"armillaria matsntake，以及各地栽培的"蘑菇"Agaricus campestris 及草菇Voluariella volvacea 等均可供食用。

性味功效　甘、平，无毒。补气益胃，化痰理气。

主治　本品补中有清，不燥不滞，凡热病中、晚期，体倦气弱、胃纳不佳、咳嗽有痰者均宜食之。近期研究，从蘑菇蕈类中提取的多糖类在动物体内有抗肿瘤作用，同时对放疗及化疗后引起的白细胞减少症亦有治疗作用。

按语　蘑菇与肉同炖或炒，味鲜美。与禽、畜肉及海味同煮汤，其味香郁，食之增进食欲，助消化，补益健身。癌症患者手术后可常服。但需注意勿采收野蕈及有毒蕈类，如绿帽蕈、毒红菇、马鞍蕈、毒蝇蕈等。

5. 胡孙眼　胡孙眼 fome igniarius Cooke 为生于枯朽树木上的硬菌，属担子菌多孔菌科植物。略呈半圆形，扁平如伞，黄褐色或淡褐色，外面有不规则的瘤状突起，里面有无数圆孔。此菌可以生长在杨树、槐树、柘树、皂荚树上。本草有桑黄、柘黄、槐菌、柳菌、皂荚菌、杉菌等名，均供药用。

性味功效　苦、辛、甘，平。行气消痈，止血治痔。

主治　肠风下血、痔疮出血用桑黄或槐蕈焙研末，每次 1.5g，1 日 2～3 次。肝癌患者有用槐菌每日 6～10g，水煎服。亦治子宫颈癌。胃癌患者用皂荚树蕈焙研细末，每日 3 次，每次 1.5～2g，红糖汤送服。故肿瘤患者可服多种硬菌，煎水服或焙干研末服用。

第七节　禽、畜、蛋类

1. 鸡　鸡 Gallus domesticus Briss. 为鸟纲雉科动物。寿命约 20 年，品种繁多，可分卵用、肉用、卵肉兼用及观赏用等类型。九斤黄、狼山鸡、寿光鸡、萧山鸡等都是我国鸡的优良品种。鸡为补益食疗佳品。鸡蛋、鸡肝、肠、胆、血及鸡肫皮均可作药用。

性味功效　家鸡肉：甘、咸，平。补益五脏，充精添髓。本品煮食炖汁，有温养补益作用。古籍记载中，认为鸡之雌雄，毛骨之色不同，其性味、功效均有差别，如丹雄鸡肉入心走血能通神解毒，补虚温中；白雄鸡肉入肺走气分，安五脏，调气止咳；黄母鸡肉入脾益气，治消渴，补益五脏，益气力；黑鸡肉入肾，能安胎，主补虚劳羸瘦，治反胃，腹痛。鸡血：咸，平。祛风，活血，通络。鸡肝：甘，温。补肾。鸡肠：甘，温。补肾缩泉。鸡胆：苦，寒。清热止咳，祛痰解毒。鸡内金：甘，平。消积滞，健脾胃。

主治 凡病后或手术后体虚气弱，消瘦虚劳，胃呆纳少，消渴，泄泻，水肿等均可食之，平人食之益气强身，老幼均宜。鸡血治小儿惊风，痿痹，痈疽疮癣，功能性子宫出血。内服可热饮，外用可涂敷。鸡肝治肝虚目暗，小儿疳积，可煎汤、煮粥或入丸剂。鸡肠治遗尿，遗精，白虫，痔漏。可炖服或炙黄为散，暖酒和服。鸡胆治百日咳，下砂淋，目赤上火，痔疮等。可取汁加糖服，或烘干研末。鸡内金煎汤或入丸、散。用于治消化不良，呕吐反胃，胃脘胀满等。

按语 古籍记载，鸡为滋补强壮的营养品，老少病者咸宜。有人主张癌症患者忌鸡，但未见有患者因吃鸡而影响病情，故仍应根据"辨证施食"的原则掌握。

2. 鸭 鸭 *Anas domestica* 为鸟纲雁形目鸭科动物，原野鸭名鹜，现野鸭名凫。鸭肉肥嫩色白，为补虚健身之上品，北京之"烤鸭"，闻名全球。鸭掌、鸭舌均为冷菜中之佳肴。

性味功效 甘、咸，微寒。补气利水，养胃滋阴。鸭血：味咸性寒，微凉。有补血解毒作用。

主治 凡久病气虚，脾胃不足，气短乏力，食少羸瘦，虚热多痰，小便不利者，均可作食疗补品。用于劳热骨蒸，消渴病，咳血等症。用于治疗慢性肾炎浮肿时，取绿头老鸭一只，去毛剖腹去肠杂，填入大蒜头 4～5 球，煮至烂熟（不加盐），吃鸭、蒜，并喝汤，隔数日 1 服。鸭血热饮或冲酒饮，对劳伤吐血相宜。

古籍摘要 《本草纲目》："鸭肉补虚除客热，利脏腑水道，疗小儿惊痫。解丹毒，止热痢。"《雷公炮制药性解》："黑嘴白鸭，主大补虚劳，最消毒热，利小便，除水肿，消胀满，利脏腑，退疮肿，定惊痫。"《本草从新》："鹜，甘平微咸，入肺肾血分，补阴除蒸，止嗽利水，治热痢，化虚痰。鸭有数种，唯毛白而乌嘴凤头者，为虚劳圣药"，"凫，甘凉，补中益气，平胃消食，治水肿及热毒风，疗恶疮疖，杀脏腑一切虫。"野鸭不可合胡桃、木耳、豆豉食"。

3. 鹅 鹅 *Anser domestica* 为鸟纲鸭科动物，嗜食青草，耐寒，合群性及抗病力强。中国鹅闻名于世，以华东、华南地区饲养较多。

性味功效 甘、平。益气补虚，和胃止渴。本品煮食，有益气补虚功能。鹅血：咸，平。功能和胃降逆解毒。鹅胆：苦，寒。清热解毒。

主治 凡虚羸消瘦、消渴者宜为补益食疗品。鹅血治噎膈反胃。饭后服生鹅血半杯，以开水冲服，适用于食管癌、贲门癌及胃癌。近年将鹅血制成片剂，有提升放射治疗及化学治疗后血中白细胞数量的作用。对恶性肿瘤患者病情的缓解亦有帮助。鹅胆治慢性支气管炎。每日 2 次，每次吞服 1 个。

按语 关于鹅的性味功用，其说不一，《本草从新》："甘温有毒，发风发疮，火熏者尤毒。鹅血，愈噎膈反胃。"总之，有湿热内蕴者，宜慎食。

4. 山鸡 山鸡 *Phasianus colchicus* torquatus 又名雉，为鸟纲雉科动物。以秋冬捕之肥大者佳。全国各地均有分布。

性味功效 甘、酸，温。补中益气。本品熟食或煮汤饮，有温补中气、益肝明目的作用。

主治　凡久病体虚、脾胃虚弱、消瘦气短、咳嗽痰喘、头晕目暗、下利消渴者，均可作食疗补品。

古籍摘要　《名医别录》："主补中，益气力，止泄利，除蚁瘘。"

5. 鹌鹑　鹌鹑 *Coturnix coturnix*（Linnaeus）亦名鹑鸟，为雉科动物。本品为禽中珍品，体小肉嫩，味香可口，现有专厂饲养。

性味功效　甘，平。和中补气，强筋骨，止泻痢。

主治　凡病后虚劳羸瘦、气短倦怠、久泄久痢者，可作食补佳品。用于治疗痢疾时，鹌鹑1只，取肉，赤小豆 15g，生姜 3 片，煮服，每日服 2 次。肿瘤患者脾虚时可服用。

古籍摘要　《本草纲目》："主治补五脏，益中续气，实筋骨，耐寒暑。"

6. 鸽　鸽 *Columbaliva domestica* 为鸟纲鸠鸽科鸽属动物，有家鸽、野鸽、岩鸽等。家鸽按用途可分传书、肉用和玩赏三大类。肉用家鸽肉质细嫩香美，可为佳肴，尤以乳鸽为上品。

性味功效　甘、咸，平。补肾益气，解毒消痈。

主治　凡久病体虚、气短食少、妇女血虚经闭，均可作食疗补品。煮汤或炒熟酒服，可治恶疮疥癣。鸽粪名左盘龙，消腹中痞块，瘰疬诸疮，疗破伤风及阴毒垂死者。人马疥疮，炒研敷之。

古籍摘要　《本草从新》："鸽一名鹁鸽。咸、平，解诸药毒及人马久患疥，治恶疮风癣，白癜疬疡风，唯白色者入药。"《增补食物秘书》："调精益气解药毒，益血解毒，同姜酒服消痞积。"

7. 麻雀　麻雀 *Passer montanus* saturatus 亦称家雀，为鸟纲文鸟科动物。多栖止于有人类经济活动的地区，在我国几乎遍布平原和丘陵地带。

性味功效　甘，温。壮阳益精，暖腰缩便。

主治　凡患者阳虚、阳痿、腰酸尿频、崩漏带下等皆可用此补益食疗之品。雀肉和蛇床子熬膏或和药丸服，称为驿马丸，治疗肾虚寒有效。雀肉还能防治小儿疳积，神经衰弱，夜盲症，脱肛，精力不足，抵抗力差容易感冒的虚弱患者。

古籍摘要　《本草纲目》："起阳道，壮阳益气，暖腰膝，缩小便，治血崩带下，益精髓，续五脏不足之气，宜常食。"

按语　麻雀不可同李子及诸肝食。凡阴虚火盛者勿用，孕妇忌食，服白术的患者忌服。白丁香即家雀粪，苦温微毒，治疝瘕积胀疬癣，目翳胬肉，痈疽疮疖，咽噤齿龋。冬月采得洗净，钵中研细，以甘草水浸一宿，去水焙干用。

8. 燕窝　燕窝又名燕窝菜，为雨燕科金丝燕 *Collocalia vestita* 之窝。产于东南亚及我国的海南岛，筑巢于海岛断崖峭壁岩洞间，有三期，即头期为毛燕，二期为白燕，三期为血燕。色如糙米者最佳。作为食品佳肴，以白燕，又名官燕者营养价值最高；而血燕为燕窝脚，性重。

性味功效　甘、淡，平。养阴润燥，益气补中，润肺化痰。

主治　本品为高级滋补品，补而能清，为调理虚损痨瘵之圣药，一切病之由于肺虚，肺气不能清肃下行者，皆可用此治之。本品炖汤或加白梨、蜂蜜蒸食，治老年痰喘及肺燥咳血。可入煎药。血燕，功用相仿，性重，能达下、润下，治噎膈有效。

9. 猪肉　猪肉 *Susscrofa domestica* 亦名豕肉，为哺乳纲猪科动物。为我国主要肉食来源，各地普遍饲养。

性味功效 甘、咸，平。滋肾养血，润肠胃，生津液。猪肉以瘦肉益肝肾；肥肉则丰肌体，泽皮肤。

主治 凡肾气亏虚，病后体弱，产后血虚，皆可作食疗补益之品。

按语 其性偏阴，能生湿痰，易招风热。伤风寒及病初起时，大忌，因油腻缠黏，外邪不能解散；病初愈者亦忌之，因肠胃久枯，难以接受肥浓厚味之故。猪血、猪肝、猪心、猪肾、猪肚、猪肺、猪肠、猪皮等均可食用，唯其中内脏含胆固醇量很高，对肿瘤及老年患者，不宜多食。又猪骨髓味甘性寒，能补阴血，长骨髓，可用于放射治疗、化学治疗后骨髓受损、血象下降、贫血、虚劳患者。猪苦胆有清热解毒作用，治百日咳。猪肉反乌梅、桔梗、黄连。

10. 牛 牛为哺乳纲牛科动物，反刍家畜，家牛有黄牛 *Bos taurus* domesticus Gmelin 及水牛 *Bubalus bubalis*，青藏高原有牦牛 *Poephagus grunniens*。以役用为主，亦产乳，肉可食。黄牛、水牛、牦牛的角均作药用。

性味功效 肉：甘，温，无毒。水牛角：苦，寒。牦牛角：酸、咸，寒。牛乳：甘，微寒。牛肉：补中益气，养脾胃，强筋骨，消水肿。

主治 凡病后虚劳羸瘦、食少气怯、腰膝酸软、消渴、水肿等均可以之作食疗补品，古方有"霞天膏"治脾虚久泻，即取净黄牛肉文火煮 1 日，榨取肉汁，滤去渣，浓缩入少量黄酒收膏，冷后切小块，晾干备用。能治一切沉疴痼疾，中风偏枯，痰涎壅塞，停痰宿饮及痰核癖块。

按语 水牛角治热毒壅盛，热逼出血，吐血、衄血等。牦牛角：治惊痫热毒，诸血热病；可用以代替犀角用于犀角地黄汤，治疗白血病、温病等因血热而致吐血、衄血、咯血、皮下出血等。牛乳味甘微寒。补虚劳，润肠胃，解热毒，养心肺，治反胃噎膈，加韭汁、姜汁等。凡病后体弱，食少乏力，可作滋补食品。但本品滋补甘腻，故脾胃虚寒、腹胀作泻或有湿痰积饮者少服。鲜牛乳尚能治火灼伤及电光性眼炎。牛髓甘，温。能补肾填髓，补虚润肺，久服增寿，治久病虚劳，贫血及再生障碍性贫血；放射治疗、化学治疗后血小板、白细胞减少者，可用牛骨髓与黄明胶（牛皮胶）炖服。黄明胶有滋阴、补血及止血作用。牛筋能补肝强筋，益气力，续绝伤。此外，牛肚、牛肾、牛肝、牛心等俱可作熟食。

11. 羊 羊为哺乳纲牛科动物，反刍家畜，种类有山羊 *Capra hir-cus* L.、绵羊 *Ovis aries*、岩羊 *Pseudois nayaur*、黄羊 *Procapra gutturosa* 等。羊肉为我国西北地区及回族人民的主要肉食之一。羊的各部分都可作药用。毛可织物，皮可制革。

性味功效 甘，温。补气养血，温中暖下。

主治 凡久病体弱、虚劳羸瘦、崩漏失血、产后血虚、褥劳，用当归、生姜各 9～15g，精羊肉 100～120g，同煮，吃肉喝汤，每日一次，即张仲景之当归羊肉汤。另羊肉能壮阳道，开胃健力。但有谓通气发疮，凡疮家及痼疾者，食之即发，故宜忌之。肿瘤之未根治者或肿瘤患者虚实夹杂而显热象者，均应慎食。

按语 羊血咸，平。饮新鲜热血最能止血，治吐血、衄血、便血、产后血晕、闷绝。生饮解金银、丹石砒硫一切诸毒；亦作误食钩吻及毒蕈等中毒急救之用，以山羊血大量灌服。羊乳甘，温。补虚损，益五脏。煮沸而饮，能补益精血，老少均宜。润胃脘大肠之燥，治反胃干呕，消渴，口疮舌肿（含漱），蜘蛛咬伤。羊奶外涂可治漆疮。绵羊奶优于山羊奶。羊肝甘、苦，凉。功能补肝益血明目。可治肝虚，目暗昏花，夜盲症，血虚萎黄，虚劳消瘦。羊胆苦，寒。清肝胆之热，解毒热疮肿。治肝火上炎，目赤翳障，黄疸及疮疡肿毒，尿赤便秘等实热之症。

羊肚甘，温。爆炒美味可口。能补虚益胃，治纳少胃呆，虚劳不足，尿频自汗等症。羊肾甘，温。益精助阳，治肾虚劳损，腰脊酸痛，乏力尿频，耳聋耳鸣等症。羊胫骨髓甘，温。补肾益髓，补骨强筋，治虚劳体弱，骨蒸消渴，膝软无力等。亦治血小板减少性紫癜，再生障碍性贫血。羊衮即山羊胃结石。淡，温。降胃气，解毒。治反胃吐食：配丁香，白蔻。治噎膈（食管癌）：配壁虎、地龙、牛胆。用量 1~2g，作煎剂或丸剂。

12. 驴　驴 *Equus asinus* 为哺乳纲马科动物。主要分布于华北农村。驴肉为畜肉中之佳品，味美益人。

性味功效　驴肉：甘、酸，平。补血益气，安神定心。

主治　凡积年劳损，久病之后，气血亏虚，乏力气短，倦怠眠差，心悸不安，食欲不振等，均可作为食疗补品。

按语　驴皮胶一名阿胶。原产山东东阿县，用东阿县井水熬煮黑驴皮制成。甘、平，含多种氨基酸。功用养肝滋肾，调经止血，补阴血不足。治贫血，出血，心悸不寐，健忘多梦等证。驴乳治消渴，黄疸，风热赤眼，小儿惊痫。驴溺辛、寒。杀虫。治反胃噎膈，须热饮之（《本草从新》）。驴肾（雄性生殖器）补肾壮阳，滋阴补虚，强筋壮骨。主治阳痿，血虚气弱，骨结核，骨髓炎，妇女乳汁不足等，用量 10~15g。

13. 兔　兔 *Oryctolagus cuniculus* domestica 为哺乳纲兔科动物。产地不同，有蒙古兔、华南兔（短耳兔）、东北兔等；各地均有家兔饲养。也是生理学和医学实验动物之一。肉可食，皮毛可用。

性味功效　甘，凉。补中益气，凉血解毒。利大肠。

主治　久病体虚、消瘦乏力、气短纳少、消渴者，均可用以食疗补益。常人食之，亦益气健身。本品煮食或煎汤，能解热毒，凉血通便，治小儿痘疮不出，肠风便血，反胃，便秘等症。

按语　兔肉味甘性凉，为野味中之上品，肉精而少脂。《本草从新》"肉，凉血，解热毒，利大肠，孕妇忌之。脑涂冻疮"，"兔屎一名明月砂，辛、平，杀虫明目，治劳瘵五疳、痘后生翳"。此为野兔粪，又名望月砂，家兔粪不供药用。《名医别录》："主补中益气。"

14. 狗　狗 *Canis familiaris* L. 亦名犬，为哺乳纲犬科动物，为人类最早驯化的家畜。品种甚多，李时珍云："狗类甚多，其用有之，吠犬长喙善猎，吠犬短喙善守，食犬体肥供馔，凡本草所用，皆食犬也。"食用家犬，肉质细嫩，味香美。

性味功效　狗肉，甘、咸，温。安五脏，壮阳道，暖腰膝，益气力。

主治　凡久病气虚、脾胃虚寒、食少气怯、疮溃不收或肾虚下寒、腰膝酸软、少腹积冷、阳痿滑精者宜食之。诚为冬令滋补强壮之佳品。著者经治两患者，一肺癌一贲门癌，手术后，每冬均食狗肉，前例存活 14 年，后因二重癌术后复发而死亡；后一例存活 11 年，亦因胃部二重癌手术，但手术后一年余死于呼吸衰竭，原有严重肺心病，肺功能衰竭。

按语　狗肉性温，有内热或毒热者勿食。夏日勿用。反商陆，畏杏仁，恶蒜。《食物本草会纂》"安五脏，补绝伤，轻身益气"，"壮阳道，暖腰膝，益气力，补五劳七伤，益阳事，补血脉，厚肠胃，实下焦，填精髓。食犬不可去血，否则力少不益人"。

狗血性温味咸，功能补虚安脑，治虚劳吐血、疗疮恶毒。可合酒内服及外涂。狗宝专攻反胃，善理疔疮。噎由痰及虚寒者相宜，若血枯胃弱者切忌。治疗反胃噎嗝时，用威灵仙 60g，青盐 3g，捣如泥，加水 1 杯，搅匀后去渣，调狗宝末 0.3g，每日服 2 次。狗宝丸：硫黄、汞各 3g，同炒金色，入狗宝 9g 为面，鸡蛋 1 个，去蛋清，留蛋黄和药搅匀，纸封泥固，糠火煨半日，取出研细，每次烧酒调服 1.5g。又五灵脂研末，黄狗胆汁和丸，每重 9g，每次 1 粒，好酒化服，治反胃吐食（胃癌）。

15. 猫　猫 *Felis domestica* 属哺乳纲猫科动物，喜捕食鼠类。家猫性驯良，品种很多。我国南方有人喜食猫，与蛇肉同烹曰"龙虎斗"，喻为佳肴。

性味功效　甘、酸，温。补肝血，祛风湿，消瘰疬。

主治　凡病后血亏，乏力虚弱，或瘰疬溃破，可为辅助食疗之品。本品尚治风湿痹病，关节不利。

按语　猫胞衣甘、酸，温。治反胃吐食。民间偏方以猫胞焙干，研末，入狗宝或人工牛黄少许，每日 2 次，每次 3g，口服，治胃癌。或猫胞烧灰，入朱砂末少许，压舌下，治反胃吐食，效（《本草从新》）。猫头骨甘、酸，温。烧灰为末，内服或外调敷治瘰疬、痈疽、恶疮、痔疾等。

16. 鼹鼠　鼹鼠 *Mogera robusta* Nehring 又名缺齿鼹（产于我国东南、中南诸省及川、贵等地）、麝鼹（又名"地爬子"，产于我国东北及华北等地）。为哺乳纲食虫目鼹鼠科动物。掘土营生，捕食昆虫、蚯蚓等动物，由于挖掘洞道，故伤害作物。

性味功效　甘、酸，平。解毒，理气。

主治　治疗疔肿、痔疮、淋病、胃癌等。治疗疔肿恶疮时，用鼹鼠 1 只，烧焦研面；取醋100g，煎至 50g，加入适量的鼹鼠粉末，捣成膏状贴患处。或用香油调涂亦可。治疗胃癌初起时，用鼹鼠 1 只，用瓦焙成焦黄色，研成粉末，每日一次，每次 15g，黄酒冲服。有改善症状、增进食欲、增强体质的作用。

17. 鹿　鹿又名梅花鹿 *Cervus nippon* Temminck，为哺乳纲鹿科动物。肉可食，皮可制革，鹿茸、鹿胎、鹿脯、鹿鞭、鹿尾、鹿肾、鹿骨等均供药用。已进行人工驯养、繁殖。其他品种有马鹿、水鹿、白唇鹿等。

性味功效　鹿肉：甘，温。补中益气，强五脏，益气力，通脉，温阳益精。鹿为纯阳之体，其补气温阳之功大。

主治　凡久病虚寒，气短乏力，食欲不振，身寒畏冷，腰酸膝软，阳痿滑精，头晕耳鸣，肾寒阳虚者，皆可作为食疗补益。但体壮，上焦有痰热，胃家有火；或阴虚火盛、内有蕴热者，俱忌。肿瘤患者手术后气虚阳虚者可用，但有虚实夹杂、内有热毒邪盛者，慎用。常人服之，益五脏，强筋骨。

按语　鹿血味咸，性热，功能补虚和血。治虚损腰痛，心悸失眠，崩中带下。鹿胎甘、咸，温。能益肾壮阳，补虚生精。治精血不足，虚损劳瘵，妇女虚寒。鹿骨甘，微热。功能安胎下气，治虚劳，泡酒饮用。鹿髓甘，温。功能补阳益阴，生精润燥。治虚劳瘦弱，阳痿，血枯，肺痿咳嗽。鹿肾甘、咸，温。功能补肾壮阳益精，治肾虚劳损，耳聋耳鸣，阳痿，不孕。鹿角咸，温。生用则散热，行血消肿，辟邪逐恶血。治疮疡肿毒，瘀血刺痛，乳汁不通。鹿角镑（生鹿角刨下的片末）治乳痛症，甚效。痈疽恶疮，骨疽痿软等用凉药久不愈合者，可用温药，鹿角尖水磨取其浓汁，每服 3g，黄酒调服，或加血余炭、乳香之类。鹿角熬膏炼霜则专滋补，益肾生精血，强骨壮腰膝，治肾气不足，虚劳羸瘦，阴疽，阳痿滑精，崩漏带下。造胶霜法为取新角，截断小块，河水浸 7 日，刮净，桑火煮 7 日，入醋少许，取角捣成霜。所剩之汁，加无灰酒熬成胶用，称鹿角胶及鹿角霜。鹿茸甘、咸，温。功能壮元阳，添精髓，健骨生齿。治一切虚损劳伤，腰肾虚冷，头眩眼黑，阳痿滑精，子宫虚冷，崩漏带下。

18. 鸡蛋 鸡蛋为鸡产之卵，为日常最常用营养品，老幼均宜。

性味功效 甘，平。补气养血，滋阴息风，解毒清热。

主治 凡久病大病，手术之后，病体虚弱，均可作食疗补品。生鸡蛋打调外敷，能治火伤、蝎、蛇毒。鸡蛋白：性微寒，其气清，能治火伤，解毒，灌服治中毒，亦治伏热、目赤、咽痛等症。鸡蛋黄含胆固醇量高，性温，能补血，安胎，治下痢。将煮熟鸡蛋去白取蛋黄，置锅中炒熬出油所得之卵黄油，去渣。卵黄油功能润疮，生肌，杀虫，止痒。

凤凰衣系鸡蛋壳内之白膜，有鲜用者，亦有将孵出小鸡之蛋壳取膜阴干用者。鲜者护疮透药，焙黄用则生肌敛疮。黑绛丹、黑倍膏均以卵黄油为主药，于宫颈癌用腐蚀药后用有生肌长肉之功，亦用于放射性溃疡久不收口之创面，或痔瘘、鼠瘘的瘘管和各种溃疡、褥疮等。放射性直肠炎及放射性膀胱炎均可用黑绛丹直接灌注治疗，止血消炎效果好。《外科正宗》的生肌凤雏膏：鸡卵黄油 9g，轻粉 3g（研），乳香（制，研）、血竭、煅龙骨（研）各 1.5g，和匀。每日早、午、晚涂患孔内，膏盖避风，适用于痔瘘用蚀药后需生肌长肉者，并可用于治疗各种溃疡、烧伤。但创面有继发感染或有坏死组织者忌用。

古籍摘要 《名医别录》载鸡蛋"除热火灼烂疮。"《日华子本草》："镇心，安五脏，止惊，安胎。醋煮，治久痢疾。"《本草求真》："卵清微寒性，专治热解毒，为目热赤痛……痈疽敷肿必用之药。"《本草纲目》载鸡蛋黄："气味俱厚，阴中之阴，故能补形。昔人谓其与阿胶同功。"《本草纲目》记载凤凰衣"柔软而薄，护舌而透药"，鸡蛋壳"烧灰油调，涂癣及小儿头身诸疮"。《医宗金鉴》："治下疳破损腐烂，用凤衣散以化腐生肌止痒。"方为凤凰衣（焙研）3g，轻粉 1.2g，冰片 0.6g，黄丹 3g，各研极细末，和匀。鸭蛋清调敷。干撒亦可。《疡医大全》中治口疮喉癣，喉痛闭塞。用凤凰衣焙黄（研），橄榄核（瓦上焙存性、研），儿茶（研）等分，和匀，每用 3g，加冰片 0.15g，研细。搽患处，或吹用。

按语 鸡蛋之外壳有燥湿、敛疮、止血、磨翳的功效。鸡蛋还能缓和有毒药物的药性，民间常用之与有毒药物同煮，以减药毒，或将药的作用通过吃蛋（去掉药）以缓其毒，如斑蝥蒸鸡蛋方、核桃树枝煮鸡蛋方，均为弃药吃蛋，治疗多种癌症（见本书方剂章）。

19. 鸭蛋 鸭蛋亦为家用日常副食品，宜熟食，亦可制成松花蛋（皮蛋）、腌鸭蛋。

性味功效 甘，凉。滋阴清肺，补虚益脏。

主治 凡病后体虚，皆可食之补养。生鸭蛋煎汤或沸水冲服，能清肺火，去胸膈热。治肺热咳嗽、喉痛上火等症时作辅助食疗之品。鸭蛋性凉，凡脾胃虚寒、下痢寒湿或食后脘中痞满者慎食。

古籍摘要 《日华子本草》："治心腹胸膈热。"《医林纂要》："补心清肺，止热咳，治咽喉齿痛，沸汤冲食，清肺火，解阳明热结。"

20. 鹅蛋 鹅蛋亦为常食之禽蛋之一，其补益作用与鸡蛋相似。

性味功效 甘，温。补中益气。亦有滋补营养作用。

主治 鹅蛋较鸡蛋质粗。性温，内有湿热者不可多食。新生鹅蛋壳，烧灰存性为末，醋调敷治痈疽无头。

古籍摘要 《本草从新》："鹅卵：甘温，补中益气，多食发痼疾。"

21. 鸽蛋 鸽蛋补益之功较强，且能解毒，故扶正祛邪兼而有之。

性味功效 甘，平。补肾益气，解毒托脓。

主治 鸽蛋熟食或加龙眼肉、枸杞子等蒸煮，具补益脾肾、益气补虚的作用，凡虚劳消瘦、乏力气短、食欲减少、腰腿酸软者，可食之以滋补和食疗。开水冲服，有益气托毒作用，用于体虚痈脓不溃者。麻疹流行时期，小儿每日煮食鸽蛋 2 枚，连服 3~5 日，有预防作用。

古籍摘要 《本草纲目》：“解疮毒，痘毒。”

22. 雀卵 雀卵为家雀、黄雀等之卵。取第一次所产之卵为佳品。

性味功效 酸、温。补阳益精血。

主治 治男子阳痿，女子带下，小便不利，女子血枯，除疝瘕。但如无阳虚肾亏者慎服，有内热血燥者亦忌之。肿瘤患者多有内热，故不相宜。

23. 鹌鹑蛋 鹌鹑蛋为鹌鹑之卵，为滋补佳品。

性味功效 甘，平。滋补五脏，益中续气，强筋骨，健脾活血。

主治 凡病后体虚、脾胃虚弱、食少乏力、失眠心悸、腰腿酸软者均可食用作滋补食疗之品。用于治疗胃炎、胃溃疡、神经衰弱、胸膜炎及各种虚证。

第八节 水 产 类

1. 鲤鱼 鲤鱼 Cyprinus carpio 是鱼纲鲤科动物。除西部高原外，我国各地淡水中均产，生长迅速，是一种重要的养殖鱼。

性味功效 甘，平。利水消肿，下气通乳。

主治 鲤鱼煎汤利水作用较强，又具有丰富营养。对有腹水胀满、小便不利及有黄疸、孕妇浮肿等均可作辅助食疗之用。对痰湿阻滞、气逆咳喘、产后乳汁不下者均有一定作用。

古籍摘要 《雷公炮制药性解》：“主咳逆气喘上气，水肿脚满，黄疸烦渴，安胎，妊娠身肿，冷气痃癖，气块横关伏梁。胆：点眼去翳，滴耳除聋。涂小儿热肿。血：涂小儿丹毒及疮。脂：主小儿痫疾惊悸。鳞：烧灰酒服，破产妇滞血。肠：主小儿肌疮瘰疬；取虫。骨：主阴蚀，赤白带下。齿：主癃闭石淋。皮：主瘾疹恶疮。忌猪肝，天、麦门冬。”《本草纲目》：“煮食，下气，利小便；烧末能发汗，定气喘咳嗽，下乳汁，消肿；末饮调服，治小儿暴痢；用童便浸煨，止反胃及恶风入腹。”（注：童便浸一夜，取出煨焦研末，入粥调服）。《饮膳正要》：“天行病后，不可食；有宿瘕者，不可食。”

按语 鲤鱼除做菜食用外，药用剂型一为煮汤，如消水肿（孕妇水肿，营养不良性水肿，肝硬化腹水），即用鲤鱼一条，去肠杂，放赤小豆 100g，陈皮 6g，炖烂，不放盐，喝汤吃鱼。另一剂型为纸包或焙烧为末调服，或烧灰和醋外敷治痈肿。

本品有谓其“发风热，凡一切风病、大痈疽、疮疥、痢，俱不可食。”（《食鉴本草》）所以，肿瘤患者手术后体虚或病情已得控制者，但食无妨；如病进正盛，有热象者宜忌。

2. 鲫鱼 鲫鱼 Carassius auratus 为鱼纲鲤科动物，又名鲋鱼。分布较广，产于淡水中，肉味鲜美，亦作药用。

性味功效 甘，温。健脾利水，补虚温中。

主治　久病体虚，气血不足，食欲不振，反胃呃逆者，可作食补之品。与赤小豆煮汤服，消水肿（营养不良性水肿，肝硬化腹水，肾病性浮肿）。烧存性治膈气吐食，用于食管癌、胃癌初期患者，鲫鱼去肠杂留鳞，将大蒜填满鱼腹，纸包煨熟取肉，合平胃散末为丸，每服 6～10g，米汤送下；或烧存性，研细末，每日 2～3 次，每次 2～3g，米汤送下。《医宗金鉴》载季芝鲫鱼膏：活鲫鱼肉、鲜山药去皮各等分，共捣如泥，加麝香少许，涂核上，治乳癌初起，亦可用于一切恶疮。故外用可消肿解毒。治肠风下血（包括直肠癌），噤口血痢，走马牙疳，齿龈衄血等，用大鲫鱼一条，去肠留鳞，将五倍子 10g、明矾 6g 研末，填满鱼腹，用泥封固，烧存性，为末，每日 3 次，每次 3g，黄酒送下。

古籍摘要　《日华子本草》："温中下气补不足，鲙疗肠澼，水谷不调；烧灰以敷恶疮；又酿白矾烧灰，治肠风血痢。"《本草纲目》："酿五倍子煅研，治下血；酿茗叶煨服，治消渴；酿胡蒜煨研饮服，治膈气。"

按语　鲫鱼不仅为鱼中佳品，常食补人，同时亦有食疗作用。其子能调中补肝气，去目中障翳。鱼胆外涂治疮痛；点喉吐骨鲠。忌麦冬、芥菜、砂糖、猪肝。

3. 鲌鱼　鲌鱼俗称白鱼，属鱼纲鲤科鱼类，我国各地江河湖泊均产，肉质细嫩。常见的有短尾鲌 *Culter alburnus*、蒙古红鲌 *Erythro-culter mongolicus* 和翘嘴红鲌 *E.ilishaeformis* 等。

性味功效　甘，平。健脾利水，开胃益气。

主治　煮食或煎汤饮能对久病气血亏虚、体倦纳差的患者，以及腹胀水肿、小便不利者有益气健脾利水的作用。本品尚有排脓生肌的作用，但亦能发脓动火，故疮疖初起者慎食，肿瘤患者恶疮未净者不宜。多食生痰。

古籍摘要　《本草从新》："甘，平，开胃下气，去水气，令人肥健。"《食鉴本草》："发脓，有疮痈不可食。经宿者令人腹冷。"

4. 鳊鱼　鳊鱼为鱼纲鲤科鱼类，亦有把鳊鱼称作鲂鱼的。其中包括有"窄胸鳊"（北京鳊 *Parabramis pekinensis*）、"平胸鳊"（三角鳊 *Megalobrama terminalis*，亦称鲂）、"团头鳊"（武昌鱼，团头鲂 *megalobrama amblycephala*），为重要的淡水经济鱼类之一，其中武昌鱼肉味腴美，脂肪丰富，为上等食用鱼类。各地均有养殖。

性味功效　甘，温。调胃气，补五脏。

主治　凡久病脏腑虚损、气血不足、食欲不振、脘腹胀满者，均可作为滋补食疗之品。

古籍摘要　《本草从新》："鲂鱼一名鳊鱼。甘温，调胃气，利五脏。和芥食之，能助肺气，去胃风消谷；作鲙食之，助脾气，令人能食；做羹膳食，宜人。疳痢人勿食。"

5. 卷口鱼　卷口鱼 *Ptychidiojordani* 亦称嘉鱼，又名丙穴鱼，为鱼纲鲤科鱼类，富含脂肪，状如鲥鱼而多脂，味极美。杜甫曾诗赞说："鱼知丙穴由来美。"

性味功效　甘，温。补肾益虚。

主治　可用于肾虚消渴、劳瘦虚损。凡病后虚损者服之益人。

古籍摘要　《本草从新》："嘉鱼，甘温，治肾虚消渴，劳瘦虚损。一名妹鱼，一名丙穴鱼。"

6. 青鱼　青鱼 *Mjylopharyngodon poceus* 亦称黑皖，为鱼纲鲤科鱼类，是我国主要淡水养殖鱼类之一，主产于长江以南平原地区水域。

性味功效　甘，平。滋肾养肝，补气利水。

主治 凡久病阴血不足、肝肾亏虚、肢软无力、视物模糊等，可作辅助食疗。亦治脾虚湿盛，水肿脚气等，与韭菜白煮服。

按语 青鱼补益脾胃，滋肾养肝，但如经过糟醉，则能动风发疥，诸病人均忌之。青鱼胆：苦，寒。泻热治目疾。点眼，消赤肿障翳；含咽，吐喉痹痰涎。涂火热疮，疗鱼骨鲠。腊月收，阴干。

7. 草鱼 草鱼 *Ctenopharyngodon idellus* 亦称鲩，为鱼纲鲤科鱼类，是我国淡水养殖主要鱼种之一，分布于我国各大水系。

性味功效 甘，温。暖胃和中。

主治 体虚气弱纳少者可作食补之用。但有谓能发诸疮，肿瘤患者宜慎。

8. 白鲢 白鲢 *Hypophthalmichthys molitrix* 亦称鲢，鲢子，为鱼纲鲤科鱼类。生长快，体大，为主要淡水养殖鱼类，分布于我国各大水系。肉肥美。

性味功效 甘，温。益气补中。

主治 凡脾胃虚弱、中焦虚寒、食少气短、倦怠水肿者，均可作为食疗补品。

古籍摘要 《本草纲目》："甘温无毒，温中益气。多食令人热中发渴，又发疮疥。"

9. 黑鲢 黑鲢又名鳙 *Aristichthys nobilis*、花鲢、胖头鱼，为鱼纲鲤科鱼类。可人工繁殖，生长快，为主要淡水养殖鱼类，分布于我国各大水系。

性味功效 甘，温。补虚温肾。

主治 色黑入肾，熟食能温肾益精，治肾虚腰膝酸冷、眩晕、健忘；亦能健脾暖胃，凡脾胃中焦虚寒、食少乏力、腹胀便溏者，均可作为食疗补品。

古籍摘要 《本草纲目》："温，无毒。多食动风热，发疥。"

10. 鲥鱼 鲥鱼 *Macrura reevesii* 亦称时鱼，三来，属鱼纲鲱科。分布于我国、朝鲜和菲律宾沿海，春夏之交，溯江产卵，我国南北各大河流中都有。初入江时体内脂肪肥厚，肉味最鲜美，为名贵佳食，以清蒸为佳，连鳞同蒸。

性味功效 甘，平。补虚劳。

主治 凡体弱久病、气血不足、纳少消瘦、虚劳咳嗽等，均可食之以补养。

古籍摘要 《食疗本草》："平，补虚劳，稍发疳痼。"《食鉴本草》："蒸下油，以瓶埋地中，取涂汤火伤，甚效。"

11. 鳓鱼 鳓鱼 *Ilisha elongata* 亦名快鱼，白鳞鱼，鲞鱼，曹白鱼等，属鱼纲鲱科，是近海鱼类，春季至初夏季节，由外海至近海产卵。我国沿海均产。为重要食用鱼类。供鲜食或制糟白鱼鲞等。其肉细多刺，味美。

性味功效 甘，平。开胃暖中。

主治 凡体虚胃弱、气短乏力、食欲不振、中气亏虚者，均宜食之。

古籍摘要 《本草纲目》："甘平，无毒。开胃暖中。"

12. 凤尾鱼 凤尾鱼亦称凤鲚 *Coilia mystus*，烤子鱼，属鱼纲鳀科。分布于西太平洋，春夏集群溯河，分别在河流上游或在河口产卵，形成鱼汛，产卵后又返回海中，为名贵经济鱼类，供鲜食或制罐头。

性味功效 甘，温。补益中气。

主治 凡中气不足、脾胃虚寒者，可为食疗补益佳品。

按语　鲚鱼除凤鲚外，刀鲚 C.ectenes 称刀鱼，性味功用与凤鲚同。各家本草对本品作用评价不一，有谓补气温中；有谓食之无益，助火动痰、发疥，故有痰火及疮疥者勿食。

13. 鳜鱼　鳜鱼 Siniperca chuatsi 亦称桂鱼，季花鱼，属鱼纲鲈科。为凶猛鱼类，喜食鱼、虾。我国各大河流、湖泊均产。肉质鲜嫩，为名贵淡水鱼类之一。

性味功效　甘，平。补气健脾，养血行瘀。

主治　凡久病气虚血亏、纳少消瘦、气短乏力、咳嗽潮热等，均可作食疗补益之品。常人食之可滋养强身。本品尚能祛瘀杀虫，用于血虚而瘀、产后结块、腹中恶血停蓄以及肠风便血等症。

古籍摘要　《开宝本草》：“味甘平，无毒。主腹内恶血，益气力，令人肥健，去腹中小虫。”《本草从新》：“甘平。补虚劳，益脾胃，去瘀杀虫。”

14. 鲈鱼　鲈鱼 Lateobabrax japonicus 亦名鲈子，花鲈，属鱼纲鲈科。栖息于近海，亦进入淡水，早春在咸淡水交界的河口产卵。我国沿海均产，为常见的食用鱼类之一，营养丰富，多食宜人。

性味功效　甘，平。健脾利水，补益肝肾。

主治　可用于脾虚胃弱、气血不足、水肿、小便不利等症。凡肝肾不足、腿软腰酸、肢麻乏力、虚劳羸瘦者，均可食之以补养。

古籍摘要　《本草从新》：“甘平，有小毒。补五脏，益筋骨，和肠胃，治水气，作鲙尤良。”《本草纲目》：“多食发痃癖疮肿，不可与乳酪食。”

15. 黄鱼　黄鱼又名石首鱼，有大黄鱼（Pseudosciaena crocea，亦称大鲜，大黄花）、小黄鱼（P.polyactis，亦称小鲜，黄花鱼）。属鱼纲石首鱼科。近沿海均产，为我国首要经济鱼类之一。供鲜食或制鱼鲞。

性味功效　甘，平。补虚益精，止痢。

主治　凡病后体虚、饮食日少、面黄羸瘦、体倦乏力者，均可作补益食疗之品，且为家用佳肴。煮食或煎汤服开胃消食，祛湿止痢，用于下痢、纳少、腹胀等。

古籍摘要　《本草从新》：“甘平。开胃益气。白鲞，主中恶，消宿食。灸食能消瓜成水，治暴下痢，及卒腹胀不消。鱼鳔，暖精种子，首中有石，故名。”“但有内热者，不宜多食，多食发疮助热。”

按语　石首鱼所制之鲞专称白鲞，能养人、消宿食。鱼脑石（鱼枕骨，耳石）：入煎剂通淋排石，治泌尿道结石，石淋，小便淫痛不利。

16. 鲳鱼　鲳鱼 Stromateoides argrnteus 亦称银鲳，镜鱼，俗称平鱼。属鱼纲鲳科。初夏游向内海产卵，肉味鲜美，为名贵食用鱼类。我国沿海均产。

性味功效　甘，平。补虚益气。常食益气力健身。

主治　凡久病体虚、气血不足、纳少消瘦、精亏血少者，均可作食疗滋补食品。

古籍摘要　《随息居饮食谱》：“补胃，益血，充精。多食发疥动风。”《食鉴本草》：“多食难消，生热痰。”《本草从新》：“子有毒，食之令人利下。”

17. 鳢鱼　鳢鱼 Ophicephalus argus 亦称黑鱼，乌鱼。属鱼纲鳢科。性凶猛，捕食鱼、虾。我国大部分江河、湖泊中均产。肉肥美，供食用。

性味功效　甘，寒。祛风下水，利大小肠。

主治 煮食或煎汤饮，能健脾利水祛风，治脾虚浮肿，风水（肾炎水肿），脚气，妊娠浮肿等。熟食能补气血，益精髓。治妇人干血痨证，煅烧为末服之。与茴香煮食，补下元虚损。肉烧焙研服，治久痢脓血，痔瘘便血。鳢鱼胆点喉，可治喉痹将死，病重者水调灌之。

古籍摘要 《本草从新》："甘寒。祛风下水，疗五痔，治湿痹。利大小肠。治妊娠有水气。"

18. 鳗鱼 鳗鱼 *Anguilla japonica Temn. et Schl.* 又称鳗鲡，白鳝。属鱼纲鳗鲡科。亲鱼于秋季降入海底产卵，幼鱼经变态后进入淡水中生长，分布于我国江南的河湖中，肉质细嫩，富含脂肪，为上等食用鱼类之一。

性味功效 甘，平。有小毒。祛风杀虫，补虚损。

主治 凡久病气血耗伤、五脏亏虚、骨蒸劳热、崩漏带下日久、肠风下血、疮疡不愈者，均可作食疗滋补食品。另外，对腹内虫积、妇人阴疮蚀痒、风湿痹痛、风疹瘙痒等，亦可作辅助治疗之用。煮食或烧焙研末，内服。鳗鲡鱼骨烧灰治恶疮；烧熏痔瘘杀诸虫。

古籍摘要 《日华子本草》："治劳，补不足，杀虫毒恶疮，暖腰膝，起阳，疗妇人产户疮虫痒。"《本草从新》："甘平。去风杀虫，治骨蒸劳瘵。湿痹风瘙。阴户蚀痒。补虚损。"

19. 带鱼 带鱼 *Trichiurus haumela* 亦称海刀鱼。属鱼纲带鱼科。我国南北沿海均产，为重要经济鱼类之一。供食用。

性味功效 甘，温。补益五脏，去风杀虫。

主治 凡体虚久病、气血不足、肌肤甲错、气短乏力者，均可作食疗补益之品。但本品发疥动风，肿瘤患者及其他病人不宜食之。

20. 银鱼 银鱼古称脍残鱼，我国种类颇多，常见的有大银鱼 *Protosa-lanx hyalocranius*、太湖鱼 *Neosalanx taihuensis* 和间银鱼等。银鱼属鱼纲银鱼科。供鲜食或作干制品。

性味功效 甘，平。滋阴润肺，益气利水。

主治 凡阴虚肺燥、虚劳咳嗽、干咳少痰、痰中带血、咽干等以及肺癌、鼻咽癌、食管癌、喉癌、淋巴肉瘤等患者放射治疗时肺阴耗伤者，均可食用以养阴润肺。本品煮水煎汤，可益气利尿，治疗腹胀水肿、食少气短、小便不利等症。

古籍摘要 《食疗本草》："利水，润肺止咳。"

21. 河豚 河豚又称鲀鱼，气泡鱼，古称"鲵"。种类较多，属鱼纲鲀科。我国沿海均产。常见的有虫纹东方鲀 *Fugu vermicularis*、弓斑东方鲀 *F.ocellatus* 和暗色东方鲀 *F.obscurus* 等。分布于东南沿海及通海的江河下游。肉味美，无毒，但其内脏、血、皮、头、生殖腺等均有剧毒，绝不可混杂。

性味功效 甘，温，有毒。肉补脾利水，精巢提取物抑菌，肝提取物抗癌。河豚肉有滋补强壮的作用，并行水利尿。

主治 主要用于食少腹胀、水肿、小便不利、腰腿酸软。但河豚的血、肝、胃、肠、卵巢、睾丸、皮肤、头、眼等均有剧毒，误食可致死，取肉时尤应注意，务必洗净。内脏含河鲀毒素、河鲀酸、河鲀卵巢毒素、河鲀肝脏毒素等，这些毒素能使末梢神经和中枢神经中毒。最先为各感觉神经末梢麻痹而失去触觉，其次为运动神经中毒，呈瘫痪状态，最后中枢神经中毒，发生呼吸困难，血压下降，脉搏迟缓。如发现中毒现象，须早送医院抢救。古书中载中毒时以鲜芦根汁、鲜橄榄汁灌服。

从河鲀鱼的精巢中可提取出鱼素，它对痢疾杆菌、伤寒杆菌、葡萄球菌、链球菌、霍乱弧菌有抑制作用。鱼素还能延长青霉素在体内的药效时间，并且毒性小，无溶血性，可阻止细菌抗药性的形成。鱼素是由精氨酸、组氨酸、亮氨酸所组成的鱼精蛋白。

河豚肝提取物对小鼠肉瘤、实验性肝癌均有抑制作用。临床适用于鼻咽癌、食管癌、神经痛、皮肤瘙痒等，对松弛肌肉痉挛和减轻癌症疼痛也有一定作用。

古籍摘要 《开宝本草》："味甘温，无毒（肉），主补虚，去湿气，理腰脚，去痔疾，杀虫。"《食鉴本草》："洗宜极净，煮宜极熟。中毒用橄榄、芦根汁鲜。凡服荆芥、菊花、附子、乌头之人，食之必死。"

22. 鳝鱼 鳝鱼 *Fluta alba* 亦称黄鳝，鲜。为鱼纲合鳃科鱼类。除西部高原外，我国各地均产，为淡水食用鱼类之一。肉烹烧食为佳肴。

性味功效 甘、温。补中益气，祛风湿通络。

主治 凡久病气血亏虚、脏腑虚损、腹中冷气、肠鸣泄泻、产后恶血淋漓不绝、腰腿酸软，均可用此食疗补品。本品煮汤饮，有祛风湿、通络的作用，用于风寒湿痹所致骨节疼痛。黄鳝煮羹食，可补气固脱，治疗内痔出血、气虚脱肛、子宫脱垂等。鳝鱼血涂面治口眼㖞斜；滴鼻止鼻衄；滴耳治慢性化脓性中耳炎。鳝鱼皮：烧研暖酒调服，治妇人乳结硬疼痛。

古籍摘要 《雷公炮制药性解》："鳝鱼，主产后淋沥，血气不调，腹中冷气肠鸣。又主补脾益气。血堪涂癣。"

按语 本品甘温，凡病属虚热者、肿瘤患者邪毒未尽者，不宜食。

23. 泥鳅 泥鳅 *Misgurnus anguillicaudatus* 亦称"鳟"。属鱼纲鳅科。产于我国各地淡水中，为常见小型食用鱼类。

性味功效 甘，平。肉：暖中益气，解毒祛湿；滑黏液：解毒消肿。

主治 泥鳅煮食能益气滋阴，清热祛湿，凡热伤气阴或湿热蕴蒸之黄疸、消渴，均可作食疗之品。泥鳅洗净烘干研碎，每日 3 次，每次 9g，饭后服，治急性或迁延性肝炎有效。置活泥鳅 10～20 条于盆中，洗去泥污后，换清水盛之，入白糖适量，搅拌约 10 分钟，取黏滑液糖浆，涂于患部，干即更换，治丹毒、瘰疬、面疔、腮腺炎等，数次即效。泥鳅捣泥或焙干外敷，治疥癣及皮肤瘙痒等症。

古籍摘要 《本草纲目》："甘，平。无毒。暖中益气，醒酒，解消渴。"

24. 河蟹 河蟹 *Eriocheir sinensis* 通称螃蟹，亦称毛蟹，绒螯蟹，清水蟹。属甲壳纲方蟹科，分布于近海各地。幼蟹自海中迁入淡水，穴居于江河湖泊的堤岸泥滩中，成长后，于秋季迁移到浅海中产卵。肉味鲜美。是肺吸虫的中间宿主，故应熟食。

性味功效 咸，寒。补髓滋肾，养筋活血。

主治 凡肝虚肾亏、腰腿酸软、血少眩晕者，均可作食疗滋补之品。蟹肉生捣或烧灰，热酒调服，可治外伤肿痛。外敷治漆疮、疥癣及烫火伤。本品性寒，宜蒸熟食用，应佐姜末或热酒以制其寒性，脾胃虚寒、腹痛便溏及肿瘤患者慎食。蟹爪能破血消积，催生堕胎。蟹壳能破瘀消积，可用以治疗瘀血内停胁痛，乳痈。

古籍摘要 《雷公炮制药性解》："主散血破结，益气养筋，除胸热烦闷，捣涂漆疮。"

25. 对虾 对虾 *Penaeus orientalis* 亦称明虾。属甲壳纲对虾科，主产于我国黄海、渤海沿海。肉味鲜美，营养丰富，为有名佳肴。

性味功效 甘，温。补肾壮阳，益气开胃，镇痉。

主治 凡久病体虚、气短乏力、食欲不振、纳少羸瘦者，均可作食疗滋补强壮之品。对虾甘温壮阳，酒浸炒或煮食，补肾助阳，治肾虚下寒、阳痿早泄等症。阴虚火旺者忌之。

古籍摘要 《本草纲目拾遗》："补肾兴阳。烧酒浸服，治痰火后半身不遂，筋骨疼痛。"《本草求真》："味最甘，风火易动，阴虚火动者尤忌。"

26. 河虾 河虾包括米虾 *Caridina denticulata sinensis* 和青虾 *Macro-brachium nipponensis*，前者属甲壳纲匙指虾科；后者属长臂虾科。可供食用，分布于我国南北各地湖沼河川中。虾子供调味用。

性味功效 甘，温。温肾助阳，补精托毒，为一种强壮补精药。

主治 治阳痿、腰脚酸弱无力，以小茴香 30g，炒研末，生虾肉 90～120g，捣和为丸，黄酒送服，每日 2 次，每次 3～6g。治阴疽、恶核、寒性脓肿等久不收口者，以活虾肉 7～10 只，生黄芪 9g，同煮汤服。青虾生捣外敷，能治臁疮；焙干研末，外敷治痈疽肿毒。此外，亦可用于托痘疮、下乳汁。

古籍摘要 《本草纲目》："甘，温，有小毒。作羹，治鳖瘕；托痘毒，下乳汁，法制壮阳道，煮汁吐风痰；捣膏敷虫疽。"《食物本草》："动风，发疮疥。"

27. 海蜇 海蜇 *Rhopilema esculenta* 亦名海蛇。属钵水母纲海蜇科的腔肠动物。广布于我国南北各海中。伞部称为蜇皮，口腕部称为蜇头。南方海中另有一种白海蜇，亦供食用及药用。

性味功效 甘、咸，平。化痰热，散结消积。海蜇头或皮生食能清痰火，润肠燥。

主治 凡肺热痰壅、咳嗽痰多、喘急胀满、大便燥结者，均可作辅助食品。本品煮食或煎汤饮，能消痰核硬结、小儿痰积、妇人癥瘕。与荸荠合用，名雪羹汤，治各期高血压病有效（海蜇 120g，荸荠 600g，水煎服，每日服 2 次）。脾胃虚寒者，不可多食。

古籍摘要 《随息居饮食谱》："清热消痰，行瘀化积，杀虫止痛，开胃润肠。"

28. 淡菜 淡菜 *Mytilus* 为贻贝的干制品。属瓣鳃纲贻贝科。种类很多，肉味鲜美。主要有紫贻贝及厚壳贻贝。产于沿海，可人工养殖。

性味功效 甘、咸，温。补虚益精，温肾助阳，降丹石毒。

主治 凡久病精血不足脏腑亏虚、食少气短、腹中冷痛、肾虚下寒、阳痿遗精、带下崩漏、癥瘕及产后血结，均可食用。为滋补食疗品。

古籍摘要 《日华子本草》："煮熟食之，能补五脏，益阳事，理腰脚气，消宿食。"

29. 干贝 干贝系栉孔扇贝 *Chlamys farreri*、日月贝 *Amusium pleur-onectes* 或江珧 *Pinna pectinata* 的闭壳肌干制品，属瓣鳃纲，是海味珍品。扇贝产于北方沿海，日月贝产于南海，江珧产于南北沿海。

性味功效 甘、咸，平。滋阴补肾，和胃调中。

主治 凡久病体虚、精血亏耗、脏腑虚弱，症见头晕目眩、咽干口渴、干咳痰中带血、食少倦怠者，均可食之以补益强身。可煮食或炒食。

古籍摘要 《本草从新》："甘咸，微温。下气调中，利五脏，疗消渴，消腹中宿食。"

30. 河蚌 河蚌 *Anodonta chinensis* 亦称无齿蚌，属瓣鳃纲蚌科。我国各地湖沼、河川中均产。种类较多，肉可食。

性味功效　甘、咸，寒。清热解毒，养阴生津。

主治　凡阴血不足、虚热上炎、烦热消渴者，均可食蚌肉。蚌汁可用于涂痔肿，治脱肛肿痛，以活河蚌 1 个，掺入黄连粉约 0.3g，冰片少许，待其流出蚌汁，以碗盛接，涂于患部，1 日数次。

古籍摘要　《随息居饮食谱》："清热滋阴，养肝凉血，熄风解酒，明目定狂。多食寒中，外感未清，脾虚便滑者皆忌。"

31. 乌贼　乌贼亦称墨鱼，属头足纲乌贼科。肉厚味美。我国沿海各地常见的为金乌贼和无针乌贼。

性味功效　甘、咸，平。补气血，滋肝肾。

主治　凡久病或产后阴血亏虚、肝肾不足者，宜作为辅助食疗。

古籍摘要　《医林纂要》："咸平。补心通脉，和血清胃，去热保精。作脍食，大能补血滋阴，明目去热。"

32. 鲍鱼　鲍鱼亦称鳆或石决明肉，自古以来视为海味珍品，属腹足纲鲍科。我国沿海均产。

性味功效　甘、咸，平。滋阴益精，清热利湿。

主治　凡阴虚内热、劳热骨蒸、干咳少痰、眼内障等，均可作食疗滋补之品。煮汤食有清利湿热之功，可用于湿热内蕴所致黄疸、带下、五淋以及痈疽不愈等证。

古籍摘要　《本草从新》："咸凉。除肺肝风热。内服疗青盲内障；外点散赤膜外障。亦治骨蒸劳热。通五淋，愈疡疽。多服令人寒中……肉与壳（石决明）同功。"《食物本草》："入肝通瘀，入肠涤垢，不伤元气。"

33. 田螺　田螺 *Viviparus chinensis* 又称大田螺，属腹足纲田螺科。我国南北各地湖泊、沼泽及水田中均产。宜净水浸泡，沸水烫死后食用，亦可作药用。

性味功效　甘、咸，寒。清热利水，解毒消肿。

主治　煮食或煎汤治浮肿、小便不利；生捣外敷，主治热疮痔疮。连肉烧焙研末，酒调服，治肠风下血。田螺性大寒，脾胃虚寒者慎用。以黄连粉或冰片少许置螺壳内，取螺体之溶化液外敷，治疗疮肿毒、瘰疬癣疥。

古籍摘要　《本草纲目》："甘大寒，无毒。利湿热，治黄疸；捣烂贴脐，引热下行，止噤口痢，下水气淋闭；取水搽痔疮，胡臭；烧研治瘰疬疮癣。"

34. 田鸡　田鸡 *Rananigromaculata* 又名青蛙，属两栖纲蛙科，还包括金线蛙 *Rana plancyi*。栖于池塘、湖沼或小河中以及岸边草丛中，捕食害虫，广布于全国各地。其肉鲜嫩滋补。

性味功效　甘，凉。滋阴清热，解毒消肿，补虚强身。

主治　凡阴虚烦热、咳痰带血、食入噎膈反胃等，均可用田鸡肉作食疗补养之品。煮汤或烧研内服可利水消浮肿。青蛙生捣外敷可消痈解毒，治热疮。

古籍摘要　《本草从新》："甘寒。解劳热热毒，利水消肿。馔食调疳瘦，补虚损，尤宜产妇。捣汁服治虾蟆瘟病。烧灰涂月蚀疮。"（注：以金线蛙捣汁，水调，空腹顿饮，治虾蟆瘟极效。）

35. 鳖　鳖 *Amyda sinensis* 又名甲鱼、团鱼。

性味功效　肉甘，平。软坚散结益气补虚，滋阴养血。

主治 治劳热骨蒸，阴虚风动，劳疟疟母，癥瘕痃癖，经闭经漏，小儿惊痫。

按语 肥大肉厚者佳，肉蒸食为佳肴。忌苋菜、鸡蛋。

36. 水龟 水龟 *Clemmys mutica* 为爬行纲龟科动物。肉和卵均可食。分布于我国江苏、安徽、浙江、台湾、广东、云南等省。

性味功效 甘、酸，温。补益精血，祛风湿，强筋骨。

主治 凡久病精血亏虚、羸瘦乏力、虚劳咳血及肿瘤患者久病精血亏少者，均可作食疗补品。但有热象者不宜多食。

常见肿瘤抗癌中草药选用参考

1. 鼻咽癌

（1）常选药：石上柏，葵树子，山豆根，七叶一枝花，野菊花，半枝莲，土贝母，苍耳草，草河车，白芷。

（2）备选药：土茯苓，山慈菇，龙葵，鹅不食草，白花蛇舌草，木芙蓉，天花粉，蒲公英，夏枯草，紫草根，菝葜，入地金牛，盐肤木，茅莓，马勃，蜂房。

（3）对症药：头痛用蜈蚣，钩藤，全蝎，僵蚕，藁本。鼻塞：辛夷，细辛，薄荷，菖蒲。鼻涕带血用蜂房，蛇蜕，血余炭，茜草，小蓟，茅根，藕节炭。

2. 舌癌

（1）常选药：木通，竹叶，草河车，山豆根，蒲公英，龙葵，青黛。

（2）备选药：川黄连，苦参，土贝母，半枝莲，白花蛇舌草，夏枯草，木芙蓉。

（3）对症药：舌疼用丹皮，赤芍，细辛，青黛，六神丸或梅花点舌丹局部含化或送服。溃烂出血用苦参，五倍子，山豆根，紫草根，紫珠草，白茅根，蒲公英，草河车，丹皮，白茅根，生地，仙鹤草。

3. 喉癌

（1）常选药：牛蒡子，板蓝根，金果榄，山豆根，草河车，桔梗，黄柏。

（2）备选药：黄芩，浙贝母，生栀子，青黛，七叶一枝花，玉蝴蝶，川贝母。

（3）对症药：声音嘶哑用桔梗，干青果，玄参，生地，玉蝴蝶，知母，天门冬。咽喉痛用六神丸或咽喉丸含化徐徐咽之，或紫雪散，或八宝珍珠散吹喉。

4. 唇癌

（1）常选药：黄芩，栀子，山豆根，竹叶，苦参，大黄。

（2）备选药：知母，草河车，板蓝根，半枝莲，白花蛇舌草，蒲公英。

（3）对症药：唇肿用蟾酥丸，或六神丸以陈醋调敷肿处。

5. 甲状腺癌

（1）常选药：黄药子，土贝母，海藻，夏枯草，生牡蛎，野菊花，草河车。

（2）备选药：王不留行，山慈菇，昆布，白芷，猫爪草，土茯苓，炮山甲。

（3）对症药：颈部包块用独角莲，山慈菇，七叶一枝花，黄药子捣烂外敷。

6. 食管癌

（1）常选药：木鳖子，急性子，威灵仙，黄药子，山豆根，冬凌草，乌骨藤，攀枝花根，板蓝根。

（2）备选药：半枝莲，石见穿，重楼，藤梨根，瓜蒌，断肠草，天葵子，穿山甲，槐角，猫爪草，干蟾，夏枯草。

（3）对症药：吞咽困难用醋熬硇砂，守宫酒，通道散，新癀片，五汁饮等。呕吐痰黏用半夏，南星，瓜蒌，人工牛黄，威灵仙。大便燥结用大黄，芒硝，瓜蒌，郁李仁，火麻仁，番泻叶，郁金，当归，桃仁，杏仁。

7. 胃癌

（1）常选药：半枝莲，白花蛇舌草，藤梨根，白英，肿节风，菝葜，蛇莓，重楼，喜树果，蜂房，干蟾，柞木。

（2）备选药：山豆根，龙葵，冬凌草，野葡萄根，乌骨藤，水杨梅根，珍珠菜，楤木，土茯苓，土鳖虫，狼毒，生薏苡仁，虎杖，鸦胆子，猴菇菌，石蒜。

（3）对症药：胃痛用延胡索，白屈菜，降香，娑罗子，五灵脂，乌头，荜茇。便血用仙鹤草，血余炭，棕榈炭，白及，三七，柿树叶，蜂房，槐米（炒）。

8. 大肠癌

（1）常选药：藤梨根，土茯苓，败酱草，马尾连，白头翁，肿节风，生薏苡仁，鸦胆子，儿茶，柞木，菝葜。

（2）备选药：半枝莲，白花蛇舌草，凤尾草，苦参，羊蹄根，马齿苋，椿根皮，白术，红藤，石榴皮，乌蔹莓，白英，蛇莓，大黄，大蒜，地榆，黄柏，黄芩，蟾蜍，土鳖虫，山豆根，苦参，草河车，莪术。

（3）对症药：久泻久痢用石榴皮，椿根皮，老鹳草，儿茶，诃子，粟壳，赤石脂，禹余粮，猪苓，泽泻。腹痛腹胀用延胡索，白屈菜，生蒲黄，五灵脂，沉香，乳香，莪术，厚朴，乌药，川楝子，酒军，槟榔，木香，杭芍，八月札，鬼针草。

9. 原发性肝癌

（1）常选药：半枝莲，猪殃殃，虎杖，小叶金钱草，半边莲，白英，龙葵，蛇莓，干蟾皮，藤梨根，土茯苓，栀子，八月扎，冬凌草，喜树果，茵陈，莪术，土鳖虫，肿节风，板蓝根，降香，斑蝥。

（2）备选药：石见穿，马鞭草，白花蛇舌草，七叶一枝花，败酱草，紫草根，水红花子，平地木，垂盆草，玫瑰花，橘叶，钩吻，猪苓，女贞子，山萸肉。

（3）对症药：发热用寒水石，羚羊角粉，牛黄清热散，银柴胡，丹皮，白薇，鳖甲，乌蔹莓。肝区疼痛用降香，延胡索，郁金，白屈菜，乳香，川楝子，苏木，两面针，徐长卿，云南白药。出血用侧柏炭，仙鹤草，血见愁，蜂房，丹皮，生地，水牛角，三七面（冲），童便（兑）。黄疸用茵陈，姜黄，虎杖，金钱草，胆草，瓦松，郁金。腹水用泽泻，猪苓，车前子，商陆，半边莲，了哥王，马鞭草，杠板归。阴虚用生地，山萸肉，杭芍，生鳖甲，生龟板，女贞子，旱莲草，沙参，丹皮，地骨皮，青蒿。

10. 肺癌

（1）常选药：重楼，山豆根，紫草根，白英，龙葵，蛇莓，夏枯草，半枝莲，白花蛇舌草，石见穿，土贝母，干蟾皮，蜂房，南沙参，天门冬，瓜蒌，大青叶，金荞麦，马兜铃，前胡。

（2）备选药：山海螺，徐长卿，土茯苓，菝葜，黄药子，野菊花，望江南，狗舌草，大、小蓟，肺形草，鱼腥草，黄芩，山慈菇，冬虫夏草，石龙芮，蜈蚣，全蝎，僵蚕，大蒜素，猫爪草，天花粉，皂角刺。

（3）对症药：咳嗽痰黏用苦桔梗，瓜蒌，葶苈子，杏仁，满山红，前胡，蛇胆，陈皮末（冲服）。黄痰难咳出用黛蛤散，海浮石，牙皂刺，鱼腥草，百部，牛黄。胸腔积液用葶苈子，泽漆，水红花子，龙葵，商陆，车前草，猪苓，泽泻。气短自汗用人参，浮小麦，五味子，煅龙牡，生黄芪，冬虫夏草，棉花根。痰中带血用藕节，白茅根，仙鹤草，蜂房，三七，白及，花蕊石，地榆，云南白药，童便。

11. 乳腺癌

（1）常选药：瓜蒌，土贝母，山慈菇，橘叶，蒲公英，芙蓉花，漏芦，王不留行，穿山甲，草河车，天葵子，刘寄奴。

（2）备选药：猫爪草，夏枯草，乳香，没药，泽兰，青皮，玫瑰花，僵蚕，赤白芍，枸杞子，天门冬，白英，龙葵，艾叶，野葡萄根，沙苑子，连翘。

（3）对症药：肝郁用柴胡，郁金，青皮，橘叶，川楝子，白芍，香附。肿块外用玉簪花，仙人掌，八角莲，斑蝥，芙蓉叶，石蒜，太乙膏，阳和解凝膏，麝香回阳膏。

12. 卵巢癌

（1）常选药：半枝莲，半边莲，白花蛇舌草，龙葵，白英，土茯苓，莪术，核桃树枝。

（2）备选药：泽漆，干蟾皮，七叶一枝花，商陆，艾叶，苦参，木馒头，水红花子，蛇莓，乌药，川楝子，斑蝥，山慈菇，海藻，土鳖虫。

（3）对症药：腹水用水红花子，抽葫芦，天葵子，商陆，半边莲，马鞭草，瞿麦，杠板归，泽泻，石韦，三棱。包块用土鳖虫，三棱，莪术，水红花子，穿山甲，桃仁，干蟾皮，鳖甲，土茯苓。

13. 子宫颈癌

（1）常选药：土茯苓，龙葵，黄柏，半枝莲，生薏苡仁，苍术，萹蓄，莪术。

（2）备选药：败酱草，艾叶，蒲公英，半边莲，紫草，草河车，瞿麦，大、小蓟，白花蛇舌草。

（3）对症药：赤白带下用生薏苡仁，苍术，萹蓄，厚朴，山药。局部肿物用"三品"锥切，治癌散，制癌粉副号，催脱钉，掌叶半夏，莪术油，农吉利，信枣散。

14. 白血病

（1）常选药：猪殃殃，黄药子，徐长卿，狗舌草，白花蛇舌草，羊蹄根，半枝莲，喜树果，墓头回，大青叶，蛇泡簕，乌骨藤，白药子。

（2）备选药：鸭跖草，水杨梅根，凤尾草，寮刁竹，蛇六谷，菊三七，千金子，猫爪草，臭灵丹，苦参，马兰根，蟾蜍，山豆根。

（3）对症药：感染发热用蒲公英，紫花地丁，银花，黄芩，黄连，黄柏，栀子，丹皮，穿心莲，败酱草，两面针，大黄，龙葵，鸭跖草。高热并神志不清者用紫雪散，安宫牛黄丸，清开灵。出血用犀角（水牛角代），生地，丹皮，紫珠草，三七，大、小蓟，紫草，茜草根，栀子，童便，升麻炭，血余炭，地榆炭，炒槐花，炒蒲黄，大黄，仙鹤草，水三七。昏迷抽搐（脑膜白血病）用钩藤，全蝎，地龙，郁金，菖蒲，蜈蚣，僵蚕，白芷，川芎，安宫牛黄散。慢性粒细胞白血病用青黛，靛玉红，雄黄，当归芦荟丸，牛黄解毒片。

15. 恶性淋巴瘤

（1）常选药：夏枯草，黄药子，猫爪草，天冬，墓头回，土茯苓，徐长卿，石上柏，干蟾，天葵子，白花蛇舌草，土贝母。

（2）备选药：天花粉，岩珠，马鞭草，羊蹄根，菝葜，半枝莲，七叶一枝花，鲜商陆，独角莲，红凉伞，儿茶，泽漆，狗舌草，了哥王。

（3）对症药：皮肤痒用秦艽，白鲜皮，地肤子，苦参，赤芍，乌梢蛇，全蝎，蜈蚣。肝脾肿大用三棱，莪术，牡蛎，鳖甲，穿山甲，大黄䗪虫丸，鳖甲煎丸。淋巴结肿大用西黄丸，小金丹，加味消瘰丸，抗癌II号丸，清瘤丸。

16. 骨肿瘤

（1）常选药：肿节风，透骨草，补骨脂，土鳖虫，徐长卿，威灵仙，寻骨风，核桃树枝，独角莲。

（2）备选药：山萸肉，女贞子，骨碎补，自然铜，川续断，乌头，土茯苓，半枝莲，凤尾草，马鞭草，蜈蚣，全蝎，斑蝥，乳香，龙葵。

（3）对症药：肿物用威灵仙，肿节风，川草乌，土鳖虫，核桃树枝，透骨草，乳香，没药，赤芍，龙葵，七叶一枝花，独角莲，鲜商陆，仙人掌外敷。疼痛用寻骨风，肿节风，核桃树枝，川草乌，细辛，徐长卿，鬼箭羽，昆明山海棠，全蝎，蜈蚣，干蟾。

17. 脑瘤

（1）常选药：威灵仙，野菊花，山豆根，菖蒲，葵树子，马钱子，干漆，僵蚕，蜈蚣，全蝎，守宫。

（2）备选药：白花蛇舌草，地龙，金剪刀，补骨脂，黄药子，生艾叶，山萸肉，女贞子，滴水珠，七叶一枝花。

（3）对症药：头痛用藁本，白芷，细辛，全蝎，蜈蚣，骨碎补，乳香，没药，桃仁。抽搐用全蝎，蜈蚣，僵蚕，钩藤，晚蚕沙，菖蒲。

18. 肾癌

（1）常选药：白英，蛇莓，龙葵，草河车，半枝莲，海金沙，土茯苓，木通，苦参，猪殃殃，猪苓。

（2）备选药：半边莲，商陆，黄柏，大黄，鸭跖草，莪术，干蟾，瞿麦，萹蓄，水杨梅根，生薏苡仁。

（3）对症药：尿血用白茅根，仙鹤草，大、小蓟，蜂房，地榆，血余炭，木通，竹叶，黄芩炭，荠菜，茜草根。

19. 膀胱癌

（1）常选药：白英，龙葵，蛇莓，土茯苓，海金沙，蟾蜍，苦参，木通，竹叶，瞿麦，生薏苡仁，大、小蓟。

（2）备选药：茅根，黄柏，萹蓄，栀子，鸭跖草，冬葵子，半枝莲，车前草，猪苓，乌药，杠板归。

（3）对症药：尿痛、尿急、尿频用萹蓄，瞿麦，木通，黄柏，鸭跖草，五味子，栀子，大黄，冬葵子。尿血用旱莲草，仙鹤草，血余炭，生地炭，血见愁，大、小蓟，荠菜花，阿胶，三七，云南白药。

20. 皮肤癌

（1）常选药：农吉利，独角莲，蟾蜍，藜芦，白鲜皮，苦参。（均可外用）

（2）备选药：地肤子，赤芍，丹皮，升麻，漏芦，王不留行籽。

（3）对症药局部用药：农吉利，藜芦膏，五虎膏，皮癌净，蛇床子，五倍子，鲜商陆。

常用中草药药理作用研究参考资料

1. 抗病毒中草药

（1）抗流感病毒：大青叶，板蓝根，青黛，金银花，连翘，射干，黄芩，黄连，黄柏，大黄，大黄藤，肿节风，虎杖，百部，鱼腥草，野菊花，柴胡，牛蒡子，防风，紫苏，贯众，紫草，赤芍，丹皮，大叶桉，茵陈蒿，桂枝，麻黄，香薷，佩兰，鹅不食草，艾叶，紫菀，侧柏叶，葱，蒜，诃子，黄精，五味子，槟榔，橄榄，生甘草，夏枯草，紫荆皮，海藻，白腊梅，满山香，鸭跖草，一枝黄花，金樱子，石韦，芫花，山腊梅，紫薇。

（2）抗副流感病毒：牛蒡子。

（3）抗鼻病毒：含羞草，贯众，杏仁，陈皮，紫河车，蜈蚣。

（4）抗腺病毒：射干。

（5）抗麻疹病毒：荆芥，穿心莲，紫草，萹草，苍耳草，乌梢蛇。

（6）抗疱疹病毒：金银花，射干，虎杖，马齿苋，赤芍，黄精，侧柏叶。

（7）抗脊髓灰质炎病毒：桑寄生，淫羊藿，紫草，柴胡，麻黄，桂枝，黄柏，虎杖，生牡蛎。

（8）抗柯萨奇病毒：虎杖，射干，大青叶，贯众，桑寄生。

（9）抗埃可（ECHO）病毒：大青叶，射干，贯众，金银花，穿心莲，鱼腥草，虎杖，野菊花，蒲公英，苦地丁，青蒿，薄荷，蔓荆子，茵陈，夏枯草，紫苏，麻黄，桂枝，香薷，栀子，四季青，漏芦，马蹄金，马兜铃，桑寄生。

（10）抗虫媒病毒；大青叶，板蓝根，青黛，鸭跖草，贯众，虎杖，空心莲子草，蛇蜕。

（11）抗腮腺炎病毒：大青叶，板蓝根，金银花，青黛，鸭跖草，蛇蜕。

2. 抗菌中草药

（1）广谱抗菌（包括金黄色葡萄球菌，甲型及乙型溶血性链球菌，肺炎双球菌，脑膜炎双球菌，肠炎杆菌，痢疾杆菌，伤寒及副伤寒杆菌等）：金银花，连翘，大青叶，板蓝根，青黛，黄连，黄芩，黄柏，马尾连，紫花地丁，蒲公英，败酱草，穿心莲，重楼，龙胆草，山豆根，知母，栀子，厚朴，丹皮，白芍，夏枯草，瓜蒌，牛黄，秦艽，蒜，诃子，大叶桉，十大功劳，千里光，肿节风。

（2）抗金黄色葡萄球菌：除上述广谱抗菌中草药外，还有鱼腥草，野菊花，了哥王，桔梗，四叶参，白头翁，马齿苋，木芙蓉，虎杖，仙鹤草，旱莲草，茜草，大黄，矮地茶，地锦草，瞿麦，萹蓄，牛蒡子，紫苏叶，葱白，厚朴，马鞭草，辣蓼，鸭跖草，金钱草，连钱草，海金沙，贯众，鬼针草，山葡萄，白英，龙葵，蛇莓，苍耳子，公丁香，两面针，大、小蓟，侧柏叶，紫珠草，毛冬青，冰片，五倍子，乌梅，山茱萸，金樱子，玄参，麝香，田基黄，朱砂根，红大戟，杠板归，回回蒜，南烛，垂柳，满山红，白屈菜，桃金娘，酢浆草，仙人掌，锦灯笼，野荞麦，萹草。

（3）抗甲型、乙型溶血性链球菌：除上述广谱抗菌中草药外，还有虎杖，野菊花，三颗针，鱼腥草，筋骨草，大叶桉，芙蓉花，山葡萄，苍耳子，两面针，艾叶，冰片，鬼针草，白屈菜，满山红，桃树皮，南烛，杠板归。

（4）抗肺炎双球菌：除上述广谱抗菌中草药外，尚有桔梗，虎杖，紫金牛，牛蒡子，侧柏叶，厚朴，苏木，冰片，艾叶，野荞麦，垂柳，南烛，苦地丁，桦树皮，通光散，蒿菜，筋骨草。

（5）抗脑膜炎双球菌：除上述广谱抗菌中草药外，尚有虎杖，蒜，大蓟。

（6）抗卡他球菌：矮地茶，大青叶，丹皮，了哥王，虎杖，大血藤，白屈菜，酢浆草，苦地丁，筋骨草，桦树皮。

（7）抗流感嗜血杆菌：板蓝根，射干，桔梗，山白芷，败酱草，瓜蒌，大叶桉，良姜，荜茇，苏木，五味子。

（8）抗结核杆菌：百部，黄连，黄柏，猫爪草，夏枯草，苦参，金银花，连翘，紫花地丁，大叶桉，地骨皮，黄精，玉竹，白及，远志，紫菀，款冬花，全蝎，蜈蚣，海浮石，公丁香，两面针，地榆，麝香，白芷，柴胡，升麻，枳实，茵陈，冬虫夏草，大风子，啤酒花，铁包金，丹参，银杏。

（9）抗百日咳嗜血杆菌：黄芩，百部，鸡苦胆，地锦草，穿心莲，黄药子，公丁香，白及，厚朴，白芍，小蓟。

（10）抗白喉杆菌：土牛膝，马鞭草，生地，玄参，白芍，丹皮，地锦草，金银花，连翘，鱼腥草，野菊花，重楼，黄芩，知母，贝母，虎杖，了哥王，荆芥，麦冬，天冬，女贞子，大蓟，仙鹤草，旱莲草，当归，诃子、蒜，木香，萆草，石韦，甘草。

（11）抗肠炎杆菌：除上述广谱抗菌中草药外，尚有马齿苋，秦皮，旱莲草，仙鹤草，鱼腥草，赤芍，辣蓼，五倍子，荆芥，青蒿，地骨皮，紫地榆。

（12）抗痢疾杆菌：除上述广谱抗菌中草药外，尚有马齿苋，地锦草，白头翁，秦皮，苦参，铁苋菜，鱼腥草，木香，肿节风，虎杖，仙鹤草，老鹳草，大蓟，紫苏叶，防风，葱白，野菊花，海金沙草，公丁香，地榆，侧柏叶，山楂，五倍子，乌梅，石榴皮，茶叶，当归，三颗针，千里光，凤尾草，辣蓼，萹蓄，五味子，紫地榆，水杨梅，垂柳，九香虫，连钱草，三叉苦，四季青，杠板归。

（13）抗伤寒、副伤寒杆菌：除上述广谱抗菌中草药外，尚有三棵针，木香，马齿苋，了哥王，厚朴，地锦草，虎杖，千里光，海金沙，辣蓼，桂枝，公丁香，仙鹤草，大、小蓟，地榆，五倍子，黄精，麦冬，垂柳，连钱草，九香虫。

（14）抗大肠杆菌：野菊花，马齿苋，地锦草，蒲公英，败酱草，马鞭草，老鹳草，大叶桉，龙葵，黄芩，大黄，瓜蒌，苦参，萹蓄，木香，仙鹤草，大、小蓟，丹参，白芍，麝香，蒜，乌梅，麦冬，半枝莲，杠板归，鹤虱，垂柳，金樱子，野荞麦，苦地丁，回回蒜，白屈菜。

（15）抗绿脓杆菌：五倍子，诃子，重楼，夏枯草，金银花，蒲公英，紫花地丁，丹皮，白芍，白头翁，黄芩，大黄，虎杖，肿节风，矮地茶，了哥王，地锦草，海金沙，筋骨草，大叶桉，岗稔，白英，蛇莓，半边莲，瞿麦，大蓟，玄参，乌梅，五味子，老鹳草，杠板归，连钱草，满山红，野荞麦，垂柳，金剪刀草，四季青，苦地丁，锦灯笼，金樱子，红大戟，荸荠。

（16）抗变形杆菌：金银花，大叶桉，诃子，公丁香，龙葵，半枝莲，辣蓼，瞿麦，花椒，丹参，白芍，毛冬青，麦冬，四季青。

（17）抗布氏杆菌：黄连，马尾连，三颗针，羌活。

（18）抗麻风杆菌：啤酒花，小蓬草，大风子（油），穿心莲，苍耳子，皂角刺，乌梢蛇，郁金，大黄，朴硝。

（19）抗炭疽杆菌：鱼腥草，野菊花，了哥王，田基黄，广豆根，十大功劳，三颗针，升麻，薄荷，凤尾草，半枝莲，白英，虎杖，羊蹄，秦艽，何首乌，杜仲，女贞子，骨碎补，大蓟，茜草，仙鹤草，泽兰，艾叶，乌药，川椒，荜茇，高良姜，公丁香。

（20）抗枯草杆菌：防风，木香，荜茇，高良姜，蒜，麦冬，天冬，黄芪，杠板归，仙人掌。

（21）抗致病性皮肤真菌：硫黄，土槿皮，苦参，黄精，白鲜皮，射干，芦荟，大黄，白头翁，桔梗，鱼腥草，藁本，萹蓄，公丁香，川楝子，急性子，石榴皮，鸡娃草，信石，漏芦，山豆根，节菖蒲，大风子，地肤子，茵陈，轻粉。

（22）抗白色念珠菌：黄柏，黄芩，山豆根，枯矾，川楝子，土槿皮。

（23）抗破伤风杆菌：金樱子。

3. 抗螺旋体中草药

（1）抗钩端螺旋体：大青叶，板蓝根，穿心莲，土茯苓，黄连，黄芩，黄柏，连翘（醇提取物），栀子，千里光，马鞭草，地榆，大叶桉，枫杨，青蒿，虎杖，金樱子。

（2）抗梅毒螺旋体：土茯苓。

4. 抗原虫中草药

（1）抗疟原虫：青蒿，柴胡，常山，土常山，松萝，草果，鸦胆子，马鞭草，黄荆叶，豨莶草，黄芩，黄连，黄柏，龙胆草，苍术，升麻，大叶桉，地榆，寻骨风，乌梅，鳖甲，仙鹤草，防己，四季青，砒霜，雄黄，硼砂，棉花根，鸡骨常山，滇常山。

（2）抗阿米巴原虫：白头翁，黄连，黄芩，苦参，秦皮，百部，汉防己，鸦胆子，地锦草，旱莲草，马齿苋，铁苋菜，凤尾草，威灵仙，荜澄茄。

（3）抗阴道滴虫：蛇床子，苦参，白头翁，苦楝根皮，薄荷，桃叶，葱白，蒜，莱菔子，乳香，皂角。

5. 驱肠寄生虫中草药

（1）驱蛔虫：苦楝皮，川楝子，使君子，天名精，芜荑，南瓜子，榧子，贯众，石榴皮，乌梅，花椒，吴茱萸，土木香，公丁香，厚朴，牵牛子，丝瓜子，萹蓄，薏苡根，槟榔，三尖杉（种子）。

（2）驱蛲虫：百部，苦楝皮，使君子，贯众，鹤虱，蒜，榧子，石榴皮，吴茱萸，鸦胆子。

（3）驱钩虫：槟榔，雷丸，榧子，苦楝皮，石榴皮。

（4）杀血吸虫：南瓜子，小茴香，丹参，栀子，瞿麦，蟾酥，昆布流浸膏。

（5）杀丝虫：威灵仙，雷丸，青蒿，北五加皮，糯稻根，桑叶，猪牙皂。

（6）驱绦虫：槟榔，南瓜子，鹤草芽（含鹤草酚），雷丸，贯众，榧子，鹤虱。

（7）驱鞭毛虫：苦参。

（8）驱姜片虫：椰子及汁。

6. 抗肿瘤中草药（见本书第三篇第四章）

7. 具有解热作用的中草药

（1）通过调节体温中枢而解热：柴胡，黄芩，知母，生石膏，青蒿，地骨皮，鸭跖草，茵陈，栀子，丹皮，黄连，细辛，菊花，防风，汉防己，西河柳，蔓荆子，马鞭草，银柴胡，前胡，羚羊角，水牛角，地龙，冰片，石斛，紫草，威灵仙，淡竹叶。

（2）通过发汗而解热：麻黄，桂枝，香薷，紫苏叶，荆芥，防风，秦艽，薄荷，牛蒡子，柴胡，升麻，葛根，葱白，浮萍，酸浆，白鲜皮。

8. 对神经系统有作用的中草药

（1）镇静和催眠：酸枣仁，五味子，延胡索，丹参，灵芝，当归，川芎，白芍，苏木，茯神，茯苓，天麻，钩藤，白蒺藜，蔓荆子，藁本，栀子，莲子心，全蝎，地龙，蝉衣，天南星，琥珀，珍珠，朱砂，牛黄，灵磁石，龙骨，首乌藤，柏子仁，合欢皮，冬虫夏草，柴胡，黄芩，生石膏，知母，独活，香附，臭梧桐，豨莶草，秦皮，秦艽，杜仲，巴戟肉，枸杞子，浮小麦，龙眼肉，棉花根，茉莉根，天竺黄，啤酒花，孩儿参，罗布麻，石菖蒲，节菖蒲，鹤虱，酢浆草，徐长卿，梧桐叶，七叶一枝花，石吊兰，白花蛇舌草，景天，三七，桃金娘果。

（2）抗惊厥：羚羊角，全蝎，蜈蚣，地龙，僵蚕，制南星，钩藤，灵芝，天麻，蛇蜕，柴胡，白芍，丹皮，辛夷，秦皮（秦皮素），缬草，石菖蒲，珍珠母，天竺黄，八月札。

（3）镇痛：洋金花，延胡索，罂粟壳，制乌头，制附子，雪上一枝蒿，三分三，七叶莲，细辛，桂枝，汉防己，蟾酥，川芎，丹参，当归，白芍，防风，白芷，吴茱萸，徐长卿，蔓荆子，藁本，薄荷，秦艽，豨莶草，臭梧桐，南五加皮，甘松，乳香，没药，青风藤，怀牛膝，独活，两面针，威灵仙，王不留行，制香附，郁金，秦皮（秦皮素），白屈菜，山慈菇，缬草，石蒜，白花蛇舌草，重楼，泡桐，檀香，六方藤，卫矛，野花椒，茉莉根，刺猬皮，南蛇藤，胡芦巴，垂柳，卵叶娃儿藤，黄杨，千年健，白花丹，东风菜，鸡血藤，鸡骨草，伸筋草，肿节风，金钱草，茅莓，茅膏菜，珍珠梅，穿山龙，牯岭勾儿茶，夏天无，铁包金，桃金娘根，络石藤，茜草，臭牡丹，猕猴桃（根），接骨木，鸭脚木，鹅不食草，博落回，蕲蛇，八月札，九香虫，千斤拔，仙茅，丝瓜络，水杨梅，香茶菜，禹白附，凌霄花，槲寄生。

（4）具有麻醉作用的中草药：局部麻醉有制乌头，细辛，九里香，两面针，茉莉花根，三分三，鸭嘴花，花椒，蟾酥。全身麻醉有洋金花，三分三，白屈菜。

（5）对中枢神经系统有兴奋作用的中草药：人参，五味子，茶叶，黄芪，太子参，党参，刺五加，麝香，冰片，苏合香，安息香，樟脑，马钱子，艾叶，白芷，薄荷，连翘。

9. 对呼吸系统有作用的中草药

（1）有兴奋呼吸中枢作用的中草药：樟脑，麝香，蟾酥，野决明（野靛碱），山梗菜（山梗菜碱），麻黄，洋金花，艾叶，生姜，白芷，益母草，红花，天麻，独活，半边莲。

（2）有镇静呼吸中枢作用的中草药：苦杏仁，桃仁，白果，枇杷叶，款冬花，百部，全蝎，瓜蒂，藜芦。

（3）能舒张支气管平滑肌的中草药：麻黄，洋金花，杏仁，白果，银杏叶，地龙，葶苈子，紫苏子，浙贝母，半夏，石韦，旋覆花，鱼腥草，满山红，棒棒木，暴马子，黄荆，矮地茶，侧柏叶，酸浆，筋骨草，茵陈，木香，青木香，厚朴，五味子，冬虫夏草，胡桃肉，沉香，橘皮，棉花根，全叶青兰，丝瓜藤，昆布，泡桐，紫金牛，岭南杜鹃，胡颓子，照山白，野马追，重楼，通光散，一枝黄花，桦树皮。

（4）有镇咳作用的中草药：苦杏仁，款冬花，芸香草，艾叶挥发油，野马追，虎杖，白屈菜，百部，川贝母，枇杷叶，醋制芫花，甘草，矮地茶，半夏，旋覆花，紫菀，前胡，桑白皮，马兜铃，知母，车前子，含羞草，鼠曲草，棉花根，北沙参，百合，天冬，麦冬，淫羊藿，苏子，满山红（杜鹃素），瓜蒌，筋骨草，棒棒木，暴马子，南天竹，茜草根，紫花杜鹃（紫花杜鹃甲素），千日红，庐山石韦，通光散，全叶青兰，浙贝母，罗汉果，泡桐，红管药，桦树皮，石吊兰，白杜鹃花，云实，了哥王（根皮），苏木蓝，野罂粟壳，重楼，丝瓜藤。

（5）有祛痰作用的中草药：桔梗，远志，艾叶挥发油，紫菀，半夏，制南星，前胡，南沙参，瓜蒌皮，紫花杜鹃，牡荆挥发油，宽叶杜香挥发油，生甘草，皂荚，照山白，云实，红管药，筋骨草，棉花根，矮地茶，岭南杜鹃，全叶青兰，桦树皮，蜂蜜，丝瓜藤，石吊兰，山梗菜，一枝黄花，通光散，千日红，了哥王（根皮）。

10. 对消化系统有作用的中草药

（1）对唾液腺有作用的中草药：①兴奋唾液腺分泌的中草药：生姜，诃子，青果，乌梅，五味子，花椒，石斛，玄参，射干，桂枝，葛根，槟榔，肉苁蓉。②抑制唾液腺分泌的中草药：洋金花，浙贝母，山豆根，红花，益智仁。

（2）对胃肠消化腺有作用的中草药：①增加消化液分泌的中草药：鸡内金，山楂，焦神曲，谷芽，麦芽，龙胆草（少量），大黄（少量），黄连（少量），砂仁，生姜，陈皮，木香，高良姜，藿香，葱白，花椒，公丁香，吴茱萸，胡椒，荜茇，肉豆蔻（少量），肉桂，党参，太子参，白术，石斛，五味子，金樱子，肉苁蓉，乌药，厚朴，大腹皮，槟榔，石菖蒲，郁金。②抑制消化液分泌的中草药：洋金花，罂粟壳，煨肉蔻，白芍，延胡索。

（3）有镇吐作用的中草药：半夏，生姜，旋覆花，沉香，藿香，吴茱萸，芦根，竹茹，竹叶，公丁香，柿蒂，刀豆子，伏龙肝，地榆，连翘，延胡索。

（4）有催吐作用的中草药：瓜蒂，藜芦，胆矾，常山，鲜半夏，石蒜。

（5）抑制胃肠平滑肌（缓解平滑肌痉挛）的中草药：洋金花，罂粟壳，肉桂，沉香，吴茱萸，乌药（双重作用），浙贝母，黄芩，青木香，小茴香，胡芦巴，肉豆蔻，陈皮，高良姜，草豆蔻，赤芍，白芍，甘草，石菖蒲，三七，五灵脂，白头翁，麻黄，怀牛膝，老鹳草，徐长卿，儿茶，乌梅，黄精，冬虫夏草，天仙子，赤芍，三分三，猪屎豆。

（6）兴奋胃肠平滑肌（增强胃肠蠕动）的中草药：大黄，枳实，枳壳，芒硝，槟榔，莱菔子，木香，砂仁，白豆蔻，公丁香，草蔻（少量），草果，生姜，苏叶，生首乌，桂枝，芫荽，升麻（并能兴奋肛门括约肌及膀胱括约肌），大腹皮，木通，石斛，厚朴，乌药。

（7）有制酸作用的中草药：乌贼骨，煅瓦楞子，煅牡蛎，煅珍珠母，鸡蛋壳，钟乳石，海螺。

（8）对胃肠黏膜有收敛保护作用的中草药：五倍子，诃子，滑石，赤石脂，甘草，白及。

（9）有收敛止泻作用的中草药。五倍子，诃子，肉豆蔻，罂粟壳，老鹳草，金樱子，儿茶，赤石脂，明矾，地榆，禹余粮，石榴皮，刺猬皮。

（10）泻药：①峻泻药：大黄，芦荟，番泻叶，巴豆，芫花，甘遂，大戟，商陆，牵牛子，续随子，芒硝，玄明粉。②缓泻药：生地，生首乌，决明子，杏仁，桃仁，火麻仁，女贞子，郁李仁，黑芝麻，蜂蜜，胡桃肉，罗汉果，无花果，虎杖，猕猴桃（生果）。

11. 对肝胆系统有作用的中草药

（1）保护肝脏或促进肝细胞再生的中草药：当归，柴胡，生地，黄芪，白术，灵芝，水飞蓟，甘草，连翘，枸杞子，水牛角，泽泻，丹参，虎杖，筋骨草。

（2）增加血清白蛋白的中草药：大枣，郁金，党参，白术，肉桂，牡荆挥发油。

（3）降转氨酶的中草药：水飞蓟，五味子粉（γ-五味子素），当归，灵芝，龙胆草，丹参，柴胡，垂盆草，田基黄，连翘，甘草，鸡内金，大青叶，水牛角，青叶胆，败酱草，野菊花，豨莶草，焦三仙。

（4）降麝香草酚絮状试验、脑磷脂胆固醇絮状试验的中草药：当归，丹参，桃仁，郁金。

（5）降低血清胆红素的中草药：茵陈，栀子，大青叶。

（6）促进胆汁分泌的中草药：金钱草，茵陈，郁金，姜黄，黄连，黄芩，黄柏，栀子，十大功劳，大黄，柴胡，枳实，乌梅，玉米须，五味子，玫瑰花（挥发油），小蓟，连钱草，马齿苋，天麻。

（7）松弛胆道括约肌的中草药：金钱草，木香，柴胡，郁金，制香附，乌梅，汉防己，厚朴，海桐皮，八角枫，卤碱。

12. 对心脏血管系统有作用的中草药

（1）心脏：①强心作用：铃兰，蟾酥，夹竹桃，黄花夹竹桃，福寿草，罗布麻根，万年青，络石藤，刺五加，北五加皮（似毒毛旋花子苷 K），白头翁（似洋地黄），麝香，鹿茸，黄芪，葶苈子，木通，五味子，何首乌，附子，灵芝，补骨脂，仙茅，益智仁，玉竹，生地，熟地黄，玄参，麦冬，女贞子，三七，桂枝，山楂，苏木，莲子心，牛黄，夏枯草，紫草，仙鹤草，连翘，甘草，浮萍，酸浆，鹿衔草，糖芥，枳实，陈皮，青皮，乌药，满山红，筋骨草。②减慢心率的中草药：羊踯躅（羊踯躅毒素），柏子仁，制附子，当归，灵芝，玉竹，满山红，菟丝子，石斛，徐长卿，卤碱，瞿麦，罗布麻根，梧桐叶。③加速心率的中草药：麻黄，麝香，人造麝香（麝香酮），鹿茸，洋金花，茶叶。④抗心律不齐的中草药：炙甘草，人参，生地，麦冬，苦参，延胡索，赤芍，柴胡，桂枝，茵陈。

（2）血管：①扩张冠状动脉、增加冠状动脉血流量的中草药：瓜蒌皮，葛根，毛冬青，川芎，丹参，三七，红花，赤芍，制附子，补骨脂，仙茅，桑寄生，菟丝子，益智仁，黄精，玉竹，茵陈，金银花，四季青，万年青，银杏叶，徐长卿，鼠曲草，岗梅，前胡（白花前胡丙素），杏仁，汉防己，枸骨，卤碱，苦丁茶，小红参。②扩张脑动脉、增加脑血流量的中草药：葛根，银杏叶，羌活。③扩张肾动脉、增加肾血流量的中草药：黄芪，炒杜仲，罗布麻，枳实。④舒张末梢毛细血管、改善皮肤血循环的中草药：黄芪，丹参，肉桂，桂枝，生姜，葱白，芫荽，紫苏叶，荆芥，薄荷，牛蒡子，西河柳，全蝎，莪术。⑤降低毛细血管通透性的中草药：槐米，槐花，连翘，白茅根，黄芪，红藤，黄芩，水牛角，秦皮，南五加皮，青皮，陈皮。⑥收缩鼻黏膜血管的中草药：麻黄（麻黄碱），辛夷（挥发油），苍耳子，细辛。

（3）血压：①降低血压的中草药：汉防己，葛根，萝芙木，夏天无，臭梧桐，豨莶草，天麻，钩藤，白蒺藜，生石决明，全蝎，地龙，黄芩，罗布麻叶，毛冬青，猪毛菜，山楂，青木香，木香，野菊花，长春花，连翘，夏枯草，地榆，槐花，大蓟，玄参，黄连，三颗针，丹皮，栀子，莲子心，蔓荆子，藁本，芹菜，青葙子，茺蔚子，益母草，猪苓，茯苓，泽泻，车前草（子），桑白皮，玉米须，萹蓄，瞿麦，黄芪，党参，黄精，丹参，川芎，酸枣仁，制首乌，山茱萸，枸杞子，桑寄生，炒杜仲，怀牛膝，独活，巴戟肉，鹿衔草，羊踯躅，地牯牛，荞麦，水芹，杜松实，葵花盘，梧桐叶，槲寄生，筋骨草，锦灯笼，满山红，淫羊藿，柿树叶，无花果，泡桐。②双相调节血压的中草药：南五加皮，五味子。③升高血压（改善低血压）的中草药：麻黄，麝香，蟾酥，鹿茸精，枳实（枳实注射液），野决明，白芷，艾叶（白芷、艾叶通过兴奋血管运动中枢而升压），补骨脂，灵芝，小蓟，马齿苋，红花，细辛。

（4）降血脂及抗动脉硬化作用的中草药：草决明，虎杖，大黄，茵陈，车前草，泽泻，徐长卿，山楂，陈皮，银杏叶，灵芝，制首乌，杜仲，梧桐叶，桑寄生，枸杞子，菊花，黄精，玉竹，芡实，金樱子，黄芪，当归，琥珀，冬葵子，三七，小蓟，槐米，花椒，白蒺藜，昆布，姜黄，郁金，菖蒲，僵蚕，水牛角，五爪龙，柿子叶，红花子油，玉米油，茶树根，荷叶，金银花。

13. 对泌尿系统有作用的中草药

（1）具有利尿作用的中草药：猪苓，茯苓，泽泻，苍术，白术，车前草（子），木通，淡竹叶，琥珀，萹蓄，瞿麦，半边莲，半枝莲，龙葵，海金砂，萆薢，石韦，滑石，玉米须，白茅根，芦根，冬瓜皮，夏枯草，麻黄，香薷，浮萍，鸭跖草，茵陈，苦参，黄芩，地肤子，益母草，大腹皮，防己，葶苈子，夹竹桃，万年青，北五加皮，茶叶，黄芪，桑寄生，山茱萸，甘遂，大戟，芫花，商陆，牵牛子，猫须草，葫芦，了哥王（根皮），山扁豆，飞扬草，旋覆花，筋骨草，半边钱，枳椇子，铁线莲。

（2）增加尿酸盐排泄（具有抗痛风作用）的中草药：秦皮，威灵仙，秦艽，豨莶草，土茯苓，车前子。

（3）排尿路结石的中草药：金钱草，海金沙，石韦，琥珀，萹蓄，瞿麦，玉米须，冬葵子，连钱草，三白草，土牛膝。

（4）消除乳糜尿的中草药：萆薢，瞿麦，荠菜，玉米须，射干。

（5）恢复肾功能和消除蛋白尿的中草药：黄芪，人参，党参，白术，茯苓，鳖甲胶，山药，当归，枸杞子，金樱子，桑螵蛸，怀牛膝，杜仲，生地，玄参，麦冬，菟丝子，土茯苓，益母草。

（6）抗利尿的中草药：洋金花，人参，南五加皮，桑螵蛸，沙苑子，菟丝子，覆盆子，补骨脂，益智仁，甘草（大量），陈皮（肾血管收缩），红花（肾血管收缩），淫羊藿，鸡内金（作用于膀胱括约肌）。

14. 对生殖系统有作用的中草药

（1）兴奋子宫收缩的中草药：枳壳，枳实，贯众，益母草，茺蔚子，鲜马齿苋，檀木，王不留行，蒲黄，薯莨，山楂，薏苡仁，五味子，急性子，红花，大黄，麝香，皂角刺，常山，棉花根，锦灯笼。

（2）抑制子宫收缩的中草药：当归，川芎（大量），香附（收缩时更明显），杜仲，白术，黄芩，秦艽，青皮，苏梗，木香。

（3）促使子宫内膜充血的中草药：丹皮，大黄，紫河车，甘草。

15. 对血液系统有作用的中草药

（1）刺激造血系统，增加红细胞及血红蛋白的中草药：鹿茸（角），紫河车，阿胶，鸡血藤，人参，黄芪，党参，制首乌，四叶参，当归，熟地，枸杞子，白术，茯苓，首乌藤，龙眼肉，补骨脂，锁阳，巴戟天，陈皮，丹参，鹿角胶，棉花根。

（2）增加网织细胞的中草药：鹿茸，鸡血藤，白花蛇舌草，鸡矢藤。

（3）增加白细胞的中草药：人参，筋骨草，鸡血藤，丹参，麝香，穿山甲，蟾酥，虎杖，石韦，五灵脂，抽葫芦，沙参，黄精，女贞子，杠板归，山萸肉，补骨脂，淫羊藿，乳香，没药。

（4）降低白细胞的中草药：党参，四叶参，土鳖虫，臭灵丹，败酱草、徐长卿，半枝莲。

（5）增强网状内皮系统吞噬能力的中草药：金银花（小量兴奋，大量抑制），黄连，黄柏，大青叶，板蓝根，白花蛇舌草，穿心莲，山豆根，鱼腥草，一枝黄花，黄芪。

（6）提升血小板的中草药：当归，白芍，生地，熟地，山萸肉，紫河车，龙眼肉，红枣，赤小豆，花生衣，大黄，羊蹄根，土大黄，三七，白及，藕节，仙鹤草，肉苁蓉，狗脊，水牛角，黄柏，连翘，杠板归，茜草根，女贞子，抽葫芦，鸡血藤，生黄芪。

（7）对化学药物治疗、放射线治疗所致的白细胞、血小板减少有治疗作用的中草药：①对白细胞和血小板减少有治疗作用的中草药：黄芪，太子参，白术，当归，阿胶，龟板胶，蟾酥，穿山甲，丹参，鸡血藤，鸡矢藤，生地，熟地，冬虫夏草，枸杞子，五味子，山萸肉，补骨脂，女贞子，石韦，灵芝，玄参，石斛，益智仁，蛇床子，蘑菇，鹿角胶，淫羊藿。②对血小板减少有治疗作用的中草药：太子参，女贞子，五味子，大枣，花生衣，抽葫芦、鼹鼠粉，茜草根，商陆根，土大黄，鸡血藤，鹅血，杠板归，石韦，枸杞子，黄芪，升麻。

（8）具有止血作用的中草药：三七，血竭，旱莲草，仙鹤草，白及，花生衣，丹皮，栀子，侧柏叶，白茅根，阿胶，鱼腥草，桂木，土大黄，羊蹄，茜草，地锦草，生地榆，炒槐花，槐角，蒲黄，生柿叶，蜂房，血余炭，炒艾叶，贯众，鲜马齿苋，薯莨，五倍子，马勃，乌贼骨，花蕊石，大蓟，小蓟，荠菜，杜仲，补骨脂，肉苁蓉，木耳，紫珠草，秋海棠，水三七。

（9）抗凝血的中草药：水蛭（水蛭素），海藻（大量）。

16. 对内分泌腺有作用的中草药

（1）对垂体—肾上腺皮质系统有作用的中草药：附子，乌头，人参，秦艽，汉防己，金果榄，棉酚，甘草，五味子，僵蚕，蜂毒，蜂乳，青风藤，穿山龙，石蒜，水牛角，红管药。

（2）肾上腺皮质激素样作用的中草药：甘草，穿山龙，蜂乳（王浆），黄芪，制首乌，玉竹，刺五加，红管药。

（3）促性腺机能的中草药：鹿茸，紫河车，炮附子，淫羊藿，仙茅，蛇床子，蛤蚧，肉苁蓉，杜仲，巴戟天，锁阳，蜂乳，人参，黄芪，蟾酥，啤酒花，哈士蟆，菟丝子。

（4）促进乳腺和女性生殖器官发育的中草药：紫河车，续断。

（5）促进乳汁分泌的中草药：四叶参，王不留行，紫河车，续断，茯苓，通草，生南瓜子，甘草，莴苣子，菰根。

（6）抑制乳汁分泌的中草药：炒麦芽，花椒，芒硝（外敷）。

（7）抗垂体促性腺及绒毛膜性激素的中草药：鲜天花粉，紫草，麝香。

（8）抑制排卵、促进卵巢萎缩的中草药：急性子。

（9）对甲状腺有作用的中草药：①用于缺碘性甲状腺肿大的中草药：昆布，海藻，海带，紫菜。②促进甲状腺聚碘和增加甲状腺活动的中草药：红管药。③对甲状腺肿大和机能亢进有治疗作用的中草药：黄药子，柿子汁。

17. 对代谢有作用的中草药

（1）增强基础代谢作用的中草药：人参，麻黄，茶叶，牛蒡子，蜈蚣。

（2）暂时降低基础代谢作用的中草药：昆布，海藻。

（3）对糖代谢有作用的中草药：①降低血糖的中草药：人参，黄芪，白术，苍术，茯苓，山药，黄精，生地，熟地，玄参，麦冬，知母，天花粉，玉竹，枸杞子，制首乌，五味子，淫羊藿，蜂乳，葛根，泽泻，玉米须，地骨皮，虎杖，仙鹤草，南五加皮，苍耳子，桑叶，五倍子，天冬，冬葵根。②提升血糖的中草药：党参，四叶参，石斛，黄芩，秦艽，竹叶，生姜，槐花。

18. 对免疫系统功能有作用的中草药

（1）有免疫促进作用的中草药：香菇（多糖），猪苓（多糖），云芝（多糖），竹叶，甘蔗楂，麦秆，藻类，木耳，茯苓，酵母。①增强网状内皮系统吞噬功能的中草药：人参，黄芪，党参，白术，灵芝，山药，黄精，金银花，穿心莲，鱼腥草，山豆根，野菊花，七叶一枝花，白花蛇舌草，黄连。②激活体液免疫及抗体形成的中草药：黄芪，党参，白术，茯苓，黄精，淫羊藿，巴戟天，肉桂，仙茅，菟丝子，肉苁蓉，附子，锁阳。③提高细胞免疫功能的中草药：人参，黄芪，党参，白术，黄精，鹿茸，灵芝，山药，地黄，旱莲草，五味子，菟丝子（以上能增加 T 淋巴细胞比值）。桑寄生，旱莲草，菟丝子，银耳，阿胶，枣仁，首乌，蒲公英，地丁，水牛角，麻黄，黄芩，黄连，五味子，白芍，柴胡，川芎，淫羊藿，当归，红花，仙鹤草，丹参，黄芪，生地，枸杞子，女贞子，金银花，漏芦，王不留行（以上能促进淋巴细胞转化能力）。

（2）有免疫抑制作用的中草药：甘草，当归，桃仁，龙胆草，竹节，人参，砂仁（水提取物），大枣（酒提取物），鸡血藤，红花，丹参，益母草，穿山年，水蛭，郁金，斑蝥，蜈蚣，莪术，徐长卿。

19. 具有抗过敏作用的中草药

（1）抗组织胺过敏的中草药：乌梅，地龙，紫河车，黄芪，汉防己，丝瓜藤，珍珠，丹皮，石韦，甘草。

（2）其他具有抗过敏作用的中草药：麻黄，秦艽，柴胡，卫矛，蛇蜕，苍术，石韦，珍珠，夜交藤，人参，浮萍，徐长卿，蝉衣，薄荷，矮地茶，荆芥，忍冬藤，羌活，杜鹃，西河柳，地肤子，栀子，鼠曲草，蚕沙，白鲜皮，中华常春藤。

20. 具有解毒作用的中草药

（1）解砒毒：白芷，土茯苓，防风，小野鸡尾，岗梅，蕺菜，积雪草。

（2）解汞毒：土茯苓，小野鸡尾，金钱草，赤石脂。

（3）解铅毒（排铅作用）：金钱草，大青叶，贯众，草薢，党参，鸡血藤，菊花，甘草，木贼草。

（4）解苯中毒：薏苡仁，岗稔根，升麻，女贞子，旱莲草。

（5）解有机磷杀虫剂中毒：曼陀罗，天仙子，凤尾草，鸡矢藤，生甘草，滑石粉，乌蕨，小野鸡尾。

（6）解蛇毒：重楼，半枝莲，半边莲，当归，五灵脂，山豆根，穿心莲，白芷，徐长卿，青木香，崔草，金果榄，朱砂根，滴水珠。

（7）解酒毒：葛花，枳椇子，凉薯，砂仁，草豆蔻。

（8）解鱼蟹毒：苏叶，生姜，芦根，无花果树嫩叶。

（9）解植物药中毒：①乌头、半夏、南星中毒：生姜。②苍耳子中毒：小野鸡尾草。③白果中毒：白果树皮，白果壳。④野菰中毒：乌蕨，岗梅，小野鸡尾草。⑤钩吻中毒：三叉苦。⑥雷公藤中毒：连钱草。⑦娃儿藤中毒：葫芦茶。

（10）药物、食物中毒：甘草，石蒜，瓜蒂，金钱草，绿豆。

（附录摘自《全国中草药汇编》）